第 4 版

肺康复
成功指南
Pulmonary Rehabilitation
Guidelines to Success

主　编　John E. Hodgkin　Bartolome R. Celli　Gerilynn L. Connors

主　审　陈荣昌　梁宗安

主　译　袁月华　解立新　葛慧青　赵红梅

副主译　段开亮　陆志华　徐培峰　桑贤印　王吉梅　韩小彤　胡占升

人民卫生出版社

图书在版编目（CIP）数据

肺康复：成功指南 /（美）约翰·E. 霍奇金
（John E. Hodgkin）主编；袁月华等主译 .—北京：
人民卫生出版社，2019

ISBN 978-7-117-28061-7

Ⅰ.①肺…　Ⅱ.①约…②袁…　Ⅲ.①肺疾病－康复
Ⅳ.① R563.09

中国版本图书馆 CIP 数据核字（2019）第 024239 号

人卫智网	www.ipmph.com	医学教育、学术、考试、健康，购书智慧智能综合服务平台
人卫官网	www.pmph.com	人卫官方资讯发布平台

图字号：01-2017-0410

肺康复:成功指南

主　　译：袁月华　解立新　葛慧青　赵红梅
出版发行：人民卫生出版社（中继线 010-59780011）
地　　址：北京市朝阳区潘家园南里 19 号
邮　　编：100021
E - mail：pmph @ pmph.com
购书热线：010-59787592　010-59787584　010-65264830
印　　刷：廊坊一二〇六印刷厂
经　　销：新华书店
开　　本：787×1092　1/16　印张：35
字　　数：786 千字
版　　次：2019 年 5 月第 1 版　2024 年 7 月第 1 版第 6 次印刷
标准书号：ISBN 978-7-117-28061-7
定　　价：149.00 元

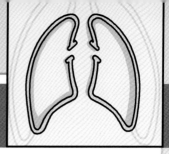

编译者名单

（以姓氏笔画为序）

王吉梅	浙江大学医学院附属邵逸夫医院	周露茜	广州呼吸健康研究院
王胜昱	西安医学院附属医院	赵红梅	中日医院
区泳儿	广州呼吸健康研究院	胡占升	锦州医科大学附属第一医院
文 辉	湖南省人民医院	段 均	重庆医科大学附属第一医院
方毅敏	中南大学湘雅医院	段开亮	浙江大学医学院附属邵逸夫医院
邓卫萍	中国康复研究中心	袁月华	浙江大学医学院附属邵逸夫医院
白林富	重庆医科大学附属第一医院	夏金根	中日医院
伍伟良	广州呼吸健康研究院	徐诗行	浙江大学医学院附属邵逸夫医院
刘骁杰	浙江大学医学院附属邵逸夫医院	徐培峰	浙江大学医学院附属邵逸夫医院
刘婷婷	四川大学附属华西医院	高连军	中国康复研究中心
齐小玖	北京医院	郭 丰	浙江大学医学院附属邵逸夫医院
闫 鹏	中国人民解放军总医院	郭炳鹏	广州呼吸健康研究院
关力理	广州呼吸健康研究院	桑贤印	杭州树兰国际医院
江 叶	浙江大学医学院附属邵逸夫医院	黄 蕾	浙江大学医学院附属邵逸夫医院
杨莉敏	浙江大学医学院附属邵逸夫医院	梁宗安	四川大学附属华西医院
言 芳	浙江大学医学院附属邵逸夫医院	葛慧青	浙江大学医学院附属邵逸夫医院
宋偲婷	湖南省人民医院	韩小彤	湖南省人民医院
张 鑫	江苏省徐州市矿山医院	强 蕾	长沙市中心医院
张芳芳	河北医科大学第三医院	解立新	中国人民解放军总医院
陆志华	浙江大学医学院附属邵逸夫医院	霍雅婷	广州呼吸健康研究院
陆蓉莉	中南大学湘雅医院	魏 刚	锦州医科大学附属第一医院
陈荣昌	广州呼吸健康研究院		

ELSEVIER

Elsevier（Singapore）Pte Ltd.

3 Killiney Road

#08–01 Winsland House I

Singapore 239519

Tel：（65）6349–0200

Fax：（65）6733–1817

Àlvar Agusti, MD, FRCP
Certified in Respiratory Medicine
Professor
Health Sciences
Universitat de les Illes Balears
Head of Pulmonary Department
Hospital Unieversitari Son Dureta
Executive Director
International Centre for Advanced
  Respiratory Medicine
Scientific Director
CIBER Enfermedades Respiratorias
Instituto de Salud Carlos III
Palma Mallorca, Balearic Islands, Spain

James J. Barnett, RRT, RCP
Pulmonary Rehabilitation Coordinator
Community Benefit
Mission Hospital Regional Medical Center
Mission Viejo, California

Joshua O. Benditt, MD
Professor of Medicine
University of Washington
Director of Respiratory Care Services
  Medicine
University of Washington Medical Center
Seattle, Washington

Louis J. Boitano, MSC, RRT
Respiratory Care
University of Washington Medical Center
Seattle, Washington

Mary Burns, BS, RN
Executive Vice President
Pulmonary Education and Research
  Foundation
Lomita, California

Andrea K. Busby, BA
Doctoral Teaching Assistant
Psychology
The Ohio State University
Columbus, Ohio

Brian W. Carlin, MD
Assistant Professor of Medicine
Department of Internal Medicine
Drexel University School of Medicine
Philadelphia, Pennsylvania
Division of Pulmonary and Critical Care Medicine
Allegheny General Hospital
Pittsburgh, Pennsylvania

Virginia Carrieri-Kohlman DNSC, RN, FAAN
UCSF School of Nursing Professor
Physiological Nursing
University of California, San Francisco
San Francisco, California

Christopher L. Carroll, MD
Assistant Professor
Pediatrics
University of Connecticut School of Medicine
Farmington, Connecticut
Attending Physician
Pediatric Critical Care
Connecticut Children's Medical Center
Hartford, Connecticut

Rick Carter, PhD, MBA
Professor and Chair
Health, Exercise and Sports Sciences and
  Physiology
Texas Tech University and Texas Tech Health
  Sciences
Lubbock, Texas

Bartolome R. Celli, MD
Chief, Pulmonary and Critical Care Medicine
St. Elizabeth's Medical Center
Professor of Medicine
Tufts University
Boston, Massachusetts

**Gerilynn L. Connors, BS, RRT, RCP,
  FAAACVP**
Clinical Manager
Pulmonary Rehabilitation
Inova Fairfax Hospital
Falls Church, Virginia

Susan Coppola, MS, OTR/L, BCG
Clinical Associate Professor
Division of Occupational Science
University of North Carolina at Chapel Hill
Chapel Hill, North Carolina

Rebecca Crouch, MS, PT, FAACVPR
Clinical Associate
Doctoral Program of Physical Therapy
Duke University
Coordinator of Pulmonary
　Rehabilitation–Physical Therapy
Duke University Medical Center
Durham, North Carolina

J. Randall Curtis, MD, MPH
Professor of Medicine
University of Washington
Harborview Medical Center
Seattle, Washington

DorAnne Donesky-Cuenco, PhD, RN
Assistant Adjunct Professor
Department of Physiological Nursing
University of California
San Francisco, California

Charles F. Emery, PhD
Professor of Psychology
The Ohio State University
Director, Cardiopulmonary Behavioral
　Medicine Clinic
Center for Wellness and Prevention
Columbus, Ohio

Steven E. Gay, MD, MS
Clinical Assistant Professor of Internal Medicine
Director, Critical Care Support Services
Director, Bronchoscopy Service
Associate Director, Lung Transplantation Program
University of Michigan Medical Center
Ann Arbor,Michigan

MeiLan K. Han, MD
Critical Care Practitioner, Pulmonologist
University of Michigan Medical Center
Ann Arbor, Michigan

R. Scott Harris, MD
Assistant Professor of Medicine
Harvard Medical School
Boston, Massachusetts
Assistant in Medicine
Pulmonary and Critical Care Unit
Massachusetts General Hospital
Boston, Massachusetts

John E. Heffner, MD
Garnjobst Chair of Graduate
　Medical Education
Department of Medical Education
Providence Portland Medical Center
Portland, Oregon

Lana R. Hilling, RCP, FAACVPR
Coordinator, Lung Health Care
John Muir Health
Concord, California

Phillip D. Hoberty, EdD, RRT
Associate Professor and Director of Clinical
　Education
Respiratory Therapy Division, School of Allied
　Medical Professions
The Ohio State University
Columbus, Ohio

Rebecca J. Hoberty, BS, RRT, RCP
Pulmonary Rehabilitation Therapist
Central Ohio Pulmonary Disease, Inc–Meridian
　Healthcare Clinic
Columbus, Ohio

John E. Hodgkin, MD
Medical Director, Pulmonary Rehabilitation
　Program
Redbud Community Hospital
Clearlake, California
Medical Director, Smoke-Free Life Program
St. Helena Center for Health
St. Helena, California

Michelle J. Huffman, MA
Doctoral Trainee, Cardiopulmonary Behavioral
　Medicine Laboratory
Psychology
The Ohio State University
Columbus, Ohio

Robert M. Kacmarek, PhD RRT
Professor of Anesthesiology
Department of Anesthesiology and
　Critical Care
Director, Respiratory Care
Respiratory Care Services
Massachusetts General Hospital
Boston, Massachusetts

Robert M. Kaplan, PhD
Professor and Chair
Health Services
University of California, Los Angeles
Los Angeles, California

Bruce P. Krieger, MD
Professor of Medicine
Pulmonary and Critical Care
University of Miami
Miami, Florida
Associate Medical Director
Critical Care Center
Memorial Hospital
Jacksonville, Florida

James P. Lamberti, MD
Assistant Clinical Professor
Medicine
Georgetown University
Washington, District of Columbia
Medical Director
Respiratory Care Services
Inova Fairfax Hospital
Falls Church, Virginia

Donald A. Mahler, MD
Professor of Medicine
Department of Medicine
Dartmouth Medical School
Hanover, New Hampshire
Director of Pulmonary Function and
    Cardiopulmonary Exercise Laboratories
Section of Pulmonary and Critical Care
    Medicine
Dartmouth Hitchcock Medical Center
Lebanon, New Hampshire

Thomas P. Malinowski, RRT, FAARC
Director of Respiratory Care Services
Inova Fairfax Hospital
Falls Church, Virginia

Fernando J. Martinez, MD, MS
Professor of Internal Medicine
Division of Pulmonary and Critical Care
    Medicine
University of Michigan
Ann Arbor, Michigan

Susan L. McInturff, RRT, RCP
Continuous Positive Airway Pressure
    Coordinator
Sleep Disorder Center
Harrison Medical Center
Bremerton, Washington

James A. Murray, DO
Instructor of Medicine
Department of Medicine
Dartmouth Medical School
Senior Pulmonary and Critical Care Fellow
Section of Pulmonary and Critical Care Medicine
Dartmouth Hitchcock Medical Center
Lebanon, New Hampshire

Steven D. Nathan, MD
Medical Director
Lung Transplant Program
Inova Fairfax Hospital
Falls Church, Virginia

Linda Nici, MD
Clinical Associate Professor of Medicine
Director, Pulmonary Rehabilitation Program
Pulmonary and Critical Care Medicine
Providence VAMC and Brown University
Providence, Rhode Island

James A. Peters, MD, DrPH, MPH, RD, RRT, LDN, FACPM
Nutrition & Lifestyle Medical Clinic
St. Helena, California

Andrew L. Ries, MD, MPH
Associate Dean for Academic Affairs
Professor of Medicine and Family and
    Preventive Medicine
University of California, San Diego
Medical Director
Pulmonary Rehabilitation Program
San Diego Medical Center
San Diego, California

Carolyn L. Rochester, MD
Associate Professor of Medicine
Section of Pulmonary and Critical Care
Yale University School of Medicine
New Haven, Connecticut
Medical Director, Pulmonary Rehabilitation
Section of Pulmonary and Critical Care
VA Connecticut Healthcare System
West Haven, Connecticut

Daniel O. Rodenstein, MD
Head, Pneumology
Cliniques Universitaires Saint-Luc
Université Catholique de Louvain
Brussels, Belguim

David P.L. Sachs, MD
Director
Palo Alto Center for Pulmonary Disease
　Prevention
Palo Alto, California
Clinical Associate Professor
Division of Pulmonary Medicine and Critical
　Care Medicine
Stanford Hospital and Clinics
Stanford, California

Ernest Sala, MD
Hospital Universitario Son Dureta
Palma Mallorca, Balearic Islands, Spain

Annemie Schols, MWJ, PhD
Professor
Respiratory Diseases, University Hospital
　Maastricht
NUTRIM School for Nutrition, Toxicology, and
　Metabolism
Maastricht, The Netherlands

Paul A. Selecky, MD, FACP, FCCP
Clinical Professor of Medicine
University of California, Los Angeles
Los Angeles, California
Medical Director
Pulmonary Department
Hoag Hospital
Newport Beach, California

Georgianna G. Sergakis, MS, RRT
Assistant Professor of Clinical Allied Medicine
School of Allied Medical Professions
The Ohio State University
Columbus, Ohio

Shelley Shapiro, MD, PhD, FACC, FCCP
Clinical Professor of Medicine
Cardiology and Pulmonary Critical Care
　Division
David Geffen UCLA School of Medicine
Los Angeles, California
Director of Pulmonary Hypertension
VA Greater Los Angeles Healthcare System
Clinical Professor of Medicine
Pulmonary Critical Care
UCLA Medical Center
Los Angeles, California

Oksana A. Shlobin, MD
Transplant Pulmonologist
Advanced Lung Disease and Transplant Program
Inova Fairfax Hospital
Falls Church, Virginia

Vijay Subramaniam, MD
Division of Pulmonary and Critical Care
　Medicine
Allegheny General Hospital
Pittsburgh, Pennsylvania

Cheryl D. Thomas-Peters, BS, RD, LDN
Nutrition & Lifestyle Medical Clinic
St. Helena, California

Brian L. Tiep, MD
Medical Director and Program Designer
Respiratory Disease Management Institute
Pomona, California
Director of Pulmonary Rehabilitation
City of Hope National Medical Center
Duarte, California
Associate Professor of Family Medicine
Western University of Health Sciences
Pomona, California

Glenna L. Traiger, MSN, RN
Cardiovascular Clinical Nurse Specialist
Pulmonary Arterial Hypertension Program
Greater Los Angeles VA Healthcare
　System/UCLA
Los Angeles, California

Wendy Wood, PhD, OTR/L FAOTA
Professor and Department Head
Department of Occupational Therapy
Colorado State University
Fort Collins, Colorado

Richard ZuWallack, MD
Professor of Medicine
University of Connecticut School of Medicine
Farmington, Connecticut
Associate Chief, Pulmonary and Critical Care
St. Francis Hospital and Medical Center
Hartford, Connecticut

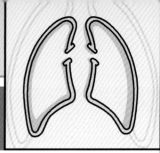

原著审阅者

Shane Keene, MBA, MS, RRT-NPS, CPPT
Director of Clinical Education
East Tennessee State University
Consultant, Board of Respiratory Care
Nashville, Tennessee

Trina Limberg, BS, RRT
Pulmonary Rehabilitation Department Director
University of California San Diego
San Diego, California

June Schulz, RRT, FAACVPR
Pulmonary Rehabilitation Coordinator
Sioux Valley Hospital
Sioux Falls, South Dakota

Ken Wyka, MS, RRT, FAARC
Respiratory Clinical Specialist
Home Therapy Equipment
Clifton, New York

　　呼吸系统疾病，尤其是慢性阻塞性肺疾病、哮喘、肺部肿瘤、支气管扩张等，是临床上常见的慢性病，是重要的致残和死亡的病因。2015 年《中国统计年鉴》显示：在中国居民主要疾病死亡病因中，慢性呼吸系统疾病（未包括肺癌）已经高居第 4 位。对于慢性呼吸系统疾病，除了药物治疗外，肺康复治疗的重要性已经得到循证医学的证实，可以改善生活质量、改善运动能力和降低住院的需求。

　　国外对肺康复进行研究起源于慢性阻塞性肺疾病（慢阻肺）。1997 年美国胸科学会（ACCP）和美国心血管肺康复协会（ACCVP）联合发表了第一个肺康复的循证医学指南，历经 10 年之后才进行了指南的更新。随着肺康复研究的不断深入，美国、英国、澳大利亚和新西兰在随后的 7 年时间里，先后更新或发布肺康复指南。明确指出对于因呼吸困难而导致活动耐力受影响的患者都应建议行肺康复治疗。而且，覆盖的疾病范围从慢阻肺逐步扩张到肺间质纤维化、肺癌、围术期、脊髓损伤等多种疾病的肺康复。

　　相比于国外，我国肺康复研究起步较晚，知道和关注的医生不多，患者更是闻所未闻。我国肺康复学科发展缓慢，原因是多样的。其一，目前多数的临床医师对肺康复的重要性认识不足。其二，缺乏肺康复专业人才、团队和平台。其三，缺乏规范化培训体系。其四，缺乏职业认证体系。肺康复学科的发展，需要形成以呼吸专科医生为核心的、呼吸治疗师、物理治疗师、专科护士、心理学家、营养专家等多学科专业人员共同参与的团队，期盼更多的医务人员关注和共同努力。

　　可喜的是，我国在呼吸领域领先的医院，已经开始认识和重视肺康复的重要性，开始逐步打造肺康复的平台和人才队伍。为了给从业人员提供专业的参考书，我国 40 多位呼吸领域相关专家，将美国 John Hodgkin 等专家所著的《肺康复：成功指南》（第 4 版）翻译成中文。此书从理论到实践对肺康复相关的各项内容进行了详细的阐述：包括肺康复的发展及演变、呼吸系统疾病的病理生理、肺康复专业机构及辅助机构的建立及运作、家庭肺康复患者的管理、各种慢性呼吸系统疾病的肺康复策略和技术的应用实施等。

　　期盼此书的出版发行，为从事肺康复的医务工作者提供最新的肺康复理念和工作指导。也期盼有更多的医务人员投身到肺康复的事业，在临床普及应用的同时，进行深入的研究与探索，共同推动我国肺康复学科的发展。

陈荣昌教授

广州呼吸健康研究院院长

中华医学会呼吸病学分会主任委员

2019 年 1 月

译者前言

慢性呼吸系统疾病发病率高，常常影响患者的生活生存状态，同时也给家庭和社会带来沉重的负担。综合的肺康复治疗能延缓慢性呼吸系统疾病患者的肺功能下降，改善呼吸困难，提高健康相关生活质量（HRQL），减少疾病急性加重的发生和就医次数，减少住院需求乃至死亡率，还能改善患者心理障碍及社会适应性，有良好的社会和经济效益。

近年来，随着国家层面慢性疾病管理的日益完善，对慢性呼吸系统疾病进行肺康复综合治疗也得到了我国专家的重视和大力推荐，社会民众对肺康复的需求也日益增加，全国各地出现了大量的肺康复机构和项目。但是对如何科学有效地开展肺康复则需要更加完善的体系和规范，对于基层肺康复从业者来说更加需要全面系统的指导性学习资料。基于此种状况，我们组织翻译了美国 John Hodgkin 等专家所著的《肺康复：成功指南》（第 4 版）以飨读者。

正如原著作者在前言所言，"《肺康复：成功指南》是一本全面涉及整个肺康复领域的书籍，它不仅是一部肺康复的学术经典，同时也是多学科合作的指导手册。"《肺康复：成功指南》自 1984 年初版以来，在广大读者中具有良好口碑，得到了美国以及其他国家和地区广大实践者的好评，我们的中文版译自该书第 4 版。全书共 34 章，内容涵盖了肺康复的发展及演变、呼吸系统疾病的病理生理、肺康复专业机构及辅助机构的建立及运作、肺康复治疗的支付方式、家庭肺康复患者的管理、各种慢性呼吸系统疾病的肺康复评估和康复策略的实施等。

《肺康复：成功指南》（第 4 版）一书把慢性呼吸系统疾病患者视为完整社会人进行描述，从他们的心理、认知和人文社会需求特征，具体到患者的社会活动、旅游出行、家庭生活、性行为等都有详尽介绍，是一本从专业人士到康复机构运作管理者，以及患者及家庭成员都需要的行动指南。

需要说明的是，我们在编撰《肺康复：成功指南》（第 4 版）一书过程中根据当前我国肺康复开展的实际情况和从业人员的需求，在附录部分增加了由国内专家撰写的"常用肺康复治疗技术"和"危重症患者的早期肺康复干预"两个章节，以使该著作更加符合我国急、慢性疾病的肺康复开展的需要，对临床肺康复的实施有更强的指导意义。

《肺康复：成功指南》（第 4 版）的翻译编撰得到了诸多专家的帮助和支持，由数十位相关专家共同完成。陈荣昌教授为其作序，同时陈荣昌教授、梁宗安教授对该书进行了审阅指导。正是大家的辛勤付出和团结协作，才使本书的出版得于实现，在此表示衷心的感谢。由于编译者专业背景和能力、精力所限，错漏之处在所难免，敬请批评指正。

编译者

2019 年 1 月

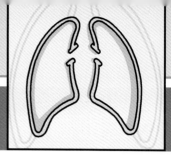

肺康复已成为生活质量和相关生理学指标下降的慢性阻塞性肺疾病（COPD）或其他慢性呼吸道疾病常规治疗手段。肺康复在过去的四十年里有了显著的进展，通过四十余年的努力，集全面的患者教育、行为改变、呼吸训练、长期氧疗计划和社会力量调整等为一体的综合性肺康复策略日趋完善并被大众所接受，加上一些新药的规范应用，可改善患者气流，减少肺功能下降，减慢病情恶化的速度。对于选定并参与肺康复的患者的寿命和生活质量的提高有十分重大的意义。这本书的多位作者就是上述进步的先驱者和领导者。

COPD 现在已被确认是一种由多种原因引起的有多种临床表现的全身性疾病。早期识别有利于疾病控制，是当前肺健康教育运动的主要目标。在易感人群开展肺通气功能检查有助于疾病的早期发现和早期干预。戒烟是阻止疾病进展的基本步骤，对于 COPD 患者的肺康复和治疗效果都十分重要。

对于肺减容手术前后患者，进行积极的肺康复干预，有助于患者取得良好的手术治疗效果。肺康复面临的挑战是理念和规则的推行，John Hodgkin 教授以及他的同事们已为此做出了许多努力。现在我们可以通过简单的肺通气功能检查来诊断那些有症状或没有症状的 COPD 患者，并根据 COPD 的不同阶段进行治疗或康复干预。肺康复的前途是光明的！

Thomas L. Petty, MD
科罗拉多大学健康科学中心医学教授
Snowdrift 呼吸学会主席

原著前言

呼吸是伴随人的一生的生理活动，从新生婴儿的第一次哭声开始，自由畅快的呼吸自始至终都和人类健康息息相关，直至死亡。这也就是越来越多的专家投入毕生的精力去研究呼吸系统疾病的生理、病理及治疗方法的原因。在发达国家，急性呼吸问题导致的死亡正在逐渐减少，肺结核和感染性疾病也呈下降趋势，取而代之的是多种慢性呼吸系统疾病，它们已经成为现在乃至将来影响发病率和死亡率的重大因素。

临床上，许多急重症患者急性期症状恢复后，还会受到后续慢性疾病的困扰，有些患者的日常生活能力会严重受限。另外，有些疾病本身就会导致呼吸困难而影响日常活动，如 COPD、囊性纤维化、未控制的哮喘、胸廓畸形、神经肌肉退行性改变、呼吸肌无力等。为了避免呼吸困难的发生，这些患者常常有活动量减少，甚至有久坐不动的生活习惯，这样又进一步影响到身体功能。对这些患者施于肺康复治疗具有十分重要的意义。基于这样的原因，我们在 1984 年出版了本书的第 1 版，这本书为后来的肺康复领域的发展奠定了良好的基础。本版为该书的第 4 版，根据循证医学的指导更新一些先前版本中提到的理念和实践方法。

《肺康复：成功指南》一书是一本全面涉及整个肺康复领域的书籍。虽然在早期这门学科是基于一些无对照的临床经验，随后就有了循证医学作为依据，书中每一个版本的更新都是基于当时的证据学和该领域的知识更新。这一版本新增了以下几方面内容：睡眠呼吸障碍，COPD 的药物治疗进展，肺康复在各种阻塞性肺疾病的应用。这本书不仅是一部肺康复的学术典藏，同时也是一本多学科合作的指导手册。康复领域的所有专业人员都可以在本书中找到各自的角色地位，使患者和医者共同时受益。

我们很高兴看到，从本书的第 1 版问世以来，到现在已经经历了二十余载的不断进步。肺康复已由传统的干预性手段逐渐发展为 COPD 及其他慢性呼吸疾病的标准治疗手段。

谨在此对高级编辑 Mindy Hutchinson 和部门经理 Claire Kramer 为本书提供的帮助致以衷心的感谢。

John E. Hodgkin，MD

Bartolome R. Celli，MD

Gerilynn L. Connors，BS，RRT，RCP

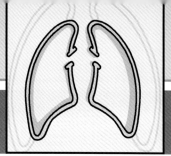

感谢我的妻子——Jeanie；孩子们——Steve，Kathryn，Carolyn，Jon，Jamie，以及孙子们——Savannah，Sophie，Alex，Summer，Kaia，Kaelyn，Lynae，Hollyn，Joel，Annie。

JEH

感谢我的妻子 Doris，以及家人和同事们，这使我的职业成为可能。

BRC

感谢我的丈夫 Frank，因为你，我才能全身心投入"肺康复"。感谢我的女儿 Shannon Mae，你是我最爱的人，你的笑声和微笑激励着我。感谢我的父母、肺康复团队、医疗主管、同事和患者，感谢你们的坚持、力量和奉献精神。

GLC

目 录

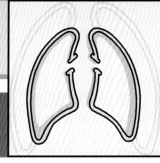

第1章

肺康复：发展史和定义

JOHN E.HODGKIN

专业技能

完成本章学习，读者将了解以下内容：

◆ 肺康复的发展史
◆ 哮喘和慢性阻塞性肺疾病（chronic obstructive pulmonary disease，COPD）的流行病学
◆ 哮喘和 COPD 的发病率和死亡率
◆ 肺康复的定义
◆ 肺康复的适应证

　　康复医学的发展已有很长的历史，康复医学在肺部疾病患者中的应用则开展较晚。1942 年，美国医学理事会对康复的定义是全面恢复人类医学、心理、情感、社会健康及个人职业潜能。

　　早在 18 世纪 80 年代，法国科学家 Lavoisier 就阐述了氧气和二氧化碳与肺功能的相互关系。受此启发，Thomas Beddoes 在英国布里斯托尔建立了气体研究机构，专注于心脏病和哮喘的治疗[1, 2]。1821 年 Laënnec 在《肺部疾病诊疗》一书的"论肺部疾病与间接听诊"论述中对康复这一概念做了介绍。Denison 医生在罹患肺结核后进行了运动康复，并且成为了早期运动康复倡导者。在 1880 年，Denison 医生撰写了《落基山疗养胜地》一书，书中对慢性肺疾病的诊治进行了分析研究，并推荐肺结核患者进行适当运动[1]。他还著有《肺疾病患者的运动锻炼》一书，出版于 1895 年。

　　Alvan L.Barach 是 20 世纪慢性肺疾病治疗先驱，他于 1922 年发表了一篇具有里程碑意义的氧疗相关的文章[3]。随后还撰写了许多文章和专著，对吸入疗法和相关技术进行了探索[4-7]。有趣的是，如同大多数在 20 世纪 40—50 年代初的医生一样，Barach 是个烟民。直到 1964 年卫生官员发布吸烟危害的报告后，美国的禁烟计划才慢慢被世人所接受。

在 20 世纪 50 年代，William F.Miller 研究并报道了肺康复相关的一些方法[8, 9]。到 20 世纪 60 年代，肺康复这个词开始被用于慢性阻塞性肺疾病（COPD）患者的全面照护[10, 11]。与此同时，有一大批临床工作者成为肺康复的倡导和支持者，如 Thomas L.Petty、Louise M.Nett[12, 13]、Al Haas[14] 和 Oscar J.Balchum[15] 等。

到了 20 世纪 70 年代，有关肺康复方式有效性的研究报告开始大量出现，这些研究人员来自各个领域，包括 H.Bass[16]、Phil Kimbel[17]、D.P.Agle[18]、George Burton[19]、John E.Hodgkin[20]、Ken Moser、Carol Archibald[21]、Reuben Cherniack 及 M.M.Lertzman[22]，以及 Irving Kass[23, 24]。

在 20 世纪 70 年代中期，美国洛杉矶人类互动研究所的一项研究发现，对于肺部疾病患者的治疗，早前已被证明是有效的一些治疗措施并未被大多数医生所接受或使用[25]。人类互动研究所有关慢性阻塞性肺病的诊断和治疗的研究结果于 1975 年发表在《美国医学协会杂志》[20]，是一篇当时最为前沿的文章，该项目由美国国家科学基金会资助。在此之后，有数百名来自全国的医生和卫生保健辅助人员受邀对这篇文章进行修改、扩增，最后由美国胸科医师学会于 1979 年成书出版[26]。这项活动的目的是在医生和卫生保健辅助人员宣传这些已被证明可以为呼吸疾病患者带来好处的治疗原则。而这一目标已经在很大程度上得到实现，但也仍然有许多基层保健医生对肺康复的益处不甚明了。

自 20 世纪 80 年代以来，肺康复项目迅速为世人所接受。这个变化始于一篇为期十年的随访性研究报告，报告内容是一个关于 COPD 患者全面肺康复的项目[27]。Dudley 等[28] 报道了评估和处理心理问题作为康复计划一部分的重要性。1981 年，美国胸科学会（ATS）发布了一份官方声明，该声明明确的支持慢性肺部疾病患者进行肺康复[29]。委员会主席 John Hodgkin 医生进一步阐明了肺康复的定义，以及肺康复计划的内容。1984 年，第 1 版《肺康复：成功指南》出版[30]，并制定了肺康复计划的框架[2]。在世界范围内，多个专业组织为促进肺康复事业做出了大量的贡献，被世人所接受，这包括了美国呼吸治疗协会、美国心血管和肺康复协会、美国胸科医师学会、美国胸科学会、欧洲呼吸学会和医学会指导下的国家呼吸治疗协会。

慢性肺疾病的危害

慢性阻塞性肺疾病（COPD）指的是患有慢性支气管炎或肺气肿并且肺功能测定显示有气流阻塞的病人。支气管哮喘也会演变成 COPD。

据估计，在美国被确诊为支气管哮喘的患者有 2430 万，慢性支气管炎 940 万，肺气肿 410 万[31]。大部分肺气肿患者同时伴有慢性支气管炎，而大部分慢性支气管炎患者没有肺气肿。在美国被确诊为 COPD 的患者大约有 1200 万人，据估算仍有 1200 万患者未被诊断[32, 33]。其他慢性疾病的状况是，估计高血压患者有 5150 万，冠心病患者 1400 万，中风患者 560 万[31]，以及充血性心力衰竭患者 520 万[32]。肺气肿在男性患者中较为多见，而慢性支气管炎和哮喘更常见于女性（表 1-1）。支气管哮喘、慢性支气管炎、肺气肿是美国主要的慢性病（表 1-2）。

表 1-1　美国阻塞性气道疾病发病率数据

疾病	数量（百万）	
	男性	女性
支气管哮喘	10.1	14.2
慢性支气管炎	2.9	6.5
肺气肿	2.5	1.6

摘自 Pleis JR, Lethbridge-Çejku M: Summary health statistics for U.S.adults: National Health Interview Survey, 2006.National Center for Health Statistics, Vital Health Stat 10 (235), 2007.

2004 年，全美首诊为 COPD 的住院患者有 636 000 人次 2003 年门诊就诊患者 15 401 000 人次[32]。与此相对应，2004 年以哮喘为第一诊断的住院患者有 497 000 人次，2003 年门诊就诊患者 12 855 000 人次[32]。

从 1950 年到其峰值的 1968 年，冠心病导致的死亡率增加了 10%；而到 2004 年，这个数据与 1950 年相比降低了 66%。同样的，脑卒中的死亡率在那时也有持续下降，截止 2004 年，已较 1950 年降低了 72%。但是同期肺癌和 COPD 的死亡率是增加的（图 1-1）[32]。哮喘的死亡率在 1950 至 1978 年间有所下降，然后上升直到 20 世纪 90 年代中期才再度回落[32]。现如今 COPD 及其相关疾病已成为美国第四大死亡原因（表 1-3）[32]。

心血管疾病是美国医保最主要的负担，慢性肺病也列在重要位置（表 1-4）[32]。约有 85% 的 COPD 患者由吸烟引起，其余的则是由于严重的肺部感染、环境和职业暴露或遗传异常引起，如 α1 胰蛋白酶抑制剂缺乏等因素[34]。对于吸烟问题，美国已经在减少吸烟人数方面取得了一些成就，但仍需加强努力。在 1965 年，18 岁及以上的美国人有 40% 吸烟（其中男性 52%，女性 34%），到 2006 年，这个数字约为 21%（男性 23%，

女性 18%）[31]。这一比率下降始于 20 世纪 60 年代后期，男性比率的下降相比女性要早约十年，男性的下降率较为缓慢。在 2003 至 2005 年间，高中生吸烟比例已由 1997 年的 36% 下降并维持在 23%[35]。虽然美国吸烟人数有所下降，但据估计美国每年仍有大约 440，000 人因吸烟而死亡[31]。

表 1-2　2005 年美国导致活动受限的主要慢性疾病

慢性疾病	人数（单位百万）
关节炎	6.5
颈、背疾病	6.1
心脏病	4.5
糖尿病	3.2
精神病	3.2
高血压	3.2
肌肉骨骼疾病	2.9
肺部疾病	2.7
骨或关节疾病	2.7
神经系统疾病	2.6
视力状况	2.1
中风	1.6
癌症	1.4

摘自 National Heart, Lung, and Blood Institute, National Institutes of Health, Public Health Service, U.S.Department of Health and Human Services: Morbidity & mortality: 2007 chart book on cardiovascular, lung, and blood diseases.June 2007.

肺康复的定义

1974 年美国胸科医师学会委员会制定了以下定义[36]：

肺康复可以定义为是一种个体化的，多学科医疗实践技术方案。该方案是对肺部疾病患者提供精准诊断、治疗、

情感支持以及宣教，稳定或逆转患者生理、心理状况，最大限度的改善其受损肺功能以及整体生活质量。

在 20 世纪 70 年代末，肺康复项目开始在美国各地涌现。

随着肺康复受到越来越多的重视，肺康复的定义在不同呼吸疾病专家中存在争议。因此在 1979 年，ATS 组成专门委员会对肺康复进行重新定义。

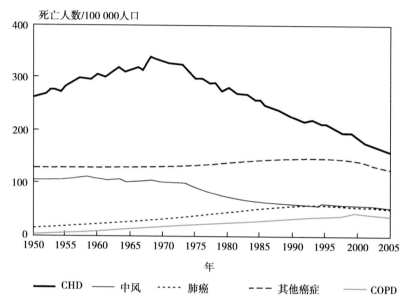

图 1-1　1950—2005 年间美国选择原因的粗略死亡率（每 10 万人口的死亡人数）。CHD，冠心病；COPD，慢性阻塞性肺疾病

表 1-3　2004 年美国主要死亡人数及原因

死亡原因	数量
总死亡数	2 397 615
心脏病 *	652 486
癌症	553 888
脑血管疾病（中风）	150 074
慢性阻塞性肺病和相关疾病 †	121 987
事故	112 012
糖尿病	73 138
阿尔茨海默病	65 965
流感和肺炎	59 664
肾炎	42 480

续表

死亡原因	数量
败血症	33 373
所有其他死亡原因	532 648

摘自 National Heart, Lung, and Blood Institute, National Institutes of Health, Public Health Service, U.S.Department of Health and Human Services: Morbidity & mortality: 2007 chart book on cardiovascular, lung, and blood diseases.June 2007.

* 包括 451，326 人死于冠心病。
† 慢性下呼吸道疾病（包括哮喘）

ATS 列出了肺康复的两个基本目标[29]是：①尽可能控制和缓解呼吸道受损的症状和病理生理并发症；②指导患者在力所能及的范围内最大程度的完成日常生活活动。新的声明在 1981 年完成：广义的说，肺康复是对肺部疾病患者提供全面、良好的呼吸治疗。

患者参加肺康复项目的顺序如下[23]：①患者选择；②评估患者以确定其需求；③制定康复目标；④明确治疗要素；⑤治疗进展评估；⑥安排长期随访。

1981 年 ATS 声明[29]中有两项原则值得强调：

1. 须由通晓呼吸道疾病的医生进行初次全面检查和评估，给出适当的治疗计划。

2. 服务项目的提供者因项目不同而各异，如教学提供者或项目研究者是不同的，而如果患者数量较多时，大型的、多学科参与的团队就更为适合。然而在有些情况下，资质较高且经过患者评估和管理方面专门培训的专业人员，仅可能对数量较少的患者提供相似的服务。

1987 年美国胸科协会又发表了一份 COPD 和哮喘患者的诊断和治疗标准的声明[37]。许多肺康复项目的内容都在此声明中进行了讨论。

表 1-4　心血管、肺和血液疾病的经济消耗（美国，2007 年）

疾病	美元（10 亿）			
	总数	直接花费	发病花费	死亡花费
脑血管疾病总数	431.8	283.2	36.3	112.3
心脏病	277.1	164.9	22.3	89.9
冠心病	151.6	83.6	9.8	58.02
充血性心衰	33.2	30.2	*	3.0
中风	62.7	41.6	6.5	14.6
高血压	66.4	49.3	7.8	9.3
选定的肺疾病	153.6	94.8	27.9	30.9
COPD	42.6	26.7	8.0	7.9
哮喘	19.7	14.7	3.1	1.9
选定的血液疾病	13.8	10.2	0.7	2.9
贫血	8.5	6.9	0.6	1

摘自 National Heart, Lung, and Blood Institute, National Institutes of Health, Public Health Service, U.S. Department of Health and Human Services: Morbidity & mortality: 2007 chart book on cardiovascular, lung, and blood diseases.June 2007. 来源：http://www.nhlbi.nih.gov/resources/docs/07-chtbk.pdf.Retrieved February 2008.

COPD, Chronic obstructive pulmonary disease, CVD, cardiovascular disease.

* 无可用的数据

1994 年，美国国家心脏、肺和血液研究机构公布了肺康复会议达成的共识[38]。参加这次会议的专家完善了肺康复的定义：

针对肺部疾病患者以及其家庭的多方位、连续性的服务。成员通常由一个跨学科团队的专家组成，目的是在社区内实现和维持个人最佳的独立自主能力。

1995 年，ATS 对 COPD 患者的诊断和治疗进行了更新[39]。这个更新涵盖了 COPD 患者肺康复治疗的流程。

ATS 又在 1999 年发布了更新的肺康复官方声明[40]。声明对肺康复的定义是：

> 肺康复是一个针对慢性呼吸道受损患者的多学科治疗项目，旨在为患者量身定制一套以达到最佳身体状态、社交能力和自理能力的肺康复项目。

2006 年，ATS 和欧洲呼吸病学会共同发表了一份肺康复联合声明[41]。文中指出，"各界对肺康复项目的重视是令人鼓舞的，这可能与相关患者数量的大幅增加，以及在临床研究基础上建立的科学依据息息相关。""根据我们对科学的肺康复流程的理解"，制定以下肺康复定义：

> 肺康复是一个以循证医学为基础，对慢性呼吸道疾病患者的多学科、综合性的全面的干预。在这些患者中，往往有相关症状且日常活动减少的表现。肺康复计划的实施是为了通过稳定或扭转系统性疾病的临床表现，从而达到减少症状，优化功能状态，增加社会参与度，减少卫生保健费用支出的目的。

肺康复适用人群

肺康复的最适人群是 COPD 患者。此外，其他疾病导致的慢性呼吸系统障碍的患者也可受益于肺康复。慢性呼吸功能受损患者需考虑肺康复：

> COPD 患者因呼吸急促引起机体功能受限，进而影响其生活质量时都应该考虑进行肺康复[42]。

肺康复在以往主要用于 COPD 患者，而如今已被成功地应用于其他慢性肺部疾病如间质疾病、囊性纤维化、支气管扩张、胸廓畸形和神经肌肉疾病等，而且也是肺移植、肺减容等手术的术前评估、准备和术后恢复的一部分。肺康复适合于各种呼吸系统疾病稳定期以及并伴有相关症状的患者[43]。

肺康复适用于慢性呼吸功能受损患者，虽已接受最佳医疗管理，但仍有呼吸困难、运动耐量减退、或是正常活动受限的患者。需要强调的是，对有症状、功能障碍，肺生理功能不全的患者都有进行肺康复的必要性。而且不需要具体的肺功能标准来决定肺康复的必要性[40]。

肺康复的时机取决于每一个患者的临床状况，其应不再被认为是严重呼吸功能损害患者的"最后努力"。相反，它应该是所有慢性呼吸道疾病患者，在临床管理、解决他们生理和（或）心理上的缺陷中不可缺少的一部分[41]。

对于 COPD 患者，FEV_1/FVC 小于 0.7，FEV_1 小于预测值 80% 时，应考虑肺康复[44]。

2013 年更新的 ATS/ERS 肺康复指南适应证

阻塞性疾病：

- COPD（包括抗 α- 胰蛋白酶缺乏）
- 持续性哮喘
- 弥漫性支气管扩张
- 囊性纤维化
- 闭塞性细支气管炎

限制性疾病：

- 间质性肺病
- 间质性纤维化
- 职业和环境肺病

- 结节病
- 结缔组织病
- 过敏性肺炎
- 淋巴管肌瘤
- ARDS 后
- 胸壁病变
- 脊柱后侧凸
- 强直性脊柱炎
- 结核病后综合征

其他情况：

- 肺癌
- 胸腹部手术前后
- 肺移植手术前后
- 肺减容术前后
- 呼吸机依赖
- 肥胖相关的呼吸疾病

　　大家应该已经注意到，声明所推荐的意见并不完全一致，有的甚至相互矛盾，这表明在该领域仍然存在多样性，这是令人困惑和沮丧的。而在美国，不同州的医疗保险中介机构（或是医疗保险管理承包商）制订的肺康复计划相关的肺功能标准是不同的。

结语

　　不同肺康复项目的规模和结构可能并不相同，各个医院的相关团队不一定都包含了所有相关的健康专业人士。但是肺康复的所有服务项目都必须由相关学科的工作人员来提供，虽然并非每个慢性肺病患者都需要所有这些服务。

　　参与肺康复项目的大部分是 COPD 患者，当然也有其他类型的肺功能不全患者。幸运的是，与这本书第一次出版的 1984年相比，肺康复在当今已得到了更广泛认可[30]。该书将叙述肺康复的详尽内容及相对应的指导方针，希望能为呼吸功能不全患者成功康复提供帮助。

（方毅敏　高连军 译　徐培峰 校）

参考文献

1. Berra K: Cardiac and pulmonary rehabilitation: historical perspectives and future needs, J Cardiopulm Rehabil 11:8-15, 1991.
2. Wilson PK, Williams MA, Humphrey R, Hodgkin JE, Lui K et al: Contemporary cardiovascular & pulmonary rehabilitation: AACVPR—the first 20 years, American Association of Cardiovascular and Pulmonary Rehabilitation, 2005, Tampa, Faircount.
3. Barach AL: The therapeutic use of oxygen, JAMA 79:693-698, 1922.
4. Barach AL: Physiological methods in diagnosis and treatment of asthma and emphysema, Ann Intern Med 12:454-481, 1938.
5. Barach AL: Principles and practice of inhalation therapy, Philadelphia, 1944, JB Lippincott.
6. Barach AL: Physiological therapy in respiratory diseases, Philadelphia, 1948, JB Lippincott.
7. Barach AL: Breathing exercises in pulmonary emphysema and allied chronic respiratory diseases, Arch Phys Med Rehabil 36:379-390, 1955.
8. Miller WF: A physiologic evaluation of the effects of diaphragmatic breathing training in patients with chronic pulmonary emphysema, Am J Med 17:471-477, 1954.
9. Miller WF: Physical therapeutic measures in the treatment of chronic bronchopulmonary disorders: methods for breathing training, Am J Med 24:929-940, 1958.
10. Miller WF, Taylor HD, Jasper L: Exercise training in the rehabilitation of patients with obstructive lung disease: the role of oxygen breathing, South Med J 55:1216, 1962.
11. Miller WF, Taylor HD, Pierce AK: Rehabilitation of the disabled patient with chronic bronchitis and pulmonary emphysema, Am J Public Health 53:18-24, 1963.
12. U.S. Public Health Service: Principles of management of chronic obstructive lung diseases. In Petty TL, editor: Proceedings of the Eighth Aspen Emphysema Conference, Washington, DC, 1966 (USPHS publication No. 1457), Rockville, Md, 1966, U.S. Department of Health, Education, and Welfare.
13. Petty TL, Nett LM, Finigan MM et al: A comprehensive care program for chronic airway obstruction: methods and preliminary evaluation of symptomatic and functional improvement, Ann Intern Med 70:1109-1120, 1969.
14. Haas A, Cardon H: Rehabilitation in chronic obstructive pulmonary disease: a five-year study of 252 male patients, Med Clin North Am 53:593-606, 1969.
15. Balchum OJ: Rehabilitation in chronic obstructive pulmonary disease, Arch Environ Health 16:614, 1968.
16. Bass H, Whitcomb JF, Forman R: Exercise training: therapy for patients with chronic obstructive pulmonary disease, Chest 57:116-121, 1970.

17. Kimbel P, Kaplan AS, Alkalay I, Lester D: An in-hospital program for rehabilitation of patients with chronic obstructive pulmonary disease, Chest 60(suppl):6S-10S, 1971.

18. Agle DP, Baum GL, Chester EH et al: Multidiscipline treatment of chronic pulmonary insufficiency. I. psychologic aspects of rehabilitation, Psychosom Med 35:41-49, 1973.

19. Burton GG, Gee G, Hodgkin JE et al: Respiratory care warrants studies for cost-effectiveness, Hospitals 49:61-71, 1975.

20. Hodgkin JE, Balchum OJ, Kass I, Glaser EM et al: Chronic obstructive airway diseases: current concepts in diagnosis and comprehensive care, JAMA 232:1243-1260, 1975.

21. Modrak M, Moser KM, Archibald C et al: Better living and breathing: a manual for patients, St. Louis, CV Mosby, 1975.

22. Lertzman MM, Cherniak RM: Rehabilitation of patients with chronic obstructive pulmonary disease, Am Rev Respir Dis 114:1145-1165, 1976.

23. Kass I, Dyksterhuis JE: A program to identify the factors involved in the rehabilitation of patients with chronic obstructive pulmonary diseases: a multidisciplinary study of 140 patients [Nebraska COPD Rehabilitation Project]. Final report, Social and Rehabilitation Service, U.S. Department of Health, Education, and Welfare, Project RD-2517-M, Washington, DC, December 1971.

24. Daughton DM, Fix AJ, Kass I et al: Psychological intellectual components of rehabilitation success in patients with chronic obstructive pulmonary disease, J Chronic Dis 32:405-409, 1979.

25. Glaser EM: Strategies for facilitating knowledge utilization in the biomedical field: final report to the National Science Foundation, grant No. DAR73-07767 A06. Washington DC, 1975, National Science Foundation.

26. In Hodgkin JE, editor: Chronic obstructive pulmonary disease: current concepts in diagnosis and comprehensive care, Park Ridge, Ill, 1979, American College of Chest Physicians.

27. Sahn SA, Nett LM, Petty TL: Ten year follow-up of a comprehensive rehabilitation program for severe COPD, Chest 77:311-314, 1980.

28. Dudley DL, Glaser EM, Jorgenson BL et al: Psychological concomitants to rehabilitation in chronic obstructive pulmonary disease, Chest 77:413-420, 544-551, 677-684, 1980.

29. American Thoracic Society: Position statement on pulmonary rehabilitation, Am Rev Respir Dis 124:663-666, 1981.

30. In Hodgkin JE, Zorn EG, Connors GL, editors: Pulmonary rehabilitation: guidelines to success, Boston, 1984, Butterworth.

31. Pleis JR, Lethbridge-Çejku M: Summary health statistics for U.S. adults: National Health Interview Survey, 2005. National Center for Health Statistics, Vital Health Stat 10(235), 2007. Available at http://www.cdc.gov/nchs/data/series/sr_10/sr10_232.pdf. Retrieved February 2008.

32. National Heart, Lung, and Blood Institute, National Institutes of Health, Public Health Service, U.S. Department of Health and Human Services: Morbidity & mortality: 2007 chart book on cardiovascular, lung, and blood diseases. Available at http://www.nhlbi.nih.gov/resources/docs/07-chtbk.pdf. Retrieved February 14, 2008.

33. National Heart, Lung, and Blood Institute. Available at http://www.nhlbi.nih.gov/health/public/lung/copd. Retrieved February 2008.

34. American Thoracic Society/European Respiratory Society Task Force: Standards for the diagnosis and management of patients with COPD [Internet], version 1.2. New York, American Thoracic Society, 2004 (updated September 8, 2005). Available at http://www.thoracic.org/go/copd. Retrieved February 2008.

35. Centers for Disease Control and Prevention. Cigarette use among high school students-United States, 1991-2005. Morbidity and Mortality Weekly Report (serial online) 2006: 55(26): 724-726. Available at http://www.cdc.gov/mmwr/preview/mmwrhtml/mm5526a2.htm. Retrieved February 2008.

36. Petty TL: Pulmonary rehabilitation. In Basics of RD, vol 4, New York, 1975, American Thoracic Society.

37. American Thoracic Society: Standards for the diagnosis and care of patients with chronic obstructive pulmonary disease (COPD) and asthma, Am Rev Respir Dis 136:225-244, 1987.

38. Fishman AP: Pulmonary rehabilitation research: NIH workshop summary, Am J Respir Crit Care Med 149:825-833, 1994.

39. American Thoracic Society: Standards for the diagnosis and care of patients with chronic obstructive pulmonary disease, Am J Respir Crit Care Med 152(5 pt 2):S77-S121, 1995.

40. American Thoracic Society: Pulmonary rehabilitation—1999: official statement of the American Thoracic Society, Am J Respir Crit Care Med 159:1666-1682, 1999.

41. American Thoracic Society/European Respiratory Society: Statement on pulmonary rehabilitation, Am J Respir Crit Care Med 173:1390-1413, 2006. Available at http://www.thoracic.org/sections/publications/statements/pages/respiratory-disease-adults/atserspr0606.html. Retrieved February 2008.

42. Staats BA, Simon PM: Comprehensive pulmonary rehabilitation in chronic obstructive pulmonary disease. In Fishman AP, editor: Pulmonary rehabilitation, New York, 1996, Marcel Dekker, pp 651-681.

43. ACCP/AACVPR Pulmonary Rehabilitation Guidelines Panel: Pulmonary rehabilitation: Joint ACCP/AACVPR evidence-based guidelines, J Cardiopulm Rehabil 17:371-405, 1997.

44. Pauwels RA, Buist AS, Calverly PM, Jenkins CR, et al.; GOLD Scientific Committee: Global strategy for the diagnosis, management, and prevention of chronic obstructive pulmonary disease. NHLBI/WHO Global Initiative for Chronic Obstructive Lung Disease (GOLD) workshop summary, Am J Respir Crit Care Med 163:1256-1276, 2001. Available at http://www.goldcopd.com (last major revision, November 2006). Retrieved February 2008.

第 2 章

慢性呼吸系统疾病患者肺康复的选择和评估

LINDA NICI

专业技能

完成本章学习,读者将了解以下内容:

◆ 理解选择肺康复患者的准入标准
◆ 理解生理结构异常和功能障碍之间的区别
◆ 列出适合进行肺康复的慢性肺部疾病
◆ 了解患者首次评估内容
◆ 陈述为什么建立功能性目标对成功的肺康复至关重要

任何慢性呼吸系统疾病存在持续症状、功能降低或是因疾病导致生活质量降低的患者都应考虑并重视肺康复[1, 2]。

COPD 患者是肺康复的最大患者人群,由于其他呼吸系统疾病患者常伴有包括外周肌肉疾病、心脏功能下降、营养失调以及社会心理适应不良等,所以也属肺康复的适应证。因为肺康复的介入能够缓解、改善继发性功能障碍,因此,所有呼吸系统疾病合并功能障碍或因疾病导致生活质量降低的患者都能受益于肺康复。

肺康复的时机取决于患者临床状况,不应该仅仅是在患者存在严重的呼吸功能障碍时才予以实施。相反,它应该是完整的患者临床治疗管理的一部分,根据患者个人需求进行量身定制的肺康复方案,适用于所有慢性呼吸系统疾病患者。推迟肺康复的实施,即在患者呼吸系统疾病进入终末期才给予肺康复,会导致很多患者错失从肺康复中获益的机会。重症患者能从康复过程获益，轻中度患者还能通过戒烟、营养治疗以及稍高强度的运动训练等预防措施获益，以增加肺康复效果。

在过去的十年中，肺康复在慢性肺部疾病患者管理方面得到了很大的发展。而且，这种全面的介入方式已经由循证证据证实可以减轻呼吸困难、提高活动能力以及改善生活质量[3,4]。在 COPD 患者中，只有不到 50% 的患者因气流受限而获诊断，医生往往在临床症状明显并且进行性加重时才诊断 COPD，所以 COPD 的患病率在很大程度上是被低估了[1]。所以，需要让公众、医疗机构以及政府相关部门了解预防、早期诊断以及慢性肺部疾病肺康复的重要性。

肺康复项目多学科交叉团队的参与，对患者进行全面的评估，这是实施肺康复和指导患者自我管理的基础。如果没有初始和持续的患者个体化评估，运动训练、患者教育、营养和社会心理干预等，上述单项或是组合通常都不能有效进行。

患者的选择

症状持续存在、运动能力下降、活动受限或者通过标准的临床治疗仍然不能达到预期效果的所有慢性呼吸系统疾病患者，都应该考虑肺康复[5]。大量的文献都集中于 COPD 患者，而对其他慢性呼吸系统疾病的研究非常少[6]。而肺康复对这部分患者来说也是有效的，因为他们所患疾病导致的继发性障碍与 COPD 是类似的。无论患者年龄、性别、肺功能程度或抽烟状况如何，通过肺康复都能取得很好的疗效。框 2-1 罗列了肺康复的适应证。

营养状况和外周肌肉无力会影响肺康复的效果。外周肌肉力量是肺康复疗效的预测指标，严重的营养不良和肌肉脂肪组织的减少预示康复效果不尽如人意[7-9]。

肺功能检查结果（一年内稳定期的测

试）是判断患者是否适合实施肺康复的基础指标，但不是唯一指标。患者通过标准医疗，症状仍然存在、活动能力下降或功能障碍，即使生理学指标如 FEV_1 或者肺活量不支持肺康复，仍需为患者实施肺康复。相比于 FEV_1 或者其他肺功能指标，症状，尤其是呼吸困难的症状，与功能活动更有关[10]。进行简单的呼吸困难评分就可以预测肺康复能否获益，如 MMRC 呼吸困难评分（分值 0~4）[11]。

框 2-1   肺康复适应证
阻塞性疾病
• COPD（包括 α_1 抗胰蛋白酶缺乏症）
• 顽固性哮喘
• 细支气管炎
• 囊性纤维化
• 闭塞性细支气管炎
限制性疾病
• 间质性疾病
• 肺间质纤维化
• 职业性或环境性肺部疾病
• 结节病
• 胸廓疾病
• 脊柱后侧凸
• 强制性脊柱炎
神经肌肉疾病
• 帕金森病
• 脊髓灰质炎后综合征
• 肌萎缩性脊髓侧索硬化症
• 膈肌功能障碍
• 多发性硬化症
• 结核后综合征
其他
• 肺癌
• 原发性肺动脉高压
• 胸、腹部手术前后
• 肺移植前后
• 肺减容术前后
• 呼吸机依赖
• 儿童呼吸系统疾病患者
• 肥胖相关的呼吸系统疾病

除了疾病症状，选择肺康复患者还需对其体力活动、作业能力、日常生活活动以及所需医疗费用进行评估[12]。

常见慢性呼吸系统疾病患者的症状、功能障碍等临床表现如下，患者通常会呈现一种或多种异常[1, 6]：

● FEV_1< 预计值 80%。

● FEV_1/FVC< 预计值 70%。

● 血红蛋白值校正后一氧化碳弥散量 ≤预计值的 65%。

● 静息低氧血症：SaO_2/SpO_2（动脉血氧饱和度 / 脉搏血氧饱和度）≤ 90%。

● 运动测试出现低氧血症（SaO_2/SpO_2 ≤ 90%），通气限制 [呼出气分钟通气量 / 最大通气量（V_E/MVV）≥ 0.8]，或者死腔容积与潮气容积的比值（V_D/V_T）上升。

临床还经常将呼吸困难或疲劳、疾病所致的生活质量下降、功能受损、工作能力下降、日常活动受限、医疗方案实施困难、呼吸系统疾病所致的心理障碍、营养不良、医疗需求大（如住院、急诊及就医）以及包括低氧血症在内的气体交换异常等患者推荐进行肺康复。在肺移植手术或者肺减容术前也是进行肺康复的适应证[13]。

是否将吸烟人群纳入肺康复适应证尚存争议。有些观点认为这些患者缺乏主动性或会对整体氛围产生负面影响从而将他们从肺康复计划中排除。但并没有研究来证实这一观点，而实际上吸烟者可能会因为在康复过程中专注于戒烟成为最大获益者。

尽管在选择患者时很难对患者的依从性进行全面评估，但也是一项必须考虑的内容。患者必须同意参加，即使不是全过程，也必须承诺参加大部分活动内容。那些一开始对康复项目有抵触的患者，经常会因为取得了很大的进步而变得积极性很高。因此，对患者依从性的初步评估只作为参考。

排除标准

患者的合并症、可能影响康复过程或过程中存在巨大风险的不稳定疾病状态，应在该患者进行康复前就得于纠正或稳定。肺康复的绝对和相对禁忌证包括但不仅限于：骨科手术；神经精神问题所致功能障碍或不能配合；不稳定的心脏疾病；严重肺动脉高压。有医生指导处于稳定期的心脏疾病不是肺康复的禁忌证。临床初步评估过程中，医疗顾问和康复团队判断合并疾病对肺康复的影响是有必要的。

项目规划

进行肺康复治疗前必须通过口头和书面形式告知患者预计费用，包括治疗费用和报销范围。还需考虑往返交通情况，这可以由家属、亲友、慈善机构或社会公众提供帮助。病情严重不能定期规律到门诊或机构进行肺康复的患者更适合住院康复或家庭照护。

患者评估

肺康复评估由医疗顾问、项目主管、经过培训的保健人员和适当的团队成员完成，对患者设计的个体化康复计划需根据这一评估。初步评估通过面谈的方式进行，既要获得患者的信息，还要介绍肺康复的过程并且讨论患者关注的问题和康复目标。首次面谈非常重要，不仅要搜集信息、制定目标，还需在这个过程中建立彼此之间的信任。通过面谈建立患者与康复工作者的联系，了解康复项目，也可能见到目前正在参与或者近期完成肺康复项目的患者。

面谈之后，患者需要叙述病史，接受体格检查，诊断性测试，并评估症状、肌肉骨骼和运动能力、自理能力、营养状态、受教育程度、社会心理状态，以及制定预期目标。

病史和体格检查

在首次评估中对患者的病史有一个全面了解是十分必要的。可以从患者本人、家庭成员、首次就诊记录或者医院的病历中获取信息。通过这些信息了解患者是否存在合并症，而这些合并症可能会直接影响患者在整个肺康复计划当中的参与度和获益程度。而且这些信息对于肺康复工作人员与相关的医生就患者的限制性因素进行沟通交流是非常有用的。重要的病史内容包括慢性呼吸系统疾病的类型和程度、其他伴随疾病、吸烟史、发作和住院的次数以及药物的使用情况，包括全身性的类固醇和氧气治疗。

体格检查除了呼吸系统作为重点以外，也必须评估会直接影响肺康复的其他系统。除了胸部的检查、辅助呼吸肌参与情况的评估、杵状指 \ 趾、肺心病的迹象，体格检查还应该包括生命体征、左心衰的征象、骨骼肌肉检查、神经系统检查以及营养状况评估。在初步体格检查中通常包括患者静息和运动时的血氧饱和度测定。

诊断性测试

诊断性测试有助于了解患者呼吸系统疾病状态，并确定临床基线值。许多测试，如运动能力试验或者心肺运动试验，在初步评估获得基线值和后续的评估康复介入疗效方面都是极为有用的。初步评估的诊断性测试主要包括肺活量、静息和运动状态下的血氧饱和度、胸片、心电图及全血细胞计数等。根据患者的需要还可增加其他的实验室检查如全套肺功能检查、支气管激发试验、心血管检查中的动态心电图、超声心动图、铊负荷试验等。

症状评估

呼吸困难和疲劳是患者转诊进行肺康复的两种主要症状[14-17]（见第 5 章），这些症状很复杂，有多种作用机制[10]。两者都是主观自身感觉。在肺康复中，评估呼吸困难或者疲劳可以实时进行，也可以是通过回忆描述以往的情形[18]。实时症状的评估只能确定测试当时患者呼吸或疲劳的程度。最常用的测试方法是 Borg 测量[19]和视觉模拟测量[20]，可以用来评估运动测试或是训练过程中的呼吸困难和疲劳。通过描述以往的情形来评估呼吸困难或疲劳常由调查问卷方式完成。有些问卷要求患者对自身呼吸困难进行分级，有些会询问与活动相关的呼吸困难。呼吸困难对身体功能的影响可以用基础呼吸困难指数（BDI）、改良的医学研究委员会（MMRC）量表、呼吸困难量表、氧气消耗关系图（OCD）、UCSD 呼吸困难问卷（SOBQ）、或是慢性呼吸系统疾病呼吸困难程度问卷（CRQ/CRDQ）[21]进行评估。一旦选定了一种问卷，应该考虑相应的技术问题，包括完成评估所需要的时间、进行方式（自主完成还是由其他人完成）、评分规则、风险代价以及是否需要书面知情同意。

对接受肺康复干预患者的其他症状的评估也很重要，包括咳嗽、咳痰、气喘、胸痛、上气道咳嗽综合征、反流、水肿、肢体疼痛和虚弱、食欲下降、焦虑、抑郁、认知能力下降以及睡眠障碍等。

运动评估

在运动训练之前，临床医生必须对患者进行完善的医疗处理，包括支气管扩张剂治疗、长期氧疗以及处理其他合并症。既要通过首次评估决定运动处方，也要保证运动训练的安全性和合理性。评估内容包括患者活动受限因素，具体有骨骼受限情况、日常自理能力、步态和平衡能力及缺氧程度的评估。通过该评估建立患者的运动能力、耐力、肌力、关节活动度和功能活动的基准值等。同时也需关注那些需通过运动训练来改善的功能障碍（见第 10 章）。

可以通过多种方式完成对运动能力的测量，包括现场试验、活动监视器以及心肺运动试验。现场试验操作简单，不需额外的设备，在非实验室条件下即可进行，并且对康复干预反应灵敏。现场试验包括节奏自控的 6 分钟步行试验（6MWT）[22-24]，和外控节奏的渐进性来回穿梭步行试验[25, 26]。两种测试均需要测量行走距离。6 分钟步行试验有很大的变异性[27-30]，可以根据已发布的指南来规范该试验[31]的实施从而减小差异。尽管这些测试是有效的客观观察指标，但不能明确测试结果与患者日常生活改善之间的具体关系。

完整的患者评估可能还需要最大心肺运动试验来评估运动的安全性、运动受限的影响因素和建立运动处方。心肺运动试验对运动受限的初步评估和制定运动处方意义重大，生理学检查也能为探究运动不耐受的机制提供有价值的依据。心肺运动试验可以通过逐渐增加负荷直到出现症状不能继续进行试验为止，或者以恒定的负荷持续测试两种方法进行[32]。

疼痛评估

疼痛评估在初次评估和训练过程都非常有价值。疼痛可能直接影响患者不能完成运动项目，或者可能导致效果不佳。需要特别注意疼痛部位、性质、强度、持续时间、加重和减轻因素等。疼痛程度可以通过数值评分或者面部表情图来进行评估。

日常生活活动评估

慢性呼吸系统疾病和其导致的呼吸困难会对患者的日常生活和自理能力产生影响，通常导致患者对亲属的依赖。自理能力的丧失而产生的挫败感可能会使患者表现为易怒、悲观、对他人充满敌意和抑郁。所以，初步评估中患者是否有日常生活的自理能力和完成简单活动的能力很重要（见第 13 章）。

日常生活自理能力评估应该包括呼吸形态、体力消耗、肢体力量和关节活动度、辅助设备的使用以及基本运动的完成情况。由慢性呼吸系统疾病导致的性功能障碍是另一个需要评估的重要部分[33]。如果有必要，了解患者（及生活伴侣）的关注重点和曾经的性生活方式有助于制定计划。如果可能，在设定目标和治疗计划之前就应该对基本生活能力（如食物的采购和准备）和工作能力进行评估。在进行日常生活活动评估时，陪同人员通常能够提供一些患者自我描述以外的信息。

大多肺康复项目由患者自己描述活动时和日常生活运动过程中呼吸困难程度来评估活动水平[34]；但是相对于直接评估，使用问卷时患者可能会高估自己的活动水平。在没有实验室设备的情况下，可以通过活动记录仪或运动探测器对患者活动进行评估[35]。活动记录仪[36]可以只是简单的提供患者日常客观的运动数据（如计步器，记录患者的步数），也可以是能够测量三种运动变量的复杂仪器（如三轴加速度计）[37]。这些设备通常对下肢运动的活动比较敏感，而对于上肢活动的敏感性则较差。活动记录在肺康复评估里作用尚需进一步研究。

营养评估

治疗慢性呼吸系统疾病患者营养不良的先决条件是了解营养不良的类型以及其对发病率、死亡率和对系统运动训练的影响（见第 14 章）。

中、重度 COPD 患者经常呈现体重下

降，在门诊患者[38-40]中约有三分之一，在接受肺康复或者正在参与临床实验[41-44]患者中约有三分之二会出现体重降低。与COPD相关的肌肉废用更是普遍存在于体重下降的患者。慢性呼吸系统疾病导致呼吸耗能增加，能量需求增加[45]，有40%~60%的COPD患者[46]难于维持足够的营养摄取。COPD患者中，体重下降的患者比正常体重的患者生活质量更低[47]。营养不良与气流阻塞程度无关[52]，是预后不良[48-51]的独立危险因素。而且BMI指数低于25kg/m²的患者死亡率的下降与体重增加有相关性[48]。

营养评估应该是患者初步评估的一部分，最简单的方法是用体重（单位是kg）除以身高的平方（单位是m²）计算BMI指数。根据BMI的数值，可以将患者分为体重过轻（低于21kg/m²）、体重正常（21~25kg/m²）、超重（25~30kg/m²）及肥胖（高于30kg/m²）。近期的体重下降（在过去的6个月内下降超过10%或者1个月内下降超过5%）在慢性呼吸系统疾病中也是一个预测预后不良的独立危险因素。另外需要根据患者病情进行其他营养相关评估，包括实验室检查（血清白蛋白、前白蛋白）、药物与营养间的关系、测定去脂体重、评估营养需求、营养/中药补品的使用以及咀嚼能力的评估。

教育评估

患者教育是肺康复项目的重要组成部分，涉及整个过程的各个方面。肺康复的教育正从传统说教方式向自主管理转变中[53]。前者提供的是疾病与治疗相关的信息，而后者则是教授患者自我管理技巧，强调通过正确的行为控制疾病，提高患者主观能动性乃至依从性，以达到预期目标[54-56]。自我管理干预着重于如何将疾病控制与日常生活相结合（见第6章）。

个体化的教育计划课程设计需根据患者和其家属的知识水平。在患者接受初次评估的时候就要确定他们对教育的需求和教育目标，并且在项目进行中要再次评估。对于慢性阻塞性肺疾病与自我管理、自我感受和改善特殊行为之间的相关性的信息非常有限。COPD患者的自我感受可以通过COPD自我效能量表（CSES）进行评估，该量表由Wigal等[57]发明，共34个问题，需患者自己完成。量表包含5方面内容：消极情绪、激惹、体力消耗、天气和环境及行为等危险因素。这个量表是用来测评患者将所了解的知识付诸于行动的信心，并且能评估患者在肺康复中自我效能提高的程度，此量表的有效性和合理性有待于临床验证上。肺康复知识测试[58]是唯一被证实可用于评估COPD患者知识水平的问卷。这份问卷需要患者自己完成40道多项选择题，与康复项目相关的各领域都有涉及。作为一种评估工具也可为个体化的计划补充有用的信息，然而，知识水平的提高与行为的改变可能并无明显的相关性。

除了患者对疾病的认知外，还需评估一些其他个体内容，如阅读或写作能力、听力或视力、认知障碍、言语障碍和文化差异（种族、文化信仰和习惯）。这些信息需要在初次评估中就进行了解。

融洽的患者、家属以及医务工作者之间的关系并共同合作能提高患者依从性。肺康复的过程中加强这种合作关系有非常重要的作用。

社会心理评估

初次患者评估应该包括社会心理评估，评估交流时应当给患者有足够的时间充分地表达他们对自己疾病的内心顾虑。内容应该包括对生活质量的看法、应对疾病的能力、主观能动性、积极性、悲观情绪、药物嗜好、人际关系、依赖性以及神经心理障碍（如记忆、注意力和解决问题的能力）。在这一评估中患者描述自身感受和所关心的内容，包括愧疚、愤怒、怨恨、惧怕被抛弃、无助、孤独、不幸、遗憾、悲伤、压力、失眠以及不良的婚姻关系[59]。如果可以的话，与患者的家属面谈（在患者同意的情况下）可能有助于找出与依赖、人际关系和隐私相关的内容。焦虑抑郁调查问卷或者贝克抑郁量表筛查问卷可帮助识别严重的焦虑和抑郁[60, 61]（见第17 章）。

如果患者存在明显的社会心理问题，则需相关专家进行更深入的评估和治疗。如没能发现患者存在的社会心理异常，可能会导致康复进展缓慢。

发现患者的社会心理问题，有助于制定特殊的、个体化的治疗目标，或与跨学科的综合治疗相整合。

康复目标和潜能的开发

全面、成功的患者初步评估往往能增进医患关系，并达成一致的治疗计划。在评估过程中初步确定可量化的、针对患者的、个体化的长、短期康复目标，治疗计划必须包含、体现这些目标。另外，这些目标在患者的病情、预期和整个项目必须是可行的。这些目标包括工作、照顾家庭、生活自理、玩保龄球、打高尔夫、正确的呼吸方式、更好地理解病情与治疗等。

患者必须对康复目标有一个清晰的认识与理解，并且同意朝着目标努力。在整个康复计划中一直朝着目标努力能促进患者康复。目标制定的整个过程都有患者和家属参与有助于让大家理解该计划的预期目标。

结语

由训练有素的团队共同完成的肺康复患者评估，是全面的、个体化的肺康复的基础。评估是康复计划最重要的组成部分之一，是随后所有肺康复干预策略和手段的前提。

（张芳芳 译　夏金根 校）

参考文献

1. Global Initiative for Chronic Obstructive Pulmonary Disease: Global strategy for diagnosis, management, and prevention of COPD [GOLD report, 2006 revision]. Available at http://www.goldcopd.com. Retrieved May 2007.
2. American Thoracic Society/European Respiratory Society: Standards for the diagnosis and management of patients with COPD. Available at http://www.thoracic.org/sections/copd. Retrieved May 2007.
3. Nici L, Donner C, Wouters E et al: American Thoracic Society/European Respiratory Society statement on pulmonary rehabilitation, Am J Respir Crit Care Med 173:1390-1413, 2006.
4. Troosters T, Casaburi R, Gosselink R et al: Pulmonary rehabilitation in chronic obstructive pulmonary disease, Am J Respir Crit Care Med 172:19-38, 2005.
5. Donner CF, Muir JF: Rehabilitation and Chronic Care Scientific Group of the European Respiratory Society: Selection criteria and programmes for pulmonary rehabilitation in COPD patients, Eur Respir J 10:744-757, 1997.
6. Crouch RH, ZuWallack R, Connors G et al: American Association of Cardiovascular and Pulmonary Rehabilitation: Guidelines for pulmonary rehabilitation programs, ed 3, Champaign, Ill, 2004, Human Kinetics.
7. Gosselink R, Troosters T, Decramer M: Distribution of muscle weakness in patients with stable chronic obstructive pulmonary disease, J Cardiopulm Rehabil 20:353-360, 2000.
8. Steiner MC, Barton RL, Singh SJ et al: Nutritional enhancement of exercise performance in chronic obstructive pulmonary disease: a randomised controlled trial, Thorax 58:745-751, 2003.
9. Troosters T, Gosselink R, Decramer M: Exercise training in COPD: how to distinguish responders from nonresponders, J Cardiopulm Rehabil 21:10-17, 2001.
10. American Thoracic Society: Dyspnea: mechanisms, assessment, and management [consensus statement], Am J Respir Crit Care Med 159:321-340, 1999.
11. Mahler D, Wells C: Evaluation of clinical methods for rating dyspnea, Chest 93:580-586, 1988.

12. ZuWallack RL: Selection criteria and outcome assessment in pulmonary rehabilitation, Monaldi Arch Chest Dis 53:429-437, 1998.

13. National Emphysema Treatment Trial Research Group: A randomized trial comparing lung-volume—reduction surgery with medical therapy for severe emphysema, N Engl J Med 348:2059-2073, 2003.

14. Kinsman RA, Fernandez E, Schocket M et al: Multidimensional analysis of the symptoms of chronic bronchitis and emphysema, J Behav Med 6:339-357, 1983.

15. Guyatt GH, Townsend M, Berman LB et al: Quality of life in patients with chronic air-flow limitation, Br J Dis Chest 81:45-54, 1987.

16. Breslin E, van der Schans C, Breukink S et al: Perception of fatigue and quality of life in patients with COPD, Chest 114:958-964, 1998.

17. Meek PM, Lareau SC, Anderson D: Memory for symptoms in COPD patients: how accurate are their reports? Heart Lung 18:474-481, 2001.

18. ZuWallack R, Lareau S, Meek P: The effect of pulmonary rehabilitation on dyspnea. In Mahler D, O'Donnell D, editors: Lung biology in health and disease 208:Dyspnea, London, 2005, Informa Healthcare, pp 301-320.

19. Borg GA: Psychophysical bases of perceived exertion, Med Sci Sports Exerc 14:377-381, 1982.

20. Hayes M, Patterson D: Experimental development of the graphic rating method, Psychol Bull 18:98-99, 1921.

21. Meek PM, Lareau SC: Critical outcomes in pulmonary rehabilitation: assessment and evaluation of dyspnea and fatigue, J Rehabil Res Dev 40:13-24, 2003.

22. McGavin CR, Gupta SP, McHardy GJ: Twelve-minute walking test for assessing disability in chronic bronchitis, BMJ 1:822-823, 1976.

23. Butland RJ, Pang J, Gross ER et al: Two-, six-, and 12 minute walking tests in respiratory disease, Br Med J 284:1607-1608, 1982.

24. Larson JL, Covey MK, Vitalo CA et al: Reliability and validity of the 12-minute distance walk in patients with chronic obstructive pulmonary disease, Nurs Res 45:203-210, 1996.

25. Singh SJ, Morgan MD, Scott S et al: Development of a shuttle walking test of disability in patients with chronic airways obstruction, Thorax 47:1019-1024, 1992.

26. Singh SJ, Morgan MD, Hardman AE et al: Comparison of oxygen uptake during a conventional treadmill test and the shuttle walking test chronic airflow obstruction, Eur Respir J 7:2016-2020, 1994.

27. Elpern EH, Stevens D, Kesten S: Variability in performance of timed walk tests in pulmonary rehabilitation programs, Chest 118:98-105, 2000.

28. Steele B: Timed walking tests of exercise capacity in chronic cardiopulmonary illness, J Cardiopulm Rehabil 16:25-33, 1996.

29. Sciurba F, Criner GJ, Lee SM, et al for the National Emphysema Treatment Trial Research Group: Six-minute walk distance in chronic obstructive pulmonary disease, Am J Respir Crit Care Med 167:1522-1527, 2003.

30. Guyatt GH, Puglsey SO, Sullivan MJ et al: Effect of encouragement on walking test performance, Thorax 39:818-822, 1984.

31. American Thoracic Society: Guidelines for the six-minute walk test [statement], Am J Respir Crit Care Med 166:111-117, 2002.

32. American Thoracic Society/American College of Chest Physicians: ATS/ACCP statement on cardiopulmonary exercise testing, Am J Respir Crit Care Med 167:211-277, 2003.

33. Selecky PA: Sexuality and the patient with lung disease. In Casaburi R, Petty TL, editors: Principles and practice of pulmonary rehabilitation, Philadelphia, 1993, WB Saunders, pp 382-391.

34. Lareau SC, Meek PM, Roos PJ: Development and testing of a modified version of the Pulmonary Functional Status and Dyspnea Questionnaire (PFSDQ-M), Heart Lung 27:159-168, 1998.

35. Steele BG, Belza B, Cain K et al: Bodies in motion: monitoring daily activity and exercise with motion sensors in people with chronic pulmonary disease, J Rehabil Res Dev 40:45-58, 2003.

36. Steele BG, Holt L, Belza B et al: Quantitating physical activity in COPD using a triaxial accelerometer, Chest 117:1359-1367, 2000.

37. Pitta F, Troosters T, Spruit MA et al: Validation of a triaxial accelerometer to assess various activities in COPD patients [abstract], Am J Respir Crit Care Med 169:A594, 2004.

38. Engelen MPKJ, Schols AMWJ, Baken WC et al: Nutritional depletion in relation to respiratory and peripheral skeletal muscle function in outpatients with COPD, Eur Respir J 7:1793-1797, 1994.

39. Braun SR, Keim NL, Dixon RM et al: The prevalence and determinants of nutritional changes in chronic obstructive pulmonary disease, Chest 86:558-563, 1984.

40. De Benedetto F, Del Ponte A, Marinari S et al: In COPD patients, body weight excess can mask lean tissue depletion: a simple method of estimation, Monaldi Arch Chest Dis 55:273-278, 2000.

41. Openbrier DR, Irwin MM, Rogers RM et al: Nutritional status and lung function in patients with emphysema and chronic bronchitis, Chest 83:17-22, 1983.

42. Fiaccadori E, Del Canale S, Coffrini E et al: Hypercapnic-hypoxemic chronic obstructive pulmonary disease (COPD): influence of severity of COPD on nutritional status, Am J Clin Nutr 48:680-685, 1988.

43. Schols AMWJ, Soeters PB, Dingemans AMC et al: Prevalence and characteristics of nutritional depletion in patients with stable COPD eligible for pulmonary rehabilitation, Am Rev Respir Dis 147:1151-1156, 1993.

44. Baarends EM, Schols AM, Mostert R et al: Peak exercise response in relation to tissue depletion in patients with chronic obstructive pulmonary disease, Eur Respir J 10:2807-2813, 1997.

45. Wouters EF: Nutrition and metabolism in COPD, Chest 117(5 Suppl 1):274S-280S, 2000.

46. Schols AM: Nutrition in chronic obstructive pulmonary disease, Curr Opin Pulm Dis 6:110-115, 2000.

47. Shoup R, Dalsky G, Warner S et al: Body composition and health-related quality of life in patients with obstructive airways disease, Eur Respir J 10:1576-1580, 1997.

48. Prescott E, Almdal T, Mikkelsen KL et al: Prognostic value of weight change in chronic obstructive pulmonary disease: results from the Copenhagen City Heart Study, Eur Respir J 20:539-544, 2002.

49. Schols AM, Slangen J, Volovics L et al: Weight loss is a reversible factor in the prognosis of chronic obstructive pulmonary disease, Am J Respir Crit Care Med 157(6 pt 1):1791-1797, 1998.

50. Wilson DO, Rogers RM, Wright EC et al: Body weight in chronic obstructive pulmonary disease. The National Institutes of Health Intermittent Positive-Pressure Breathing Trial, Am Rev Respir Dis 139:1435-1438, 1989.

51. Landbo C, Prescott E, Lange P et al: Prognostic value of nutritional status in chronic obstructive pulmonary disease, Am J Respir Crit Care Med 160:1856-1861, 1999.

52. Engelen MP, Deutz NE, Wouters EF et al: Enhanced levels of whole-body protein turnover in patients with chronic obstructive pulmonary disease, Am J Respir Crit Care Med 162:1488-1492, 2000.

53. Lareau SC, Insel KC: Patient and family education. In Hodgkin JE, Celli BR, Connors GL, editors: Pulmonary rehabilitation: guidelines to success, ed 3, Philadelphia, 2000, Lippincott Williams & Wilkins, pp 91-102.

54. Bodenheimer T, Lorig K, Holman H et al: Patient self-management of chronic disease in primary care, JAMA 288:2469-2475, 2002.

55. Bourbeau J, Nault D, Dang-Tan T: Self-management and behaviour modification in COPD, Patient Educ Couns 53:271-277, 2004.

56. Bandura A: Self-efficacy: toward a unifying theory of behavioral change, Psychol Rev 84:191-215, 1977.

57. Wigal JK, Creer TL, Kotses H: The COPD Self-Efficacy Scale, Chest 99:1193-1196, 1991.

58. Hopp JW, Lee JW, Hills R: Development and validation of a Pulmonary Rehabilitation Knowledge Test, J Cardiopulm Rehabil 7:273-278, 1989.

59. Farkas SW: Impact of chronic illness on the patient's spouse, Health Social Work 5:39-46, 1980.

60. Zigmond AS, Snaith RP: The Hospital Anxiety and Depression Scale, Acta Psychiatr Scand 67:361-370, 1983.

61. Beck AT, Ward CH, Mendelson M et al: An inventory for measuring depression. Arch Gen Psychiatry 4:561-571, 1961.

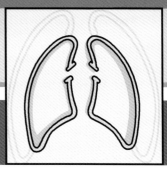

第3章

慢性阻塞性肺疾病的病理生理

BARTOLOME R.CELLI

专业技能

完成本章学习，读者将了解以下内容：

◆ 了解病变肺气流受限的解剖和生理学机制
◆ 理解慢性阻塞性肺疾病（COPD）发展过程中的病生变化
◆ 呼吸困难症状与病理生理变化的关系
◆ 阐述运动和通气需求增加时的呼吸力学机制
◆ 理解 COPD 治疗的基本原理

在美国，COPD 是当前排名第四的致死亡原因[1]。流行病学调查发现，在吸烟引发的疾病中，心肌梗死和脑血管意外事件导致的死亡在逐渐降低，而 COPD 导致的死亡则呈上长趋势。除了致死率的增高，COPD 患者进行性加重的呼吸困难会影响到社会生活能力，严重影响生活质量，通常出现在 60~70 岁年龄阶段。肺、支气管结构的破坏或是呼吸气流受限的主要原因。本章着重介绍 COPD 的病理性改变，以及这些改变所带来的结果。了解这些知识点能帮助我们更好的理解各种旨在减轻呼吸困难症状，以及改善 COPD 患者功能的治疗方法的基本原理。

定义

COPD 是气道病变引起气流受限导致肺气肿的一类呼吸系统疾病，小气道的炎症和慢性支气管炎是其典型特征。COPD 气流受限呈进行性加重，不完全可逆，往往同时存在气道的高反应性。肺气肿特征是远端肺泡病理性扩大至终末细支气管，伴有支气管壁的破坏，不伴有肺纤维化。病理性扩大的气体空腔（直径 >1cm）称为肺大泡，肺大泡的病变范围可从只发生在胸膜下不产生症状，到扩大以致压缩正常肺组织，呈多样性不均匀分布[2, 3]。而慢性支气管炎则是，排除其他慢性咳嗽后，临床上出现连续 2 年每年至少持续 3 个月的咳嗽症状。大多数患者出现不同程度的气道炎症，尤其是小气道（直径 <2mm）炎症和黏液腺肥大，以及高达 30% 的气道高反应性发生率。很多患者两种疾病共存，常有不同区域肺组织不同程度的损伤，不均一的分布使肺的各区域出现不同的病理生理改变。

病理生理

COPD 患者的大气道组织活检显示存在大量的嗜中性粒细胞[4]。嗜中性粒细胞大量存在于无气流受限的吸烟患者气道[5]。而小气道组织活检发现的主要是淋巴细胞，尤其是 CD8+[6]。肺实质活检时也发现相同类型的细胞以及巨噬细胞[6-9]。这些发现表明，吸烟引起的气道炎症以细胞相互作用和聚集为特征，同时释放细胞因子和酶导致肺损伤。在 COPD 患者的气道分泌物中也发现细胞白介素 -8，肿瘤坏死因子，氧化应激的增加[8, 10, 11]。此外，酶的释放也会损伤肺实质，如被激活的细胞释放的嗜中性弹性酶和金属蛋白酶[12, 13]。大量的尸检报告发现，由于吸烟或环境外因的刺激使细胞相互作用，COPD 患者出现气道炎症和肺实质破坏的结构改变见图 3-1。由于病变的不均一分布，对于较严重个体来说，也可能存在肺部某区域影响较小的情况。

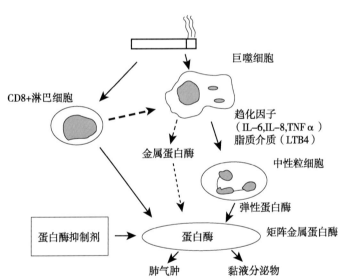

图 3-1　吸入有害物质，如吸烟时的细胞和生物应答示意图。同样的生物应答在吸入环境烟雾时也可能发生。虚线表示潜在的影响。IL-6，白细胞介素 6；LTB4，白三烯 4；TNF-α，肿瘤坏死因子 α

COPD 特征是气流受限，气流受限的分布和肺组织的病理改变相一致，也不均一。这进一步引起通气和血流分布的不均一[14, 15]，最终导致低氧血症 [动脉氧分压（PaO$_2$）降低和二氧化碳分压（PaCO$_2$）升高]。对于同时存在肺气肿和肺大泡的患者，肺总量增加，可能会形成过度充气。上述各项因素都可引起相应的病理性改变，从而帮助解释临床表现的变化。

COPD 患者肺结构改变和功能改变的关系并不明确。主要是气流下降是由肺结构破坏还是感染或是分泌物原因引起的难于明确。在当前对肺气肿及支气管炎性改变和气流受限程度的评估中发现，两者不存在很好的相关性。因此对气流受限的评估更具有可操作性。目前，对 COPD 发病率和死亡率最好的预计指标是支气管扩张剂使用后的第 1 秒用力呼气容积（FEV_1）[1, 16-19]。研究发现气流阻塞的可逆程度很小（高度可逆应考虑哮喘）。全面的评估系统可以从流行病学和临床研究，健康计划，诊断等方面把多样性的患者进行分类。这个评估系统包括了体重指数（B）、阻塞程度（O）、呼吸困难程度（D）和运动耐力（E），称作 BODE 指数，已被应用于临床评估[20]。有报道指出，经肺康复训练后 BODE 指数有改善的患者有更好的生存率[21]。

早期的文献报道影响 COPD 死亡率的因素很多，主要是年龄和 FEV_1[15-17]。存在中到重度的气流受限患者，低氧血症和高碳酸血症与死亡率的相关性很高。除了死亡率外，使用其他预后指标如 FEV_1 和动脉血气来评估患者的日常生活能力方面尚不够全面。但 FEV_1 仍是评估 COPD 严重程度的重要工具，也得到全球慢性阻塞性肺疾病组织，美国胸科协会及欧洲呼吸协会的认可[1]。

近期的研究发现，全面的动态评估应建立在可靠的信息基础上，使用支扩剂后 FEV_1 的实际值和预计值的百分比应作为首要评估指标，是 COPD 死亡率的独立预计指标。当 FEV_1 低于 50% 时，死亡率开始增加[16]。虽然在 FEV_1 严重下降的患者，其预计价值下降，但当前没有其他更有价值的指标。

对于严重的气体交换障碍患者，可以通过坐位时吸入空气的方法来判断是否存在低氧血症（或低氧、器官损伤）或是高碳酸血症，以及严重程度。COPD 的死亡率和低氧血症严重程度相关，当前可以通过长期家庭氧疗得到改善。严重低氧血症患者

常存在复杂的临床问题，往往消耗大量的医疗资源。同样地，高碳酸血症也与死亡率相关，也是疾病复杂化的标志[18]。

COPD 最主要的症状就是呼吸困难[1, 22]。这是神经肌肉和气道阻塞为主的呼吸力学交互作用的结果。呼吸困难使患者活动能力和频度下降，最终需要寻求医疗帮助[23]。COPD 是慢性疾病，常常限制患者的工作能力乃至日常生活能力，因此，评估监测显得尤为重要。在多个相关研究中发现呼吸困难是生存率的独立影响因素[20, 24, 25]。美国医学研究所制订的呼吸困难评分表是一个简单、有效的评估工具[1]。

有研究显示，症状严重的 COPD 患者大都呈现 FEV_1 下降，由于这些患者异质性较高，FEV_1 不能预测生存率，而 6 分钟步行试验是唯一能预测死亡率的指标[26]。我们的研究[27]和一项肺减容术相关的研究[28]肯定了 6 分钟步行试验的预计价值。

研究发现，与 FEV_1 相比，BODE 指数是一个更好的预测指标，这在肺减容干预患者得到证实[20, 29]。在 BODE 指数评估中，很容易发现接受治疗的患者的肺功能的变化。如氧气治疗、肺康复、无创通气等治疗通常能提高患者的得分。该评估内容如框 3-1 所示。

框 3-1　COPD 评估内容
FEV_1 步行的距离 呼吸困难评分 营养状况
COPD，慢性阻塞性肺部疾病

气流受限

气体被吸入或呼出都须经过传导气道。

气体分子通过气道时和气道内表面产生相互作用力称为气道阻力。所以气道阻力和气体的物理特性，气道的直径、长度有关。直径不变时，流速和压力相关，此规律也在健康人吸入固定容积气体时得到证实，如图 3-2 所示。然而，呼气流速仅是在呼气相早期和呼气压力成线性相关，在达到某一个点时，流速不再随着驱动压同步增加。这是因为在用力呼气时，胸内压增加压迫气道而引起的流速受限。图 3-3 显示了健康人的流速 - 容积环，如图所示，流速随着用力程度同步增加到某一点（外环）时，即使增加用力也不会有流速上升。在潮式呼吸（图 3-3 内环）则不会出现上述情况。

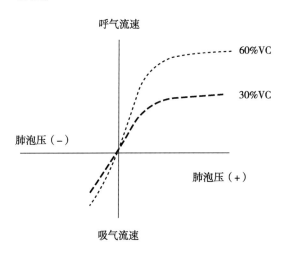

图 3-2　在肺容量（VC）恒定的情况下，吸气流速和吸气压力成正比。相反，呼气时增加压力引起气道的动态压缩，呼气流速并不随着呼气压力同步增加

COPD 患者的流速 - 容积环存在明显异常，见图 3-4。呼气曲线是凹陷的，这是由于在用力呼气时，小气道受压后直径变得更小。患者存在严重气流受限时，即使在潮气呼吸时也会出现此种波形。在达到这种程度的气道阻塞时，即使通气需求增加也不会增加流速，而仅仅是增加呼吸频

率，这样反而会使呼气时间相对缩短，这对于 COPD 患者来说是有害的。

气流受阻进展的确切原因尚不十分明确，很可能是多因素的。单纯肺气肿患者，小气道周围组织受损降低了气道的开放的能力[30]，气道炎症又可进一步加重气道的狭窄[9, 31]。

COPD 患者的气流受限不仅发生在呼气相，其吸气阻力也是增加的，严重时由于肺实质的破坏以及气体排空困难，可导致肺过度充气[32]。

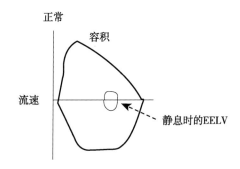

图 3-3　健康人流速容积环。在潮式呼吸和用力呼吸之间存在充足的流量储备。EELV，呼气末肺容积

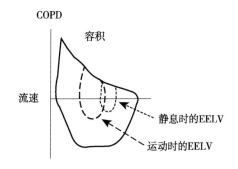

图 3-4　COPD 患者的流速容积环。这些患者在潮式呼吸时就有可能存在流速限制。EELV，呼气末肺容积

过度充气

在 COPD 进展过程中往往发生肺实质的破坏，远端的气体空腔扩大，肺的弹性

回缩能力下降，可导致肺残气量增多。弹性回缩力下降和气道结构改变使本来已压缩气道更加狭窄，而气道直径变小又会增加气道阻力并加重阻塞。肺气肿时气道缩窄的主要原因就是弹性回缩力下降[33, 34]。大多数患者的肺气肿分布是不均匀的，低弹性回缩区可能与正常弹性回缩区共存，所以每一肺区的通气都是不均匀的。这就解释了气体交换差异的存在，也很好地解释了为什么切除病变肺组织能够提高剩余肺组织的通气功能及气体交换能力。

增加呼吸频率，即便同时已经缩短了吸气时间，也会因为呼气时间的缩短加重呼气不完全，加重肺过度充气[35-37]。动态的肺过度充气对肺的力学机制不利。应用缩唇呼吸，可以降低呼吸频率，进而改善呼吸困难症状。

气体交换的改变

不均匀分布的病变部位和肺气肿可以引起血气的变化。COPD 患者的肺脏有过度膨胀和正常区域两部分。与正常肺区域相比，过度膨胀区的压力 - 容积曲线向左上移位（图 3-5）。在低肺容积时，过度膨胀区的顺应性较正常部分好，容量变化大。而在高肺容积位时，膨胀区域的肺更易过度充气，容量变化就小。因此，肺的通气分布不均一，和正常肺区相比，过度膨胀区通气不足。由于在过度膨胀区域，血流灌注受到的影响要比通气更甚，此区域有通气血流比较高，表现为无效腔通气增加。在健康人通气无效腔（无效腔 / 潮气量，V_{DS}/V_T）约占潮气量的 30%~40%，严重肺气肿时，这个比例要高得多[38]。同时，在气道更为狭窄的区域，通气受限而血流灌注充分，表现为低通气血流比（V/Q）。低 V/Q 表现为静脉血混合和低氧血症[39, 40]。综合上述情况，高 V_{DS}/V_T 和低 V/Q 区域同

时存在于 COPD 患者，它们中的任何一种都能增加患者的通气需求，加重呼吸系统的负担。

通气需求增加，呼吸功耗增加，而 COPD 患者通常通过增加通气来维持充足的氧输送。需要足够的肺泡通气来充分地排出产生的 CO_2，否则 $PaCO_2$ 会上升。COPD 患者动脉血气随时间推移而改变。起初 PaO_2 逐渐下降，需通过增加通气来代偿以维持机体氧合，当通气不足不能满足机体需要时，$PaCO_2$ 上升[41, 42]。COPD 患者出现严重低氧血症和高碳酸血症时，预后往往不良[16]。

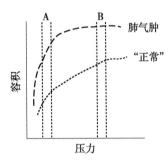

COPD:肺压力容积曲线

图 3-5   "正常"肺和"气肿"肺的压力和容量的关系图。对于肺气肿患者，在低肺容积位（A），压力的微小变化引起容积的较大变化，而在高肺容积位（B），同样的压力变化仅引起容积的微小变化。COPD，慢性阻塞性肺疾病

通气的控制

为了进行气体交换，必须有吸呼气体进出肺部。这是通过呼吸泵的驱动完成，而呼吸泵由呼吸中枢、神经传导系统、呼吸肌肉（产生压力）、胸腔和腹部组成。这些结构相互协作一致工作时，呼吸甚至可以被忽略，且不需要消耗很多能量[43-45]。

呼吸中枢位于延髓上段，是外周神经及神经系统其他部分的连接桥梁[46]。而传出神经不仅受机械力学、大脑皮层、传入

神经感觉系统的影响，也和 PCO_2、PaO_2、pH 相关。一旦冲动形成，经传导神经发放到呼吸肌，胸腹部产生形变形成胸腔内压力变化。压力改变的方向决定了气体被吸入或呼出。

驱动和吸气压力或容量之间存在"耦合"的关系。正常呼吸耦合往往非常流畅，只需要很小的呼吸努力，这也是呼吸做功可以被忽略的原因，因为其并不费力。在有呼吸费力感觉时，被认为是"做功"增加，也就可以感到呼吸困难。呼吸从中枢驱动（输出控制）到产生肺泡效应（通气）之间的过程十分复杂，而且牵涉许多方面[47, 48]。这种复杂性也说明很难将呼吸困难归因于某一部分的功能紊乱。通气的控制可以用很多方法来评估，最简单的就是分钟通气量（V_E），反映了通气驱动的有效性。可以通过潮气量（V_T）和呼吸频率来计算[43, 45]，潮气量即每次呼吸时吸入的气体。COPD 患者 V_E 随着疾病的进展而增加[45, 47, 48]，这是因为随着肺呼吸力学和通气血流比的改变，氧摄取和 CO_2 排出效能会降低，需要更大的通气量来维持氧合通气功能。增加 V_E 可通过增加 V_T 来达成，但是由于气道阻力增加会使 V_T 降低（图 3-6），所以呼吸频率会随着阻塞程度的进展而增加（图 3-7）[49]。V_E 也可以用平均吸气流速的形式来表示，即 V_T 和吸气时间的比值（V_T/T_I），以及吸气相百分比（T_I/T_{tot}）。V_T/T_I 反映的是驱动，而 T_I/T_{tot} 则是时间。由于 COPD 患者 V_E 增加，上述变量都会发生变化，TI/Ttot 一般是 0.38 或更短，为了与增加的频率和缩短的吸气时间相适应，V_T/T_I 通常增加。

一种监测中枢驱动的相对无创的方法是测定吸气开始 0.1 秒时的口腔闭合压（$P_{0.1}$）[48]。中枢驱动增加时，$P_{0.1}$ 的增加超过 V_T/T_I 的增加[50, 51]，这是因为气体经过口腔时，气流阻力使平均吸气流速降

低。在不考虑血气影响的情况下，口腔闭合压或 $P_{0.1}$ 随着气道阻力的增加而增加。如图 3-8 所示，随着气流阻塞的加重，中枢驱动增加，因此 $P_{0.1}$ 在呼吸衰竭发生时最高[52]。在气道阻塞的早期阶段，驱动增加使 V_T 增加，而后期随着做功的持续增加，V_T 不升反降，此时能改变的只有呼吸频率的增加。

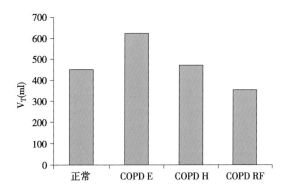

图 3-6　随着气流受限的进展，呼吸做功增加。增加呼吸驱动导致氧耗增加，随着对高碳酸血症（H）反应下降，血碳酸正常（E）的患者潮气量开始下降，慢性阻塞性肺疾病患者（COPD）或呼吸衰竭（RF）患者甚至低于正常值

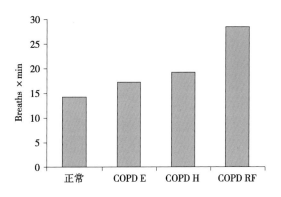

图 3-7　随着气流受限的进展，COPD 患者的呼吸频率从正常血碳酸（E）阶段到高碳酸（H）阶段逐渐增加，发生呼吸衰竭（RF）时最高

由于慢性气流受限引起肺泡充气量逐渐增加，这类患者最终都会发生肺气肿。如前面介绍的，过度充气在病变肺泡部位的表现是压力 - 容积的改变，而其他部分

肺组织则表现为"限制性"通气。患者可表现为呼吸浅快，呼吸需求（做功和压力改变）不会过大，这可以在严重 COPD 患者身上观察到[49, 53]。

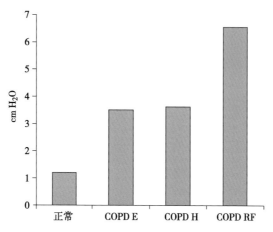

图 3-8　口腔闭合压，即潮气呼吸 0.1 秒时阻断测得的闭合口腔压。它随着气流受限的进展而增加，正常健康个体最低，从正常血碳酸（E）阶段到高碳酸（H）阶段逐渐增加，COPD 患者和发生呼吸衰竭（RF）时最高

呼吸肌

呼吸运动是不同肌肉群组联合做功的结果。呼吸肌包括吸气肌和呼气肌，以及上呼吸道肌群（舌、上腭、咽、声带等）。上呼吸道的肌群在吸气初期收缩并保持上气道的开放，但它们对于 COPD 患者没有特异性，后面将不再做深入探讨。

包括膈肌在内的吸气肌受一系列运动神经元支配，神经分布从 C_{11} 到 $L_2{\sim}L_3$，其中 C_{11} 提供胸锁乳突肌的神经传导，而 $L_2{\sim}L_3$，支配腹部的肌肉。有节律的呼吸周期由中枢神经控制调节，正常状况下不易被注意到，呼吸运动也受大脑皮层控制。

膈肌是最重要的吸气肌[54]，由于其解剖结构和形态能较好的发挥作用。它的长纤维从非收缩性的中央腱延伸至下部肋骨和上腰椎穹隆状的膈肌，穹隆状的结构使肌肉收缩时更容易上提。从完全呼气至吸气结束，膈肌最大可缩短至 40%[55]。平静呼吸时，膈肌起主要作用，其他吸气肌也

会参与其中，如斜角肌和肋间肌。胸锁乳突肌、胸小肌、背阔肌、斜方肌都属于辅助呼吸肌[44, 56]。健康个体平静呼吸时，辅助呼吸肌不参与做功，它们只在通气需求增加时才工作。腹肌在呼气相起作用，因为腹肌收缩可降低肺容量[57]。腹肌提供腹壁张力，其收缩时会产生膈肌有效收缩需要的胃内压，起到辅助膈肌收缩作用。

由于呼吸肌肉的活动及节律分别受不同神经控制，同时又受呼吸负荷与中枢的交互作用的影响，呼吸肌活动可能会不协调，或是功能障碍。这在 COPD 患者进行主动上肢运动训练时很常见。可能是由于胸腹部的不协调而导致早期就表现出肌肉疲劳。也可能是由于控制呼吸节律及辅助呼吸肌和膈肌收缩活动的多种传出神经输出竞争的结果。它们之间的不协调会引起呼吸的不协调，这在健康个体抗阻力呼吸或是 COPD 患者过度通气时较常见[58]。同样的，也可发生在机械通气患者突然脱开呼吸机，呼吸肌疲劳尚未出现时。这表明呼吸不协

调是呼吸肌负荷过大的结果而非呼吸肌疲劳的表现。不管原因如何，这样的呼吸形态是无效的且和呼吸肌功能不全相关[57]。

呼吸困难

有些 COPD 患者由于呼吸困难而减少或停止活动，呼吸困难是 COPD 急性加重期的主要症状[58-60]。研究发现，运动引起的呼吸困难与动态肺过度充气程度相关性高于气流受限和气体交换[35-37]。相较于气流受限，呼吸困难与呼吸肌功能相关性更高[35, 61]。在健康个体的研究中也发现，随着通气压力与最大吸气压力比值的增加，呼吸困难同步增加。呼吸困难也随着吸气时间比（T_I/T_{tot}）及呼吸频率的增加而加重。肌电图出现呼吸肌疲劳的相关表现[62]。因此说 COPD 患者的肺动态过度充气是由于呼吸肌功能障碍引起，这也是这些患者呼吸困难最主要原因。尽管呼吸肌疲劳常被记录于 COPD 加重失代偿期的临床表现中[63]，但是否存在于稳定期患者仍不明确。认为严重 COPD 患者的呼吸肌处于尚未疲劳的临界状态似乎更确切，当呼吸肌恢复到更好的状态时可以改善呼吸困难。Martinez 等[64]也观察到 COPD 患者在肺减容手术后，活动过程中的肺动态过度充气可作为呼吸困难得到改善的预计指标。其他的研究也有类似的报道[64-67]，在一些使用支气管扩张剂的报道中[68, 69]，也发现肺动态充气的减少与呼吸困难改善程度密切相关。

COPD 患者的呼吸困难程度受呼吸中枢驱动水平和中枢对不同刺激的反应的影响。换言之，在相似的呼吸负荷和呼吸肌功能下降水平下，呼吸困难与呼吸中枢传出冲动有关。Marin 等[70]证实了上述说法，认为 COPD 患者运动时出现呼吸困难的主要原因是对 CO_2 增高的中枢性反应。

这一结论来自于他们观察的一组呼吸驱动增加的 COPD 患者，适当的驱动控制可降低呼吸困难程度。当然这还需要更深入的研究。

四肢肌肉的功能

很多 COPD 患者由于下肢肌肉疲劳而非呼吸困难减少了活动量。这种现象又使注意力开始回到患者的肢体功能锻炼上来。这类研究中最重要的是 Maltais 等[71, 72]的报道，分别对严重 COPD 患者下肢运动前后的股外侧肌进行活检。从基础水平值看，COPD 患者相较于健康个体，氧化酶柠檬酸合成酶和 3- 羟烷基 -CoA- 脱氢酶水平更低。在运动后，这些酶的线粒体含量增加，这是因为运动耐量的改善和峰值运动时乳酸水平的下降。在几组患者的观察中，这些生物化学的变化都是一致的，表明 COPD 患者存在肌病或炎症[73]。有关去适应作用的重要性、四肢肌肉功能障碍、COPD 患者的训练请参见第 10 章。

综合治疗

COPD 患者呼吸系统的整体功能可以用图 3-9 模型表示。核心问题是气道狭窄和过度充气，若要恢复正常状态，必须解决这两个问题。防止疾病进展必须以减少气流阻塞为目的，支气管扩张剂，抗生素，皮质类激素等药物治疗可用来改善气流受限。如果治疗有效，过度充气会得到改善。另一种方法则是切除病变肺组织，如现行的肺大泡切除术[74]。肺减容手术对部分患者也是有效的[75]。对于大多数患者来说，通过肺康复改善四肢肌肉功能、进行呼吸协调训练、改善营养状态及个体化的应对机制是最佳的选择。

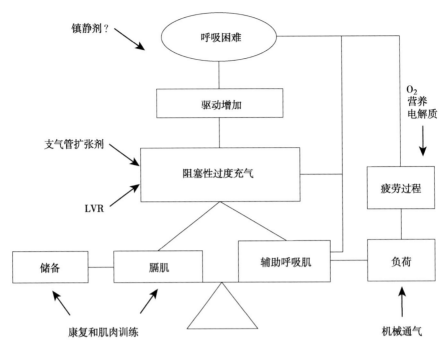

图 3-9　COPD 患者呼吸综合治疗模型示意图。从模型上看来，有多种干预措施能使患者获益。LVR，肺容积减少；RM，呼吸肌

（王吉梅 译　周露茜 校）

参考文献

1. Celli BR, MacNee W: Standards for the diagnosis and treatment of COPD, Eur Respir J 23:932-946, 2004.
2. Mitchell RS, Stanford RE, Johnson JM et al: The morphologic features of the bronchi, bronchioles and alveoli in chronic airway obstruction, Am Rev Respir Dis 114:137-145, 1976.
3. Thurlbeck WM: Pathophysiology of chronic obstructive pulmonary disease, Clin Chest Med 11:389-403, 1990.
4. Jeffrey PK: Structural and inflammatory changes in COPD: a comparison with asthma, Thorax 53:129-136, 1998.
5. Keatings VM, Barnes PJ: Granulocyte activation markers in induced sputum: comparison between chronic obstructive pulmonary disease, asthma and normal subjects, Am J Respir Crit Care Med 155:449-453, 1997.
6. Saetta M, Di Stefano A, Turato G: CD8+ T-lymphocytes in peripheral airways of smokers with chronic obstructive pulmonary disease, Am J Respir Crit Care Med 157:822-826, 1998.
7. Finkelstein R, Fraser RS, Ghezzo H et al: Alveolar inflammation and its relation to emphysema in smokers, Am J Respir Crit Care Med 152:1666-1672, 1995.
8. Yamamoto C, Yoneda T, Yoshikawa M et al: Air-way inflammation in COPD assessed by sputum level of interleukin-8, Chest 112:505-510, 1997.
9. Hogg JC, Chu F, Utokaparch S et al: The nature of small-airway obstruction in chronic obstructive pulmonary disease, N Engl J Med 350:2645-2653, 2004.
10. Barnes PJ: Chronic obstructive pulmonary disease, N Engl J Med 343:269-280, 2000.
11. Pratico D, Basili S, Vieri M, et al: Chronic obstructive pulmonary disease is associated with an increase in urinary levels of isoprostane F_{2a}-111, an index of oxidant stress, Am J Respir Crit Care Med 158:1709-1714, 1998.
12. Finlay GA, O'Driscoll LR, Russell KJ et al: Matrix-metalloproteinase expression and production by alveolar macrophages in emphysema, Am J Respir Crit Care Med 156:240-247, 1997.
13. Vignola AM, Riccobono L, Mirabella A et al: Sputum metalloprotinase-9/tissue inhibitor of metalloprotinase-1 ratio correlates with airflow obstruction in asthma and chronic bronchitis, Am J Respir Crit Care Med 158:1945-1950, 1998.
14. Berend N, Woolcock AJ, Marlin GE: Correlation between the function and the structure of the lung in smokers, Am Rev Respir Dis 119:695-702, 1979.
15. Buist AS, Van Fleet DL, Ross BB: A comparison of conventional spirometric tests and the tests of closing volume in one emphysema screening center, Am Rev Respir Dis 107:735-740, 1973.
16. Fletcher C, Peto R: The natural history of chronic airflow obstruction, BMJ 1:1645-1648, 1977.

17. Anthonisen NR: Prognosis in chronic obstructive pulmonary disease: results from multicenter clinical trials, Am Rev Respir Dis 133:95-99, 1989.

18. Pauwels RA, Buist AS, Calverly PM et al: GOLD Scientific Committee: Global strategy for the diagnosis, management, and prevention of chronic obstructive pulmonary disease. NHLBI/WHO Global Initiative for Chronic Obstructive Lung Disease (GOLD) workshop summary, Am J Respir Crit Care Med 163:1256-1276, 2001. Available at http://www.goldcopd.com (last major revision, November 2006). Retrieved March 18, 2008.

19. Hodgkin JE: Prognosis in chronic obstructive pulmonary disease, Clin Chest Med 11:555-569, 1990.

20. Celli BR, Cote CG, Marin JM et al: The body mass index, airflow obstruction, dyspnea and exercise capacity index in chronic obstructive pulmonary disease, N Engl J Med 350:1005-1012, 2004.

21. Cote CG, Celli BR: Pulmonary rehabilitation and the BODE Index in COPD, Eur Respir J 26:630-636, 2005.

22. Sweer L, Zwillich CW: Dyspnea in the patient with chronic obstructive pulmonary disease, Clin Chest Med 11:417-455, 1990.

23. Mahler DA, Weinburg DH, Wells CK et al: The measurement of dyspnea: contents, interobserver agreement, and physiologic correlates of two new clinical indexes, Chest 85:751-758, 1984.

24. Ries A, Kaplan R, Limberg T et al: Effects of pulmonary rehabilitation on physiologic and psychosocial outcomes inpatients with COPD, Ann Intern Med 122:823-832, 1995.

25. Nishimura K, Izumi T, Tsukino M et al: Dyspnea is a better predictor of 5-year survival than airway obstruction in patients with COPD, Chest 121:1434-1440, 2002.

26. Gerardi D, Lovett L, Benoit-Connors J et al: Variables related to increased mortality following outpatient pulmonary rehabilitation, Eur Respir J 9:431-435, 1996.

27. Pinto-Plata VM, Cote C, Cabral H et al: The 6-minute walk distance: change over time and value as a predictor of survival in severe COPD, Eur Respir J 23:28-33, 2004.

28. Szekely L, Oelberg D, Wright C et al: Preoperative predictors of operative mortality in COPD patients undergoing bilateral lung volume reduction surgery, Chest 111:550-558, 1997.

29. Imfeld S, Bloch KE, Weder W et al: The BODE Index after lung volume reduction surgery correlates with survival, Chest 129:873-878, 2006.

30. Nagai A, Yamawaki I, Takizawa T et al: Alveolar attachments in emphysema of human lungs, Am Rev Respir Dis 144:888-891, 1991.

31. Postma DS, Slinter HJ: Prognosis of chronic obstructive pulmonary disease: the Dutch experience, Am Rev Respir Dis 140:100-105, 1989.

32. Bates DV: Respiratory function in disease, ed 3, Philadelphia, 1989, WB Saunders, pp 172-187.

33. Greaves IA, Colebatch HJ: Elastic behavior and structure of normal and emphysematous lungs postmortem, Am Rev Respir Dis 121:127-128, 1980.

34. Hogg JC, Macklem PT, Thurlbeck WA: Site and nature of airways obstruction in chronic obstructive lung disease, N Engl J Med 278:1355-1359, 1968.

35. O'Donnell SE, Sanil R, Anthonisen NR, et al: Effect of dynamic airway compression on breathing pattern and respiratory sensation in severe chronic obstructive pulmonary disease, Am Rev Respir Dis 135:912-918, 1987.

36. O'Donnell D, Lam M, Webb K: Measurement of symptoms, lung hyperinflation and endurance during exercise in COPD, Am J Respir Crit Care Med 158:1557-1565, 1998.

37. Marin J, Carrizo S, Gascon M et al: Inspiratory capacity, dynamic hyperinflation, breathlessness and exercise performance during the 6 minute walk test in chronic obstructive pulmonary disease, Am J Respir Crit Care Med 163:1395-1400, 2001.

38. Javahari S, Blum J, Kazemi H: Pattern of breathing and carbon dioxide retention in chronic obstructive lung disease, Am J Med 71:228-234, 1981.

39. Rodriguez-Roisin R, Roca J: Pulmonary gas exchange. In Calverly PM, Pride NB, editors: Chronic obstructive pulmonary disease, London, 1995, Chapman & Hall, pp 167-184.

40. Parot S, Miara B, Milic-Emili J et al: Hypoxemia, hypercapnia and breathing patterns in patients with chronic obstructive pulmonary disease, Am Rev Respir Dis 126:882-886, 1982.

41. Begin P, Grassino A: Inspiratory muscle dysfunction and chronic hypercapnia in chronic obstructive pulmonary disease, Am Rev Respir Dis 143:905-912, 1991.

42. Montes de Oca M, Celli BR: Mouth occlusion pressure, CO2 response and hypercapnia in severe obstructive pulmonary disease, Eur Respir J 12:666-671, 1998.

43. Flaminiano L, Celli BR: Respiratory muscle testing, Clin Chest Med 22:661-677, 2001.

44. Roussos CH, Macklem PT: The respiratory muscles, N Engl J Med 307:786-797, 1982.

45. Laghi F, Tobin MJ: Disorders of the respiratory muscles, Am J Respir Crit Care Med 168:10-48, 2003.

46. VonEuler C: On the central pattern generator for the basic breathing rhythmicity, J Appl Physiol 55:1647-1659, 1983.

47. Derenne JP, Macklem PT, Roussos CH: The respiratory muscles: mechanics, control and pathophysiology, Am Rev Respir Dis 119:119-133, 373-390, 1978.

48. Sears TA: Central rhythm and pattern generation, Chest 97:45-47, 1990.

49. Martinez FJ, Couser JI, Celli BR: Factors influencing ventilatory muscle recruitment in patients with chronic airflow obstruction, Am Rev Respir Dis 142:276-282, 1990.

50. Murciano D, Broczkowski J, Lecocguic M et al: Tracheal occlusion pressure: a simple index to monitor respiratory muscle fatigue during acute respiratory failure in patients with chronic obstructive pulmonary disease, Ann Intern Med 108:800-805, 1988.

51. Milic-Emili J, Grassino AE, Whitelaw WA: Measurement and testing of respiratory drive,

In Hornbein TF, editor: Regulation of breathing (lung biology in health and disease series, vol. 17), New York, 1981, Marcel Dekker, pp 675-743.

52. Sasoon CS, Te TT, Mahutte CR et al: Airway occlusion pressure: an important indicator for successful weaning in patients with chronic obstructive pulmonary disease, Am Rev Respir Dis 135: 107-113, 1987.

53. Loveridge B, West P, Anthonisen NR et al: Breathing patterns in patients with chronic obstructive pulmonary disease, Am Rev Respir Dis 130:730-733, 1984.

54. Rochester DF: The diaphragm contractile properties and fatigue, J Clin Invest 75:1397-1402, 1985.

55. Braun NM, Arora NS, Rochester DF: The force—length relationship of the normal human diaphragm, J Appl Physiol 53:405-412, 1982.

56. DeTroyer A, Estenne M: Functional anatomy of the respiratory muscles, Clin Chest Med 9:175-193, 1988.

57. Sharp JT: The respiratory muscles in emphysema, Clin Chest Med 4:421-432, 1983.

58. Killian K, Jones N: Respiratory muscle and dyspnea, Clin Chest Med 9:237-248, 1988.

59. LeBlanc P, Bowie DM, Summers E et al: Breathlessness and exercise in patients with cardiorespiratory disease, Am Rev Respir Dis 133:21-25, 1986.

60. Girish M, Pinto V, Kenney L et al: Dyspnea in acute exacerbation of COPD is associated with increase in ventilatory demand and not with worsened airflow obstruction, Chest 114:266s, 1998.

61. Killian K, Jones N: Respiratory muscle and dyspnea, Clin Chest Med 1988; 9:237-248.

62. Bellemare F, Grassino A: Forces reserve of the diaphragm in patients with chronic obstructive pulmonary disease, J Appl Physiol 55:8-15, 1983.

63. Cohen C, Zagelbaum G, Gross D et al: Clinical manifestations of inspiratory muscle fatigue, Am J Med 73:308-316, 1982.

64. Martinez F, Montes de Oca M, Whyte R et al: Lung-volume reduction surgery improves dyspnea, dynamic hyperinflation and respiratory muscle function, Am J Respir Crit Care Med 155:2018-2023, 1997.

65. Brantigan OC, Mueller E, Kress MB: A surgical approach to pulmonary emphysema, Am Rev Respir Dis 80:194-202, 1959.

66. Cooper JD, Trulock ER, Triantafillou AN et al: Bilateral pneumonectomy (volume reduction) for chronic obstructive pulmonary disease, J Thorac Cardiovasc Surg 109:116-119, 1995.

67. Knudson RJ, Gaensler E: Surgery for emphysema, Ann Thorac Surg 1:332-362, 1965.

68. Belman M, Botnick W, Shin W: Inhaled bronchodilators reduce dynamic hyperinflation during exercise in patients with chronic obstructive pulmonary disease, Am J Respir Crit Care Med 53:967-975, 1996.

69. O'Donnell DE, Lam M, Webb KA: Spirometric correlates of improvement in exercise performance after anticholinergic therapy in chronic obstructive pulmonary disease, Am J Respir Crit Care Med 160:542-549, 1999.

70. Marin J, Montes De Oca M, Rassulo J et al: Ventilatory drive at rest and perception of exertional dyspnea in severe COPD, Chest 115: 1293-1300, 1999.

71. Maltais F, Simard A, Simard J et al: Oxidative capacity of the skeletal muscle and lactic acid kinetics during exercise in normal subjects and in patients with COPD, Am J Respir Crit Care Med 153:288-293, 1995.

72. Maltais F, LeBlanc P, Simard C et al: Skeletal muscle adaptation of endurance training in patients with chronic obstructive pulmonary disease, Am J Respir Crit Care Med 154:442-447, 1996.

73. Montes de Oca M, Torres SH, De Sanctis J et al: Skeletal muscle inflammation and nitric oxide in patients with COPD, Eur Respir J 26:390-397, 2005.

74. Fitzgerald MX, Keelan PJ, Cugel DW et al: Longterm results of surgery for bullous emphysema, J Thorac Cardiovasc Surg 68:566-587, 1974.

75. National Emphysema Treatment Trial Research Group: A randomized trial comparing lung—volume-reduction surgery with medical therapy for severe emphysema, N Engl J Med 348: 2059-2073, 2003.

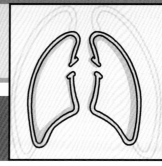

第4章

慢性阻塞性肺疾病的全身效应

ERNEST SALA，ÀLVAR AGUSTI

专业技能

完成本章学习，读者将了解以下内容：
◆ 掌握慢性阻塞性肺疾病（COPD）的全身效应
◆ 评估 COPD 相关的全身效应
◆ 回顾对 COPD 短期和长期治疗的潜在影响和全身效应

2004 年美国胸科协会与欧洲呼吸病协会制定的 COPD 管理指南[1]和 2006 年全球 COPD 倡议指南均明确提出 COPD 与肺外异常情况有关联，而 COPD 带来的这些全身效应在临床表现、疾病管理及患者预后等方面也有显著体现。本章主要探讨迄今已知的 COPD 全身效应（框 4-1），其影响及可能的治疗手段。全身性炎症反应在 COPD 全身效应的病理过程中起了重要作用，虽然它不是唯一因素，在此将首先对其进行讨论。

框 4-1 COPD 的全身效应
全身性炎症反应
• 血浆细胞因子与急性期反应物质的增加
• 氧化应激
• 炎性细胞的活化（白细胞及淋巴细胞）
营养异常与体重减轻
• 静息能量消耗增加
• 机体成分异常
• 氨基酸代谢异常

框 4-1	COPD 的全身效应（续）

骨骼肌功能障碍
- 肌肉萎缩
- 结构与功能异常
- 运动受限

心血管效应

其他潜在的全身效应
- 神经系统效应
- 骨骼肌效应

COPD 的全身效应

全身性炎症反应

　　COPD 是吸入颗粒及有毒烟雾（主要是吸烟[1]）所导致的以肺实质异常炎症反应为特征的疾病，包括嗜中性粒细胞、巨噬细胞和 T 淋巴细胞（主要是 CD8+ 细胞）数量的增加，促炎症细胞因子（如白三烯 B_4、白细胞介素［IL］-8 和肿瘤坏死因子［TNF］-α）浓度的增加，以及氧化应激的存在。已经有研究表明这种炎症反应不仅仅局限于肺部，也可以在外周血[2-4]中检测到促炎症细胞因子、急性期反应物、氧化应激和活化的炎症细胞数量的增加。

　　研究证明 COPD 患者中存在 TNF-α 浓度及相关受体（TNFR-55 和 TNFR-75）、白细胞介素如 IL-6 和 IL-8、C- 反应蛋白（CRP）、脂多糖结合蛋白、脂肪酸合成酶和脂肪酸合成酶配体增加[5-8]。上述改变可发生于病情稳定的患者，但通常在急性加重期患者会更加显著。然而有趣的是其他慢性炎症性疾病（例如心力衰竭、获得性免疫缺陷综合征和糖尿病），甚至正常的衰老过程，也与全身性炎症反应有关联。

　　研究发现 COPD 患者存在氧化应激的证据。Rahman 等[9]发现不吸烟者、健康吸烟者、稳定期和进展期 COPD 患者的抗氧化能力及血浆脂质过氧化产物水平是不同的。

上述指标在不吸烟者降低，健康吸烟者增高，COPD 患者更高，在疾病进展期则更为明显[9]。Praticò 等[10]还发现，COPD 患者尿液中的异前列腺素 F2α-Ⅲ，通过花生四烯酸的过氧化反应形成的前列腺素异构体水平也增加，尤其是在疾病进展期。

　　同时，还有其他研究证实，COPD 患者血液循环中嗜中性粒细胞、淋巴细胞和单核细胞发生改变。Burnett 等[11]发现，COPD 患者嗜中性粒细胞趋化性增加。Noguera 等曾报道过在相同的基础条件下和体外刺激后，COPD 患者循环中的中性粒细胞"呼吸爆发"（所产生的活性氧的数量）现象，比在非吸烟者及肺功能正常的吸烟者体内更高[12]。该作者还发现稳定期 COPD 患者的循环中的中性粒细胞，一些黏附分子的细胞膜表达，特别是 Mac-1（CD11b），比健康人群要高[13]。这种差异在 COPD 急性加重期的患者身上没有发现，提示疾病进展期中性粒细胞在肺循环中被阻隔[13]。相比之下，针对淋巴细胞的相关研究不如中性粒细胞多。但是，Sauleda 及其同事[14]发现与健康不吸烟患者相比，COPD 患者循环中的淋巴细胞有被激活现象。De Godoy 及其同事[15]观察到，与健康人群相比，COPD 患者循环中的单核细胞更多，而低体重人群则能够在体外刺激下产生更多的 TNF-α。这可能表明 COPD 患者体重减轻的发病机制与外周血单核细胞产生了过多的 TNF-α 有关（见下文）。

　　由此可见 COPD 患者存在全身性炎症反应，但是否所有 COPD 患者都存在全身性炎症反应尚需进一步研究观察。为此，Mannino 等[16]利用第三次国人健康和营养调查数据来观察 COPD 患者 CRP 增高的普遍性。他们发现 41% 的中度 COPD 患者（第一秒用力呼气容积［FEV_1］占基础预计值 50%~80%）CRP 水平超过 3mg/L，6% 的患者超过 10mg/L，而 52% 的重度 COPD 患者

（FEV_1< 基础预计值 50 ％）CRP 水平大于 3mg/L，23％患者 CRP 水平大于 10mg/L[16]。

其次，由于迄今为止的所有相关研究都是横向进行的，全身性炎症反应的纵向变化仍然未知。已知的是全身性炎症反应似乎会在疾病的加重期爆发[17-20]。因此估计其总体趋势随时间而变化，也希望能随治疗而改善。

最后，COPD 全身性炎症反应的起因尚不十分清楚。以下是一些可能涉及的发病机制（单个或联合）。吸烟能产生全身性的炎症反应[21]，但在已经戒烟的 COPD 患者仍然能发现明显的全身性炎症[4]。这可能是肺部炎性物质"溢出"进入体循环，或激活了肺循环中的各种炎症细胞[2, 3]。为了证实这一假设，Vernooy 等[22]对中度 COPD 患者和吸烟但肺功能正常的人群的痰液（代表局部炎症反应）和血浆（代表全身性炎症反应）中的一些炎症标志物的水平进行了比较，他们没有发现了这些炎症标志物水平的差异，也没有发现在肺及外周循环中存在显著相关性，从而推论出 COPD 患者的全身性炎症并不是由于炎性介质局部溢出而发生的，局部和全身的炎症反应可能有不同的调节机制[22]。另一种可能造成 COPD 全身性炎症反应的机制可能与组织缺氧有关，正如动脉血低氧和血循环中 TNF-α 及其可溶性受体 sTNFR-55 和 sTNFR-75 水平有关联一样[23]。骨骼肌则可能是另一个产生全身性炎症反应的部位，特别是在 COPD 患者的运动期间[24-26]，但是，骨骼肌也是这类患者全身性炎症反应的靶器官[27]，下文会提到。

营养异常与体重减轻

COPD 患者常伴有营养状况异常，包括热量摄入、基础代谢率、新陈代谢及身体结构方面的改变[28-31]。最显著的临床表现是不明原因的体重减轻，这在重度 COPD 患者和慢性呼吸衰竭的患者中非常普遍，约有 50％的发生率[29]，轻中度的患者的发生率约为 10％ – 15％[29]。骨骼肌量的减少是 COPD 患者体重减轻最主要的原因，而与脂肪量的减少关系不大。但临床上没有显著体重减轻的 COPD 患者，其身体组成也会发生改变[28, 29]。

发生营养异常的原因尚不清楚，但可能是多因素的。这些患者热量摄入的降低似乎并不明显，除非是在疾病进展期[32]。许多 COPD 患者会表现基础代谢率增高，由于这种增高往往不能通过同步的热量摄入来平衡，会出现体重减轻[32]，基础代谢率增高的原因尚不清楚。

传统观点认为营养异常和体重降低与该疾病呼吸做功增加相关[33]。但也可能存在其他发病机制，包括通常用于治疗 COPD 的药物（如 β_2- 受体激动剂）[34]、全身性炎症反应（COPD 患者的代谢紊乱和炎症介质水平增加）及组织缺氧[35, 36]。

骨骼肌功能障碍

活动受限是 COPD 的主要症状，过去都认为这该归因于气道阻塞，但目前已经明确，骨骼肌功能障碍（SMD）在 COPD 患者中很常见，并且能（十分显著地）限制患者活动能力，影响其生活质量[27, 37]。

COPD 患者的 SMD 以肌肉质量的净损失和残余肌肉的功能障碍为特征。它的几种发病机制见框 4-2。

框 4-2　COPD 患者发生骨骼肌功能障碍的发病机制
• 久坐行为
• 营养异常
• 组织缺氧
• 全身性炎症反应
• 骨骼肌细胞凋亡
• 氧化应激
• 吸烟
• 激素改变
• 药物因素

全身性炎症反应可能是 COPD 患者发生 SMD 的最重要的原因。如前所述，COPD 患者血浆内多种炎性细胞因子水平升高，特别是 TNF-α[5-7, 38]，而且，体外试验发现 COPD 患者的单核细胞产生的 TNF-α 比健康的受试者更多[15]，有作者还发现血浆中可溶性 TNF-α 受体的浓度也增加[6, 7]。TNF-α 会在许多方面影响肌肉细胞[39]，在差异型肌细胞体外研究中，TNF-α 能激活转录因子核因子-κB 并诱导表达多种基因，例如编码诱导型一氧化氮（NO）合成酶的基因[39]。这可以增加 NO 产生、引起蛋白质硝基酪氨酸化，从而促进泛素-蛋白酶体系统的蛋白质降解[40]。同样地，诱导型 NO 合成酶的产生也可以导致肌肉收缩无力[41]，从而导致患者的活动耐力下降。TNF-α 也会诱导细胞凋亡[39]，这在 COPD 患者和体重减轻的患者中已经得到证实[40]。

目前已有若干流行病学的观察研究结进一步支持了全身性炎症反应在 COPD 患者 SMD 的发病机制中起的作用。Yende 等[42]分析了一些老年人"健康、年龄和身体成分研究"数据，发现 COPD 患者较低的股四头肌强度与较高的 IL-6 和 CRP 水平有关[42]。此外，IL-6 水平还能预测运动耐量。Broekhuizen 等[43]在 Yende 观察的基础上[42]报道了执行肺康复治疗的 COPD 患者，血中 CRP 水平的升高与肌肉力量的减少、运动耐力的减退、作功负荷下降、6 分钟步行距离（6MWD）缩短，以及静息能量消耗增加及健康状况有关联。Pinto-Plata 等[44]发现 6MWD、年龄和体重指数能预测 COPD 患者的 CRP 水平。特别强调与临床相关的预测指标 6MWD，会随着 CRP 水平的升高而降低。

导致 COPD 病人 SMD 的其他机制包括静坐、组织缺氧、吸烟、内分泌紊乱和临床药物影响。COPD 患者喜好静态生活方式，但久坐会引起肌肉量损失，不仅降低肌肉收缩能力同时降低疲劳耐受性[45]。慢性缺氧会抑制肌肉细胞中蛋白质的合成，引起氨基酸的损失，并降低肌球蛋白重链亚型的表达[46]。COPD 和慢性呼吸衰竭患者的骨骼肌表现出结构（Ⅰ型纤维[47]的减少）和功能性的[36]改变，与动脉低氧血症的严重程度成正比。烟草烟雾中含有许多对骨骼肌有危害的物质，其中尼古丁改变重要生长因子的表达，如转化生长因子-β[1]，其参与维持肌肉量[48]并在神经肌肉接头处与乙酰胆碱竞争其受体，因此可能直接地影响肌肉收缩[49]。COPD 患者经常出现睾酮、生长激素[50]和肥胖荷尔蒙水平的降低，这些都会改变肌肉的量和功能。最后，一些用来治疗 COPD 的药物也会影响骨骼肌功能，最明确的例子是口服类固醇药物的使用[51-53]。

伴有 SMD 的 COPD 患者临床结局有两个。首先，患者体重下降[29]，是预后不良的因素[54]。其次，是患者运动受限的主要原因[27]，严重影响其生活质量[55]。因此临床上治疗 COPD 时，应当优先处理 SMD[27]。目前主要是通过给患者进行康复训练、营养支持以及氧疗等方法[56-58]。我们需要发展出更具体、更有效的治疗手段（见下文有关潜在治疗手段部分）。

心血管效应

COPD 患者发生心血管疾病的风险较正常人 2~3 倍[59]。研究发现 COPD 患者肺循环[60]及体循环的内皮细胞功能存在异常[61, 62]。异常机制尚不清楚，但是包括吸烟（COPD 和心血管疾病的共同危险因素）和全身性炎症反应[59]。事实上，对健康人群[63]和 COPD 患者来说，CRP 都是发生心血管疾病的有效预测因子[59, 64]。由于抗炎治疗不仅对患者肺部的慢性炎症有益，也可以有效预防心血管疾病，所以在疾病管理中要重视其治疗意义（见下文有关潜在治疗手段部分）。

其他系统性影响

虽然对于 COPD 患者的肺外影响的研究不如肺内影响多，但仍可能受到影响，包括中枢神经系统和骨骼系统。

COPD 患者脑能量代谢异常[65] 及发生抑郁症的现象非常普遍[66]。同时他们的自主神经系统也会受影响，特别是体重明显减轻的病人[67]。这些异常仍可能与全身性炎症有关联[68]。

另外，COPD 患者骨质疏松症的发生率增高[69]。由于促炎细胞因子能明显改变骨骼代谢，与年龄相关的严重骨质疏松症也被认为是 COPD 的全身效应[70]。

临床意义

COPD 的全身效应对疾病的临床管理有着深远的意义。体重减轻和骨骼肌功能障碍限制了患者的活动能力，导致生活质量降低。同时，体重降低是 COPD 患者的预后因素，而且在评估肺功能障碍的程度时它独立于其他预后指标如 FEV_1 或动脉氧分压[54, 71]。因此与传统的肺功能检查一样，体重降低成了 COPD 一个可探讨的领域。所以，除了肺疾病的严重程度，COPD 肺外效应也应该作为患者临床评估的考虑因素。在此基础上，Celli 等[72] 提出了新的、综合的 COPD 的疾病分类方法（BODE 指数），包括体重指数（B）、气流受限程度（O）和功能性呼吸困难（D），以及通过 6 分钟步行来测试患者的运动耐力（E）。用 BODE 指数来预测由于呼吸方面的原因导致的 COPD 患者全因死亡及死亡风险，较 FEV_1 更有优势[72]。这是首个能多方面评估 COPD 严重性的近似数值。

将来可能会通过整合其他重要的疾病评估指标，如疾病急性加重的发作频率及严重程度，炎症的类型和强度（肺内和全身），肺过度充气的程度和可逆性，以及其他一些内容，来不断改进该 BODE 指数。在未来的研究中，对此可能需要进行更加严格的测试。

治疗措施

COPD 相关的全身效应的发病机制尚未完全明确，因此治疗措施也不明确。但是如前所述，全身性炎症反应可能是主要致病因素，因此推荐治疗如下。

由于吸烟会导致人体全身性炎症，戒烟能降低其发生。支气管扩张剂通过减少肺部动态过度充气，也能降低炎症的发生。Sin 等[73] 的研究发现，吸入类固醇激素也有一定的疗效，吸入性氟替卡松可降低患者 CRP 水平的 50%[73]。同样，Pinto-Plata 等[44] 也报道了吸入类固醇治疗的 COPD 患者的血浆 CRP 水平较低。而 Huiart 等[74] 开展的一项回顾性研究发现，类固醇激素能有效降低患者的心血管疾病发生风险[59]。TORCH 研究探讨了沙美特罗和氟替卡松（对比治疗 COPD 的安慰剂）的疗效。虽然该研究的主要结果变量（全因死亡）的统计学差异存在争议，但是证明了联合用药能有效减少疾病急性加重发作的次数，还能延缓 3 年内患者肺功能和健康状况变差的速度[75]。此外，抗氧化剂如 N- 乙酰半胱氨酸的使用也值得进一步研究[76]。

对 COPD 患者来说，非药物治疗也可能影响全身性炎症反应。以往从未正式探索过的氧气治疗。由于组织缺氧可能是患者发生全身性炎症反应的原因之一，氧疗能改善组织缺氧，能延长 COPD 和呼吸衰竭患者的生存时间。虽然 Bathon 等[77] 的研究没有显示肺康复治疗的全身性抗炎作用。对营养不良的患者来说，补充营养似乎是一个合理的替代疗法，但 mate 分析的数据尚不支持其有用[78]。但是，有效的营养支持与抗炎治疗（和定期运动训练）相结合的治疗手段，在未来或许能产生不同的效果。

全身性炎症反应的具体治疗手段仍需要进一步探索。例如，虽然抗 TNF-α 抗体似乎对其他慢性炎性疾病有用[79]，但治疗 COPD 的初步结果并不乐观。血管紧张素转化酶抑制剂能预防慢性心力衰竭患者的体重下降[78]，但它在 COPD 治疗中的效果尚无定论。诱导型一氧化氮合酶抑制剂的疗效可能也值得去探讨[80]。有趣的是，在全美肺气肿治疗试验中，那些运动能力不佳的患者受益于康复训练的最多（在生存时间方面）[81]。由于这些患者可能存在骨骼肌功能障碍，这项观察性研究建议对骨骼肌功能障碍（和或许是 COPD 引起的其他全身效应）的病人，可以通过肺减容术来达到缓解的目的。这种改善的潜在机制尚不清楚，但可能与导致全身炎症反应的部位被切除以及手术后氧气运输得以改善有关联。

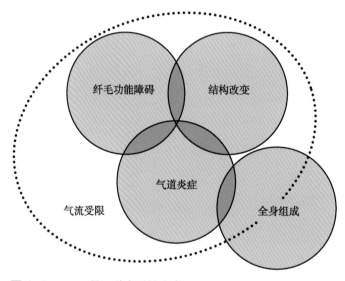

图 4-1　COPD 是一种多元性疾病

结语

目前已有的证据明确显示，COPD 是一种累及全身的多元性疾病（图 4-1），对这些患者进行临床评估时必须考虑到疾病的肺外因素，而且对全身效应的治疗将对患者的预后和健康产生深远的意义[82]。进一步探索导致这些全身效应的细胞及分子水平的原因，才能发现更加新颖、更加确切、更加有效的治疗手段。

（徐诗行　译　杨莉敏　段开亮　校）

参考文献

1. Celli BR, MacNee W, Agustí AG et al: Standards for the diagnosis and treatment of patients with COPD: a summary of the ATS/ERS position paper, Eur Respir J 23:932-946, 2004.
2. Agustí AG, Noguera A, Sauleda J et al: Systemic effects of chronic obstructive pulmonary disease, Eur Respir J 21:347-360, 2003.
3. Wouters EF, Creutzberg EC, Schols AM: Systemic effects in COPD, Chest 121(5 Suppl):127S-130S, 2002.

4. Gan WQ, Man SF, Senthilselvan A et al: Association between chronic obstructive pulmonary disease and systemic inflammation: a systematic review and a meta-analysis, Thorax 59:574-580, 2004.

5. Di Francia M, Barbier D, Mege JL et al: Tumor necrosis factor-alpha levels and weight loss in chronic obstructive pulmonary disease, Am J Respir Crit Care Med 150:1453-1455, 1994.

6. Schols AM, Buurman WA, Staal van den Brekel AJ et al: Evidence for a relation between metabolic derangements and increased levels of inflammatory mediators in a subgroup of patients with chronic obstructive pulmonary disease, Thorax 51:819-824, 1996.

7. Yasuda N, Gotoh K, Minatoguchi S et al: An increase of soluble Fas, an inhibitor of apoptosis, associated with progression of COPD, Respir Med 92:993-999, 1998.

8. Eid AA, Ionescu AA, Nixon LS et al: Inflammatory response and body composition in chronic obstructive pulmonary disease, Am J Respir Crit Care Med 164:1414-1418, 2001.

9. Rahman I, Morrison D, Donaldson K et al: Systemic oxidative stress in asthma, COPD, and smokers, Am J Respir Crit Care Med 154:1055-1060, 1996.

10. Praticò D, Basili S, Vieri M et al: Chronic obstructive pulmonary disease is associated with an increase in urinary levels of isoprostane F2alpha-III, an index of oxidant stress, Am J Respir Crit Care Med 158:1709-1714, 1998.

11. Burnett D, Hill SL, Chamba A et al: Neutrophils from subjects with chronic obstructive lung disease show enhanced chemotaxis and extracellular proteolysis, Lancet 2:1043-1046, 1987.

12. Noguera A, Batle S, Miralles C et al: Enhanced neutrophil response in chronic obstructive pulmonary disease, Thorax 56:432-437, 2001.

13. Noguera A, Busquets X, Sauleda J et al: Expression of adhesion molecules and G proteins in circulating neutrophils in chronic obstructive pulmonary disease, Am J Respir Crit Care Med 158:1664-1668, 1998.

14. Sauleda J, Garcia-Palmer FJ, Gonzalez G et al: The activity of cytochrome oxidase is increased in circulating lymphocytes of patients with chronic obstructive pulmonary disease, asthma, and chronic arthritis, Am J Respir Crit Care Med 161:32-35, 2000.

15. De Godoy I, Donahoe M, Calhoun WJ et al: Elevated TNF-a production by peripheral blood monocytes of weight-losing COPD patients, Am J Respir Crit Care Med 153:633-637, 1996.

16. Mannino DM, Ford ES, Redd SC: Obstructive and restrictive lung disease and markers of inflammation: data from the Third National Health and Nutrition Examination, Am J Med 114:758-762, 2003.

17. Malo O, Sauleda J, Busquets X et al: Inflamación sistémica durante las agudizaciones de la enfermedad pulmonar obstructiva crónica, Arch Bronconeumol 38:172-176, 2002.

18. Dentener MA, Creutzberg EC, Schols AM et al: Systemic anti-inflammatory mediators in COPD: increase in soluble interleukin 1 receptor II during treatment of exacerbations, Thorax 56:721-726, 2001.

19. Drost EM, Skwarski KM, Sauleda J et al: Oxidative stress and airway inflammation in severe exacerbations of COPD, Thorax 60:293-300, 2005.

20. Wedzicha JA, Seemungal TA, MacCallum PK et al: Acute exacerbations of chronic obstructive pulmonary disease are accompanied by elevations of plasma fibrinogen and serum IL-6 levels, Thromb Haemost 84:210-215, 2000.

21. Van Eeden SF, Tan WC, Suwa T et al: Cytokines involved in the systemic inflammatory response induced by exposure to particulate matter air pollutants (PM10), Am J Respir Crit Care Med 164:826-830, 2001.

22. Vernooy JH, Kucukaycan M, Jacobs JA et al: Local and systemic inflammation in patients with chronic obstructive pulmonary disease: soluble tumor necrosis factor receptors are increased in sputum, Am J Respir Crit Care Med 166:1218-1224, 2002.

23. Takabatake N, Nakamura H, Abe S et al: The relationship between chronic hypoxemia and activation of the tumor necrosis factor-alpha system in patients with chronic obstructive pulmonary disease, Am J Respir Crit Care Med 161:1179-1184, 2000.

24. Rabinovich RA, Figueras M, Ardite E et al: Increased tumour necrosis factor-alpha plasma levels during moderate-intensity exercise in COPD patients, Eur Respir J 21:789-794, 2003.

25. Couillard A, Maltais F, Saey D et al: Exercise-induced quadriceps oxidative stress and peripheral muscle dysfunction in patients with chronic obstructive pulmonary disease, Am J Respir Crit Care Med 167:1664-1669, 2003.

26. Koechlin C, Couillard A, Cristol JP et al: Does systemic inflammation trigger local exercise-induced oxidative stress in COPD? Eur Respir J 23:538-544, 2004.

27. American Thoracic Society, European Respiratory Society: Skeletal muscle dysfunction in chronic obstructive pulmonary disease, Am J Respir Crit Care Med 159:2S-40S, 1999.

28. Schols AM: Nutrition in chronic obstructive pulmonary disease, Curr Opin Pulm Med 6:110-115, 2000.

29. Schols AM, Soeters PB, Dingemans AM et al: Prevalence and characteristics of nutritional depletion in patients with stable COPD eligible for pulmonary rehabilitation, Am Rev Respir Dis 147:1151-1156, 1993.

30. Engelen MP, Wouters EF, Deutz NE et al: Effects of exercise on amino acid metabolism in patients with chronic obstructive pulmonary disease, Am J Respir Crit Care Med 163:859-864, 2001.

31. Engelen MP, Schols AM, Does JD et al: Exercise-induced lactate increase in relation to muscle substrates in patients with chronic obstructive pulmonary disease, Am J Respir Crit Care Med 162:1697-1704, 2000.

32. Schols AM, Wouters EF: Nutritional abnormalities and supplementation in chronic obstructive pulmonary disease, Clin Chest Med 21:753-762, 2000.

33. Baarends EM, Schols AM, Slebos DJ et al: Metabolic and ventilatory response pattern to arm elevation in patients with COPD and healthy age-matched subjects, Eur Respir J 8:1345-1351, 1995.

34. Amoroso P, Wilson SR, Moxham J et al: Acute effects of inhaled salbutamol on the metabolic rate of normal subjects, Thorax 48:882-885, 1993.

35. Sridhar MK. Why do patients with emphysema lose weight? Lancet 345:1190-1191, 1995.

36. Sauleda J, García-Palmer FJ, Wiesner R et al: Cytochrome oxidase activity and mitochondrial gene expression in skeletal muscle of patients with chronic obstructive pulmonary disease, Am J Respir Crit Care Med 157:1413-1417, 1998.

37. Gosker HR, Wouters EF, Van der Vusse GJ et al: Skeletal muscle dysfunction in chronic obstructive pulmonary disease and chronic heart failure: underlying mechanisms and therapy perspectives, Am J Clin Nutr 71:1033-1047, 2000.

38. Sauleda J, Noguera A, Busquets X et al: Systemic inflammation during exacerbations of chronic obstructive pulmonary disease: lack of effect of steroid treatment, Eur Respir J 14:359s, 1999.

39. Li YP, Schwartz RJ, Waddell ID et al: Skeletal muscle myocytes undergo protein loss and reactive oxygen-mediated NF-kappaB activation in response to tumor necrosis factor alpha. FASEB J 12:871-880, 1998.

40. Agustí AGN, Sauleda J, Miralles C et al: Skeletal muscle apoptosis and weight loss in chronic obstructive pulmonary disease, Am J Respir Crit Care Med 166:485-489, 2002.

41. Lanone S, Mebazaa A, Heymes C et al: Muscular contractile failure in septic patients: role of the inducible nitric oxide synthase pathway, Am J Respir Crit Care Med 162:2308-2315, 2000.

42. Yende S, Waterer GW, Tolley EA et al: Inflammatory markers are associated with ventilatory limitation and muscle dysfunction in obstructive lung disease in well functioning elderly subjects, Thorax 61:10-16, 2006.

43. Broekhuizen R, Wouters EF, Creutzberg EC et al: Raised CRP levels mark metabolic and functional impairment in advanced COPD, Thorax 61:17-22, 2006.

44. Pinto-Plata VM, Mullerova H, Toso JF et al: C-reactive protein in patients with COPD, control smokers and non-smokers, Thorax 61:23-28, 2006.

45. Roca J, Whipp BJ, Agustí AGN et al: ERS Task Force: Clinical exercise testing with reference to lung diseases: indications, standardization and interpretation strategies, Eur Respir J 10:2662-2689, 1997.

46. Bigard AX, Sanchez H, Birot O et al: Myosin heavy chain composition of skeletal muscles in young rats growing under hypobaric hypoxia conditions, J Appl Physiol 88:479-486, 2000.

47. Jakobsson P, Jorfeldt L, Brundin A: Skeletal muscle metabolites and fibre types in patients with advanced chronic obstructive pulmonary disease (COPD), with and without chronic respiratory failure, Eur Respir J 3:192-196, 1990.

48. Cucina A, Sapienza P, Corvino V et al: Nicotine-induced smooth muscle cell proliferation is mediated through bFGF and TGF-beta 1, Surgery 127:316-322, 2000.

49. Broal P: Main features of structure and function. In Broal P, editor: The central nervous system, New York, 1992, Oxford University Press, pp 5-50.

50. Kamischke A, Kemper DE, Castel MA et al: Testosterone levels in men with chronic obstructive pulmonary disease with or without glucocorticoid therapy, Eur Respir J 11:41-45, 1998.

51. Gayan-Ramirez G, Vanderhoydonc F, Verhoeven G et al: Acute treatment with corticosteroids decreases IGF-1 and IGF-2 expression in the rat diaphragm and gastrocnemius, Am J Respir Crit Care Med 159:283-289, 1999.

52. Decramer M, De Bock V, Dom R: Functional and histologic picture of steroid-induced myopathy in chronic obstructive pulmonary disease, Am J Respir Crit Care Med 153:1958-1964, 1996.

53. Decramer M, Lacquet LM, Fagard R et al: Corticosteroids contribute to muscle weakness in chronic airflow obstruction, Am J Respir Crit Care Med 150:11-16, 1994.

54. Landbo C, Prescott E, Lange P et al: Prognostic value of nutritional status in chronic obstructive pulmonary disease, Am J Respir Crit Care Med 160:1856-1861, 1999.

55. Jones PW: Issues concerning health-related quality of life in COPD, Chest 107(Suppl):187S-193S, 1995.

56. Lacasse Y, Wong E, Guyatt GH et al: Meta-analysis of respiratory rehabilitation in chronic obstructive pulmonary disease, Lancet 348:1115-1119, 1996.

57. Griffiths TL, Burr ML, Campbell IA et al: Results at 1 year of outpatient multidisciplinary pulmonary rehabilitation: a randomised controlled trial, Lancet 355:362-368, 2000.

58. Rennard S, Carrera M, Agustí AG: Management of chronic obstructive pulmonary disease: are we going anywhere? Eur Respir J 16:1035-1036, 2000.

59. Sin DD, Man SF: Why are patients with chronic obstructive pulmonary disease at increased risk of cardiovascular diseases? The potential role of systemic inflammation in chronic obstructive pulmonary disease, Circulation 107:1514-1519, 2003.

60. Dinh-Xuan AT, Higenbottam TW, Clelland CA et al: Impairment of endothelium-dependent pulmonary-artery relaxation in chronic obstructive lung disease, N Engl J Med 324:1539-1547, 1991.

61. Howes TQ, Deane CR, Levin GE et al: The effects of oxygen and dopamine on renal and aortic blood flow in chronic obstructive pulmonary disease with hypoxemia and hypercapnia, Am J Respir Crit Care Med 151:378-383, 1995.

62. Baudouin SV, Bott J, Ward A et al: Short term effect of oxygen on renal haemodynamics in patients with hypoxaemic chronic obstructive airways disease, Thorax 47:550-554, 1992.

63. Bassuk SS, Rifai N, Ridker PM: High-sensitivity C-reactive protein: clinical importance, Curr Probl Cardiol 29:439-493, 2004.

64. de Torres JP, Cordoba-Lanus E, Lopez-Aguilar C et al: C-reactive protein levels and clinically important predictive outcomes in stable COPD patients, Eur Respir J 27:902-907, 2006.

65. Mathur R, Cox IJ, Oatridge A et al: Cerebral bioenergetics in stable chronic obstructive pulmonary disease, Am J Respir Crit Care Med 160:1994-1999, 1999.

66. Wagena EJ, Huibers MJ, Van Schayck CP: Antidepressants in the treatment of patients with COPD: possible associations between smoking cigarettes, COPD and depression, Thorax 56:587-588, 2001.

67. Takabatake N, Nakamura H, Minamihaba O et al: A novel pathophysiologic phenomenon in cachexic patients with chronic obstructive pulmonary disease: the relationship between the circadian rhythm of circulating leptin and the very low—frequency component of heart rate variability, Am J Respir Crit Care Med 163:1314-1319, 2001.

68. Holden RJ, Pakula IS, Mooney PA: An immunological model connecting the pathogenesis of stress, depression and carcinoma, Med Hypotheses 51:309-314, 1998.

69. Incalzi RA, Caradonna P, Ranieri P et al: Correlates of osteoporosis in chronic obstructive pulmonary disease, Respir Med 94:1079-1084, 2000.

70. Engelen MP, Schols AM, Lamers RJ et al: Different patterns of chronic tissue wasting among patients with chronic obstructive pulmonary disease, Clin Nutr 18:275-280, 1999.

71. Schols AM, Slangen J, Volovics L et al: Weight loss is a reversible factor in the prognosis of chronic obstructive pulmonary disease, Am J Respir Crit Care Med 157:1791-1797, 1998.

72. Celli BR, Cote CG, Marin JM et al: The body-mass index, airflow obstruction, dyspnea, and exercise capacity index in chronic obstructive pulmonary disease, N Engl J Med 350:1005-1012, 2004.

73. Sin DD, Lacy P, York E et al: Effects of fluticasone on systemic markers of inflammation in chronic obstructive pulmonary disease, Am J Respir Crit Care Med 170:760-765, 2004.

74. Huiart L, Ernst P, Ranouil X et al: Low-dose inhaled corticosteroids and the risk of acute myocardial infarction in COPD, Eur Respir J 25:634-639, 2005.

75. Calverley PM, Anderson JA, Celli B et al: Salmeterol and fluticasone propionate and survival in chronic obstructive pulmonary disease, N Engl J Med 356:775-789, 2007.

76. Decramer M, Rutten-Van MM, Dekhuijzen PN et al: Effects of N-acetylcysteine on outcomes in chronic obstructive pulmonary disease (Bronchitis Randomized on NAC Cost-Utility Study, BRONCUS): a randomised placebo-controlled trial, Lancet 365:1552-1560, 2005.

77. Bathon JM, Martin RW, Fleischmann RM et al: A comparison of etanercept and methotrexate in patients with early rheumatoid arthritis, N Engl J Med 343:1586-1593, 2000.

78. Ferreira IM, Brooks D, Lacasse Y et al: Nutritional support for individuals with COPD: a meta-analysis, Chest 117:672-678, 2000.

79. Agustí A, Morla M, Sauleda J et al: NF-KB activation and iNOS upregulation in skeletal muscle of patients with COPD and low body weight, Thorax 59:483-487, 2004.

80. Anker SD, Negassa A, Coats AJ et al: Prognostic importance of weight loss in chronic heart failure and the effect of treatment with angiotensin-converting—enzyme inhibitors: an observational study, Lancet 361:1077-1083, 2003.

81. Meyers BF, Yusen RD, Guthrie TJ et al: Results of lung volume reduction surgery in patients meeting a National Emphysema Treatment Trial high-risk criterion, J Thorac Cardiovasc Surg 127:829-835, 2004.

82. Agustí AG: COPD, a multicomponent disease: implications for management, Respir Med 99:670-682, 2005.

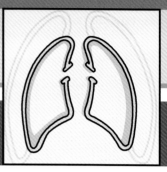

第5章

呼吸困难的评估与管理

VIRGINIA CARRIERI-KOHLMAN，DORANNE DONESKY-CUENCO

专业技能

完成本章学习，读者将了解以下内容：

◆ 掌握呼吸困难的定义
◆ 探讨呼吸困难的生理学及多元病因
◆ 通过病史和体格检查识别呼吸困难的原因
◆ 描述分别用于运动时与日常活动时的两种呼吸困难评估方法
◆ 描述用于帮助患者管理急慢性呼吸困难的策略

有许多心肺疾病患者都会经历急性或慢性进行性呼吸困难（呼吸急促）[1]。呼吸困难患者要考虑有通气不足风险，低量级活动下出现低通气症状时说明患者病情较重。呼吸困难是肺康复结果和疗效评价的一项重要指标[2, 3]。

呼吸困难（希腊语 *dys*，意为痛苦和困难；而 *pneuma*，意为呼吸）是一种表现呼吸短促或气喘的临床术语。美国胸科学会[4]声明对其定义如下：

呼吸困难是一种呼吸不适的主观体验，严重程度不同主观感受明显不同。该过程可由多种生理、心理、社会和环境因素相互影响引起，并可能诱发次级的生理和行为反应。

这个定义将早期注重于生理学的定义"……患者自己感到呼吸困难或费力……"[5]扩展至由心理和社会因素引起的生理和行为反应的一种症状。这个定义同时说明，为缓解呼吸困难症状，我们除注重于解除生理学异常以外，还应注意认知、情感、感觉和行为等其他方面问题。

呼吸困难的发病机制

人们对呼吸困难的病因的认识已经取得了很大的进展[6]。很明显，呼吸困难不是一种主观感觉而是很多种、不同类型的不适感受，在一定程度上与不同的病理生理变化导致的生理性刺激有关[7, 8]。

呼吸的不适感受主要有三种：①空气饥饿，也就是吸气不能得到满足，即需要更充足的呼吸；②呼吸做功/努力增加，呼吸时肌肉努力或用力的感觉；③胸闷感，通常与支气管痉挛和哮喘有关的一种感受[9-13]。呼吸的深度及频率[7]和通气不足[9]是描述呼吸困难感受的另两种方法。

呼吸急促由各种刺激引起。广义的生理性机制包括：①通气需求增加，呼吸驱动增加；②通气阻力增加导致呼吸努力增加；③中枢性呼吸困难[4]。这主要包括阻塞性肺疾病，如 COPD 和哮喘，以及限制性肺疾病，如间质肺疾病和肥胖。其他生理性刺激包括运动、屏气及缺氧。胸壁运动增加并不是导致呼吸困难的原因，呼吸中枢受到刺激会产生呼吸困难症状[8]。目前尚不清楚这些感受是否有共同通道。

与触摸或疼痛感受外周神经末梢受到刺激引起的局部感觉不同，呼吸困难是一种类似于饥饿或恶心的内脏感觉，此感受由中枢神经活动产生[7]。这种感受通过一系列复杂过程产生，包括呼吸驱动中枢有意识并指令呼吸肌运动，并激活感觉感受器如胸壁、肺迷走神经、刺激物及化学感受器[4, 11]。

生理学机制
呼吸肌

呼吸肌肉和胸壁在呼吸困难的发生过程中起了非常重要的作用。中枢运动指令增加是呼吸肌达到一定张力的必要条件，如过度充气使呼吸肌力降低或肌无力加重，引起呼吸努力进一步增加。呼吸指令从发出到呼吸肌收缩的过程已经十分清楚[4]，这种特殊的"呼吸努力"的感觉，来自于运动皮质层或脑干呼吸神经元到感觉皮层通路的"推测放电"[14, 15]。通常认为，大脑根据传入神经系统的信息来决定患者的通气需求。当呼吸肌肉的回应与传入大脑的信息不相匹配时，称之为"错配"或"神经通气分离"[16]，导致呼吸困难感觉。

胸壁受体

大脑接收到来自神经肌肉接头、肌腱和胸壁肌肉的机械感受器的传入信号后形成不同的呼吸感受。限制肺容积和胸壁扩张的实验发现，来自肋间肌[17]、膈肌[18]和胸壁受体[19]的传入冲动在呼吸困难产生过程中都有重要作用。胸壁外部牵拉刺激后，呼吸困难减轻则进一步验证了上述机制[20, 21]。

肺迷走神经受体

肺迷走神经受体的传入冲动能刺激呼吸中枢和感觉皮层，在没有胸壁受体反馈的情况下，能测得呼吸潮气量的减少而产生空气饥饿感[22, 23]。迷走神经阻断能改善运动和屏气时的呼吸困难[24, 25]。支气管痉挛导致的呼吸困难部分与气道受体有关[26]。

化学感受器

呼吸困难可以与呼吸肌肌力改变无关，如在吸入二氧化碳（CO_2）导致的呼吸肌肉麻痹的正常受试者[27]或高水平脊髓横断性损伤患者[28]。有研究显示呼吸困难可能直接受到来自化学感受器传入冲动的影响，二氧化碳分压升高能使接受神经肌肉阻滞剂的受试者产生空气饥饿感[29]。另有研究发现，化学感受器在呼吸困难的作用是独立的，通过吸氧（O_2）来减轻呼吸困难的作用小于减少低通气的程度的作用[30]。而且高碳酸血症导致通气需求增加的呼吸困难感觉比通过运动或有意的过度通气达到高通气时的呼吸困难感觉更强烈[31]。

呼吸困难的感知

影响呼吸困难感知的因素

在肺康复治疗过程中，与其他症状相同，呼吸困难的感知也受许多因素的影响。包括社会心理因素如个性[32]、情感如焦虑[33, 34]和抑郁[35-38]、对症状的关注[39]、症状对患者的意义[40]及对治疗的信心[41, 42]。社会环境影响主要包括患者病史、社会经历及背景[43]、家庭支持度[44]及症状如疲劳等[45, 46]也影响呼吸困难的感知。对自身的关注、平时的身体活动能力、体重、营养状况、种族[47]和药物也可能影响患者对呼吸困难程度的感知[7]。

情感方面

无论是呼吸困难发生机制的实验室研究还是对其进行治疗的临床研究都侧重于呼吸困难的感觉，但是呼吸困难不只是一种感觉，而是由主观感觉和受到前面所罗列的生物心理和社会因素影响而形成的一种症状。作为患者的自觉症状，呼吸困难的程度和疾病的严重性的相关性在不同患者间存在很大的差异。呼吸困难就像疼痛一样，与情绪如焦虑、不愉快、恐慌和抑郁等情感因素有关，还和疼痛的强度、持续时间、部位及性质[33, 48, 49]有关。在临床和研究性观察中，越来越多的证据表明"不愉快"或"痛苦"和呼吸困难程度有关。主要包括患者对情感情绪的真实描述，如在呼吸急促发作期间往往伴有愤怒和焦虑[44, 46]，急慢性患者中都观察到焦虑和气促发作的协同性，焦虑对急性呼吸困难患者的影响[34]，还有患者从他们的焦虑和痛苦中区分呼吸困难强度的能力[48, 50]。

脑功能成像技术，包括正电子发射断层扫描[51-56]和磁共振成像，已应用于健康受试者对呼吸困难感受的测试，并有证据证明在感受到呼吸困难同时情绪受到的影响[57]。尽管让健康受试者在实验室经历空气饥饿的方法与疾病所致的呼吸困难有明显不同之处，但两者都能观察到前岛叶皮层，一个边缘结构，被明显激活[53, 58, 59]。这是第一个神经系统的证据，表明在健康受试者经历空气饥饿时，情绪被激活，说明呼吸困难感觉与情感的相关性。

呼吸困难的评估

为什么要评估呼吸困难

呼吸困难评估是肺康复结果的重要症状指标[3]。呼吸困难评估的主要目的是判断患者呼吸困难程度（区别），和确定呼吸困难是否已随着时间而变化或对治疗的反应（评估）[9]。评估患者呼吸急促或呼吸困难感受的其他原因包括：

- 呼吸困难主观症状的评分是多方面的，而不仅仅只是通过实验室测量数据如肺功能检查和运动耐力测试结果[60-62]。
- 呼吸困难的临床评估在更大程度上比实验室测定更能预测一般的健康状况[63, 64]。
- 在日常活动时和步行测试后评定的呼吸困难结果与生活质量有很强的相关性[65, 66]。
- 呼吸困难的基础评分可用于确定运动治疗的类型和强度，并作为确定运动处方的指南[67]。
- 减轻症状是肺康复计划的目标和预期结果，因此需测定呼吸困难的基础值，并在肺康复实施结束后再次测定，以确定症状是否改善或加重[3, 68]。

评估时机

在肺康复治疗中，呼吸困难是以"当下"或患者通过回忆活动过程中呼吸困难的程度来评估的。评估呼吸困难对患者生活影响的理想时间是基线采集期。在采集呼吸困难病史时，应包括呼吸困难相关的持续时间或症状变化、感受、部位、加重或触发因素、控制呼吸急促的个人方式，以及用来缓解症状的药物等，通过这些可以帮助临床医生了解患者的病情，并且帮助患者认识引起呼吸困难的原因，从而提高其呼吸急促自我控制能力[46]。

患者可能不知道导致其呼吸困难的原因（如海拔、食物、药物、过敏原、肥胖症或严重的体重减轻）和缓解呼吸困难的办法（如体位、药物、呼吸控制）。可以通过初始"呼吸困难访谈"来询问病史和体格检查，这是一个评估呼吸困难诱因，以及呼吸困难对患者功能状态、社会角色和生活质量的影响程度的很好时机[46]。这也是告知患者如何描述呼吸急促或呼吸不适的好时机。

理想状态下，需要在做运动试验前进行呼吸困难的基础状态评估，如在使用增量或耐力运动平板、踏车试验、6 分钟或穿梭步行试验前，以进一步评估患者在接受定量运动（工作）时发生呼吸困难的程度。与之相关的研究很多并有广泛讨论[3, 9, 69, 70]。运动测试过程中呼吸困难的程度也可作为症状严重度的基础值，用来评估患者在康复强化期过程中和维持期呼吸困难的进展情况。

了解基础状态时的呼吸困难症状可以帮助医疗从业人员为患者制定个体化的治疗计划。运动处方的制定通常需要根据疾病严重程度，而个性化的治疗方案，包括运动的类型和方式、频率，运动的强度和水平，还需考虑患者在日常活动和运动状态下的呼吸困难程度。有研究表明，可以指导患者记住运动测试时的呼吸急促程度，将它作为"呼吸困难目标"来确定他们在家期间运动训练的强度[71]。

临床评估

全面评估工具用于测量回忆性的在活动时的呼吸困难，评估运动测试时实时发生的呼吸困难则较为单一，它们已被广泛地用于描述心理测试的评估[4, 72-74]；因此本章中对这些测定工具的讨论，仅限于可能使用该工具的情况，并简要说明它们特定的使用目的。

在决定使用工具来测定呼吸困难或肺康复治疗的主观疗效需关注一些特殊的问题。有效的呼吸困难临床评估工具要具备其是患者主观需要的、多方位的、并且使用方便、对治疗反应临床差异值最小[9]。此外，对于由美国胸科协会/欧洲呼吸学会肺康复治疗指南推荐，选择以调查问卷形式评估康复治疗效果时还应当考虑一些技术性问题，包括用来完成调查问卷的时间、问卷由患者还是医疗保健机构完成、成本、综合评分，以及是否需要书面知情同意[3]。需要注意的是，通用型评估工具的敏感往往不如针对疾病的评估工具[75-77]。

临床上最常用也是最简单的呼吸困难评估方式是询问患者活动时是否感到呼吸急促，当然这种方式也是最不敏感的。这种答案为是或否的评估，没有给出关于症状严重程度或性质的信息，但在临床上还是经常被用来评估呼吸困难。而用于评估呼吸困难程度的方法更多的是单维度的，它们已经经过了与其他项目的结果相比较的测试和验证。

单维工具

单维评估工具最常用于患者的运动试验中，测定随着运动负荷的增加呼吸困难程度的变化。它们也可用于监测患者呼吸困难，作为运动治疗期间每日步行或日常活动完成后的日志／日记的一部分[82]。

在运动试验时发生呼吸困难的确切原因并不明确，通常认为运动过程中的做功（通常用瓦特来测量）或（及）氧气消耗增加是引起呼吸困难的"激发"因素[83]。患者经常在不同的测量中指向量表的相同数字。Mahler 等[84]报道了一种在运动试验期间连续评估呼吸困难的方法。这种方法的优点是：①呼吸困难的感受可能在整个运动过程中都在改变而不是在某个设定的时间间隔里；②这个连续性方法能使患者感受到约两倍呼吸困难程度的评分。这对只能接受短时间运动的患者来说是很重要的。该连续性评估方法的有效性和响应性已经在健康成人和 COPD 患者人群中得到验证[85]。

可以指导有 COPD 症状的患者使用评估心率和呼吸困难这样一种单维工具来监测其日常运动强度。Horowitz 等[86, 87]已经明确，在实验室 COPD 患者能根据呼吸困难评分和心率准确并可靠地完成预期的运动强度[71]。

有两种单维工具已经经过广泛测试并应用于运动期间的呼吸困难测定：视觉模拟量表和改良呼吸困难 Borg 量表。另一种量表，数字评定量表（Numeric Rating Scale，NRS），尚在接受测试[7, 88]；它是测定其他症状如疼痛最常用的量表，而且由于对老年人来说它容易理解及使用，预计这个量表会在未来获得更多的青睐。

视觉模拟量表（Visual Anolog Scale，VAS）。最常用的 VAS 是长度为 10cm 的垂直或水平线，通过锚点来表示感觉的极端值。受试者通过指出或标记某个线段水平来表示其呼吸困难程度[89, 90]。推荐在底部和顶部出现的锚点分别是"无呼吸急促"和"最难于接受呼吸急促"。改良 Borg 量表具有相同的高效度（$r > 0.90$），表明这两种量表都可以用于呼吸困难评分，并且能

与其他研究结果相比较[91, 92]。VAS 在同一运动水平和最大运动强度下的重复性都很好[93, 94]，且对治疗效果的敏感性很高[95]。大多数临床医生喜欢使用垂直的 VAS，事实上水平和垂直 VAS 之间的相关性很高（$r = 0.97$），因此两者都可以使用[89]。VAS 的主要优点是，与改良 Borg 量表相比它对呼吸困难的变化更为敏感。

改良呼吸困难 Borg 量表。改良呼吸困难 Borg 量表是一个非线性、以十分制来计分的量表（CR-10），每个描述性名词对应不同的分值（图 5-1）。它最初被用于评估自觉用力度[96, 97]，后来经修正改良后应用于呼吸困难的评估[98]。该量表与 VAS（$r = 0.99$）[91]、分钟通气量（$r = 0.98$）和运动期耗氧量（$r = 0.95$）[99]都有很强的相关性，同时它与急诊患者的呼气峰值流速及动脉血氧饱和度也有中等程度的相关性[100]。从概念上讲改良 Borg 量表具有一定优势，它使用数字，与"开放式"的 VAS 相比使老年患者更容易理解；也就是说，描述性词语可帮助患者描述感觉的强度，并能直接在患者个体间进行有效的比较。但是，该量表的敏感性可能被上限描述性词语所钝化，患者可能会更倾向于仅仅根据描述性词语来选择数字。该量表过去常用来测量健康人群运动时，或是心脏康复期内患者的自感用力度，类似于（图5-1）所示呼吸困难 Borg 量表；但是具体内容和描述不尽相同。因此，"自感用力度"不可作为评估呼吸困难的常用量表。

医学研究委员会呼吸困难量表（Medical Research Council Breathlessness Scale，MRC）。MRC 是最早的呼吸困难评估临床测定工具之一。近年来已发布了这个量表的不同版本[73, 101]。目前正在使用的是 5 分制量表。患者对不同运动水平时自觉呼吸困难的程度进行评分，如休息或行走（图 5-2）。MRC 能被推崇是

因为其是区别"功能性呼吸困难"较为简单的量表[102, 103]，它可以根据呼吸困难的严重程度对患者进行分类，并且能预测健康相关的生活质量[104]和生存率[105]。有关MRC的研究不多，早期的研究发现该量表在评定的重复性及不同评定者之间的可信度较高[106]，且评定内容有效准确[105, 107]。由于 MRC 分级是宽泛而非连续性的，在确定组别之间的差异或治疗后呼吸困难的变化方面并不十分理想；所以它对于患者接受治疗后变化较小或新患者治疗方案的制定方面敏感性较差。Celli 等[108]结合了通过 MRC 测定的呼吸困难程度与体质量指数、1 秒用力呼气容积占预计值百分比（$FEV_1\%$）和 6 分钟步行试验（6MWT）距离，建立了 BODE 指数，制定了 10 分制量表，分数较高代表死亡风险也较高。这个指数已被认为是比任何单独工具更能准确预测肺康复治疗结果和患者预后。

改良Borg量表

0	完全没有
0.5	非常、非常轻微（不能注意到）
1	非常轻微
2	轻微
3	中等
4	有时严重
5	严重
6	
7	非常严重
8	
9	非常，非常严重
10	极限值（可能无法想象）

图 5-1　改良呼吸困难 Borg 量表及呼吸困难描述

0	除剧烈运动外不感到任何呼吸急促
1	当快走或斜坡步行时感到呼吸费力
2	由于呼吸费力而行走速度低于同龄人，或以自己的速度行走时必须要停下来呼吸
3	步行100米或数分钟后需要停下来呼吸
4	呼吸过于费力而无法离开房间，或穿衣、脱衣时感到呼吸费力

图 5-2　医学研究委员会呼吸困难量表

多维评估工具

以下问卷可用于评估呼吸困难，呼吸困难对日常活动和功能的影响，或两者皆可（表 5-1）。

基线 / 过渡期呼吸困难指数（Baseline/transitional Dyspnea Idex，BDI/TDI）和慢性呼吸疾病问卷（Chronic Respiratory Disease Questionnaire，CRQ）。 BDI/TDI和 CRQ 是广泛应用于全面评估呼吸困难及其对患者功能状态影响的评估工具[9]。BDI/TDI 能测定患者的功能障碍（日常生活活动障碍的程度）、努力程度（进行活动的总体努力程度）和引起呼吸困难的活动量。TDI 测定的是与基线状态相比较呼吸困难的改变程度，关注的是呼吸困难对患者活动产生的影响[109]。CRQ 是一种包含 20 个项目的自我评价问卷报告，主要从四个方面来评估患者的健康状况：呼吸困难、疲劳、情绪活动及呼吸自我控制[110]。CRQ 的呼吸困难部分，是由患者在五种活动状态时感受到呼吸困难程度来评判。上述两种评估工具都已被证实有效、可靠并得到广泛认可[73]。多项研究显示，TDI 和 CRQ 呼吸困难评估部分对呼吸困难治疗包括支气管扩张剂、肺康复及吸气肌功能锻炼都有较好相关性[111-119]。这两种评估工具，已被发展用于医疗从业人员询问患者相关情况时的访谈工具。近年来患者还用它们进行疾病的自我管理，其呼吸困难评分能代表患者的自我状态。这些纸笔记录或是计算机版本的评估工具与早前的访谈版本有很高的相似度[120-123]。

表5-1 呼吸困难的临床评估工具

	分级	版本年代	MCID
单维评估工具			
尘肺病研究小组呼吸困难问卷	1~4	1952	
医学研究委员会呼吸困难量表（MRC）	1~5	1959	
视觉模拟量表（VAS）	1~100mm	1969	10~20mm
耗氧图解	线上单位：mm	1978	
WHO 呼吸困难问卷	1~4	1982	
ATS 呼吸困难量表	0~4	1982	
改良呼吸困难 Borg 量表	0、0.5、1~10	1982	2 单位
呼吸困难症状、咳嗽及痰液量表（BCSS）		2003	>1 为大量 0.6 为中等 0.3 为少量
多维评估工具			
基础线呼吸困难指数（BDI）	0~12	1984	NA
过渡期呼吸困难指数（TDI）	–9~+9	1984	1 单位
慢性呼吸疾病呼吸困难问卷（CRQ）	1~5	1987	0.5 单位
USCD 呼吸困难问卷（SOBQ）	0~120	1998	5 单位
BDI/TDI 自我管理计算机版	0~12（BDI）	2004	1 单位
CRQ 自我管理版	1~5	2003	0.5 单位
肺功能状态及呼吸困难问卷（PFSDQ，PFSDQ–M）	0~10	1994，1998	
圣乔治呼吸问卷（SGRQ）	0~100	1991	4 单位

ATS，美国胸科学会；MCID，最小临床显著性差异；MRC，医学研究委员会；NA，不适用；WHO，世界卫生组织

加利福尼亚大学圣地亚哥呼吸困难问卷、肺功能状态和呼吸困难问卷。这两项多维评估工具可用来测定患者的症状随时间发生的变化轨迹，并能追踪呼吸困难的加重带来的活动量的下降。美国加利福尼亚大学圣地亚哥呼吸困难问卷（the University of California, San Diego Shortness of Breath Questionnaire，SOBQ），评估患者在 21 种日常活动中呼吸困难的程度，用 6 分量表来衡量，从 0（"完全不"）到 5（"最大程度或因呼吸急促而不能完成"）分[124]。

另三项问题是关于担心过度努力而产生伤害、因呼吸急促导致活动受限以及由呼吸困难带来的恐惧感[116]。SOBQ 的优势是它已经经过大型的国家肺气肿治疗试验的测试[125]，并且与其他呼吸困难相关测定如 CRQ 有对应关系，并能具体的测定患者每项活动时的呼吸困难程度。

肺功能状态和呼吸困难问卷（Pulmonary Functional Status and Dyspnea Questionnaire，PFSDQ）是患者进行自我管理的测定工具，把 79 种日常活动时发生

的呼吸困难程度进行分级，这些活动主要分为六大类：自我照顾、移动、进食、家庭管理、社交和娱乐活动[126]。改良的精简版本（PFSDQ-M）可评估 10 种日常活动相关的呼吸困难，其中包括了疲劳因素。它还评估五项非日常活动时发生的呼吸困难[127]。精简版 PFSDQ-M 重复测试的可信度为中度（r=0.83），内部一致性高（α=0.94），对肺康复后的呼吸困难程度的变化敏感[128]。该测定工具的优势是对活动后呼吸困难的微小变化非常敏感，并能用来监测患者活动后呼吸困难随时间推移发生的变化。

圣乔治呼吸问卷（St.George's Respiratory Questionnaire，SGRQ）。SGRQ 评估与健康相关的生活质量、健康状况和症状，但不具体到呼吸困难相关症状。它是一种特定疾病的生活质量自我管理问卷，包含 3 个不同领域的 53 个问题，分别是症状、活动及疾病对日常生活的影响。症状类别包含四个症状，咳嗽、痰液、喘鸣和呼吸困难，它们的组合成为症状评分[129]。该问卷重复测试的可信度为 r=0.92[130]，对治疗结果评估敏感性高[131]，并有报道达到临床变化的显著性阈值[132]。该评估工具的优势是能作为患者自我管理工具，已被广泛使用，并能计算机化评分但缺点是它不能把呼吸困难作为单独症状来测定，因此该评估结果不能单独用来说明呼吸困难对肺康复治疗的反应。

症状监测

呼吸困难随不同活动、治疗或情绪状态的变化可以由患者填写每日日志进行监测[133, 134]。因为日记或日志能为患者提示呼吸困难的激发因素和症状，以及他们对治疗的反应，所以能改善患者的治疗依从性[134]。与每周或每月才复诊回忆一次相比，每日症状监测能提供更准确的病情反馈[135]。而呼吸困难的监测也可能使患者

更好地进行自我调节[136]。监测日记的样本已经公开发行，可作为患者的持续监测工具[134]。

呼吸困难、咳嗽和痰液量表（Breathlessness，Cough，and Sputum Scale，BCSS），是一种日常呼吸困难评估并结合心理学测定的工具，主要测定三种呼吸症状的严重程度[137]。患者分别以 5 分量表对每个项目进行评分，分数从 0 到 4 分，分值高代表症状表现的更为严重。BCSS 量表的内在一致性高（每日 α=0.70 和随时间 0.95~0.99），有证据支持其同时性、聚集性、发散性和区别性效度。该评估在疾病平稳状态时重复性好，并对变化敏感[138]。

呼吸困难的语言表达

患者往往使用不同的词语来描述呼吸困难感受，并可能因疾病的进程不同或种族不同而不同[47, 48]。有学者专门研究了患者对呼吸困难感受的语言描述[78]。调查发现，让 85 名 COPD 患者在 15 个选项中挑选描述呼吸困难的短语，被选中的 3 个最常用短语分别是"呼吸时需要用力"（85%）、"感到上气不接下气"（49%）和"吸不到空气"（38%）[9]。Mahler 等[79]的研究发现，患者呼吸困难的描述会因为不同疾病而不同（如哮喘患者会用"用力/努力"和"紧迫感"，间质性肺疾病患者会用"用力/努力"和"快速"）。尽管已经发现健康人和疾病状态下选择的语言描述是不同的，但至今为止没有足够敏感和有效的描述性词语或短语来帮助疾病的诊断[11, 80, 81]。只能说有些描述性词语对临床医生或研究者是有用的，所以现在使用的评估呼吸困难的工具的描述词语已经经过验证并且是有意义的[11, 12]。

呼吸困难的情感因素评估

在疾病的缓和医疗阶段，如果在呼吸

困难的生理成因方面未能取得预期的效果，则要考虑与呼吸困难相关的情感因素如焦虑或苦恼对症状严重程度的影响。在宣教和运动训练结束时，患者同样会感到呼吸急促，但他们能够进行自我控制，因此症状对日常活动的影响程度较小[139]。与症状的严重度不同，焦虑或苦恼伴随的呼吸困难能在肺康复训练或运动疗法后缓解。健康受试者[140]和正在训练[50]或进行每日自我评估[141]的 COPD 患者能够根据他们感到的焦虑或苦恼区分呼吸困难的程度。然而，对于是否应该对焦虑或苦恼进行测定，以及以什么样的情感测定方法进行测定，到目前为止没有共识。VAS 和改良 Borg 量表已经被用于测定运动时呼吸困难患者的"痛苦"感觉，询问患者如下问题"你在呼吸困难发生时有多焦虑"或是"呼吸困难发生后你感到有多烦恼或痛苦"[139]并让患者自己来评级。除此以外是要求患者完成关于呼吸不适的每日自我评定[141]，或在 VAS 的"无焦虑"和"最严重焦虑"范围内对自身的焦虑进行评级[142]。也有研究者[34, 144]在 COPD 患者呼吸困难发作时根据特质焦虑量表[143]进行"情境焦虑"状态测定。

临床意义最小差异值

临床意义最小差异值（minimal clinically important difference，MCID）是一较新的评估概念，其定义为患者感觉到有益的最小差异值[145]。该"临床显著差异"可以比统计学上检测到的变化要大。开发测定呼吸困难和健康相关生活质量工具的研究人员做了很大努力来实现肺康复疗效评估工具的可行性和有效性。曾经尝试用多种方法来确定 MCID，但是目前为止仍没有一种方法被认为是最有效的[146, 147]。目前对于临床实践和评估呼吸困难预后较为重要的 MCID 值是：CRQ 的临床显著变化阈值是每

个问题 0.5 单位[148-150]；SOBQ 是 5 单位[151]；圣乔治医院呼吸问卷是 4 分[132, 152]；TDI，1 个单位的改变就有临床意义[153]；BCSS 总分平均变化大于 1.0 表示实质性的症状改善，变化接近 0.6 代表中度改善，0.3 表示轻度改善[138]。

呼吸困难诊断：流程与方法

呼吸困难的临床表现

明确的诊断是进行肺康复治疗的前提，虽然康复治疗几乎对任何疾病都是有益的，但每一患者都应接受与其基础疾病相符的治疗。呼吸困难的诊断应考虑如下几方面：疾病对呼吸系统产生的机械限制，疾病导致呼吸驱动的增加，以及疾病对感觉的影响。许多疾病（如哮喘）和上述各项都有关系。因此在诊断过程中需要评估各种影响因素。正如前面关于疾病发病机制中所描述的，影响通气力学的疾病，不管是否因为气道狭窄、肺或胸壁的弹性改变、呼吸肌力下降或是声带功能障碍，最终都会导致呼吸做功及呼吸努力的增加。如果呼吸受到刺激（如酸中毒或缺氧），呼吸驱动的增加被患者感知为呼吸困难。异常的通气灌注比（如肺栓塞）直接通过它们的次级生理效应引起呼吸困难（低氧血症、支气管痉挛或心输出量下降）。除此之外，任何与呼吸困难有关情绪或情感改变，都可能引起呼吸困难，或是呼吸困难的主要原因。

病史

呼吸困难的临床评估应在完整病史的基础上。症状描述的七个要素包括起病缓急（急性、亚急性或慢性）；症状变化；引起症状加重的因素，包括活动、进食和体位；症状的性质；其他伴随症状；既往对药物治疗及其他缓解治疗手段的反应；以及疾病对患者心理和功能状态的影

响[154-156]。另外，吸烟史、基础心肺疾病或其他合并症、过敏史和既往具体用药或治疗也应询问和记录[157, 158]。

患者呼吸困难是否随体位而改变对评估病情很有帮助[156]。端坐呼吸，指患者平躺时呼吸困难，常见于充血性心力衰竭、二尖瓣膜疾病和上腔静脉综合征患者，而在肺气肿、严重哮喘、慢性支气管炎及神经系统疾病较为少见。平卧呼吸，指患者在坐位时呼吸困难，平躺后缓解，比较罕见，见于肺切除术后患者，也可见于肝硬化、血容量不足或一些神经系统疾病。侧卧呼吸，是指患者躺在某一侧呼吸更舒适的体位，见于充血性心力衰竭或大量胸腔积液患者[2, 156]。研究显示，大多患者都会通过减少活动量来缓解呼吸困难。因此，采用前面所列的 MRC 或任何一种可及的多维评估工具来测定活动后呼吸困难程度，对评估活动相关性呼吸困难都是有帮助的。确定患者是否是在运动状态下出现呼吸困难以及运动状态下的运动量是很重要的，因为这能提供基础值，用来对照以评估疾病进展或改善程度[156]。

体格检查

需要注意的是呼吸困难与疼痛一样是一种主观感受，有时难以被检查者发现。患者呼吸困难的评估通常不一定要有可测量的相关体格检查结果。但是，体格检查常常能提供重要的诊断线索：如呼吸频率、身体状况（如恶病质或肥胖症）、体位、缩唇式呼吸、辅助呼吸肌使用和情绪状态。如患者呼吸过快，医生可以认为患者处于呼吸急促状态，但是呼吸频率过快并不是呼吸困难评估的标准。胸部异常扩张提示限制性疾病或严重的肺过度充气。咳嗽可能是阻塞性或间质性肺疾病导致的。呼吸音减低则可能由肺气肿、气胸或胸腔积液引起。用力呼气提示局灶性或弥漫性喘息。

心脏相关检查能提示肺动脉高压（如右心室膨隆、呼吸音增强）或右心室衰竭（如颈静脉扩张、肝颈静脉反流征阳性、下肢水肿）。杵状指与许多疾病有关，特别是癌症。对称性下肢水肿提示充血性心力衰竭，而不对称性下肢水肿则提示血栓栓塞性疾病。

实验室评估

在肺康复治疗过程中，选择适当的测定方法来了解呼吸困难的原因和程度，应该考虑疾病进程、预后、测定的风险与收益比以及与患者和家属有效沟通等方面进行。临床实验室检查对于诊断呼吸困难通常没有直接帮助。贫血可能是隐匿性出血或严重全身性疾病引起。红细胞增多可能提示慢性低氧血症。白细胞计数的异常可能提示感染。而血清钙、钾、镁和磷酸盐异常可能会损害呼吸肌功能[159]。血沉增高可能提示肺部隐匿性炎症，但对肺间质性疾病不敏感[160]。实验室检查还可能发现隐匿的肾脏疾病或代谢性酸中毒。动脉血气可以发现低氧血症或高碳酸血症[161]。

脑钠肽（BNP）的测定近年来被广泛应用于呼吸困难的鉴别诊断[162, 163]。该激素在心室压力升高时由心室分泌，它通常在左心室功能衰竭或肺心病患者中升高，而在 COPD 急性加重患者中不升高。研究显示，在鉴别左心室功能障碍引起的急性呼吸困难时，它比超声心动图更加准确[164]。

实验室检查应包括胸部 X 线、肺量计测定和心电图检查。必要时，也包括一些其他影像学检查如通气灌注扫描、计算机断层扫描（CT）、CT 血管造影、磁共振成像或超声心动图等[7]。肺过度充气、肺实质浸润及胸膜疾病等往往有典型的检查结果。而早期间质性肺疾病可能会发现一些不太典型的检查结果（如肺容积减少或轻度肺密度增高）。虽然"常规"心电图检查对呼吸困难诊断价值不大，但它可能提示一些原先未被发现的冠状动脉疾病或者肺动脉高压（即右心室肥厚或右心室高压征象）。

碘剂造影的胸部螺旋 CT 扫描作为筛查肺栓塞疾病的检查正在取代肺通气灌注扫描[165, 166]。对隐匿性感染（如卡氏肺囊虫感染）和肺炎症性疾病（如间质性肺炎）来说，镓显像和高分辨率 CT 扫描敏感性高但特异性低[167, 168]。在心肺运动试验提示心功能障碍时，超声心动图、放射性核素扫描、甚至心导管（最好与仰卧训练相结合），能识别潜在的室壁运动异常、心脏瓣膜病或肺动脉高压[169, 170]。超声心动图检查对二尖瓣脱垂非常敏感，它是隐匿性呼吸困难的罕见原因，此时患者的血流动力学可以没有改变[171]。

血氧饱和度监测是用脉搏血氧仪测定的一项无创监测技术。脉搏血氧仪在血氧饱和度高的状态下测定结果相当准确（±3%），但在血氧饱和度低于 80% 时不够准确[172]。在贫血或二氧化碳潴留时，血氧饱和度对患者是否已有足够的氧气的敏感性降低。

尽管肺功能检查是呼吸困难的诊断重要手段，但检查结果中异常情况的分度仅与呼吸困难的严重程度中度相关[173]。肺量计测定，包括 FEV_1 和用力肺活量（FVC），是阻塞性和限制性疾病的优先筛查试验，但是在严重哮喘或肺间质性纤维化患者的检查结果也可能是正常的。最大吸气和呼气容量是评估患者的呼吸肌肌力的指标，但与患者的用力程度有关。最大呼气压力（$r=0.35$）和最大吸气压力（P_{Imax}）（$r=0.34$）的测定结果，与通过基线呼吸困难指数（BDI）测定的呼吸困难程度密切相关。在哮喘患者，FVC（$r=0.78$）和 FEV_1（$r=0.77$）与呼吸困难高度相关；在间质性肺疾病患者，P_{Imax}（$r=0.51$）和 FVC（$r=0.44$）与呼吸困难相关显著[106]。另有研究发现，最大自主通气量（$r=0.78$），即尽全力每分钟呼吸的最大容积（L），与 COPD 患者的呼吸困难有最大的关联性，而 P_{Imax}（$r=0.51$）和 FVC（$r=0.44$）与间质性肺疾病患者的呼吸困难相关更大[174]。

心肺运动试验提供的信息是静息状态测定的肺功能检查的补充。心肺运动试验有助于确定患者的运动能力是受肺疾病还是心血管系统疾病的限制（或甚至一些不相关的问题，如腿痛或疲劳）。如果时机合适，该试验能区分心脏还是呼吸系统原因导致的运动能力受限，量化功能障碍，并评估患者对治疗的反应[172]。对呼吸储备（最大运动通气量占最大通气量的百分比）的评估有助于区分阻塞性肺疾病和心脏疾病，即使心脏的反应是相似的。研究显示[175]，呼吸储备在慢性心力衰竭患者中是 49.7%，而在 COPD 患者中是 8.4%（$P<0.01$），提示即使当心脏的反应相似时该试验也有意义。更简单的运动储备能力试验包括 6 分钟或 12 分钟步行试验和往返步行试验。6 分钟或 12 分钟步行试验是患者以自己的速度步行 6 分钟或 12 分钟所能达到的最远距离。步行试验与呼吸困难测定和运动能力测定均有关联[109]。往返步行试验需要患者沿着两点行走，速度根据音频节拍的控制或者逐渐增加。受试者持续行走直到他们跟不上音频节拍或无法坚持[172]。与运动平板试验相似，往返步行试验的有效性已得到确认[176]。对于能步行的晚期癌症患者，往返步行试验是一项可重复的运动储备能力试验[177]。在渐进性运动试验中，受试者使用踏车测力计或运动平板，随着运动负荷量增加持续测定各种参数的变化。现代的运动试验系统可以提供各种信息来帮助区分导致运动储备能力下降的器官系统[172]。这种评估方法可用于确定患者进入肺康复治疗时的基线呼吸困难程度和活动能力，鉴别劳力性呼吸困难的成因，评估某项干预

手段或整体治疗方案的效果。

如果呼吸困难与活动明显无关，而是随着医疗关注或情绪困扰而加重，那么应该寻求心理咨询[178, 179]。COPD 患者容易出现焦虑和恐慌症状，有恐慌症的患者可能会以呼吸困难为首发症状。由于惊恐发作和肺疾病症状可能会重叠存在，要确定引起患者呼吸困难的原发疾病有时比较困难[180]。

呼吸困难对症治疗

呼吸困难在接受肺康复治疗的患者中是一项较为常见症状，而往往在尝试过传统医疗手段后仍然存在。在此阶段，治疗应该侧重于症状而不是疾病本身，要特别关注导致呼吸困难的具体原因[3, 4, 7]。本章中将要讨论的许多呼吸困难的干预或治疗手段在本书的其他章节中也有描述。主要包括教育、运动、呼吸肌训练和氧气治疗。因此本章讨论的内容主要是将呼吸困难作为预后的经验性观察或针对特定干预手段的临床对照研究。治疗手段主要包括：

● 减少患者做功及提高呼吸肌功能
● 减少呼吸驱动
● 改善呼吸困难感受
● 根据呼吸困难发生机制制定运动训练计划（框 5-1）[7]

减少患者做功提高呼吸肌功能
储备体能及优化活动

呼吸困难与疲劳相互影响，两者都与活动量相关[46, 181]。储备体能、优化活动及改善活动计划能有效减少呼吸做功和分钟通气量，降低代谢需求，是最有效的缓解疲劳的方法，因此在理论上能改善呼吸困难。但是，关于体能储备与呼吸困难之间关系的研究不多。一项体能储备与否与呼吸困难关系的研究发现，COPD 患者在日常

活动中是否使用体能储备技术与呼吸困难的发生率有明显差异。这些日常活动包括个人卫生、穿鞋和脱鞋、在不同高度的架子上放置物品等[182]。

框 5-1 呼吸困难对症治疗

减少患者做功及提高呼吸肌功能
- 储备体能
- 呼吸方式
- 体位
- 纠正肥胖或营养不良
- 吸气肌功能训练
- 呼吸肌放松训练
- 药物

减少呼吸驱动
- 氧气治疗
- 阿片药物及镇静药物
- 加强身体素质锻炼

改善神经系统功能
- 教育
- 认知行为干预
- 阿片药物及镇静药物

单独运动训练或联合肺康复治疗
- 提高训练主观能动性及自信心
- 提高运动效率
- 通过反复训练减少对呼吸困难的敏感性（反应转移）

摘自 Stulbarg MS, Adams L: Dyspnea.In Mason RJ, Broaddus VC, Murray JF et al, editors: Murray and Nadel's textbook of respiratory medicine, vol 2, ed 4, Philadelphia, 2005, WB Saunders, p 815.

临床实践和描述性研究提示，呼吸急促的患者应采用保存体能的呼吸策略[44, 136, 183]。具体方法如下：节律活动、慢速、活动过程中采取较好的姿势和呼吸技巧、进行更不费力并兴趣所好的活动、及规划活动过程中采用的呼吸形式[183, 184]。指导患者寻找有益于自身的活动方式，理解与其把能量化费在无谓的活动，休闲活动及运动训练更能增进肌肉和身体的

功能。

　　需要帮助患者学习各种活动的规划技能。若有旅行计划要尽早安排,以便有充足的时间来了解旅行所需氧气的可及性、海拔高度、有否潜在的高敏物质、所需的能量储备,以及休息时间安排。临床医生会建议做"每日计划",把每天的计划分为活动部分和休息部分相穿插。选择令人愉快的、不太费力的活动,业余活动可以玩扑克牌而不是重体力的高尔夫。

　　还需要教导患者尽量避免不必要的动作,包括尽量减少活动中的行走步数,把需要的设施放置得尽量接近身体以避免使用时身体过度拉伸或过度弯腰,根据身体力学保持良好姿势,把最困难的家务安排在呼吸状态最佳的时候,有意识的使用缩唇式呼吸(PLB)来完成任何任务,保持动作轻柔平稳,并尽可能保持坐位。创造合适的工作环境包括适当的操作台高度,避免工作区域杂乱,将工作分解开来完成,滑动和推动物体而不是举起。美国肺脏协会等组织[185-187]曾发布推荐指南,来帮助患者节约体能储备,尽量避免在日常活动时发生呼吸困难。有条件的患者可以咨询职业治疗师如何在完成日常活动中使呼吸困难的发生降到最低。对患者和家属宣教的时候,要有具体的指南作为视觉教具来指导患者完成日常活动如洗漱、沐浴、淋浴、穿衣、性生活、准备食物和进食等[188, 189]。

性生活时缓解呼吸困难的策略

　　信赖健康专业人士的患者常常会抱怨在进行性活动时出现呼吸急促。与其他活动一样,应该指导患者在进行性活动时减少体能的消耗。建议包括学习和练习放松技巧;性行为前适当休息并吸入支气管扩张药物;进行按摩以使紧张的肌肉放松;探索爱的替代表达方式;吸氧;将性生活安排在进食前和休息后进行;若伴侣是

COPD 患者,选择不需要用手臂支持身体的过度消耗体能的体位,或者不对胸部或腹部产生过度压力的体位[190, 191](详见第 18 章关于该问题的详细探讨)。

呼吸方式

　　缩唇呼吸(pursed lips breathing,PLB)。临床上,有些患者报告在急性呼吸困难发作或日常生活活动时,缩唇呼吸(PLB)是最有效控制呼吸急促症状的方法。PLB 能降低呼吸频率(RR),增加潮气量(VT)及肺活量(VC),恢复呼吸肌肌力,改善气体交换,提升通气效率,减少呼吸困难的发生[192-195]。最值得关注的是,有研究采用无创方法测定肺容积,发现 PLB 能通过 RR 减少并延长呼气时间使呼气末肺容积降低,从而显著减少呼吸困难的发生[196]。所有在呼吸方式、肺容积和氧合状况方面的改善都可以减少患者的呼吸做功,进而减少呼吸困难的发生[192, 194, 197]。指导患者正确的 PLB 方法,强调深而慢的呼吸方式、放松面部肌肉、延长呼气时间,都是肺康复治疗的基本宣教内容[3]。

　　腹式呼吸。有研究通过生理性测定来研究膈肌或腹式呼吸对肺功能的影响。在这些研究中,治疗的持续时间、测定的技术类型和时间长短等各有差异,但是研究人员还是发现了腹式呼吸能增加肺活量,降低 RR、功能残气量及耗氧量[198, 199]。肺功能的这些变化可能会减少呼吸困难的发生。相反,一些腹式呼吸对胸腹运动影响的研究发现,这种呼吸方式会增加 COPD 患者呼吸的不同步性和矛盾呼吸[200, 201]。通过胸廓下部而不是腹部的运动,可以尽可能减少矛盾呼吸的发生[202]。而腹式呼吸对呼吸困难的真正影响仍然有待探讨[203, 204]。

　　改变呼吸形式。呼吸困难的人会倾向于选择浅而快的呼吸方式[205, 206]。但这种呼吸方式会增加呼吸困难的发生,更重要

的是，它可能会加重呼吸急促引发的焦虑与恐慌[33, 144]。帮助患者练习深而慢的呼吸方式非常重要，因为动态肺过度充气会限制 VT，是运动期间发生呼吸困难的主要原因[118, 207, 208]。研究发现，运动过程患者通过通气反馈自主调节呼吸的频率和深度[209]。也有研究者建议，把传统的瑜伽呼吸控制法 4-4-8 呼吸模式改进成为适合 COPD 患者的 4-2-7-0 模式，即吸气期计数 4，屏气期计数 2，呼气期计数 7，呼气后保持的时间非常短，计数可为 0[210]。吸气和呼气的时间可视患者的能力而调节，若患者不能计数或者需要更放松的话，可以聆听音乐来分散注意力。这种呼吸方式可以在患者步行和爬楼梯时用于练习吸气与呼气[211]，这种呼吸方式也被建议作为能减少肺过度充气的训练。坚持练习这种呼吸方式，包括减慢呼吸频率，延长呼气时间，缓慢呼气，长此以往会变成患者下意识和自发性的呼吸形式。

改变体位

早期的一项对 COPD 患者的观察研究中，呼吸困难患者通过改变体位来缓解呼吸困难，此体位被称之为"呼吸体位"。它是指患者在感到呼吸困难时能缓解症状的体位[184]。在呼吸困难急性发作时，成人或是儿童哮喘患者会将站着不动的状态描述为"不动"，"保持静止"，"保持安静"或找到"能坐着或依靠的地方"[212]。能帮助大多数患者缓解呼吸困难的体位是前倾体位，站或是坐都行[213]。这种姿势能缓解症状的原因是能改善膈肌机械效率和优化辅助吸气肌的功能[214]。对从事肺康复治疗的医疗从业人员和家属，原则是要允许患者采用他们感到呼吸更舒适、不那么急促的体位。

营养与饮食策略

约有三分之一的 COPD 患者体重过低。由于咀嚼和手臂活动需要消耗能量，

吞咽过程中气流减少，供氧不足，在准备食物和进食时患者可能会出现呼吸困难加重[215, 216]。此外，许多长期呼吸困难的患者往往食欲减退，进食量少。为此类患者补充营养，可以增强呼吸肌力量，减少呼吸困难的发生，虽然该疗法的临床效果尚需探索[217-221]。相反，肥胖也会导致呼吸急促，常由使用皮质类固醇药物和活动减少导致食欲旺盛和体重增加引起。帮助这些患者制定饮食计划，鼓励患者减肥，每次探访时给患者称重，推荐患者减肥计划或营养师，有助于患者减肥成功。能减少进食期间呼吸困难的自我照护策略见框 5-2。

吸气肌训练

如果运动耐力下降是由通气功能障碍引起，那么增强呼吸肌肌力能改善通气状态及运动能力，从而改善呼吸困难[222]。现有证据表明，可以通过改善吸气肌力量缓解呼吸困难，它能降低每次呼吸时的吸气压与最大吸气负压之比值（P_B/P_{Imax}）。吸气肌训练（IMT）对呼吸肌力量和呼吸困难的影响已在其他章节进行了详细讨论[223]。虽然吸气肌训练的结果并不一致，特别是在吸气负荷未很好控制的情况下[224]，但最近的研究显示 IMT 能明显减少日常活动时的呼吸困难[113, 225-230]。吸气肌训练必须控制吸气负荷在中等水平，大约为 P_{Imax} 的 30% 或略高一些，才能确保训练有成效[223]。接受该训练受益最多的患者可能是严重呼吸困难、运动耐量低或是吸气肌肌力很小的患者。有一项 Meta 分析显示了更多优势证据，认为 IMT 对呼吸肌无力的患者都有价值[231]。

无创正压通气

Meta 分析显示，COPD 患者运动时接受无创正压通气支持能有效缓解呼吸困难，并改善运动能力[232]。经鼻正压通气每天 2 小时连续 5 天，也能减少非插管 COPD 患者休息状态下的呼吸困难[233]。但是，在一

项对稳定期重度高碳酸血症 COPD 患者进行 3 周部分通气支持的对照研究中发现，长期部分通气支持对减少呼吸困难没有益处，不能改善肺功能[234]。患者对呼吸机长期使用的忍受度是一个主要问题[235, 236]。

框 5-2 饮食期间有助于缓解呼吸困难的患者自我照护策略

- 提前准备食物，进食前预留充足的休息时间
- 少量、多次进食
- 避免高碳水化合物及易产气食物
- 进食时调整身体姿势至自觉呼吸做功最少的体位，并使用缩唇式呼吸
- 进食期间吸氧
- 在两餐之间使用无需咀嚼的液体添加物补充营养
- 在愉悦的环境中进食

支气管扩张剂

对于 COPD 患者，与活动相关的呼吸困难程度与活动期间肺的动态过度充气程度密切相关[80, 207, 237]。支气管扩张剂能降低小气道平滑肌张力，从而促进肺排空，使得运动时动态呼气末肺容积下降。支气管扩张剂对呼吸困难的改善作用，与静态深吸气量增高，V_T 增加有关[117]。有研究显示短效 β_2 受体激动剂能显著减少运动时呼吸困难的发生；但是目前没有公开发表的关于这些药物对日常活动相关呼吸困难影响的研究[208, 238]。有 7 项随机对照研究（RCT）报告了沙美特罗试验后所测定的呼吸困难指数（TDI）降低[239]。不论短效还是长效抗胆碱能支气管扩张剂，相比安慰剂都能减少呼吸困难的发生。大样本随机临床试验通过测定 TDI 比较长效噻托溴铵和安慰剂，发现噻托溴铵能显著降低呼吸困难发生，大于 TDI 的 1 单位 MCID 值[111, 112, 117, 240]。另有 3 项 RCT 显示，通过 TDI 测定呼吸困难，吸入性糖皮质激素

能普遍降低 COPD 患者呼吸困难的严重程度[241, 242]。

要鼓励患者积极主动参与药物与诊疗计划，治疗用药的剂量和频度可根据病情进行调整，无须主管医生医嘱。可采用书面计划执行、医疗回顾和自我管理相结合的方式，在医护人员的支持和肺功能的客观测定工具如峰速仪参数的指导下，哮喘患者能够学习自我调整支气管扩张剂的剂量、用药方案及糖皮质类激素治疗，直至他们再次就医。针对哮喘患者药物自我管理的对照研究显示，药物自我管理能减轻症状[243]，减少资源使用[244]，提高患者的生活质量[245]。COPD 患者药物自我管理的研究发现，抗生素的处方和使用均有所减少，被认为是由于症状减轻的结果[246, 247]。

减少呼吸驱动
氧气治疗

由于呼吸困难与呼吸驱动的关系十分紧密，所以能减少呼吸驱动的治疗（例如氧气治疗和阿片类药物）就可以减少呼吸困难的发生。氧疗能减少颈动脉体化学感受器的信号输出[248]和活动时的通气反应[249-251]。除了通过颈动脉体影响通气外，氧气是否直接作用于中枢而对呼吸困难产生影响仍有争议[30, 99, 252-254]。除了能减少呼吸驱动外，氧气减轻呼吸困难的原因还包括对呼吸肌功能的正面影响[255]和降低肺动脉压力[256]。滴定氧疗剂量以防缺氧的发生[257]。高流量吸氧对运动性呼吸困难可能更有益[249, 256]。患者需要学习根据不同活动强度和症状来调节适合自己的吸氧流量。在一个回顾了 19 个交叉对照研究的系统综述中，有 14 项研究发现 COPD 患者在运动时接受不同流量的移动性氧疗（2-6L/ 分钟）能明显缓解呼吸困难症状[258]。另有两项小样本交叉对照研究显

示，间质性肺病患者在运动期间接受相同流量的移动性氧疗后，呼吸困难症状也得到显著缓解[259, 260]。

患者氧疗同时需注意其他治疗、行为以及情感管理。尽管氧疗处方大多相似，但不同患者如何氧疗常有很大的可变性。应当询问患者当前的治疗方案，以评估他们在活动时对氧气流量的恰当需求。家庭安全措施，如保持氧气管道远离主要通道，不在明火附近或有吸烟的区域使用氧气，这些都应在肺康复治疗过程中予以重视。

药物

阿片类药物与镇静剂。尽管有多项研究显示阿片类药物有助于呼吸困难的治疗[261-264]，但对门诊患者的纵向安慰剂对照研究发现其益处存在不确定性以及一些副作用[264-268]。一篇回顾了 18 项随机双盲对照研究的系统性综述发现，阿片类药物经口服和胃肠外途径给药对治疗呼吸困难鲜有成效[269]。该综述及其他研究[270]未发现雾化吸入阿片类药物对 COPD 或癌症患者呼吸困难治疗有效的证据。

虽然对照研究的结果并不鼓励病情稳定的门诊患者常规使用阿片类药物，但对于经过仔细筛选的疾病终末期患者，该类药物仍可用于治疗呼吸困难[271]。告知患者该类药物可能的风险和副作用非常重要，以便患者和家属一起做出理智的决定。姑息治疗患者的呼吸困难管理计划，应包含阿片类药物的初始剂量及滴定调整的流程。虽然该计划并不直接用于肺康复项目，但阿片类药物用于姑息性治疗时需与患者和家属进行讨论[272]。

抗焦虑治疗。作用于中枢的药物对呼吸困难的治疗作用较为有限。针对 COPD 患者的对照性研究结果显示抗焦虑药并没有明显的益处[155, 268, 273, 274]，但对于明确焦虑是呼吸困难的主要原因的患者，它们可用于控制呼吸困难症状[275, 276]。另一项针对 COPD 患者的研究中，丁螺环酮作为一种非苯二氮䓬类抗焦虑药物，确定能缓解呼吸困难，改善患者的运动耐受能力[277]。所以，明确患者的首要症状是焦虑还是呼吸困难是非常重要的，可以通过询问"你最开始的感觉是什么？"或"是哪种感觉引起了另外的不适？"等类似问题来了解。

抗抑郁药物。关于抗抑郁药物和呼吸困难关系的研究很少，一项小样本病例研究显示，舍曲林作为 5- 羟色胺再摄取抑制剂，25-100 毫克 / 天的剂量有助于治疗呼吸困难，即使对那些原本不把抗抑郁治疗列入治疗的患者也一样[278]。其改善症状的机制尚不清楚，但有人认为可能与药物对情绪或焦虑的作用有关。有两个关于纤维肌痛症引起呼吸困难的病例报道，抗抑郁药阿米替林，对治疗呼吸困难及其他症状均有疗效[279]。

减少外周受体的传入刺激

胸壁振动。对胸壁的振动刺激可以减少实验条件下的呼吸困难[20, 21]。振动必须在患者吸气相同时施予。这种振动形式能缓解呼吸屏气时的不适，运动期间则无效。胸壁同步振动的临床价值仍需进一步探讨。

阿片类药物吸入。根据呼吸道存在阿片受体，吸入阿片类药物能有效缓解呼吸困难，而没有全身用药的副作用。早期的研究显示了有效性[280, 281]，但在后续的对照研究中，发现吸入阿片类药物对改善运动能力和呼吸困难症状方面疗效甚微[270, 282-284]。虽然研究结果尚不一致，但有个案报道证明疾病终末期患者无法口服或皮下给药时可用吸入疗法[7, 285]。吸入用药的最佳剂量则需要个体化滴定至既能缓解症状又没有不能接受的副作用的出现。

风扇。慢性呼吸困难的患者通常会描述其使用风扇通风或产生新鲜空气来缓解呼吸困难发作[46]。在实验研究中，迎面的冷空气能减轻健康受试者对高碳酸血症和吸气阻力负荷增加导致的呼吸困难[286]。虽然该方法尚未在肺疾病患者中测试，但仍可以建议使用冷空气或风扇作为呼吸困难管理的策略之一[287, 288]。

改变患者感受

宣教

先前的研究发现，虽然宣教被认为是行为改变及自我管理的基础，但对 COPD 患者来说，没有结合运动训练的宣教对患者的影响是非常有限的[116, 289, 290]。有些 COPD 自我管理计划只包括教育和有限的技能训练，则不能显著改善症状[291-296]。但是经验性体会是，肺部疾病患者理解关于预期疾病类型、用药和氧疗、呼吸困难自我管理等信息，可以提高他们的生活质量和减少对医疗保健系统的依赖。如一项呼吸困难管理计划，仅包括非运动状态下的放松、反复呼吸训练、节律自我对话和情绪控制，与普通健康宣教极为相似，既不会改善呼吸困难也未能增加 6MWT 距离[292]。包括自我管理宣教、治疗计划、抗生素及类固醇药物处方、最小运动量如家庭训练在内的 COPD 管理项目，已被证明能有效减少医疗资源的使用，但不能改善症状。相反，改善日常活动和运动时的呼吸困难症状可以通过以家庭为基础的训练计划来实现，要强调将训练作为 COPD 患者症状管理计划中不可缺少的组成部分[246, 297, 298]。

但有趣的是，研究发现宣教对哮喘患者的预后是有积极的作用的[299, 300]，同时有两项针对 COPD 患者及一项针对肺癌患者的研究结果与之前的研究结果相反，他们发现不带训练的宣教计划是能够改善呼吸困难症状的。在另一项研究中，一组患者由一名护士负责宣教与咨询工作，其他三组患者（分别接受心理治疗师的非特异性监测；接受有经验心理治疗师的分析性心理治疗；接受有经验心理治疗师的支持性心理治疗），发现只有接受护士宣教组的

患者获得了"呼吸困难持续缓解"[301]。与未接受治疗的对照组相比，经过八期的交互式小组教育课程能显著减少 CRQ 测定的活动时呼吸困难[302]。而另一组肺癌患者在完成以临床为基础的呼吸困难管理项目后，较对照组呼吸困难症状减轻[303, 304]。

肺康复治疗的宣教部分包括自我管理策略也是非常重要，如疾病加重期的早期治疗、呼吸技巧、药物治疗和临终决定。定期监测症状、与基层卫生保健人员共同协定的急性加重期早期识别与个体化治疗计划，都是宣教的基本内容。宣教课程能为患者提供应对疾病的自我照护的方法，并提高他们的主观能动性，以更有效地控制他们的呼吸困难症状[40, 305-307]。提高 COPD 患者管理呼吸困难的能动性[308]以及控制调节困难呼吸感受[3, 41, 309]，对减轻呼吸困难程度或窘迫感觉都有作用。虽然这个发现尚未在其他肺部疾病中得到验证，但预计有相同的作用。

认知行为策略

"自我管理"属认知行为策略。此处介绍的认知行为策略主要用于改变伴或不伴有生理学问题的呼吸困难感受。调节呼吸困难的策略包括社会认知[310]、自我管理[311]、社会支持[312]和病理生理学[313]理论学习[307]。这些策略大多不需要医疗处方，患者可以在任何情况下采取不同的频率和"剂量"来管理自己的呼吸困难症状。慢性疾病每日管理要求患者监测自己机体和情绪状态，以及疾病对情绪、人际关系和各种能力的影响，进而做出恰当的管理决策，遵从推荐的治疗方案，并与医务人员保持沟通交流[314]。患者慢性呼吸困难的自我照护策略如框 5-1 所列，已经在不同肺部疾病之中应用并发现[42, 44, 183]，经过学习，慢性呼吸急促的患者可有效地管理他们的症状，他们所采取的策略会被整合到各自新的自我管理项目中去继续执行。

安慰剂效应也能改善患者对呼吸困难

程度或不适的感受[315, 316]。其可能机制包括对治疗的信心、条件反射、能动性、缓解焦虑、内啡肽释放和反应转变[315, 317-320]。反应转变是指个体对症状感受的转变，通过以下三种途径之一：对测量标准的理解的改变[321]，症状重新定义或给予新的含义，或是患者自身价值观的改变。

注意力相关应对策略。认知行为策略在理论上可以分为注意力分散策略与注意力集中策略。研究发现，如果症状相对短暂，迅速分散注意力对减轻痛苦、增加耐受性比集中注意力去感受有效[322]。在危机或沮丧出现后及时避免外界刺激比集中注意力更有帮助。主动分散注意力，或使自己避免有害刺激，避免对有害刺激作出反应，同时能降低生理和心理干扰，能增进机体对应激原的耐受性与适应性[40]。在呼吸困难急性发作过程中，分散注意力常只有短暂效果。有成人哮喘患者报告用看电视和远离应激原来分散自己的注意力[46]。而对儿童也有各种分散注意力的方法报道，包括听音乐和"行走的同时观察周围例如花和树之类的美好事物"等[323]。

研究发现使用集中注意力应对策略（例如症状监测及信息收集）来应对诸如疼痛之类的慢性症状，能带来更好的疾病调控能力；而采用回避问题的应对策略（例如期盼、祈祷、忽略、拒绝和注意力转移），会导致更多的生理和心理问题以及降低对疾病的调控能力[324, 325]。随着时间的推移，鼓励患者把注意力集中在呼吸困难问题上是必要的，尤其是在急性发作期，有患者表示他们需要集中注意力于呼吸问题上，而让他们分散注意力的建议会使他们更加沮丧[326]。集中注意力的方法包括用药、行动计划、呼吸技巧与日常活动的整合。集中注意力与分散注意力不是相互排斥的，集中注意力于某一方面可以分散患者其他方面的注意力，如 COPD 患者计划外出郊游是一项集中注意力策略，但它同时也分散了患者其他方面的注意力。

放松技术。长期临床观察发现呼吸困难与焦虑往往相互叠加，随着焦虑的增加呼吸急促也会加重，两者呈螺旋式进展，最后导致严重的呼吸困难和恐慌。近年无论是对急诊科 COPD 患者的对照性研究[144]，还是对进行运动平板试验的 COPD 患者[327]，以及在癌症患者的研究中[328]，都发现焦虑与呼吸困难的严重性和进展有关。由于它们的关联性，能减轻焦虑或紧张程度的方法都可能缓解呼吸困难症状。放松技术有降低呼吸频率和增加 VT 的生理学效应，从而改善呼吸效率和减轻呼吸困难[204]。有学者研究了放松技术对 10 例 COPD 患者呼吸困难的影响，对照组给出放松的建议但未给予具体的指导，结果显示虽然在治疗期间放松组患者的呼吸困难明显减轻，但在 4 周后两组的呼吸困难评分是相似的[329]。另一项研究发现，使用放松技术能减轻 COPD 患者焦虑和休息状态下的呼吸困难感受[330]。在这些研究中，呼吸困难的缓解作用不能持续到研究期限之外。但它们确实提供了一些初步证据，指导患者在呼吸困难加重时采取放松技术，以缓解当时的呼吸困难症状。

生物反馈。对人体监测技术的进步促使研究领域快速增长，并用研究结果来指导临床实践[331, 332]。患者能够监测各种生理性参数，如呼气峰值流速和心率，然后把这些数据迅速传输给医疗服务人员。将来患者可将生理参数作为反馈，用以对努力程度与目标达成的监测。各种不同类型的生物反馈能降低呼吸频率、缩短机械通气撤机时间和减少矛盾呼吸的发生，还能增加潮气量和气道直径，但还没有研究生物反馈和呼吸困难的直接联系[333, 334]。由于肺动态过度充气是发生呼吸困难的主要机制之一[207]，所以应该重视帮助患者改变呼吸形式。

有研究者在 39 名 COPD 患者中，比较了通气反馈结合踏车运动、单独通气反馈或单独踏车运动对运动耐力和呼吸困难的影响，历时 6 周共 18 个周期。反馈的目的是训练患者在运动期间延长呼气时间并保持足够的 V_T。通过听和看显示在屏幕上的吸气和呼气指示标志（移动的水平杆）作为呼吸的通气反馈，当呼气时间结束时会听到提示音。6 周后，与单独接受通气反馈组相比，通气反馈结合踏车运动实验组的运动持续时间显著增加，呼吸困难和呼吸形式参数，包括分钟通气量、V_T、呼吸频率和呼气时间，均有显著改善[209]。

另有研究者[335]做了呼吸训练计划的可行性和结果调查，目的在于通过心率变异性生物反馈和步行脉搏血氧饱和度反馈来指导患者的呼吸形式。与本章内容密切相关的研究目标，是在 6MWT 后通过 Borg 评分测定的呼吸困难严重度和窘迫感，以及通过改良的肺功能状态和呼吸困难问卷（PFSDQ-M）测定的活动时呼吸困难程度。20 名 COPD 患者参加了每周 5 次的心率变异性生物反馈，其中包括一个计算机控制的频度刺激，要求患者的呼吸与之相匹配。然后，该反馈被显示变异性心率信号所代替，要求患者进行尽力配合。随后患者在家中进行为期四周的监测血氧饱和度的步行活动。这项观察性研究结果显示，患者的呼吸频率下降，VT 增加，6MWT 的距离和呼吸困难程度均显著改善，PFSDQ-M 测定的自我报告活动受限也有显著改善。

音乐。听音乐能影响认知和情绪，分散人的注意力，他们不一样从而改变大脑对内部感官信息的关注度[336]。Thornby 等[337]发现，在运动平板的不同运动级别中，听音乐的 COPD 患者感受到的"呼吸费力"程度都比听到枯燥噪声或安静的患者要低。最近一项针对在家步行时听音乐的研究中，24 名 COPD 患者在研究进行的第 2 周时感觉到呼吸困难明显减轻，但是在 5

周研究结束时，他们的焦虑和呼吸困难程度却没有显著变化[338]。另一研究对 30 名 COPD 患者采用交叉设计评估在家行走时音乐对呼吸困难和焦虑的影响。受试者分别在没有听音乐或听经过挑选的音乐的状态下行走 10 分钟。研究发现受试者听或不听音乐步行时呼吸困难或焦虑水平没有显著差异[339]。

意象导引。意象导引是另一种能使转移患者注意力的方法，可被用于采取舒适体位时或训练时。要求患者放开思维进行想象至任何理想的场景，注意力集中在除呼吸不适之外的任何事物。临床上，当患者使用某种意象导引时，如患者把他们正在行走的地方想象或假想成他们喜欢的地方，似乎能步行更长距离，承受更大程度的呼吸困难。然而，在一项观察性研究[340]和一项包括 26 名 COPD 患者的 RCT 研究[341]中，后一项中有 13 名受试者接受 6 期的意象导引训练，另 13 名为对照组，均没有发现显著的呼吸困难变化。两项研究中的呼吸困难评估均在静息时，而不是在运动期间。

穴位按摩和针灸。针灸和穴位按摩对呼吸困难的作用尚不能从极少量已发表的小样本研究中得到确认。但是确有证据表明能部分减轻呼吸困难，因此这种"辅助"治疗方法是值得继续研究的。因为有研究显示阿片类药物能缓解呼吸困难，而针灸被认为能引起内源性阿片释放，所以 Jobst 等[342]假设针灸可以缓解呼吸困难，并对 24 名 COPD 伴呼吸困难患者进行 3 周 13 疗程的"传统"和"安慰性"针灸效果对比。两组患者通过两种不同量表测定的呼吸困难和 6MWT 结束时的呼吸困难程度均有改善，且针灸治疗组比安慰组改善更明显。

Filshie 等[343]研究了针灸疗法对 20 名癌症相关的呼吸困难患者的作用。20 名患者由经验丰富的针灸师给予四个部位的针灸（上胸骨两针、双手各一针），每针保留 90 分钟。70% 的患者报告呼吸急促和焦虑症状得到明显改善，改善在 90 分钟时达到峰值并持续 6 小时。在该项非对照性研究中，症状的缓解是由于治疗还是由于 90 分钟期间经管护士的安慰起了作用尚等确认。

Maa 等[344, 345]发表了两项关于穴位按摩和针灸疗法不同结果的研究。一项是单盲交叉研究，观察在肺康复治疗计划中加入穴位按摩是否能进一步改善呼吸困难。31 例 COPD 患者每日进行穴位按摩 6 周，交替使用"假"穴位按摩 6 周。通过 VAS 评估，发现在穴位按摩期间呼吸困难的发生比在"假"穴位按摩期间明显减少。但是这些差异在 Borg 量表中没有体现[344]。随后，他们[345]将 41 名哮喘患者随机分配为单独标准治疗（SC），和 SC 加上 20 次穴位按摩或 SC 加上患者自己穴位按摩三组，历时 8 周。8 周以后的 VAS 和改良 Borg 量表测定发现，所有三组患者的呼吸困难都有轻度改善，组内或各组间比较没有统计学显著差异[345]。

一组来自台湾的研究[346]把 44 名 COPD 患者随机配对分成真穴位按摩组或假穴位按摩组，16 分钟一次每周 5 次共 4 周后，用 PFSDQ-M[127]测定的呼吸困难，6MWT，由 Spielberger 的状态 - 特质焦虑量表测定的焦虑状态及氧饱和度等方面，真穴位按摩组比假穴位按摩组均有改善。

社会支持。提供情感和信息上的支持（教育）可以缓解慢性疾病患者的压力[347]，改善自我管理和适应疾病的能力，并改善功能状态[348, 349]，甚至可以通过改善免疫功能来减少 COPD 患者急性发作的次数[350]。一项横断面调查发现，记忆中的呼吸困难强度与社会支持网络中的人员数量和患者与他们接触的频率有关[351]。需要注意的是，相同的帮助、情感交流或社会支持对部分患者有帮助，但对有些可能没有帮助。社会支持的积极影响取决于个体对支持资源的类型、数量、来源、时机和控制力的偏好[347, 352]。对某项任务的具体的社会支持比普适性的支持更有效。如专注于锻炼的开始或保持的社会支持有助于患者对锻炼的坚持[353, 354]。从经历过相同症状并成功应用某些策略来缓解症状的他人身上进行替代学习，是一种强大的自我效能增长经历，使个体产生一种共享、接纳、常态化的共同感觉[355, 356]。加入某个团队，或参加教育项目或许能改变患者的行为，如戒烟项目或坚持一种锻炼计划[357]。肺康复治疗项目使患者有机会知道他们并不孤独并可向他人学习相关的经验和方法。肺康复项目中的社会支持可能是减轻症状和改善生活质量的重要促成因素之一[358]。

另一方面，有些呼吸困难患者更喜欢孤立自己，减少与朋友和家人的交流[359]。在某些急性状态下，患者孤立于他人可能是有益的。COPD 患者呼吸困难急性发作时不能自己独处与症状加重和心理状态不好有关[359]。建议医疗服务人员和家人在 COPD 患者出现严重呼吸困难时，可允许他们独处[326]。

单独进行运动训练和结合肺康复治疗的运动训练

综合性肺康复计划常包括大多数或全部列于框 5-1 中的治疗干预措施。许多 RCT 显示这种干预措施的结合能改善实验室条件下的锻炼和日常活动期间的呼吸困难症状[3, 289, 360]。

运动训练

运动训练是改善呼吸困难的重要方法[3, 116, 289, 361]。运动训练的目的是将在肺康复项目中经指导的训练（如运动平板步行，自行车或两者均有）获得的能力及呼吸困难改善转移和保持到日常生活活动中来。由于没有改善呼吸困难相关的有效运动量的确切研究结论，运动训练最佳持续时间仍然是一个问题[289, 362]。包含 14 项临床试验的一项 meta 分析强烈支持至少 4 周的肺康复治疗联合运动训练，以获得通过 CRQ 测定的临床和统计学上的活动时呼吸困难显著改善[309]。大多数作者建议运动训练计划至少包括 20 次的训练，每周至少 3 次[3]。只进行运动训练被证实也能减少呼吸困难的发生[139, 363]。尽管大部分训练相关的研究都使用的是运动平板或自行车作为训练工具，但上、下肢的肌肉负重训练也能改善运动能力和缓解呼吸困难[364]。因为上肢活动对于 COPD 患者来说特别困难，所以对这些肌肉进行训练可能会对日常活动时（如洗漱）的呼吸困难产生重要作用[363, 365, 366]。

如前所述，单一运动训练也能减少呼吸困难的发生[139, 363]。可能的机制是运动训练能在真正意义上减少乳酸的产生，从而减少对呼吸的刺激[367]；机械效率增加（如步幅增加[368]）能够降低在特定活动中的氧消耗和通气需求[116]。有研究发现，运动训练即使未能改变运动效能或机械效率也可以减轻呼吸困难[364]。运动后呼吸困难缓解而生理性指标没有变化，可能是由于其他生理性因素的变化引起，如呼吸和周围肌肉力量的改善[369]，特定活动时氧消耗和通气需求降低[116]，或呼吸形式改变使运动中的肺过度充气减轻[3, 118, 370]。对不伴有生理参数变化的运动后呼吸困难改善的其他解释包括安慰剂效应[371]，以往的通气经验[372]，更放松的步态[373]，练习的作用[94]，感觉适应[374]，或反应转移型安慰剂效应[320, 375]。有人提出在保证安全的监测条件下，可使患者暴露于大于平时产生呼吸困难的活动强度，从而使呼吸困难脱敏或减轻。这种暴露使患者有机会采取应对策略，形成更有效的技巧[336]，以提高患者应对呼吸困难症状的自我控制能力[41]。

慢性呼吸困难患者通常知道引起自己出现呼吸困难的活动量，并且能够把活动量调节到正好感知呼吸困难的水平[128, 376]。可以指导患者根据心率和呼吸困难程度来监测他们的日常运动训练水平和时间[71, 86, 87]。COPD 患者能够根据呼吸困难程度和心率来准确可靠地制定并完成实验室的预期运动强度[71]。当患者的呼吸困难逐渐加重时，应鼓励他们增加运动强度，并提醒他们在活动时感到呼吸急促是可以的。临床上能减轻患者对某一活动强度的呼吸困难感知的方法，是鼓励患者活动到比通常发生呼吸困难更大的强度，同时指导患者采用正确的呼吸方式比如 PLB。如果这种方法能在有患者信任同伴参与的支持环境中进行，会增加患者通过自己行动来控制症状的能力和信心，减少呼吸困难产生的痛苦感觉[377]。用于减少患者运动时的呼吸困难感受的训练策略包括设立短期训练目标，完善通气方法和放松技巧，小幅度增加运动负荷或持续时间，通过意象导引分散注意力，生理性指标反馈[378]。

补充运动方式

诸如瑜伽或太极式运动训练是严重呼吸困难患者有氧或耐力训练的替代方式。这些运动方式可以使患者得到放松、平静、平衡，并且可以促进包括深慢呼吸在内的呼吸形态的转变。早期有关于瑜伽训练只有男性受试者参与的小样本研究显示，瑜伽训练可以减轻呼吸困难。另一项有男女性参与的小样本 RCT 发现，专门为 COPD 患者制定的瑜伽训练项目是安全的，能改善呼吸困难引起的不适、呼吸功能状态及周围肌群的肌力[379, 380]。

结语

呼吸困难是一种只能由患者自己评定的复杂的主观症状。它由呼吸中枢对各种信息的集中处理，并整合了个体在心理和智力方面的因素。近 30 年来有很多这方面的研究，但目前尚不清楚是否存在对呼吸困难感受的共同传导通路。这种呼吸困难感受来源于多种生理、心理、社会和环境因素之间的相互作用，并可能诱发次级的生理和行为反应。很明显呼吸困难不是单纯一种感觉，而是许多感觉的综合，并且其细微差别在某种程度上与刺激性因素（如生理功能障碍）有关。刺激通气可使呼吸困难加剧。

呼吸困难可能由任何器官的疾病引起，无论是由于对呼吸系统的影响，还是通气需求的增加，或是对呼吸泵的抑制都会引起呼吸困难。呼吸困难的诊断需要涵盖多种病因的综合数据。呼吸困难原因不明时，通过一系列静态和运动时的心肺功能评估，通常能发现其原因。在肺康复计划开始前，应当对呼吸困难进行评估，并通过询问"呼吸困难病史"来了解症状对患者的影响。几个标准化的调查问卷可用于测定回忆与日常活动相关的呼吸困难。还需要患者在运动训练进行之前、进行中和进行后对呼吸困难进行评分。也可以指导患者在家中运动期间对自己的呼吸困难程度评级，以制定训练目标。

在明确疾病诊断的基础上治疗呼吸困难是最有效的。若患者的基础疾病治疗并不充分，对呼吸困难症状的治疗也同样重要。在肺康复治疗计划中，有关呼吸困难的管理、药物治疗、运动训练、氧疗和强化肌肉锻炼的整合式教育指导，有助于患者控制或增加对这种致残性慢性症状的耐受性（图 5-3）。

与其他症状一样，呼吸困难的发生受许多因素的影响，包括教育、文化背景、对疾病的认知、情绪状态、身体的专注程度、既往病史以及对引起症状的活动强度判断，有时还涉及诉讼问题（如工伤）等。即使在生理学证据不充足的情况下，改变呼吸困难的主观感受是治疗的重点。

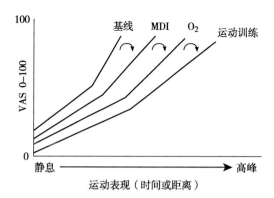

图 5-3　呼吸困难和运动训练的关系，取决于治疗的类型和量。图中显示了各种治疗手段对呼吸困难运动反应的效果。支气管扩张剂、氧疗和运动训练分别能在达到呼吸困难最大耐受程度之前，增加患者做功和训练量。每种治疗的相对优势视个体情况而不同。呼吸困难的最大耐受程度倾向于保持在同一水平。MDI，定量吸入雾化器；VAS，视觉模拟量表

（徐诗行 译　段开亮 校）

参考文献

1. Pulmonary rehabilitation: joint ACCP/AACVPR evidence-based guidelines. ACCP/AACVPR Pulmonary Rehabilitation Guidelines Panel. American College of Chest Physicians. American Association of Cardiovascular and Pulmonary Rehabilitation, Chest 112:1363-1396, 1997, 2.
2. Mahler DA, O'Donnell DE: Lung biology in health and disease, vol. 208, ed 2: Dyspnea: mechanisms, measurement, and management, Boca Raton, Fla, 2005, CRC Press/Taylor & Francis.
3. Nici L, Donner C, Wouters E et al: American Thoracic Society/European Respiratory Society statement on pulmonary rehabilitation, Am J Respir Crit Care Med 173:1390-1413, 2006.
4. Dyspnea. Mechanisms, assessment, and management: a consensus statement. American Thoracic Society, Am J Respir Crit Care Med 159:321-340, 1999.
5. Comroe JH: Some theories of the mechanisms of dyspnea. In Howell JBL, Campbell EJM, editors: Breathlessness, Oxford, 1966, Blackwell Scientific, pp 1-7.
6. O'Donnell DE, Banzett RB et al: Pathophysiology of dyspnea in chronic obstructive pulmonary disease: a roundtable, Proc Am Thorac Soc 4: 145-168, 2007.
7. Stulbarg MS, Adams L: Dyspnea. editors: In Mason RJ, Broaddus VC, Murray JF, Nadel JA, editors: Murray and Nadel's textbook of respiratory medicine, vol 2, ed 4, Philadelphia, 2005, WB Saunders, pp 815-830.

8. Carrieri-Kohlman V, Stulbarg M: Dyspnea. In Carrieri-Kohlman V, Lindsey A, West C, editors: Pathophysiological phenomena in nursing: human responses to illness, ed 3, St. Louis, 2003, WB Saunders, pp 175-208.

9. Mahler DA: Mechanisms and measurement of dyspnea in chronic obstructive pulmonary disease, Proc Am Thorac Soc 3:234-238, 2006.

10. Demediuk BH, Manning H, Lilly J et al: Dissociation between dyspnea and respiratory effort, Am Rev Respir Dis 146:1222-1225, 1992.

11. Wilcock A, Crosby V, Hughes A et al: Descriptors of breathlessness in patients with cancer and other cardiorespiratory diseases, J Pain Symptom Manage 23:182-189, 2002.

12. Simon PM, Schwartzstein RM, Weiss JW et al: Distinguishable types of dyspnea in patients with shortness of breath, Am Rev Respir Dis 142:1009-1014, 1990.

13. Simon PM, Schwartzstein RM, Weiss JW et al: Distinguishable sensations of breathlessness induced in normal volunteers, Am Rev Respir Dis 140:1021-1027, 1989.

14. Killian KJ, Gandevia S, Summers E et al: Effect of increased lung volume on perception of breathlessness, effort and tension, J Appl Physiol 57:686-691, 1984.

15. Campbell EJM, Gandevia SC, Killian KJ et al: Changes in the perception of inspiratory resistive loads during partial curarization, J. Physiol (London) 309:93-100, 1980.

16. O'Donnell DE, Webb KA: Exertional breathlessness in patients with chronic airflow limitation: the role of lung hyperinflation, Am Rev Respir Dis 148:1351-1357, 1993.

17. Gandevia SC, Macefield G: Projection of low threshold afferents from human intercostal muscles to the cerebral cortex, Respir Physiol 77:203-214, 1989.

18. Homma I, Obata T, Sibuya M et al: Gate mechanism in breathlessness caused by chest wall vibrations in humans, J Appl Physiol 56:8-11, 1984.

19. Altose MD, Syed I, Shoos L: Effects of chest wall vibration on the intensity of discharge during constrained breathing, Proc Int Union Physiol Sci 17:288, 1989.

20. Nakayama H, Shibuya M, Yamada M et al: In-phase chest wall vibration decreases dyspnea during arm elevation in chronic obstructive pulmonary disease patients [see comments], Intern Med 37:831-835, 1998.

21. Cristiano LM, Schwartzstein RM: Effect of chest wall vibration on dyspnea during hypercapnia and exercise in chronic obstructive pulmonary disease, Am J Respir Crit Care Med 155:1552-1559, 1997.

22. Banzett RB, Lansing RW, Brown R: High level quadriplegics perceive lung volume change, J Appl Physiol 62:567-573, 1987.

23. Manning HL, Shea SA, Schwartzstein RM et al: Reduced tidal volume increases air'hunger' at fixed PCO2 in ventilated quadriplegics, Respir Physiol 90:19-30, 1992.

24. Davies SF, McQuaid KR, Iber C et al: Extreme dyspnea from unilateral pulmonary venous obstruction: demonstration of a vagal mechanism and relief by right vagotomy, Am Rev Respir Dis 136:184-188, 1987.

25. Guz A, Noble MIM, Eisele JH et al: Experimental results of vagal block in cardiopulmonary disease. In Porter R, editor: Breathing: Hering Breuer Centenary Symposium, London, 1970, Churchill, pp 315-329.

26. Taguchi O, Kikuchi Y, Hida W et al: Effects of bronchoconstriction and external resistive loading on the sensation of dyspnea, J Appl Physiol 71:2183-2190, 1991.

27. Gandevia SC, Killian K, McKenzie DK et al: Respiratory sensations, cardiovascular control, kinaesthesia and transcranial stimulation during paralysis in humans, J Physiol (Lond) 470:85-107, 1993.

28. Banzett RB, Lansing RW, Reid MG et al: "Air hunger" arising from increased PCO2 in mechanically ventilated quadriplegics, Respir Physiol 76:53-68, 1989.

29. Banzett RB, Lansing RW, Brown R et al: "Air hunger" from increased PCO2 persists after complete neuromuscular block in humans, Respir Physiol 81:1-17, 1990.

30. Lane R, Cockcroft A, Adams L et al: Arterial oxygen saturation and breathlessness in patients with chronic obstructive airways disease, Clin Sci 72:693-698, 1987.

31. Chonan T, Mulholland MB, Leitner J et al: Sensation of dyspnea during hypercapnia, exercise, and voluntary hyperventilation, Arch Intern Med 150:1604-1613, 1990.

32. Chetta A, Gerra G, Foresi A et al: Personality profiles and breathlessness perception in outpatients with different gradings of asthma, Am J Respir Crit Care Med 157:116-122, 1998.

33. Dudgeon DJ, Lertzman M, Askew GR: Physiological changes and clinical correlations of dyspnea in cancer outpatients, J Pain Symptom Manage 21:373-379, 2001.

34. Gift AG, Plaut SM, Jacox A: Psychologic and physiologic factors related to dyspnea in subjects with chronic obstructive pulmonary disease, Heart Lung 15:595-601, 1986.

35. van Manen JG, Bindels PJ, Dekker FW et al: Risk of depression in patients with chronic obstructive pulmonary disease and its determinants, Thorax 57:412-416, 2002.

36. van Ede L, Yzermans CJ, Brouwer HJ: Prevalence of depression in patients with chronic obstructive pulmonary disease: a systematic review, Thorax 54:688-692, 1999.

37. Janson C, Bjornsson E, Hetta J et al: Anxiety and depression in relation to respiratory symptoms and asthma, Am J Respir Crit Care Med 149:930-934, 1994.

38. Nguyen HQ, Carrieri-Kohlman V: Dyspnea self-management in patients with chronic obstructive pulmonary disease: moderating effects of depressed mood, Psychosomatics 46:402-410, 2005.

39. Meek PM: Influence of attention and judgment on perception of breathlessness in healthy individuals and patients with chronic obstructive pulmonary disease, Nurs Res 49:11-19, 2000.

40. Cioffi D: Beyond attentional strategies: a cognitive–perceptual model of somatic interpretation, Psychol Bull 109:25-41, 1991.

41. Davis AH, Carrieri-Kohlman V, Janson SL et al: Effects of treatment on two types of self-efficacy in people with chronic obstructive pulmonary disease, J Pain Symptom Manage 32:60-70, 2006.

42. Janson-Bjerklie S, Ferketich S, Benner P et al: Clinical markers of asthma severity and risk: importance of subjective as well as objective factors, Heart Lung 21:265-272, 1992.

43. Pennebaker JW: Psychological factors influencing the reporting of physical symptoms. In Stone AA, Turkkan JS, Bachrach CA, Jobe JB et al, editors: The science of self-report: implications for research and practice, Mahwah, NJ, 2000, Lawrence Erlbaum Associates, pp 299-316.

44. Brown ML, Carrieri V, Janson B et al: Lung cancer and dyspnea: the patient's perception, Oncol Nurs Forum 13:19-24, 1986.

45. Meek PM, Lareau SC: Critical outcomes in pulmonary rehabilitation: assessment and evaluation of dyspnea and fatigue, J Rehabil Res Dev 40(5 Suppl 2):13-24, 2003.

46. Janson-Bjerklie S, Kohlman-Carrieri V, Hudes M: The sensations of pulmonary dyspnea, Nurs Res 35:154-159, 1986.

47. Hardie GE, Janson S, Gold WM et al: Ethnic differences: word descriptors used by African-American and white asthma patients during induced bronchoconstriction, Chest 117:935-943, 2000.

48. Price DD, Harkins SW: The affective–motivational dimension of pain: a two stage model, Am Pain Soc J 1:229-239, 1992.

49. Gracely R, McGrath P, Dubner R: Validity and sensitivity of ratio scales of sensory and affective verbal pain descriptors: manipulation of affect by diazepam, Pain 2:19-29, 1978.

50. Carrieri-Kohlman V, Gormley JM, Douglas MK et al: Differentiation between dyspnea and its affective components, West J Nurs Res 18:626-642, 1996.

51. Corfield DR, Fink GR, Ramsay SC et al: Evidence for limbic system activation during CO2-stimulated breathing in man, J Physiol 488:77-84, 1995.

52. Liotti M, Brannan S, Egan G et al: Brain responses associated with consciousness of breathlessness (air hunger), Proc Natl Acad Sci USA 98:2035-2040, 2001.

53. Banzett RB, Mulnier HE, Murphy K et al: Breathlessness in humans activates insular cortex, Neuroreport 11:2117-2020, 2000.

54. Peiffer C, Poline JB, Thivard L et al: Neural substrates for the perception of acutely induced dyspnea, Am J Respir Crit Care Med 163:951-957, 2001.

55. Brannan S, Liotti M, Egan G et al: Neuroimaging of cerebral activations and deactivations associated with hypercapnia and hunger for air, Proc Natl Acad Sci USA 98:2029-2034, 2001.

56. Parsons LM, Egan G, Liotti M et al: Neuroimaging evidence implicating cerebellum in the experience of hypercapnia and hunger for air, Proc Natl Acad Sci USA 98:2041-2046, 2001.

57. Evans KC, Banzett RB, Adams L et al: BOLD fMRI identifies limbic, paralimbic, and cerebellar activation during air hunger, J Neurophysiol 88:1500-1511, 2002.

58. Evans K, Banzett R, McKay L et al: MRI identifies limbic cortex activation correlated with air hunger in healthy humans, FASEB J 14:A645, 2000.

59. Banzett RB, Moosavi SH: Dyspnea and pain: similarities and contrasts between two very unpleasant sensations, APS Bull 11:1-8, 2001.

60. Nguyen HQ, Altinger J, Carrieri-Kohlman V et al: Factor analysis of laboratory and clinical measurements of dyspnea in patients with chronic obstructive pulmonary disease, J Pain Symptom Manage 25:118-127, 2003.

61. Mahler DA, Harver A: A factor analysis of dyspnea ratings, respiratory muscle strength, and lung function in patients with chronic obstructive pulmonary disease, Am Rev Respir Dis 145:467-470, 1992.

62. Hajiro T, Nishimura K, Tsukino M et al: Analysis of clinical methods used to evaluate dyspnea in patients with chronic obstructive pulmonary disease, Am J Respir Crit Care Med 158:1185-1189, 1998.

63. Ries AL: Impact of chronic obstructive pulmonary disease on quality of life: the role of dyspnea, Am J Med 119(10 Suppl 1):12-20, 2006.

64. Schlecht NF, Schwartzman K, Bourbeau J: Dyspnea as clinical indicator in patients with chronic obstructive pulmonary disease, Chron Respir Dis 2:183-191, 2005.

65. Jones PW, Baveystock CM et al: Relationships between general health measured with the sickness impact profile and respiratory symptoms, physiological measures, and mood in patients with chronic airflow limitation, Am Rev Respir Dis 140:1538-1543, 1989.

66. Curtis JR, Deyo RA, Hudson LD: Pulmonary rehabilitation in chronic respiratory insufficiency. 7. Health-related quality of life among patients with chronic obstructive pulmonary disease, Thorax 49:162-170, 1994.

67. Brolin SE, Cecins NM, Jenkins SC: Questioning the use of heart rate and dyspnea in the prescription of exercise in subjects with chronic obstructive pulmonary disease, J Cardiopulm Rehabil 23:228-234, 2003.

68. Mahler D: Breathlessness in chronic obstructive pulmonary disease. In Adams L, Guz A, editors: Respiratory sensation, New York, 1996, Marcel Dekker, p 242.

69. ATS Committee on Proficiency Standards for Clinical Pulmonary Function Laboratories: ATS statement: guidelines for the six-minute walk test, Am J Respir Crit Care Med 166:111-117, 2002.

70. Sciurba F, Criner GJ, Lee SM et al: Six-minute walk distance in chronic obstructive pulmonary disease: reproducibility and effect of walking course layout and length, Am J Respir Crit Care Med 167:1522-1527, 2003.

71. Mejia R, Ward J, Lentine T et al: Target dyspnea ratings predict expected oxygen consumption as well as target heart rate values, Am J Respir Crit Care Med 159:1485-1489, 1999.

72. Carrieri-Kohlman V, Dudgeon D: Multidimensional assessment of dyspnea. In Booth S, Dudgeon D, editors: Dyspnoea in advanced disease: a guide to clinical management, New York, 2006, Oxford University Press, pp 19-37.

73. Mahler DA: Measurement of dyspnea: clinical ratings. In Mahler DA, O'Donnell DE, editors: Lung biology in health and disease, vol 208, ed 2: Dyspnea: mechanisms, measurement, and management, Boca Raton, Fla, 2005, CRC Press/Taylor & Francis, pp 147-165.

74. Mahler DA: Measurement of dyspnea ratings during exercise. In Mahler DA, O'Donnell DE, editors: Lung biology in health and disease, vol 208, ed 2: Dyspnea: mechanisms, measurement, and management, Boca Raton, Fla, 2005, CRC Press/Taylor & Francis, pp 167-182

75. Guyatt GH, King DR, Feeny DH et al: Generic and specific measurement of health-related quality of life in a clinical trial of respiratory rehabilitation, J Clin Epidemiol 52:187-192, 1999.

76. Berry MJ, Rejeski WJ, Adair NE et al: Exercise rehabilitation and chronic obstructive pulmonary disease stage, Am J Respir Crit Care Med 160:1248-1253, 1999.

77. Ries AL, Kaplan RM, Myers R et al: Maintenance after pulmonary rehabilitation in chronic lung disease: a randomized trial, Am J Respir Crit Care Med 167:880-888, 2003.

78. Schwartzstein RM: Language of dyspnea. In Mahler DA, O'Donnell DE, editors: Lung biology in health and disease, vol 208, ed 2: Dyspnea: mechanisms, measurement, and management, Boca Raton, Fla, 2005, CRC Press/Taylor & Francis, pp 115-146.

79. Mahler DA, Harver A, Lentine T: Descriptors of breathlessness in cardiorespiratory diseases, Am J Respir Crit Care Med 154:1357-1363, 1996.

80. O'Donnell DE, Bertley JC, Chau LK et al: Qualitative aspects of exertional breathlessness in chronic airflow limitation: pathophysiologic mechanisms, Am J Respir Crit Care Med 155:109-115, 1997.

81. O'Donnell DE, Chau L, Webb KA: Qualitative aspects of exertional dyspnea in patients with interstitial lung disease, J Appl Physiol 84:2000-2009, 1998.

82. Donesky-Cuenco D, Janson S, Neuhaus J et al: Adherence to a home walking prescription in patients with chronic obstructive pulmonary disease, Heart Lung 36:348-363, 2007.

83. Mahler D, Fierro-Carrion G, Baird JC: Mechanisms and measurement of exertional dyspnea. In Weisman I, Zeballos R, editors: Progress in respiratory research, vol 32: clinical exercise testing, Basel, 2002, Karger, pp 72-80.

84. Mahler DA, Mejia-Alfaro R, Ward J et al: Continuous measurement of breathlessness during exercise: validity, reliability, and responsiveness, J Appl Physiol 90:2188-2196, 2001.

85. Harty HR, Heywood P, Adams L: Comparison between continuous and discrete measurements of breathlessness during exercise in normal subjects using a visual analogue scale, Clin Sci (Lond) 85:229-236, 1993.

86. Horowitz MB, Littenberg B, Mahler DA: Dyspnea ratings for prescribing exercise intensity in patients with COPD, Chest 109:1169-1175, 1996.

87. Horowitz MB, Mahler DA: Dyspnea ratings for prescription of cross-modal exercise in patients with COPD, Chest 113:60-64, 1998.

88. Gift AG, Narsavage G: Validity of the Numeric Rating Scale as a measure of dyspnea, Am J Crit Care 7:200-204, 1998.

89. Gift AG: Validation of a vertical visual analogue scale as a measure of clinical dyspnea, Rehabil Nurs 14:323-325, 1989.

90. Aitken RCB: Measurement of feelings using visual analogue scales, Proc R Soc Med 62:989-993, 1969.

91. Lush MT, Janson BS, Carrieri VK et al: Dyspnea in the ventilator-assisted patient, Heart Lung 17:528-535, 1988.

92. Wilson RC, Jones PW: A comparison of the Visual Analogue Scale and modified Borg Scale for the measurement of dyspnoea during exercise, Clin Sci 76:277-282, 1989.

93. Muza SR, Silverman MT, Gilmore GC et al: Comparison of scales used to quantitate the sense of effort to breathe in patients with chronic obstructive pulmonary disease, Am Rev Respir Dis 141:909-913, 1990.

94. Mador MJ, Kufel TJ: Reproducibility of Visual Analog Scale measurements of dyspnea in patients with chronic obstructive pulmonary disease, Am Rev Respir Dis 146:82-87, 1992.

95. Mahler DA, Faryniarz K, Lentine T et al: Measurement of breathlessness during exercise in asthmatics: predictor variables, reliability, and responsiveness, Am Rev Respir Dis 144:39-44, 1991.

96. Borg G: Subjective effort and physical activities, Scand J Rehabil Med 6:108-113, 1978.

97. Borg GA: Psychophysical bases of perceived exertion, Med Sci Sports Exerc 14:377-381, 1982.

98. Burdon JG, Juniper EF, Killian KJ et al: The perception of breathlessness in asthma, Am Rev Respir Dis 126:825-828, 1982.

99. Adams L, Chronos N, Lane R et al: The measurement of breathlessness induced in normal subjects: validity of two scaling techniques, Clin Sci 69:7-16, 1985.

100. Kendrick KR, Baxi SC, Smith RM: Usefulness of the modified 0-10 Borg Scale in assessing the degree of dyspnea in patients with COPD and asthma, J Emerg Nurs 26:216-222, 2000.

101. Fletcher CM, Elmes P, Fairbairn A et al: The significance of respiratory symptoms and the diagnosis of chronic bronchitis in a working population, BMJ 2:257-266, 1959.

102. Celli BR, MacNee W: ATS/ERS Task Force: Standards for the diagnosis and treatment of patients with COPD: a summary of the ATS/ERS position paper, Eur Respir J 23:932-946, 2004.

103. Bestall JC, Paul EA, Garrod R et al: Usefulness of the Medical Research Council (MRC) Dyspnoea Scale as a measure of disability in patients with chronic obstructive pulmonary disease, Thorax 54:581-586, 1999.

104. Hajiro T, Nishimura K, Tsukino M et al: A comparison of the level of dyspnea vs. disease severity in indicating the health-related quality of life of patients with COPD, Chest 116:1632-1637, 1999.

105. Nishimura K, Izumi T, Tsukino M et al: Dyspnea is a better predictor of 5-year survival than airway obstruction in patients with COPD, Chest 121:1434-1440, 2002.

106. Mahler DA, Wells CK: Evaluation of clinical methods for rating dyspnea, Chest 93:580-586, 1988.

107. Mahler DA, Rosiello RA, Harver A et al: Comparison of clinical dyspnea ratings and psychophysical measurements of respiratory sensation in obstructive airway disease, Am Rev Respir Dis 135:1229-1233, 1987.

108. Celli BR, Cote CG, Marin JM et al: The body-mass index, airflow obstruction, dyspnea, and exercise capacity index in chronic obstructive pulmonary disease, N Engl J Med 350:1005-1012, 2004.

109. Mahler DA, Weinberg DH, Wells CK et al: The measurement of dyspnea: contents, interobserver agreement, and physiologic correlates of two new clinical indexes, Chest 85:751-758, 1984.

110. Guyatt GH, Berman LB, Townsend M et al: A measure of quality of life for clinical trials in chronic lung disease, Thorax 42:773-778, 1987.

111. Casaburi R, Mahler DA, Jones PW et al: A long-term evaluation of once-daily inhaled tiotropium in chronic obstructive pulmonary disease, Eur Respir J 19:217-224, 2002.

112. Vincken W, van Noord JA, Greefhorst AP et al: Improved health outcomes in patients with COPD during 1 yr's treatment with tiotropium, Eur Respir J 19:209-216, 2002.

113. Lisboa C, Munoz V, Beroiza T et al: Inspiratory muscle training in chronic airflow limitation: comparison of two different training loads with a threshold device, Eur Respir J 7:1266-1274, 1994.

114. Martinez FJ, de Oca MM, Whyte RI et al: Lung-volume reduction improves dyspnea, dynamic hyperinflation, and respiratory muscle function, Am J Respir Crit Care Med 155:1984-1990, 1997.

115. Reardon J, Awad E, Normandin E et al: The effect of comprehensive outpatient pulmonary rehabilitation on dyspnea, Chest 105:1046-1052, 1994.

116. Ries AL, Kaplan RM, Limberg TM et al: Effects of pulmonary rehabilitation on physiologic and psychosocial outcomes in patients with chronic obstructive pulmonary disease, Ann Intern Med 122:823-832, 1995.

117. O'Donnell DE, Fluge T, Gerken F et al: Effects of tiotropium on lung hyperinflation, dyspnoea and exercise tolerance in COPD, Eur Respir J 23:832-840, 2004.

118. O'Donnell DE, McGuire M, Samis L et al: The impact of exercise reconditioning on breathlessness in severe chronic airflow limitation, Am J Respir Crit Care Med 152:2005-2013, 1995.

119. Mahler DA, Wire P, Horstman D et al: Effectiveness of fluticasone propionate and salmeterol combination delivered via the Diskus device in the treatment of chronic obstructive pulmonary disease, Am J Respir Crit Care Med 166:1084-1091, 2002.

120. Schunemann HJ, Goldstein R, Mador MJ et al: A randomised trial to evaluate the self-administered standardised chronic respiratory questionnaire, Eur Respir J 25:31-40, 2005.

121. Williams JE, Singh SJ, Sewell L et al: Health status measurement: sensitivity of the self-reported Chronic Respiratory Questionnaire (CRQ-SR) in pulmonary rehabilitation, Thorax 58:515-518, 2003.

122. Mahler DA, Ward J, Fierro-Carrion G et al: Development of self-administered versions of modified Baseline and Transition Dyspnea Indexes in COPD, COPD 1:165-172, 2004.

123. Mahler DA, Waterman LA, Ward J et al: Validity and responsiveness of the self-administered computerized versions of the baseline (BDI) and transition dyspnea indexes, Chest, 132:1283-1290, 2007.

124. Eakin E, Sassi-Dambron D, Ries A et al: Reliability and validity of dyspnea measures in patients with obstructive lung disease, Int J Behav Med 2:118-134, 1995.

125. Ries AL, Make BJ, Lee SM et al: The effects of pulmonary rehabilitation in the National Emphysema Treatment Trial, Chest 128:3799-3809, 2005.

126. Lareau SC, Carrieri-Kohlman V, Janson-Bjerklie S et al: Development and testing of the Pulmonary Functional Status and Dyspnea Questionnaire (PFSDQ), Heart Lung 23:242-250, 1994.

127. Lareau SC, Meek PM, Roos PJ: Development and testing of the modified version of the Pulmonary Functional Status and Dyspnea Questionnaire (PFSDQ-M), Heart Lung 27:159-168, 1998.

128. Lareau SC, Meek PM, Press D et al: Dyspnea in patients with chronic obstructive pulmonary disease: does dyspnea worsen longitudinally in the presence of declining lung function? Heart Lung 28:65-73, 1999.

129. Jones PW, Quirk FH, Baveystock CM: The St George's Respiratory Questionnaire, Respir Med 85(Suppl B):25-31, discussion 33-37, 1991.

130. Jones PW, Quirk FH, Baveystock CM et al: A self-complete measure of health status for chronic airflow limitation: the St. George's Respiratory

Questionnaire, Am Rev Respir Dis 145:1321-1327, 1992.

131. Jones PW, Bosh TK: Quality of life changes in COPD patients treated with salmeterol, Am J Respir Crit Care Med 155:1283-1289, 1997.

132. Jones PW: Quality of life measurement for patients with diseases of the airways, Thorax 46:676-682, 1991.

133. Janson-Bjerklie S, Shnell S: Effect of peak flow information on patterns of self-care in adult asthma, Heart Lung 17:543-549, 1988.

134. Burman ME: Health diaries in nursing research and practice, Image J Nurs Sch 27:147-152, 1995.

135. Verbrugge LM: Health diaries, Med Care 18:73-95, 1980.

136. Janson S, Reed ML: Patients' perceptions of asthma control and impact on attitudes and self-management, J Asthma 37:625-640, 2000.

137. Leidy NK, Rennard SI, Schmier J et al: The Breathlessness, Cough, and Sputum Scale: the development of empirically based guidelines for interpretation, Chest 124:2182-2191, 2003.

138. Leidy NK, Schmier JK, Jones MK et al: Evaluating symptoms in chronic obstructive pulmonary disease: validation of the Breathlessness, Cough and Sputum Scale, Respir Med 97(Suppl A):S59-S70, 2003.

139. Carrieri-Kohlman V, Gormley JM, Douglas MK et al: Exercise training decreases dyspnea and the distress and anxiety associated with it: monitoring alone may be as effective as coaching, Chest 110:1526-1535, 1996.

140. Wilson RC, Jones PW: Differentiation between the intensity of breathlessness and the distress it evokes in normal subjects during exercise, Clin Sci 80:65-70, 1991.

141. Meek PM, Lareau SC, Hu J: Are self-reports of breathing effort and breathing distress stable and valid measures among persons with asthma, persons with COPD, and healthy persons? Heart Lung 32:335-346, 2003.

142. Dudgeon DJ, Lertzman M: Dyspnea in the advanced cancer patient, J Pain Symptom Manage 16:212-219, 1998.

143. Spielberger L: STAI manual, Palo Alto, Calif, 1983, Psychologists Consultants Press.

144. Gift AG, Cahill CA: Psychophysiologic aspects of dyspnea in chronic obstructive pulmonary disease: a pilot study, Heart Lung 19:252-257, 1990.

145. Jaeschke R, Singer J, Guyatt GH: Measurement of health status: ascertaining the minimal clinically important difference, Control Clin Trials 10:407-415, 1989.

146. Make B, Casaburi R, Leidy NK: Interpreting results from clinical trials: understanding minimal clinically important differences in COPD outcomes, COPD 2:1-5, 2005.

147. Guyatt GH, Osoba D, Wu AW et al: Methods to explain the clinical significance of health status measures, Mayo Clin Proc 77:371-383, 2002.

148. Juniper EF, Guyatt GH, Willan A et al: Determining a minimal important change in a disease-specific Quality of Life Questionnaire, J Clin Epidemiol 47:81-87, 1994.

149. Redelmeier DA, Guyatt GH, Goldstein RS: Assessing the minimal important difference in symptoms: a comparison of two techniques, J Clin Epidemiol 49:1215-1219, 1996.

150. Schunemann HJ, Puhan M, Goldstein R et al: Measurement properties and interpretability of the Chronic Respiratory Disease Questionnaire (CRQ), COPD 2:81-89, 2005.

151. Kupferberg D, Kaplan RM, Slymen DJ et al: Minimal clinically important difference for the UCSD Shortness of Breath Questionnaire, J Cardiopulm Rehabil 25:370-377, 2005.

152. Jones PW: Interpreting thresholds for a clinically significant change in health status in asthma and COPD, Eur Respir J 19:398-404, 2002.

153. Witek TJ Jr, Mahler DA: Minimal important difference of the Transition Dyspnoea Index in a multinational clinical trial, Eur Respir J 21:267-272, 2003.

154. Dudgeon D: Multidimensional assessment of dyspnea. In Portenoy RK, Bruera E, editors: Issues in Palliative Care Research, New York, 2003, Oxford University Press, pp 83-96.

155. Man GCW, Hsu K, Sproule BJ: Effect of alprazolam on exercise and dyspnea in patients with chronic obstructive pulmonary disease, Chest 90:832-836, 1986.

156. Swartz MH: Textbook of physical diagnosis: history and examination, Philadelphia, 2002, WB Saunders.

157. Silvestri GA, Mahler DA: Evaluation of dyspnea in the elderly patient, Clin Chest Med 14:393-404, 1993.

158. Ferrin MS: Acute dyspnea, AACN Clin Issues 8:398-410, 1997.

159. Lewis MI, Belman MJ: Nutrition and the respiratory muscles, Clin Chest Med 9:337-348, 1988.

160. Turner-Warwick M, Burrows B, Johnson A: Cryptogenic fibrosing alveolitis: clinical features and their influence on survival, Thorax 35:171-180, 1980.

161. Strunk BL, Cheitlin MD, Stulbarg MS et al: Right-to-left interatrial shunting through a patent foramen ovale despite normal intracardiac pressures, Am J Cardiol 60:413-415, 1987.

162. Morrison LK, Harrison A, Krishnaswamy P et al: Utility of a rapid B-natriuretic peptide assay in differentiating congestive heart failure from lung disease in patients presenting with dyspnea, J Am Coll Cardiol 39:202-209, 2002.

163. Pesola GR: The use of B-type natriuretic peptide (BNP) to distinguish heart failure from lung disease in patients presenting with dyspnea to the emergency department, Acad Emerg Med 10:275-277, 2003.

164. Logeart D, Saudubray C, Beyne P et al: Comparative value of Doppler echocardiography and B-type natriuretic peptide assay in the etiologic diagnosis of acute dyspnea, J Am Coll Cardiol 40:1794-1800, 2002.

165. Cross JJ, Kemp PM, Walsh CG et al: A randomized trial of spiral CT and ventilation perfusion

scintigraphy for the diagnosis of pulmonary embolism, Clin Radiol 53:177-182, 1998.
166. Mayo JR, Remy-Jardin M, Müller NL et al: Pulmonary embolism: prospective comparison of spiral CT with ventilation–perfusion scintigraphy, Radiology 205:447-452, 1997.
167. Santín M, Podzamczer D, Ricart I et al: Utility of the gallium-67 citrate scan for the early diagnosis of tuberculosis in patients infected with the human immunodeficiency virus, Clin Infect Dis 20:652-656, 1995.
168. Witt C, Dörner T, Hiepe F et al: Diagnosis of alveolitis in interstitial lung manifestation in connective tissue diseases: importance of late inspiratory crackles, 67 gallium scan and bronchoalveolar lavage, Lupus 5:606-612, 1996.
169. Caidahl K, Svardsudd K, Eriksson H et al: Relation of dyspnea to left ventricular wall motion disturbances in a population of 67-year-old men, Am J Cardiol 59:1277-1282, 1987.
170. Himelman RB, Stulbarg MS, Kircher B et al: Noninvasive evaluation of pulmonary pressure with exercise by Doppler echocardiography in chronic pulmonary disease, Circulation 79:863-871, 1989.
171. Vavuranakis M, Kolibash AJ, Wooley CF et al: Mitral valve prolapse: left ventricular hemodynamics in patients with chest pain, dyspnea or both, J Heart Valve Dis 2:544-549, 1993.
172. Hancox B, Whyte K: McGraw-Hill's pocket guide to lung function tests, Roseville, NSW, Australia, 2001, McGraw-Hill.
173. Killian KJ, Campbell EJ: Dyspnea and exercise, Annu Rev Physiol 45:465-479, 1983.
174. Epler GR, Sabec FA, Goensler EA: Determination of severe impairment (disability) in interstitial lung disease, Am Rev Respir Dis 121:647-659, 1980.
175. Messner-Pellenc P, Ximenes C, Brasileiro CF et al: Cardiopulmonary exercise testing: determinants of dyspnea due to cardiac or pulmonary limitation, Chest 106:354-360, 1994.
176. Singh SJ, Morgan MD, Hardman AE et al: Comparison of oxygen uptake during a conventional treadmill test and the shuttle walking test in chronic airflow limitation, Eur Respir J 7:2016-2020, 1994.
177. Booth S, Adams L: The shuttle walking test: a reproducible method for evaluating the impact of shortness of breath on functional capacity in patients with advanced cancer, Thorax 56:146-150, 2001.
178. Howell JB: Behavioural breathlessness [see comments], Thorax 45:287-292, 1990.
179. Bass C: Unexplained chest pain and breathlessness, Med Clin North Am 75:1157-1173, 1991.
180. Smoller JW, Pollack MH, Otto MW et al: Panic anxiety, dyspnea, and respiratory disease: theoretical and clinical considerations, Am J Respir Crit Care Med 154:6-17, 1996.
181. Gift AG, Pugh LC: Dyspnea and fatigue, Nurs Clin North Am 28:373-384, 1993.
182. Velloso M, Jardim JR: Study of energy expenditure during activities of daily living using and not using body position recommended by energy

conservation techniques in patients with COPD, Chest 130:126-132, 2006.
183. Carrieri V, Janson-Bjerklie S: Strategies patients use to manage the sensation of dyspnea, West J Nurs Res 8:284-305, 1986.
184. Fagerhaugh SY: Getting around with emphysema, Am J Nurs 73:94-99, 1973.
185. Petty TL, Burns M, Tiep BL: Essentials of pulmonary rehabilitation: a do it yourself guide to enjoying life with chronic lung disease, ed 2, Lomita, Calif, PERF, 2005. Available at http://www.perf2ndwind.org/Essentials.html. Retrieved March 27, 2008.
186. Carter R, Nicotra B, Tucker J et al.: Courage and information for life with chronic obstructive pulmonary disease: the handbook for patients, families and care givers managing COPD, emphysema, bronchitis, Peabody, Mass, New Technology Publishing, 2001.
187. American Association of Cardiovascular and Pulmonary Rehabilitation: Guidelines for pulmonary rehabilitation programs, Champaign, Ill, Human Kinetics, 2004.
188. Carrieri-Kohlman V: Coping strategies for the breathless patient, Eur Respir Rev 12:1-4, 2002.
189. McDonald GJ: VHI PC-Kits: Pulmonary rehabilitation CD-ROM, Tacoma, Wash, 2005, Visual Health Information.
190. Selecky PA: Sexuality in the pulmonary patient. In Hodgkin JE, Celli BR, Connors GL, editors: Pulmonary rehabilitation: guidelines to success, vol 3, Baltimore, 2000, Lippincott Williams & Wilkins, pp 317-334.
191. Tibbals S: Sexuality. In Turner JG, McDonald G, Larter N, editors: Handbook of adult and pediatric respiratory home care, St. Louis, 1994, Mosby-Year Book/Elsevier, pp 332-335.
192. Breslin EH: The pattern of respiratory muscle recruitment during pursed-lip breathing, Chest 101:75-78, 1992.
193. Mueller RE, Petty TL, Filley GF: Ventilation and arterial blood gas changes induced by pursed lip breathing, J Appl Physiol 28:784-789, 1970.
194. Tiep BL, Burns M, Kao D et al: Pursed lips breathing training using ear oximetry, Chest 90:218-221, 1986.
195. Thoman RL, Stoker GL, Ross JC: The efficacy of pursed-lips breathing in patients with chronic obstructive pulmonary disease, Am Rev Respir Dis 93:100-106, 1966.
196. Bianchi R, Gigliotti F, Romagnoli I et al: Chest wall kinematics and breathlessness during pursed-lip breathing in patients with COPD, Chest 125:459-465, 2004.
197. Tiep BL: Reversing disability of irreversible lung disease, West J Med 154:591-597, 1991.
198. Miller WF: A physiologic evaluation of the effects of diaphragmatic breathing training in patients with chronic pulmonary emphysema, Am J Med 17:471-477, 1954.
199. Campbell E, Friend J: Action of breathing exercises in pulmonary emphysema, Lancet 1:325-329, 1955.

200. Sackner MA, Gonzalez HF, Jenouri G et al: Effects of abdominal and thoracic breathing on breathing pattern components in normal subjects and in patients with chronic obstructive pulmonary disease, Am Rev Respir Dis 130:584-587, 1984.

201. Willeput R, Sergysels R: Respiratory patterns induced by bent posture in COPD patients, Rev Mal Respir 8:577-582, 1991.

202. Gigliotti F, Romagnoli I, Scano G: Breathing retraining and exercise conditioning in patients with chronic obstructive pulmonary disease (COPD): a physiological approach, Respir Med 97:197-204, 2003.

203. Dechman G, Wilson CR: Evidence underlying breathing retraining in people with stable chronic obstructive pulmonary disease, Phys Ther 84:1189-1197, 2004.

204. Gosselink R: Controlled breathing and dyspnea in patients with chronic obstructive pulmonary disease (COPD). J Rehabil Res Dev 40(5 Suppl 2):25-33, 2003.

205. Gallo-Silver L, Pollack B: Behavioral interventions for lung cancer-related breathlessness, Cancer Practice 8:268-273, 2000.

206. Kawut SM, Mandel M, Arcasoy SM: Two faces of progressive dyspnea, Chest 117:1500-1504, 2000.

207. O'Donnell DE, Revill SM, Webb KA: Dynamic hyperinflation and exercise intolerance in chronic obstructive pulmonary disease, Am J Respir Crit Care Med 164:770-777, 2001.

208. Belman MJ, Botnick WC, Shin JW: Inhaled bronchdilators reduce dynamic hyperinflation during exercise in patients with chronic obstructive pulmonary disease, Am J Respir Crit Care Med 153:967-975, 1996.

209. Collins E, Fehr L, Bammert C et al: Effect of ventilation-feedback training on endurance and perceived breathlessness during constant work-rate leg-cycle exercise in patients with COPD, J Rehabil Res Dev 40(Suppl 2):35-44, 2003.

210. Sharma V: Personal communication, 2004.

211. Frownfelter D, Massery M: Facilitating ventilation patterns and breathing strategies. In Frownfelter D, Dean E, editors: Cardiovascular and pulmonary physical therapy: evidence and practice, ed 4, St. Louis, 2006, Mosby, pp 377-404.

212. Kohlman-Carrieri V, Janson-Bjerklie S: Strategies patients use to manage the sensation of dyspnea, West J Nurs Res 8:284-305, 1986.

213. Norton LC, Neureuter A: Weaning the long-term ventilator-dependent patient: common problems and management, Crit Care Nurse 9:42-52, 1989.

214. Sharp JT, Drutz WS, Moisan T et al: Postural relief of dyspnea in severe chronic obstructive pulmonary disease, Am Rev Respir Dis 122:201-213, 1980.

215. Schols AM: Nutrition in chronic obstructive pulmonary disease, Curr Opin Pulm Med 6:110-115, 2000.

216. Brug J, Schols A, Mesters I: Dietary change, nutrition education and chronic obstructive pulmonary disease, Patient Educ Couns 52:249-257, 2004.

217. Planas M, Alvarez J, Garcia-Peris PA et al: Nutritional support and quality of life in stable chronic obstructive pulmonary disease (COPD) patients, Clin Nutr 24:433-441, 2005.

218. Goldstein SA, Thomashow B, Askanazi J: Functional changes during nutritional repletion in patients with lung disease, Clin Chest Med 7:141-151, 1986.

219. Efthimiou J, Fleming J, Gomes C et al: The effect of supplementary oral nutrition in poorly nourished patients with chronic obstructive pulmonary disease, Am Rev Respir Dis 137:1075-1082, 1988.

220. Arora NS, Rochester DF: Respiratory muscle strength and maximal voluntary ventilation in undernourished patients, Am Rev Respir Dis 126:5-8, 1982.

221. Maltais F, LeBlanc P, Jobin J et al: Peripheral muscle dysfunction in chronic obstructive pulmonary disease, Clin Chest Med 21:665-677, 2000.

222. Gandevia SC: Neural mechanisms underlying the sensation of breathlessness: kinesthetic parallels between respiratory and limb muscles, Aust N Z J Med 18:83-91, 1988.

223. Lisboa C, Borzone G: Inspiratory muscle training. In Mahler D, O'Donnell DE, editors: Lung biology in health and disease, vol. 208, ed 2: Dyspnea: mechanisms, measurement, and management, Boca Raton, Fla, 2005, CRC Press/Taylor & Francis, pp 321-344.

224. Smith K, Cook D, Guyatt GH et al: Respiratory muscle training in chronic airflow limitation: a meta-analysis, Am Rev Respir Dis 145:533-539, 1992.

225. Harver A, Mahler DA, Daubenspeck JA: Targeted inspiratory muscle training improves respiratory muscle function and reduces dyspnea in patients wth chronic obstructive pulmonary disease, Ann Intern Med 111:117-124, 1989.

226. Lisboa C, Villafranca C, Leiva A et al: Inspiratory muscle training in chronic airflow limitation: effect on exercise performance, Eur Respir J 10:537-542, 1997.

227. Weiner P, Magadle R, Massarwa F et al: Influence of gender and inspiratory muscle training on the perception of dyspnea in patients with asthma, Chest 122:197-201, 2002.

228. de Jong W, van Aalderen WM, Kraan J et al: Inspiratory muscle training in patients with cystic fibrosis, Respir Med 95:31-36, 2001.

229. Sanchez Riera H, Montemayor Rubio T, Ortega Ruiz F et al: Inspiratory muscle training in patients with COPD: effect on dyspnea, exercise performance, and quality of life, Chest 120:748-756, 2001.

230. Patessio A, Rampulla C, Fracchia C et al: Relationship between the perception of breathlessness and inspiratory resistive loading: report on a clinical trial, Eur Respir J 7:587s-591s, 1989.

231. Lotters F, van Tol B, Kwakkel G et al: Effects of controlled inspiratory muscle training in patients with chronic obstructive pulmonary disease: a meta-analysis, Eur Respir J 20:570-576, 2002.

232. van 't Hul A, Kwakkel G, Gosselink R: The acute effects of noninvasive ventilatory support during

exercise on exercise endurance and dyspnea in patients with chronic obstructive pulmonary disease: a systematic review, J Cardiopulm Rehabil 22:290-297, 2002.

233. Renston JP, DiMarco AF, Supinski GS: Respiratory muscle rest using nasal BiPAP ventilation in patients with stable severe COPD, Chest 105:1053-1060, 1994.

234. Kossler W, Lahrmann H, Brath H et al: Feedback-controlled negative pressure ventilation in patients with stable severe hypercapnic chronic obstructive pulmonary disease, Respiration 67: 362-366, 2000.

235. Nava S, Ceriana P: Patient–ventilator interaction during noninvasive positive pressure ventilation, Respir Care Clin N Am 11:281-293, 2005.

236. Strumpf DA, Millman RP, Carlisle CC et al: Nocturnal positive-pressure ventilation via nasal mask in patients with severe chronic obstructive pulmonary disease, Am Rev Respir Dis 144:1234-1239, 1991.

237. O'Donnell DE, Sanii R, Dubo H et al: Steady-state ventilatory responses to expiratory resistive loading in quadriplegics, Am Rev Respir Dis 147:54-59, 1993.

238. Oga T, Nishimura K, Tsukino M et al: A comparison of the effects of salbutamol and ipratropium bromide on exercise endurance in patients with COPD, Chest 123:1810-1816, 2003.

239. O'Donnell DE, Mahler DA: Effect of bronchodilators and inhaled corticosteriods on dyspnea in COPD. In Mahler DA, O'Donnell DE, editors: Lung biology in health and disease, vol. 208, ed 2: Dyspnea: mechanisms, measurement, and management, Boca Raton, Fla, 2005, CRC Press/Taylor & Francis, pp 283-300.

240. Brusasco V, Hodder R, Miravitlles M: Health outcomes following treatment for six months with once daily tiotropium compared with twice daily salmeterol in patients with COPD, Thorax 58:399-404, 2003.

241. Calverley PM, Boonsawat W, Cseke Z et al: Maintenance therapy with budesonide and formoterol in chronic obstructive pulmonary disease, Eur Respir J 22:912-919, 2003.

242. Hanania NA, Darken P, Horstman D et al: The efficacy and safety of fluticasone propionate (250 microg)/salmeterol (50 microg) combined in the Diskus inhaler for the treatment of COPD, Chest 124:834-843, 2003.

243. Wilson SR, Starr-Schneidkraut N: State of the art in asthma education: the US experience, Chest 106(4 Suppl):197S-205S, 1994.

244. Lahdensuo A, Haahtela T, Herrala J et al: Randomised comparison of guided self management and traditional treatment of asthma over one year, BMJ 312:748-752, 1996.

245. Gibson P, Powell H, Couglan J et al: Self-management education and regular practitioner review for adults with asthma [review]. Cochrane Database Syst Rev 2003:CD001117. 2003.

246. Bourbeau J, Julien M, Maltais F et al: Reduction of hospital utilization in patients with chronic obstructive pulmonary disease: a disease-specific self-management intervention, Arch Intern Med 163:585-591, 2003.

247. Monninkhof E, van der Valk P, van der Palen J et al: Effects of a comprehensive self-management programme in patients with chronic obstructive pulmonary disease, Eur Respir J 22:815-820, 2003.

248. Davidson JT, Whipp BJ, Wasserman K et al: Role of the carotid bodies in breath-holding, N Engl J Med 290:819-822, 1974.

249. O'Donnell DE, Bain DJ, Webb KA: Factors contributing to relief of exertional breathlessness during hyperoxia in chronic airflow limitation, Am J Respir Crit Care Med 155:530-535, 1997.

250. Stein DA, Bradley BL, Miller W: Mechanisms of oxygen effects on exercise patients with chronic obstructive pulmonary disease, Chest 81: 6-10, 1982.

251. Swinburn CR, Wakefield JM, Jones PW: Relationship between ventilation and breathlessness during exercise in chronic obstructive airways disease is not altered by prevention of hypoxemia, Clin Sci 67:515-519, 1984.

252. Lane R, Adams L, Guz A: The effects of hypoxia and hypercapnia on perceived breathlessness during exercise in humans, J Physiol (Lond) 428:579-593, 1990.

253. Chronos N, Adams L, Guz A: Effect of hyperoxia and hypoxia on exercise-induced breathlessness in normal subjects, Clin Sci 74:531-537, 1988.

254. Ward SA, Whipp BJ: Effects of peripheral and central chemoreflex activation on the isopnoeic rating of breathing in exercising humans, J Physiol 411:27-43, 1989 [published erratum appears in J Physiol (Lond) 1990;420:489].

255. Bye PTP, Esau SA, Levy RD et al: Ventilatory muscle function during exercise in air and oxygen in patients with chronic air-flow limitation, Am Rev Respir Dis 132:236-240, 1985.

256. Dean NC, Brown JK, Himelman RB et al: Oxygen may improve dyspnea and endurance in patients with chronic obstructive pulmonary disease and only mild hypoxemia, Am Rev Respir Dis 146:941-945, 1992.

257. Tiep BL: Long-term home oxygen therapy, Clin Chest Med 11:505-521, 1990.

258. Spathis A, Wade R, Booth S: Oxygen in the palliation of breathlessness. In Booth S, Dudgeon D, editors: Dyspnoea in advanced disease: a guide to clinical management, New York, 2006, Oxford University Press, pp 205-236.

259. Leach RM, Davidson AC, Chinn S et al: Portable liquid oxygen and exercise ability in severe respiratory disability, Thorax 47:781-789, 1992.

260. Swinburn CR, Mould H, Stone TN et al: Symptomatic benefit of supplemental oxygen in hypoxemic patients with chronic lung disease, Am Rev Respir Dis 143:913-915, 1991.

261. Bruera E, MacEachern T, Ripamonti C et al: Subcutaneous morphine for dyspnea in cancer patients, Ann Intern Med 119:906-907, 1993.

262. Bruera E, Macmillan K, Pither J et al: Effects of morphine on the dyspnea of terminal cancer patients, J Pain Symptom Manage 5:341-344, 1990.

263. Light RW, Muro JR, Sato RI et al: Effects of oral morphine on breathlessness and exercise tolerance in patients with chronic obstructive pulmonary disease, Am Rev Respir Dis 139:126-133, 1989.

264. Cohen MH, Anderson AJ, Krasnow SH et al: Continuous intravenous infusion of morphine for severe dyspnea, South Med J 84:229-234, 1991.

265. Woodcock AA, Johnson MA, Geddes DM: Breathlessness, alcohol and opiates. N Engl J Med 306:1363-1364, 1982.

266. Johnson MA, Woodcock AA, Geddes DM: Dihydrocodeine for breathlessness in "pink puffers", Br Med J (Clin Res Ed) 286:675-677, 1983.

267. Eisner N, Luce P, Denman W et al: Effect of oral diamorphine on dyspnea in chronic obstructive pulmonary disease (COPD), Am Rev Respir Dis 141:A323, 1990.

268. Rice KL, Kronenberg RS, Hedemark LL et al: Effects of chronic administration of codeine and promethazine on breathlessness and exercise tolerance in patients with chronic airflow obstruction, Br J Dis Chest 81:287-292, 1987.

269. Jennings AL, Davies AN, Higgins JP etal: Opioids for the palliation of breathlessness in terminal illness, Cochrane Database Syst Rev 2001: CD002066, 2001.

270. Joyce M, McSweeney M, Carrieri Kohlman V et al: The use of nebulized opioids in the management of dyspnea: evidence synthesis, Oncol Nurs Forum 31:551-561, 2004.

271. Robin ED, Burke CM: Single-patient randomized clinical trial: opiates for intractable dyspnea, Chest 90:888-892, 1986.

272. Dudgeon D: Management of dyspnea at the end of life. In Mahler DA, O'Donnell DE, editors: Lung biology in health and disease, vol. 208, ed 2: Dyspnea: mechanisms, measurement, and management, Boca Raton, Fla, 2005, CRC Press/ Taylor & Francis, pp 429-461.

273. Woodcock AA, Gross ER, Geddes DM: Drug treatment of breathlessness: contrasting effects of diazepam and promethazine in pink puffers, Br Med J 283:343-346, 1981.

274. Eimer M, Cable T, Gal P et al: Effects of clorazepate on breathlessness and exercise tolerance in patients with chronic airflow obstruction, J Fam Pract 21:359-362, 1985.

275. Mitchell-Heggs P, Murphy K, Minty K et al: Diazepam in the treatment of dyspnoea in the 'Pink Puffer' syndrome, Q J Med 49:9-20, 1980.

276. Greene JG, Pucino F, Carlson JD et al: Effects of alprazolam on respiratory drive, anxiety, and dyspnea in chronic airflow obstruction: a case study, Pharmacotherapy 9:34-38, 1989.

277. Argyropoulou P, Patakas D, Koukou A et al: Buspirone effect on breathlessness and exercise performance in patients with chronic obstructive pulmonary disease, Respiration 60:216-220, 1993.

278. Smoller JW, Pollack MH et al: Sertraline effects on dyspnea in patients with obstructive airways disease, Psychosomatics 39:24-29, 1998.

279. Weiss DJ, Kreck T, Albert RK: Dyspnea resulting from fibromyalgia, Chest 113:246-249, 1998.

280. Young IH, Daviskas E, Keena VA: Effect of low dose nebulised morphine on exercise endurance in patients with chronic lung disease, Thorax 44:387-390, 1989.

281. Farncombe M, Chater S: Clinical application of nebulized opioids for treatment of dyspnoea in patients with malignant disease, Support Care Cancer 2:184-187, 1994.

282. Noseda A, Carpiaux JP, Markstein C et al: Disabling dyspnoea in patients with advanced disease: lack of effect of nebulized morphine, Eur Respir J 10:1079-1083, 1997.

283. Masood AR, Subhan MM, Reed JW et al: Effects of inhaled nebulized morphine on ventilation and breathlessness during exercise in healthy man, Clin Sci (Lond) 88:447-452, 1995.

284. Leung R, Hill P, Burdon J: Effect of inhaled morphine on the development of breathlessness during exercise in patients with chronic lung disease, Thorax 51:596-600, 1996.

285. Chandler S: Nebulized opioids to treat dyspnea [see comments]. Am J Hosp Palliat Care 16:418-422, 1999.

286. Schwartzstein RM, Lahive K, Pope A et al: Cold facial stimulation reduces breathlessness induced in normal subjects, Am Rev Respir Dis 136:58-61, 1987.

287. Simon PM, Basner RC, Weinberger SE et al: Oral mucosal stimulation modulates intensity of breathlessness induced in normal subjects, Am Rev Respir Dis 144:419-422, 1991.

288. Liss HP, Grant BJ: The effect of nasal flow on breathlessness in patients with chronic obstructive pulmonary disease, Am Rev Respir Dis 137:1285-1288, 1988.

289. Troosters T, Casaburi R, Gosselink R et al: Pulmonary rehabilitation in chronic obstructive pulmonary disease, Am J Respir Crit Care Med 172:19-38, 2005.

290. Gallefoss F, Bakke PS, Rsgaard PK: Quality of life assessment after patient education in a randomized controlled study on asthma and chronic obstructive pulmonary disease, Am J Respir Crit Care Med 159:812-817, 1999.

291. Gallefoss F, Bakke PS: Cost—benefit and cost—effectiveness analysis of self-management in patients with COPD: a 1-year follow-up randomized, controlled trial, Respir Med 96:424-431, 2002.

292. Sassi-Dambron DE, Eakin EG, Ries AL et al: Treatment of dyspnea in COPD: a controlled clinical trial of dyspnea management strategies [see comments], Chest 107:724-729, 1995.

293. Watson P, Town G, Holbrook N et al: Evaluation of a self-management plan for chronic obstructive pulmonary disease, Eur Respir J 10:1267-1271, 1997.

294. Zimmerman BW, Brown ST, Bowman JM et al: A self-management program for chronic obstructive pulmonary disease: relationship to dyspnea and self-efficacy, Rehabil Nurs 21:253-257, 1996.

295. Monninkhof EM, Van Der Valk PD, Van Der Palen J et al: Self-management education for chronic obstructive pulmonary disease [review], Cochrane Database Syst Rev 2003:CD002990, 2003.

296. Lorig KR, Sobel DS, Stewart AL et al: Evidence suggesting that a chronic disease self-management program can improve health status while reducing hospitalization: a randomized trial, Med Care 37:5-14, 1999.

297. Hernández MT, Rubio TM, Ruiz FO et al: Results of a home-based training program for patients with COPD, Chest 118:106-114, 2000.

298. Puente-Maestu L, Sanz ML, Sanz P et al: Comparison of effects of supervised versus self-monitored training programmes in patients with chronic obstructive pulmonary disease, Eur Respir J 15:517-525, 2000.

299. Janson SL, Fahy JV, Covington JK et al: Effects of individual self-management education on clinical, biological, and adherence outcomes in asthma, Am J Med 115:620-626, 2003.

300. Ignacio-Garcia JM, Gonzalez-Santos P: Asthma self-management education program by home monitoring of peak expiratory flow, Am J Respir Crit Care Med 151:353-359, 1995.

301. Rosser R, Denford J, Heslop A et al: Breathlessness and psychiatric morbidity in chronic bronchitis and emphysema: a study of psychotherapeutic management, Psychol Med 13:93-110, 1983.

302. Ashikaga T, Vacek PM, Lewis SO: Evaluation of a community-based education program for individuals with chronic obstructive pulmonary disease, J Rehabil 46:23-27, 1980.

303. Bredin M, Corner J, Krishnasamy M et al: Multicentre randomised controlled trial of nursing intervention for breathlessness in patients with lung cancer, BMJ 318:901-904, 1999.

304. Corner J, Plant H, A'Hern R et al: Non-pharmacological intervention for breathlessness in lung cancer, Palliat Med 10:299-305, 1996.

305. Strijbos JH, Koeter GH, Meinesz AF: Home care rehabilitation and perception of dyspnea in chronic obstructive pulmonary disease (COPD) patients, Chest 97(3 Suppl):109S-110S, 1990.

306. Thompson SC: Will it hurt less if I can control it? A complex answer to a simple question, Psychol Bull 90:89-101, 1981.

307. Carrieri Kohlman V: Coping and self-management strategies for dyspnea. In Mahler DA, O'Donnell DE, editors: Lung biology in health and disease, vol. 208, ed 2: Dyspnea: mechanisms, measurement, and management, Boca Raton, Fla, 2005, CRC Press/Taylor & Francis, pp 365-396.

308. Scherer YK, Schmieder LE: The effect of a pulmonary rehabilitation program on self-efficacy, perception of dyspnea, and physical endurance, Heart Lung 26:15-22, 1997.

309. Lacasse Y, Wong E, Guyatt GH et al: Meta-analysis of respiratory rehabilitation in chronic obstructive pulmonary disease [see comments], Lancet 348:1115-1119, 1996.

310. Bandura A: Self-efficacy: the exercise of control, New York, 1997, WH Freeman.

311. Clark NM, Becker MH, Janz NK et al: Self-management of chronic disease by older adults: a review and questions for research, J Aging Health 3:3-27, 1991.

312. Tobin DL, Reynolds RVC, Holroyd KA et al: Self-management and social learning theory. In Holroyd KA, Creer TL, editors: Self-management of chronic disease, Orlando, Fla, 1986, Academic Press, pp 29-58.

313. American Thoracic Society: Standards for the diagnosis and care of patients with chronic obstructive pulmonary disease: ATS statement, Am J Respir Crit Care Med 152:S77-S120, 1995.

314. Von Korff M, Gruman J, Schaefer J et al: Collaborative management of chronic illness, Ann Intern Med 127:1097-1102, 1997.

315. Kwekkeboom K: The placebo effect in symptom management, Oncol Nurs Forum 24:1393-1399, 1997.

316. Turner JA, Deyo RA, Loeser JD et al: The importance of placebo effects in pain treatment and research, JAMA 271:1609-1614, 1994.

317. Moerman DE, Jonas WB: Toward a research agenda on placebo, Adv Mind-Body Med 16:33-46, 2000.

318. Wilson IB: Clinical understanding and clinical implications of response shift. In Schwartz CE, Sprangers MAG, editors: Adaptation to changing health: response shift in quality-of-life research, Washington, DC, 2000, American Psychological Association, pp 159-174.

319. Sprangers MAG, Schwartz CE: Integrating response shift into health-related quality-of-life research: a theoretical model, Social Sci Med 48:1507-1515, 1999.

320. Schwartz CE, Sprangers MAG: Adaptation to changing health: response shift in quality-of-life research, Washington, DC, 2000, American Psychological Association.

321. Hoogstraten J: Influence of objective measures on self-reports in a retrospective pretest—posttest design, J Exp Educ 53:207-210, 1985.

322. Suls J, Fletcher B: The relative efficacy of avoidant and nonavoidant coping strategies: a meta-analysis, Health Psychol 4:249-288, 1985.

323. Carrieri V, Kieckhefer G, Janson-Bjerklie S et al: The sensation of pulmonary dyspnea in school-age children, Nurs Res 40:81-85, 1991.

324. Keefe FJ, Dunsmore J, Burnett R: Behavioral and cognitive—behavioral approaches to chronic pain: recent advances and future directions, J Consult Clin Psychol 60:528-536, 1992.

325. Lazarus RS: The costs and benefits of denial. In Breznitz S, editor: The denial of stress, New York, 1983, International Universities Press, pp 1-30.

326. DeVito AJ: Dyspnea during hospitalizations for acute phase of illness as recalled by patients

with chronic obstructive pulmonary disease, Heart Lung 19:186-191, 1990.

327. Carrieri-Kohlman V, Gormley JM, Eiser S et al: Dyspnea and the affective response during exercise training in obstructive pulmonary disease, Nurs Res 50:136-146, 2001.

328. Dudgeon DJ, Kristjanson L, Sloan JA et al: Dyspnea in cancer patients: prevalence and associated factors, J Pain Symptom Manage 21:95-102, 2001.

329. Renfroe KL: Effect of progressive relaxation on dyspnea and state anxiety in patients with chronic obstructive pulmonary disease, Heart Lung 17:408-413, 1988.

330. Gift AG, Moore T, Soeken K: Relaxation to reduce dyspnea and anxiety in COPD patients, Nurs Res 41:242-246, 1992.

331. Gustafson DH, Hawkins R, Pingree S et al: Effect of computer support on younger women with breast cancer, J Gen Intern Med 16:435-445, 2001.

332. Gustafson DH, Robinson TN, Ansley D et al: Consumers and evaluation of interactive health communication applications: the Science Panel on Interactive Communication and Health, Am J Prevent Med 16:23-29, 1999.

333. Sitzman J, Kamiya J, Johnson J: Biofeedback training for reduced respiratory rate in chronic obstructive disease: a preliminary study, Nurs Res 32:218-223, 1983.

334. Holliday JE, Hyers TM: The reduction of weaning time from mechanical ventilation using tidal volume and relaxation biofeedback, Am Rev Respir Dis 141:1214-1220, 1990.

335. Giardino ND, Chan L, Borson S: Combined heart rate variability and pulse oximetry biofeedback for chronic obstructive pulmonary disease: preliminary findings, Appl Psychophysiol Biofeedback 29:121-133, 2004.

336. Haas F, Salazar-Schicchi J, Axen K: Desensitization to dyspnea in chronic obstructive pulmonary disease. In Casaburi R, Petty T, editors: Principles and practice of pulmonary rehabilitation, Philadelphia, 1993, WB Saunders, pp 241-251.

337. Thornby MA, Haas F, Axen K: Effect of distractive auditory stimuli on exercise tolerance in patients with COPD, Chest 107:1213-1217, 1995.

338. Bauldoff GS, Hoffman LA, Zullo TG et al: Exercise maintenance following pulmonary rehabilitation: effect of distractive stimuli, Chest 122:948-954, 2002.

339. Brooks D, Sidani S, Graydon J et al: Evaluating the effects of music on dyspnea during exercise in individuals with chronic obstructive pulmonary disease: a pilot study, Rehabil Nurs 28:192-196, 2003.

340. Moody LE, Fraser M, Yarandi H: Effects of guided imagery in patients with chronic bronchitis and emphysema, Clin Nurs Res 2:478-486, 1993.

341. Louie SW: The effects of guided imagery relaxation in people with COPD, Occup Ther Int 11:145-159, 2004.

342. Jobst K, Chen J, McPherson K et al: Controlled trial of acupuncture for disabling breathlessness, Lancet 2:1416-1419, 1986.

343. Filshie J, Penn K, Ashley S et al: Acupuncture for the relief of cancer-related breathlessness, Palliative Med 10:1447-1452, 1996.

344. Maa SH, Gauthier D, Turner M: Acupressure as an adjunct to a pulmonary rehabilitation program, J Cardiopulm Rehabil 17:268-276, 1997.

345. Maa SH, Sun M, Hsu KH et al: Effect of acupuncture or acupressure on quality of life of patients with chronic obstructive asthma: a pilot study, J Altern Complement Med 9:659-670, 2003.

346. Wu HS, Wu SC, Lin JG et al: Effectiveness of acupressure in improving dyspnoea in chronic obstructive pulmonary disease, J Adv Nurs 45:252-259, 2004.

347. Cohen S, Syme SL: Social support and health, New York, 1985, Academic Press.

348. Graydon JE, Ross E, Webster PM et al: Predictors of functioning of patients with chronic obstructive pulmonary disease, Heart Lung 24:369-375, 1995.

349. Lee RN, Graydon JE, Ross E: Effects of psychological well-being, physical status, and social support on oxygen-dependent COPD patients' level of functioning, Res Nurs Health 14:323-328, 1991.

350. Uchino BN, Cacioppo JT, Keicolt-Glaser JK: The relationship between social support and physiological processes: a review with emphasis on underlying mechanisms and implications for health, Psychol Bull 119:488-531, 1996.

351. Janson-Bjerklie S, Ruma SS, Stulbarg M et al: Predictors of dyspnea intensity in asthma, Nurs Res 36:179-183, 1987.

352. Jacobson DE: Types and timing of social support, J Health Social Behav 27:250-264, 1986.

353. Oka RK, King AC, Young DR: Sources of social support as predictors of exercise adherence in women and men ages 50 to 65 years, Womens Health 1:161-175, 1995.

354. Wilcox S, Castro C, King AC et al: Determinants of leisure time physical activity in rural compared with urban older and ethnically diverse women in the United States, J Epidemiol Commun Health 54:667-672, 2000.

355. Borkman TJ: Understanding self-help/mutual aid, New Brunswick, NJ, 1999, Rutgers University Press.

356. Spiegel D: Living beyond limits, New York, 1993, Times Books.

357. Sobel DS: The cost-effectiveness of mind—body medicine interventions, Prog Brain Res 122:393-412, 2000.

358. California Pulmonary Rehabilitation Collaborative Group: Effects of pulmonary rehabilitation on dyspnea, quality of life, and healthcare costs in California, J Cardiopulm Rehabil 24:52-62, 2004.

359. Dudley DL, Pitts-Poarch AR: Psychological aspects of respiratory control, Clin Chest Med 1:131-143, 1980.

360. ZuWallack R, Lareau SC, Meek PM: The effect of pulmonary rehabilitation on dyspnea. In Mahler

DA, O'Donnell DE, editors: Lung biology in health and disease, vol. 208, ed 2: Dyspnea: mechanisms, measurement, and management, Boca Raton, Fla, 2005, CRC Press/Taylor & Francis, pp 301-320.

361. Goldstein RS, Gort EH, Stubbing D et al: Randomised controlled trial of respiratory rehabilitation, Lancet 344:1394-1397, 1994.

362. Carrieri-Kohlman V, Nguyen HQ, Donesky-Cuenco D et al: Impact of brief or extended exercise training on the benefit of a dyspnea self-management program in COPD, J Cardiopulm Rehabil 25:275-284, 2005.

363. Lake FR, Henderson K, Briffa T et al: Upper-limb and lower-limb exercise training in patients with chronic airflow obstruction, Chest 97:1077-1082, 1990.

364. Simpson K, Killian K, McCartney N et al: Randomised controlled trial of weightlifting exercise in patients with chronic airflow limitation, Thorax 47:70-75, 1992.

365. Couser JJ, Martinez FJ, Celli BR: Pulmonary rehabilitation that includes arm exercise reduces metabolic and ventilatory requirements for simple arm elevation, Chest 103:37-41, 1993.

366. Epstein SK, Celli BR, Martinez FJ et al: Arm training reduces the VO2 and VE cost of unsupported arm exercise and elevation in chronic obstructive pulmonary disease, J Cardiopulm Rehabil 17:171-177, 1997.

367. Casaburi R, Patessio A, Ioli F et al: Reductions in exercise lactic acidosis and ventilation as a result of exercise training in patients with obstructive lung disease, Am Rev Respir Dis 143:9-18, 1991.

368. McGavin CR, Gupta SP, Lloyd EL et al: Physical rehabilitation for the chronic bronchitic: results of a controlled trial of exercises in the home, Thorax 32:307-311, 1977.

369. O'Donnell DE, Lam M, Webb KA: Measurement of symptoms, lung hyperinflation, and endurance during exercise in chronic obstructive pulmonary disease, Am J Respir Crit Care Med 158:1557-1565, 1998.

370. O'Donnell DE, Webb KA: Mechanisms of dyspnea in COPD. In Mahler DA, O'Donnell DE, editors: Lung biology in health and disease, vol. 208, ed 2: Dyspnea: mechanisms, measurement, and management, Boca Raton, Fla, 2005, CRC Press/Taylor & Francis, pp 29-58.

371. Moerman D: Meaning, medicine, and the "placebo effect.", Cambridge, 2002, Cambridge University Press.

372. Wilson RC, Oldfield WL, Jones PW: Effect of residence at altitude on the perception of breathlessness on return to sea level in normal subjects, Clin Sci (Lond) 84:159-167, 1993.

373. Belman MJ: Exercise in chronic obstructive pulmonary disease, Clin Chest Med 7:585-597, 1986.

374. Helson H: Adaptation-level theory: an experimental and systematic approach to behavior, New York, 1964, Harper & Row.

375. Gibbons FX: Social comparison as a mediator of response shift, Social Sci Med 48:1517-1530, 1999.

376. Roberts DK, Thorne SE, Pearson C: The experience of dyspnea in late-stage cancer: patients' and nurses' perspectives, Cancer Nurs 16:310-320, 1993.

377. Carrieri-Kohlman V, Douglas MK, Gormley JM et al: Desensitization and guided mastery: treatment approaches for the management of dyspnea, Heart Lung 22:226-234, 1993.

378. Williams SL: Guided mastery treatment of agoraphobia: beyond stimulus exposure, Prog Behav Modif 26:89-121, 1990.

379. Behera D: Yoga therapy in chronic bronchitis, J Assoc Physicians India 46:207-208, 1998.

380. Tandon MK: Adjunct treatment with yoga in chronic severe airways obstruction, Thorax 33:514-517, 1978.

381. Donesky-Cuenco D, Carrieri-Kohlman V, Park SK et al: Safety and feasibility of yoga in patients with COPD [abstract]. Proc Am Thorac Soc 3:A221, 2006.

382. Carrieri-Kohlman V, Donesky-Cuenco D, Nguyen H et al: Efficacy of yoga for self-management of dyspnea in patients with chronic obstructive pulmonary disease (abstract). Paper presented at the North American Research Conference on Complementary and Integrative Medicine, May 24-27, 2006, Edmonton, Alberta, Canada.

第6章

肺康复教育

PHILLIP D.HOBERTY，GEORGIANNA G.SERGAKIS，REBECCA J.HOBERTY

专业技能

完成本章学习，读者将了解以下内容：

◆ 理解成人肺康复学习和实施原则

◆ 阐述成人教育的四个原则

◆ 知晓需要学习的内容

◆ 列举成人学习的 12 项原则

◆ 了解肺康复患者的特点

患者教育是综合性肺康复的重要组成部分，本章将重点介绍老年患者的教育，本章也适合于所有曾多次接受医学治疗的慢性肺部疾病的儿童、青少年和青年人，提供医疗保健服务的相关人员，以及面临疾病挑战并对之了解甚少的相关人士。通过对患者的教育，无论是年轻患者还是年长患者都能在接受康复治疗前就掌握一些相关知识，对将面临的情况有所了解，而这些知识可以在进行肺康复的过程中发挥积极的作用。

美国胸科协会 / 欧洲呼吸病学会在关于肺康复的声明中指出："患者教育是综合性肺康复的核心组成部分，尽管很难直接测量其对整体治疗效果的影响[1]。"搜索到的相关研究文献都显示肺康复对患者是有益的，但对于肺康复的教育形式和实施方面的研究很少。本章中讨论的许多教学相关材料都是来自于护理，通识教育和成人教育方面的文献。本章的第一部分将着重于成人教育的原则及其在指导肺康复患者中的应用。第二部分着重研究接受肺康复治疗患者的人群特征。

在各种健康机构中，成人的健康教育

是医疗保健的重要内容[2]。教育干预并不仅限于医院或门诊，也不一定是一对一的。医疗健康教育者，无论他或她属于哪一临床部门，都应在单独交流或在小组学习中与患者互动。肺康复常常以病患小组为单位开展活动，一群患者同时开始和终止肺康复课程，而且患者教育可以随时随地进行。也就是说肺康复教育工作者可以在课堂上或肺康复期间的任何时间内与患者进行互动。肺康复教学相关的文献也指出，应该在参与肺康复的成人患者中考虑教学互动[3]。

成人教育

　　成人教学的互动方式是广泛和多样的。有关成人学习的概念多年来已被广泛研究，目前最被认可的是成人教育学。成人教育学的定义是"帮助成年人学习的艺术和科学"，这个定义最初是由 Knowles 在 1973 年提出的[4]。Knowles 后来补充说，成人学习的原则应建立在良好的童年教育的基础上。成人教育学所做的假设是，成人学习者：①逐渐走向成熟，从依赖过渡到自我导向；②将过去的经验作为学习资源；③随时准备着在需要应对现实生活中的新任务或新状况时进行学习；④以现象或问题为中心，获得的知识可立即应用于实际生活中[4]。将成人教育学原则运用至肺康复教育时，患者获益最大，这个由 Knowles[5] 提出的概念与在患者教育文献中提出的护士－患者关系相似，并且认为"它将更多的权力放在学生的手中，要求学生为他们的学习承担责任，让他们参与其中，它鼓励教育提供者信任学生"。在肺康复人群中推行成人教育学是对待患者如普通成年人[5]。

　　肺康复专家观察到患者在日常康复过程中已经在"运用"这些原则。这主要体现在患者会问"为什么我现在应该关注这个问题？"或者患者将他们的个人经历与教授给他们的每个新概念或知识联系起来。需要记住的是，成年学习者在接受教育时有各种经验，有学习需求和期望。在教授成年人知识以后，还应该让他们理解这样做的原因和理论基础[6]。医疗保健专业人士除了在肺康复过程中引入新的概念或技能，注重互动，还应该说明教与学的重要性。

　　对于患者教育的"可教育时机"问题，应该考虑成人的特点和对学习的准备工作情况。成人教育中应用的即时性原则和问题导向型学习原则都与肺康复教育有关，因此提供肺康复教育的医务人员必须确定教学干预的目标与患者的需求相符。患者教育的价值是不言而喻的，但肺康复教育提供者仍应清楚地阐明这些信息为何以及如何在特定的时间发挥作用[7]。大多成年人是积极主动地参与此类学习的，往往能达到最佳的学习效果，因此教学活动应注重实用性，并且与日常生活明确相关[6]。

　　在应对成年患者时除了考虑 Knowles 的四项原则外，研究还表明，施教者可以利用一些方法以使患者在学习过程中更积极的参与。建议如下：

● 在互动过程中分享个人经验并营造幽默的环境，在辅导者与学习者间建立信任并促进提高。

● 坦诚地展现合作的意愿可以带来患者合作性的自我管理（cooperative self-management），帮助患者学习和积极参与治疗。

● 在互动过程中，对学习者的语言和观点保持敏感性并及时作出反应。

● 在讨论疾病治疗和自我管理时说明原因，并包含特定信息[8]。

　　成人教育工作者在提供互动学习机会时应该考虑以下内容：成人学习者的动机，内容，需求评估和结果期望值。这些内容在规划成人教育时十分重要[9]。本章第二部分将对这些内容进行更深入的探讨。在进行成人教育时，还应考虑学习者的个人特征，如经历、目标、学习风格和态度。成人教育的特点是，以学习者为中心而非以教师为中心。

成人教育和教学方式

好的患者教育工作者是好的学习倡导者，鼓励学生积极参与学习，激发他们的学习愿望，并鼓励他们从不同角度进行讨论[10]。好的学习倡导者应对教学主题有深入的理解，做事有条理、有热情、精力充沛、灵活、准备充分，并有良好的人际关系。好的学习倡导者能重复阐明难点，并给予学习者充分的机会来分享想法和提出问题。还能给学习者提供实践的机会并及时作出反馈[9]。

创造一个支持性和积极的学习环境，对促进成人学习也是至关重要的。Jane Vella[11]是一名成人教育家，他建议成人教育工作者可以遵循 12 项原则来促进教师 - 学生之间的互动，并建立一个积极的学习环境。这些原则是成人教育相关文献中的观点，并且与 Knowles 成人教育学中提出的观点相一致（详见框 6-1）。

教学风格是施教者随着时间、情景和主题变化而表现出来的行事作风。它是施教者的教学观点、信念和生活价值的体现[9]。教学方式通常取决于施教者的好恶、健康状况、专业素养和经验。教学方式包括主持讨论，规划康复主题，为患者提供学习机会，汇报信息以及引导患者进行新的学习实践等[9]。成人教育的研究文献支持与成人合作式的协作教学模式[12]。研究还发现，与其采用在一个时段让患者参与教育设计和实施，而在另一个时段让患者被动接受教育的方法，不如采用一直保持一致的教学方式更有效。

框 6-1　成人有效学习的十二项原则
1. 需求评估：学习者参与决定学习的内容
2. 学习环境和学习过程的安全
3. 教师和学习者之间的良好关系
4. 注意学习内容的有序和知识巩固
5. 实践：行动与反思或在实践中学习
6. 让学习者成为自我学习的主体
7. 认知、情感和精神动力方面：理念、感知、行为
8. 学习的即时性
9. 明确角色和角色培养
10. 团队合作：小组学习
11. 让学习者参与到他们正在进行的学习中
12. 问责制：如何让他们知道其掌握了哪些知识?
来自 Vella J: Learning to listen, learning to teach, San Francisco, 2002,Jossey-Bass.

在对患者和其家庭的教育中推行成人教育的实例

下面列举一些成人教育原则在肺康复计划中的实施方法。有些成人教育原则已运用于实践，而有些原则还需要调整，并应考虑肺康复专家在教与学互动中的作用。

需求评估：需求评估是康复计划的重要组成部分。在学习者积极参与学习之前应与其讨论个人学习目标。这可以让教学者发现，对学习者而言什么是重要的以及他们期望从肺康复学习中学到什么。需求评估使教学者能够更好地与学习者进行互动，帮助他们实现个人目标。每位患者的目标应与肺康复专家的教育目标一致。如果患者的目标不切实际，专家必须与患者一起制定一个能让患者充分发挥主观能动性的方案。

学习环境和学习过程的安全：这个原则并不涉及康复者的身体安全（虽然这点考虑很重要），更多的是学习者在没有尴尬或羞辱的情况下自如地表达及做任何事情。需要与他们建立相互信任的关系，并允许他们通过积极参与学习来表达自己的想法。如在介绍新的呼吸技术时，教学者可将学习者分成小组，鼓励他们积极参与讨论和实践，在整个学习互动中肯定学习者取得的成就。避免违背安全原则的行为，如学习者在组内或互动中作出贡献时，施教者不予肯定或者"打压（plops）"他们，或者不给予任何评价；这样的"打压（plop）"将破坏学习者的安全感，并阻止其进步。

教师和学习者之间的良好关系：推行成人学习提倡教师和学习者保持平等，除了保持上面提到的安全原则，教学者应该是一个良好的倾听者，并能与学习者进行开放式沟通。让患者感受到施教者对他或她所说的内容很感兴趣，并且认真对待。

实践：行动与反思或在实践中学习：区分实践与简单重复新技能的关键是学习者有机会实践并讨论或反思他所掌握的技能的质量。如患者学习掌握了膈肌呼吸，将其应用于日常生活中并能够很好地适应，这就是把练习转化成了实践。

让学习者成为决策者：这个原则可以通过在学习互动之前或之后询问学生来实现："对于这一主题你认为你还需要知道些什么？"把患者当作决策者的另外一个方法就是要求患者分享更多的对学习内容的看法。例如：当患者演示吸入疗法的操作时，可以询问他，"你觉得哪种药物用起来比较困难？用药后有不良反应？"这样可以鼓励患者参与学习方案的决策。

肺康复患者的个体特征

为了设计具体的医患互动的学习计划，了解患者的个体特征是非常有必要的。Susan Bastable[13]的研究总结出了一些有助于肺康复方案设计的个体特征。虽然了解患者的个体特征并不能保证学习绝对有效，但如果充分考虑这些因素会有利于患者更好的学习。

认知程度

制定肺康复计划时要考虑患者的认知程度，认知程度是了解患者整体特征的重要因素。这包括身体、认知和心理的成熟度。这里年龄的大小并不等同于认知程度，如对于老年患者来说是否具备认知力和解决问题的能力就跟年龄无关，而对于认知水平仍不足的未成年患者也是同样的道理。但更多的时候，肺康复的教育对象是中老年人，因此我们主要描述他们的一般特征。

中老年人因年龄的关系有一定的阅历，成功的学习经验有助于他们进一步学习，无论这些经验来自于正规的还是非正规的学习过程。有些人也可能在"学习"过程中遇到过挫折和困难。有些人的身体已经发生了变化，但他们并未因此改变自己的行为和思维，而是在倔强的对抗着这些变化（knee-jerk reaction）。身体的变化一般都会产生一些负面的影响，包括视觉和听觉的减退等。许多老年人的生活正面临着改变，如空巢现象，它对有些人的影响是负面的，而对有些人来说则是他们考虑增强或维持健康状态的动力。虽然这一年龄阶段的人数正在迅速增长，并在整个医疗保健预算中占较大比例，但是他们中的部分成员会因为学习能力差而无法坚持，原因是他们所受的教育普遍较低或者因身心受损而不愿学习。呼吸急促、负面情绪和抑郁等因素会使学习效果变差。但是在大多数情况下老年人还是表现出出色的学习和理解能力。所以，不建议因高龄等负面因素而限制患者学习的机会。

学习动机

患者的学习动机与许多因素有关。个人主观能动性是康复参与的关键，在整个肺康复过程中，即使康复效果很小且进度比较缓慢，患者也应该时刻被鼓励。Bastable[13] 提出了若干可用于评估患者学习动机的要素。这些要素包括学习能力；学习准备情况；自身意志力；健康状态和保健意识；积极的情感状态；能促进学习的适度焦虑状态；能胜任学习任务的身体；以往的成功学习经验；学习氛围；社会支持；积极的师生关系等等。有些学习要素应该在肺康复患者访谈和初步身体评估中进行评估，有些要素只能在进行了一定时间的肺康复后才能评估，通常是在最初的几次康复课程中。有些患者可能只对某些事物有学习兴趣，例如，患者可能会希望能恢复中等活动强度的功能状态（如去杂货店购物），而对其肺部疾病的病理生理的学习没有兴趣，即使这些知识对理解和使用药物治疗、改善功能状况很关键。

依从性

肺康复依从性与适应和贯彻健康促进方案的能力有关。患者的依从性往往各不相同，其原因尚无定论。健康理念与相关知识能指导患者的康复行为，并鼓励患者预防疾病以及建立健康的生活方式[14]。依从性与对康复治疗的信念有关，患者要相信康复行为能带来的更健康的现实状态。而现实是，在康复开始时患者往往难以想象通过遵从康复方案可以带来更好的生活状态。对处于不同年龄和不同肺疾病阶段的患者进行分组有助于患者可以了解别人是如何进行肺部疾病管理以及如何理解和接受肺康复的。同样地，患者很难在康复初期感受到新的行为习惯带来的更好的生活质量。康复专家必须持续指导，使每个康复内容都能够帮助参与者达到预期的目标。

读写能力

虽然识字率低一直被认为是发展中国家才存在的问题，但调查发现，识字率低在美国也是一个严重的社会问题。识字在保健领域非常重要，因为该领域不仅要求患者能阅读和理解医疗保健知识，还要求患者能够运用这些信息，并遵循医疗保健处方 / 方案。研究人员已明确了因阅读能力差导致发病风险增加的人群[15-19]。包括：

- 经济状况差者；
- 年纪很大的人（与年龄相关的变化）；
- 移民（数量在增加）[16, 17]；
- 少数民族群体；
- 辍学者；
- 长期失业者；
- 监狱犯人；
- 贫民区居民；
- 农村居民；
- 患有慢性身心疾病者[18]。

其中，高龄和教育水平低下是康复项目最常见的障碍所在[19]。由于这些原因，康复教育的教学材料应该使用较大号的字体打印，而且应该使用低年级（五年级或六年级）学生的表达方式。大多数文化程度低的人都不愿意接受繁琐的文字内容，而且容易忽略他们不理解的信息。所以建议所有肺康复教材的编写要以可读性为主要原则，以便患者而不仅仅是医护人员能够理解教材的内容。因为医护人员习惯于使用医学术语，他们有时会忽略患者可能不理解（而且他们通常不会发问）医学术语和表达方式。

社会经济因素

低下的社会地位和经济水平已经被证实与不良生活方式和低健康水平相关[20]。医护人员在与患者沟通时应该注意上述因素。在过去，转诊到肺康复机构的患者一般都来自中产阶层和上层阶级，他们通过购买商业保险，有足够的经济能力负担肺康复服务。但现在有许多经济地位较低的患者也被转介到肺康复机构，因此医护人员积极为患者提供明确的宣传信息和鼓励就显得更加重要。社会经济地位低的患者往往存在更多的阅读障碍、低自信度，对卫生保健的过程期望低，以及对肺康复效果的期望低等问题[13]。

文化特性

了解患者的文化属性有利于理解患者是否愿意接受和执行肺康复治疗。包括了解患者对健康和疾病的认知、是否在使用其他治疗方法、对肺康复医护人员信任与否、求助于诊所和医院的意愿，家庭在提供医疗保健上的作用以及配偶、家庭和社会的支持和配合等等。了解这些内容，有助于医疗工作者在不违反患者的文化观念和信仰的前提下为他们提供肺康复服务。

身体缺陷和残疾

听觉、视觉和学习障碍在肺康复患者中十分常见。听觉障碍可以依靠助听器改善。但许多患者存在不使用或不恰当地使用助听器的情况，以至于他们从助听器获得的益处不大。肺康复医师可以将此类患者转诊给听力和语言专家，做一次彻底的专科检查，解决因这些问题导致的沟通障碍。视觉障碍可能会阻碍患者使用书面材料和录影带等教学材料，这就是为什么肺康复的教育内容比较少地依靠印刷或视频材料为载体来指导患者。部分视觉问题可以通过晶状体矫正来克服，但不包括与年龄有关的问题，而需要寻找其他途径使患者获得肺康复信息。通常需要以耐心地对患者进行一对一的教育。对于从小就有学习障碍的患者，他们先天性的学习障碍与正常老化过程导致的学习障碍不同。先天性的听觉和语言障碍会影响患者从肺康复中获益，这与智力发育迟缓、衰老或先天智力障碍基本相同。

肺康复疗效评估

康复疗效评估是患者教育的必要组成部分，进行持续循环评估，包括设置功能目标、干预和评估[13]。评估可以而且应该在康复过程中的任何时段进行，但是在康复计划结束后，健康工作者应该对以下四个代表康复方案不同层面的基本问题进行评估："患者喜欢吗？""患者学会了吗？""患者使用了吗？"和"这项教学是否值得长期进行？[14]"回答这四个问题有助于系统地评价肺康复学习效果。但实际上，评估常常停留在第一层面："患者喜欢吗？"，因为第二层面的问题："患者学习了吗？"将造成患者太过焦虑。第三层面的问题："患者使用了吗？"则需要在患者肺康复项目结束后或需要在后续的项目中进行。

康复教育如果没能使患者在肺康复相关知识和技能上得到提高，可能导致患者对第四层面的问题给不出满意的答案。因此，需要制定更合适的方法来评估患者是否学习以及是否把所学的知识和技能投入使用。通过患者口述所学的内容和教学人员观察到的行为来评估学习的有效性可能不一定对科研或肺康复方案的认证有用，但是如果坚持使用，可以取代第二和第三层面的评估来进行定性评估。这种评估可以在最后几次肺康复课程中通过非正式询问和观察来完成。为了对健康、临床、行为和服务领域的效果进行定量评估，使用病程记录、流程表、康复前后的6分钟步行试验或生活质量测试等书面文件都是必要的，这也可用于测试康复流程。利用多中心数据库可以促进完成康复流程评估功能。将来，州和国家层面的专业组织可以提供数据库访问权限以帮助完成这样的评估。

结语

通过了解患者已知的和正在学习的知识的状况，肺康复专家能更有效地处理与患者之间的分歧并建立共同的康复目标。应用成人学习原则结合全面了解患者特征的方法进行康复教育是有效的。这不仅有助于患者获取知识，而且也能让其获取更多的能力。

（郭炳鹏　周露 译　刘婷婷 校）

参考文献

1. Nici L, Donner C, Wouters E et al: ATS/ERS Pulmonary Rehabilitation Writing Committee: American Thoracic Society, European Respiratory Society: statement on pulmonary rehabilitation, Am J Respir Crit Care Med 173:1390-1413, 2006.
2. Redman BK: The practice of patient education: a case study approach, ed 10, St. Louis, 2007, Mosby.
3. Knowles MS: The modern practice of adult education, Englewood Cliffs, NJ, 1980, Prentice Hall.
4. Knowles MS: The adult learner: a neglected species, ed 4, Houston, 1990, Gulf.
5. Milligan F: In defense of andragogy. 2. An educational process consistent with modern nursing's aims, Nurse Educ Today 17:487-493, 1997.
6. Davis LA, Chesbro SB: Integrating health promotion, patient education, and adult education principles with the older adult: a perspective for rehabilitation professionals, J Allied Health 32:106-109, 2003.
7. Gessner BA: Adult education: the cornerstone of patient teaching, Nurs Clin North Am 24:589-595, 1989.
8. Greene DS, Beaudin BP, Bryan MM: Addressing attitudes during diabetes education: suggestions from adult education, Diabetes Educator 17:470-473, 1991.
9. Elliot DL: The teaching styles of adult educators at the Buckeye Leadership Workshop as measured by the principles of adult learning scale [thesis], Columbus, Ohio, 1996, Ohio State University.
10. Seaman DF, Fellenz RA: Effective strategies for teaching adults, Columbus, Ohio, 1989, Merrill.
11. Vella J: Learning to listen, learning to teach, San Francisco, 2002, Jossey-Bass.
12. Conti GJ: Identifying your teaching style. In Galbraith MW, editor: Adult learning methods, Malabar, Fla, 1990, Robert Krieger.
13. Bastable SB: Essentials of patient education, Boston, 2006, Jones and Bartlett.
14. Rankin SH, Stallings KD, London F: Patient education in health and illness, Philadelphia, 2005, Lippincott Williams & Wilkins.
15. Edmunds M: Health literacy: a barrier to patient education, Nurse Practitioner 30:54, 2005.
16. University of Michigan Health System: Available at http://www.med.umich.edu/pteducation/cultcomm2.htm.
17. Cutilli CC: Do your patients understand? Providing culturally congruent patient education, Orthop Nurs 25:218-224, 2006.
18. Harris M, Smith B, Veal A: Printed patient education interventions to facilitate shared management of chronic disease: a literature review, Intern Med J 35:711-716, 2005.
19. Cotugna N, Vickery CE, Carpenter-Haefele KM: Evaluation of literacy level of patient education pages in health-related journals, J Community Health 30:213-219, 2005.
20. Cole MR: The high risk of low literacy, Nurs Spectr 13:16-17, 2000.

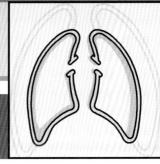

第7章

慢性阻塞性肺疾病的药物治疗

BARTOLOME R.CELLI

专业技能

完成本章学习，读者将了解以下内容：

◆ 了解气流限制和肺容量在判断药物治疗效果时的重要性
◆ 回顾用于治疗慢性阻塞性肺疾病（COPD）的药物
◆ 叙述药物治疗在改善 COPD 患者呼吸困难、功能状态和健康相关生活质量方面的价值
◆ 回顾急性加重期患者的基本治疗措施
◆ 更好地了解以药物治疗预防 COPD 急性加重的原理

慢性阻塞性肺疾病（COPD）的气流受限程度，常以 1 秒钟用力呼气量（FEV_1）定义，被认为是部分可逆[1, 2]。这样的病理特点使得许多医务人员对 COPD 的治疗比较消极。有证据表明对这些患者采取积极乐观的态度可以在很大程度上缓解他们的恐惧和误解。事实是，在患者的 COPD 诊断确立之后，有些干预措施如戒烟[1, 2]、低氧血症患者的长期氧疗[3, 4]、不均一性上叶肺气肿的肺减容手术[5]和药物治疗[6]等可以提高生存率，其他治疗如肺康复治疗[1, 2, 3, 7]、肺移植[8]和支气管扩张剂等[1, 2]能改善症状和患者的生活质量。表 7-1 总结了可用于 COPD 患者的治疗措施。本章内容主要是介绍 COPD 患者的药物治疗。

COPD 患者治疗的总体目标包括防止肺功能进一步恶化，缓解症状，和及时发现治疗并发症[1, 2]。患者被诊断 COPD 后，应鼓励其积极参与疾病的治疗和管理，合作式的管理方式能够增进患者自立性和自尊心。虽然没有证据支持，合作式的管理方式还能提高治疗的依从性。应鼓励所有的患者采取健康的生活方式和规律锻炼。同时预防保健也非常重要，所有患者应接受免疫接

79

种，包括每 5 年的肺炎疫苗和每年的流感疫 苗[1, 2, 9, 10]。COPD 综合管理流程见图 7-1。

表 7-1 症状稳定的 COPD 的治疗

提高生存率	可能提高生存率	改善患者预后
戒烟	沙美特罗和氟替卡松	药物治疗 　短效支气管扩张剂 　长效抗胆碱药物 　长效 β- 受体激动剂 　吸入糖皮质激素 　茶碱 　α- 抗胰蛋白酶（部分患者） 　抗生素（部分患者）
部分患者肺减容手术 无创机械通气（急性加重期 或慢性高碳酸血症患者）	肺康复	氧疗 外科手术 　肺减容手术 　肺移植 肺康复

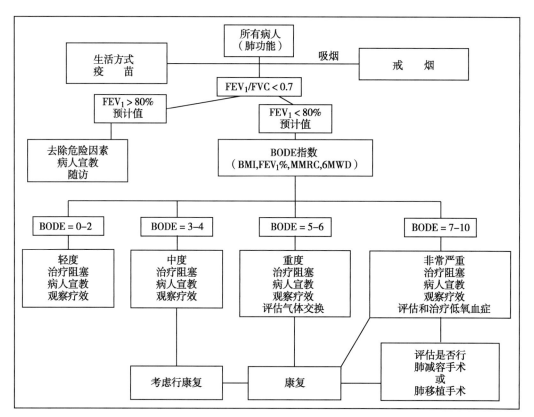

图 7-1 慢性阻塞性肺疾病（COPD）患者的综合管理流程。6MWD，6 分钟步行距离；BMI，体重指数；BODE，体重指数，气流阻塞，呼吸困难，活动能力；FEV₁，1 秒钟用力呼气量；FEV₁%，FEV₁ 占预计值的百分比；FVC，用力肺活量；MMRC，改良的医学研究委员会呼吸困难量表

慢性阻塞性肺疾病

多面性疾病

越来越多的证据表明，肺容量是决定严重 COPD 患者症状和限制程度的重要因素，而且与气流受阻的程度无关。一系列的研究发现，相比于 FEV_1 的变化，患者在步行等活动过程中感受到的呼吸困难与动态肺过度充气的关系更密切[11-16]。另外，多种治疗措施包括支气管扩张剂、氧疗、肺减容手术，甚至康复产生的活动耐量改善与动态肺过度充气延迟之间的关系比气流受阻程度变化的关系更密切[17, 18]。Casanova 等[19]发现过度充气以吸气容量与肺总量之比值表示，比 FEV_1 更能预测存活率。这不仅为我们提供了发病机制的新见解，还为改变肺容量以及影响疾病进程打开了新的富有想象力的大门。

COPD 是一种全身性疾病的观点已经被广泛接受，有可能是由于持续性全身炎症反应的结果，或是其他未知的机制如氧化应激失衡或异常免疫反应[1, 5, 20-27]。许多 COPD 患者存在游离脂肪量减少、全身肌肉功能受损、贫血、骨质疏松症、抑郁、肺动脉高压和肺源性心脏病，所有这些都是决定预后的重要因素。通过改良的医学研究委员会呼吸困难量表[21]、体重指数（kg/m^2）[22, 23]、6 分钟步行距离[24, 25]等呼吸困难简单工具评估的结果比 FEV_1 更能预测病死率。将这些参数整合成多维度指标 BODE（体重指数，气流阻塞，呼吸困难，活动能力）指数能更好地预测生存率。BODE 指数还能反映 COPD 急性加重[26]，更重要的是还可作为预后远期结果的替代指标[27, 28]，因此是帮助临床医师判断疾病严重程度的有用工具。本书有多处对上述指标进行了详细描述。

基于该疾病有多面性的特征和多种有效治疗手段，相比于现在主要采用的 FEV_1% 指标，图 7–1 的流程可以帮助临床医师更准确的评估患者和选择治疗方法。

可治疗的疾病

现有证据表明除了戒烟以外[29-32]，有低氧血症患者的长期氧疗[3, 4]，急性呼吸衰竭时的机械通气，上叶肺气肿患者及活动耐量差患者[5]的肺减容手术，都能提高生存率。纳入 6000 多患者的 TORCH 研究发现，沙美特罗联合氟替卡松不仅能改善肺功能和健康状态，还能使 3 年相对死亡风险降低 17.5%[6]。诊断确立后使用其他治疗措施如肺康复和肺移植也能改善症状和患者的生活质量[1, 2, 7, 8]。

针对肺部症状的治疗

诊断 COPD 后应鼓励患者积极参与到治疗过程中。这种合作管理的理念可以增进患者的自立性和自尊心。鼓励所有的患者采取健康的生活方式和规律锻炼。预防保健非常重要，所有患者需接受免疫接种，包括肺炎疫苗和每年的流感疫苗[1, 3]。

戒烟和减少生物性燃料环境暴露

因为吸烟是 COPD 的主要病因，对于仍在吸烟的患者戒烟是最重要的治疗措施[1, 3]，应该建议所有吸烟患者戒烟。二手烟也会损害肺功能，应减少暴露于此类环境中，特别是儿童。患者吸烟的原因包括：尼古丁成瘾；对周围人吸烟的条件反应；抑郁、教育缺乏、低收入等社会心理问题；以及烟厂的广告宣传。由于驱使患者吸烟的原因是多方面的，戒烟计划也应包括多种干预手段。临床医生应始终参与烟瘾治疗，因为医生的建议和干预，以及使用适当的药物如尼古丁贴片、口胶、吸入剂以及安非拉酮、伐尼克兰等帮助决定戒烟的成败[33, 34]。针对暴露于生物性燃料污染环境的 COPD 患者，应鼓励改用更加高效和低污染的能源。

气流受阻的药物治疗

大部分 COPD 患者需要药物治疗。根据症状的严重性、肺功能损害的程度、每位患者对特定药物的耐受程度进行归类[1, 3]。像管理高血压一样采用阶梯式方式管理 COPD 患者或许是有帮助的，因为药物可以缓解症状、增加活动能力、改善生活质量，还可能降低病死率。表 7-2 和表 7-3 总结了单药或联合用药对 COPD 患者预后的影响。因为多数 COPD 患者属于老年人，在为这类患者用药时必须格外小心[35]。

支气管扩张剂

支气管扩张剂的使用有些影响。部分患者的 FEV_1 变化很小，其症状的改善主要由于其他机制如肺过度充气的好转[11, 13]。有些年老的 COPD 患者不能很好地使用定量雾化吸入器，医务人员需要帮助患者熟悉如何使用。如果还是无法使用，可以采用储物罐或雾化装置来促进药物吸入以达到预期目的。药物在口腔黏膜沉积可以引起局部并发症（如吸入类固醇激素的鹅口疮）或因药物吸收引起的副作用（如 β- 受体激动剂引起震颤）。支气管扩张剂给药途径吸入优于口服，长效支气管扩张剂比短效更有效[1, 2]。

表 7-2　单独用药对 COPD 患者预后的影响 *

	FEV_1	肺容量	呼吸困难	QoL	AEs	活动耐量	FEV_1疾病修饰	病死率	副作用
沙丁胺醇	是（A）	是（B）	是（B）	NA	NA	是（B）	NA	NA	有些
异丙托溴铵	是（A）	是（B）	是（B）	无（B）	是（B）	是（B）	无	NA	很少
长效 β 受体激动剂	是（A）	是（A）	是（A）	是（A）	是（A）	是（B）	无	NA	很少
噻托溴铵	是（A）	是（A）	是（A）	是（A）	是（A）	是（A）	NA	NA	很少
吸入糖皮质激素	是（A）	NA	是（B）	是（B）	是（B）	NA	无	无	有些
茶碱	有些（A）	是（B）	是（A）	是（B）	NA	是（B）	NA	NA	重要
PDE4 抑制剂	有些（B）	NA	NA	是（B）	是（B）	NA	NA	NA	有些

AEs，不良事件；FEV_1，1 秒钟用力呼气量；NA，未知；PDE4，磷酸二酯酶 E4；QoL，生活质量

* 证据等级：A，大于 1 项随机研究；B，有限的随机研究

表 7-3　联合用药对 COPD 患者预后的影响 *

	FEV_1	肺容量	呼吸困难	QoL	AEs	活动耐量	FEV_1疾病修饰	病死率	副作用
沙美特罗 + 茶碱	是（B）	NA	是（B）	是（B）	NA	NA	NA	NA	有些
福莫特罗 + 噻托溴铵	是（A）	NA	是（B）	是（B）	NA	NA	NA	NA	很少

续表

	FEV$_1$	肺容量	呼吸困难	QoL	AEs	活动耐量	FEV$_1$疾病修饰	病死率	副作用
沙美特罗 + 氟替卡松	是（A）	是（B）	是（A）	是（A）	是（A）	是（B）	是	有些	有些
福莫特罗 + 布地奈德	是（A）	NA	是（A）	是（A）	是（A）	NA	NA	NA	很少
噻托溴铵 + 沙美特罗 + 氟替卡松	是（A）	NA	是（B）	是（A）	是（A）	NA	NA	NA	有些

AEs，不良事件；FEV$_1$，1 秒钟用力呼气量；NA，未知；PDE4，磷酸二酯酶 E4；QoL，生活质量

* 证据等级：A，大于 1 项随机研究；B，有限的随机研究

β- 受体激动剂

β- 受体激动剂能够增加细胞内的环磷酸腺苷水平而促进气道平滑肌松弛。另有支气管扩张以外的作用，但临床意义尚不确定。对于轻度 COPD 患者，在出现间隙症状时就可以用定量雾化吸入器吸入短效 β- 受体激动剂来缓解症状[1, 2]。对于症状持续的患者则需要每日 2 次使用长效 β- 受体激动剂[1, 2, 11, 13, 36-39]。β- 受体激动剂能够预防夜间支气管痉挛，增加活动耐量，改善生活质量。关于沙美特罗安全性的 TORCH 研究为临床医生验证了 COPD 患者使用选择性长效 β- 受体激动剂的安全性[6]。

抗胆碱能药物

抗胆碱能药物能够阻断在 COPD 发病中起作用的毒蕈碱受体。短效制剂异丙托溴铵的常用剂量是每次 2~4 喷，每天 3~4 次，但部分患者需要或能耐受更大剂量[1, 2]。抗胆碱能药物通过降低活动诱发的肺充气增加或动态肺过度充气而发挥治疗作用[12]。长效制剂噻托溴铵能够诱导产生长效的支气管扩张作用[14]，降低 COPD 患者肺容量[15]。另外，与安慰剂或者异丙托溴铵相比，噻托溴铵能够缓解呼吸困难、减少急性加重的发生率和改善健康相关生活质量[40]。大型研究 UPLIFT（Understanding the Potential Long-term Impacts on Function with Tiotropium）评估了噻托溴铵作为疾病修饰药物的潜在作用，其结果决定了噻托溴铵在所有 COPD 治疗措施中的地位[41]。目前，噻托溴铵是有持续症状患者的一线治疗药物。

磷酸二酯酶抑制剂

茶碱是非特异性磷酸二酯酶抑制剂，能够增加气道平滑肌细胞内的环磷酸腺苷水平。这类药物的支气管扩张效果在高剂量时最明显，但同时中毒风险也较高。潜在的中毒风险正在使茶碱的使用逐渐减少。对于因依从性差或能力不足而无法采用气雾治疗的患者，茶碱仍有其特殊的地位。过去建议的茶碱治疗血浆浓度是 15~20mg/dl，然而这个水平非常接近中毒水平，经常出现副作用。更低的目标浓度 8~13mg/dl 更加安全且仍具有治疗效果[1, 3]。两种或者更多的支气管扩张剂（茶碱，沙丁胺醇，异丙托溴铵）联合治疗可以产生叠加效应，对稳定期 COPD 患者的疗效最大化，因此这种方法是合乎逻辑的[1, 2, 42]。关于茶碱在 COPD 患者炎症反应中的基因表达调控作用有待进一步研究[43]。

特异性磷酸二酯酶 E4 抑制剂西洛司特

和罗氟司特有抗炎作用和支气管扩张作用，且胃肠道刺激作用更弱，因此如果这些理论优势能在临床上被证实，它们将是非常有用的。首次为期 6 个月的研究显示它们具有中等强度的支气管扩张作用，能部分改善生活质量[44, 45]。

抗炎药物

与在哮喘治疗中的地位比较，抗炎药物在稳定期 COPD 患者的常规治疗中就不是那么重要了[1, 2]。色甘酸二钠和奈多罗米对伴有气道过敏的患者可能有帮助，但还不能确定它们在治疗中的地位。有研究分别使用白介素 -8 单克隆抗体[46] 和肿瘤坏死因子 -α 单克隆抗体[47]，均未能显示疗效。这些研究纳入的患者是根据气流阻塞程度而不是根据是否存在特异性靶向分子或者其水平高低。已经在哮喘中被证实有效的白三烯抑制剂族尚未在 COPD 患者中被充分验证，因此尚无法得出它们疗效的最终结论。

糖皮质激素

糖皮质激素作用于炎症级联反应中的多个位点，与支气管哮喘相比糖皮质激素在 COPD 患者中的作用相对温和。COPD 急性加重的门诊患者需要短程口服激素，但尽快撤离药物非常重要，因为高龄的 COPD 患者非常容易出现副作用如皮损、白内障、糖尿病、骨质疏松和二重感染。吸入标准剂量的糖皮质激素不会出现这些风险，虽然可能会引起鹅口疮，但引起白内障和骨质疏松的风险可以忽略不计。有几项大型多中心研究评估了吸入型糖皮质激素对预防或减缓有症状的 COPD 患者病程的作用[48-55]。早期研究结果显示了吸入型糖皮质激素即使有减缓肺功能下降的作用但也很有限。其中有一项研究显示，吸入氟替卡松可以减缓健康相关生活质量的下降速度和急性加重的发生率[6, 48]。另外，规律使用吸入型糖皮质激素也可以减

少 COPD 急性加重的次数。大型数据的回顾性分析显示吸入型糖皮质激素可能有提高生存率的作用[51, 52]。但在 TORCH 研究中未能得到这一结果，吸入型糖皮质激素相比于安慰剂不能提高生存率，而联合用药（沙美特罗和氟替卡松）较单药吸入显著有效[6]。在这项研究中联合用药的所有评估指标均具有优势。这个研究结果，加上接受吸入型糖皮质激素治疗患者的肺炎发生率更高，提示吸入型糖皮质激素不应单独使用而应与长效 β- 受体激动剂联合使用[6]。

联合治疗

所有关于联合不同类型药物治疗的研究均显示比单一用药更有效，因此应考虑将联合用药作为一线治疗。从起初的联合吸入异丙托溴铵和沙丁胺醇被证明对 COPD 有效[56]，到最近的联合噻托溴铵和福莫特罗治疗，即使只每日给药 1 次，也与噻托溴铵每日 1 次或福莫特罗每日 2 次的疗效相当[57]。相类似的，茶碱联合沙美特罗也比任何一个单药更加有效。TORCH 研究显示沙美特罗联合氟替卡松对生存率、FEV₁、急性加重频率和生活质量比安慰剂或者任一单药治疗更有效[6]。这个结果与先期有关 β- 受体激动剂联合糖皮质激素的研究结论相一致[53, 54]。其他有研究在 400 多例患者中对比了噻托溴铵 + 安慰剂，噻托溴铵 + 沙美特罗，噻托溴铵 + 沙美特罗 + 氟替卡松的治疗效果[58]。虽然三组的主要终点急性加重频率相似，但噻托溴铵 + 沙美特罗 + 氟替卡松组在住院次数、健康相关生活质量和肺功能方面显著优于其他组。

不考虑经济因素，患者出现症状持续就应开始每日 2 次的长效抗毒蕈碱药物如噻托溴铵或者长效 β- 受体激动剂治疗。如果患者的 FEV₁ 低于 60% 预计值和伴有持续症状，则应根据 TORCH 研究的证据，建议加

用吸入型糖皮质激素联合长效 β- 受体激动剂。基于噻托溴铵的有效性和安全性，可以继续使用噻托溴铵。本文作者相信，与 TORCH 研究的结果一样，所有支持强化治疗的研究都能改变包括 FEV_1 下降速度在内 COPD 病程[6]。

黏液促动药旨在降低痰液黏度及黏附性以利于痰液排出。美国唯一一项支持这类药物应用于慢性支气管炎治疗的对照研究是针对有机碘的多中心研究[59]。这项研究显示能改善症状。口服乙酰半胱氨酸由于其抗氧化作用而在欧洲受推崇。有一项大型研究未能证实其获益[60]。基因工程核糖核酸酶对囊性纤维化或许有帮助，但对 COPD 无益[1, 2]。

抗生素

对于有呼吸道感染征象患者，如发热、白细胞升高、胸部影像学改变，使用抗生素是有效的[61-65]。如果感染反复发生，特别是在冬季，持续或间断长疗程抗生素治疗或许是有益的[1, 2]。最常见的病原菌是肺炎链球菌、流感嗜血杆菌和卡他莫拉菌。根据地方细菌流行病学选择抗生素，对于病情中等或需要住院的患者还应根据痰培养和药敏结果选择抗生素[1, 2]。

α_1- 抗胰蛋白酶

虽然对于非吸烟、年轻的遗传性肺气肿患者有指征，每周或每月使用 α_1- 抗胰蛋白酶，但在临床实践中这种治疗难以开展。有证据显示 α_1- 抗胰蛋白酶是相对安全的[1, 3, 66, 67]。这种替代治疗的最佳目标人群可能是轻中度 COPD 患者。

疫苗接种

理想状态下，COPD 患者的呼吸道感染性并发症应通过有效的疫苗予以预防。因此，建议常规预防性接种肺炎和流感疫苗[12, 68, 69]。

急性加重、住院和出院标准

虽然急性加重很难被界定而且其发病机制不明了，但受损的肺功能可以导致呼吸衰竭而需要气管插管和机械通气。另外，反复的急性加重发作与预后差相关[70-75]。急性加重时的治疗目的是处理失代偿和并发症，防止进一步恶化和再次入院。表 7-4 列举了中重度 COPD 急性加重时需要进行的病史、体格检查、实验室等评估内容，以帮助医生制定治疗计划和决定是否需住院治疗[1, 2]。图 7-2 介绍了 COPD 急性加重患者的管理流程。

COPD 急性加重期的治疗以患者稳定期的用药为基础，优先选择雾化吸入药物。全身性使用糖皮质激素可能会改善预后[75-79]。如果怀疑存在细菌性感染，应根据当地细菌流行病学使用抗生素[80-84]。

一般来说，患者是否住院取决于对临床症状的主观理解，如呼吸困难的严重程度、有无呼吸衰竭、急诊治疗的短期效果、肺心病的程度，以及是否有并发症如严重支气管炎、肺炎或其他合并症[1]。这种决策方法不是最理想的，因为从急诊出院的 COPD 急性加重患者中有高达 28% 的患者在 14 天内症状再次发作。另外，17% 经急诊处理后出院的 COPD 患者将会复发并需要住院。很少有临床研究调查需要住院 COPD 患者的客观的临床及实验室指标。普遍性共识认为严重急性低氧血症或者急性高碳酸血症患者需要住院治疗；但是相对不那么严重的动脉血气异常无益于协助决策分析。治疗后 FEV_1 结合临床评估，可以区分需要住院的患者，治疗后 FEV_1 小于预计值 40% 的无症状患者能够从急诊成功出院；治疗后 FEV_1 小于预计值 40% 并伴有持续性症状的患者需要住院治疗。

表 7-4　COPD 急性加重时的急诊室评估

病史	基础呼吸状态，痰量，痰性状，症状持续时间及加重情况 呼吸困难严重程度，活动受限，睡眠及进食困难，家庭照护资源，家庭治疗团队 急性或慢性合并症
体格检查	肺源性心脏病，呼吸急促，支气管痉挛，肺炎的证据 血流动力学不稳定，意识改变，呼吸肌疲劳，呼吸做功过度
实验室检查	ABG，胸部影像学（PA，Lat），ECG，茶碱水平（使用茶碱的门诊患者） 脉搏氧饱和度监测，心电监护 其他检查包括临床需要时痰培养和血培养

ABG，动脉血气分析；ECG，心电图；FEV_1，1 秒用力呼气量；Lat，侧位；PA，后前位

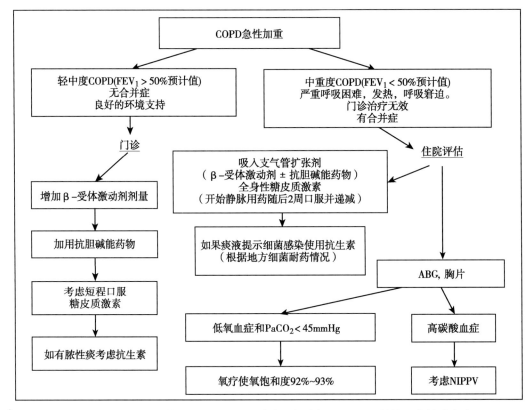

图 7-2　COPD 急性加重患者的管理流程。ABG，动脉血气分析；COPD，慢性阻塞性肺疾病；FEV_1，1 秒用力呼气量；IV，静脉；NIPPV，无创正压通气；pred，预计值；$PaCO_2$，动脉二氧化碳分压

　　区分"高危"患者的其他因素包括 7 天内曾入急诊，雾化吸入支气管扩张剂的剂量，家庭氧疗，既往复发频率，使用氨茶碱，从急诊出院时使用糖皮质激素和抗生素等。

一旦病情改善，需要进行临床评估以便于调整药物治疗方案，使用家庭氧疗，制定肺康复计划。COPD 患者需要的住院时间长短部分取决于是否有指导呼吸管理的多学科团队的存在。

对于潜在或已经发生呼吸衰竭的 COPD 患者的治疗比较复杂，需要具有丰富 COPD 临床管理经验的专科医生参与住院患者的治疗，这类患者包括需要无创或有创机械通气患者；吸入氧浓度大于 50% 以上的低氧血症患者或新发的高碳酸血症患者；需要类固醇大于 48 小时使用才能维持肺功能的患者；胸腹部手术后患者；气道大量分泌物需要特殊手段来廓清的患者。

COPD 患者的住院指征见框 7-1。根据专家共识，这些指征反映了呼吸功能不全的严重性、症状的进展、对门诊治疗的反应、合并症的存在、可能影响肺功能的外科手术和家庭照护的可及性。严重呼吸功能不全的患者需要进入重症加护病房，如果呼吸科病房有足够的医护人员、技术力量、设备，能识别并处理急性呼吸衰竭患者，将重度 COPD 急性加重患者收入呼吸科病房也是可以的。

框 7-1	COPD 患者的住院指征

1. COPD 患者有急性加重，表现为呼吸困难、咳嗽、咳痰加重，并伴有以下一项或一项以上：
- 经门诊治疗后症状无缓解
- 既往可以活动的患者无法走出房间
- 由于呼吸困难而无法进食或睡眠
- 亲属或医生评估患者无法在家治疗或缺乏可立即获得的家庭照护资源
- 存在高危的肺部（如肺炎）或肺外合并症
- 在急诊就诊前症状持续时间长、呈进行性加重
- 低氧血症加重，高碳酸血症新发或加重，肺心病新发或加重
2. 患者存在急性呼吸衰竭，表现为严重呼吸窘迫、失代偿性高碳酸血症或严重低氧血症。

框 7-1	COPD 患者的住院指征（续）

3. 患者有新发或加重的肺心病，对门诊治疗无效。
4. 拟行外科手术或诊断性操作，需要镇痛或镇静，可能影响肺功能。
5. 伴严重疼痛的合并症如重度类固醇肌病或急性椎体压缩性骨折等影响肺功能。

结语

对 COPD 的认识在逐年增加。美国的戒烟运动已经使吸烟人群显著减少。世界其他地区的这种努力也会产生相同影响。希望在未来 COPD 的发病率将会减少。对伴有低氧血症的 COPD 患者长期氧疗的广泛开展提高了存活率。由于治疗药物和设施已经得到了很大的发展，能有效缓解呼吸困难，改善生活质量，甚至可能延长生存期。基于以上事实，对 COPD 患者采取忽视态度是不合理的[84]。

（陆志华 译　强蕾 校）

参考文献

1. Celli BR, MacNee W: Standards for the diagnosis and treatment of COPD, Eur Respir J 23:932-946, 2004.
2. Global Initiative for Chronic Obstructive Pulmonary Disease: Global strategy for diagnosis, management, and prevention of COPD [GOLD report, 2006 revision]. Available at http://www.goldcopd.com.
3. Continuous or nocturnal oxygen therapy in hypoxemic chronic obstructive lung disease, Nocturnal Oxygen Therapy Trial Group, Ann Intern Med 93:391-398, 1980.
4. Long-term domiciliary oxygen therapy in chronic hypoxic cor pulmonale complicating chronic bronchitis and emphysema. Report of the Medical Research Council Working Party, Lancet 1:681-685, 1981.
5. Fishman A, Martinez F, Naunheim K et al: National Emphysema Treatment Trial Research Group: A randomized trial comparing lung-volume—reduction surgery with medical therapy for severe emphysema, N Engl J Med 348:2059-2073, 2003.
6. Calverley PM, Anderson JA, Celli B et al: TORCH investigators: Salmeterol and fluticasone propionate and survival in chronic obstructive pulmonary disease, N Engl J Med 356:775-789, 2007.

7. Nici L, Donner C, Wouters E et al: ATS/ERS Pulmonary Rehabilitation Writing Committee: American Thoracic Society/European Respiratory Society statement on pulmonary rehabilitation, Am J Respir Crit Care Med 173:1390-1413, 2006.

8. Patterson G, Maurer J, Williams T et al: Comparison of outcomes of double and single lung transplantation for obstructive lung disease, J Thorac Cardiovasc Surg 110:623-632, 1999.

9. Nichol KL, Baken L, Nelson A: Relation between influenza vaccination and outpatient visits, hospitalization, and mortality in elderly persons with chronic lung disease, Ann Intern Med 130:397-403, 1999.

10. Nichol KL, Mendelman PM, Mallon KP et al: Effectiveness of live, attenuated intranasal influenza virus vaccine in healthy, working adults: a randomized controlled trial, JAMA 282:137-144, 1999.

11. Belman MJ, Botnick WC, Shin JW: Inhaled bronchodilators reduce dynamic hyperinflation during exercise in patients with chronic obstructive pulmonary disease, Am J Respir Crit Care Med 153:967-975, 1996.

12. O'Donnell D, Lam M, Webb K: Spirometric correlates of improvement in exercise performance after anticholinergic therapy in chronic obstructive pulmonary disease, Am J Respir Crit Care Med 160:542-549, 1999.

13. O'Donnell D, Voduc N, Fitzpatrick M et al: Effect of salmeterol on the ventilatory response to exercise in chronic obstructive pulmonary disease, Eur Respir J 24:86-94, 2004.

14. O'Donnell D, Flugre T, Gerken F et al: Effects of tiotropium on lung hyperinflation, dyspnea and exercise tolerance in COPD, Eur Respir J 23:832-840, 2004.

15. Celli B, ZuWallack R, Wang S et al: Improvement of inspiratory capacity and hyperinflation with tiotropium in COPD patients with severe hyperinflation, Chest 124:1743-1748, 2003.

16. O'Donnell DE, Sciurba F, Celli B et al: Effect of fluticasone propionate/salmeterol on lung hyperinflation and exercise endurance in COPD, Chest 130:647-656, 2006.

17. Marin J, Carrizo S, Gascon M et al: Inspiratory capacity, dynamic hyperinflation, breathlessness and exercise performance during the 6 minute walk test in chronic obstructive pulmonary disease, Am J Respir Crit Care Med 163:1395-1400, 2001.

18. Martinez F, Montes de Oca M, Whyte R et al: Lung-volume reduction surgery improves dyspnea, dynamic hyperinflation and respiratory muscle function, Am J Respir Crit Care Med 155:2018-2023, 1997.

19. Casanova C, Cote C, de Torres JP et al: Inspiratory-to-total lung capacity ratio predicts mortality in patients with chronic obstructive pulmonary disease, Am J Respir Crit Care Med 171:591-597, 2005.

20. Agustí AG, Noguera A, Sauleda J et al: Systemic effects of chronic obstructive pulmonary disease, Eur Respir J 21:347-360, 2003.

21. Nishimura K, Izumi T, Tsukino M et al: Dyspnea is a better predictor of 5-year survival than airway obstruction in patients with COPD, Chest 121:1434-1440, 2002.

22. Schols AM, Slangen J, Volovics L et al: Weight loss is a reversible factor in the prognosis of chronic obstructive pulmonary disease, Am J Respir Crit Care Med 157:1791-1797, 1998.

23. Landbo C, Prescott E, Lange P et al: Prognostic value of nutritional status in chronic obstructive pulmonary disease, Am J Respir Crit Care Med 160:1856-1861, 1999.

24. Gerardi DA, Lovett L, Benoit-Connors ML et al: Variables related to increased mortality following out-patient pulmonary rehabilitation, Eur Respir J 9:431-435, 1996.

25. Pinto-Plata VM, Cote C, Cabral H et al: The 6-minute walk distance: change over time and value as a predictor of survival in severe COPD, Eur Respir J 23:28-33, 2004.

26. Celli BR, Cote CG, Marin JM et al: The body mass index, airflow obstruction, dyspnea and exercise capacity index in chronic obstructive pulmonary disease, N Engl J Med 350:1005-1012, 2004.

27. Cote CG, Dordelly LJ, Celli BR: Impact of chronic obstructive pulmonary disease exacerbations on patient centered outcomes, Chest 131:696-704, 2007.

28. Imsfeld S, Bloch KE, Weder W et al: The BODE Index after lung volume reduction surgery correlates with survival, Chest 129:835-836, 2006.

29. Kottke TE, Battista RN, DeFriese GH: Attributes of successful smoking cessation interventions in medical practice: a meta-analysis of 39 controlled trials, JAMA 259:2882-2889, 1988.

30. Anthonisen NR, Connett JE, Kiley JP et al: Lung Health Study Group: The effects of smoking intervention and the use of an inhaled anticholinergic bronchodilator on the rate of decline of FEV1: the Lung Health Study, JAMA 272:1497-1505, 1994.

31. Anthonisen NR, Skeans MA, Wise RA et al: Lung Health Study Research Group: The effects of a smoking cessation intervention on 14.5-year mortality: a randomized clinical trial, Ann Intern Med 142:233-239, 2005.

32. Fiore M, Bailey W, Cohen S et al: Treating tobacco use and dependence Rockville, Md, June 2000, U.S. Department Of Health and Human Services.

33. Jorenby DE, Leischow SG, Nides MA et al: A controlled trial of sustained release buproprion, a nicotine patch or both for smoking cessation, N Engl J Med 340:685-691, 1999.

34. Keating GM, Siddiqui MA: Varenicline: a review of its use as an aid to smoking cessation therapy, CNS Drugs 20:945-980, 2006.

35. Chalker R, Celli B: Special considerations in the elderly, Clin Chest Med 14:437-452, 1993.

36. Dahl R, Greefhorst LA, Nowak D et al: Inhaled formoterol dry powder versus ipratropium bromide in chronic obstructive pulmonary disease, Am J Respir Crit Care Med 164:778-784, 2001.

37. Tantucci C, Duguet A, Similowski T et al: Effect of salbutamol on dynamic hyperinflation in chronic obstructive pulmonary disease patients, Eur Respir J 12:799-804, 1998.

38. Rennard SI, Anderson W, ZuWallack R et al: Use of a long-acting inhaled beta2-adrenergic agonist, salmeterol xinafoate, in patients with chronic

obstructive pulmonary disease, Am J Respir Crit Care Med 163:1087-1092, 2001.

39. Ramirez-Venegas A, Ward J, Lentine T et al: Salmeterol reduces dyspnea and improves lung function in patients with COPD, Chest 112:336-340, 1997.

40. Niwehowener D, Rice K, Cote C et al: Prevention of exacerbations of chronic obstructive pulmonary disease with tiotropium, a once daily anticholinergic: a randomized trial, Ann Intern Med 143:317-326, 2005.

41. Decramer M, Celli B, Tashkin D et al: Clinical trial design considerations in assessing long-term functional impacts of tiotropium, J Chron Obstruct Pulmon Dis 1:303-312, 2004.

42. Karpel JP, Kotch A, Zinny M et al: A comparison of inhaled ipratropium, oral theophylline plus inhaled β-agonist, and the combination of all three in patients with COPD, Chest 105:1089-1094, 1994.

43. Barnes PJ, Ito K, Adcock IM: Corticosteroid resistance in chronic obstructive pulmonary disease: inactivation of histone deacetylase, Lancet 363:731-733, 2004.

44. Rabe K, Bateman E, O'Donnell D et al: Roflumilast—an oral anti-inflammatory treatment for chronic obstructive pulmonary disease: a randomized controlled trial, Lancet 366:563-571, 2005.

45. Rennard S, Schachter N, Strek M et al: Cilomilast for COPD: results of a 6-month, placebo controlled study of a potent, selective inhibitor of phosphodiesterase 4, Chest 129:56-66, 2006.

46. Mahler D, Huang S, Tabrizzi M et al: Efficacy and safety of a monoclonal antibody recognizing interleukin-8 in COPD: a pilot study, Chest 126:926-934, 2004.

47. Rennard S, Fogarty C, Kelsen S et al: The safety and efficacy of infliximab in moderate to severe chronic obstructive pulmonary disease, Am J Respir Crit Care Med 175:926-934, 2007.

48. Vestbo J; TORCH Study Group: The TORCH (TOwards a Revolution in COPD Health) survival study protocol, Eur Respir J 24:206-210, 2004.

49. Pauwels R, Lofdahl C, Laitinen L et al: Long-term treatment with inhaled budesonide in persons with mild chronic obstructive pulmonary disease who continue smoking, N Engl J Med 340:1948-1953, 1999.

50. Vestbo J, Sorensen T, Lange P et al: Long-term effect of inhaled budesonide in mild and moderate chronic obstructive pulmonary disease: a randomised trial, Lancet 353:1819-1823, 1999.

51. Sin DD, Tu JV: Inhaled corticosteroids and the risk for mortality and readmission in elderly patients with chronic obstructive pulmonary disease, Am J Respir Crit Care Med 164:580-584, 2001.

52. Soriano JB, Vestbo J, Pride N et al: Survival in COPD patients after regular use of fluticasone propionate and salmeterol in general practice, Eur Respir J 20:819-824, 2002.

53. Calverley PM, Boonsawat W, Cseke Z et al: Maintenance therapy with budesonide and formoterol in chronic obstructive pulmonary disease, Eur Respir J 22:912-919, 2003.

54. Szafranski W, Cukier A, Ramirez A et al: Efficacy and safety of budesonide/formoterol in the management of COPD, Eur Respir J 21:74-81, 2003.

55. Cazzola M, Dahl R: Inhaled combination therapy with inhaled long-acting beta 2-agonist and corticosteroids in stable COPD, Chest 126:220-237, 2004.

56. COMBIVENT Inhalation Aerosol Study Group: In chronic obstructive pulmonary disease, a combination of ipratropium and albuterol is more effective than either agent alone: an 85-day multicenter trial, Chest 105:1411-1419, 1994.

57. Van Noord J, Aumann J, Jasnseens E et al: Comparison of tiotropium once daily, formoterol twice daily and both combined once daily in patients with COPD, Eur Respir J 26:214-222, 2005.

58. Aaron S, Vandemheen KL, Fergusson D et al: Tiotropium in combination with placebo, salmeterol or fluticasone—salmeterol for treatment of chronic obstructive pulmonary disease: a randomized trial, Ann Intern Med 146:545-555, 2007.

59. Petty TL: The National Mucolytic Study: results of a randomized, double-blind, placebo-controlled study of iodinated glycerol in chronic obstructive bronchitis, Chest 97:75-83, 1990.

60. Decramer M, Rutten-van Molken M, Dekhuijzen PN et al: Effects of N-acetylcysteine on outcomes in chronic obstructive pulmonary disease (Bronchitis Randomized on NAC Cost-Utility Study, BRONCUS): a randomised placebo-controlled trial, Lancet 365:1552-1560, 2005.

61. Anthonisen NR, Manfreda J, Warren CPW et al: Antibiotic therapy in exacerbations of chronic obstructive pulmonary disease, Ann Intern Med 106:196-204, 1987.

62. Saint S, Bent S, Vittinghoff F et al: Antibiotics in chronic obstructive pulmonary disease exacerbation: a metanalysis, JAMA 273:957-960, 1995.

63. Stockley R, O'Bryan C, Pie A et al: Relationship of sputum color to nature and outpatient management of acute exacerbation of COPD, Chest 117:1638-1645, 2000.

64. Miravitlles M: Epidemiology of chronic obstructive pulmonary disease exacerbations, Clin Pulm Med 9:191-197, 2002.

65. Adams SG, Melo J, Luther M et al: Antibiotics are associated with lower relapse rates in outpatients with acute exacerbations of COPD, Chest 117:1345-1352, 2000.

66. Dirksen A, Dijkman JH, Madsen F et al: A randomized clinical trial of alpha(1)-antitrypsin augmentation therapy, Am J Respir Crit Care Med 160:1468-1472, 1999.

67. Sandhaus Ralpha-1-Antitrypsin deficiency: new and emerging therapies for alpha1-antitrypsin deficiency, Thorax 59:904-909, 2004.

68. Nichol KL, Baken L, Nelson A: Relation between influenza vaccination and outpatient visits, hospitalization, and mortality in elderly persons with chronic lung disease, Ann Intern Med 130:397-403, 1999.

69. Nichol KL, Mendelman PM, Mallon KP et al: Effectiveness of live, attenuated intranasal influenza virus vaccine in healthy, working adults: a randomized controlled trial, JAMA 282:137-144, 1999.

70. Donaldson GC, Seemungal TA, Bhowmik A et al: Relationship between exacerbation frequency and lung function decline in chronic obstructive pulmonary disease, Thorax 57:847-852, 2002.

71. Connors AF Jr, Dawson NV, Thomas C et al: Outcomes following acute exacerbation of severe chronic obstructive lung disease: the SUPPORT investigators (Study to Understand Prognoses and Preferences for Outcomes and Risks of Treatments), Am J Respir Crit Care Med 154:959-967, 1996.

72. Dewan NA, Rafique S, Kanwar B et al: Acute exacerbation of COPD: factors associated with poor treatment outcome, Chest 117:662-671, 2000.

73. Wedzicha JA: Role of viruses in exacerbations of chronic obstructive pulmonary disease, Proc Am Thorac Soc 1:115-120, 2004.

74. Stockley RA, Bayley D, Hill SL et al: Assessment of airway neutrophils by sputum colour: correlation with airways inflammation, Thorax 56:366-372, 2001.

75. Davies L, Angus RM, Calverley PM: Oral corticosteroids in patients admitted to hospital with exacerbations of chronic obstructive pulmonary disease: a prospective randomised controlled trial, Lancet 354:456-460, 1999.

76. Sayiner A, Aytemur ZA, Cirit M et al: Systemic glucocorticoids in severe exacerbations of COPD, Chest 119:726-730, 2001.

77. Niewoehner DE, Erbland ML, Deupree RH et al: Effect of systemic glucocorticoids on exacerbations of chronic obstructive pulmonary disease, N Engl J Med 340:1941-1947, 1999.

78. Aaron SD, Vandemheen KL, Hebert P et al: Outpatient oral prednisone after emergency treatment of chronic obstructive pulmonary disease, N Engl J Med 348:2618-2625, 2003.

79. Maltais F, Ostinelli J, Bourbeau J et al: Comparison of nebulized budesonide and oral prednisolone with placebo in the treatment of acute exacerbations of chronic obstructive pulmonary disease: a randomized controlled trial, Am J Respir Crit Care Med 165:698-703, 2002.

80. Groenewegen KH, Wouters EF: Bacterial infections in patients requiring admission for an acute exacerbation of COPD: a 1-year prospective study, Respir Med 97:770-777, 2003.

81. Ellis DA, Anderson IM, Stewart SM et al: Exacerbations of chronic bronchitis: exogenous or endogenous infection? Br J Dis Chest 72:115-121, 1978.

82. Wilson R, Jones P, Schaberg T et al: Antibiotic treatment and factors influencing short and long term outcomes of acute exacerbations of chronic bronchitis, Thorax 61:337-342, 2006.

83. Allegra L, Blasi F, de Bernardi B et al: Antibiotic treatment and baseline severity of disease in acute exacerbations of chronic bronchitis: a re-evaluation of previously published data of a placebo-controlled randomized study, Pulm Pharmacol Ther 14:149-155, 2001.

84. Celli BR: Chronic obstructive pulmonary disease: from unjustified nihilism to evidence-based optimism, Proc Am Thorac Soc 3:58-65, 2006.

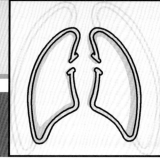

第8章

雾化吸入治疗

ROBERT M.KACMAREK，R.SCOTT HARRIS

专业技能

完成本章学习，读者将了解以下内容：

◆ 认识各种支气管扩张剂，并了解作用原理

◆ 叙述 COPD 患者皮质激素的正确使用

◆ 叙述 COPD 患者使用黏液分解药物适应证和注意事项

◆ 叙述抗生素在此类患者的合理使用

◆ 了解小剂量雾化器的组成及正确使用

◆ 了解定量雾化吸入装置及储雾器的使用方法

◆ 描述干粉吸入装置的适用范围及操作方法

◆ 列举小剂量雾化器、定量吸入器（MDI）、干粉吸入器的优缺点

药物雾化吸入治疗可以把高浓度的药物输送到肺组织，且保持较低的血药浓度，从而可以减少全身副作用。支气管扩张剂是最常用的雾化药物，随着医学的发展，可用于雾化治疗药物的种类在不断拓展，如抗炎药物、抗生素、黏液分解剂和免疫调节剂的应用越来越广泛。同时，用于雾化药物输送装置技术也得到了很大的发展。

COPD 患者由于气道黏膜水肿、腺体肥大、分泌物增多等因素使气道变窄，气流受阻产生肺气肿，进而使肺实质受累。三分之二以上的 COPD 患者存在气道狭窄[1]，这是形成阻塞性肺部疾病的重要原因。随着气道阻塞的进行性加重，FEV_1 下降；肺过度充气使得吸气能力下降；呼吸力学改变和气体交换的异常，导致呼吸功能下降。加上阶段性急性加重的打击，存在较高的发病率和死亡率。

TORCH（Towards a Revolution in COPD Health）研究显示，联合吸入二丙酸氟替卡松和沙美特罗可降低患者死亡率[1]。这个研究中 COPD 患者死亡率的下降可以和使用他汀类药物降低心肌梗死相类比。在一些正在进行的以减少 COPD 的急性加重为目的的临床实验中，使用其他药物如噻托溴铵，也可以降低死亡率。而对严重低氧患者进行长期氧疗和戒烟指导，并不影响疾病的进程。COPD 患者长期的药物治疗应围绕改善功能性肺活量为中心，缓解气道阻塞，减少肺过度充气，防止急性加重。本章内容主要是探讨美国胸科协会[2]定义的 COPD 的雾化治疗，也会简单涉及其他慢性呼吸道疾病，如哮喘、支气管扩张、囊性纤维化等。

支气管扩张剂

雾化吸入支气管扩张剂是治疗急性或慢性哮喘和 COPD 的一线药物。一般来说，哮喘患者的药物反应更好。临床上要将这部分患者和患有阻塞性肺疾病的成年吸烟者区分开来存在一定难度。至少有三分之一的 COPD 患者在第一次使用支气管扩张剂时有明显的疗效，三分之二的患者在连续使用时有疗效[3]。此外，吸入支气管扩张剂即使没有明显改善呼气相气流速度，也可为患者带来明显的有益主观感受。这可能是因为过度肺充气减少和独立于大气道之外的呼吸力学机制得到改善。由于上述原因，COPD 患者都应接受支气管扩张剂治疗。β 受体激动剂吸入对哮喘患者十分有效，而抗胆碱能受体药物更适合 COPD 患者。COPD 老年患者对药物的全身副作用耐受性差[2]。在上述两种疾病中，支气管扩张剂主要作用是控制症状，而不是延缓疾病进展的治疗[4]。有研究数据显示，COPD

患者联合吸入皮质激素和长效 β 受体激动剂能改善预后[1]，然而究竟哪种药物（激素或长效 β 受体激动剂体）对预后影响较大有待考证。

抗胆碱药

抗胆碱药作为一种支气管扩张剂，被推荐用于 COPD 患者[5]（表 8-1）。支配气道的副交感神经属于迷走神经的分支，是气道平滑肌的最主要的支配神经。毒蕈碱受体效应细胞分布在气道平滑肌、黏膜下腺体和突出后神经，当突触前神经末梢释放乙酰胆碱时，这些受体细胞被激活，引起支气管收缩，腺体分泌增加。副交感神经分布在大气道，在受到刺激的时候气道收缩。胆碱能受体分泌有昼夜节律性，在夜间达到高峰，可能引起气流受限和氧合下降，这在 COPD 患者中比较常见[6]。

阿托品，是一种从茄属类植物中提取的高级胺类生物碱，是典型的抗胆碱能的支气管扩张剂。阿托品可以扩张大小气道并减少气道分泌物，但存在抗毒蕈碱样副作用，如镇静样作用、心动过速、肠梗阻、膀胱功能障碍和眼压升高。因为它是脂溶性的，通过呼吸道和口腔黏膜吸收，副作用较多固不推荐雾化吸入使用。

异丙托溴铵，是合成的 N- 异丙基的阿托品衍生物，是美国最主要的抗胆碱能雾化药物，也是唯一可用于定量雾化吸入的抗胆碱能药物。由于它是一种季铵离子，通过黏膜吸收较少，故雾化时全身副作用小。和中效（90~120 分钟）的 β 受体激动剂体相比，达到药物峰值浓度相对较迟，不推荐作为一线抢救药，但在药物峰值和持续时间上优于中效的 β 受体激动剂体[7]。异丙托溴铵雾化的使用浓度是 0.02%，标准剂量是 500μg（2.5cc），每天 3~4 次。每一个 MDI 罐都含有 200 揿，每揿 18μg 的剂量。美国胸科协会推荐，在连接储雾罐的条件下起始剂量每次给药 2~4 揿，一天 3~4 次。对于严重气流受限的急性加重期患者，给药的安全上限是每次 8 喷，一天 3~4 次。异丙托溴铵能减少腺体的分泌，但是不影响纤毛的功能和分泌物的黏稠度[8]。其使用可以减少 COPD 患者呼吸困难症状，改善活动耐力，改善睡眠质量。它不影响疾病自然病程，无症状者不起效。

其他几种合成的季铵抗胆碱能药也在全球广泛应用。在美国，吡咯糖用于雾化，而阿托品类的药物，常在术前或是内窥镜检查前给药，以减少气道或咽喉部的分泌物。它的支气管扩张作用不如异丙托溴铵。

在美国，MDI（定量雾化吸入）时常联合异丙托溴铵和沙丁胺醇[9]。此外，对于急慢性的 COPD 或哮喘，也可以联合 0.02% 的异丙托溴铵和一种 β_2 受体激动剂雾化吸入。联合用药可以产生叠加的支气管扩张

效应，是 COPD 急性发作或哮喘的标准治疗手段[10, 11]。联合用药虽可简化用药方案，但在 COPD 患者出现心悸或震颤等肾上腺副作用时，应限制 β_2 受体激动剂体的使用而不应作为抢救用物。

噻托溴铵，一种长效抗胆碱能药，作用时间长于异丙托溴铵，常用作干粉吸入剂，每日一次。大量的临床实验显示，和异丙托溴铵一天四次给药相比，噻托溴铵更能维持支气管扩张，缓解呼吸困难，改善生活质量，减少急性加重[12, 13]。即使在 FEV_1 没有明显改变的情况下，它通过减少肺过度充气和增加吸气量，也可以更好的改善临床症状[14, 15]。目前一个较大的临床实验（Understanding PotentialLong-term Impacts on Function with Tiotropium，PLIFT）在评估噻托溴铵对 COPD 患者的死亡率的影响[16]。

表 8-1　雾化吸入的抗胆碱药

药物	配比	成人剂量	峰值，持续时间（小时）
吡咯糖			1，2~6
胃长宁	雾化吸入（0.2mg/cc）	每 2~6 小时 1~2mg	
异丙托溴铵			1~2，3~8
爱全乐	MDI（18μg/ 吸）	每 6~8 小时 2 吸	
爱全乐氢氟烷	MDI（17μg/ 吸）	每 6~8 小时 2 吸	
爱全乐普通	雾化吸入（0.02%）	每 6~8 小时 500μg	
噻托溴铵			1.5~3，>24
易得喷吸入剂	DPI（18μg/ 吸）	每天 1 次，每次 2 吸	

DPI，干粉吸入器；MDI，定量吸入器

β_2 受体激动剂

β_2 受体激动剂作用于 β_2 受体（β_2 受体密集分布于小气道的平滑肌细胞上），是强有力的支气管扩张剂（见表 8-2 和表 8-3）。腺苷酸环化酶的激活，使环腺苷酸依赖的胞质钙下降，平滑肌舒张。在美国，β_2 受体激动剂分为短效（异丙肾上腺素、肾上腺素、乙基异丙肾上腺素）、中效（沙丁胺醇、比托特罗、左旋沙丁胺醇、间羟异丙肾上腺素、吡布特罗、特布他林）和长效（沙美特罗、福莫特罗、阿福特罗）三大类。β_2 受体激动剂同时可以加快黏膜纤毛转运的速度，减轻气道水肿[8]。

中效的 β_2 受体激动剂可作为急性用

药，可快速缓解阻塞性疾病的支气管痉挛，峰值效应（5~15分钟）。常见的副作用有震颤、心悸和焦虑。而心脏的 β_1 受体激动剂是剂量依赖型，其作用随着 β_2 受体激动剂（除去异丙肾上腺素和间羟异丙肾上腺素）表达增多而减弱。精细震颤是 β_2 受体激动剂的效应[8]，也可能出现低钾血症和高血糖。

如抗胆碱能药物一样，没有证据表明 β_2 受体激动剂会影响 COPD 病程。中效的 β_2 受体激动剂作为 COPD 急性加重时支气管痉挛的推荐用药。若症状持续，中效 β_2 受体激动剂可每天四次或需要时使用[2]。虽然存在诸多争议，但 β_2 受体激动剂仍是治疗哮喘的强力支气管扩张剂。研究显示长期使用 β_2 受体激动剂会引起耐药，使哮喘难以控制[16, 17]。研究显示，对于轻症哮喘，每天4次或必要时吸入沙丁胺醇治疗，在主、客观症状控制上没有明显的差异[18]。我们同意这项研究作者的推荐，根据需要使用中效药物控制哮喘，对于 COPD 患者也采纳了同样的建议。和雾化吸入 β_2 受体激动剂相比，全身性使用药物剂量更高，存在心房和心室的心律失常或冠状动脉缺血的风险；而且肺血管扩张的作用会引起通气血流比例失调，加重低氧血症。对于 COPD 急性加重期气道痉挛的患者，我们建议有条件的使用 β_2 受体激动剂进行雾化吸入。

对于 COPD 或者气道高反应患者，活动后的支气管收缩可限制患者的康复功能锻炼，如吸入干冷的气体可加剧气道反应，可在运动前5~10分钟给予2撤中效 β_2 受体激动剂吸入。

长效的 β_2 受体激动剂沙美特罗和福莫特罗（药效长达12小时），是慢性哮喘和 COPD 的标准治疗方法。阿福特罗，吸入性长效 β_2 受体激动剂，在美国已被批准上市。福莫特罗和阿福特罗较沙美特罗起效

快，能快速缓解症状。多个研究显示，哮喘患者吸入激素治疗时外加沙美特罗（每天2次，每次1撤）比吸入双倍剂量的激素有更好的疗效[19, 20]。对于 COPD 患者，循证医学证据表明，即使是没有短期支气管扩张反应的患者，长效的 β_2 受体激动剂是安全有效的[21, 22]。研究显示，对中度 COPD 患者使用沙美特罗比低剂量的异丙托溴铵（每天4次，每次2撤）能更好地改善肺功能[22]。而对于需要数天用药控制支气管痉挛症状的患者，可使用中效的 β_2 受体激动剂，如联合沙美特罗、福莫特罗、阿福特罗和异丙托溴铵、噻托溴铵。

左旋沙丁胺醇，外消旋沙丁胺醇的异构体（R），可作为雾化药物或是定量雾化吸入剂。这个异构体引起 β_2 受体介导的支气管扩张作用，而 S 异构体没有支气管扩张效应，哮喘患者多次使用后会出现耐药[23]。初步研究发现，左旋沙丁胺醇能适度扩张支气管并轻度改善震颤和心率的增加[24]。两项针对急诊患者的研究显示，有更高的出院率，住院时间缩短，复发率降低[25, 26]。左旋沙丁胺醇用于 COPD 的治疗的报道较少，在一个和外消旋沙丁胺醇、沙丁胺醇合并异丙托溴铵的对照研究中，没有发现左旋沙丁胺醇在支气管扩张持续时间和作用大小方面有任何差异[27]。在另外一项和外消旋沙丁胺醇的对比中发现，它具有减少药物的使用、缩短住院时间、减少费用和延长治疗的效果[28]。但这仅是一个回顾性非对照非双盲研究[29]。虽然有一些研究发现左旋沙丁胺醇可以预防气道炎症，但 S 异构体会引起支气管收缩。仅有一些体外或动物实验数据支持，能否常规应用于 COPD 患者和哮喘，仍缺乏临床依据[30, 31]。由于上述原因，加上高成本及类似外消旋沙丁胺醇的副作用，并不推荐常规使用左旋沙丁胺醇。

表 8-2　短效和中效的 β₂ 受体激动剂 *

药物	配比	成人剂量	峰值，持续时间（小时）
沙丁胺醇或硫酸沙丁胺醇			0.5~2，4~6
沙丁胺醇气雾剂，氢氟烷的沙丁胺醇气雾剂	MDI（90μg/ 吸）	需要时 2 吸 /4~6 小时	
喘乐宁，氢氟烷的喘乐宁，通用喘乐宁吸入粉剂	DPI（200μg/ 吸）	需要时 1 或 2 胶囊 /4~6 小时	
通用 AccuNeb	雾化吸入（5mg/ml）	需要时 2.5mg/4~6 小时	
甲磺酸比托特罗			0.5~2，4~6
甲磺酸比托特罗吸入剂	MDI（370μg/ 吸）	需要时 2 吸 /4~6 小时	
	雾化吸入（2mg/ml）	需要时 1.5~3.5mg/ 次，2 或 4 次 / 天	
肾上腺素			<1 分钟，0.5
茶碱类气雾剂	MDI（0.22μg/ 吸）	需要时 1~3 吸 /4~6 小时	
通用类	雾化吸入（2.25%）	需要时 2~3mg/4~6 小时	
甲环酸异他林			5~15 分钟，1~4
甲环酸异他林气雾剂	MDI（340μg/ 吸）	需要时 1~2 吸 /4~6 小时	
盐酸异他林	雾化吸入（0.1，0.125，0.2%）	需要时 3~5mg/2~4 小时	
盐酸去甲肾上腺素			5~15 分钟，1~4
治喘灵	雾化吸入（0.2mg/5ml）	需要时 0.5ml/2~4 小时	
盐酸左旋沙丁胺醇			0.5~2，0.5~2
氢氟烷左旋沙丁胺醇	MDI（45μg/ 吸）	需要时 2 吸 /4~6 小时	
左旋沙丁胺醇	雾化吸入（0.63mg，1.25mg）	需要时 0.63mg 或 1.25mg/6~8 小时	
间羟异丙肾上腺素			<1，1~5
硫酸异丙喘宁	MDI（650μg/ 吸）	需要时 2 或 3 吸 /4~6 小时	
硫酸异丙喘宁	雾化吸入（50mg/cc）	需要时 15mg/4~6 小时	
醋酸吡布特罗			0.5~2，4~6
吡布特罗气雾剂	MDI（呼吸驱动）	需要时 2 吸 /4~6 小时	
特布他林			0.5~2，4~6
硫酸特布他林		需要时 2 吸 /4~6 小时	

*　表中列出的都是使用时的标准剂量，用于急性支气管痉挛发作的临时用药。间羟异丙肾上腺素和比托特罗比其他中效药物有更长的作用时间，在用药 5~15 分钟内有支气管扩张效应（比托特罗是肝脏代谢中激活支气管扩张剂前的产物）

DPI，干粉吸入器；MDI，定量吸入器

表 8-3 长效 β_2 受体激动剂 *

药物	配比	成人剂量	峰值，持续时间（小时）
阿福特罗酒石酸盐			
酒石酸福莫特罗	雾化吸入（15μg/2ml）	15μg/12 小时	1~3，>12
富马酸福莫特罗			
福莫特罗干粉剂	DPI（12μg/ 吸）	1 吸 /12 小时	1~3，>12
沙美特罗昔萘酸盐			
施立稳	DPI（50μg/ 吸）	1 吸 /12 小时	2~4，≤ 12

* 长效 β_2 受体激动剂不应作为一线抢救药物，而应作为一天 2 次的维持药物
DPI，干粉吸入器

皮质激素

吸入性皮质类固醇是持续性哮喘患者的主要治疗方法并彻底改变了这种疾病的治疗方法（表 8-4 和表 8-5）。哮喘的激素治疗的疗效令人称道[32, 33]，主要内容罗列如下：

● 吸入激素能减少哮喘患者的气道炎症，降低气道的高反应性，改善气流受限，有利于整体病情的控制。

● 目前推荐的用法是首剂量较高（表 8-4 和表 8-5），然后逐渐减至较低剂量维持，每次药物的调整至少维持 3 个月。

● 吸入皮质激素剂量 – 气道反应性曲线较为平坦，联合其他药物如沙美特罗、茶碱类、白三烯抑制剂等可作为次优选择方案，吸入剂量是激素的 2 倍。

● 吸入激素的全身反应是剂量相关的，长期药物的维持不应超过 2000μg。

更强效的吸入皮质激素如布地奈德、丙酸氟替卡松，新陈代谢更快，更适合临床使用，但仍待进一步的比较研究[32]。

在前面提及的 TORCH 的研究中[1]，联合使用氟替卡松和沙美特罗与安慰剂比较，发现联合用药可以降低病死率（12.6%vs 15.2%，P=0.52）。而在其他单独使用氟替卡松或沙美特罗和安慰剂的对照研究中，并没有显示类似优势。且在单独使用氟替卡松的研究中，使用剂量较高（1000μg/d），有较强的副作用。TORCH 研究还发现，COPD 患者使用激素和长效 β_2 受体激动剂后对急性加重、症状、住院治疗、生活质量改善具有一致性。早期的研究显示长期吸入布地奈德并不能改善肺功能，可能是剂量不足或是疗程过短的原因[34, 35]。

目前推荐中度 COPD 和急性加重患者吸入长效 β 受体激动剂，重度和急性加重患者吸入激素治疗[5]。在全球 COPD 推荐指南中，推荐轻度 COPD 患者联合使用激素和长效 β 受体激动剂，开始使用即需充分评估它的副作用。

表 8-4 吸入类皮质激素

药物	配比	成人剂量
二丙酸倍氯米松		
倍可稳 / 二丙酸倍氯米松制剂	MDI（42μg/ 喷）	4~8 吸 BID
双效二丙酸倍氯米松制剂	MDI（84μg/ 喷）	2~4 吸 BID
布地奈德		
普米克都保	DPI（200 或 400μg/ 吸）	1~2 吸 BID

续表

药物	配比	成人剂量
氟尼缩松		
氟尼缩松气雾吸入剂	MDI（250μg/ 喷）	2~4 吸 BID
丙酸氟替卡松		
氟替卡松吸入剂	MDI（44、110、220μg/ 吸）	2~4 吸 BID
氟替卡松	DPI（50、100、250μg/ 吸）	1 吸 BID
康酸莫米他松		
糠酸莫米松粉雾剂	DPI（220μg/ 吸）	1~2 吸 BID
去炎舒松		
曲安奈德	MDI（100μg/ 吸）	2 吸 TID~QID

BID，每天 2 次；DPI，干粉吸入器；MDI，定量吸入器；QID，每天 4 次；TID，每天 3 次

表 8-5　组合雾化

药物	配比	成人剂量
异丙托溴铵 / 沙丁胺醇		
可必特	MDI（每喷 18μg/103 μg）	2 吸 /6~8 小时
雾化制剂	雾化（每 3ml 0.5mg/2.5mg）	（0.5 mg/2.5mg 每 6~8 小时）
氟替卡松 / 沙美特罗		
舒利迭	DPI（100、250、500μg/50μg）	1 吸，BID
布地奈德 / 福美特罗		
信必可都保	DPI（80、160μg/4.5μg）	1 吸，BID

BID，每天 2 次；DPI，干粉吸入器；MDI，定量吸入器

黏液促动药

气管支气管内黏液的滞留会加重 COPD 患者气流受限，但存在大量分泌物的情况在 COPD 较为少见[3]。COPD 患者每天的黏液分泌物一般不会超过 60ml，不像支气管扩张和囊性纤维化是以大量分泌物为特征的疾病。雾化吸入黏液松解剂能改变黏液的黏稠度，加强黏液纤毛转运系统的清除功能，缓解气流阻塞的症状，理论上通过控制感染和减少炎性分泌物，对慢性气道炎症和气道重塑的限制起到积极的作用。

虽然 meta 分析显示口服该制剂可以减少 COPD 的急性加重，但对 COPD 患者黏膜动力学的研究中却发现没有明显改善[36]。黏液松解剂应通过温和气溶胶、药物、酶的形式直接输送到气道来改变黏液的结构。

温和雾化

没有临床证据表明使用简单的湿化、雾化、生理盐水可以显著的"水化"呼吸道分泌物，降低痰液黏稠度[37]。而在雾化吸入和高流量氧疗时使用温和气溶胶或湿化的方式可以改善气道黏膜表面的干燥

度[8]。吸入高渗性盐水（1.8%~20%）会刺激气道咳嗽和并使分泌物增多，用来作痰诱导收集标本分析病原微生物，如肺结核抗酸涂片、肺孢子菌生物染色等。同样的，很少有证据表明高渗液可以促进气道分泌物的稀释。有数据显示高渗盐水气溶胶治疗的囊性纤维化患者，存在痰液流变学和瞬时痰清除率改善。但刺激性咳嗽和支气管痉挛限制了其在阻塞性肺部疾病中的应用[38, 39]。

碱性环境可以削弱黏液链的连接来改善黏稠度[8]。有报道 2% 的碳酸氢钠雾化吸入会引起刺激性气管痉挛和咳嗽，但可以用 β₂ 受体激动剂来拮抗（立配立用，防止分解），所以是安全的。对于碱性雾化药用于 COPD 患者尚没有可靠的数据支持。

黏液溶解剂

临床证据表明，含有活性硫基的药物可以破坏黏液蛋白的二硫键，降低痰液的黏稠度。经人工气道或是纤维支气管镜注入乙酰半胱氨酸（5~10cc，10%~20% 的浓度），可以迅速（5~10 分钟）溶解痰液或黏液栓。但是，有时可出现严重的支气管收缩，因此，阻塞性肺疾病患者应谨慎使用。有几个案例报道发现经气管镜注入乙酰半胱氨酸，可以减少支气管痉挛的发生率。但我们不推荐作为常规使用。

囊性纤维化患者痰液黏稠度增加的原因是存在大量的白细胞和细菌 DNA，雾化吸入重组后的脱氧核糖核酸酶 I 可有效降解痰液[40]。用量每天一次或 2 次，每次 2.5mg。脱氧核糖核酸酶 I 适用于囊性纤维化患者，而不适用于慢性支气管炎和支气管扩张的患者[40, 41]。

抗生素

理论上，如其他雾化药一样，存在肺部感染时直接经呼吸道雾化吸入抗生素有较高药物浓度且全身的副作用少。但由于耐药的顾虑，雾化吸入抗生素的使用受到限制。

雾化吸入 β 内酰胺类、氨基糖苷类、黏菌素类可以减少气道内的细菌量，但仅在囊性纤维化患者有积极的作用[42]。多重耐药的假单胞菌在这类患者身上定植的较多，妥布霉素的雾化吸入一直是热点。在一项持续 24 周的随机对照研究中，通过喷射雾化器吸入妥布霉素（300mg，每天 2 次），结果是有益的，且没有潜在的临床副作用[43]。呼吸道使用氨基糖苷类药物的耐药现象呈上升的趋势，但仍需长期的临床观察来确定。

COPD 急慢性感染的发病机制尚不清楚，也缺乏对应的全身用药的抗生素。但 COPD 急性加重期使用抗生素仍是针对定植菌落（链球菌、嗜血杆菌、流感嗜血杆菌、黏膜炎莫拉菌）的经典治疗方案。研究表明，导致 COPD 急性加重需要住院隔离的主要是肠道革兰氏阴性菌和假单胞菌[44, 45]。很多患者的急性加重是同种细菌的不同菌株引起的[46]。由于抗生素耐药的普遍性，COPD 急性加重期可考虑雾化吸入抗生素。目前，对于存在持续症状的假单胞菌感染的呼吸机支持患者，若对其他全身性治疗无效或耐药，可考虑雾化吸入氨基糖苷类或黏菌素（150mg，每天 2 次）。

气溶胶的输送方式

雾化药物随着自主呼吸可以输送到下呼吸道，雾化输送方式包括小剂量雾化器（SVN）、定量雾化器（MDI）、带储雾罐的定量雾化器（MDIh）和干粉吸入器（DPI）[47]。多年已推荐 SVN、MDI 和 MDIh 作为家庭使用雾化器。近年来为了减少氯氟烃的使用，所以建议由 DPI 取而代之[48]。如图 8-1 研究[47, 49]所示，患者对 3 种雾化方式的反应是相似的，下呼吸道的沉积量约为 8%~12%[50]。一些新型的氢氟烷 MDI，有更高的肺内沉积量[51]，但输出药物的分布不同于其他三种雾化方式[48]。SVN 产生的气溶胶大部分浪费在容器本身上，少量损失在口咽部，约 20% 的丢失在周围环境中[52]。MDI 仅有少部分丢失在周围环境，但 80% 的气溶胶沉降于口咽部[53]，加用储雾罐后，原沉降于口咽部的气溶胶有 80% 将储存于储物罐内[53]。而

DPI 仅有少量气溶胶损耗于外界和口咽部，但有约 80% 的气溶胶丢失在容器上[54]。

需要注意的是沉降量和使用操作技能息息相关，不恰当的操作很大程度上影响了呼吸道的沉积量[55, 56]。每种雾化器在使用时都容易出错，尤其是 MDI 和 DPI[55, 56]。理论上，无论使用哪种装置在吸入特定的药物时，患者的疗效反应应该一致[54]，但由于每种吸入方式有各自的问题存在，所以临床医生常常需要根据患者情况选择适于该患者的雾化吸入方式。

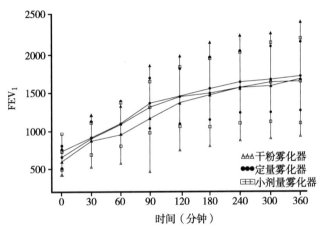

图 8-1 27 例 FEV_1 小于 30% 预计值的急诊患者，吸入沙丁胺醇治疗后 FEV_1 绝对值的改变。三组患者（每组 9 例）分别通过小容量雾化器（5mg）、带储雾罐的定量雾化器（400μg）和干粉雾化器（400μg）吸入沙丁胺醇。所有患者在到达急诊病房第一时间接受治疗，前 2 小时每 30 分钟一次，后 4 小时每小时一次。小容量雾化器的沙丁胺醇总吸入量是 45mg，MDI 和 DPI 是 3600μg。三组都和基线进行对比，组间没有明显差异

小剂量雾化器

经典的 SVN 如图 8-2 所示[57]。SVN 运用的是喷射卷吸效应，即高速流动的气体通过较为狭窄的通道时，形成的负压会卷吸带走周围的液体。被带走液体雾化形成了气溶胶。大颗粒的气溶胶撞击到 SVN 的挡板、壁、盖子后沉积下来进行再雾化[58]。尽管 SVN 的工作原理一致，但各种装置的性能存在很大差别。图 8-3 显示了 17 种不同的 SVN 的雾化沉降量[59]。同一厂家

生产的某款 SVN 由于设计的改变性能也会有很大的区别。因此有些新上市的雾化药，尤其是抗生素，都会注明使用的雾化器类型[58]。SVN 仅是一个单独的雾化装置，而 MDI 和 DPI 一般都有内置药物，所以 SVN 的药物输送效率取决于所使用的 SVN 的性能。

影响小剂量雾化器性能的因素

除了客观的设计外，驱动的气流[59-61]、稀释溶液的量[59-61]、药物特性[62]、驱动气流的特性[63]、溶液的温度[58]等也影响

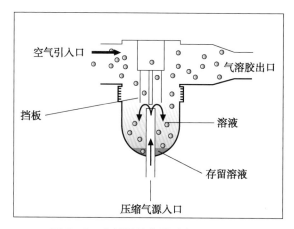

图 8-2 小剂量雾化器示意图

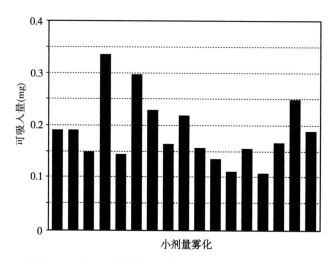

图 8-3 17 种 SVN 的雾化沉降量。把 4ml 含有 2.5mg 的沙丁胺醇的溶液加入 SVN 中，模拟自主呼吸，输送到口片处的 1~5μm 的气溶胶颗粒则为可吸入量

SVN 的效能。

所有的 SVN 都有无效腔容积，无论是哪种雾化溶液、溶液量的多少、驱动气流大小，都有一部分液体无法雾化[59]。无效腔容积通常在 1~1.5ml 不等，这样 SNV 自身容积越小，残留的百分比越高。所以即使是在最佳溶液的状态下，仍有 25%~30%的残留量[59]。随着雾化的进行，容器内溶液的药物浓度有增高的趋势，增加驱动气体流速可以减少残留量，同时增加最佳雾化颗粒（1~5μm）的百分比。但是，溶液容积越大治疗时间越长，驱动流速越高丢失就越多。根据现有的证据[59, 63]，推荐雾化液容积为 4~5ml，驱动气流为 6~8L/min，总治疗时间为 8~15 分钟。

SVN 是使用氧 – 氮混合气专门设计的，若驱动气体是单一的较低密度的氦气，会降低药物输送量。建议在使用氦气作为驱动气体时，驱动流速增加 30%~40%，或者直接将气流设为 8~11L/min[63]。

雾化溶液的温湿度、驱动气体的特性会影响气溶胶的颗粒大小和残留药液的浓度[64, 65]。由于水汽的蒸发和驱动气流的绝热膨胀，雾化溶液的温度一般会比外界环境低 3.0~4.5℃。水汽的蒸发使溶液浓度增加，气溶胶离开雾化装置后，气流升温，气溶胶颗粒变小。所以最佳的驱动气流温度应和环境一致，且处于饱和状态。用气体压缩装置来替代压缩气体，可以增加驱动气流的温湿度。患者在雾化过中手捂住 SVN 的罐子，更能保证雾化药的温度恒定[59, 66]。

SVN 的操作流程

框 8-1 列出了 SVN 的操作流程，如前所述，由于每种 SVN 都存在无效腔容积，推荐雾化至没有气溶胶产生方可停止，使用中可轻拍雾化器使较大的液滴落到容器底部。有人推荐在输出端接一个 Y 形接头，以便患者控制[60]。要显著的减少环境中溶液的丢失，需要增加雾化的 2~3 倍的时间和患者很好的配合。应指导患者正常吸气，避免过度通气。周期性的深吸气和吸气后屏气能增加下呼吸道的药物沉降量。用口片吸入时嘱咐患者在治疗过程中不要用鼻子吸气，必要时可以用鼻夹。

框 8-1　SVN 的操作流程

1. 组装雾化器。
2. 加雾化溶液，总量 4~5ml。
3. 调整驱动气流为 6~8L/min。
4. 患者佩戴好面罩或含住咬口（必要时使用鼻夹）。
5. 使用口片时指导患者经口吸气，口唇包住口片。
6. 指导患者用手后住雾化罐。
7. 指导患者缓慢的（0.5L/min）吸入潮气容积。
8. 指导患者作周期性的深吸气。
9. 持续使用直到没有气溶胶产生。
10. 清洗雾化器。

SVN 的优缺点

SVN 最大的优点是在不需要患者很大的配合的情况下输送较大剂量的雾化药。雾化可以持续进行，且不污染环境，理论上任何雾化药物都可以通过 SVN 吸入。它的缺点是：

- 需要压缩气源驱动装置
- 使用前药物必须充分混合
- 不清洁的雾化装置容易引起感染
- 药物浪费
- 价格偏贵
- 雾化时间较长（8~12 分钟）[59]

此外，不方便携带（压缩气源驱动）和需要药物准备使得 SVN 不适宜院外使用。

电动雾化器

吸入治疗的装置越来越多，其中有一种是电动雾化器，这是一种改良的压缩雾化器[56]。这种装置是根据超声雾化器技术改良的，特点是体积小、电池操控[20]。这类雾化器价格相对较高，适用于任何液态的药物，便携，产生稳定的小分子气溶胶。但在 COPD 患者的家庭治疗中并不常用，随着技术的进步和成本的下降，此装置的使用会越来越广泛。

定量雾化器（MDI）

图 8-4 是经典的 MDI 装置[67]。所有的 MDI 构造和操作都相似。在驱动 MDI 时，储存于定量槽里的药物通过阀门释放变为气溶胶，定量槽排空后，来自贮药罐的药液随后即补充入定量槽，以备下一次驱动所需。建议使用 MDI 每两喷之间至少间隔 15 秒[68, 69]。用药前需用力摇晃均匀 MDI 装置，以保证药物和推进剂的充分混合[70]。

MDI 的吸入

正确的操作才能确保最大量的吸入药物，用力摇晃罐体后，指导患者呼气到功能残气位，将咬口放进口内，用小于 30L/min 的流速缓慢吸气[71]，在吸气初期立即按下驱动阀，患者保持吸气动作直到肺总量位[72]，再屏气 4~10 秒（框 8-2）。

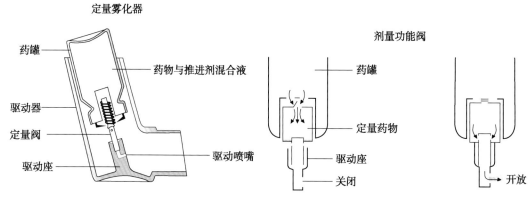

定量雾化器

药罐
药物与推进剂混合液
驱动器
定量阀
驱动座
驱动喷嘴

剂量功能阀

药罐
定量药物
驱动座
关闭
开放

图 8-4　MDI 的结构，包括定量阀

框 8-2　MDI 的操作流程
1. 把 MDI 药罐捂热。
2. 卸下咬口盖子，检查是否有异物。
3. 组装装置。
4. 用力摇晃罐体。
5. 手握罐体直立向上。
6. 正常呼气至功能残气位。
7. 放置咬口至口腔。
8. 若使用手持储雾罐，嘴唇紧含住咬口。
9. 缓慢吸气，气流不大于 30L/min。
10. 持续吸气至肺总量位 *。
11. 屏住呼吸 4~10 秒。
12. 再次操作须等待 15 秒后再重复步骤 1~12。
13. 重新回套盖子。
* 某些储雾罐有特定的操作方法

患者在使用 MDI 时应始终注意以下两个问题，以保证治疗的有效性。即起始剂量不足和药罐内残留药物的剂量估计 [59, 71]。首先，如果 MDI 已多天没用，MDI 定量槽里的药物容易蒸发和流失 [73, 74]，再次使用的前 1~2 喷药物剂量往往不足。所以如果放置时间超过 48小时后，须向空气中试喷 2 次后再使用。其次，大部分的 MDI 装置每罐有 200 揿，不太容易识别罐内余留的药物量。患者最好记录使用量或根据每天的量计算用完的时间，应注意不同厂家的 MDI 揿量有差异。

MDI 的优缺点

MDI 装置有几大优点 [68, 70, 71]，操作方便、体积小、较轻、便携、不容易感染、便宜、不需要药物准备。但咽喉部沉降量较多，需要患者吸气配合 [69-71]。方便增加药物剂量但是并不容易到达患者体内。MDI并不适用于所有的药物，且药物间不能混合使用。相对其他雾化器来说，MDI 的操作技术较复杂，使用不合规范的问题普遍存在 [55, 56]。

储雾罐

使用储雾罐可以克服 MDI 的不易配合和药物沉积于咽喉部的缺点 [75]，但研究并没有体现出任何生理学上的优势。储雾罐有不同类型 [76]，有的体积较小、简单（如OptiHaler；Respironics，Cedar Grove，N.J.），而有的则偏大（如 InspirEase；Schering-Plough，Kenilworth，N.J.）。大部分都带有单向阀，使用时患者容易配合 [59, 69]。储雾罐是专门设计在吸气前储存气溶胶的，患者在吸气时吸入即可。大颗粒的气溶胶会沉降在储雾罐内而非口咽部，为避免用药副作用，雾化吸入激素时应使用储雾罐。

指导患者使用储雾罐时需注意[77]：①容易附集静电荷；②避免连续多次驱动雾化器[78]。储雾罐内表面的静电荷会吸附气溶胶颗粒，从而可减少呼吸道沉降量，用肥皂水清洗吹干储雾罐内部可减少吸附量[79]。市场上已有抗静电的储雾罐供应[51]。

大多储雾罐有使用说明书，要求患者在按下驱动阀后立即从储雾罐内吸气[80]，吸气动作越慢，沉降量越少。应避免连续多次驱动[81]，因为这样会减少气溶胶的输送量[81]。

呼吸驱动的 MDI

呼吸驱动的 MDI 如图 8-5 所示[82]。患者的吸气流速必须大于 27L/min 才能触发气溶胶输出。此外，这种 MDI 现仅用于吡布特罗的雾化吸入[69]。

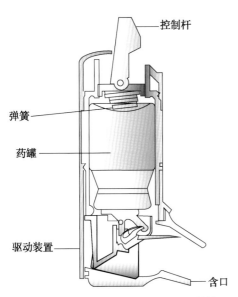

图 8-5 呼吸驱动的吡布特罗吸入器结构示意图

干粉吸入器（DPI）

DPI 的使用越来越广泛了，在日常环境中，DPI 和 MDI 及 SVN 作用相当[48, 58, 71]。DPI 内置的药物通过抽吸周围的气体形成气溶胶。干粉是由松散的微小颗粒（5μm）形成的聚集体或是较大的乳糖或葡萄糖颗粒（>30μm）形成的[83]。微粉颗粒相互聚集黏附，形成的较大的载体颗粒降低了颗粒间相互作用力，更容易分离成单独的可吸入颗粒[83]。在药物剂量较小时，较大的载体颗粒有助于药物从装置流出，并通过向粉末中加入填充剂。一般通过吸气努力[85]药物颗粒即可从大的载体颗粒上[84]脱离（图 8-6），当吸气流速达到较高（30L/min）流速时方可吸入药物颗粒[86, 87]。1~2μm 的小分子雾化药和载体颗粒（>30μm）一并进入气道，载体颗粒沉降到咽喉部。目前可用的 DPI 有两种类型：一种是独立包装（明胶胶囊或锡箔罩）的单个剂量，一种是统一存于贮存罐，每一吸都是额定剂量[88]。

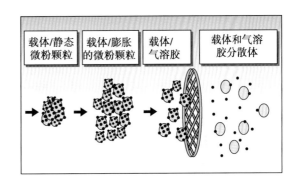

图 8-6 干粉吸入器的雾化过程

干粉吸入器药物输出的影响因素

DPI 药物输出的影响因素包括：不同的生产设计、气流阻力、正确的组装（药物的装载）、药物的吸附形式[48]、湿度[89]。气溶胶颗粒的沉降受气溶胶自身的静电荷和DPI 材料的影响。装置的内部设计可影响气流阻力（图 8-7）[90]，最终影响吸气峰流速。患者需要了解初始安装和开启使用，确保后续的持续正确给药。

外周环境湿度过高会影响 DPI 的性能[89, 91]，干粉颗粒容易结块，会产生较大的气溶胶颗粒，影响肺部沉积率。比较单个剂量独立贮存的装置，整体存于贮存罐的 DPI 装置由于含有干燥剂而不容易结块，但也不能克服高湿度的问题。DPI 不可放置于浴室中。

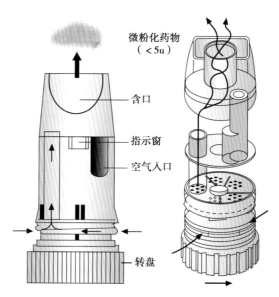

微粉化药物
（＜5u）

含口

指示窗

空气入口

转盘

图 8-7　都保的结构和气流。内含 200 个剂量的药物，药物贮存腔下面的转盘有很多簇锥形腔。旋转把手使转盘转动，塑料刀片打开密闭包装里的药物进入锥形孔。操作时保持装置直立，确保药物完全进入锥形腔。都保内含干燥剂，它的药物由微粉颗粒组成，不含载体颗粒。由于剂量较小，所以患者少有吸到药物的感觉。都保没有药物计量器，当药物剩余 20 个剂量时，会出现红色指示窗。患者吸气时，空气经过装置的底部进入，经过压力盘、药物定量腔和吸气通道。螺旋通道的湍流把药物解离成小颗粒，由于扭曲的通道存在阻力，所以吸气流速必须大于 30L/min。没有带走的药物颗粒残留在通道中，待下一次吸气时再次输出

DPI 的操作流程

框 8-3 列出了 DPI 的操作流程，最重要的是 DPI 必须正确的组装和开启。和 MDI 相同，呼气到功能残气位后开始吸气。含口放置于患者的嘴唇之间并保持密闭。为了达到最大效能，所有吸入气体都应通过装置来触发 DPI，气溶胶通过患者的吸气努力产生。吸气流速应大于 30L/min，吸气流速越大，可吸入范围内的气溶胶颗粒越多[56]。吸气后屏气有利于气溶胶沉降于呼吸道[48]，但是也有不同观点[92]。指导患者不要通过 DPI 呼气，否则呼出气会把气溶胶带回装置，且呼出气中的水分影响气溶胶的产生。

框 8-3　DPI 的操作流程
1. 组装仪器（不同 PDI 各不相同）。
2. 打开胶囊。
3. 正常呼气至功能残气位。
4. 把含口放置于两唇间，保持密闭。
5. 放置于正确的位置（不同 PDI 各不相同）。
6. 通过含口快速吸气（流速 >27L/min）。
7. 屏气 4~10 秒。
8. 移开 DPI 呼气。
9. 充分上述步骤直到胶囊内药物吸完（不同 PDI 各不相同）。
10. 漱口，尤其是吸入激素后。
11. 把 DPI 放置于阴凉干燥的地方，而非浴室。

DPI 的优缺点

DPI 体积轻巧，便于携带，不含氯氟烃，吸气时不需要患者手口配合。但应注意组装和开启，使用时需较高的吸气流速，周围环境的湿度会影响和限制 DPI 的使用。

患者宣教

患者教育是决定治疗效果的最重要的因素[93]。COPD 患者在治疗的过程可能接受多种雾化吸入治疗，且每一种的操作方式都不一样[55]。Hess[94] 在框 8-4 中对比了 MDI 和 DPI 的操作区别，患者在使用不同装置时常会感到困惑。有些研究发现患者在气溶胶吸入时常存在不正确的操作[95, 96]，有的是因为临床医生的指导不当造成的[97, 98]。成功的康复项目需要呼吸治疗师关注雾化输出过程中的每个环节，确保患者在家中可以正确使用任何一种装置。

框 8-4　MDI 和 DPI 操作技术的区别

- MDI 使用时需要摇晃。
- DPI 通过吸气驱动，而 MDI 是按压驱动。
- MDI 吸气时需要较慢的流速，而 DPI 则是较快的流速。
- DPI 不需要连接储雾罐。
- MDI 使用时吸气屏气尤其重要（氢氟烃的 MDI 优于氯氟烃 MDI）。
- 呼气时移开 DPI。

From Hess DR: Metered-dose inhalers and dry powder inhalers in aerosol therapy, Respir Care 50:1376-1383, 2005.

雾化装置的比较

SVN、MDI、MDI 和储雾罐，DPI 之间的比较如表 8-6 所示。每种装置都有优缺点，

基于这些评价，我们更推荐使用 MDI，MDI 和储雾罐，DPI 这几类。由于氯氟烷立法的限制，除非 MDI 的替代推进剂（氢氟烷烃）被推广，DPI 会被越来越多的应用于临床。

表 8-6　几种雾化装置优缺点的对比

优点	缺点
SVN	
不需要患者配合	需要压缩气源
没有氯氟烃的释放	容易被污染
可以多种药物混合	治疗时间较长
便于高剂量用药的管理	需要药物准备
便于持续药物管理	价格偏贵
咽喉部沉降较少	不方便携带
	需要清洗雾化器
MDI	
不需要准备药物	对患者配合要求较高
不容易被污染	需要患者手驱动
携带方便	咽喉部沉降率高
使用较方便	不能用于大剂量药物雾化
	不适用于所有药物
	仍有部分使用氯氟烃驱动
MDI 连接储雾罐	
不需要药物准备	需要患者手驱动
不容易被污染	不能用于大剂量雾化药物
使用较方便	不适用于所有药物
不需要患者配合	仍有部分使用氯氟烃驱动
咽喉部沉降少	有的体积较大且很笨重
	需要定期清洁雾化罐
DPI	
不需要患者配合	需要组装和开启
不容易被污染	需要患者驱动
使用较方便	需要较高的吸气流速
咽喉部沉降少	不适用于所有药物
没有氯氟烃	不能用于大剂量雾化药物
极易方便携带	必须放置于阴凉干燥的地方

DPI，干粉吸入器；MDI，定量吸入器；SVN，小容量雾化器

（王吉梅 译　桑贤印 校）

参考文献

1. Calverley PM, Celli B, Anderson JA et al: The TOwards a Revolution in COPD Health (TORCH) Study: fluticasone propionate/salmeterol improves survival in COPD over three years [abstract], Chest 130:122S, 2006.
2. American Thoracic Society: ATS statement: standards for the diagnosis and care of patients with chronic obstructive lung disease, Am J Respir Crit Care Med 152:78-121, 1995.
3. Anthonisen NR, Wright EC: Bronchodilator response in chronic obstructive pulmonary disease, Am Rev Respir Dis 133:814-819, 1986.
4. Anthonisen NR, Connett JE, Kiley JP et al: Effects of smoking intervention and the use of an inhaled anticholinergic bronchodilator on the rate of decline of FEV_1: the Lung Health Study, JAMA 272:1497-1505, 1994.
5. Global Initiative for Chronic Obstructive Lung Disease (GOLD) 2007: Global strategy for the diagnosis, management and prevention of COPD. Available at http://www.goldcopd.org. Accessed December 9, 2006..
6. Martin RJ, Bartelson BL, Smith P et al: Effect of ipratropium bromide treatment on oxygen saturation and sleep quality in COPD, Chest 115:1338-1345, 1999.
7. Tashkin DP, Ashutosh K, Bleecker ER et al: Comparison of the anticholinergic bronchodilator ipratropium bromide with metaproterenol in chronic obstructive pulmonary disease: a 90-day multi-center study, Am J Med 81:81-90, 1986.
8. Chernow B: The pharmacologic approach to the critically ill patient, ed 3, Baltimore, 1994, Williams & Wilkins.
9. COMBIVENT Inhalation Aerosol Study Group: In chronic obstructive pulmonary disease, a combination of ipratropium and albuterol is more effective than either agent alone: an 85-day multicenter trial, Chest 105:1411-1419, 1994.
10. COMBIVENT Inhalation Solution Study Group: Routine nebulized ipratropium and albuterol together are better than either alone in COPD, Chest 112:1514-1521, 1997.
11. Gross N, Tashkin D, Miller R et al: Inhalation by nebulization of albuterol–ipratropium combination (Dey combination) is superior to either agent alone in the treatment of chronic obstructive pulmonary disease, Respiration 65:354-362, 1998.
12. Casaburi R, Hahler DA, Jones PW et al: A long-term evaluation of once-daily inhaled tiotropium in chronic obstructive pulmonary disease, Eur Respir J 19:217-224, 2002.
13. Vincken W, van Noord JA, Greefhorst AP et al: Improved health outcomes in patients with COPD during 1 year's treatment with tiotropium, Eur Respir J 19:209-216, 2000.
14. Celli B, ZuWallack R, Wang S et al: Improvement in resting inspiratory capacity and hyperinflation with tiotropium in COPD patients with increased static lung volumes, Chest 124:1743-1748, 2003.
15. O'Donnell DE, Fluge T, Gerken F et al: Effects of tiotropium on lung hyperinflation, dyspnoea and

832-840, 2004.
16. Decramer M, Celli B, Tashkin DP et al: Clinical trial design considerations in assessing long-term functional impacts of tiotropium in COPD; the UPLIFT Trial, COPD 1:303-312, 2004.
17. Nelson HS, Weiss ST, Bleecker ER et al: The Salmeterol Multicenter Asthma Research Trial: a comparison of usual pharmacotherapy for asthma or usual pharmacotherapy plus salmeterol, Chest 129:15-26, 2006.
18. Drazen JM, Israel E, Boushey HA et al: Comparison of regularly scheduled with as-needed use of albuterol in mild asthma: Asthma Clinical Research Network, N Engl J Med 335:841-847, 1996.
19. van Noord JA, Schreurs AJ, Mol SJ et al: Addition of salmeterol versus doubling the dose of fluticasone propionate in patients with mild to moderate asthma, Thorax 54:207-212, 1999.
20. Condemi JJ, Goldstein S, Kalberg C et al: The addition of salmeterol to fluticasone propionate versus increasing the dose of fluticasone propionate in patients with persistent asthma: Salmeterol Study Group, Ann Allergy Asthma Immunol 82:383-389, 1999.
21. Cazzola M, Matera M: Should long-acting beta 2-agonists be considered an alternative first choice option for the treatment of stable COPD? Respir Med 93:227-229, 1999.
22. Mahler DA, Donohue JF, Barbee RA et al: Efficacy of salmeterol xinafoate in the treatment of COPD, Chest 115:957-965, 1999.
23. Nelson HS, Bensch G, Pleskow WW et al: Improved bronchodilation with levalbuterol compared with racemic albuterol in patients with asthma, J Allergy Clin Immunol 102:943-952, 1998.
24. Levalbuterol for asthma: Med Lett Drugs Ther 41:51-53, 1999.
25. Nowak R, Emerman C, Hanrahan JP et al: A comparison of levalbuterol with racemic albuterol in the treatment of acute severe asthma exacerbations in adults, Ann Emerg Med 24:259-267, 2006.
26. Schrech DM, Babin S: Comparison of racemic albuterol and levalbuterol in the treatment of acute asthma in the ED, Ann Emerg Med 23:842-847, 2005.
27. Datta D, Vitale A, Lahiri B et al: An evaluation of nebulized levalbuterol in stable COPD, Chest 124:844-849, 2003.
28. Truitt T, Witko J, Halpern M: Levalbuterol compared to racemic albuterol: efficacy and outcomes in patients hospitalized with COPD or asthma, Chest 123:128-135, 2003.
29. Hendeles L, Hartzema A, Truitt T: Levalbuterol is not more cost-effective than albuterol for COPD, Chest 124:1176, 2003.
30. Ameredes BT, Calhoun WJ: (R)-Albuterol for asthma: pro [a.k.a. (S)-albuterol for asthma: con], Am J Respir Crit Care Med 174:965-969, 2006.
31. Barnes PJ: Treatment with (R)-albuterol has no advantage over racemic albuterol, Am J Respir Crit Care Med 174:969-972, 2006.
32. Barnes PJ: Efficacy of inhaled corticosteroids in asthma, J Allergy Clin Immunol 102:531-538, 1998.

33. Kamada AK, Szefler SJ, Martin RJ et al: Issues in the use of inhaled glucocorticoids: the Asthma Clinical Research Network, Am J Respir Crit Care Med 153:1739-1748, 1996.

34. Pauwels RA, Lofdahl CG, Laitinen LA et al: Long-term treatment with inhaled budesonide in persons with mild chronic obstructive pulmonary disease who continue smoking: European Respiratory Society Study on Chronic Obstructive Pulmonary Disease, N Engl J Med 340:1948-1953, 1999.

35. Vestbo J, Sorensen T, Lange P et al: Long-term effect of inhaled budesonide in mild and moderate chronic obstructive pulmonary disease: a randomised controlled trial, Lancet 353:1819-1823, 1999.

36. Poole PJ, Black PN: Mucolytic agents for chronic bronchitis, Oxford, 1999, The Cochrane Library.

37. Ziment I: Pharmacologic therapy of obstructive airway disease, Clin Chest Med 11:461-486, 1990.

38. Elkins MR, Robinson M, Rose BR et al: A controlled trial of long-term inhaled hypertonic saline in patients with cystic fibrosis, N Engl J Med 354:229-240, 2006.

39. Donaldson SH, Bennett WD, Zeman KL et al: Mucus clearance and lung function in cystic fibrosis with hypertonic saline, N Engl J Med 354:241-250, 2006.

40. Fuchs HJ, Borowitz DS, Christiansen DH et al: Effect of aerosolized recombinant human DNase on exacerbations of respiratory symptoms and on pulmonary function in patients with cystic fibrosis: the Pulmozyme Study Group, N Engl J Med 331:637-642, 1994.

41. Wills PJ, Wodehouse T, Corkery K et al: Short-term recombinant human DNase in bronchiectasis: effect on clinical state and in vitro sputum transportability, Am J Respir Crit Care Med 154:413-417, 1996.

42. Itozaku G, Weinstein R: Aerosolized antimicrobials: another look, Crit Care Med 26:5-6, 1998.

43. Ramsey BW, Pepe MS, Quan JM et al: Intermittent administration of inhaled tobramycin in patients with cystic fibrosis, N Engl J Med 340:23-26, 1999.

44. Soler N, Torres A, Santiago E et al: Bronchial microbial patterns in severe exacerbations of chronic obstructive pulmonary disease (COPD) requiring mechanical ventilation, Am Rev Respir Crit Care Med 157:1498-1505, 1998.

45. Eller J, Ede A, Schaberg T et al: Infective exacerbations of chronic bronchitis: relation between bacteriologic etiology and lung function, Chest 113:1542-1548, 1998.

46. Sethi S, Evans N, Grant BJ et al: New strains of bacteria and exacerbations of chronic obstructive pulmonary disease, N Engl J Med 347:465-471, 2002.

47. Raimondi AC, Schottlender J, Lombardi D et al: Treatment of acute severe asthma with inhaled albuterol delivered via jet nebulizer, metered dose inhaler with spacer, or dry powder, Chest 97:24-28, 1997.

48. Dhand R, Fink J: Dry powder inhalers, Respir Care 44:940-951, 1999.

49. Dolovich MB, Ahrens RC, Hess DR et al: Device selection and outcomes of aerosol therapy: evidence based guidelines: American College of Chest Physicians/American College of Asthma, Allergy and Immunology, Chest 127:335-377, 2005.

50. Pauwels R: Inhalation device, pulmonary deposition and clinical effect of inhaled therapy [review], J Aerosol Med 10:S17-S21, 1997.

51. Geller DE: Comparing clinical features of the nebulizer, metered-dose inhaler, and dry powder inhaler, Respir Care 50:1313-1321, 2005.

52. Lewis RA, Fleming JS: Fractional deposition from a jet nebulizer: how it differs from a metered dose inhaler, Br J Dis Chest 79:361-367, 1985.

53. Newman DP, Pavia D, Moren F et al: Deposition of pressurized aerosols in the human respiratory tract, Thorax 36:52-55, 1981.

54. Lipworth BJ, Clark DJ: Lung delivery of salbutamol by breath activated pressurized aerosol and dry powder inhaler devices, Pulmon Pharmacol Ther 10:211-214, 1997.

55. Fink JB, Rubin BK: Problems with inhaler use: a call for improved clinician and patient education, Respir Care 50:1360-1374, 2005.

56. Rau JL: Practical problems with aerosol therapy in COPD, Respir Care 51:158-172, 2006.

57. Newman SP: Aerosol generators and delivery systems, Respir Care 36:939-951, 1991.

58. Hess DR: Aerosolized medication delivery. In Branson RD, Hess DR, Chatburn RL, editors: Respiratory care equipment, Philadelphia, 1999, Lippincott Williams & Wilkins, pp 133-156.

59. Hess D, Fisher D, Williams P et al: Medication nebulizer performance: effects of diluent volume, nebulizer flow and nebulizer brand, Chest 110:498-505, 1996.

60. Clay MM, Pavia D, Newman SP et al: Assessment of jet nebulizers for lung aerosol therapy, Lancet 2:592-594, 1983.

61. Loffert DT, Ikle D, Nelson HS: A comparison of commercial jet nebulizers, Chest 106:1788-1793, 1994.

62. Coates AL, MacNeish CF, Meisner BR: The choice of jet nebulizer, nebulizing flow, and addition of albuterol affects the output of tobramycin aerosols, Chest 111:1206-1212, 1997.

63. Hess DR, Acosta FL, Ritz R et al: Effect of helix on nebulizer function, Chest 115:184-189, 1999.

64. Newman SP, Pellow PGD, Clarke SW: In vitro comparison of DeVilbiss jet and ultrasonic nebulizers, Chest 92:991-994, 1987.

65. Phipps PR, Gonda I: Droplets produced by medical nebulizers: some factors affecting their size and solute concentration, Chest 97:1327-1332, 1990.

66. Fink J: Aerosol drug therapy. In Wilkins RL, Stoller JK, Scanlan CL, editors: Egan's fundamentals of respiratory care, ed 8, St. Louis, 2003, Mosby, pp 683-714.

67. Rau JL Jr: Respiratory care pharmacology, ed 6, St. Louis, 2002, Mosby.

68. Byron RR: Performance characteristics of pressurized metered dose inhalers in vitro, J Aerosol Med 10:S3-S6, 1997.

69. Hess D, Daugherty A, Simmons M: The volume of gas emitted from five metered dose inhalers at three levels of fullness, Respir Care 37:444-447, 1992.

70. Berg E: In vitro properties of pressurized metered dose inhalers with and without spacer devices, J Aerosol Med 8:S3-S11, 1995.

71. Kacmarek RM, Hess D: The interface between patient and aerosol generator, Respir Care 36:952-976, 1991.

72. Hess D: Aerosol therapy, Respir Clin North Am 1:235-263, 1995.

73. Shultz RK: Drug delivery characteristics of metered dose inhalers, J Allergy Clin Immunol 96:284-287, 1995.

74. Everard ML, Devadason SG, Summers BG: Factors affecting total and "respirable" dose delivered by a salbutamol metered dose inhaler, Thorax 50: 746-749, 1995.

75. Guidry GG, Brown WD, Stogner SW: Incorrect use of metered dose inhalers by medical personnel, Chest 101:31-33, 1992.

76. Wilkes W, Fink J, Dhand R: Selecting an accessory device with a metered-dose inhaler: variable influence of accessory devices on fine particle dose, throat deposition, and drug delivery with asynchronous actuation from a metered-dose inhaler, J Aerosol Med 14:351-360, 2001.

77. Newman SP: Principles of metered-dose inhaler design, Respir Care 50:1177-1190, 2005.

78. Clark DJ, Lipworth BJ: Effects of multiple actuations, delayed inhalation and antistatic treatment on the lung bioavailability of salbutamol via a spacer device, Thorax 57:981-986, 1996.

79. Wildhaber JH, Devadason SG, Hayden MJ et al: Electrostatic charge on a plastic spacer device influences the delivery of salbutamol, Eur Respir J 9:1943-1946, 1996.

80. Barry PW, O'Callaghan C: The effect of delay, multiple actuations, and spacer static charge on the in vitro delivery of budesonide from the Nebuhaler, Br J Clin Pharmacol 40:76-78, 1995.

81. Barry PW, O'Callaghan C: The effect of delay, multiple actuations and spacer static change on the in-vitro delivery of budesonide from the Nebuhaler, Br J Clin Pharmacol 40:76-78, 1995.

82. Newman DP, Weisz AWB, Talau N et al: Improvement of drug delivery with a breath activated pressurized aerosol for patients with poor inhaler technique, Thorax 46:712-716, 1991.

83. Ganderton D: The generation of respirable clouds from coarse powder aggregates, J Biopharm Sci 3:101-105, 1992.

84. Dolovich M, Rheim R, Rashid F et al: Measurement of the particle size and dosing characteristics of a radiolabelled albuterol—sulphate lactose blend used in the SPIROS dry powder inhaler. In Dalby RN, Byron P, Farr S, editors: Respiratory drug delivery V: program and proceedings, Buffalo Grove, Ill, 1996, Interpharm Press/CRC, pp 332-345.

85. Dalby RN, Hickey AJ, Tiano SL: Medical devices for the delivery of therapeutic aerosols to the lungs. In Hickey AJ, editor: Lung biology in health and disease, vol 94: inhalation aerosols: physical and biological basis for therapy, New York, 1996, Marcel Dekker, pp 441-473.

86. Hansen OR, Pederson S: Optimal inhalation technique with terbutaline Turbuhaler, Eur Respir J 2:637-639, 1989.

87. Pedersen S, Hansen OR, Fuglsang G: Influence of inspiratory flow rate upon the effect of a Turbuhaler, Arch Dis Child 65:308-310, 1990.

88. Atkins PJ: Dry powder inhalers: an overview, Respir Care 50:1304-1312, 2005.

89. Maggi L, Bruni R, Conte U: Influence of moisture on the performance of a new dry powder inhaler, Int J Pharm 177:83-91, 1999.

90. Crompton GK: Delivery systems. In Kay AB, editor: Allergy and allergic diseases, London, 1997, Blackwell Science, pp 1440-1450.

91. Jashnani RN, Byron PR, Dalby RN: Testing of dry powder aerosol formulations in different environmental conditions, Int J Pharm 113:123-130, 1994.

92. Pedersen S: Delivery systems in children. In Barnes PJ, Grunstein MM, Leff AR, Woolcock AJ, editors: Asthma, Philadelphia, 1997, Lippincott-Raven, pp 1915-1929.

93. Rau JL: Determinants of patient adherence to an aerosol regimen, Respir Care 50:1346-1356, 2005.

94. Hess DR: Metered-dose inhalers and dry powder inhalers in aerosol therapy, Respir Care 50:1376-1383, 2005.

95. Melani AS, Zanchetta D, Barbato W et al: Inhalation technique and variables associated with misuse of conventional metered-dose inhalers and newer dry powder inhalers in experienced adults, Ann Allergy Asthma Immunol 93:439-449, 2004.

96. McFadden ER Jr: Improper patient technique with metered dose inhalers: clinical consequences and solutions to misuse, J Allergy Clin Immunol 96:278-283, 1995.

97. Guidny GG, Brown WD, Stogner SW et al: Incorrect use of metered dose inhalers by medical personnel, Chest 101:31-33, 1992.

98. Interiano B, Guntupalli KK: Metered-dose inhalers: do health care providers know what to teach? Arch Intern Med 153:81-85, 1993.

第9章

氧气治疗

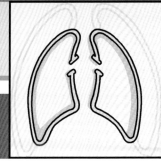

BRIAN L.TIEP，RICK CARTER

专业技能

完成本章学习，读者将了解以下内容：

◆ 掌握休息、睡眠、运动时氧气治疗的生理学作用
◆ 了解氧气治疗设施的应用知识，包括固定式和便携式氧气治疗设施
◆ 理解氧气治疗不仅是提供氧气，而是有多种潜能的治疗干预手段

氧气（O_2）治疗的发展历史事实上也是医学科学和化学在过去 300 年的发展历史。Joseph Priestley 在 18 世纪末发现了 O_2，并将其描述为一种治疗疾病的手段[1]。如今 O_2 被普遍使用，是一种替代治疗，也就是补充因肺部疾病引起的氧合减少的部分。有人认为 O_2 治疗是一种保护性措施，因为低氧血症会造成机体损害。早年 O_2 被认为能治疗从肺炎到痛风等多种病症。Thomas Beddoes 和他的助手 Humphry Davy 于 19 世纪在英国布里斯托尔建立了气体公司[2]，他们用 O_2 作为主要治疗手段来治疗许多疾病。虽然他们不是以循证医学为基础，但他们确实探索出一条道路，最终建立了氧气在现代医学中的地位。

在肺康复领域，临床工作者利用 O_2 治疗改善患者对运动的生理反应和日常生活能力，这已由研究结果证实，氧气可作为疾病的主要或辅助治疗手段。O_2 在治疗疾病中的作用取决于其应用、治疗目的和相关的病理生理学改变。广义的氧气治疗概念包括为不存在低氧血症的患者提供 O_2。

本章主要讨论两种情况下的 O_2 治疗：作为补充手段来保护组织免受缺氧的损伤，以及在肺康复方案中有效发挥 O_2 治疗作用。

氧气运输

O_2 在机体代谢过程中起着至关重要的作用，参与机体能量代谢[3]。O_2 转运通过肺、毛细血管和细胞间的压力梯度实现，在血液中与血红蛋白结合，通过心血管系统进行输送，最终到达细胞，进入线粒体并用于细胞呼吸和产生能量，在 O_2 转运过程中存在故障风险。

动脉血中的氧分压（PaO_2）由吸入气体的氧浓度（FiO_2）、肺泡通气量、通气 - 灌注比和 O_2 在肺泡毛细血管膜中的扩散能力决定[4]。动脉血氧饱和度则由上述因素及 O_2 与血红蛋白结合并转运到组织的能力来决定。其他影响因素包括心输出量，组织毛细血管分布，以及线粒体的摄取和对 O_2 的利用度。上述生理学相关的任何缺陷都可能阻碍氧气运输至最终目的地细胞，并阻碍其最大程度地用于细胞代谢。

慢性缺氧会损害细胞并可能发展为细胞坏死。首先，细胞通过无氧酵解在无氧环境中延长存活时间并发挥其作用，这个过程非常短暂[5]。同时，缺氧环境下乳酸先在细胞中积累，并且进入血液导致乳酸酸中毒。如果细胞要存活并且发挥最佳作用，必须是在有氧代谢状态下。因此，临床医生必须时刻警惕组织缺氧的迹象。

长期氧疗的科学基础

1980 年，长期氧疗（long-term oxygen therapy，LTOT）的有效性由医学研究委员会（MRC）[6] 和国立卫生研究院夜间氧气治疗（NOTT）[7] 研究证实。这些多中心随机对照研究清楚地得出了 O_2 治疗能增加患者存活率的结论（图 9-1），同时明确了时间和用量的依赖关系。英国 MRC 的研究是给低氧血症患者 LTOT 治疗 15h/d（包括睡眠时），与不予氧气治疗进行对比。4 年后，42 例接受 O_2 治疗的患者死亡 19 例，而 45 例没有接受氧气治疗的对照组患者死亡 30 例。与对照受试者相比，接受氧气治疗的患者死亡率少 21%[6]。

在对北美相类似的 203 名慢性阻塞性肺疾病（COPD）低氧血症患者进行的 NOTT 研究中，患者被随机分配为夜间氧疗组、吸氧 12h/d（包括睡眠时）及持续氧疗组（吸氧 24h/d）。夜间吸氧组完全遵嘱进行，持续氧疗组的平均氧气使用时间为 19h/d。结果显示持续氧疗组患者的生存时间是夜间氧疗组的 1.94 倍，且 12 个月的生存率有显著差异[7]。由于上述两项研究患者群体的相似性，其研究结果常被整合引用，也就是说，如果低氧血症的患者不进行有效氧疗，生存率会明显降低。如果接受间断氧疗生存率会有所改善，接受连续氧疗则生存率更高。因此，它们的结论是患者的存活时间与他们每天接受氧疗的时间有关（图 9-1）。

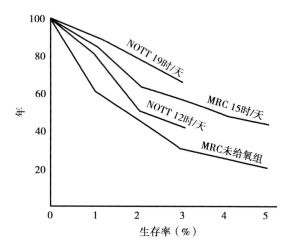

图 9-1　综合医学研究委员会（MRC）和国立卫生研究院的 NOTT 研究显示，氧疗患者的疗效与每天治疗时间有关

缺氧的临床表现

临床医生必须时时关注有否组织缺氧存在。组织缺氧症状与缺氧组织器官和局部血液循环有关。组织和器官的缺氧常常表现为其功能的衰竭。引起肺部低氧血症的原因通常包括：

- 右心衰竭所致的肺血管收缩
- 支气管痉挛
- 呼吸肌功能障碍
- 呼吸衰竭[8]

心肌缺氧的可能原因：

- 心脏收缩力减弱引起心动过速和心输出量降低
- 房性或室性心律失常
- 充血性心力衰竭[8]

脑组织缺氧首先表现为短期记忆的丧失，然后是欣快感和判断力受损[9]。精神运动功能障碍和更严重的脑缺氧引发脑水肿，可威胁生命[10]。消化道组织缺氧表现为胃肠蠕动减少和胃液酸碱度的改变[11]。如伴有高碳酸血症，组织缺氧的临床表现或有所不同。

动脉氧合的测定

没有临床表现能够准确或及时的发现动脉氧合下降的程度。发绀是缺氧的晚期症状，说明每 100 毫升血液中有 ≥5g 脱氧血红蛋白的存在。但有个体差异，如红细胞增多症患者，缺氧早期就会发生发绀，而贫血患者发绀症状则会较晚出现或者不出现。动脉血气（ABG）测量是检测血液中 O_2、二氧化碳（CO_2）含量和血酸碱状态的"金标准"。动脉血采样是安全并标准化的。要注意评估误差，它们往往由采样部位不当、采样为静脉血而不是动脉血、标本处理不当（如标本中混入空气），或血气分析仪校准问题等导致。

替代 ABG 测定的无创方法是脉搏血氧测定。脉搏血氧饱和度（SpO_2）反映动脉血氧饱和度，脉搏血氧仪通过比较透过手指、耳垂或其他身体区域的两个波长的光，包括氧合血液（红色条带）与脱氧血液（红外条带），来计算血氧饱和度[12]。饱和度 >85％ 时 SpO_2 与 SaO_2 相关性较好，误差在 1％ 至 2％ 之间[13]。SpO_2 测定与 ABG 相比最大的优点是能够随时无创监测，对评估患者的氧合趋势十分方便，在运动和睡眠研究以及滴定氧气治疗浓度时非常有用。

氧疗危害、误区及注意事项

氧疗是安全、可以挽救生命，并且能广泛适用。但是仍需谨慎使用。

氧气经过机体代谢的大部分分解为 CO_2 和水（H_2O）。但有小部分 O_2 不能完全分解，其中间分解产物有破坏气道和肺泡以及其他组织的氧化剂或其他高反应性 O_2 物质，引发炎症反应和纤维化。作为保护机制，机体会合成抗氧化酶，如过氧化氢酶和超氧化物歧化酶，促进 O_2 的代谢分解，为组织提供保护。但是，在 O_2 浓度增加特别是高于 50％ 时，该保护系统可能被击溃，导致气道易于氧化而发生炎症。有学者怀疑低流量 O_2 治疗也会造成这样的损害[14]。一项非控制性研究检测了接受 LTOT 并且死于其他原因的患者的肺活检标本，发现肺组织存在纤维化改变[15]。然而，NOTT 和 MRC 研究没有发现这些副作用，他们的结论是长期氧疗有益于患者并能延长生存期限[6, 7]。

有人担心 O_2 治疗可能导致吸收性肺不张和低通气 – 血流灌注比（$\dot{V}/\dot{Q}$）[16]。这样的考虑主要是针对手术后患者，由于氧疗能改善手术后患者 $\dot{V}/\dot{Q}$ 失调，治疗时会增加供氧浓度。而接受 LTOT 的患者的氧气浓度往往较低，通常不需关注。而且长期研究尚未证实这些推测的存在[6,7]。因此，氧疗是没有替代疗法时的积极治疗手段。

患者和家人进行氧气设备操作需谨慎，以保证氧疗安全有效。吸氧患者不可吸烟，尤其是使用鼻导管吸氧时[17]。有鼻导管吸氧患者因点烟引起鼻通道燃烧，导致破坏性的甚至是致命的火灾的报道；也有因压缩氧气瓶翻倒，阀门脱落导致氧气瓶穿透混凝土墙的事故。这些事件虽然非常罕见，但需要时时警惕。液体 O_2 转移的过程中也可能发生泄漏，接触皮肤可引起冷冻烧伤。此外，高浓度（＞40％）的 O_2 可以助燃。了解相关常识并给予密切注意，可以避免类似事件的发生。

临床医生曾经担心氧疗可能会引起 CO_2 麻醉和呼吸性酸中毒，导致患者呼吸停止并死亡。Bigelow 等[18]的早期研究显示，CO_2 潴留非常罕见，因此 O_2 治疗一般不会导致 CO_2 麻醉或呼吸性酸中毒。Sassoon[19] 和 Mahutte[20] 以及他们的同事发现，在患者存在 CO_2 潴留时，他们的分钟通气量并未降低，说明呼吸驱动并未被抑制。实际情况是患者的死腔容积（VD/VT）比例增加而加重了 $\dot{V}/\dot{Q}$ 失调。

呼吸驱动抑制现象有时确实会发生。Robinson 等[21]观察到在有些疾病加重期通气量减少患者，CO_2 潴留往往发生于吸入室内空气时血 SaO_2 水平较低的患者进行高浓度氧疗时，这种现象可能与低氧性血管收缩灌注受限有关，通气量减少和 $\dot{V}/\dot{Q}$ 失调会导致 CO_2 潴留或呼吸性酸中毒的发生。Dunn 等[22]发现，高浓度氧疗的呼吸机依赖患者，CO_2 阈值增加，VD/VT 增加，而 CO_2 清除保持不变。一般来说，滴定 O_2 流量到以 92％ 为目标 SaO_2 的患者能够保持足够的氧合，并最大限度地减少 CO_2 潴留和呼吸性酸中毒发生

的可能性。如果发生呼吸性酸中毒，则应考虑给予通气支持。

晚期 COPD 患者通过肾脏产生碳酸氢盐来代偿已经发生的慢性高碳酸血症，这样能保持酸碱的平衡。在这种情况下，慢性 CO_2 潴留患者的自适应性能力使得他们能避免过度通气。对于这些患者，慢性高碳酸血症不是预后不好的指征[23]，高碳酸血症的不良后果往往与急性酸中毒有关，ABG 能反映急性的酸碱平衡变化。临床医生应关注临床表现状，如患者觉醒度降低或出现嗜睡等则应引起重视。一般来说即便存在有发生 CO_2 潴留的可能，仍必须纠正低氧血症。

氧气在医疗中的作用

O_2 治疗是 COPD 患者综合治疗的一项重要内容，运动、气道卫生、支气管扩张和限制过度充气都对 O_2 转运直接有益。此外，优化心血管功能十分重要，特别是在有相关并发症存在的情况下。低氧血症患者除了氧疗没有其他替代方法。后文将讨论氧气治疗能增进运动能力，改善呼吸力学和气体交换。在肺康复治疗中，缩唇呼吸训练不仅能减慢呼气，缓解肺过度充气，也能增加动脉氧合[24]。

氧气在睡眠中的作用

一般来说每人每晚需要 8 个小时左右睡眠，正常人睡眠过程中可出现呼吸减缓并轻微的短暂性氧合下降。COPD 患者清醒时动脉氧合已处于临界状态，所以睡眠时 SaO_2 下降到 90％ 以下并不罕见。低氧主要发生在 REM 睡眠期，也可以发生在睡眠的其他各个阶段。缺氧明显时可出现如下症状：肺动脉高压，系统性高血压，心律不齐，睡眠结构紊乱导致白天嗜睡，以

及发病率和死亡率的增加[25]。一项针对夜间低氧的 COPD 患者的研究显示，O_2 治疗能够预防或逆转部分并发症[26]。

没有阻塞性睡眠呼吸暂停的患者发生夜间低氧的机制可能与低通气有关，主要由潮气量减少[27]、肺泡通气不足、V_D/V_T 增加或 $\dot{V}/\dot{Q}$ 失调加重引起。回顾对夜间低氧预测因子的研究发现结果并不一致，可能是由于研究人群存在差异。一项研究发现睡眠性低氧可以通过白天的 SaO_2 来预测，与 $PaCO_2$ 的升高也有关系[28]。清醒时即存在高碳酸血症和低氧血症的患者最有可能发生睡眠性低氧[29]。夜间低氧并不都能通过白天的血气来预测，提示存在睡眠动力学的差异[30]。

在临床实践中，常建议白天吸氧的患者睡眠时也持续使用，因为白天需要氧疗的患者在睡眠期间更可能发生低氧，而且白天给予的氧疗支持水平可能不能满足夜间的需要。有许多患者在夜间超过 30% 的时间存在 SaO_2 小于 90%[31, 32]。对 NOTT 患者，睡眠时的氧流量较白天提高 1L/min 较为合适[7]。近期的研究进一步证实上述研究结果是正确的，有 50% 的 LTOT 治疗的 COPD 患者，夜间需要增加 1L/ 分钟的氧流量以维持夜间氧饱和度来缓解睡眠障碍。

约有 9% 至 21% 的没有阻塞性睡眠呼吸暂停（OSA）并且白天 SaO_2 较好的 COPD 患者会出现睡眠性低氧[30]，此为单纯性夜间低氧。单纯性夜间低氧常发生在重度 COPD、存在 CO_2 潴留、高体重指数患者[33, 34]。此外，睡眠期间低氧的患者可能出现高碳酸血症，也有可能出现肺力学的严重受损，有证据显示这些患者能得益于夜间 O_2 治疗[26]。回顾性研究发现，单纯性夜间低氧及白天 SaO_2 大于 90% 的患者会有较高的死亡率[25]。然而，尽管肺动脉压力有所下降，对照研究未能发现

氧疗能改善单纯夜间低氧患者的临床状况[35]。该大型多中心研究对存在日间低氧血症、氧分压介于 55~60mmHg 的患者研究发现，夜间 O_2 治疗未能阻止肺动脉高压的进展、未能预防进一步低氧血症的发生或改善生存率[35]。尽管如此，仍然要积极关注这些患者。当然，对肺动脉高压和肺心病且白天氧饱和度较好的患者来说，进行夜间持续血氧测量和并吸氧治疗是合理的。

有些患者同时存在 COPD 和 OSA，称为重叠综合征[36]。重叠综合征患者常存在夜间睡眠碎片化，影响生活质量。人们认为 OSA 在 COPD 患者中很常见，但事实并非如此[37]。OSA 患者 COPD 的患病率为 11%[37]。COPD 患者 OSA 的患病率为 20%[38]。这一现象与高血压患者体重超重及吸烟有关。研究显示 OSA 可加速 COPD 患者呼吸衰竭的发作，且肺动脉高压的发生率较高[37]。

建议对患有重叠综合征的患者进行 OSA 治疗[39]。对于疑似患有 OSA 的患者，推荐使用多导睡眠图进行评估。寻找是否有上气道阻塞的存在，因为它可以影响睡眠质量，并加重 OSA[31]。

氧气在运动中的作用

运动时氧疗可以防止细胞缺氧、提高运动效率和增加患者生理学受益程度。运动氧疗的氧流量设定需比平时高以适应做功的增加。运动期间的高氧需求无论是对于代谢速率的增加，还是肺动力学的变化都是必需的。而肺泡毛细血管中红细胞转运时间的减少及 $\dot{V}/\dot{Q}$ 比的变化通常是 O_2 运输的不利条件，呼气末肺容积升高增加了呼吸做功和 V_D/V_T 比。运动过程中弥散能力的下降会限制运动的继续。了解这些生理学的变化是氧疗成功的关键，对运动方案的

制定也十分重要。

制定好运动训练计划来培养患者积极的生活方式对成功实施肺康复非常重要[40]。正常情况下，次极量运动的心肺反应以 PaO_2 增加及 $PaCO_2$ 降低为特征，肺和心血管系统完全能满足次极量运动时骨骼肌肉的 O_2 输送。肺和毛细血管血流的扩散能力能增加一倍以上[41]。在静息条件下，即使有明确肺部疾病的患者也不受其肺扩散能力或红细胞转运时间的限制[42]。然而在机体运动时，肺泡毛细血管氧运输的有效性受到红细胞运输时间减少以及 $\dot{V}/\dot{Q}$ 比失调的影响，两者共同限制了 O_2 到骨骼肌的输送。

运动氧疗的直接作用是减少肺的过度充气，延长运动时间并提高效率，提高机体对运动生理的反应能力，减少由于肺动脉收缩和肺血管阻力增加，缓解相同做功时呼吸困难的发生，以及运动期间组织缺氧的预防。O_2 能提高运动能力，而且 FiO_2 在 50% 以下有浓度依赖[43]。运动时吸入氧气较不吸氧的患者运动效能更高[44]。

限制 COPD 患者运动量的主要因素是动态过度充气。该机制似与每分钟通气量有关，或者说与呼吸频率有关。呼吸频率加快使肺内气体无法在下一次呼吸之前排空[45]。O_2 可以通过抑制颈动脉体兴奋性（交感神经驱动）来降低设定做功量的呼吸频率[46]。运动训练本身也能降低设定做功量的呼吸频率[45]。因此，运动训练和 O_2 都可使患者延长训练时间，并减少呼吸困难和肢体疲劳。如果运动时给予 O_2 是为了预防运动性低氧，则应针对训练目标进行调节，以作为补充或替代治疗。如果使用 O_2 是为了使患者能够提高运动量或增加锻炼的效果，需要设置更高水平的 O_2 流量。

运动期间的移动供氧

氧疗移动设施的应用可以预防或减少运动性低氧的发生。在其他因素不变的情况下，能保证运动肌肉的氧耗所需。随机研究发现，可移动的供氧能够改善患者生活质量[47]。在一项吸入便携式氧气设施提供氧气和相同设施提供空气的对比研究中，吸氧能使运动能力立即改善，但对远期的运动能力或生活质量没有观察到显著改善[48]。到目前为止，还没有一项研究令人信服地证明便携式氧能使生存率获益，可能是目前尚未进行充分的研究[49]。有其他研究支持保护运动肌肉免受细胞缺氧的观点[50]。低氧可能引起心律失常[51]，而 COPD 患者运动期间发生心律失常的情况甚少，因为活动能力受到低氧血症的限制，反过来可以避免严重低氧血症的发生，临床上应重点防止运动肌肉缺氧以增加患者的活动能力。

运动氧疗

利用吸 O_2 治疗来提高肺康复运动计划的疗效是一个较新的概念，但不是所有的研究都支持这一概念。Rooyacker 等[52]的研究未发现康复训练中使用氧疗比只吸入空气有益，但可以减少呼吸困难的发生，而从理论上来说，呼吸困难减少可以降低呼吸频率，进一步可以增加患者的运动强度，而运动训练强度越大则生理学效应就越大。Garrod 等[53]的研究显示，在肺康复运动中增加氧疗并不能增加运动能力。上述研究与一些近期研究的主要区别是，近期的研究是在较高的运动强度下进行的。Somfay 等[43]发现运动氧疗能减少肺过度充气、改善运动耐力，且随着 FiO_2 增加到 50% 存在剂量依赖性。其结果与 Cotes 等[54]的早期研究结果是一致的。O'Donnell

等[55]确定 O_2 通过减少肺过度充气和降低乳酸水平来改善运动时呼吸困难的发生。Emtner 等[44]发现，给予运动氧疗的患者有更高的锻炼效率、更低的呼吸频率，更不容易出现过度通气以及更大的运动耐受力。Peters 等[56]发现，运动、支气管扩张剂和 O_2 的联合应用能减少动态肺过度充气。而 Maltais 等[57]的研究显示，75％的氧气吸入能改善下肢血流量，这一发现也支持了 O_2 输送在血液循环系统的作用。因此，氧气治疗不管是单独使用还是与其他措施联合应用，都能使需要氧疗的肺康复患者受益。

长期氧疗的生理学标准

美国胸科学会和欧洲呼吸学会 COPD 指南推荐通过测定 PaO_2 来决定患者 LTOT 的方案[58]。并且推荐 ABG 用于初始测定，因为它准确性高，测量值包括多项的临床指标，如 $PaCO_2$ 和酸碱状态，这对高碳酸血症或酸中毒的患者来说尤为重要。框 9-1 罗列了家庭氧疗的相关指征。

框 9-1	家庭氧疗的 ABG 和 SaO_2 指征

A. 持续氧疗
1. $PaO_2 \leq 55mmHg$ 或 $SaO_2 \leq 88\%$
2. PaO_2=56~59mmHg 或 SaO_2=89％ 并伴随如下症状：
   a. CHF 引起的体位性水肿，或
   b. 肺心病或肺动脉高压或 HCT > 56％
B. 夜间氧疗
1. 睡眠时 $PaO_2 \leq 55mmHg$ 或 $SaO_2 \leq 88\%$ 或 SaO_2 下降 >5％ 伴随低氧血症的临床表现
C. 运动氧疗
1. $PaO_2 \leq 55mmHg$ 或 $SaO_2 \leq 88\%$

CHF，充血性心力衰竭；HCT，红细胞压积；O_2，氧气；PaO_2，动脉血氧分压；SaO_2，动脉血氧饱和度

在病情恶化时发生低氧血症（恶化之前不缺氧）的患者在稳定后可能就不再满足接受 LTOT 的生理学标准。因此建议在稳定后的 60~90 天，重新评估是否需要 LTOT。如果评估的不再具有 LTOT 指征，则可以中断氧疗。另外，由于疾病自然进展为低氧血症的患者也可能通过 O_2 治疗而改善到不满足 LTOT 治疗指征，这种改善通常认为是 O_2 治疗效应[59]，建议是继续补充氧气，即使他们在重新评估后不具有 LTOT 标准。因为停止氧疗可能对这些患者有害，甚至使疾病进展。

氧疗处方

LTOT 前评估 ABG 和 SpO_2 作为基础值[58]。然后根据 SpO_2 指导氧气流量调整，如果患者存在高碳酸血症，则需根据 ABG 结果来做调整。通过滴定方式设置 O_2 供给量，以确保满足患者在一般生理状况（休息，运动和睡眠）下 SpO_2 大于 90％。合理的 SpO_2 目标为 92％（见图 9-2）。

家庭氧气存贮系统

有三种不同的家用氧气来源：压缩氧气，液态氧或制氧机。它们都有各自的优缺点和不同的使用方法。制氧机是家庭氧疗的主要固定氧源，它们大多使用沸石过滤器将空气分离为氧气与氮气，优点是比较便宜、操作压力低和安全可靠。压缩氧气，在高压力（通常为 2200psi）下储存，可长期存放，压缩氧气瓶价格低廉且能提供可靠的氧源。液氧是将空气冷却到 −273℉ 而产生，将氧气从氧气 - 氮气混合物中分馏并储存于容器中，该容器称为杜瓦瓶。液氧的优点是其 1L 相当于近 1000L 的气态氧，因此成为便携式 O_2 的优质来源。其缺点是成本较高，而且在使用

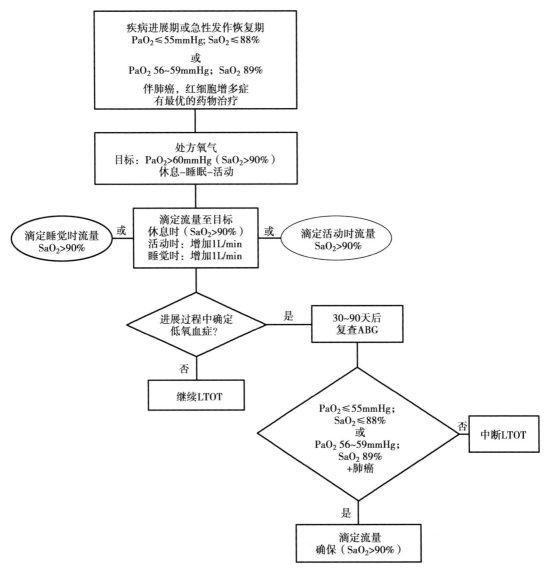

图 9-2 美国胸科协会和欧洲呼吸协会长期氧疗流程图。ABG，动脉血气；LTOT，长期氧疗；PaO$_2$，动脉血氧分压；SaO$_2$，动脉血氧饱和度

时氧气利用率不高。

目前，上述 O_2 系统都有可固定或移动的形式。制氧机大多是固定的，也有便携式制氧机，目前一些航空公司接受的氧源就是便携式制氧机。它们的重量从 2.7 至 7.5kg 不等，它最大的优点是独立于外部氧源的独立系统。有些制氧机可为便携式氧气瓶充氧，使患者无需送氧服务就能使用便携的高浓度氧气容器。便携式液氧瓶重量只有 1.6kg，非常便于携带。常用的压缩氧气瓶重量为 1.8kg，它的贮氧量远少于液氧瓶，使用时推荐多准备几个。

家用氧疗装置

氧疗大多通过储气装置或经导管给予持续或间断的流量来进行。最常用的输氧装置是双头的鼻导管，是氧疗患者较能耐受的器材。

氧疗中最常用的供氧器材是提供持续流量的，在整个呼吸周期输出 O_2，这事实上造成了氧气的浪费，不适用于便携式氧气系统。

为了更好地使用轻质且便的 O_2 设施，有三种方法来解决氧气浪费的问题：间歇（脉冲）供氧装置，储存式导管和经气管导管给氧[60]。与持续流量的供氧器材相比，它们的供氧效率可提高 2~7 倍，提高了轻型便携式氧气输送系统广泛使用的可行性[61]。

间歇（脉冲）供氧装置

间歇（脉冲）供氧装置在感知到患者吸气开始即快速输出脉冲氧。理想状态是脉冲供氧在吸气时立即开始并在潮气量最后 150ml（解剖学死腔）[62-65] 吸入之前结束，为肺泡 - 毛细血管气体交换输送氧气并避免浪费。与连续输出 O_2 相比，该装置可以将 O_2 的输送效率提高 7 倍。目前已有多款这样的装置，可以根据需要设置不同的输出容积、时机、流量和功能[66]。主要为患者休息状态氧疗，通常不能满足患者运动（活动）时氧气供应所需[67]。

运动状态下不仅 O_2 的代谢需求增加，其他病理生理变量也会增加，可导致运动低氧血症的发生。同时，由于运动时 V/Q 比例失调加重，VD/VT 比增高，加上肺 O_2 弥散功能受损和通过肺泡毛细血管的红细胞转运时间减少。常规设置下脉冲供氧装置通常不能保持患者足够的氧合，需要更大的脉冲输送和更好的设备[68]。有些患者必须使用储氧套管或经气管导管供氧，使运动中的氧疗更有效[69]。所以说运动时确保充足 O_2 输送的唯一方法是在运动期间对患者进行监护，同时滴定 O_2 的输出量。

大多日常生活活动都是间隙性的，患者需要经常调节 O_2 设置以避免浪费或过度氧疗，很不方便。有内置传感器的既能监测血氧饱和度又能自动调节输出 O_2 流量的脉冲供氧装置[70]，可以成为未来此类供氧装置的研发目标。

储氧鼻导管

储氧鼻导管（Oxymizer and fluidically controlled Pendant；CHAD 疗法） 在呼气相存储氧气，供下一次吸气时氧的吸入[71, 72]。采用缩唇呼气可使该装置的工作效率从 2 倍提高至 4 倍或更高[73]。该装置是价格低廉，安全可靠，与任何氧源都能匹配，运动和睡眠时都能使用[74]。储氧鼻导管适用于较难维持氧合或需要高流量吸氧患者[75]，该装置仍有一些需要改进的地方。

经气管导管给氧

经气管导管给氧将 O_2 直接输送到气道中[76]。该装置有显著的外观优势，其他生理学优势包括减少呼吸做功、能输送流量增高，能用于 OSA 患者的通气治疗[77, 78]。该装置能提高氧输送效率 2 至 3 倍。其缺点是需由外科手术放置，成本较高。它们既可进行持续供氧也可间歇性脉冲供氧[79]。

湿化

医院通常通过气泡加湿器加湿经墙式输出的高流量氧。在一项对接受 4L/min O_2 流量并以过标准泡沫加湿器的吸氧患者的研究发现，鼻腔的干燥程度没有差异，并且患者主观不能区分干燥和经过加湿的氧[80]。由于经过湿化的氧仅占吸入气的一小部分，此结果并不令人惊讶。此外，在吸入气温度达到人体温时，其湿度进一步下降。实际上，在正常体温下，鼻黏膜是优质湿化器，经过鼻腔的吸入气体的湿度接近饱和湿度。

由于经气管导管给氧绕过鼻黏膜湿化，丢失最主要的水分来源，在气流较高时导管末端有形成黏液球的风险，所以气流大于 5L/min 或更高时则需要主动加温加湿。

运动训练和患者宣教

LTOT 可以预防组织缺氧，促进功能改善，提高运动性能功能，而患者可能并不认同。临床宣教的首要目的是观念的交流。临床医生应当对患者的观点表示关注和理解，并且让患者理解氧疗是治疗手段，而不是患者将要死亡或残疾的先兆。患者需要接受氧疗，并正确、安全地使用。当患者携带便携式 O_2 并拥有积极的生活方式时，疾病的临床病程将会好转。宣教作为一个持续和交流的过程，能帮助患者克服生活、治疗中的各种坎坷和障碍。

肺康复中的氧疗

实施肺康复计划的患者接受全面且多方面的训练，以最大程度恢复其功能水平。为了预防患者在休息、睡眠和运动时组织缺氧，给予氧气吸入来保证足够的组织氧合（图 9-3）。而对于在休息或运动时不缺氧的患者，为了提高运动训练的强度，吸入 O_2 也是有益的，目的是最大程度地提高他们对运动的生理反应[43, 44]。因为运动训练过程中吸氧可以减少肺动态过度充气，通常认为该方法是治疗性的。

此外，在肺康复计划中患者除了吸氧还会使用支气管扩张剂，如噻托溴铵。支气管扩张剂能降低肺动态过度充气并改善运动能力。两者结合使用能增加治疗效果[56]。氧与氦（heliox）联合吸入也能减少肺过度充气[81]。

单独进行缩唇呼吸或与氧疗联合可以增加氧合并减少动态过度充气[24]。因此，在肺康复方案中，单独或组合治疗的方法能缓解运动时的通气障碍，使得患者能进行更高强度的训练，从而改善 O_2 的运输，减少呼吸困难和腿部疲劳的发生。

鉴于上述发现和氧气所发挥的作用，目前认为氧气治疗是肺康复方法之一，而不是仅仅用于预防低氧血症。O_2 治疗在肺康复中起着重要作用，我们需要改良氧气输送的方式，以满足特定的生理需求。休息和睡眠时氧疗目的是防止组织缺氧，因此需维持 SaO_2 在 90% 至 92%。活动时的

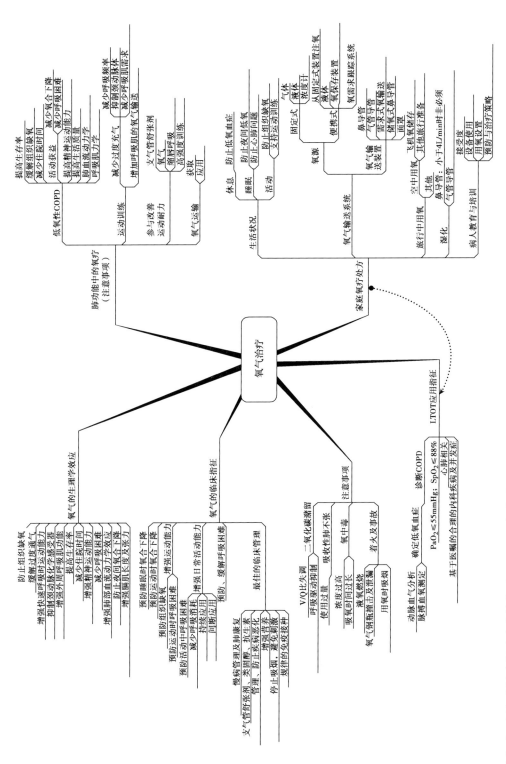

图9-3 氧气在肺康复治疗中的作用。CO_2，二氧化碳；COPD，慢性阻塞性肺病；LTOT，长期氧疗；PaO_2，动脉氧分压；SpO_2，脉搏血氧饱和度；V/Q，通气血流流比

氧疗目的是使患者能进行那些原本因呼吸困难而不能进行的活动。因此目标 SaO_2 可以更高，如 95%。如果给氧目的为最大程度地提高运动训练的强度，医生往往需要给予治疗性氧疗处方，FiO_2 最高可以达到 50%[43]。

氧疗设备是肺康复所需设施的重要组成部分，在向患者告知这一概念时，要让患者理解吸氧不是预后不良的预兆，而是常规有效的治疗手段之一。

（黄蕾 徐诗行 译 杨莉敏 校）

参考文献

1. Petty TL: Historical highlights of long-term oxygen therapy, Respir Care 45:29-36, 2000.
2. Tiep B: History of oxygen in medicine. In Tiep B, editor: Portable oxygen therapy: including oxygen conserving methodology, Mt. Kisco, NY, 1991, Futura Publishing.
3. Leach RM, Treacher DF: ABC of oxygen: oxygen transport. 2. Tissue hypoxia, BMJ 317:1370-1373, 1998.
4. West JB: Gas exchange. In West JB, editor: Respiratory physiology: the essentials, Philadelphia, 2005, Lippincott Williams & Wilkins, pp 49-56.
5. Wasserman K, Stringer WW, Casaburi R et al: Determination of the anaerobic threshold by gas exchange: biochemical considerations, methodology and physiological effects, Z Kardiol 83(suppl 3):1-12, 1994.
6. Long term domiciliary oxygen therapy in chronic hypoxic cor pulmonale complicating chronic bronchitis and emphysema, Report of the Medical Research Council Working Party, Lancet 1:681-686, 1981.
7. Continuous or nocturnal oxygen therapy in hypoxemic chronic obstructive lung disease: a clinical trial. Nocturnal Oxygen Therapy Trial Group, Ann Intern Med 93:391-398, 1980.
8. Alpert JS: Pulmonary hypertension and cardiac function in chronic obstructive pulmonary disease, Chest 75:651-652, 1979.
9. Fix AJ, Daughton D, Kass I et al: Cognitive functioning and survival among patients with chronic obstructive pulmonary disease, Int J Neurosci 27:13-17, 1985.
10. Fix AJ, Golden CJ, Daughton D et al: Neuropsychological deficits among patients with chronic obstructive pulmonary disease, Int J Neurosci 16:99-105, 1982.
11. Gutierrez G, Palizas F, Doglio G et al: Gastric intramucosal pH as a therapeutic index of tissue oxygenation in critically ill patients, Lancet 339:195-199, 1992.
12. Carter R: Oxygen and acid–base status: measurement, interpretation, and rationale for oxygen therapy. In Tiep BL, editor: Portable oxygen therapy: including oxygen conserving methodology, Mt. Kisco, NY, 1991, Futura Publishing, pp 136-138.
13. Ralston AC, Webb RK, Runciman WB: Potential errors in pulse oximetry. I. Pulse oximeter evaluation, Anaesthesia 46:202-206, 1991.
14. Jenkinson SG: Oxygen toxicity, New Horizons 1:504-511, 1993.
15. Petty TL, Stanford RE, Neff TA: Continuous oxygen therapy in chronic airway obstruction: observations on possible oxygen toxicity and survival, Ann Intern Med 75:361-367, 1971.
16. Benoît Z, Wicky S, Fischer JF et al: The effect of increased FIO(2) before tracheal extubation on postoperative atelectasis, Anesth Analg 95:1777-1781, 2002.
17. West GA, Primeau P: Nonmedical hazards of long-term oxygen therapy, Respir Care 28:906-912, 1983.
18. Bigelow DB, Petty TL, Levine BL et al: The effect of oxygen breathing on arterial blood gases in patients with chronic airway obstruction living at 5,200 feet, Am Rev Respir Dis 96:28-34, 1967.
19. Sassoon CS, Hassell KT, Mahutte CK: Hyperoxic-induced hypercapnia in stable chronic obstructive pulmonary disease, Am Rev Respir Dis 135:907-911, 1987.
20. Aubier M, Murciano D, Fournier M et al: Central respiratory drive in acute respiratory failure of patients with chronic obstructive pulmonary disease, Am Rev Respir Dis 122:191-199, 1980.
21. Robinson TD, Freiberg DB, Regnis JA et al: The role of hypoventilation and ventilation–perfusion redistribution in oxygen-induced hypercapnia during acute exacerbations of chronic obstructive pulmonary disease, Am J Respir Crit Care Med 161:1524-1529, 2000.
22. Dunn WF, Nelson SB, Hubmayr RD: Oxygen-induced hypercarbia in obstructive pulmonary disease, Am Rev Respir Dis 144:526-530, 1991.
23. Aida A, Miyamoto K, Nishimura M et al: Prognostic value of hypercapnia in patients with chronic respiratory failure during long-term oxygen therapy, Am J Respir Crit Care Med 158:188-193, 1998.
24. Tiep BL, Burns M, Kao D et al: Pursed lips breathing training using ear oximetry, Chest 90:218-221, 1986.
25. Kimura H, Suda A, Sakuma T et al: Nocturnal oxyhemoglobin desaturation and prognosis in chronic obstructive pulmonary disease and late sequelae of pulmonary tuberculosis. Respiratory Failure Research Group in Japan, Intern Med 37:354-359, 1998.
26. Fletcher EC, Luckett RA, Goodnight-White S et al: A double-blind trial of nocturnal supplemental oxygen for sleep desaturation in patients with chronic obstructive pulmonary disease and a daytime PaO2 above 60 mm Hg, Am Rev Respir Dis 145:1070-1076, 1992.
27. Becker HF, Piper AJ, Flynn WE et al: Breathing during sleep in patients with nocturnal desaturation, Am J Respir Crit Care Med 159:112-118, 1999.

28. Thomas VD, Vinod KS, Gitanjali B: Predictors of nocturnal oxygen desaturation in chronic obstructive pulmonary disease in a south Indian population, J Postgrad Med 48:101-104, 2002.

29. Plywaczewski R, Sliwinski P, Nowinski A et al: Incidence of nocturnal desaturation while breathing oxygen in COPD patients undergoing long-term oxygen therapy, Chest 117:679-683, 2000.

30. Mohsenin V, Guffanti EE, Hilbert J et al: Daytime oxygen saturation does not predict nocturnal oxygen desaturation in patients with chronic obstructive pulmonary disease, Arch Phys Med Rehabil 75:285-289, 1994.

31. Hawrylkiewicz I, Palasiewicz G, Plywaczewski R et al: [Effects of nocturnal desaturation on pulmonary hemodynamics in patients with overlap syndrome (chronic obstructive pulmonary disease and obstructive sleep apnea)], Pneumonol Alergol Pol 68:37-43, 2000.

32. Fletcher EC, Donner CF, Midgren B et al: Survival in COPD patients with a daytime PaO2 greater than 60 mm Hg with and without nocturnal oxyhemoglobin desaturation, Chest 101:649-655, 1992.

33. De AG, Sposato B, Mazzei L et al: Predictive indexes of nocturnal desaturation in COPD patients not treated with long term oxygen therapy, Eur Rev Med Pharmacol Sci 5:173-179, 2001.

34. Fletcher EC, Luckett RA: The effect of positive reinforcement on hourly compliance in nasal continuous positive airway pressure users with obstructive sleep apnea, Am Rev Respir Dis 143:936-941, 1991.

35. Chaouat A, Weitzenblum E, Kessler R et al: A randomized trial of nocturnal oxygen therapy in chronic obstructive pulmonary disease patients, Eur Respir J 14:1002-1008, 1999.

36. Flenley DC: Breathing during sleep, Ann Acad Med Singapore 14:479-484, 1985.

37. Chaouat A, Weitzenblum E, Krieger J et al: Association of chronic obstructive pulmonary disease and sleep apnea syndrome, Am J Respir Crit Care Med 151:82-86, 1995.

38. Fischer J, Raschke F: [Incidence of obstructive sleep apnea syndrome in combination with chronic obstructive respiratory tract disease], Pneumologie 47(supp. 4):731-734, 1993.

39. Nicholson D, Tiep B, Jones R et al: Noninvasive positive-pressure ventilation in chronic obstructive pulmonary disease, Curr Opin Pulm Med 4:66-75, 1998.

40. Tiep BL: Disease management of COPD with pulmonary rehabilitation, Chest 112:1630-1656, 1997.

41. Hadeli KO, Siegel EM, Sherrill DL et al: Predictors of oxygen desaturation during submaximal exercise in 8,000 patients, Chest 120:88-92, 2001.

42. Owens GR, Rogers RM, Pennock BE et al: The diffusing capacity as a predictor of arterial oxygen desaturation during exercise in patients with chronic obstructive pulmonary disease, N Engl J Med 310:1218-1221, 1984.

43. Somfay A, Porszasz J, Lee SM et al: Dose—response effect of oxygen on hyperinflation and exercise endurance in nonhypoxaemic COPD patients, Eur Respir J 18:77-84, 2001.

44. Emtner M, Porszasz J, Burns M et al: Benefits of supplemental oxygen in exercise training in nonhypoxemic chronic obstructive pulmonary disease patients, Am J Respir Crit Care Med 168:1034-1042, 2003.

45. Porszasz J, Emtner M, Goto S et al: Exercise training decreases ventilatory requirements and exercise-induced hyperinflation at submaximal intensities in patients with COPD, Chest 128:2025-2034, 2005.

46. Somfay A, Porszasz J, Lee SM et al: Effect of hyperoxia on gas exchange and lactate kinetics following exercise onset in nonhypoxemic COPD patients, Chest 121:393-400, 2002.

47. Eaton T, Garrett JE, Young P et al: Ambulatory oxygen improves quality of life of COPD patients: a randomised controlled study, Eur Respir J 20:306-312, 2002.

48. McDonald CF, Blyth CM, Lazarus MD et al: Exertional oxygen of limited benefit in patients with chronic obstructive pulmonary disease and mild hypoxemia, Am J Respir Crit Care Med 152:1616-1619, 1995.

49. Fujii T, Kurihara N, Otsuka T et al: [Relationship between exercise-induced hypoxemia and long-term survival in patients with chronic obstructive pulmonary disease], Nihon Kyobu Shikkan Gakkai Zasshi 35:934-941, 1997.

50. Payen JF, Wuyam B, Levy P et al: Muscular metabolism during oxygen supplementation in patients with chronic hypoxemia, Am Rev Respir Dis 147:592-598, 1993.

51. Weitzenblum E, Chaouat A, Charpentier C et al: Sleep-related hypoxaemia in chronic obstructive pulmonary disease: causes, consequences and treatment, Respiration 64:187-193, 1997.

52. Rooyackers JM, Dekhuijzen PN, van Herwaarden CL et al: Training with supplemental oxygen in patients with COPD and hypoxaemia at peak exercise, Eur Respir J 10:1278-1284, 1997.

53. Garrod R, Paul EA, Wedzicha JA: Supplemental oxygen during pulmonary rehabilitation in patients with COPD with exercise hypoxaemia, Thorax 55:539-543, 2000.

54. Cotes JE, Gilson JC: Effect of oxygen on exercise ability in chronic respiratory insufficiency: use of portable apparatus, Lancet 270:872-876, 1956.

55. O'Donnell DE, D'Arsigny C, Webb KA: Effects of hyperoxia on ventilatory limitation during exercise in advanced chronic obstructive pulmonary disease, Am J Respir Crit Care Med 163:892-898, 2001.

56. Peters M, Webb K, O'Donnell DE: Combined physiological effects of bronchodilators and hyperoxia on exertional dyspnea in normoxic COPD, Thorax 61:559-567, 2006.

57. Maltais F, Simon M, Jobin J et al: Effects of oxygen on lower limb blood flow and O2 uptake during exercise in COPD, Med Sci Sports Exerc 33:916-922, 2001.

58. American Thoracic Society/European Respiratory Society Task Force: Standards for the diagnosis and management of patients with COPD

[Internet], version 1.2, New York, 2004 [updated September 8, 2005], American Thoracic Society. Available from http://www.thoracic.org/sections/copd. Retrieved April 2, 2008.

59. O'Donohue WJ Jr: Effect of oxygen therapy on increasing arterial oxygen tension in hypoxemic patients with stable chronic obstructive pulmonary disease while breathing ambient air, Chest 100:968-972, 1991.

60. Hoffman LA: Novel strategies for delivering oxygen: reservoir cannula, demand flow, and trans-tracheal oxygen administration, Respir Care 39:363-377, 1994.

61. Tiep B: Portable oxygen therapy with oxygen conserving devices and methodologies, Monaldi Arch Chest Dis 50:51-57, 1995.

62. Tiep B: The basis for improving the efficiency of oxygen delivery. In Tiep B, editor: Portable oxygen therapy: including oxygen conserving methodology, Mt. Kisco, NY, 1991, Futura Publishing, pp 221-232.

63. Tiep BL, Nicotra MB, Carter R et al: Low-concentration oxygen therapy via a demand oxygen delivery system, Chest 87:636-638, 1985.

64. Tiep BL, Carter R, Nicotra B et al: Demand oxygen delivery during exercise, Chest 91:15-20, 1987.

65. Carter R, Tashkin D, Djahed B et al: Demand oxygen delivery for patients with restrictive lung disease, Chest 96:1307-1311, 1989.

66. McCoy R: Oxygen-conserving techniques and devices, Respir Care 45:95-103, 2000.

67. Bower JS, Brook CJ, Zimmer K et al: Performance of a demand oxygen saver system during rest, exercise, and sleep in hypoxemic patients, Chest 94:77-80, 1988.

68. Tiep BL, Barnett J, Schiffman G et al: Maintaining oxygenation via demand oxygen delivery during rest and exercise, Respir Care 47:887-892, 2002.

69. Arlati S, Rolo J, Micallef E et al: A reservoir nasal cannula improves protection given by oxygen during muscular exercise in COPD, Chest 93:1165-1169, 1988.

70. Tiep BL, Murray R, Barnett M et al: Auto-adjusting demand oxygen delivery system that minimizes SaO_2 swings between rest and exertion, Chest 126(supp. 4):763S, 2004.

71. Soffer M, Tashkin DP, Shapiro BJ et al: Conservation of oxygen supply using a reservoir nasal cannula in hypoxemic patients at rest and during exercise, Chest 88:663-668, 1985.

72. Carter R, Williams JS, Berry J et al: Evaluation of the pendant oxygen-conserving nasal cannula during exercise, Chest 89:806-810, 1986.

73. Tiep BL, Burns M, Hererra J: A new pendant oxygen-conserving cannula which allows pursed lips breathing, Chest 95:857-860, 1989.

74. Hagarty EM, Skorodin MS, Stiers WM et al: Performance of a reservoir nasal cannula (Oxymizer) during sleep in hypoxemic patients with COPD, Chest 103:1129-1134, 1993.

75. Collard P, Wautelet F, Delwiche JP et al: Improvement of oxygen delivery in severe hypoxaemia by a reservoir cannula, Eur Respir J 2:778-781, 1989.

76. Heimlich HJ, Carr GC: The micro-trach: a seven-year experience with transtracheal oxygen therapy, Chest 95:1008-1012, 1989.

77. Christopher KL: Transtracheal oxygen catheters, Clin Chest Med 24:489-510, 2003.

78. Christopher KL, VanHooser DT, Jorgenson SJ et al: Preliminary observations of transtracheal augmented ventilation for chronic severe respiratory disease, Respir Care 46:15-25, 2001.

79. Yaeger ES, Goodman S, Hoddes E et al: Oxygen therapy using pulse and continuous flow with a transtracheal catheter and a nasal cannula, Chest 106:854-860, 1994.

80. Campbell EJ, Baker MD, Crites-Silver P: Subjective effects of humidification of oxygen for delivery by nasal cannula: a prospective study, Chest 93:289-293, 1988.

81. Casaburi R, Porszasz J: Reduction of hyperinflation by pharmacologic and other interventions, Proc Am Thorac Soc 3:185-189, 2006.

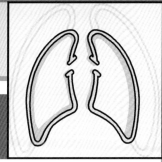

第10章

呼吸道疾病患者的康复训练

BARTOLOME R.CELLI

专业技能

完成本章学习，读者将了解以下内容：

◆ 理解腿和手臂训练的作用和效果，并给予患者实用性的建议
◆ 列举慢性阻塞性肺疾病（COPD）患者运动量减少的重要因素
◆ 了解严重肺疾病患者的训练原则

　　由于任何形式的运动都会导致慢性呼吸道疾病患者发生呼吸困难，所以他们的体力活动减少。活动减少使运动能力退化，运动需求降低，稍一活动即出现呼吸困难进一步限制活动，导致恶性循环（图10-1）。随着时间的推移，患者会出现浅快呼吸形态，这将损害机体的气体交换，从而导致症状恶化。运动康复是一个整体的治疗概念，却不幸被认为只是简单的下肢运动训练。本章内容回顾了现今运动训练的相关知识并为之做出广义的定义，批判性分析了腿和手臂训练的作用，并给出实用性的推荐。呼吸肌训练将在本书的第11章中论述。

　　关于运动训练的知识来源于肺部疾病的患者，如肺气肿、支气管炎、支气管扩张、囊性纤维化和急性呼吸衰竭。对单纯"泵衰竭"患者，如退化性神经肌肉疾病（包括重症肌无力、脊髓灰质炎后综合征或脊柱后侧凸等）的康复治疗建议甚少。有理由相信，在这些患者中，运动训练可能会恶化而不是提高他们的整体能力和幸福感。相反，呼吸训练，如进行缓慢的深呼吸，只要不给已经衰弱、异常呼吸肌肉增加额外的负担，则可以更多的应用。就如将在第11章中述及的，相较进一步训练，有泵衰竭症状的患者，从辅助通气和休息中更能获益。

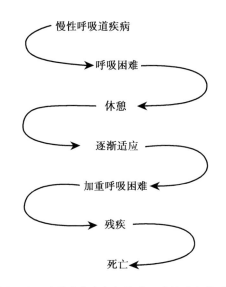

图 10-1　呼吸道疾病参与导致运动量减少的呼吸困难症状出现的进程。这将导致活动的进一步减少，诱发活动能力的进一步退化和不断加重的呼吸困难。这种"恶性循环"可以通过运动训练逆转

运动训练

运动训练是症状性呼吸道疾病患者的康复项目最重要组成部分。理解运动训练的原则和内容，并将其纳入患者的治疗非常重要。

基本原则

系统性运动训练的短期及长期效应已经被广泛的研究。在健康人群，参与并完成设计良好的运动训练能获得以下客观变化：

由于血容量、血红蛋白水平、心搏出量以及外周组织氧利用的增加，机体最大氧摄入量增加

● 由于肌纤维增大、血液和能量供应的增加以及能量转化所需的酶的改变从而增加了肌肉的肌力和耐力（专门训练的结果）

● 肌肉协调性改善

● 由于肌肉的增加以及身体脂肪的减少引起身体成分的改变

● 幸福感提升

● 可能提高生存率

对于有气流受限的患者，不同的气流受限程度在参与此类项目后将得到不同的结果。轻到中度气流受限的患者，运动训练的结果类似于健康人群。而重度气流受限的患者参与类似训练，如果能提高最大摄氧量，则会提升他们的运动耐力和幸福感。研究显示，患者通过运动训练，能不同程度地在下列各项中获得改善，包括提高肌酶含量，降低训练中的呼吸困难程度，减少训练过程中的乳酸生成，降低定量运动的通气需求，改善日常生活活动能力和健康相关的生活质量。

限制 COPD 患者运动训练的主要因素包括以下几个方面：

● 呼吸力学的改变

● 呼吸肌功能紊乱

● 外周肌肉功能障碍

● 气体交换异常

● 心功能改变

● 营养不良

● 呼吸困难加剧

患者吸烟和红细胞增多症是否对 COPD 运动训练起限制作用并未得到论证。

生理性适应训练

对于严重肺部疾病患者，运动训练必须掌握的基本原则：

● 个体化训练

● 运动负荷的强度、频率和周期

● 终止指标

训练的专业性

专业训练仅对被训练的肌肉或肌肉群有益，训练效果取决于训练强度。运用高阻力低频率的训练（如举重）可增强肌力，而低阻力高频率的训练能够提升肌肉耐力。肌力训练能提升肌纤维中的肌原纤维，而耐力训练则能提高被训练肌肉中的毛细血

管和线粒体酶的含量。

Clausen 等[1]进行了四肢运动训练的研究，发现手臂肌力训练能降低心率，而下肢训练达不到这样的效果，反之亦然，说明训练肌肉效果具有特异性。Davis 等[2]发现，如果只对一条腿进行训练，训练效果不能传导到未经训练的一侧。Belman 等[3]在对 COPD 患者的研究中得出了同样的结论。他们的研究持续 6 周，在对 8 名患者的上肢和 7 名患者的下肢进行训练后得出上述结论。他们发现只有经过训练的患者才能改善他们的运动能力。

运动强度、频度和持续时间

运动强度、频率和持续时间影响训练效果。运动员通常通过最大或接近最大强度的训练以快速取得满意的效果。而中年非专业运动员则需要较低的训练强度。Siegel 等[4]研究发现持续 15 周的每周 3 次，每次 30 分钟的训练，可将心率提升到预测最高心率的 80% 以上，能够显著提高最大摄氧量。多项对慢性肺部疾病患者的训练强度和持续时间的研究发现训练周期越频繁和训练强度越大（作为最大运动能力的功能）效果越好。

这些研究中，Belman 等[3]让患者进行最大能力 30% 的运动负荷训练，训练过程中根据患者耐受能力提升运动负荷，他们发现，通过 6 周每周 4 次的训练，15 例患者中有 9 例的运动时间有明显延长。相对低水平的训练（最大能力的 30%）可能有助于解释为什么另 6 例患者未能延长耐受时间。Niederman 等[5]让患者进行其功率自行车最大水平的 50% 的负荷训练，每周提高运动强度，通过训练大部分患者的运动耐力得到提高。Clark 等[6]随机选择 48 例重度 COPD 患者进行训练的对照研究，32 为训练干预组，16 例为对照组。训练组采取低强度的有氧训练，训练外周肌肉功能，包括肩周活动，腹肌训练，推墙支撑，股四头肌训练以及升压锻炼。每天一次在家进行上述训练，每周到医院在监护下进行一次训练，持续 12 周。结果显示，训练组机体耐力有显著提高，摄入相同的氧气需要的通气量更少，且呼吸急促有所缓解。

另有研究者使用更高水平的训练起点，也获得了更高的耐力[6-9]。Casabur 等[10]对 19 位 COPD 患者［中度 COPD，（FEV_1）1.8 ± 0.53 L（mean ± SD）］进行了前后随机对照研究，让这些患者在低强度（最大能力的 50%）或者高强度（最大能力的 80%）进行训练至达到无氧阈值。结果显示高强度训练比低强度训练更有效。他们还发现在一定的训练强度下，因训练引起的运动通气需求的下降与乳酸水平的下降成正比。因此，这似乎显示着如果训练强度在最高量的 50% 以上时，训练是有成效的，且这样的训练能够增加患者耐力。有人提倡任何训练都比没有训练好，他们发现中等水平的训练量也能有确切的成效[5, 11, 12]。采取间歇性训练，或在低负荷状态下间歇性逐渐增加负荷，也能取得一定成效[13, 14]。

训练周期也是一个有争议的话题[3, 15]。通常认为随着训练周期的延长，患者耐力也会增加，因为停止训练会损失业已取得的训练效果[16, 17]。康复计划应该包括强化训练阶段和维持阶段，后者经常是难以坚持，导致训练成效无法维持。目前为止只有少数研究关注这个问题。Foglio[18]对 35 例哮喘患者和 26 例 COPD 患者的住院康复进行了研究，按计划对患者在康复开始和出院结束时进行评估，并进行 1 年的随访评估。发现康复训练改善了患者的肌肉力量、运动耐量、呼吸困难和与健康有关的生活质量。这种改善随着时间的延续而逐渐减少，但 1 年后仍保持在基线水平以上。在另一个研究中，Cote 等[19]对完成肺康复训练计划的 115 位患者的跟踪观察发现，运动训练的获益可持续 2 年以上。

终止效应

终止效应是指通过训练获得的效果在训练结束后会逐渐消失这一现象。Saltin 等[20]对健康受试者的研究发现，健康人卧床休息 21 天会出现最大摄氧量明显下降，使其恢复到之前的状态需要花 10~50 天的时间。Keen 等[21]测量了健康受试者训练后的呼吸肌耐力，发现在训练停止的 1 个月内，受试者已经失去了已获得的训练效果。因此持续训练很重要，但最小且有效的维持时间仍有待确定。Ries 等[22]的研究显示在 12 周的高强度运动训练后，每月再进行 1 次维持训练，可以使训练效果至少维持 1 年。在后续的报道中，作者重申了这一观点，并指出需要更频繁的维持训练才能使训练效果得到更好的保持[23]。

我们的训练计划是根据本章前文的数据和概念进行设计的。患者进行最大运动 70% 的负荷量的训练，并在可承受的范围内每周逐渐增加负荷量，目标是完成 24 个疗程。门诊患者完成每周 3 次的训练，住院患者每日都会进行训练，所以会更快完成整个训练计划。每次训练持续 30 分钟，或者根据患者耐受性调整负荷直到完全可以耐受 30 分钟训练。患者通常需要 6~8 周的高强度训练才能达到目标负荷（图 10-2）。在不能进行代谢测量的训练中，可以用呼吸困难感受和 Borg 视觉模拟量表代替目标工作效率，这在慢性阻塞性肺病患者的一系列研究已被证明[24, 25]。我们呼吁使用呼吸困难而不是心率作为终止的标准，因为呼吸困难是肺疾病患者最重要主诉。Mejia[25]的研究支持这个理念，并提供了一个有用、便宜而准确的运动处方设置方法。

下肢训练

许多非对照研究发现，下肢训练对肺部疾病患者是有益的[26-30]。也有对照研究证实了这个结论。

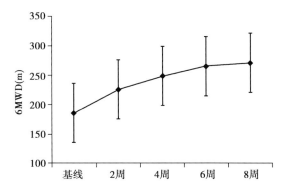

图 10-2　高强度训练项目开始后，患者需要 8~10 周才能保持目标负荷 25~30 分钟。6MWD，6 分钟步行距离

Cockcroft 等[31]将 39 例年龄小于 70 岁且不接受氧疗的呼吸困难患者随机分成两组：①治疗组，在康复中心进行为期 6 周的渐进的耐力运动训练；②对照组，先接受医疗服务但没有特别的训练，4 个月后再像治疗组患者一样进入康复中心训练 6 周。训练结束后要求他们在家中继续锻炼。34 位患者完成了整个计划。结果发现，16 例对照组患者中只有 2 例呼吸困难和咳嗽症状改善，而在 18 例治疗组患者中有 16 例改善。更主要的是，治疗组患者 12 分钟的步行距离和峰值摄氧量相较对照组都有明显的改善。

Sinclair 等[32]将 33 例慢性支气管炎和呼吸困难患者随机分为两组。17 例治疗组患者在两阶高 24cm 的台阶上进行反复上下训练，每天训练两次，根据患者的耐受程度增加运动时间。患者在家中进行训练，每周对治疗组进行评估。对照组无运动训练。所有患者 6 个月后进行再评估。发现两组患者的气流阻塞程度，股四头肌肌力、分钟通气量和心率均没有变化但治疗组患者 12 分钟的步行测试结果有显著的增加。

O'Donnell 等[33]对两组年龄相仿的中度 COPD 患者的呼吸困难评分、6 分钟步行距离和功率自行车做功情况进行比较。发现耐力训练（训练组）（n=23）与对照组（n=13）相比呼吸困难评分显著减少，步行距离和功率自行车做功增加。这个研究的重要性在于其不仅记录了患者增加的耐力，还首次评估了患者的呼吸困难症状，呼吸困难是患者体力活动受限的主要症状。在这些研究基础上，后续的研究进一步证实了下肢运动的有益作用[24, 25]。其中最重要的是 Ries 等[22] 的研究。在这项研究

中，119 名患者被随机分配到教育支持组（n=62）和教育支持加步行训练组（n=57），后者进行每周两次的训练共 8 周。分别在 2、4、6 和 12 个月进行评估，发现与单纯教育支持组相比，步行训练的患者运动耐力更高，在训练和日常生活的活动中呼吸困难发生更少，生存率也有非统计学意义的增加。这个具有里程碑意义的研究建立了下肢运动在肺康复训练中的作用的理念。相关研究文献结论见表 10-1。

表 10-1　COPD 患者运动康复相关对照研究

研究	患者	频度	课程（周）	结果
Cockcroft 等[31]	18T	每日	16	↑ 12MWD，↑ VO$_2$
	16C	—	—	无变化
Sinclair 等[32]	17T	每日	40	↑ FVC，↑ 12MWD
	16C	—	—	无变化
O'Donnell 等[33]	23T	每日	8	↑ FVC，↑ 12MWD，↓呼吸困难
	13C	—	—	无变化
Reardon 等[35]	10T	2 次 / 周	6	↓呼吸困难
	10C	—	—	无变化
Ries 等[22]	57T	每日	8	↑运动能力，↓呼吸困难，↑自信心
	62C	每日教育	8	无改变
Wykstra 等[36]	28T	在家每日	12	↑运动能力，↑ HRQoL
	15C	—	—	无改变
Goldstein 等[34]	45T	每日	24	↑ 6MWD，VO$_2$，↓呼吸困难
	44C	无	24	无变化
Strijbos 等[37]	15OP	2 次 / 周	12	↑ 4MWD，↑ 做功，↓呼吸困难
	15 家	2 次 / 周	12	↑ 4MWD，↑ 做功，↓呼吸困难
	15C	无	12	无改变

续表

研究	患者	频度	课程（周）	结果
Wedzicha 等[38]	30Ex，MRC 5 级	NA（家）	8	无改变
	30C，MRC 5 级	NA（家）	8	无改变
	33EX，MRC 3/4 级	NA（医院）	8	↑ WD，↑ HRQoL
	33C，MRC 3/4 级	NA（医院）	8	无改变

4MWD，4 分钟步行距离；6MWD，6 分钟步行距离；12MWD，12 分钟步行距离；C，对照组；COPD，慢性阻塞性肺疾病；Ex，训练；FVC，用力肺活量；HRQoL，健康相关的生活质量；MRC，医学研究委员会呼吸困难指数；NA，不适用；OP，门诊患者；T，治疗组；VO_2，峰值摄氧量

多项患者自身对照的研究也发现训练可使患者运动耐力显著提高，但这种改变的机制仍然存在争议。有些研究[7, 30]显示训练后患者在同样的活动负荷下心率下降了，心率下降是运动训练效果的特征性指标。有两项研究认为这也许是与训练后运动中的乳酸水平下降有关[10, 40]，患者酸中毒和通气需求下降。且下降幅度和训练的强度成正比，患者在低水平训练（最大能力的 50%）时乳酸水平减少 12%，而高水平训练（最大能力的 80%）时下降了 32%。其他的研究未发现在相同运动量下，训练后最大摄氧量增加，心率和乳酸水平下降。这其中最重要的研究是由 Belman 等[3] 完成的，在相同的运动负荷下未显示心率下降。研究者进一步分析了肌肉活检样本氧化酶在训练前后的差异，发现这个参数没有变化。但治疗组中有 9 个患者的运动耐力提高了。如前所述，这项研究可能使用了过低的训练强度，训练是从最大运动能力的 30% 开始的。Maltais 等的两个研究[41, 42]支持这样的结论。第一个研究显示 COPD 患者腿部肌肉活检样本线粒体

氧化酶减少，运动训练后患者的线粒体酶含量显著增加。在同一组患者也观察到训练后乳糖酶阈值延迟出现。由于这些研究多为对照性研究，可以断定下肢运动对康复是有益的[43, 44]。

证据显示，下肢训练对于 COPD 患者是有益的，证据级别达到 A 级。图 10-3 显示了部分研究中两个重要的生理指标步行距离和运动耐力的变化值。无论是高水平训练[10, 42]还是低水平训练[5]或者甚至在家训练[37]，步行距离和运动耐力都是提高的。

所有患者都受益吗？

是否所有的患者都能从运动中获益呢？毕竟许多严重 COPD 的患者在训练中未能达到无氧阈，有的甚至诱发心血管事件。研究显示，训练的益处和害处是相对独立的。Niederman 等[5]对 33 例不同严重程度（FEV_1，0.33~3.82 L）的 COPD 患者进行了训练。训练后分析发现，这些患者的气流受阻程度与观察到的症状改善没有直接相关性。换言之，即低 FEV_1 的患者与高 FEV_1 的患者具有相似的改善效果。

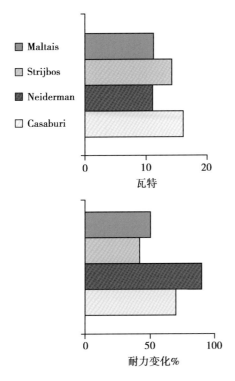

图 10-3　COPD 运动训练提高的工作效率（瓦特）和耐力变化。参考数据来自 Maltais[41, 42]、Strijbos[37]、Niederman[5] 和 Casaburi[45] 研究

ZuWallack 等[11] 进行了类似的研究，他们评估了 50 位 COPD 患者（FEV_1，0.38~3.24L）训练前后的效果，发现基线 12 分钟步行距离和训练后 VO_2 及观察到的症状改善呈现负相关。他们的结论是，在 12 分钟的步行训练和运动测试中表现不佳的患者，不一定不适宜运动训练。Casaburi 等[45] 分析了 15 例男性和 10 例女性重度 COPD 患者（FEV_1，0.93 ± 0.27L）采用接近 80% 最大能力的下肢训练效果。发现在为期六周，每周 3 次训练之后，患者亚极量测试提高了 77%，摄氧量改善，在相同的运动负荷下每分钟通气量有所下降，表现为呼吸频率下降，潮气量增加。从这些数据可以谨慎的得出结论，大多能承受这种下肢耐力训练的患者可以从中获益。但是，一项根据 COPD 患者呼吸困难程度分层的肺康复随机试验对

上述结论提出了异议，该研究参照英国医学研究理事会量表（MRC）对呼吸困难程度进行了分级。在这个试验中，严重的呼吸困难患者（MRC=5）未能在训练后获益，而呼吸困难程度较轻的患者（MRC=3/4）经过训练呼吸困难有所改善[38]。在这个研究中，呼吸困难严重程度高的患者的训练是在家中进行的，而那些呼吸困难程度较轻的患者的训练是在康复机构进行的，因此，研究结果可能与训练计划的执行力有关。尽管如此，这个研究也具有重要意义，因为它提出了有些患者可能因病情太严重而不能从运动训练中获益概念。当然，还需要有更多的研究来证实这一点。

训练类型

在运动训练类型和评估模式上也存在争议。已有许多训练技术的研究，这些研究中大部分利用步行进行训练并通过步行试验监测运动耐量，但也有其他研究主要通过精确的方法来进行训练和评估，如踏车试验或运动平板。

经典的步行法（6 或 12 分钟步行距离）是记录 6 或 12 分钟步行的距离，对中到重度 COPD 患者是有益的，但是对于轻度气流受限的患者或许运动负荷过低[46]。6MWD是一种可靠、便宜并有用的训练方式。至少有两个研究显示，设定时间内的步行距离能够预测重度 COPD 患者的生存期限[47, 48]。Singh 等[49] 研究报道，在踏车和"穿梭行走"训练中要求患者逐步增加训练量，结果显示摄氧量与训练强度有良好的相关性，轻度气流受限患者能够从训练中获益。

爬梯训练可用来评估症状限制型患者爬梯运动时 VO_2 的估算[50]。有些研究应用平板，爬梯运动，或者两者同时进行，甚至于加上步行训练同时进行，采用爬梯或者平板试验的患者的氧气摄入量比踏车训

练的患者要高，可能是因为前者比踏车训练需要调动更多的肌肉。在较近的研究中，踏车作为一种测试和训练设备已经被广泛使用。这个设备体积比跑步机小，相对便宜，适合放置几台供一组患者同时进行训练。

这些研究大都是住院或门诊训练，很少有这类项目在家里训练的研究报道。O'Hara 等[51] 做了一项 14 位中度 COPD 患者（FEV_1，$1.17 \pm 0.76L$）在家训练的报道，研究者随机将患者分为两组，对照组每日背着轻负荷双肩包（$2.6 \pm 0.5kg$）步行，实验组在背负同样负荷双肩包步行同时外加举重和四肢训练。四肢训练包括手腕活动、摆臂、下蹲、小腿前踢和仰卧位哑铃。举重训练初始负荷是 $4.3 \pm 0.9kg$，逐周增加 $1.2 \pm 0.5kg$，6 周以后达到 $10.4 \pm 2.6kg$，训练过程中避免呼吸困难、屏气和疲劳，每天进行 3 次每次 10 组，每天总计训练 30 分钟。患者每日记录训练日记，医护人员至少每周访视一次患者。训练结束后，举重患者在踏车试验中的分钟通气量都比对照组减少。而负重训练的患者运动耐力也增长了16%。这项研究显示在家进行低成本的运动训练是可行并能获益的。这篇报道得到了近期的一些研究数据的支持。这些研究也发现，在家里训练能够获得与在医院一样的训练效果[36, 37]。

在我们的肺康复项目中，采用器械控制测力器进行训练，通过电子测力计进行评估，根据患者情况实施门诊或住院训练，并先对他们进行仪器使用技能的培训。详情见框 10-1。我们的经验是，根据现有设备为患者制定个体化的训练计划，在一些欠发达的国家（如此书其他章节所讨论的那样），对有症状的呼吸道疾病患者进行成功的训练不一定必须采用昂贵的设备。

尽管不是每一个研究都得出训练有效的结论，但下肢训练是能够获得成效的，迄今为止的研究成果中报道[5, 6, 10, 11, 22, 23, 31-39] 的训练前后的基本变化如图 10-4 所示。大部分研究显示，在步行距离和亚极量运动耐力都有明显的改善，能够明显提升工作率和摄氧量。这可能是由于骨骼肌线粒体中酶含量的改变，如柠檬酸合酶和 3- 羟酰辅酶 A 脱氢酶。这些酶成分的改变能够降低乳酸产生，减少在相同的工作负荷下所需通气量[42]，总的来说下肢运动能使患者运动功能得到持续改善。

框 10-1　下肢运动的训练方法
1. 在 60% 到 80% 的最大能力下进行训练。*
2. 在耐受情况下，每五次训练后增加运动强度。
3. 监测呼吸困难和心率。
4. 完成 20 到 30 分钟 / 次的亚极量运动耐力。
5. 完成 24 个疗程。
*工作能力由练习测试决定，不一定是评估心率，可以由呼吸困难代替（见讨论部分）

上肢训练

大部分康复训练的知识来源于以下肢运动为核心的训练项目，但许多日常活动不仅需要使用手，还需要其他肌群协调一致，共同参与上部躯干和手臂的活动。有些上部躯干和肩胛部的肌肉帮助呼吸和维持机体姿势，包括上下斜方肌、背阔肌、前锯肌、锁骨下肌、胸小肌及其他的胸和胸内、外肌肉。依靠这些肌肉可帮助固定手臂或肩膀的位置。研究发现，慢性气流受限的患者严重恶化时，膈肌会失去运动能力，这时通过肋间肌产生吸气压力就显得更为重要了[52]。患者进行手臂训练时，肩周肌肉参与通气辅助的能力受到影响，可能影响通气类型。

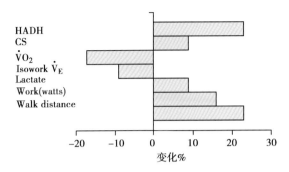

图 10-4　下肢训练会大大增加运动耐力（步行距离），明显的增加做功能力（瓦特）和摄氧量（VO_2）。运动训练会增加线粒体柠檬酸合酶（CS）的量及 3- 羟酰辅酶 A 脱氢酶（HADH）。乳酸和通气水平在给定的运动负荷（isowork）下都会下降。上图是文献 5、6、10、11、22、23 和 31–39 结果的平均数值

无支撑上肢训练

Tangri 等[53]用充气带监测 7 例 COPD 患者进行简单的日常生活活动，如系鞋带和刷牙时的呼吸形态。在手臂运动时患者出现不规则并加快的呼吸。训练后，患者呼吸更快更深，研究者认为这是通过呼吸代偿来使 ABG 恢复正常。

已有研究对无支撑手臂运动的通气反应进行了探索，并将它与重度慢性肺病患者下肢运动的反应相比较[54]。手臂运动导致的胸腹矛盾运动，并不只是由膈肌疲劳引起的。无支撑手臂运动会改变膈肌功能，在某种程度上导致胸腹运动不同步。可以通过无支撑手臂运动时胸内压与胃内压（使用胃和食管气囊）的变化以及通气反应来验证这一假说。并将这些变化与健康受试者和气流受限患者下肢踏车测试结果相比[55, 56]。手臂运动时膈肌偏移增加，产生压力变化，膈肌和腹部呼吸肌肉更多的参与呼吸运动，而肋间呼吸肌参与减少。如同下肢运动一样，无支撑上肢训练患者亦可能存在动态肺过度充气。这些发现在 COPD 患者和肺囊性纤维化者身上均得到了确认[57, 58]。

手臂运动时通气反应通过功率计测试。众所周知，健康受试者在给定工作负荷下，手臂运动比下肢踏车做功更多，会出现更高的 VO_2、分钟通气量（VE）、心率、血压和乳酸水平[59-63]。而在最大运动负荷下，手臂运动的 VO_2、VO_E、心输出量和乳酸水平都低于下肢踏车运动。对于简单的抬臂运动的代谢和通气情况知之甚少。也有报道强调了手臂位置在通气时的重要性，Banzett 等[64]发现手臂支撑与从支撑位置提升至手肘位置相比，可提高最大通气能力。另有研究显示在任何给定工作负荷下，健康受试者抬臂训练使最大做功负荷下降，摄氧量、通气量增加[65, 66]。一项评价 COPD 患者简单抬臂运动时代谢和呼吸的结果显示[67]，将手臂抬高至前方 90°，摄氧量和峰值二氧化碳排出量显著增加，同时伴随着心率和分钟通气量的增加。通过连续记录胃内压力和胸腔压力来评估通气肌肉的做功发现，不同肌群对呼吸的贡献是不同的，膈肌和腹部肌肉最大。

上、下肢训练的效果

有若干研究同时进行上、下肢训练，结果显示，增加上肢训练有助于提高训练成效，所获得的成效很大程度上是针对特定工作内容的。Belman 等[3]的研究显示，通过训练，上肢运动耐力会显著增加。Lake 等[68]随机安排患者进行上肢训练、下肢训练、上下肢联合训练，结果发现，上肢训练组手臂肌力增高，下肢训练组腿部肌力增高，联合训练组幸福感得到提升。Ries 等[69]研究了两种形式的上肢训练—重力对抗和本体感觉神经肌肉促进，将这两种训练形式和一组未进行上肢训练患者进行比较，未进行上肢训练的患者是 45 位参与全

面多学科肺康复项目的 COPD 患者。对比发现，尽管只有 20 位患者完成了这个项目的上肢训练，但仍显示他们能从这个训练中获益。这些患者在所有的测试项目中疲劳感更低。Keens 等[21] 的研究非常有价值，对一组囊性纤维化患者进行上肢训练—每天进行 1.5 小时的游泳和皮划艇训练，6 周以后，他们的上肢肌肉耐力得以提升，而且更重要的是，他们的持续最大通气量的改善与进行呼吸肌训练的效果几乎相同，这意味着通气肌可以通过上肢训练得以锻炼。

由于单纯的手臂上抬能够产生 VE、VO$_2$、VCO$_2$ 明显的改变，一项纳入了 14 例 COPD 患者的研究对此进行了验证，此研究是一个综合性肺康复项目的一部分，让患者进行每周 3 次，每次 20 分钟的无支撑手臂训练和下肢训练，为期 8 周，测试手臂训练是否能够减少手臂活动对通气的需求[70]。通过手臂抬高训练，VO$_2$ 和 VCO$_2$ 的增加可下降 35%（图 10-5）。这与 VE 的显著下降有关。因为患者同时也在进行下肢训练，因此无法断定这些变化是仅由手臂训练产生。为了回答这个问题，继续进行了一项纳入 25 例 COPD 患者的研究，该研究将患者随机分成两组，11 位患者进行无支撑手臂训练，另 14 名患者进行呼吸阻力训练。24 个训练周期以后，手臂训练组患者的手臂耐力有所提高，而呼吸阻力训练组患者没有这样的表现。另外发现两组患者的最大吸气压都有显著增加，表明了通过手臂训练，由于通气肌肉的活动，使得隐藏在胸腔内的通气肌也得到了训练[71]。

上肢训练的实施

根据现有的资料，上肢运动已被建议作为一个肺康复计划的重要组成部分[72, 73]。如框 10-2 和框 10-3 所示，有支

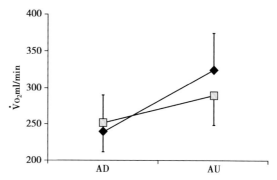

图 10-5 18 例 COPD 患者进行手臂上举（AU）和下垂（AD）康复训练前（菱形）后（方形）的摄氧量（V̇O$_2$）。训练前手臂上举时 V̇O$_2$ 从基线水平增加，训练后 V̇O$_2$ 增加的水平明显下降

撑和无支撑的上肢运动方式是不同的。手臂肌力测试每次训练 20 分钟，从 60% 的最大做功开始。在可承受的范围内每周增加负荷，监测呼吸困难和心率。最大工作负荷被定义为患者能够实现的瓦特。如果以出现呼吸困难的症状作为最低限制，患者训练负荷为终止负荷的 60%。严重疾病的患者，心率的监测是不可靠的，因为这些患者在休息时也可能心动过速，而绝大多数情况下运动训练不会显著增加心率。对于这类患者以呼吸困难症状作为训练终止的指标可能更合适。相比之下，无支撑的上肢运动训练是随着患者的呼吸节奏，让患者提起一个重物（重 750g）至肩部来实现的，频率与呼吸频率相似。训练 2 分钟，休息 2 分钟，直到训练总时间达 30 分钟。监测呼吸困难症状和心率，在可承受的范围内每周增加重量 250g，目标是完成 24 个训练疗程。

Martinez[74] 在一项临床随机对照试验中比较了无支撑手臂训练和臂力计训练。两组总耐力时间改进都非常显著，但在相同的工作负荷下，与臂力计训练相比，无支撑手臂训练降低摄氧量。他们的结论是，对抗重力的手臂锻炼能更有效地改善活动与日常生活。

　　越来越多的证据表明，上肢训练可提高手臂活动性能，减少患者的通气需求，这些改善了患者日常生活活动的能力（见表 10-2）。

表 10-2 COPD 患者上肢训练的对照研究

研究	患者	频度	课程（周）	类型	结果
Keens 等[21]	7 上肢	1.5 小时 / 天	4	游泳 / 皮划艇	↑ VMT（56%）
	4 VMT	15 分钟 / 天	4	VMT	↑ VMT（52%）
	4 对照组	—	—	VMT	↑ VMT（22%）
Belman 等[3]	8 上肢	20 分钟 每周 4 次	6	手臂运动	↑手臂自行车
	7 下肢	20 分钟 每周 4 次	6	踏车测力机	无↑ PFT ↑腿自行车
Lake 等[68]	6 上肢	1 小时 每周 3 次	8	多种测力机	无↑ PFT PImax，VME 无变化
	6 下肢	1 小时 每周 3 次	8	步行	PImax，VME 无变化
	7 上、下肢联合	1 小时 每周 3 次	8	联合	PImax，VME 无变化
Ries 等[69]	8 上肢重力抵抗	15 分钟 / 天	6	低阻力，高重复	↑手臂耐力 ↓呼吸困难
	9 神经肌肉促进	15 分钟 / 天	6	举重	↑手臂耐力 ↓呼吸困难
	11 对照组	—	6	步行	无变化
Epstein 等[71]	13 上肢	30 分钟 / 天	8	UAE	↓手臂上抬 VO$_2$ 和 VE ↑ PImax
	10 VMT	30 分钟 / 天	8	VMT	↑ PImax 和 VME
Martinez 等[74]	18 UAE	30 分钟 每周 3 次	10	UAE	↑做功 ↓↓标准做功 VO$_2$
	17 肌力测试	30 分钟 每周 3 次	10	手臂测力机	↑做功 ↓标准做功 VO$_2$

COPD，慢性阻塞性肺疾病；PFT，肺功能测试；PImax，最大吸气压；UAE，无支持的手臂训练；V$_E$，分钟通气量；VME，通气肌肉耐力；VMT，通气肌训练；VO$_2$，峰值摄氧量

表 10-3　呼吸做功，运动耐力和肺康复前后最大跨膈压

康复	耐力时间（秒）	∫Pes• dt（cmH₂O•min⁻¹）	Pdimax（cmH₂O）
前	434	288	48
后	512*	219*	52

$*P<0.05$

Pdimax，最大跨膈压；∫Pes•dt，压力时间曲线连续记录食管压，用于呼吸做功评估

表 10-4　COPD 患者运动训练的好处

训练类型	结果	证据类别 *
下肢	提升运动表现、呼吸困难和健康相关生活质量	A
上肢	提升上肢运动耐力，降低抬臂摄氧量	B

COPD，慢性阻塞性肺疾病；O₂，氧气

*A，证据来源于大型对照研究；B，证据来源于小型对照研究

框 10-2　上肢支撑训练方法

1. 用最大工作负荷 * 的 60% 作为训练强度
2. 每 15 个疗程在可耐受范围内增加负荷量
3. 监测呼吸困难和心率
4. 训练以达到 30 分钟为目标

* 由运动测试决定的工作负荷，不一定是心率评估

框 10-3　无支撑上肢训练方法

1. 定位销（重 =750g）
2. 反复提至肩部持续 2 分钟：频率与呼吸频率相似
3. 休息 2 分钟
4. 重复训练 + 休息的模式，直至患者训练总时间超过 32 分钟
5. 监测呼吸困难和心率
6. 每 15 个疗程后增加重量（250g）

结语

运动训练是阻塞性气道疾病患者综合康复计划中最重要的组成部分。表 10-3 显示了美国胸科医师学会／美国心血管和肺康复协会提供的以循证医学为基础的肺康复指南[72]，以及由美国胸科协会声明支持的肺康复建议[73]。下肢和上肢运动的获益是多方面的，在完成一个为期 8~12 周的运动训练项目后，获益至少可持续 1 年（表 10-4）。因为运动训练适用于身体能力能承受的患者，不管年龄[75]和疾病严重性[5, 9]，所以运动训练应该是任何一个康复项目的基础。未来需要进一步明确的是训练的最佳周期和频率以及方法，并使得获益持续时间更长。

（徐培峰 译　高连军　邓卫萍 校）

参考文献

1. Clausen JP, Clausen K, Rasmussen B et al: Central and peripheral circulatory changes after training of the arms or legs, Am J Physiol 225:675-682, 1973.
2. Davis CT, Sargeant AJ: Effects of training on the physiological responses to one and two legged work, J Appl Physiol 38:377-381, 1975.
3. Belman MJ, Kendregan BA: Exercise training fails to increase skeletal muscle enzymes in patients with chronic obstructive pulmonary disease, Am Rev Respir Dis 123:256-261, 1981.
4. Siegel W, Blonquist G, Mitchell JH: Effects of a quantitated physical training program on middle-aged sedentary man, Circulation 41:19-29, 1970.
5. Niederman MS, Clemente PH, Fein A et al: Benefits of a multidisciplinary pulmonary rehabilitation program: improvements are independent of lung function, Chest 99:798-804, 1991.
6. Clark CJ, Cochrane L, Mackay E: Low intensity peripheral muscle conditioning improves exercise tolerance and breathlessness in COPD, Eur Respir J 9:2590-2596, 1996.

7. Mohsenifar Z, Horak D, Brown H et al: Sensitive indices of improvement in a pulmonary rehabilitation program, Chest 83:189-192, 1983.

8. Holle RH, Williams DB, Vandree JC et al: Increased muscle efficiency and sustained benefits in an outpatient community hospital-based pulmonary rehabilitation program, Chest 94:1161-1168, 1988.

9. Zack M, Palange A: Oxygen supplemented exercise of ventilatory and nonventilatory muscles in pulmonary rehabilitation, Chest 88:669-675, 1985.

10. Casaburi R, Patessio A, Ioli F et al: Reductions in exercise lactic acidosis and ventilation as a result of exercise training in patients with obstructive lung disease, Am Rev Respir Dis 143:9-18, 1991.

11. ZuWallack RL, Patel K, Reardon JZ et al: Predictors of improvement in the 12-minute walking distance following a six-week outpatient pulmonary rehabilitation program, Chest 99:805-808, 1991.

12. Normandin EA, McCusker C, Connors M et al: An evaluation of two approaches to exercise conditioning in pulmonary rehabilitation, Chest 121:1085-1091, 2002.

13. Gosselink R, Troosters T, Decramer M: Effects of exercise training in COPD patients: interval versus endurance training, Eur Respir J 12:2S, 1998.

14. Vogiatzis I, Nanas S, Roussos C: Interval training as an alternative modality to continuous exercise in patients with COPD, Eur Respir J 20:12-19, 2002.

15. Make BJ, Buckolz P: Exercise training in COPD patients improves cardiac function, Am Rev Respir Dis 143:80A, 1991.

16. Carrieri-Kohlman V, Nguyen HQ, Donesky-Cuenco D et al: Impact of brief or extended exercise training on the benefit of a dyspnea self-management program in COPD, J Cardiopulm Rehabil 25:275-284, 2005.

17. Ringbaek TJ, Broendum E, Hemmingsen L et al: Rehabilitation of patients with chronic obstructive pulmonary disease: exercise twice a week is not sufficient! Respir Med 94:150-154, 2000.

18. Foglio K, Bianchi L, Brulette G et al: Long-term effectiveness of pulmonary rehabilitation in patients with chronic airways obstruction, Eur Respir J 13:125-132, 1999.

19. Cote CG, Celli BR: Pulmonary rehabilitation and the BODE Index in COPD, Eur Respir J 26:630-636, 2005.

20. Saltin B, Blomquist G, Mitchell JH et al: Response to exercise after bed rest and after training, Circulation 38(5 suppl):VII1-VII78, 1968.

21. Keens TG, Krastins IR, Wannamaker EM et al: Ventilatory muscle endurance training in normal subjects and patients with cystic fibrosis, Am Rev Respir Dis 116:853-860, 1977.

22. Ries AZ, Kaplan R, Linberg T et al: Effects of pulmonary rehabilitation on physiologic and psychosocial outcomes in patients with chronic obstructive pulmonary disease, Ann Intern Med 122:823-827, 1995.

23. Ries AL, Kaplan RM, Myers R et al: Maintenance after pulmonary rehabilitation in chronic lung disease, Am J Respir Crit Care Med 167:880-888, 2003.

24. Horowitz MB, Littenberg B, Mahler D: Dyspnea ratings for prescribing exercise intensity in patients with COPD, Chest 109:1169-1175, 1997.

25. Mejia R, Ward J, Lentine T et al: Target dyspnea ratings predict expected oxygen consumption as well as target heart rate values, Am J Respir Crit Care Med 159:1485-1498, 1999.

26. Moser KM, Bokinsky GC, Savage RT et al: Results of comprehensive rehabilitation programs, Arch Intern Med 140:1596-1601, 1980.

27. Beaumont A, Cockcroft A, Guz A: A self-paced treadmill walking test for breathless patients, Thorax 40:459-464, 1985.

28. Christie D: Physical training in chronic obstructive lung disease, BMJ 2:150-151, 1968.

29. Hughes RL, Davidson R: Limitations of exercise reconditioning in COPD, Chest 83:241-249, 1983.

30. Paez PN, Phillipson EA, Mosangkay M et al: The physiologic basis of training patients with emphysema, Am Rev Respir Dis 95:944-953, 1967.

31. Cockcroft AE, Saunders MJ, Berry G: Randomized controlled trial of rehabilitation in chronic respiratory disability, Thorax 36:200-203, 1981.

32. Sinclair DJ, Ingram CG: Controlled trial of supervised exercise training in chronic bronchitis, BMJ 1:519-521, 1980.

33. O'Donnell DE, Webb HA, McGuire MA: Older patients with COPD: benefits of exercise training, Geriatrics 48:59-66, 1993.

34. Goldstein RS, Gork EH, Stubing D et al: Randomized trial of respiratory rehabilitation, Lancet 344:1394-1398, 1994.

35. Reardon J, Awad E, Normandin E et al: The effect of comprehensive outpatient pulmonary rehabilitation on dyspnea, Chest 105:1046-1048, 1994.

36. Wykstra PJ, Van Altens R, Kran J et al: Quality of life in patients with chronic obstructive pulmonary disease improves after rehabilitation in house, Eur Respir J 7:269-274, 1994.

37. Strijbos J, Postma D, Van Altena R et al: A comparison between out-patient hospital-based pulmonary rehabilitation programs and a home-care pulmonary rehabilitation program in patients with COPD, Chest 109:366-372, 1996.

38. Wedzicha J, Bestall J, Garrod R et al: Randomized controlled trial of pulmonary rehabilitation in severe chronic obstructive pulmonary disease patients, stratified with the MRC Dyspnea Scale, Eur Respir J 12:363-369, 1998.

39. Griffiths TL, Burr ML, Campbell IA et al: Results at 1 year of outpatient multidisciplinary pulmonary rehabilitation: a randomized controlled trial, Lancet 355:362-368, 2000.

40. Woolf CR, Suero JT: Alterations in lung mechanics and gas exchange following training in chronic obstructive lung disease, Chest 55:37-44, 1969.

41. Maltais F, Simard A, Simard J et al: Oxidative capacity of the skeletal muscle and lactic acid kinetics during exercise in normal subjects and in patients with COPD, Am J Respir Crit Care Med 153:288-293, 1995.

42. Maltais F, Leblanc P, Simard C et al: Skeletal muscle adaptation to endurance training in patients with chronic obstructive pulmonary disease, Am J Respir Crit Care Med 154:442-447, 1996.

43. Green RH, Singh SJ, Williams J et al: A randomised controlled trial of four weeks versus seven weeks of pulmonary rehabilitation in chronic obstructive pulmonary disease, Thorax 56:143-145, 2001.

44. Troosters T, Gosselink R, Decramer M: Short- and long-term effects of outpatient rehabilitation in patients with chronic obstructive pulmonary disease: a randomized trial, Am J Med 109:207-212, 2000.

45. Casaburi R, Porszarz J, Burns M et al: Physiologic benefits of exercise training in rehabilitation of patients with severe chronic obstructive pulmonary disease, Am J Respir Crit Care Med 155:1541-1551, 1997.

46. McGavin CR, Gupta SP, McHardy GJ: Twelve minute walking test for assessing disability in chronic bronchitis, BMJ 1:822-823, 1976.

47. Gerardi D, Lovett L, Benoit-Connors J et al: Variables related to increased mortality following outpatient pulmonary rehabilitation, Eur Respir J 9:431-435, 1996.

48. Pinto-Plata V, Girish M, Taylor J et al: Natural decline in the six minute walking distance (6MWD) in COPD, Eur Respir J 24:28-33, 2004.

49. Singh S, Morgan M, Hardman A et al: Comparison of oxygen uptake during a conventional tread-mill test and the shuttle walking test in chronic airflow limitation, Eur Respir J 7:2016-2020, 1994.

50. Pollock M, Roa J, Benditt J et al: Stair climbing (SC) predicts maximal oxygen uptake in patients with chronic airflow obstruction, Chest 104:1378-1383, 1993.

51. O'Hara WJ, Lasachuk BP, Matheson P et al: Weight training and backpacking in chronic obstructive pulmonary disease, Respir Care 29:1202-1210, 1984.

52. Martinez FJ, Couser J, Celli BR: Factors influencing ventilatory muscle recruitment in patients with chronic airflow obstruction, Am Rev Respir Dis 142:276-282, 1990.

53. Tangri S, Woolf CR: The breathing pattern in chronic obstructive lung disease, during the performance of some common daily activities, Chest 63:126-127, 1973.

54. Celli BR, Rassulo J, Make B: Dyssynchronous breathing associated with arm but not leg exercise in patients with COPD, N Engl J Med 314:1485-1490, 1968.

55. Celli BR, Criner GJ, Rassulo J: Ventilatory muscle recruitment during unsupported arm exercise in normal subjects, J Appl Physiol 64:1936-1941, 1988.

56. Criner GJ, Celli BR: Effect of unsupported arm exercise on ventilatory muscle recruitment in patients with severe chronic airflow obstruction, Am Rev Respir Dis 138:856-867, 1988.

57. Alison J, Regnis J, Donnelly P et al: End expiratory lung volume during arm and leg exercise in normal subjects and patients with cystic fibrosis, Am J Respir Crit Care Med 158:1450-1458, 1998.

58. Alison J, Regnis J, Donnelly P et al: End-expiratory lung volume during arm and leg exercise in normal subjects and patients with cystic fibrosis, Am J Respir Crit Care Med 158:1450-1458, 1998.

59. Bobbert AC: Physiological comparison of three types of ergometry, J Appl Physiol 15:1007-1014, 1960.

60. Steinberg J, Astrand PO, Ekblom B et al: Hemo-dynamic response to work with different muscle groups, sitting and supine, J Appl Physiol 22:61-70, 1967.

61. Davis JA, Vodak P, Wilmore JH et al: Anaerobic threshold and maximal power for three modes of exercise, J Appl Physiol 41:549-550, 1976.

62. Reybrouck T, Heigenhouser GF, Faulkner JA: Limitations to maximum oxygen uptake in arm, leg and combined arm-leg ergometry, J Appl Physiol 38:774-779, 1975.

63. Martin TW, Zeballos RJ, Weisman IM: Gas exchange during maximal upper extremity exercise, Chest 99:420-425, 1991.

64. Banzett R, Topulus G, Leith D et al: Bracing arms increases the capacity for sustained hyperpnea, Am Rev Respir Dis 138:106-109, 1988.

65. Dolmage TE, Maestro L, Avendano M et al: The ventilatory response to arm elevation of patients with chronic obstructive pulmonary disease, Chest 104:1097-1100, 1993.

66. Maestro L, Dolmage T, Avendano MA et al: Influence of arm position in ventilation during incremental exercise in healthy individuals, Chest 98:113s, 1990.

67. Couser J, Martinez F, Celli B: Respiratory response to arm elevation in normal subjects, Chest 101:336-340, 1992.

68. Lake FR, Hendersen K, Briffa T et al: Upper limb and lower limb exercise training in patients with chronic airflow obstruction, Chest 97:1077-1082, 1990.

69. Ries AL, Ellis B, Hawkins RW: Upper extremity exercise training in chronic obstructive pulmonary disease, Chest 93:688-692, 1988.

70. Couser J, Martinez F, Celli B: Pulmonary rehabilitation that includes arm exercise reduces metabolic and ventilatory requirements for simple arm elevation, Chest 103:37-38, 1993.

71. Epstein S, Celli B, Martinez F et al: Arm training reduces the VO_2 and VE cost of unsupported arm exercise and elevation in chronic obstructive pulmonary disease, J Cardiopulm Rehabil 17:171-177, 1997.

72. Ries A, Carlin B, Carrieri-Colman V et al: Pulmonary rehabilitation: joint ACCP/AACVPR evidence-based guidelines, Chest 112:1363-1396, 1997.

73. Nici L, Donner C, Wouters E et al: ATS/ERS Pulmonary Rehabilitation Writing Committee: American Thoracic Society/European Respiratory Society statement on pulmonary rehabilitation, Am J Respir Crit Care Med 173:1390-1413, 2006.

74. Martinez FJ, Vogel PD, DuPont DN et al: Supported arm exercise vs. unsupported arm exercise in the rehabilitation of patients with chronic airflow obstruction, Chest 103:1397-2002, 1993.

75. Couser J, Guthman R, Abdulgany M et al: Pulmonary rehabilitation improves exercise capacity in elderly patients with COPD, Chest 107:730-734, 1995.

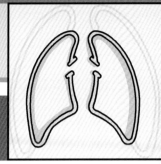

第11章

吸气肌训练

JAMES A.MURRAY，DONALD A.MAHLER

专业技能

完成本章学习，读者将了解以下内容：

◆ 理解吸气肌肉训练（IMT）的基本原理

◆ 描述慢性阻塞性肺疾病（COPD）患者 IMT 随机对照试验研究结果

◆ 制定 IMT 训练的处方，包括频率、强度和持续时间

胸腔是肌肉和骨性结构的复合体。像其他骨骼肌一样，呼吸肌肉的收缩产生张力并维持胸腔内负压。人体主要的吸气肌肉是膈肌，它与肋间外肌及胸腔的其他肌肉一起有节奏的收缩和舒张，来改变胸腔的容积，带动肺容积随之改变产生每次呼吸的潮气量。

任何肌肉都有完成对其功能需求的能力（包括力量和收缩速度），以及肌肉对需求的应对能力（纤维类型、氧化能力、毛细血管密度、生化环境、神经支配和力学增益）。但在许多 COPD 患者中，对吸气肌的需求和其执行此需求的能力之间的关系是不匹配的。COPD 患者吸气肌无力已经得到

证实[1, 2]，研究发现与膈肌肌肉分子水平改变相关[3]。虽然膈肌会发生结构性的改变使它更加耐受疲劳在 COPD 患者已被证实[4]，轻、中度 COPD 患者的活检标本已存在单位横截面的肌力下降[5]。

任何肌肉，包括呼吸肌肉，如果超负荷运动均会出现疲劳。呼吸肌肉疲劳被认为是一个可以通过休息得到恢复的可逆过程，但是呼吸肌无力则无法通过休息改善。从功能学角度来看，呼吸肌无力和呼吸肌疲劳可能共存，而且不同程度的通气肌肉无力会降低肌肉疲劳的阈值，这可以导致呼吸做功增加。在 COPD 患者，吸气肌肉无力会在营养不良、高碳酸血症、缺氧、呼

吸做功增加、糖皮质激素使用等多种因素的联合作用下发生。

吸气肌无力的诊断

吸气肌无力的诊断有赖于肺功能室的测试，可选择既能做评估测试又能做肺康复训练的设备。适合于存在肺活量及其他肺容量减少疾病（如限制性肺疾病）患者。然而，事实上在肺容量下降前患者最大经口吸气压（PImax）就出现下降，因为肺活量和 PImax 之间存在曲线关系[6]。因此，在患者出现不明原因呼吸困难、端坐呼吸或诊断神经肌肉疾病（如肌萎缩性脊髓侧索硬化症和重症肌无力）等疑似存在呼吸肌肉无力的情况时，都需要测量 PImax 和最大经口呼气压（PEmax）。

PImax 和 PEmax 是两个自主性强、简单易行且患者耐受良好的呼吸肌肉力量测试方法。进行 PImax 和 PEmax 测量时需重复多次以取得可重复呈现的最高测量值[7]。呼吸肌张力与胸腔或口腔压力之间的关系比较复杂。任何骨骼肌的最大肌力依赖于最适长度，如果呼吸肌力通过最适长度测量（即至残气量），实际口腔压力可以表示为呼吸肌力（Pmus）与呼吸系统的弹性回缩力（Prs）之和。如果 PImax 用膈肌垂直肌肉纤维的最优长度计算（残余气量），Prs 可高达 –30 cmH$_2$O。然而在功能残气量位（FRC）Prs 为 0，因此经口压实际代表 Pmus。COPD 患者存在严重的过度充气时（残气量和 FRC 增加），较低的 PImax 在一定程度上反映了吸气肌肉纤维长度变短，而不是肌力减弱。

PEmax 的大小也与肺容积密切相关。如果 PEmax 是在肺总量时测量，也就是在呼气肌的最佳长度，Prs 可能高达 +40cmH$_2$O，PEmax 的测量价值较高。在 FRC 时 Prs 为 0，这时口腔压实际代表了 Pmus 的压力。因此，

报告 PImax 和 PEmax 时，注明测量时肺容量位置很重要。临床需要考虑各种影响因素对测量准确性的影响。PImax 和 PEmax 显著下降可以反映整体呼吸肌肉力量的下降，也有助于疑似肌无力的临床评估。

呼吸肌力测定的意义取决于 PImax 和 PEmax 实测值与预计值之间的差异[7]。PImax 至少达到 –80 cmH$_2$O 才可以排除临床吸气肌无力[7]。PImax 负值偏小可能表示吸气肌无力、配合欠佳、嘴周围漏气，健康受试者也会出现显著数值变化。虽然没有一个呼吸肌肉无力诊断被公认，但测得的 PImax 越低，越有可能存在呼吸肌无力。通过膈神经刺激评估膈肌肌力的评估可以排除配合欠佳和（或）技术问题导致的误差[7]。

吸气肌训练的基本原理

吸气肌训练（inspiratory muscle training, IMT）的基本原理是增加呼吸肌的肌力或肌耐力，可以改善临床预后（即减少呼吸困难的严重程度）并提高个人的日常活动能力。然而，过高的训练负荷可能会导致吸气肌疲劳。因此，IMT 是提供一个足量的，但不过度的强度或负荷以达到训练的目的。

1976 年，Leith 等[8]证实了在健康人吸气肌力和肌耐力可以通过训练得到增强。这些研究人员指出 IMT 可用于：希望提高运动能力的人群；因日常工作需要增加通气负荷的人群（如需要应用呼吸设备的消防队员、矿工和潜水员）；通气负荷增加和（或）通气能力降低的呼吸道疾病患者[8]。在随后的几十年里，IMT 已经在很多人群中使用，包括耐力项目运动员[9-11]和慢性呼吸道疾病患者（哮喘、囊性纤维化和 COPD）[12-14]，慢性心功能衰竭患者[15]，慢性颈脊髓损伤患者[16]和肌肉萎缩症患者[17]。此外，IMT 还应用于心胸手术前的患者评估[18]和机械通

气患者的辅助脱机[19]。

本章讨论的 IMT 是一种治疗方式，也是 COPD 患者肺康复的一个组成部分。就像前面提到的，呼吸肌无力是 COPD 患者呼吸困难和运动能力下降的主要原因[20, 21]。因此，IMT 的大多数随机对照研究都集中在有症状的 COPD 患者。

吸气肌训练类型

可以专门针对骨骼肌的肌力和耐力进行训练[22]。肌力训练的基本原则是高负荷、少重复，而耐力训练却是低到中度的负荷下大量的重复。IMT 也需遵循相同的原则，大多 IMT 项目同时包含肌力和肌耐力的训练。

常用 IMT 方式有两种：有阻力的吸气训练和持续喘息训练。其中，吸气抗阻训练是 IMT 最为常用。流速阻力负荷和阈值负荷都提供吸气阻力，流速阻力负荷训练通过减小病人呼吸通道的孔径（缩唇呼吸）。孔径越小，吸气阻力越大。如 PFlex 仪（Respironics Health Scan，Cedar Grove，N.J.）。流速阻力负荷的不足之处是病人可以通过简单的降低吸气流速而减少吸气做功，从而减小吸气阻力。

目前，增加阈值负荷在 IMT 训练中最常用。这项技术通常包含一个弹簧阀，通过努力吸气达到目标水平，以克服阻力并产生气流。阈值负荷的优点是吸气负载的大小可以根据期望的 PImax 百分比进行设定。如 Threshold IMT（Respironics Health Scan）和 POWER breathe device（Gaiam，Southam，Warwickshire，United Kingdom），如图 11-1 和图 11-2 所示。

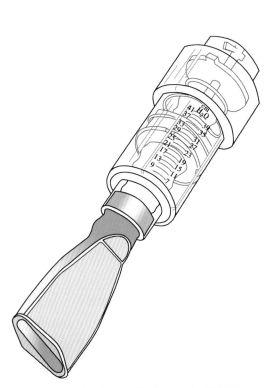

图 11-1　阈值吸气肌训练器（IMT）。该设备由一个弹簧单向阀提供阻力，阻力的大小可以根据预计吸气训练的强度调整。初始训练强度为经口最大吸气压力（PImax）的 30%

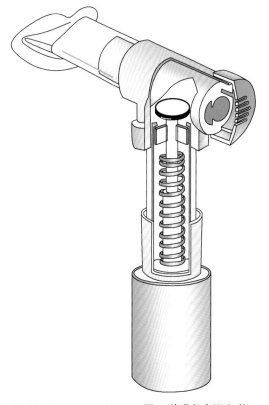

图 11-2　POWER breathe 器。说明书建议患者每次训练需通过仪器呼吸 30 次，一天两次。患者能够轻松完成 30 次呼吸时，即可通过向右旋转压力把手以增加负荷

另一种 IMT 方法是持续深快呼吸，患者保持最大通气持续一段时间，通常是 15 分钟[23]。采用这种耐力训练的方法需要密切监测，避免低碳酸血症发生。可通过在吸入气中加入二氧化碳（CO_2）来预防低碳酸血症的发生。这种类型的训练通常需要有经验的技术人员在医疗机构进行。Scherer 等[24]研发了一个针对呼吸肌肉耐力训练的家用设备，是由一根管子连接到一个重复呼吸袋，侧孔可让新鲜空气进入，这样就不需要外加 CO_2 了。

已发表的研究回顾

以下内容为选择回顾和分析 IMT 相关研究的标准：

- 随机对照研究
- 使用一种吸气肌训练仪
- 训练刺激强度选择合适（即训练过负荷原则）
- 有生理学（如吸气肌力和运动能力）和临床（呼吸困难评分和（或）健康状况）结果

有 15 个 IMT 的随机对照研究满足这些标准[24-38]（表 11-1）。此外，其中有 6 项研究包含运动训练和 IMT，对其也进行了研究分析[39-44]（表 11-2）。

这些研究之间 IMT 项目的训练要素（频率、强度和持续时间）差异很大。具体是：

- 频率：每周 3~7 天
- 强度：强度通常被量化为 PImax 的百分比，范围从 PImax 的 10%（低）到 60%（高）。训练强度通常随着时间由初始强度逐渐增加。这些研究中最常用的是阈值 IMT 仪（见前文）。有一个研究（Scherer[24]）使用了喘息训练。

- 持续时间：5~12 周，在 6 项包括了运动训练联合 IMT 的研究中（见表 11-2），持续时间差异很大，从 4 周的住院肺康复计划到 6 个月的门诊肺康复计划都有。

结果

呼吸肌功能

表 11-1 所列的 15 个随机对照试验中，除了 Pardy 等[25]，其余所有研究都用了 PImax 或最大经口持续吸气压（PIsmax）（即患者维持最大负荷一段时间）作为生理测量的结果。在大多 IMT 的研究中 PImax 或 PIsmax 都出现了明显的增加。训练组 PImax 比基线值增加了 +17%~+48%。为了实现这一训练效果，IMT 训练负荷需超过基线 PImax 的 30%。这些研究的对照组采取虚假或最小阻力"训练"，PImax 比基线值增加 +3%~+19%。这些获益可能得益于重复的测试训练或是对低负荷训练的反应。

Koppers 等[37]的研究是通过通气管进行的耐力训练，如预期的一样，通过 5 周的训练，PIsmax 明显增加（训练组：+6 cmH_2O vs 对照组：-3 cmH_2O；$P<0.001$），两组间 PImax 无差异。

表 11-1 吸气肌训练的随机对照研究

研究	患者	训练项目	结果
Pardy 等[25]	9T	每天 2 次，每次 15min 持续 2 月	↑ 12MWD；↑运动耐力
年龄：62 岁	8C	日常活动和提重物	无改变
持续时间：8 周			
Larson 等[26]	10T	30%PImax：第 1 周，15min/d；之后，30min/d	↑ PImax（25%）；↑ 12MWD

续表

研究	患者	训练项目	结果
年龄：64 岁	12C	15%PImax，其余一致	↑ PImax（14%）；12MWD 无改变
持续时间：8 周			
Harver 等[27]	10T	每天 2 次，每次 15min，逐步增加阻力	↑ PImax（32%）；↑ TDI（+3.5 单位）
年龄：63 岁	9C	使用最小阻力，其余一致	↑ PImax（12%）；↑ TDI（+0.3 单位）
持续时间：8 周			
Guyatt 等[28]	43T	每天 5 次，每次 10min，可承受范围内逐步增加负荷	PImax（+0.1cmH$_2$O）；6MWD 无改变
年龄：66 岁	39C	使用最小阻力，其余一致	PImax（+0.9cmH$_2$O）；6MWD 无改变
持续时间：12 周			
Lisboa 等[29]	10T	30%PImax：每天 2 次，每次 15min，可承受范围内逐步增加负荷	↑ PImax（31%）；↑ TDI（+3.8 单位）
年龄：70 岁	10C	12%PImax，其余一致	↑ PImax（11%）；↑ TDI（+0.6 单位）
持续时间：5 周			
Preusser 等[30]	12T	52%PImax：每天 3 次，第 1 周 5min/ 次，之后到 12 周 18min/ 次	↑ PImax（35%）；↑ 12MWD
年龄：65 岁	10C	22%PImax，其余一致	↑ PImax（12%）；↑ 12MWD
持续时间：12 周			
Lisboa 等[31]	10T	30%PImax：30min/d，6 天 / 周	↑ PImax（34%）；↑ TDI（+3.8 单位）；↑ 6MWD
年龄：62 岁	10C	30%PImax，其余一致	↑ PImax（19%）；↑ TDI（+1.7 单位）；6MWD 无改变
持续时间：10 周			
Scherer[24]	15T	家庭装置进行喘息训练：每天 2 次，每次 15min	↑持续通气；↑呼吸肌肉耐力；↑ 6MWD；↑ SF12 物理构成
年龄：69 岁	15C	使用肺量计，其余一致	
持续时间：8 周			
Riera 等[32]	10T	60% 到 70% 的 PIsmax，30min/d，6 天 / 周	↑ PIsmax 和 PImax；↑往返走路测试；改善呼吸困难和健康状况
年龄：67 岁	10C	无训练	无改变
持续时间：6 个月			

续表

研究	患者	训练项目	结果
Covey 等[33]	12T	30% 到 60%PImax，30min/d	↑ PImax；↑ CRQ 的呼吸困难域
年龄：66 岁 持续时间：4 个月	15C	接受教育	无改变
Weiner[34]	8T	15% 到 60%PImax，1 小时 / 天，6 天 / 周	↑ PImax；↑ 6MWD；↑ BDI
年龄：63 岁 持续时间：3 个月	8C	固定 7cmH₂O 压力，其余一致	无改变
Weiner 等[35]	16T	15% 到 60%PImax，30min/d，3 到 6 天 / 周，从初始 3 月到持续 12 个月	在 12 月时：↑ PImax；↑ 6MWD；↑ TDI
年龄：65 岁 持续时间：两组共同进行 IMT 训练 3 周后再单独 12 个月	16C	固定 7cmH₂O 压力持续 12 月，其余一致	在 12 月时：↓ PImax；↓ 6MWD；↓ TDI
Beckerman 等[36]	21T	逐渐增加至 60%PImax，15min/d，每天 2 次，6 天 / 周	↑ PImax；↑ 6MWD；↑ 健康状况
年龄：67 岁 持续时间：1 年	21C	非常低的负荷，其余一致	无改变
Koppers 等[37]	18T	"管道呼吸" 15min/d，每天 2 次，7 天 / 周	↑ PIsmax；↑ 健康状况；↑ 运动耐力；↓ 运动中的呼吸困难
年龄：56 岁 持续时间：5 周	18C	肺量计设置在 5%PImax	无明显改变
Hill 等[38]	16T	每间隔 2min 进行最大负荷训练，7 个循环后休息 1min，总共 21min，3 天 / 周	↑ PImax（29%）；↑ 6MWD；↑ 健康状况（+0.8 总 CRQ 分数）
年龄：68 岁 持续时间：8 周	17C	10%PImax，其余一致	↑ PImax（8%）；6MWD 无改变；↑ 健康状况（+0.4 总 CRQ 分数）

6MWD，6 分钟步行距离；12MWD，12 分钟步行距离；BDI，基础呼吸困难指数；C，对照组；CRQ，慢性呼吸疾病问卷；IMT，吸气肌训练；PImax，最大经口吸气压；PIsmax，最大经口持续 45 秒吸气压；SF-12，SF-12 健康问卷；T，训练组；TDI，变化的呼吸困难指数（相对于基线水平的改变）

表 11-2 吸气肌联合运动训练的随机研究

研究	患者	训练项目	结果
Goldstein 等[39]	6T	43%PImax，15min/d，每天 2 次，5 天 / 周	↑呼吸肌肉耐力；↑ 6MWD
年龄：66 岁	5C	跑步机训练，38%PImax，其余一致	↑ 6MWD
持续时间：4 周			
Dekhuijzen 等[40]	20T	阻力逐渐增加至 70%PImax 并保持 3 秒，每次 15min，每天 2 次	↑ PImax*；↑ 12MWD*
年龄：59 岁	20C	踏车和步行，无 IMT	↑ PImax；↑ 12MWD
持续时间：10 周			
Weiner 等[41]	12T	15% 到 80%PImax：每次 15min，每周 3 次	↑ PImax；↑呼吸肌肉耐力 * ↑；↑ 12MWD*；↑循环耐力时间 *
年龄：65 岁	12C	脚踏车和虚假的 IMT	↑ 12MWD；↑循环耐力时间
持续时间：6 个月			
Wanke 等[42]	21T	增强 IMT：12 个最大静态吸气努力，IMT 最大至 70% 经膈压 10min/d	↑ PImax*；↑呼吸肌肉耐力 *；↑最大输出功率 *；↑ VO₂max*
年龄：56 岁	21C	周期性力学测试和假的 IMT	
持续时间：8 周			
Berry 等[43]	8T	15% 到 80%PImax	PImax 无增加
年龄：69 岁	9C	15%PImax 步行和假的 IMT	
持续时间：12 周			
Larson 等[44]	14T	30% 到 60% 的 PImax：30min/d，5 天 / 周	↑ PImax；↑训练峰值
年龄：67 岁	14C	周期性力学测试，无 IMT	↑训练峰值
持续时间：4 个月			

6MWD，6 分钟步行距离；12MWD，12 分钟步行距离；C，对照组（假或无 IMT 训练）；PImax，最大经口吸气压；T，训练组（增加吸气肌训练）；VO₂maxPA200，最大摄氧量
*$P<0.05$ 与对照组比较

呼吸困难相关的日常活动

健康受试者和慢性阻塞性肺病患者，呼吸困难程度与吸气肌力成负相关[45-48]。这种关系表明吸气肌肉力量的增加可能减轻其呼吸困难的程度。

大多数研究显示日常生活能力及呼吸困难程度可因 IMT 改善（见表 11-1）。如 Harver 等[27] 的研究显示 IMT 8 周后转化

呼吸困难指数（transition dyspnea index，TDI）改善了 +3.5 ± 2.5 单位，而对照组是 +0.3 ± 1.0（$P<0.05$）。Lisboa 等[29, 31] 分别在两个不同的研究中证实接受 IMT 的实验组患者 TDI 增加分别是：+3.8 ± 2.2 和 +3.8 ± 0.6 单位，而对照组只分别增加 +0.6 ± 1.6 和 +1.7 ± 0.6 单位，两个对照组（训练强度分别在 12% 和 10% 的 PImax）

（$P<0.050$），具有显著的统计意义。此外，与 IMT 相关的 PImax 变化，与训练组的 TDI 变化显著相关[27, 29]。Riera 等[32]的研究显示试验组 TDI 提高 +4.7 ± 0.6 单位，但是对照组经过 6 个月无阻力的 IMT 后却观察到微弱的效果（+0.2 ± 0.1 单位）。

在一个为期 3 个月的 IMT 试验中，Weiner 等[34]在开始和后续随访中使用基线呼吸困难指数（BDI）研究日常活动中呼吸困难的变化。实验组 BDI 从 5.2 ± 0.8 增加到 7.3 ± 1.0（$P<0.01$），对照组没有变化。在随后持续 IMT 的研究中，Weiner 等[35]发现试验组 1 年后的呼吸困难程度（TDI，+1.7 ± 0.2 单位）与 3 个月前相比（TDI，+1.6 ± 0.2 单位）仍有改善。相比之下，对照组在同一时期内表现出 TDI 下降（3 个月：+1.8 ± 0.2；1 年：+0.3 ± 0.1 单位）（$P<0.05$）。

Covey 等[33]的研究报道了与对照组相比，实验组进行 16 周的 IMT（从起始的 30%PImax 根据耐受程度增加到 60%PImax），对照组仅进行宣教，实验组日常活动相关的呼吸困难程度减少。呼吸困难程度通过慢性呼吸道疾病调查问卷（CRQ）进行测量，实验组与对照组相比改善有显著临床意义。（+4.3 vs−1.1 单位；$P=0.018$）。这些不同的研究证实了 IMT 可改善日常活动中的呼吸困难程度。

健康状况

不同的研究均提示 IMT 可改善健康状况。Beckerman 等[36]报道了 IMT6 个月后实验组的圣乔治呼吸问卷（St.George's Respiratory Questionnaire，SGRQ）分值较基线状态明显改善（$P<0.05$），与对照组相比明显改善（$P<0.01$），这种改善会持续 6 个月。Hill 等[38]使用 CRQ 测量健康状态，发现与空白对照组比较，IMT 可以改善呼吸困难指数和疲劳（$P<0.05$），却不能改善记忆和情绪状态。Riera 等[32]发现 IMT 可使 CRQ 中四个领域都有改善，与对照组相比具有显著性差异。

在呼吸肌耐力训练的研究中，Koppers 等[37]发现，试验组的 CRQ 总分与基线相比明显提高（$P=0.01$），但是试验组与对照组之间并没有显著统计学差异（$P=0.07$）。

运动能力

IMT 可以提高运动能力，如 Pardy 等[25]和 Larson 等[26]的研究显示，IMT 后 12 分钟步行距离增加。Beckerman 等[36]和 Hill 等[38]也证实实验组和对照组相比 6 分钟步行距离有明显差异（72m 和 32m，$P<0.05$）。Riera 等[32]发现 IMT 组与对照组的往返行走距离相差 93m（95% 可信区间 58 ~128m）（$P<0.05$）。Weiner 等[34]发现 IMT 组与对照组相比 6 分钟步行距离显著增加（276 ± 44 ~347 ± 47m；$P<0.05$）。

Guyatt 等[28]和 Preusser 等[30]的研究都没有发现试验组和对照组在限时步行距离上存在差异，而且在这两个研究中 IMT 都没有使 PImax 明显提高。原因可能是训练负荷没有达到预期呼吸肌肉力量和相应的运动所需的强度。

吸气肌训练联合运动训练的研究

多个文献报道了 IMT 联合常规训练的效果（见表 11-2）[39-44]。在 Goldstein 等[39]的研究中，IMT 是为期 4 周的住院康复计划的一部分，实验组吸气肌耐力得到了提高，但患者的 PImax 和运动耐量没有显著变化。这个研究的不足之处是样本量太小（训练组 6 人，对照组 5 人）。来自荷兰[40]，以色列[41]和奥地利[42]的研究人员发现，实验组（IMT 联合运动训练）患者的 PImax 和运动能力较对照组明显提高。然而，这些研究都没有对呼吸困难程度和健康状态进行监测。Berry[43]等发现 IMT 联合下肢运动训练会大幅度提高实验组的步行距离，但 PImax 和运动能力相较于不进行 IMT 的常规训练并没有差异。Larson 等[44]分四组比较了呼吸肌肌力、运动能力和运动时呼吸困难程度，分别是健康教育组、IMT 组、家庭功率踏车组和 IMT 结合家庭功率踏车组。IMT 联合家庭训练组 PImax 有小幅增加，而运动能力和运动状况没有额外的获益。

这 6 个研究（表 11-2）有两个主要不足。第一，研究都没有把吸气肌无力患者作为纳入标准，因此 IMT 能否使呼吸肌肌力正常的患者收益就变得不确定。在一个比较运动训练和运动训练联合 IMT 的荟萃分析中，Lotters 等[49]发现吸气肌肌无力患者相较正常患者会得到更多的获益。因此，IMT 训练将吸气肌肌肉无力作为纳入标准是很有必要的。第二，临床结果，尤其是日常活动相关的呼吸困难程度和健康状况，在所有研究都没有进行测量。只有 Larson 等[44]和 Berry 等[43]将一些症状（如运动时呼吸困难评分）作为次要结果进行了评估。并且多数随机对照研究都以 IMT 为唯一干预措施（表 11-1）。

吸气肌训练的适应证

根据表 11-1 和表 11-2 提供的数据，COPD 患者进行 IMT 需要具备以下特征：
- 运动时重度呼吸困难
- 参与积极性高
- 吸气肌肌力（PImax）下降
- 中至重度的呼吸功能损害，但不是终末期 COPD（重度肺气肿和膈肌扁平）

这些特征与美国胸科医师学会和美国心血管和肺康复协会给出的临床实践指南是一致的[14, 50]。

吸气肌运动处方指南

尚没有所谓的最佳 IMT 方案。然而，

IMT 中使用吸气抗阻训练可改善临床预后的研究证明，处方应包括肌力和耐力训练（见表 11-1），在这些数据的基础上使用吸气阻力装置时，我们的建议是：
- 频度：至少 5 天 / 周
- 强度：大于 30%PImax 作为初始训练强度（可以从患者基础的能力开始逐渐增加到目标强度）
- 持续时间：30 分钟 / 天（每天两次，每次 15 分钟，或持续完成）

如果使用阈值 IMT，可以根据目标强度选择一个吸气压力来训练（即 PImax 的百分比）。如前所述，训练强度 30%PImax 作为最小的阈值可以用来实现增加吸气肌肌力和临床获益。Belman 等[51]发现使用呼吸阻力训练时，无论是通过一个固定孔或阈值阀，30 次 / 分的呼吸频率比 15 次 / 分的呼吸频率做功更高。因此，高的呼吸频率增加训练强度。

另外，应制定呼吸肌肌力训练计划。如 Redline 等[52]指导 7 位健康人进行持续最大吸气努力训练，每天 20 次，研究发现受试者在第 6~18 周 PImax 增加了 51%。此外，他们发现在抗阻呼吸时，吸气肌肌力训练之后呼吸费力的感觉会降低，但是在停止训练 8 周后又回到基线水平。Hill 等[38]比较了实验组 IMT 在最高可耐受吸气阈值负载（101% 的基线 PImax）训练，每周 3 次，为期 8 周；对照组负荷为 10%PImax。高强度 IMT 组，PImax 增加 29%、最大阈值压力增加 56%、6 分钟步行距离增加 27m，以及 CRQ 中的呼吸困难程度增加 1.4 个单位和疲劳增加 0.9 单位域，都明显大于对照组。

结果测量

基线状态、训练周期中和 IMT 完成时都应进行生理学和临床结果的测量。如应检测 PImax，因为如果训练强度合适，吸气肌肉力量会增加，PImax 会增加。测量日常生活活动相关的呼吸困难和健康状况，从而评估 IMT 是否达到临床预期。基于 IMT 的目的，还需要评估运动能力。

结语

已发表的随机对照研究均支持在吸气肌肌无力和劳力型呼吸困难的 COPD 患者使用 IMT（见表 11-1）。IMT 没有被列入治疗 COPD 指南的可能原因是这些研究中患者数量较少，且为单中心研究。2007 年由美国胸科医师学会和美国心血管和肺康复协会出版的循证指南指出"推荐 IMT 在吸气肌肌力下降和最佳药物治疗下仍存在呼吸困难的 COPD 患者使用"[50]。

IMT 的临床获益在多个随机对照研究中得到证实（见表 11-1），还需多中心、随机对照的研究来证实 IMT 在 COPD 患者中的作用。研究设计应该包括合理的统计方法，从 IMT 受益的患者类型（表现类型），以及不同的训练方法及强度和持续时间对结果的影响。

（徐培峰 译　邓卫萍　高连军 校）

参考文献

1. Begin P, Grassino A: Inspiratory muscle dysfunction and chronic hypercapnia in chronic obstructive pulmonary disease, Am Rev Respir Dis 143:905-912, 1991.
2. Polkey MI, Kyroussis D, Hamnegard CH et al: Diaphragm strength in chronic obstructive pulmonary disease, Am J Respir Crit Care Med 154:1310-1317, 1996.
3. Orozco-Levi M, Gea J, Lloreta JL et al: Subcellular adaptation of the human diaphragm in chronic obstructive pulmonary disease, Eur Respir J 13:371-378, 1999.
4. Levine S, Kaiser L, Leferovich J et al: Cellular adaptations in the diaphragm in chronic obstructive pulmonary disease, N Engl J Med 337:1799, 1997.
5. Ottenheijm CAC, Heunks LMA, Sieck GC et al: Diaphragm dysfunction in chronic obstructive pulmonary disease, Am J Respir Crit Care Med 172:200-205, 2005.
6. DeTroyer A, Borenstein S, Cordier R: Analysis of lung volume restriction in patients with respiratory muscle weakness, Thorax 35:603-610, 1980.
7. American Thoracic Society, European Respiratory Society: ATS/ERS statement on respiratory muscle testing, Am J Respir Crit Care Med 166:518-624, 2002.
8. Leith DE, Bradley M: Ventilatory muscle strength and endurance training, J Appl Physiol 41:508-516, 1976.
9. Boutellier U: Respiratory muscle fitness and exercise endurance in healthy humans, Med Sci Sports Exerc 30:1169-1172, 1998.
10. Holm P, Sattler A, Fregosi RF: Endurance training of respiratory muscles improves cycling performance in fit young cyclists, BMC Physiol 4:9, 2004.
11. Gething AD, Williams M, Davies B: Inspiratory resistive loading improves cycling capacity: a placebo controlled trial, Br J Sports Med 38:730-736, 2004.
12. Weiner P, Azgad Y, Ganam R et al: Inspiratory muscle training in patients with bronchial asthma, Chest 102:1357-1361, 1992.
13. Sawyer EH, Clanton TL: Improved pulmonary function and exercise tolerance with inspiratory muscle conditioning in children with cystic fibrosis, Chest 104:1490-1497, 1993.
14. Ries AL, Bauldoff GS, Carlin BW et al: Pulmonary rehabilitation: joint ACCP/AACVPR evidence-based clinical practice guidelines, Chest 131:4S-42S, 2007.
15. Cahalin LP, Semigran MJ, Dec GW: Inspiratory muscle training in patients with chronic heart failure awaiting cardiac transplantation: results of a pilot clinical trial, Phys Ther 77:830-838, 1997.
16. Rutchik A, Weissman AR, Almenoff PL et al: Resistive inspiratory muscle training in subjects with chronic cervical spinal cord injury, Arch Phys Rehabil 79:293-297, 1998.
17. Wanke T, Toifl K, Merkle M et al: Inspiratory muscle training in patients with Duchenne muscular dystrophy, Chest 105:475-482, 1994.
18. Nomori H, Kobayashi R, Fuyuno G et al: Preoperative respiratory muscle training: assessment in thoracic surgery patients with special reference to postoperative pulmonary complications, Chest 105:1782-1788, 1994.
19. Aldrich TK, Karpel JP, Uhrlass RM et al: Weaning from mechanical ventilation: adjunctive use of inspiratory muscle resistive training, Crit Care Med 17:143-147, 1989.
20. Killian KJ, Jones NL: Respiratory muscles and dyspnea, Clin Chest Med 9:237-248, 1988.
21. O'Donnell DE: Exertional breathlessness in chronic respiratory disease. In Mahler DA, editor: Lung biology in health and disease, Vol. III: dyspnea, New York, 1998, Marcel Dekker, pp 97-148.

22. Belman MJ, Botnick WC, Nathan SD et al: Ventilatory load characteristics during ventilatory muscle training, Am J Respir Crit Care Med 149:925-929, 1994.

23. Levine S, Weiser P, Gillen J: Evaluation of a ventilatory muscle endurance training program in the rehabilitation of patients with chronic obstructive pulmonary disease, Am Rev Respir Dis 133:400-406, 1986.

24. Scherer TA, Spengler CM, Owassapian D et al: Respiratory muscle endurance training in chronic obstructive pulmonary disease, Am J Respir Crit Care Med 162:1709-1714, 2000.

25. Pardy RL, Rivington RN, Despas PJ et al: Inspiratory muscle training compared with physiotherapy in patients with chronic airflow limitation, Am Rev Respir Dis 123:421-425, 1981.

26. Larson JL, Kim MJ, Sharp JT et al: Inspiratory muscle training with a pressure threshold breathing device in patients with chronic obstructive pulmonary disease, Am Rev Respir Dis 138:689-696, 1988.

27. Harver A, Mahler DA, Daubenspeck JA: Targeted inspiratory muscle training improves respiratory muscle function and reduces dyspnea in patients with chronic obstructive pulmonary disease, Ann Intern Med 111:117-124, 1989.

28. Guyatt G, Keller J, Singer J et al: Controlled trial of respiratory muscle training in chronic airflow limitation, Thorax 47:598-602, 1992.

29. Lisboa C, Munoz V, Beroiza KT et al: Inspiratory muscle training in chronic airflow limitation: comparison of two different training loads with a threshold device, Eur Respir J 7:1266-1274, 1994.

30. Preusser BA, Winningham ML, Clanton TL: High-vs low-intensity inspiratory muscle interval training in patients with COPD, Chest 106:110-117, 1994.

31. Lisboa C, Villafranca C, Leiva A et al: Inspiratory muscle training in chronic airflow limitation: effect on exercise performance, Eur Respir J 10:537-542, 1997.

32. Riera HS, Rubio TM, Ruiz FO et al: Inspiratory muscle training in patients with COPD, Chest 120:748-756, 2001.

33. Covey MK, Larson JL, Wirtz SE et al: High-intensity inspiratory muscle training in patients with chronic obstructive pulmonary disease and severely reduced function, J Cardiopulm Rehabil 21:231-240, 2001.

34. Weiner P, Magadle R, Beckerman M et al: Comparison of specific expiratory, inspiratory, and combined muscle training program in COPD, Chest 124:1357-1364, 2003.

35. Weiner P, Magadle R, Beckerman M et al: Maintenance of inspiratory muscle training in COPD patients: one year follow-up, Eur Respir J 23:61-65, 2004.

36. Beckerman M, Magadle R, Weiner M et al: The effects of 1 year of specific inspiratory muscle training in patients with COPD, Chest 128:3177-3182, 2005.

37. Koppers RJH, Vos PJE, Boot CRL et al: Exercise performance improves in patients with COPD due to respiratory muscle endurance training, Chest 129:886-892, 2006.

38. Hill K, Jenkins SC, Phillippe DL et al: High-intensity inspiratory muscle training in COPD, Eur Respir J 27:1119-1128, 2006.

39. Goldstein R, DeRosie J, Long S et al: Applicability of a threshold loading device for inspiratory muscle testing and training in patients with COPD, Chest 96:564-571, 1989.

40. Dekhuijzen PNR, Folgering HTM, van Herwaarden CLA: Target-flow inspiratory muscle training during pulmonary rehabilitation in patients with COPD, Chest 99:128-133, 1991.

41. Weiner P, Azgad Y, Ganam R: Inspiratory muscle training combined with general exercise reconditioning in patients with COPD, Chest 102:1351-1356, 1992.

42. Wanke T, Formanek D, Lahrman H et al: Effects of combined inspiratory and cycle ergometer training on exercise performance in patients with COPD, Eur Respir J 7:2205-2211, 1994.

43. Berry MJ, Adair NE, Sevensky KS et al: Inspiratory muscle training and whole-body reconditioning in chronic obstructive pulmonary disease, Am J Respir Crit Care Med 153:1812-1816, 1996.

44. Larson JL, Covey MK, Wirtz SE et al: Cycle ergometer and inspiratory muscle training in chronic obstructive pulmonary disease, Am J Respir Crit Care Med 160:500-507, 1999.

45. O'Donnell D, Bertley J, Chau L et al: Qualitative aspects of exertional breathlessness in chronic airflow limitation, Am J Respir Crit Care Med 155:109-115, 1997.

46. Mahler D, Faryniarz K, Tomlinson D et al: Impact of dyspnea and physiologic function on general health status in patients with chronic obstructive pulmonary disease, Chest 102:395-401, 1992.

47. Leblanc P, Bowie D, Summers E et al: Breathlessness and exercise in patients with cardiorespiratory disease, Am Rev Respir Dis 133:21-25, 1986.

48. El-Manshawi A, Killian K, Summers E et al: Breathlessness during exercise with and without resistive loading, J Appl Physiol 61:896-905, 1986.

49. Lotters F, van Tol B, Kwakkel G et al: Effects of controlled inspiratory muscle training in patients with COPD: a meta-analysis, Eur Respir J 20:570-577, 2002.

50. Ries AL, Bauldoff GS, Carlin BW et al: Pulmonary rehabilitation: joint ACCP/AACVPR evidence-based clinical practice guidelines, Chest 131(5 suppl):4S-42S, 2007.

51. Belman MJ, Thomas SG, Lewis MI: Resistive breathing training in patients with chronic obstructive pulmonary disease, Chest 90:662-669, 1986.

52. Redline S, Gottfried SB, Altose MD: Effects of changes in inspiratory muscle strength on the sensation of respiratory force, J Appl Physiol 70:240-245, 1991.

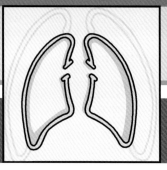

第12章

内、外科患者的呼吸治疗及物理治疗

Rebecca Crouch

专业技能

完成本章学习，读者将了解以下内容：

◆ 肺康复治疗需要呼吸治疗师与物理治疗师相互合作共同完成
◆ 知晓内外科患者肺康复治疗所采用的评估工具
◆ 为接受肺康复治疗的内外科患者制定综合性运动方案

肺康复需要多学科参与

呼吸治疗师（RT）和物理治疗师（PT）对肺部疾病患者提供服务的历程很长，几乎是与肺康复治疗同时开始的。一位名叫 Winifred Linton 的英国护士，最早在第一次世界大战期间就为受伤并伴有呼吸系统并发症的患者进行了肺康复治疗，战后在伦敦的皇家布朗普顿医院，她面向物理治疗师开展培训并开始向他们和外科医生传授呼吸锻炼方法，这项工作一直在20世纪40年代和整个二战期间持续[1]。

美国的一些物理治疗师通过胸部物理治疗技术，对20世纪40年代脊髓灰质炎流行期间的脊髓灰质炎患者进行了治疗；在20世纪60年代，吸入治疗概念随着人工气道、正压呼吸机和辅助供氧（O_2）等技术应用于临床。

肺康复的概念随着这些胸部物理治疗和吸入治疗技术的应用和发展应运而生。在此之前，神经病学和外伤性损伤的医学康复在1923年，也就是美国放射学和物理治疗学院成立的时候得到认可。1937年，美国医学协会认证了美国物理治疗大会。这方面的进展进一步促进了康复理念的发展。在20世纪50年代，Alvan Barach医生和他的同事们在纽约的金水纪念医院应用吸氧、膈式呼吸训练和渐进式运动训练治疗了大量患有慢性肺部疾病的患者[2]。

在 20 世纪 70 年代，物理治疗师在医疗机构为患者提供肺部治疗[1]。呼吸治疗师在物理治疗师实施完胸部物理治疗后，为肺部疾病患者提供间歇正压呼吸支持、呼吸训练、关节活动度、力量训练和渐进式运动训练。在这一领域呼吸治疗师和物理治疗师通常是协作工作的，完成间歇正压通气联合呼吸训练、胸部物理治疗（体位引流和叩背）、指导患者床上活动和坐立从而促进有效咳嗽、辅助患者从床上坐起到站立并从床上移至椅子上、以及指导协助患者携氧或在呼吸机支持下进行渐进性的行走活动等一系列活动。

对肺部疾病患者实施康复治疗需要多个学科共同合作[3-6]。跨学科团队的优势是各学科的专业技能会有重叠，每个学科在他们的专业范围内去评估、训练和治疗患者，利于更好的沟通与合作。无论是在患者急性治疗还是在康复阶段，多学科的组合可以在患者治疗、宣教和早期活动中起到很好的作用。多学科合作的目的是帮助患者达到一个更高的机体功能状态、自我感觉更好、自理能力更强。由于肺部疾病引起的残障患者病情往往非常复杂，且同时存在医学、心理和身体的功能障碍[7-11]。要实现上述目标是有一定挑战性的，所以需要不同专业的医护人员从不同的视角去发现患者的真正需求，进而帮助患者实现康复。

肺康复团队成员间的交流非常重要，各专业的医护人员都需做好评估治疗记录，以便相互间的沟通交流，最终设定大家都能认可的治疗目标、治疗计划和进展评估。

康复团队的工作重点围绕着患者及其家人[5, 8]。美国医疗机构评鉴委员会非常重视工作团队对患者治疗的短期和长期目标，以及目标的实现情况[6, 12]。是否达到目标必须有客观的指标，因此，团队成员间的交流、协调合作和文书记录是必不可少的[13]。

患者评估

首先需要对患者进行诊断性的测试，由呼吸治疗师或物理治疗师对要接受肺康复治疗的患者进行评估，评估前让患者了解其疾病的进程，以及在做诊断性测试和运动试验时的一些生理反应。

肺功能检查

肺功能检查提供的诊断性的分类和分级对评估肺受损程度至关重要的信息[14]。呼吸系统无法提供足够的空气来保证气体交换而最终影响到肌肉的代谢活动，是呼吸系统疾病患者功能受限的最主要原因。在实施肺康复之前所做的肺功能检查，包括肺通气、肺容量和肺弥散功能对诊断性评估非常重要[15]。这些数据可作为需要肺康复的客观证据，能帮助临床医生对气道阻塞进行分级、了解支气管舒张治疗的反应性，由于肺过度充气而引起的肺气肿，以及限制性肺病患者存在的"肺硬变"以及气体交换受损的程度等。肺功能测试结果能帮助临床医生获悉肺组织受损的根本原因和程度，以及导致患者呼吸做功增加的直接原因。了解肺通气、肺容量和弥散功能测定结果对于理解患者在休息或运动时出现的呼吸功能障碍很有意义。

运动分级测试

许多患有肺部疾病的患者求医的最主要原因是气促造成的体力耗尽[16, 17]。这样的主诉比较模糊，医生必须去判断气促的原因是心源性的还是肺源性的。虽然肺功能检查在判断动态气道流速和通气容积方面很有意义，但是对于体力耗竭时出现的通气障碍或心功能异常却无能为力。美国运动医学会[16]为肺部疾病患者定义了运动试验的适应证：

● 在完成肺功能检查后，引起气促的

原因仍不明确

- 患者气促的严重度与客观资料不相符
- 合并存在心脏和呼吸系统疾病
- 运动受限或呼吸困难的原因不明确
- 对运动引起的血氧饱和度降低进行评估
- 运动处方制订

临床常用脚踏车或运动平板来进行肺部运动测试。脚踏车和运动平板在运动测试的优缺点对照列于表 12-1。运动测试方案应该是渐进的，而且速度和等级需要对等，小幅度和高频次调整的运动阶梯调整优于较大幅度而少频次的调整。肺运动测试中监测参数除了运动负荷［如瓦特、代谢当量（METs），或每分钟千克力米（kpm/min）］以外，还包括特殊的心血管和通气参数、自感用力度、伯格评分表和动脉血气分析或动脉血氧饱和度（SaO_2）[16]。

表 12-1 使用脚踏车和运动平板进行分级运动测验的优缺点

脚踏车	运动平板
优点	
简便	熟悉
廉价	自然运动
便携	与平时运动训练相似
容易监测生命体征和心电图	测最大耗氧量的首选方式
上肢扶把手来抬高和稳定胸壁便于获得呼吸功	
缺点	
局部肌肉疲劳（股四头肌）	昂贵
不习惯骑行	噪音
最大耗氧量较低	体积大
速度依赖	不易携带
	需要电源
	运动剧烈时难于测定生命体征和 ECG

运动试验时，心血管方面的测定必须包括心电图、血压和心率；呼吸功能的测定对有肺部疾病患者非常重要，包括每分钟通气量、呼吸频率、潮气量、每分钟耗氧量和 CO_2 的产生量。运动试验时主观症状的评估通过伯格或视觉模拟量表填写来完成。运动试验的流程必须从低水平开始并且每个阶梯增加 0.5 个代谢当量左右[17-19]。

在开始肺康复计划之前，需要对气体交换相关参数进行测定，如有创动脉血气分析（动脉血氧分压和二氧化碳分压）在过去是常规内容，近来随着无创监测技术的进展，对血氧的监测可以做到与实际的血氧饱和度仅 3%~5% 的差异。但对怀疑有二氧化碳潴留的患者必须通过测定动脉血气来指导正确的氧疗[16-20]。

6 分钟步行试验

6 分钟步行试验（6MWT）是肺部疾病患者运动试验的"金标准"，并且是被广泛认可的肺康复预后指标[21]。许多临床医生已经把 6MWT 作为一个简便的、经济并有效的评估工具。6MWT 的记录单可以参照图 12-1。通过 6MWT 可以获得诸多数据详见框 12-1。

6分钟步行类型：

日期：＿＿＿＿＿＿＿＿＿＿＿＿

＿＿＿初次

＿＿＿出院

＿＿＿维持

＿＿＿其他＿＿＿＿＿＿

舒适的鞋：＿＿＿是＿＿＿否＿＿＿＿＿＿＿＿＿＿　年龄：＿＿＿＿＿

最后一次支扩剂使用：

＿＿＿无医嘱

＿＿＿今日未用

＿＿＿使用，时间＿＿＿＿＿＿

名称＿＿＿＿＿＿＿＿＿＿＿

近期药物变化：＿＿＿＿＿否＿＿＿＿＿是

（强的松剂量，抗生素）

步行前症状：

＿＿＿咳嗽　　　＿＿＿腿抽筋　　　＿＿＿胸痛

＿＿＿咳痰　　　＿＿＿疲劳　　　　＿＿＿胸闷

＿＿＿喘鸣　　　＿＿＿其他＿＿＿＿＿＿＿＿＿

整形问题：＿＿＿＿＿＿＿＿＿＿＿＿＿＿＿＿

氧气便携系统：　　　＿＿＿否　　＿＿＿是

跌倒风险：＿否＿是 原因＿＿＿＿＿＿＿＿＿

＿＿＿神经系统

＿＿＿步态

＿＿＿平衡

＿＿＿其他

外周循环：

＿＿＿好　　　　　＿＿＿坏

　　　　　　　　　＿＿＿雷诺症

　　　　　　　　　＿＿＿硬皮病

　　　　　　　　　其他＿＿＿＿＿＿

氧气类型：

＿＿＿液体

＿＿＿钢瓶

氧气输送装置

＿＿＿鼻塞

＿＿＿面罩

＿＿＿非重复呼吸面罩

＿＿＿呼吸机面罩＿＿＿％

＿＿＿其他＿＿＿＿＿＿

＿＿＿持续供氧

＿＿＿脉冲供氧

氧气转运方式

＿＿＿推

＿＿＿拉

＿＿＿搬

＿＿＿员工搬运

＿＿＿未使用

＿＿＿其他

MMRC窒息分数

＿＿＿0级

＿＿＿1级

＿＿＿2级

＿＿＿3级

＿＿＿4级

血氧监测点

＿＿＿手指　＿＿＿额头

＿＿＿其他＿＿＿＿＿＿＿

BORG评分：0无问题～10	疼痛评分：0不痛～10

0分	3分	6分	恢复
氧流量＿＿＿FiO₂＿＿	氧流量＿＿＿FiO₂＿＿	氧流量＿＿＿FiO₂＿＿	氧流量＿＿＿FiO₂＿＿
SpO₂%＿＿＿	SpO₂%＿＿＿	SpO₂%＿＿＿	SpO₂%＿＿＿
HR＿＿＿	HR＿＿＿	HR＿＿＿	HR＿＿＿
BORG＿＿＿	BORG＿＿＿	BORG＿＿＿	BORG＿＿＿
疼痛＿＿＿	疼痛＿＿＿	疼痛＿＿＿	疼痛＿＿＿
RR＿＿＿	B/P＿＿＿		RR＿＿＿
B/P＿＿＿			B/P＿＿＿

BS,实相，区域＿＿＿＿＿＿＿＿＿＿＿＿＿＿

BS,实相，区域＿＿＿＿＿＿＿＿＿＿＿＿＿＿

#1休息时间＿＿＿＿＿　　　#2休息时间＿＿＿＿＿　　#3休息时间＿＿＿＿＿　＝总休息时间＿＿＿＿＿＿

Ht.　　　　　　　　　　Wt.　　　　　　　　　　IBW　　　　　　　　　BMI

男性IBW=[50+2.3×(Ht-60)]×2.2　　　　　　女性IBW=[45.5+2.3×(Ht-60)]×2.2

实际距离(英尺)＿＿＿＿＿＿＿＿=＿＿＿＿＿＿laps(114英尺)+＿＿＿＿英尺

预计距离：＿＿＿＿＿＿＿＿＿＿英尺　　　%预计值：＿＿＿＿＿＿

健康成年男性的6分钟步行距离(英尺)正常低限公式：

[3740-(5.61×BMI)-(6.94×年龄)]-501

健康成年女性的6分钟步行距离(英尺)正常低限公式：

[3337-(6.24×BMI)-(5.83×年龄)]-456

MPH＿＿＿＿＿＿　=距离(10)/5280

METS＿＿＿＿＿＿＿＿=[(MPH)(26.83m/min)(0.1mg/(kg·min))+3.5 mg/(kg·min)]/ 3.5 mg/(kg·min)

MMRC＿＿＿＿＿＿＿＿

BODE指数＿＿＿＿＿＿＿　☐ 限制性诊断，BODE指数不能获得

THR范围＿＿＿＿＿＿＿＿＿＿＿＿

检查方程式　　　　　　　　　　　　　　　　　计算

＿＿＿＿＿标准的THR方程式=(220-年龄)×(70%～75%)或其他%＿＿＿＿＿＿

＿＿＿＿＿Karvonen的THR下限方程式=HRR×0.70+RHR　　220-年龄=最大预计心率(MPHR)

＿＿＿＿＿THR上限方程式=HRR×0.75+RHR　　　MPHR-静息心率=心率储备HRR

步行中出现的症状

＿＿＿喘鸣　　　＿＿＿疲劳

＿＿＿咳痰　　　＿＿＿喘鸣

＿＿＿咳嗽　　　＿＿＿胸闷

＿＿＿腿抽筋　　＿＿＿其他

其他备注：＿＿＿＿＿＿＿＿

＿＿＿＿＿＿＿＿＿＿＿＿＿＿＿

步行中辅助工具

＿＿＿无　　　　＿＿＿手杖

＿＿＿带轮子的助行器

＿＿＿不带轮子的助行器

＿＿＿其他

＿＿＿＿＿＿＿＿＿＿＿＿＿＿＿＿＿＿＿＿　　　　　　　　　　员工签名：＿＿＿＿＿＿＿＿＿＿＿＿

图 12-1　6分钟步行试验记录单样本

框 12-1　利用 6MWT 进行患者功能水平的计算公式

6 分钟平均步行速度

要为运动方案（如自由行走、运动平板）制定目标速度时，6MWT 的平均步行速度可以为步态和跨越极限提供有价值的参考。用 6 分钟平均步行速度作为运动训练的初始目标对患者来说或许是一种较舒适的步速。使用踏车进一步增加做功可以通过增加坡度，速度或两者同时来实现。

$$速度 = 总距离 / 时间 \times 0.01136$$

距离的单位是英尺。常数 0.01136 是"英尺每分钟"转换为"英里每小时"的转换系数：

例如：863 英尺；休息 3 次，每次 30 秒；总步行时间，6 分钟：

$$863/6 = 143.833 \ ^* 0.01136 = 1.63mph$$

除了为患者制定运动平板步行的"舒适的速度"进行基础评估外，6MWT 的另一个重要目的是用作康复初始时的功能评估，以及出院前的客观指标评估。

比较总距离、心率、氧饱和度和有呼吸困难感次数的改变，可了解有效的运动训练对患者功能水平的影响。

代谢当量水平评估

一个代谢当量是指休息时所需的能量消耗量，被定义为每公斤体重每分钟在消耗 3.5ml 氧气时所产生的能量值：

$$METs = \frac{（mph）（26.83m/min）（0.1ml/kg/min）+（3.5ml/kg/min）}{3.5ml/kg/min}$$

举例：如果 6 分钟步行试验的平均速度是 1.63mph：

$$METs = \frac{（1.63mph）（26.83m/min）（0.1ml/kg/min）+（3.5ml/kg/min）}{3.5ml/kg/min}$$

这种情况下 METs=2.25

注意：代谢当量水平可用于评估患者在家进行各种自我护理活动时的功能预期。计算代谢当量水平能为除了运动平板以外的设备（如自行车和划船）的锻炼处方提供做功目标。

MET，代谢当量；1 英尺 =0.3m

呼吸治疗和物理治疗评估

电子病历（EMD）的应用在临床越来越普遍。很多临床科室使用 EMD 来记录所有的医疗行为。EMD 系统可以帮助健康照护提供者制定更好的康复计划和相互间的介入。不同机构有各自的文档模版。下面的讨论重点是如何设计一个临床评估模版。

了解病史是制定初始治疗计划的前提，事先需要进行物理治疗（图 12-2）和呼吸治疗评估（图 12-3）。首先是浏览患者的所有医学记录，但如果无法获得，患者或者家属的口头描述也是有帮助的。疾病诊断和相关病史有助于呼吸治疗师了解康复患者的病情和目前肺功能状况，以及其对日常生活的影响。了解目前正接受的药物和不能间断的其他治疗以及原因是非常重要

的[22, 23]。初始评估对制定个体化的治疗方案影响深远，为患者制定切实可行的治疗目标，视患者为治疗团队的最主要成员，施予适当的物理治疗和呼吸治疗。

吸烟史，包括每天吸几包及累计多少年和二手烟暴露情况，询问这些情况不只是为了了解当下的吸烟和暴露状况，还需了解过去吸烟史[24]。治疗师应了解患者过去的功能水平，药物和氧气使用情况以及其对骨骼肌肉和功能状态的影响和临床效应。接受长期全身性激素治疗的肺康复治疗患者有发生骨骼肌肉并发症（如骨质疏松症和近端肌无力）的风险。患者的肺康复史有助于治疗师了解患者是否已经熟悉要用到的设备，以及患者的当前锻炼能力和锻炼习惯。

肺康复物理治疗评估单

临床表现

肺康复史：男性，70岁，COPD，骨关节炎，阻塞性睡眠
　　呼吸暂停，S/PAVR（机械）1996，2型糖尿病，双膝多
　　关节手术后患者。无肺部治疗史，CFL fitness成员
既往史：
　　前列腺Ca，S/P放射及药物史
　　1996年AVR瓣更换
　　DM（口服）
　　HTN（药物控制）
　　病理性膝关节，左髋OA，双边
　　肩关节囊炎/腱炎
药物史：
　　糖尿病药物
　　香豆素
　　（浏览药物治疗清单）
骨密度：未测
气道净化：无
居家锻炼：
　　室内活动
　　很少，诉其妻子不准
既往功能水平：非常受限。空军退休人员
设备：无
社会/家庭状态：和妻子居住在Durham
虐待/忽略：无
咳嗽：无
用氧状况：
　　休息：无
　　运动：无
　　睡觉：无
　　睡眠时使用BIPAP
吸烟史：1972年戒烟
最大的功能受限：
　　走斜坡
　　爬楼
患者目标：
　　回归社区活动
　　重拾家务活
疼痛：患者诉自从受伤/手术以来或过去4周内都存在，目
　　前：数字疼痛评分=2/10，最佳=0/10，最坏时=10/10，
　　位置：双侧肩轴和肱骨处；左髋；右足
　　性质：烧灼–隐痛–尖锐–搏动性痛
　　时段：间歇性
　　其他相关症状：无

体格检查

精神状态：
　　清醒，合作
　　积极
体型/皮肤/身体特征：
　　双膝多条手术瘢痕
　　双侧下肢外周神经右>左
水肿：踝关节凹陷1+
呼吸形态：
　　膈肌：平和
　　辅助呼吸肌：未见
　　缩唇呼吸：良好
听诊：两肺呼吸音清
关节活动度：
　　上肢受限但功能存在，肩轻度屈曲，ER
　　疼痛使外展受限
　　下肢受限但功能存在，IR下降，屈曲
　　髋外展左>右
　　腱长度：60°
肌力：以下区域受限：
　　双侧上肢3+/5遇阻力疼痛，左下肢3+/5疼痛，右下肢4/5
步态：
　　镇痛的
　　缓慢
足类型：过度旋前，列出鞋子双侧最大尺寸，拇指外翻，
　　皮肤良好，周期性修脚剪指甲

特殊测试：

　　6分钟步行试验
　　　静息时生命体征：
　　　FIO$_2$：0L/min
　　　SPO$_2$：99%
　　　HR：90bpm
　　　BP：124/60mmHg
　　　活动时生命体征：
　　　FIO$_2$：0L/min
　　　SPO$_2$：99%
　　　HR：124bpm
　　　BP：140/90mmHg
　　完成距离：1200英尺
　　DOE: 6/10
　　用力：3/10
　　要求休息：无
　　辅助器械：无，但右足和左髋疼痛步态
　　其他记录：将使用辅助器械改善步态
其他：
今日治疗：患者在治疗师指导下做缩唇呼吸，言语和
　　触觉提示下横膈呼吸培训阶段做运动治疗

评估

咨询医生关于髋部疼痛：推荐使用滚动式助行器或手
　　杖来减少重量，忍受左髋疼痛
问题清单：
　　ROM受限
　　活动度下降（转运，移动）
　　肌力下降
　　功能水平下降（ADLs，自我照护）
预防：
　　高血压
　　骨骼肌：OA左髋，肩，双足外周神经传导右>左
　　心脏病
　　糖尿病
康复的可能性：良好
目标：
　　目标1：无言语和触觉提示下，患者能独立进行横
　　　　膈呼吸和缩唇呼吸
　　　　时间限度：2周
　　目标2：能独立进行家务活动，如做饭，清洁，卧
　　　　室管理。
　　　　时间限度：4~6周
　　目标3：患者在关节疼痛<5/10情况下在辅助器械帮
　　　　助下步行20~30分钟
　　　　时间限度：4~6周
　　目标4：增加肩关节的活动度，可正常的屈曲和外展
　　　　时间限度：4~6周

计划

治疗包括：
　　呼吸再训练
　　渐进性的移动
　　力量训练
　　拉伸
　　家庭项目
　　穿鞋袜训练
　　监测血糖
治疗计划：继续PT：每周4~5次，持续1月
ICD–9诊断：715.09：普通骨关节炎
　　　496：慢性气道阻塞
临床医生执业证书：___MD，保证治疗计划，PT/OT对
　　门诊患者的必要性，将完成所有的治疗计划

治疗师

_____

日期

_____

图12-2　肺康复物理治疗评估实例

肺康复呼吸治疗评估单——6分钟步行试验

日期：_____ 开始时间：_____ 结束时间：_____ 总时间：_____ 签名：_____

诊断：_____

你知道患了哪种肺部疾病吗？

_____

主诉：_____

症状持续时间：____年____月

申请的主诊医生：_____

　　住院医生：_____

病史：_____ 年龄：_____

否　是　结核暴露史　否　是　结核菌素皮肤试验，

　　　　　　　　　　时间　　　，皮肤试验结果：阳性，阴性 _____

　　　　　　　　　　_____

否　是　心脏疾病，何种 _____

否　是　高血压

否　是　糖尿病，药物？_____ 开始时间 _____

否　是　胃肠疾病

　　　　　_____反流

　　　　　_____食管裂孔疝

否　是　骨质疏松症

否　是　矫形

否　是　跌倒史？：何时/如何治疗？

否　是　鼻窦疾病/鼻后滴漏

否　是　过敏/鼻炎

否　是　精神障碍，具体 _____

否　是　ATOH或药物滥用，非吸烟

否　是　诊断抑郁或焦虑

否　是　儿童期肺病：

　　　　　具体：_____

　　_____其他：_____

你有DMV标牌吗？　是　否　质量？　是　否

症状：

否　是　咳嗽，频率 _____

否　是　痰，颜色 _____ 量 _____

　　　　　性状 _____ 频率 _____

否　是　喘息，开始时间/诱发因素 _____

否　是　液体潴留，部位 _____

　　　　　　　　　时间 _____

否　是　呼吸困难，开始时间/诱发因素 _____

否　是　睡眠，#每晚____小时

否　是　额外的枕头# _____

否　是　疼痛，部位 _____ 程度(0～10)

　　　　　诱因 _____

疫苗：流感_____（年），肺炎_____（年）

_____警示信号，感染预防培训

吸烟史：否　是　戒烟，日期 _____

_____包*___年=___包年

二手烟：否　是，来自谁 _____

BIPAP/CPAP：否　是，产商 _____

cmH₂O _____，氧　否　是　lpm _____

睡眠研究？_____ 配置(枕头，面罩) _____

MMRC呼吸困难指数（勾选一项）：

0- 无呼吸困难症状，除非剧烈运动

1- 快速活动或爬山时气短

2- 和同年龄阶段人相比由于呼吸困难走路较慢，或按自

　　己节奏走路时被迫停下来呼吸

3- 走100码或几分钟后呼吸困难

4- 因呼吸困难无法离家，或无法穿脱衣服

过敏史：

食物：_____ 药物：_____ 其他：_____

职业：

退休/残疾时间：_____

职业暴露：

____农场/牧场 ____陶器 ____电焊 ____汽油/烟

____化学物质 ____喷砂 ____灰尘 ____采石

____石棉 ____矿物/铸造

影响学习的因素：否　是　视力 ___，眼镜 ___，

其他___，否　是　听力辅助，否　是　语言 ___，

否　是　民族/文化多样性 _____

　　其他：_____

既往呼吸道感染史：

____感染/年，抗生素使用：_____

_____

住院史：

#____住院/年，何时 _____

原因 _____ 问题 _____

压力评估：

应激源：_____

应对方式？_____

雾化治疗：否　是　手持雾化器

产商：_____ 药物：_____

医嘱剂量和频率：_____ / _____

呼吸训练：

____辅助呼吸肌使用

　　____缩唇呼吸训练时

　　____横膈呼吸训练时

氧疗：否　是　产商

固定氧源：_____ 液态 _____ 浓度

_____ 钢瓶

便携氧源：____脉冲____液态____钢瓶____其他____

L/m医嘱：休息_____ 活动_____ 睡眠_____

L/m使用：休息_____ 活动_____ 睡眠_____

吸入器/干粉器

#1医嘱 _____

使用频率_____

#2医嘱 _____

使用频率_____

#3医嘱 _____

使用频率_____

液体摄入：（#杯/天）

_____ 水 _____ 咖啡 _____ 苏打 _____ 茶 _____ 牛奶

_____ 果汁 _____ 啤酒 _____白酒 _____烈性酒

营养：胃口 _____ 好 _____ 不好 _____ 其他

特殊饮食　否　是 _____，盐　否　是 _____，

复合维生素　否　是 _____，其他：_____

_____ 干粉器/吸入器使用训练：

使用储雾罐　　　否　是　　　需要训练　　　是　否

使用峰流速　　　否　是　　　需要训练　　　是　否

使用震动排痰阀　否　是　　　需要训练　　　是　否

口服药物：见药物清单

目前功能活动水平：

问题：_____

ADL（日常生活活动能力）困难（如洗澡）是　否，类型_____

家里楼梯：否　是，#楼梯vs台阶_____

患者的功能目标：_____

目的：（根据规定时间内步行距离来获得BS,BP,BROG等数据）

否　是，水肿　位置：____脚____踝____胫前股；否　是，杵状指____；否　是，发绀：位置 _____

肺计量：测定时间 _____

FVC：药前/后占预计% _____

FEV_1：药前/后占预计% _____

$FEF_{25～75 1/s}$药前/后占预计% _____

DLCO：时间：_____占预计% _____

肺活量：测定时间 _____

TCL占预计% _____RV占预计% _____

胸部X线片：时间 _____

结果：_____

时间步行距离测试：看附录表格

评估：

1. _____

2. _____

3. _____

4. _____

5. _____

6. _____

计划：

1. 遵从呼吸科医生、康复师计划

2. _____

3. _____

4. _____

5. _____

6. _____

7. _____

8. _____

9. _____

10. _____

签名：_____

图 12-3　肺康复呼吸治疗评估单示例

评估肺康复参与者的社会心理状况和动机可以帮助治疗师调整最能被患者接受的治疗及教育培训方案。了解患者家庭情况，获得家庭成员的帮助和支持可以增加肺康复的有效性，同时可以通过呼吸治疗师、患者和家属的共同努力达到预期目标。目标制定必须根据患者的个体水平并且易于达到，以提高患者对肺康复积极性和自信心[5]。

患者呼吸相关评估应该包括呼吸形态、膈肌肌力和协调性、肺康复时是否有辅助呼吸肌参与，以及运动时的呼吸形态和呼吸节律，并进行记录，见表12-2。此外，还需注意患者是否能熟练和有效地进行缩唇呼吸[20, 25-29]。

表12-2　呼吸肌群

	吸气	呼气
正常	膈肌 肋间外肌	被动过程（膈肌和肋间外肌的舒张）
辅助呼吸肌	胸锁乳突肌 斜角肌 前锯肌 胸大肌 胸小肌 斜方肌（上，中，下） 竖脊肌	肋间内肌 腹肌 腹直肌 腹外斜肌 腹横肌

在评估呼吸形态的同时，呼吸治疗师需要观察胸廓活动度。慢性肺部疾病患者的胸廓异常随着病程发展是难于避免的，肺过度充气导致胸廓扩大或"桶状胸"和膈肌扁平。肋骨与胸骨和椎骨连接处的关节活动度逐渐变小，呼吸时出现胸廓的活动度下降。在限制性肺疾病的患者，肺纤维化导致肺无法充分扩张，从而引起呼吸短促。

呼吸治疗师评估呼吸形态和胸廓活动

度时，也应观察其他的一些异常，如肋间回缩、杵状指（图12-4）和皮肤改变如皮疹、肘部或足部皮肤硬变。进行上肢和躯干的观察时最好让患者脱去上衣。

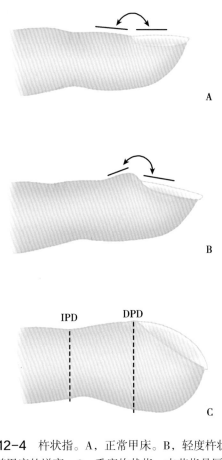

图12-4　杵状指。A，正常甲床。B，轻度杵状指伴随甲床的增高。C，重度杵状指；末节指骨厚度（DPD）远大于指间关节的厚度（IPD）

注意长期类固醇应用可引起"库欣"样症状（如肌肉萎缩和向心性肥胖）、大面积瘀伤、皮肤撕裂伤，以及骨质疏松、糖尿病、行为改变、消化道溃疡、青光眼等并发症[22, 23]。

评估患者咳嗽时间和能力，结合肺部听诊有助于了解患者是否需要肺部净化治疗。肺部听诊可评估进出肺部的气体的量，使用听诊器在充满肺组织的胸壁部位听诊，嘱咐患者进行张口深呼吸可以对吸气和呼气进行较完整的呼吸音评估。注意辨别各种异常呼吸音，哮鸣音提示支气管狭窄或气道陷闭；湿啰音提示气道内有分泌物或气道的炎症；湿啰音也可能在肺组织发生纤维化改变时出现；充血性心衰引起肺水肿时可闻及高调的哮鸣音或湿啰音；呼吸音降低多见于肺气肿肺过度充气患者；帛裂音多见于肺纤维化的患者。

听诊喘鸣和湿啰音并结合慢性咳嗽咳痰病史，是进行支气管净化措施的有力依据，支气管净化治疗包括体位引流、指导性咳嗽和正压辅助通气。吸、呼气相大量喘鸣往往提示支气管舒张剂无效。

骨骼肌肉功能评估包括上肢、下肢和躯干肌肉测试。活动度和灵活性评估重点部位是肩、颈椎、股后肌群和腓肠肌。颈椎和肩关节活动度下降是不良姿势和辅助肌肉使用过度的结果，下肢肌肉活动度降低往往是由于长期废用引起。

不良的身体姿势和肺部疾病经常同时存在。胸壁活动度降低可引起如图 12-5 的支撑姿势；肩、颈部辅助呼吸肌的使用可能导致上身姿势改变；限制性肺部疾病与脊柱侧凸和后凸相关。

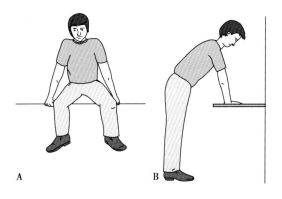

图 12-5　有助于肺部疾病患者呼吸更顺畅的姿势

虽然肺部疾病通常与疼痛无关，但有些患者会存在其他来源的疼痛，因此所有接受肺康复的患者都应进行疼痛评估。慢性肺部疾病的老年患者往往存在骨骼肌肉引起的疼痛（如肩颈部和腰骶部、膝盖、髋部骨关节炎等）。长期使用较大剂量全身性皮质类固醇激素治疗的患者可能会经历椎体压缩性骨折引起的疼痛。

肺部疾病患者的行走能力是功能恢复关键，进行评估时必须识别任何步态异常及其原因（如骨骼肌肉、神经源性或去神经调节）。移动辅助设施可用来帮助肺部疾病患者重新行走，或通过行走训练获得更高的功能水平。

通过全面的评估有助于明确康复治疗需要解决的问题，短期和长期的目标都应以患者为中心，符合实际并可衡量。治疗计划必须是个体化并基于所有主客观监测指标。

可以通过问卷是或否来完成呼吸困难、咳嗽、咳痰、喘息、水肿、疲劳、咯血、鼻漏、心脏烧灼、胸痛、吞咽和夜间呼吸困难等问题的评估[30]。同时需要询问发作的诱因、频率以及对患者日常生活的影响。呼吸困难的分级（如伯格量表）是重要指标，可为医生提供快速的、"一目了然"的信息，帮助医生了解患者的残疾程度[30]。当心脏疾病患者出现重力依赖区水肿时往往提示肺淤血以及需要使用利尿剂。

医疗病历

医疗病历对采集患者诊疗信息、制定个体化肺康复计划非常重要。浏览完整且新近的病程记录，了解患者的诊疗及药物清单有助于治疗专家制定肺康复计划。

医疗过程中医生对疾病程度（如轻度、中度或重度）的认定是康复计划的基础，各种诊疗措施对康复计划中的氧疗、用药知识培训有很大的参考意义。在康复计划制定之前医生可能会建议做标准测试以外的诊断测试，有些结果有助于区分心源性症状，而其他结果可能是调整药物剂量的依据。

制定康复计划还需考虑安全性问题。用药安全，了解患者所使用药物的毒副作用、伴随症和过敏症等。环境安全，避免把患者安置在会受伤甚至加重病情的危险环境之中。

康复期间应考虑医疗计划可能需要调整，如药物调整、新的诊断、新的医疗举措以提高治疗质量。治疗师根据所收集的信息及医疗计划，为患者制定个体化并确实可行的肺康复方案，并作为康复团队的主要成员，为慢性肺部疾病患者提供专业的康复治疗服务。

用于外科手术患者的肺康复评估指标

虽然肺康复的基本原则在内、外科患者没有很大差异，但外科康复有其特殊性，因此，对需要手术的肺部疾病患者进行康复更具挑战性。

术前康复目标

许多拟行手术治疗的肺部疾病的患者在手术前就需进行肺康复干预。这样的干预往往不能明显改善患者的心肺功能，但可以提高患者的应变能力和环境适应能力[18]。肺部疾病患者的术前康复目标包括：

● 功能最大化：包括步行（有或没有设备辅助）和自由活动的能力。

● 减轻骨骼肌肉受损和功能降低的程度：帮助患者提高肌肉的力量、灵活性和改善姿势。

● 提高日常生活活动能力：包括沐浴、剃须、穿衣、烹饪和清洁卫生。

● 降低对呼吸困难的敏感性：帮助患者找到呼吸困难的原因并进行适当的自我调节控制。

● 提高呼吸和咳嗽技巧：呼吸训练、胸部物理治疗和咳嗽技巧指导。

● 提高活动耐力：改善持续活动能力，进行有氧活动，如步行、骑自行车或肌力训练。

● 优化治疗药物：检查所有药物，并了解使用准确性。

● 教育：帮助患者和家人理解所患的肺部疾病，并告知手术后可能会发生的生活方式的变化。

● 提供心理支持：肺康复项目为具有类似诊断和正经历着类似生活事件的参与者和家庭成员提供网络支持[31]。

手术切口

治疗师必须熟悉肺移植和肺减容手术（lung volume reduction surgery，LVRS）的外科手术过程[32]。肺移植手术切口常见的有三种类型。单肺移植优选单侧胸廓切开术，切口在胸廓后外侧，第四和第五肋间之间，需要切开背阔肌，下斜方肌，肋间肌，菱形肌和前锯肌[20, 33]，必要时需切除部分肋骨以使手术视野更清晰。

双肺移植可选择蚌式切口（离断胸骨），这是膈肌水平面上方的水平切口，需切开胸大肌和胸小肌。也可通过双侧后外侧胸廓切口来进行双肺移植。双肺移植切口方式的选择取决于外科医生的偏好，或者对供体的两肺是否完好不明确时。

肺减容术常采用胸骨正中切口，沿胸骨中线垂直切开胸骨，无需切开肌肉，术后胸骨由不锈钢钢钉或缝合线关闭。胸腔镜可用于肺减容术或肺部肿瘤切除，胸腔镜通过两到三个小切口插入进行病变肺组织切除[31, 33-35]。

住院患者术后康复目标

治疗师应该在手术后 12~24 小时内即开始术后治疗。这一阶段的治疗计划和目标是：

● 积极的肺部净化治疗：体位引流有助于分泌物排出，肺是去神经支配的，患者可能无法感知到已经移动到气管内的分泌物，需要加于干预。

● 呼吸和咳嗽技巧指导：呼吸训练是胸部术后患者重要的课程，膈肌功能训练是主要的训练内容，使其活动接近于生理性呼吸状态。此外还包括胸廓活动形态及幅度的训练。指导患者尽早恢复正常的呼吸运动形式需要早期引导。

● 维持关节活动度（ROM）和肌肉力量：术后患者由于疼痛都不愿意自主活动，引起肢体僵硬。要鼓励和帮助患者进行渐进性的关节活动，通常需要在药物镇痛后进行。

● 鼓励自我照护和日常生活活动：尽早进行床上活动，由卧位到坐位和坐位到站立的活动等，有助于患者尽早自己洗漱和穿衣。

● 进行性活动和心肺功能锻炼：备或不备置辅助器械的室内活动是术后早期康复的一个基本环节。必要时也可将运动平板或固定自行车移动到患者的病房间以进行促进心肺耐力的训练。训练过程中需根据血氧饱和度来调整吸氧浓度，同时注意监测心率、血压、呼吸频率和自感疲劳度。

术后锻炼的局限性

肺移植和肺减容术后 6~8 周内，患者上肢提物不宜超过 2.3~4.6kg。应避免上半身的活动，包括扭动躯体、弯曲躯体、蜷曲腹部和手臂力量测量。手术后 3 个月内避免游泳。患者通常可以在 6 周后恢复驾驶，如果获得医生批准可以更早。

出院后患者康复目标

对于出院后患者，肺康复目标制定应根据不同的患者状况。许多患者在术后早期会因为不再呼吸费力而欣喜。然而，随着患者活动力度的增加，肺功能水平可能不能满足身体活动的需要，以及下肢骨骼肌肉的疼痛可能也会影响呼吸。因此，肺康复专家要指导患者通过有计划的运动来帮助他们逐步达到最好的功能水平。出院后患者康复目标包括：

● 减轻伤口疼痛：湿热敷、冰敷、体位改变或经皮神经电刺激可用于术后切口疼痛控制。

● 改善体力和活动量：术后的体力取决于术前状态和住院时间；活动量则高度依赖于疼痛程度和疼痛控制。

● 实现良好的呼吸和咳嗽技术：这是手术前开始的训练的延续。

● 增强体能：与当下的肺功能水平相匹配。

● 调整和滴定吸氧浓度：有些肺减容或肺移植患者手术后可能仍然需要氧气吸入，吸氧浓度需要逐步降低或完全撤除。然而不是所有的患者术后都能恢复到完全脱离氧气的，包括在运动或是休息的患者。

● 帮助患者建立全新的生活方式：治疗师要帮助患者适应家庭角色的变化，与朋友的关系和社会需求的变化（如重返工作，从残疾人切换到"正常人"）。鼓励患者采取健康的生活方式，包括无烟环境、定期运动，接受药物治疗和营养方案 [31, 34]。

感染控制

肺移植术后康复计划中，感染控制应予重点关注。最有效的感染控制方式是要求患者和医护人员勤洗双手，简单易行。许多高质量的抗菌皂是有效的，水洗不便时免洗消毒液也可以达到相同的效果。建议和患有上呼吸道感染的患者保持 3 英尺以上的距离，尤其是在对方咳嗽时，提醒患者咳嗽或打喷嚏时遮盖鼻子和嘴巴是有效的。

为患者和工作人员提供清洁布类，被已知感染的患者使用过的设施必须隔离，其他患者使用前需消毒处理。需要隔离的设施包括血氧计、哑铃、负重腕带、弹力带、计时器、运动垫、固定自行车等。偶尔使用的面罩、手套和工作服是否必须隔离消毒则取决于具体的情况[31]。

器官排异检测

肺康复工作人员有优势资源来识别早期器官排异反应。所有的工作人员必须熟练掌握并辨别一般疲劳、疼痛和真正的排异表现。FEV_1 下降、呼吸急促、SaO_2 降低和发热可能是由肺康复工作人员发现的早期排异征兆[31]。

个体化的肺康复方案制定

多学科专家组成的肺康复团队可为患者提供全方位、最有效的治疗措施。不同学科的专业技能可以满足患者的不同需求。在患者进行诊断测试、团队评估、教育培训和治疗课程过程中，他们的个人需求得到发现和重视。医生为每位患者提供明确诊断、合适的医疗方案和药物治疗，控制呼吸疾病以及合并症。患者会接受如何正确使用药物的指导，包括气溶胶的正确吸入、支气管净化以及吸氧来改善呼吸功能。骨骼肌肉和神经肌肉效率的物理治疗专业评估有助于运动质量的提高，目的是提高肌力和耐力从而提高身体功能[36]。职业治疗与物理和呼吸治疗相结合的患者评估，可以识别那些影响完成日常生活和个人护理的原因，如力量受限、呼吸障碍或焦虑／恐慌等。营养管理解决了个人饮食和体重管理的问题，这对于呼吸功能的改善具有重要意义。咨询服务为个人或团体提供社会心理支持，包括患者和家属如何长期应对疾病现况，以及必要时需做出的终止生命的决定。整个团队通常包括家庭医疗设施供应商和药剂人员，为患者提供最适的设施和处方建议。

为患者提供全位的指导和培训，目的是帮助其建立和适应平衡的生活方式，有助于优化他们的肺健康，并使他们能更好地管理疾病的症状、参与社会活动，最大程度地进行自主日常生活。

氧气

氧气对于低氧血症患者的治疗至关重要。低氧血症是指动脉血氧含量过低，并可导致肺毛细血管床收缩，肺动脉压力增加，右心衰竭，心律失常最终死亡。低氧血症还可引起认知功能受损，这是由于大脑缺少足够的氧供。通过吸氧来纠低氧血症是避免这些不良后果的必要手段。动脉氧分压低于 55mmHg 或氧饱和度低于 88% 是医疗机构和保险机构均认可的氧疗的指征。在运动、睡眠和静息状态下监测 SpO_2（通过脉搏血氧测定法测定的氧饱和度）可以有效估计患者对氧流量的需求。对于要坐飞机（5000~8000 英尺）或去高海拔地区旅游的患者，可利用图表来进行 PaO_2 估算，或者进行高海拔需氧模拟测试，来估算高海拔地区所需要的氧气。

一份完整的氧疗处方应提供对休息、运动和睡眠时的氧疗指导，它对患者所需要的氧气供应系统、持续或间断的流量，以及氧疗设施有详尽的描述。有些低氧血症患者（$PaO_2<55mmHg$）即使在休息时也需要持续吸氧，这些患者在运动时往往需要增加吸氧流量，而在睡觉时则可降低吸氧流量以保持合适的 SpO_2。由于医疗保险对家庭氧疗报销比例的削减，要获得最好的固定或便携家庭氧疗系统来满足患者需求较难实现。就临床而言，患者的最佳供氧装置是能维持日常生活及活动时 SaO_2 在 90% 以上，容易操作并且方便移动，患者乐于接受。

在评估氧疗患者能否携带便携式供氧装置进行户外时需要考虑的因素包括氧气

罐的重量和患者操纵手推车、携带肩包和填充氧气罐的能力，选择能满足患者需求的氧气存储装置和持续供氧界面，选择氧气存储装置应考虑患者锻炼或其他通气需求增加的情况。因此，评估并记录患者活动期间维持 SpO_2 高于 90% 所需的氧气流量非常重要，以此预测氧气存储量能否满足患者需要。

有些患者无论在休息或运动时都需要高流量氧气维持氧合，采用最低吸氧浓度滴定来维持 $SpO_2 \geq 90\%$ 是最佳的。肺纤维化或肺动脉高压患者可能需要非重复呼吸面罩提供 100% 的氧来克服肺部气体交换障碍的影响[37]。我们的目标永远都是实现足够的氧合来保证患者安全。

运动方案设计

有证据表明慢性阻塞性肺病（COPD）患者的外周肌肉可能存在病理生理学方面的改变，与年龄相当的健康人相比，COPD 患者的肌力下降可达 70%~80%，低效 IIB（快反应）肌纤维增多[38, 39]。这些改变可能导致相关性肌病，主要表现为肌肉机械效率下降、早期肌肉疲劳和运动耐力降低。

设计运动训练方案时还需要考虑如下生理学特性：

● 在相同的工作负荷下，上肢活动比下肢活动能量消耗更多，相对应的通气需求更大[9]。

● 上半身的训练更容易引起呼吸形态改变和呼吸急促[36, 40, 41]。

● 锻炼的获益有特异性：一个肌群的肌力和耐力的增加只能通过锻炼该肌群来实现，如上肢肌群的肌力和耐力不能通过锻炼下肢肌群来提高[9, 42]。

要制订一个全面并有据可依的肺康复训练方案需遵循上述特性[9-11, 41]。肺康复患者的运动训练由三部分组成：它们是力量训练，柔韧性和拉伸训练，耐力训练。

力量训练

肺康复的力量训练以简单、可行并实用为最佳。增加肌力和肌肉耐力可以提高肺部疾病患者进行功能活动的执行能力，减少肌肉疲劳并增强体格[9, 43, 44]。各项力量训练方案应在物理治疗评估基础上制定。根据客观的诊断、病史、肌肉力量和关节活动度等资料，基本可以启动一个保证所有肺康复参与者安全和成功的力量训练方案。这些方案通常能被大多个体接受。

许多肺疾病患者在上肢活动时会发生呼吸困难。这些患者很容易在完成自我护理活动如洗漱、穿衣、剃须、梳头，家务活动像提壶和锅、从洗衣机和烘干机中取衣物、准备食物时出现令人沮丧的疲惫和呼吸困难，无法完成任务。多项临床研究证明肺部疾病患者可以通过上肢抗阻训练来改善呼吸肌功能从而减少疲劳和呼吸困难症状[44-46]。

哑铃、负重腕带、弹力带和重量计可用于上下肢的力量训练，训练计划应该从轻重量开始并每次增加相同的重量，允许肌肉在避免疼痛和损伤的前提下逐渐适应外加的需求，这种渐进的方式往往更容易成功。

力量训练计划应该从让患者感觉"既不是太轻松也不会太困难"的重量开始。从一组动作重复 10 次开始逐渐过渡到重复 20 次。在患者能按要求连续两天都可以完成 20 个重复动作后，就小幅增加重量（0.45~2.28kg）并将数量重新降为每组重复 10 次。这样的方法适用于所有的肌肉群训练。必须注意的是患者在进行任何力量训练时的力量值都不能超过患者体重。如果在力量训练时出现肌肉和（或）关节疼痛，重量应该下调。针对疼痛应先给予保守治疗，包括冰敷、湿热敷、休息、支撑关节的夹板疗法、抬高或经皮电神经刺激。如果疼痛持续存在，应停止相应的训练直到疼痛和（或）炎症消退。

肺康复计划中也可以利用自身体重进行简单的加强训练，包括爬楼梯、踮脚站立、下蹲和立足前倾。平衡和协调能力的练习可不需要使用额外的设备。平衡练习项目包括：站立髋关节顺时针旋转、逆时针旋转；不对称髋关节着力行走；单足站立脚趾指向正面、侧面和背面；以及上下肢拉伸。

柔韧性和拉伸训练

大部分慢性肺病患者的关节活动和肌肉韧性降低是由于不活动和姿势改变引起。在肺康复锻炼计划中应包含拉伸训练以增加关节活动度、提高肌肉弹性、避免受伤、改善姿势并降低僵硬程度[9, 10]。在肺康复人群中，需要注意身体的特定部位。由于长期姿势异常，颈椎、胸椎、腰椎、肩部和胸廓部位常常存在关节活动度受限，以及下肢腘绳肌和腓肠肌活动度受限表现。

有许多方法可以进行上述肌肉的拉伸训练，仰卧位拉伸被认为是最有效的，治疗师须指导患者如何离开或靠近地面来保持仰卧位，尤其是当拉伸课程是以小组为单位进行的时候。这些拉伸训练通常有一定难度，但对于胸壁较硬或条件受限的患者来说是一项很有效、功能性较强的训练方法。但对于患有膝关节炎、肌肉骨骼异常的患者是绝对禁忌的。骨质疏松、气促、吸氧状态则不是站立/仰卧位的禁忌证。

其他一些简单设备可以用于拉伸训练。"门上"安装的滑轮系统常用于肩部和胸廓的拉伸，对于术后胸部切口拉伸有较好疗效。用约 3 英尺长带有定位销的杖练习可用于改善肩部和胸廓的活动功能。倾斜板可以方便地实现腓肠肌、比目鱼肌和跟腱的双侧拉伸训练。拉伸训练应持续 20~30 秒，重复 3~5 次。

耐力训练

大量证据证实，下肢运动训练对肺部疾病患者的生理和心理都有益处[9, 10]。下肢耐力训练的运动处方可以根据初始运动测试的分级，使用康复参与者的最大工作负荷的 50% 作为初始强度。用于下肢耐力训练的设备包括直立手把固定的自行车、躺卧自行车、躺卧踏步机和直立往复移动手把自行车。

研究发现上肢耐力训练能提高肺部疾病患者的手臂功能[9, 10]。上肢耐力训练使用的器械包括：仅用于手臂训练的直立往复运动手柄自行车；上半身体力计；仅用手臂训练的梯级机和带或不带轴连续有节奏的手臂运动器。对于上肢耐力训练，推荐以运动测试所得的最大工作负荷数据的 25% 作为初始工作负荷。骨质疏松患者应避免进行臂力测量，因为这会增加胸椎"磨损"的风险[47, 48]。

离床活动是肺部疾病患者的一种必需训练方式，因为它是运动和许多日常生活所需要的基础活动[17, 18, 42]。离床活动形式包括使用或不使用辅助装置的平地行走和平板行走。在肺部疾病患者人群中，平地行走非常重要。平地行走训练时患者需要携带或滚动自己的便携式供氧系统，支撑自身体重并移动自己的身体。虽然跑步平板可以模拟这些状况，但可测量的总能量消耗是低于实际情况的。因此，所有肺康复计划都包含平地行走并作为锻炼方案的一部分是非常重要的。

轻度或中度肺部疾病的患者常常有能力通过其他类型的器械训练来扩展运动方案，如步进楼梯、使用划桨器械、越野器械和游泳设施等，使那些有更高耐力训练强度需求的患者能进行更具挑战性的训练项目。

运动与呼吸的协调

应指导肺部疾病患者在运动过程中进行有节奏的呼吸，通常需要教会患者在静息时经鼻吸气以及在运动状态下进行缩唇呼气较为重要。如果患者完成这种呼吸方式较为困难并变得焦虑时，治疗师可以指导患者"进行锻炼时采用患者自己感觉较为舒适的呼吸方式来调节呼吸"。必须强烈建议所有患者在运动时不要屏住呼吸。屏气是肺部患者进行剧烈运动时的常见反应；然而，这种行为只会加重呼吸困难、缺氧和身体不适。

患者培训

Carl W.Buehner 有句名言："患者可能会忘记你曾经说过的话，但是他们永远不会忘记你给予他们的感受。"

患者教育需要耐心，只是给患者简单的罗列信息并不是教育。教育必须是学习并吸收已学的知识。在肺康复实施过程中，康复团队所有成员与患者和家庭成员接触中，需要始终保持健康教育者角色。无论是在教室授课，还是在通过健身房的一系列练习辅导时，团队成员应总是在学生准备学习时找寻任何"可教授的机会"。

患者教育中，只是简单地给患者和家庭成员一本关于疾病管理的小册子或指南是没有效果的，而创造情景教育可以帮助患者提高学习效果。所提供的信息要易于记忆，重点教授训练的技巧是对疾病自我照护和管理的重中之重。框 12-2 罗列了在肺康复教育和培训课程的常用教学主题[9]。

制定、实施并持续改进治疗计划是肺康复教育和运动训练的主旨。通过训练来提高依从性，给患者和家庭成员提供理解并掌握这些技巧所需的必要知识，获取他们在日常生活中那些影响其执行治疗处方的问题是非常重要的。与患者和家人一起商讨具体解决方案来解决这些问题可以提高患者对治疗处方的依从性。不同专业团队成员间的专业知识、技能分享，可以促进相互间的合作，并有利于取得更好的康

复教育成效。

框 12-2 肺康复的常用教学内容
• 肺的解剖和生理
• 肺部疾病的病理生理
• 呼吸道管理
• 呼吸训练策略
• 能量保存和简化做功技术
• 药物
• 自我管理技巧
• 运动和安全指南的益处
• 运动方案优化
• 氧气治疗
• 环境刺激规避
• 呼吸和胸部治疗技术
• 症状管理
• 心理因素：应激、焦虑、抑郁和恐慌控制
• 压力管理
• 临终关怀计划
• 戒烟
• 旅行 / 休假 / 性生活
• 营养

设定实际目标和促进成功实施

利用 SMART 工具有助于团队成员以有效的方式帮助患者制定目标并促进其完成，缩写 SMART 工具的内涵是具体的、可衡量的、恰当的、实际并适时的，并随着设定目标的实现对计划进行持续不断的修正，这种修正需要根据患者实际情况随时进行。测定患者的功能水平有助于制定可实现的和有实际意义的目标，并且可以制订时间目标，如在训练开始的前 2 周，应完成患者独立完成呼吸控制训练、药物使用、支气管卫生治疗和运动技能训练，减少重复指令和暗示的需求，以在出院时使患者能几乎完全独立地完成这些技能。

环境便利方面的考虑也是项目成功必不可少的。残疾人停车场和无障碍通道的可及性使患者乐意出席每个预定训练项目。为

患者提供方便并舒适的入场方式，能减少他们需步行到训练中心的不便，以及参与训练的焦虑和挫败感。需要为参与者制订并提供教育和运动训练的日程时间表，有利于患者安排时间。提供适合运动的服装和鞋类的书面说明能减少患者顾虑，因为他们的上一次运动体验可能是在四五十年前的高中体育课上。（参见图 12-6 中的项目计划示例。）

10周肺康复日程，每周3次
周一/周三 下午1:00至下午3:30，周五 上午9:00至10:00

姓名：_____

注意：
• 请带上吸入装置和中午的药
• 早餐延后吃，或提前吃少量中餐，可以带零食

第1周：周一 下午1:00 治疗训练 下午2:30 SGRQ/培训	周三 下午1:00 治疗训练 下午2:30 肺解剖/生理呼吸训练	周五 上午9:00至10:00治疗训练
第2周：周一 下午1:00 治疗训练 下午2:30 肺疾病	周三 下午1:00 治疗训练 下午2:30 肺疾病	周五 上午9:00至10:00治疗训练
第3周：周一 下午1:00 治疗训练 下午2:30 呼吸用药	周三 下午1:00 治疗训练 下午2:30 呼吸用药2	周五 上午9:00至10:00治疗训练
第4周：周一 下午1:00 治疗训练 下午2:30 氧疗/睡眠紊乱	周三 下午1:00治疗训练/爬楼梯 下午2:30 营养	周五 上午9:00至10:00治疗训练
第5周：周一 下午1:00治疗训练/爬楼梯 下午2:30 诊断试验	周三 下午1:00治疗训练/爬楼梯 下午2:30预防感染/气道清洁	周五 上午9:00至10:00治疗训练
第6周：周一 下午1:00治疗训练/爬楼梯 下午2:30 疼痛控制	周三 下午1:00治疗训练/爬楼梯 下午2:30 放松技术	周五 上午9:00至10:00治疗训练
第7周：周一 下午1:00 治疗训练 下午2:30情感和社会满足感	周三 下午1:00 治疗训练 下午2:30 能量保护	周五 上午9:00至10:00治疗训练
第8周：周一 下午1:00 治疗训练 下午2:30社区资源	周三 下午1:00 治疗训练 下午2:30预先指导	周五 上午9:00至10:00治疗训练
第9周：周一 下午1:00 治疗训练 下午2:30 回顾	周三 下午1:00 治疗训练 治疗带 下午2:30 训练的优势	周五 上午9:00至10:00治疗训练 治疗带
第10周：周一 预约6分钟步行测试	周三 下午1:00 治疗训练 下午2:30 HAD/SGRQ/知识测验	周五 上午9:00至10:00治疗训练 家庭建议 结业

图 12-6 10 周运动和教育的肺康复日程安排示例

培训团队的规模在项目计划中十分重要，过多的成员可能造成指导的无序，对患者来说某些需求得不到满足。所以由四到六人组成的团队对加强合作和凝聚力较为合适，当然人力资源分配还需根据患者的需求而有所不同[6]。

促进生活方式改变

在肺部疾病患者完成基本肺康复计划以后，应该鼓励他们继续这种可以改变其生活方式的行为。对于健康人来说，运动计划对身体调节的作用需要大约 3~6 个月时间，而对于一个年老体弱的肺疾病患者，调节适应的时间可能需要加倍[42, 46]。因此，治疗师必须为参与者制定循序渐进的

肺康复计划、设置可行的目标并为其实现目标提供必要的帮助[49]。

需要注意的是，在正常情况下患者实施康复计划约 2~4 周后会感到明显体力不支和呼吸困难等不适，这是正常情况。大部分患者能坚持训练并度过这一困难时期。在这些日子里治疗师应该理解患者表达怀疑、沮丧、甚至愤怒的情感，在获益不明显的情况下，患者往往会质疑"这一切的努力值得吗？"这时，治疗师需要仔细解释这一现象，并提供一些类似患者训练成功的案例以帮助患者树立信心，积极乐观地进行康复训练，这对初始康复的患者会产生深远影响。

肺康复参与者在完成了基础肺康复计划后，将得到一份个体化的居家锻炼计划（图 12-7）。在基础康复的后期，患者对基

肺康复计划

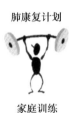

家庭训练

姓名：Jane Doe　　　日期：2007年8月17日　　　诊断：COPD

呼吸训练：腹式呼吸和缩唇呼吸，一天2次，每次5分钟

平地训练：每周4～5次，每次逐渐增加重复动作至20次，达到20次后，增加1磅负重。吸氧3～4升/分，腕带重量：2磅，哑铃：2磅，弹力带：绿色

力量训练：如没有Cybex训练器，可用弹力带、哑铃和腕带来模拟。记住调整好呼吸，不能屏气！！！逐渐增加重复至20次后，增加1～5磅负重继续进行。增加弹力带负荷（改变带色），吸氧3～4升/分

自行车：Cateye（猫眼，品牌名）自行车在2级水平骑行17分钟，1级水平上3分钟。（平均里程：3.5～4英里）。心率控制在126～132次/分，吸氧4～6升/分

步行：将步行作为日常活动（5～7次/周）。记录每一次步行时间和距离。在接下来8周的渐进性步行训练表如下。吸氧6升/分，可使用滚动式助行器。

步行计划

周	距离（英里）	时间（分）
1～2	1	22
3～4	1	21
5～6	1.5	32
7～8	1.5	31

步行训练应在平坦的地面进行，运动平板可作为补充，但不应完全替代地面步行

肺康复计划

家庭训练

姓名：Jane Doe　　　　日期：2007年8月17日　　　诊断：COPD，骨质疏松

呼吸训练：腹式呼吸和缩唇呼吸，一天2次，每次5分钟

平地训练：每周4~5次，每次逐渐增加重复动作至20次，达到20次后，每次增加1磅负重。吸氧6升/分，
腕带重量：0磅，哑铃：0磅，弹力带：黄色

骨质疏松患者注意事项：勿用手臂操作Airdyne和Nustep等训练仪器，禁止对手臂进行肌力测试，不旋
转躯干或向前弯曲躯干，前倾弯腰时保持背部挺直（可膝盖着地替代）

力量训练：如没有Cybex训练器，可用弹力带、哑铃和腕带来模拟。记住调整好呼吸，不能屏气！！！
逐渐增加重复至20次后，每次增加1~5磅负重继续进行。增加弹力带负荷（改变带色），吸氧6升/分

自行车：Cateye（猫眼，品牌名）自行车在2级水平骑行10分钟，1级水平10分钟。（平均里程：
2.75~3.66英里）。心率控制在96~108次/分，吸氧15升/分（部分重复呼吸面罩）

步行：将步行作为日常活动（5~7次/周）。记录每一次步行时间和距离。在接下来8周的渐进性步行
训练表如下。吸氧15升/分（部分重复呼吸面罩），可使用四轮助行器。

步行计划

周	距离（英里）	时间（分）
1~2	1	27
3~4	1	25
5~6	1	24
7~8	1	23

步行训练应在平坦的地面进行，运动平板可作为补充，但不应完全替代地面步行

图 12-7　居家肺康复锻炼计划示例

于模式、频次和持续时间的个体化指南反映良好。治疗师应给积极主动的参与者一个逐步增加强度的日程表，指导其形成一种稳定的习惯。

基础肺康复计划是循序渐进的，应该在员工中达成共识。为了庆祝参与者康复计划的完成，举办一个活动，颁发证书和给予书面或口头的表扬是非常有效的。

在基础康复计划结束时，工作人员应为参与者提供继续参与康复训练的信息和资料。可建议其维持或增加肺康复强度或参加其他低水平、无危险的运动[50]。为不同时期参与锻炼或不同锻炼阶段的成员组成互动平台，彼此互相鼓励坚持锻炼，可以通过电话，节假日活动、旅游和奖学金筹款活动等方式进行。当地的"畅心呼吸"俱乐部可为相同疾患患者建立彼此联系提供帮助。对于肺移植人群，有机会参加由国家肾脏基金会赞助的移植人奥运会。

结语

　　由物理治疗师和呼吸治疗师共同为肺部疾病患者提供治疗由来已久。由于教育背景不同，他们为患者提供各有特色的治疗方式；当然还有其他健康维护者的参与，可以互相补充以提供最优化的肺康复计划。对患肺部疾病的内、外科患者，物理和呼吸治疗评估是各有所重的，评估结果将直接应用于制定康复计划。通过全面的指导、技能的传授和热情的服务，治疗师可以让接受肺康复的患者回归有成就感的生活方式。

（桑贤印　王吉梅 译　闫鹏 校）

参考文献

1. Frownfelter D: Introduction. In Frownfelter D, editor: Chest physical therapy and pulmonary rehabilitation: an interdisciplinary approach, Chicago, 1978, Year Book, pp xvii-xx.
2. Barach A: The treatment of pulmonary emphysema in the elderly, J Am Geriatr Soc 4:884-887, 1956.
3. Ries A, Squier H: The team concept in pulmonary rehabilitation. In Fishman AP, editor: Lung biology in health and disease, vol. 91: pulmonary rehabilitation, New York, 1996, Marcel Dekker, pp 55-65.
4. Southard D, Cahalin LP, Carlin BW et al: Clinical competency guidelines for pulmonary rehabilitation professionals: American Association of Cardiovascular and Pulmonary Rehabilitation position statement, J Cardiopulm Rehabil 15:173-178, 1995.
5. Hilling L, Smith J: Pulmonary rehabilitation, Cardiopulmonary physical therapy, ed 3, St. Louis, 1995, Mosby, pp 445-470.
6. American Association of Cardiovascular, & Pulmonary Rehabilitation: Program management, Guidelines for pulmonary rehabilitation programs, ed 3, Champaign, Ill, 2004, Human Kinetics, pp 93-106.
7. Fishman AP: Foreward. In Fishman AP, editor: Lung biology in health and disease, vol. 91: pulmonary rehabilitation, New York, 1996, Marcel Dekker, pp xxv-xxvii.
8. Petty T: Pulmonary rehabilitation: a personal historical perspective. In Casaburi R, Petty T, editors: Principles and practice of pulmonary rehabilitation, Philadelphia, 1993, WB Saunders, pp 1-8.
9. Nici L, Donner C, Wouters E et al: American Thoracic Society/European Respiratory Society statement on pulmonary rehabilitation, Am J Respir Crit Care Med 173:1390-1413, 2006.
10. Ries AL, Bauldoff GS, Carlin BW et al: Pulmonary rehabilitation: joint ACCP/AACVPR evidence-based clinical practice guidelines, Chest 131:4-42, 2007.
11. Ries AL, Make BJ, Lee SM et al: The effects of pulmonary rehabilitation in the National Emphysema Treatment Trial, Chest 128:3799-3809, 2005.
12. The Joint Commission: Chronic obstructive pulmonary disease certification. Available at www.jointcommission.org/CertificationPrograms/COPD. Retrieved December 2007.
13. Jenkins SC, Cecins NM, Collins GB: Outcomes and direct costs of a pulmonary rehabilitation service, Physiother Theory Pract 17:67-76, 2001.
14. Sadowsky SH: Pulmonary diagnostic tests and procedures. In Hillegass EA, Sadowsky HS, editors: Essentials of cardiopulmonary physical therapy, ed 2, Philadelphia, 2001, WB Saunders, pp 421-447.
15. American Association of Cardiovascular and Pulmonary Rehabilitation: Selection and assessment of the pulmonary rehabilitation candidate. In Guidelines for pulmonary rehabilitation programs, ed 3, Champaign, Ill, 2004, Human Kinetic, pp 11-20.
16. American College of Sports Medicine: Clinical exercise testing. In ACSM's Guidelines for exercise testing and prescription, ed 7, Philadelphia, 2006, Lippincott Williams & Wilkins, pp 93-112.
17. American Association of Cardiovascular, & Pulmonary Rehabilitation: Exercise assessment and training. In Guidelines for pulmonary rehabilitation programs, ed 3, Champaign, III, 2004, Human Kinetics, pp 31-42.
18. American Association of Cardiovascular, & Pulmonary Rehabilitation: Disease-specific approaches in pulmonary rehabilitation. In Guidelines for pulmonary rehabilitation programs, ed 3, Champaign, III, 2004, Human Kinetics, pp 67-91.
19. Hammon WE: History. In Frownfelter D, Dean E, editors: Cardiovascular and pulmonary physical therapy: evidence and practice, ed 4, St. Louis, 2006, Mosby, pp 137-149.
20. Watchie J: Cardiopulmonary physical therapy, Philadelphia, 1995, WB Saunders.
21. ATS Committee on Proficiency Standards for Clinical Pulmonary Function Laboratories: ATS statement: guidelines for the six-minute walk test, Am J Respir Crit Care Med 166:111-117, 2002.
22. Laack SJ, Prancan AV: Respiratory and cardiovascular drug actions. In Frownfelter D, Dean E, editors: Cardiovascular and pulmonary physical therapy: evidence and practice, ed 4, St. Louis, 2006, Mosby, pp 785-796.
23. Ciccone C: Respiratory drugs. In Pharmacology in rehabilitation, ed 4, Philadelphia, 2007, FA Davis, pp 397-413.
24. Cohen SB, Pare PD, Man SFP et al: The growing burden of chronic obstructive pulmonary disease and lung cancer in women: examining sex differences in cigarette smoke metabolism, Am J Respir Crit Care Med 176:113-120, 2007.
25. Wolfson MR, Shaffer TH: Respiratory physiology: structure, function, and integrative responses to intervention with special emphasis on the ventilatory pump. In Irwin S, Tecklin JS, editors:

Cardiopulmonary physical therapy: a guide to practice, ed 4, St. Louis, 2004, Mosby, pp 39-81.

26. Dean E: Cardiopulmonary anatomy. In Frownfelter D, Dean E, editors: Cardiovascular and pulmonary physical therapy: evidence and practice, ed 4, St. Louis, 2006, Mosby, pp 53-72.

27. Stackowicz DM, Moffat M, Frownfelter D et al: Impaired ventilation, respiration/gas exchange, and aerobic capacity/endurance associated with airway clearance dysfunction (pattern C). In Moffat M, Frownfelter D, editors: Cardiovascular/pulmonary essentials: applying the preferred physical therapists practice patterns, Thorofare, NJ, 2007, SLACK, pp 83-112.

28. McNamara S: Clinical assessment of the cardiopulmonary system. In Frownfelter D, Dean E, editors: Cardiovascular and pulmonary physical therapy: evidence and practice, ed 4, St. Louis, 2006, Mosby, pp 211-227.

29. Hillegass E: Assessment procedures. In Hillegass EA, Sadowsky HS, editors: Essentials of cardiopulmonary physical therapy, ed 2, Philadelphia, 2001, WB Saunders, pp 610-646.

30. Mahler DA, Harver A: Clinical measurement of dyspnea. In Mahler DA, editor: Dyspnea, Mount Kesco, NY, 1990, Futura, pp 75-100.

31. Crouch R, Schein R: Integrating psychosocial services for lung volume reduction and lung transplantation patients into a pulmonary rehabilitation program, J Cardiopulm Rehabil 17:16-18, 1997.

32. Hillegass EA, Sadowsky HS: Cardiovascular and thoracic interventions. In Hillegass EA, Sadowsky HS, editors: Essentials of cardiopulmonary physical therapy, ed 2, Philadelphia, 2001, WB Saunders, pp 452-473.

33. Scherer SA: The transplant patient. In Frownfelter D, Dean E, editors: Cardiovascular and pulmonary physical therapy: evidence and practice, ed 4, St. Louis, 2006, Mosby, pp 719-733.

34. Versluis-Burlis T, Downs A: Thoracic organ transplantation: heart, heart—lung, and lung. In Hillegass EA, Sadowsky HS, editors: Essentials of cardiopulmonary physical therapy, ed 2, Philadelphia, 2001, WB Saunders, pp 477-508.

35. Forsythe J, Cooley K, Greaver B: Adaptation of a weight management program for a potential lung transplant candidate, Prog Transplant 10: 234-238, 2000.

36. Novitch R, Thomas H: Rehabilitation in chronic interstitial disease. In Fishman AP, editor: Lung biology in health and disease, vol. 91: pulmonary rehabilitation, New York, 1996, Marcel Dekker, pp 683-700.

37. Storer TW: Exercise in chronic pulmonary disease: resistance exercise prescription, Med Sci Sport Exerc 33(suppl 7):S680-S692, 2001.

38. Richardson RS, Leek BT, Gavin TP, et al: Reduced mechanical efficiency in chronic obstructive pulmonary disease but normal peak VO2 with small muscle mass contraction, Am J Respir Crit Care Med 169:89-96, 2004.

39. Celli B, Rassulo J, Make B: Dyssynchronous breathing during arm but not leg exercise in patients with chronic airflow obstruction, N Engl J Med 314:1485-1489, 1986.

40. Cullen DL, Rodak B: Clinical utility of measures of breathlessness, Respir Care 47:986-993, 2002.

41. Verrill D, Barton C, Beasley W et al: The effects of short-term and long-term pulmonary rehabilitation on functional capacity, perceived dyspnea, and quality of life, Chest 128:673-683, 2005.

42. American College of Sports Medicine: General principles of exercise prescription. In Guidelines for exercise testing and prescription, ed 7, Philadelphia, 2006, Lippincott Williams & Wilkins, pp 133-165.

43. Swisher AK: Not just a lung disease: peripheral muscle abnormalities in cystic fibrosis and the role of exercise to address them, Cardiopulm Phys Ther J 17:9-14, 2006.

44. Ries A, Ellis B, Hawkins R: Upper extremity exercise training in chronic obstructive pulmonary disease, Chest 93:688-692, 1988.

45. Lake F, Henderson K, Briffa T et al: Upper-limb and lower-limb exercise training in patients with chronic airflow obstruction, Chest 97:1077-1082, 1990.

46. American College of Sports Medicine: Other clinical conditions influencing exercise prescription. In Guidelines for exercise testing and prescription, ed 7, Philadelphia, 2006, Lippincott Williams & Wilkins, pp 205-231.

47. Caplan-Shaw CE, Arcasoy SM, Lederer DJ et al: Osteoporosis in diffuse parenchymal lung disease, Chest 129:140-146, 2006.

48. Gold DT, McClung MR, Shipp KM: The changing face of osteoporosis, ed 2, Durham, NC, 2005, Duke University School of Medicine, Program in Women's Health.

49. Bowen JB, Votto JJ, Thrall RS et al: Functional status and survival following pulmonary rehabilitation, Chest 118:697-703, 2000.

50. Heppner PS, Morgan C, Kaplan RM et al: Regular walking and long-term maintenance of outcomes after pulmonary rehabilitation, J Cardiopulm Rehabil 26:44-53, 2006.

第13章

作业治疗促进身体功能恢复和健康相关的生活质量提高

SUSAN COPPOLA，WENDY WOOD

专业技能

完成本章学习，读者将了解以下内容：

- ◆ 理解肺康复中作业治疗的效果，以及健康相关的生活质量与作业治疗之间的关系
- ◆ 理解治疗性作业如何改变世界卫生组织定义的社会功能、个体功能、身体功能以及患者的经历和主观感受之间的关系
- ◆ 将社会功能、个体功能、身体功能与作业治疗的干预与评估相联系
- ◆ 阐述作业治疗的选择治疗方案的设置原则
- ◆ 理解在作业治疗中如何将常规治疗和技术纳入肺康复
- ◆ 了解作业治疗的运作

本章重点是从作业治疗角度阐述肺康复。首先讨论作业治疗的构成，为了确保跨学科间合作交流的顺畅，本章会将作业治疗的常用术语与康复领域，特别是由世界卫生组织（WHO）[1]定义的功能和健康相关的生活质量（HRQL）的常用术语相统一。然后介绍作业治疗的过程，包括作业治疗在提高肺功能障碍患者生活质量的作用，以及具体的干预和评估策略。本章目的是：①为肺康复作业治疗师提供符合现代作业治疗实践标准的临床指导；②促进多学科合作并了解作业治疗在肺康复中的作用。

作业治疗师应参与到肺康复的项目中，从医疗机构中门诊和住院部，到私人住宅、学校、工作场所和社区。因此，无论在何

时何处，本章所述及的干预和评估方法以及治疗目标、手段和结果都可被作为肺康复作业治疗训练的范本。同时，需要强调的是上述各项需要针对患者功能障碍的不同而进行个体化调整。还应认识到像家庭、学校、社区和工作场所这样的"自然"环境更有利于提供全面的作业治疗，而不应仅限制于特定的治疗空间的医疗设施。因此，需鼓励作业治疗师以丰富想象力、创造性、灵活性来为患者提供适当的作业治疗。

职业

作业治疗的根本着眼点是解决职业相关问题[2]。职业常被理解为是有偿的工作，但作业治疗师使用的"作业"是指在日常生活中的人类活动，即人类在所处环境中的身体、情感以及认知能力的使用。作业是核心动机、文化和身份的表达。因此，作业是人类每天的日常生活活动和习惯，以及个人的重要事件、仪式和具有一定形式、意义和目的活动。

换句话说，作业治疗对于机体的重要性就像呼吸对于生命一样。成功的作业治疗自然平静地进行并且能带来益处的。人们寻求医疗专业人员在肺康复方面的服务，不仅仅是为了维持生存状态，也是由于日常生活的基本需要，为了继续拥有或再次拥有相对正常的生活。了解患者的职业身份对作业治疗的成功是非常重要的，如家庭主妇、园丁、阅读爱好者、专业主管、具奉献精神的祖父母、高尔夫球手或者教会志愿者。家庭主妇可能因生理功能失调需要卧床休息；专业高尔夫球手可能已经放弃了再次打九洞的希望；虔诚的教会志愿者可能因在公共场所不得不依赖便携式氧气（O_2）而尴尬。在诸如这些职业能力被破坏，或完全从日常生活中消失时，自尊、

身份、希望、能力以及家庭和社会功能方面的损失往往会如螺旋循环一样随之而来，作业治疗可以让患者重拾希望。

因此，肺康复中的作业治疗需要患者的配合，各种临床干预训练需要患者及其家人的认可[3, 4]。Jackson 等[5]推介了一项老年人作业治疗的方案，老人们可以主动选择和体验个体化的作业模式，以促进健康和个人满意度。作业治疗应用于肺康复时，需要结合治疗重点、持续时间以及作业程度进行调整。治疗策略往往由患者的作业需求所决定，治疗有效性可以通过患者的症状（如呼吸困难、疲劳、虚弱）以及生活活动的控制能力来衡量[6]。因此，作业治疗能使患者回归家庭和社会，改善他们的健康和社交能力。

功能与健康相关生活质量的关系

作业治疗主要着眼于提高日常活动和 HRQL，提高 HRQL 是医疗保健和康复的真正目的[1, 7-9]，特别是肺康复[10-14]。更具体地说，尽管身体健康状况不佳，但能否进行患者自身所看重的生活活动被认为是 HRQL 的核心要素之一，这是健康人群和残疾人的研究中都强烈支持的观点[15-19]。生活质量的好坏很大程度由个体的主观感受所决定[20]。Browne 等[20]指出，就生活质量来说，这个患者的活动能力在康复干预后得到了改善，生活质量提高了，并不意味着其他患者的生活质量的提高同样是得益于活动能力的改善。因此，可能出现功能改善了，而 HRQL 没有相应提高这种现象。这就可以解释为什么专业人士青睐的康复项目，如基本的运动或自我照顾技能在经过全面康复训练后得到了改善，但并没有给患者带来更好的生活[20-22]。要了解作业治疗如何改善功能，提高 HRQL，首先要了解世界卫生组织（WHO）对功能和残疾定义。

在 2008 年，WHO[1] 修订了其 1980 年发布的关于伤残、残疾和残障的国际性分类，更全面地考虑了环境因素（社会环境和物理环境）的影响，更好地反映残疾过程的复杂性、多样性和动态特征。WHO 新的国际残疾、功能和健康分类（ICF）见图 13-1。

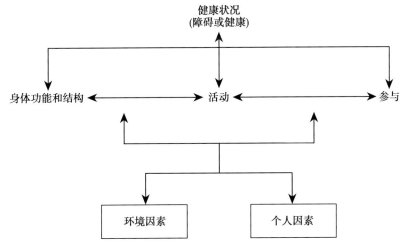

图 13-1　世界卫生组织残障、个体功能、社会功能的国际分类

先前的分类系统将机体功能定义为伤残、残疾和残障三个维度，而新的 ICF 对功能的定义较为积极，它们是社会功能、个体功能、身体功能三个维度[1]。将机体功能层面的问题定义为伤残，伤残是指生理或心理功能或身体结构的异常。把活动功能定义为活动而不是以往的残疾，活动功能指的是日常生活的活动，包括基本的机体功能，如抓、移动腿或听觉到复杂的身体和精神活动，如驾驶汽车、弹钢琴或做饭，活动方面的问题称为活动限制。ICF 将社会层面的功能称为参与，而不是残障。参与是最重要的维度，与健康状况、机体结构和功能、活动能力和环境因素共同影响人们社会活动的社会功能和自我满意度。如果社会活动的社会功能低于患者自身期望值时则为参与限制。

除了采用了更积极的描述语言外，ICF 强调，不良的健康状况与社会功能、个体功能、身体功能这三个维度并不存在简单的因果关系。相反，它们之间的相互影响、患者的生活态度和生活环境，会更大程度地影响实际健康状况。这一点已被大量的数据所证实，也即相同医疗诊断或类似健康状况的患者，实际功能状态可能大相径庭。ICF 强调个人因素和环境因素对患者功能的影响，得到了从事残疾防治工作的医务人员的广泛认同。

如在肺康复方面，虽然肺气肿的诊断可以解释为什么 60 岁的女性在肺功能测试中（身体功能层面）存在问题，但她的诊断和测试结果都不能预测她在家中能否进行活动（活动功能层面）或成功地从事有酬工作（参与功能层面）。同样的，改善肺功能可能不会改变她的活动或社会功能。也就是说，能够在家里进行日常活动可能更多的是由于习惯和各项常规活动的整合，而不是改善了某个生理功能。反过来，如果她的工作环境空气质量较差，那么改善家庭活动能力与改善工作能力就没有关系。总之，即使这名患者在强化康复后仍无法在家中或工作中独立生活，但康复治疗使她能再次参加她所喜欢的活动（参与功能层面），如作为祖母享受天伦之乐或参与桥牌俱乐部等，那么她的生活质量是有很大改善的。所以，残疾状态不只是影响了患者的生活，而且与疾病、社会功能、个体功能、身体功能等功能也密切相关。

职业治疗或作业治疗与ICF的三个功能维度都有特定的关系，其作用是提高患者HRQL。作业还包含ICF活动范围内更为复杂的心理和身体活动。如烹饪饭菜或驾驶汽车等活动被认为是职业活动，因为它们带有目的性，需要有意识地利用不同的技能来执行，并且还具有个体和社会的文化属性。ICF也把抓握、移动腿、记忆和听觉等不是职业活动的基本功能例入作业训练范畴[23]。本章将就"活动"和"职业"等ICF术语与人类活动进行讨论。也将对作业治疗可以有效地影响身体的基本功能和伤残程度进行论证。在这里，作业是一种重要工具，通过这个工具患者还可以增强自我意识和社会功能。比如说，与家人和朋友一起娱乐唱歌时弹吉他是个人认可自我的一种方式，能进行丰富多彩的日常活动进一步促进身心健康。

表13-1总结了以肺康复为例的有关职业及其与当前WHO定义的有能力、无能和健康之间的关系的讨论，如表所列，职业和社会参与功能层面和活动的功能层面的精神和身体功能大多是重叠的。作业治疗可增进以下功能：①个体功能；②身体功能；③社会功能。

表 13-1 职业与 WHO 所定义的有能、无能和健康之间的关系

术语	WHO 定义	职业	存在的肺康复相关问题
健康状况	身体的疾病或障碍	功能影响	COPD、哮喘、肌萎缩侧索硬化、重度抑郁
身体功能	身体功能水平；伤残是身体结构异常或功能的丧失		肺功能受损、肌肉无力、焦虑、活动范围减少、记忆障碍
个体功能	个人层面的功能；活动的性质、持续时间和质量受限；活动包括从基本动作到复杂任务	职业	基本运动：举起、呼吸或行走困难
社会功能	社会层面的功能；是指健康状况，身体功能以及在生活环境中的活动的关系结果；环境包括社会环境、身体状态和周围人员态度；社会功能受限于自然环境、时间和质量	影响功能	综合活动：洗澡、穿衣、购物、做家务、或休闲活动时遇到困难，如觉得使用辅助设备象征个人功能障碍是耻辱的；受家庭或工作场所的楼梯、长距离或不利地形的限制；缺乏一些气味、湿度或温度会影响肺功能障碍的相关知识

ICF 数据网址：http://www.who.int/classifications/icf/en/

ALS，肌萎缩侧索硬化；COPD，慢性阻塞性肺病。

治疗流程

作业治疗流程包括多维度功能评估、系列干预措施，尔后持续评估干预措施的效果，最后得出与功能和 HRQL 相关的评估结果。这个流程已被全面应用于作业治疗的实践，称之为《作业治疗实施框架：维度与流程》，已由美国作业治疗协会出版发行[24]。作业治疗要重点关注患者的自我护理活动（如洗澡、如厕和应急反应）、工作和生产活动（如儿童和老年人护理、家务、购物、交通、烹饪和理财、家庭和药物需求）以及娱乐休闲活动（如创意游戏、娱乐和兴趣爱好）。为了改善患者的作业能力，作业治疗师在整个治疗过程中要作为专家、导师、教练、盟友和倡导者进行治疗活动，并将患者及其重要家人作为治疗的合作者[25, 26]。

多维度功能评估

在全面评估明确需要解决的核心问题和改进方向后，才有可能进行有效且高效的干预。本部分内容强调的是全面评估是作业治疗实践的基础[27]。图 13-2 显示的是作业治疗评估表样本，包括评估内容和评估顺序。

在对患者的功能状况进行评估之前，作业治疗师通过医疗记录以及与肺康复团队成员开展讨论收集相关信息[3]。重点在医疗诊断、病史、医疗防范措施、功能影响以及社会信息和职业史。作业治疗的保险费用覆盖范围与医疗诊断有关，是患者的伤残经历和类型证据。诊断内容包含患者是否存在急性状态或慢性病症，这说明患者是否接受过治疗或适应过程。病史包括可能限制作业活动的继发性生理和心理方面的诊断，营养问题以及目前用药和是否需要吸氧。医疗防范措施指的是防范性约束。功能影响方面包括用力肺活量、耐力测试和 6 分钟步行距离等数据的评估，测定患者的基本功能水平。社会和职业史信息有助于对患者的文化、价值观、生活环境和生活方式的了解。患者受教育程度与治疗指导书面教学材料的选择有关，并且还影响患者可能从材料中获益的程度。

在获得患者的上述信息后，即可进行 ICF 社会功能、个体功能、身体功能维度的直接评估。下面的介绍是功能维度的评估顺序、评估方法及其基本原理。表 13-2 罗列了 ICF 分类系统多维度功能评估方法。

作业能力评估

作业治疗的功能评估首先是确定患者在家庭、学校、工作场所或社区中职业相关的自我感知力、满意度及不满意度[27, 28]。这种功能评估方法首先从日常生活中的作业活动开始，然后了解患者（或家庭）认为重要的和有问题的作业活动能力。必要时，再对直接妨碍必要的作业活动的身体功能进行更详细的评估。因此，评估的每个阶段都旨在告知、界定和关注下一个阶段，从而形成患者作业活动能力方面细致而全面的图表。

这种功能评估方法的优点是：

● 先得到患者及家人的认可并建立相互尊重的基础，使服务对象成为治疗的合作者[27]。

● 治疗师避免自行决定治疗方案，应与患者讨论制定，以免患者认为有些干预治疗对他们出院后的生活并不重要（如 DeJong[22] 和 Klein[29] 所述）。

● 对于作业治疗师的职能，患者往往会理解成治疗评估所涉及的内容就是作业治疗师能解决的问题[28]。如果作业治疗师评估时关注了功能障碍，那么患者就会认为治疗能"修复"这些障碍，这是不现实的。所以从评估开始就需要让患者理解，作业治疗可以部分改善肌肉无力或耐力低下等引起的伤残相关问题，帮助他们学习如何以尽可能健康的方式生活，以及胜任力所能及的社会职业，但不能解决所有问题。

● 自上而下的评估方法效率较高，作业治疗师通常仅需评估与患者生活质量和影响其职业的相关问题即可。

姓名 _____ 病历号 _____ 年龄 _____ 日期 _____
诊断 _____ 发病 _____ 注意事项 _____
患者病史、用药、用氧情况：

社会、职业和教育史：

社会功能

参与度	常规和时间模式	环境资源和障碍	治疗目标
日常生活活动 休闲和社会活动 工作和生产活动			

个体功能

活动问题	困难、持续时间、辅助、展望	策略和呼吸模式
1. 2. 3. 4.	1. 2. 3. 4.	

影响日常活动的身体功能因素

生理学	认知	心理
呼吸困难： 活动耐力： MET水平： 活动强度： 关节活动范围： 其他：		

图 13-2 作业治疗评估表样本。MET，代谢当量

表 13-2 根据 ICF 的多维功能评估：社会功能、个体功能、身体功能

功能维度	维度测量和评估目标	评估方法和工具
社会功能	确定健康状况，社会和物理环境对日常生活方式，特别是社会活动和生产性活动的影响	面谈
	评估重要作业活动能力	加拿大作业能力评估 学校功能评估 功能状态问卷 活动构成表
个体功能	确定与执行特定活动的能力相关的困难、所需要的援助，持续时间以及活动预期	活动清单 环境评估 活动分析
	明确执行功能部位	代谢当量表 呼吸困难发生率 劳累发生率 功能独立性评定（FIM）
	确定应当进行深入评估的伤残	weeFIM 运动过程和技能评估
身体功能	确定妨碍活动和社会功能的伤残的严重程度、部位及持续时间	耐力：6 或 12 分钟步行试验
	确定损害是否可以补救或是否应该补偿	肌力：徒手肌力测试，握力 关节活动范围：测角器
	确定强度区域	氧饱和度：脉搏血氧饱和度 视觉感知，认知表现和运动控制工具

数据来源于国际功能、残疾和健康分类（ICF）

Available at：http：//www.who.int/classifications/icf/en/.2008 年 1 月

第一阶段：社会功能维度

社会功能是功能评估的第一阶段，主要采用与患者及其相关人员，如家人、朋友、照顾者、同事和老师等面谈的方式完成。如果患者已经停止有偿工作或诉说自己处于贫困状态的话，那么就需要治疗师去发现这其中的原因。因为我们不能单纯地认为残疾是由简单的因果关系造成的，所以应考虑到社会、认知、情感、身体和动态环境因素的多样性。例如，一位患者中止了志愿者工作可能不是因为身体能力的下降，而是因为其在公共场合（社会问题）的慢性喘息或咳嗽（身体问题）而感到尴尬（情感问题）。因此，在这一阶段的评估中，作业治疗师通过了解患者生活中的有意义的活动，来揭示他或她的个人特征、主观能动性、价值观、信仰以及改变健康状态的可能性。全面评估患者社会环境和身体状况很重要。

社会功能和社会功能障碍相关的初步访谈应针对病人的功能状态、受教育和识字水平来进行。如，呼吸问题是如何影响你完成你想做的事情的？对你最具挑战性的是什么？你想做或在做的最重要的事情是什么？什么能让你精神振奋？你有什么期待？如果没有呼吸问题你会做什么？你

的日常活动是如何安排的？家人、朋友和同事如何看待你的呼吸问题？回答这些问题能阐明患者是怎样的一个人，以及残障对他们的影响。另外还有一些参与相关的标准化评估工具见后叙。

加拿大作业能力评估（COPM）[27]是一个成人和儿童作业治疗结果测定的标准工具。使用这种结构化的面谈工具，治疗师可以了解患者想要或需要做的活动。患者使用从1~10的评分评估他/她能够执行每项活动和相应的满意度水平。可从这些活动中选出五个活动作为患者最重要的后续干预的目标。只要患者可以交流或有能力回答COPM问题，就能有效地收集相关数据，这对非常虚弱的患者十分重要。

学校功能评估[30, 31]也是一个标准测试工具，用于在学校环境中的目标设置和治疗计划制订。学校功能评估能了解儿童在课堂、实验室、游乐场、图书馆、校车、自助餐厅、洗手间等学校活动中的参与能力和问题。该工具可以促进跨学科治疗团队了解孩子在不同环境中所面临的困难和解决这些困难的能力，并且为患者制订确实可行的持续性解决方案。

功能状态调查问卷[32]是一个标准化的自我管理筛选工具，目的是评估参与功能。工具中的问题围绕患者在过去一个月的生理、心理和社会角色功能以及自我满意度。功能状态调查问卷除了可以作为一个综合全面的初始功能评估工具外，也可以用于筛选患者，确定他们是否可以从作业治疗中获益。

通过非标准化的1天或一周的活动计划可以了解患者生活的时间节奏、接触社会需求和习惯[33]。从这个活动计划还可以了解患者活动所需要的能量消耗，而患者的呼吸困难、活动时间及能量所需每天不同，所以为期一周的试验性活动计划可以作为患者的适应性策略。

作业治疗师也可通过活动清单来确定患者对某些活动的能力和兴趣。活动顺序卡是一份精心设计的活动清单，通过面谈可以有效了解到患者需要解决的问题[34]。活动清单也可以为治疗记录所用。需要注意的是，活动清单使用受文化水平、视力、写作能力或信息处理能力的影响，有些患者可能难以完成。对于伤残严重的患者，活动清单可能会使其产生沮丧感觉。

社会和物理环境对社会功能影响的评估。通过患者所处的物理和社会环境的评估可以发现影响其社会功能的各种因素和障碍[35]。作业治疗师在初始评估中了解患者的实际生活环境，对作业治疗方案的制订有很大的帮助，而在医疗机构中通过患者照护人员或家人的介绍来获得信息则是不够全面的。要了解社会环境包括周围人对患者的期望值，对患者的能力、弱点和潜力的态度，以及他们是否接受患者的状态、是否愿意为患者提供帮助[36]。

如某位COPD女性患者愿意由她的丈夫来照顾，她的丈夫也认为照顾她是爱的表达且理当如此。作业治疗师可能会"看到"双方对照顾与被照顾感到很满意，而且丈夫不支持他的妻子在日常活动中自我照顾。这样夫妻双方都可能被困在家中，长期缺席其他家庭成员或与朋友聚会。作业治疗师要对这种现象进行干预，让妻子和丈夫都理解患者可以进行自我照顾以过上更积极的生活，并且没有任何不妥和危险。治疗师应该想办法解决患者和其丈夫对作业治疗的疑虑，并进行有针对性的指导。坚持治疗使患者获得自理能力并不是时间及医疗资源的浪费。这样可使患者有更大的独立性，还能做一些力所能及的家务活动，如喂养狗猫及其他功能性活动。作业治疗师要教育夫妻双方，使他们了解在不需要帮助的情况下过度帮助会引起患者自身功能的进行性减退。

在学校、工作场所、私人住宅或养老机构生活环境中工作的作业治疗师能够通过观察直接评估日常生活物理环境对患者社会功能的影响。这是在医疗机构工作的作业治疗师难于做到的，因为他们往往是依靠患者或家属提供的描述。在不能进行直接评估的情况下，照片和图纸有助于评估的准确性。

不管作业治疗师能否直接评估患者的日常生活环境，都应尽量掌握生活环境的各种因素是如何影响患者活动能力的。这些因素包括：在家庭内外进行活动的距离，以及生活空间的布置，包括物品的可及性、家具、障碍物和照明等。评估内容应包含安全和效率问题，安全相关的主要是跌倒问题；以及能否根据患者的需求进行家居改造，包括患者行走路径、活动空间是否安全。作业治疗师还应了解患者在家庭、学校、工作场所和社区所处的空气状况（如温度、湿度、污染、异味和空气中的化合物，如香水、清洁剂和涂料），以及空气状况对患者社会功能的影响，进而帮助改善空气质量。

第二阶段：个体功能维度

与第一阶段评估主要通过面谈来获取信息不同，第二阶段的评估主要通过观察不同的作业（单一或复杂活动）能力来进行。评估时让患者完成其难于完成的活动是不可取的，这样只会让患者对作业治疗失去信心。因此，可以让患者进行一些他自己认为需要优先干预的活动来评估。由于在医疗机构中进行这样的评估与患者实际生活环境不同，需要为患者提供参与各种活动的可能性，或者尽可能地模拟现实生活中的活动需求。最好让患者像日常生活一样的执行活动任务，以了解患者是站着洗漱还是坐着洗漱；在浴室穿脱衣服还是卧室穿脱衣服；使用微波炉还是烘箱；使用地面花园还是高架花盆；驾驶汽车还是乘坐公共巴士；骑摩托车还是拄拐步行

去商店，这些内容都事关重大。在医疗机构评估，作业治疗师必须考虑到患者的表现或许与其在家中的活动会有所不同，毕竟患者是在陌生的环境中活动[37]。

评估时作业活动的选择需要考虑不同的活动代谢需求的不同，患者的耐力因作业活动（单一或复杂活动）不同也不一样[38-41]。作业治疗师可以参考代谢当量（MET）表，根据不同活动的能量消耗来帮助患者选择需要优先解决的作业问题。MET 是执行某项活动时代谢所需要的耗氧量，等级 1~10，1 MET 是一个人休息时消耗的能量。在梳妆时（1.5METs）有低氧血症和呼吸困难的患者其耐力远比在家务劳动（3~4METs）时出现上述症状的患者更差（表 13-3）。除了单一活动的耐受能力测量外，MET 表还可以帮助作业治疗师用不同能量需求的多个活动来评估患者的耐受能力。如在初始评估中让患者执行日常生活中的常规顺序性活动，包括不同 MET 水平的活动，如洗澡（2~3METs），然后是梳妆（1.5METSs），然后是穿衣（3~4METs）。如果让患者执行与其日常常规顺序不一致的活动内容，如熨烫（2~3METs），然后是铺床（3~4METs），然后是缝纫（1.5~2.0METs），可能会对评估结果有所影响，但仍能反映一些临床信息。

这一阶段评估的指导原则是，作业治疗师可采用一些手段来干预患者的活动，如首先让患者进行一些平常在做的活动，在确保安全的情况下，作业治疗师只在患者活动出现问题时才进行干预，而且只采取与问题相对应的渐进式方式，给予从低级到最高级别的口头和身体帮助。这种评估方法对了解患者的最大活动能力非常有效。同时对了解患者身体、认知和心理对所进行活动的反应十分有用[42]。通过分析这些反应，作业治疗师可以进一步了解伤残对患者的影响，以制订全面的作业治疗

应对方案。

身体反应维度。为了评估患者的耐力和日常活动的耐受性，作业治疗师除了记住评估过程中由患者实施的那些活动的具体强度和速度要求外，还需记住 MET 表格中所列的活动 MET 平均值[43]。如用一个重的熨斗快速并在站立位进行熨烫劳作，比用一个轻的熨斗慢慢的并以坐位熨烫的消耗更大。此外，上肢活动通常比下肢活动完成同样的负荷量更费力[44, 45]。除了考虑这些因素外，作业治疗师还应观察肺部疾病常见症状，如呼吸困难、疲劳，或者上肢力量和活动范围对活动能力的影响[46]。如果患者活动时感到痛苦、且其病史或预防措施有所指向时，作业治疗师应在活动前、活动期间和活动后监测患者的心率、血氧饱和度、呼吸频率或血压[47]。表 13-4 提供了活动时生命体征监测标准。此外，"谈话测试"也不失为一种有效的评估手段，简单地评估患者能否在活动期间进行对话，如果他或她无法说话，说明该患者正处于最大活动负荷。所谓对话，指的不是一次只能说一个字。通过这样的监测，可以反映患者实际活动时各种生理障碍的严重程度，从而获得对患者和治疗师来说都是非常有用的依据。

表 13-3 常见作业活动代谢当量值

MET 级别（O₂ 消耗）[活动级别]	自我照顾活动	工作和生产活动	游戏和休闲活动
1.5~2.0METs [4~7ml/（kg/min）][极轻/极小]	进食 剃须、梳妆、上下床、站立	书桌工作 打字 书写	玩纸牌 缝纫 针织
2~3 METs [7~11ml/（kg/min）][轻度]	温水淋浴 平地行走（3.25km/h 或 2mph）	熨烫 轻木工 乘骑式草坪割草机	平地自行车（8km/h 或 5mph） 台球
3~4METs [11~14ml/（kg/min）][中等]	穿脱衣服 步行（5km/h 或 3mph）	清洁窗户 铺床 拖地板 吸尘 砌砖 机器组装	保龄球 高尔夫 骑自行车（10km/h 或 6mph） 飞钓 掷蹄铁
4~5METs [14~18ml/（kg/min）][重等]	热水淋浴 步行（5.5km/h 或 3.5mph）	擦地 锄地 扫落叶 木工	自行车（13km/h 或 8mph） 乒乓球 网球（双打）
5~6 METs [18~21ml/（kg/min）][稍重]	步行（6.5km/h 或 4mph）	花园劳作 铲土	自行车（16km/h 或 8mph） 划独木舟（6.5kg/h 或 4mph） 滑冰（15kg/h 或 9mph）
6~7 METs [21~25ml/（kg/min）][非常重]	步行（8km/h 或 5mph）	铲雪 劈柴	骑自行车（17.5kg/h 或 11mph） 轻型坡道滑雪 越野滑雪（4kg/h 或 2.5mph）

MET，代谢当量；mph，每小时英里数

表 13-4　活动时的生命体征监测

生命体征	评估	正常值	异常值
脉搏心率（HR）	通过桡动脉或颈动脉测得的每分钟心跳：15 秒 ×4	范围：60~100；平均 75 注意：节奏和力量	>100，心动过速 <60，心动过缓
呼吸频率（RR）	观察胸、腹部的上抬和下降；听诊；观察有无呼吸困难和呼吸形态（屏气、辅助肌肉使用、呼吸不规则）	每分钟 12~22 次	呼吸急促，胸闷（罕见）
血压（BP）	血压计；坐位，仰卧和站立；测量单位为 mmHg	收缩压：90~140（平均：120）	高血压
		舒张压：60~90（平均：80）	低血压
动脉血气（ABGs）	PaO_2– 动脉血中氧分压	室内空气 75~100mmHg，年龄依赖性	低氧血症
	SaO_2– 与血红蛋白结合的氧气量（血氧计）	> 95%	低氧血症
	CaO_2– 动脉血氧含量（动脉穿刺）	16~20ml/dl 血液	组织供氧减少

* 医生需为患者制订个体化标准

如果作业治疗师观察到患者呼吸形态异常，如出现屏气、用力呼气或喘气，那么就需对患者的伤残对机体功能的影响做进一步评估[3]。脉搏血氧饱和度监测可提供有低氧血症风险的患者活动期间氧合和心率变化的信息。这是一种便携式脉搏血氧计，通过手指、耳垂、前额或探针传感器连接一个小型显示器，可用于大多数活动场所。正常的氧饱和度为 95%~100%；低于 90% 是低氧血症的先兆。氧饱和度读数可以提供早期警告，如出现氧饱和度降低则活动应该停止或被修改，或如果患者正在使用氧气治疗，则在活动期间需要调整氧气至能维持饱和度在 90% 以上。如果减少活动不能解决低氧血症，那么让患者改变呼吸方式或体位，如支撑肘部，可能会有帮助。评估期间需要关注患者的症状（如呼吸急促）与氧合和脉搏的变化是否匹配，这有助于了解患者的功能状态。对于症状与氧合和脉搏读数不匹配的患者，活动时需要脉搏血氧饱和度仪进行监测以保证安全，同时可根据测得数值调整活动量。

除了上述措施外，作业治疗师还需了解患者的主观感觉及感觉的准确性。常用的 Borg 量表[48] 是用来评估患者在活动期间的呼吸困难程度和运动做功情况（表 13-5）。6~20 等级量表也可以用于患者主观感受的评估，6 是无需努力，20 是则需要尽最大努力才能完成活动[46]。该种量表也可用于患者的心率自我监测，如教会患者数心跳 6 秒钟，再乘以 10 即得 1 分钟心率。如果 6 秒钟心跳是 6 次，则心率是 60 次 / 分，如果 6 秒钟心跳是 20 次，则心率是 200 次 / 分，以此类推。心率 200 次 / 分表示要停止活动了。

对心理诉求的反应维度。作业能力受限往往会影响患者的心理状态，呼吸困难和焦虑通常伴随出现，导致患者对参加有些活动存在顾虑。作业治疗师在患者评估过程中要去发现这种负面情绪，了解患者对自己作业表现的满意度和尊严感。如果患者对自己的表现不满意，认为接受帮助是羞辱或不可接受的，那么他们往往更乐于接受作业治疗，也会更好的配合治疗。如果作业治疗师观察到患者的能力与其主观需求间存在很大的差异，那么治疗师应帮助患者来提高认知和应对能力。同时必须了解患者的挫折承受力，作业治疗师可以进行干预以减少患者失败的经验。有效的干预可以帮助患者应对因呼吸功能障碍引起的日常生活中的不便[3, 6]。

表 13-5　评估呼吸困难和劳累感觉的指导说明

1. 患者认同对其重要且有存在问题的活动，然后执行该活动。
2. 要求患者完成呼吸困难和劳累程度的 10 点量表。
3. 向患者介绍量表中使用的术语以帮助准确完成评估。
4. 为了评估的准确性，同一患者每次评估宜使用同一种活动、量表和指导说明。

注意：如果是对活动能力的评估，那么在疗效评估中需让患者使用新的能减少消耗的活动方法和呼吸策略。如果是对耐力的评估，则使用与前面评估时相同的活动。

呼吸困难量表		劳累量表	
指导说明："在活动过程中感受到的呼吸急促程度？在 0~10 的范围内选择，0 是没有呼吸急促，10 是呼吸非常急促，以至于必须停止活动并休息，呼吸急促感受是什么分值？"		指导说明："活动期间做功（或体力消耗）。在 0~10 的范围内选择，0 是不需要努力做功，10 是用了最大可能的做功，哪个数值能最准确表达做功水平？"	
我的呼吸急促是：		我的做功水平是：	
0	无	0	无
0.5	非常轻微，只是有所感觉	0.5	非常轻微
1		1	轻微
2	轻度	2	轻度
3	中度	3	中度
4	有点重	4	有点重
5	强，重	5	强，重
6		6	
7	严重	7	非常强
8		8	
9		9	
10	非常，非常严重；我必须停下来休息	10	非常，非常强，已经尽了最大努力

摘自 Borg GA：Psychophysical bases of perceived exertion，Med Sci Sports Exerc 14：377，1982.

对认知诉求的反应维度

肺功能障碍患者由于低氧血症和（或）并存的其他疾病，如脑部创伤、中风、晚期帕金森病、酒精中毒、精神分裂症、重症抑郁症或痴呆等原因，可能会有认知障碍存在。大部分认知障碍的患者会有医疗就诊记录，但也有通过作业治疗师评估发现的，如患者由于近期的一次跌倒后出现轻度脑残或痴呆的早期表现。所以作业治疗师在评估患者时应留意患者的认知改变情况，了解患者的注意力范围，即时和短期记忆，组织和排序能力，遵循书面或口头指令的能力，决策能力和有效解决问题的能力。尤其是完成活动任务时患者采用的方法，因为患者所选择的方法能反映他的认知处理能力、学习能力和适应能力[46]，许多能力可以在随后的干预中得到改善，如有些患者穿衣服时需要频繁地休息，不能采用有效的呼吸技巧，作业治疗师可以帮助患者设计穿衣流程并指导患者呼吸技巧。

标准化绩效评估。不是所有的作业活动都能用标准化评估工具进行评估。如需要公共交通工具的患者可能会受使用便携式 O_2 设施的限制，而使他或她面临脱离社会、不能参加有价值的活动甚至取消门诊预约等。作业治疗师要重视那些虽然不常用但会影响患者整体生活质量的活动，它们可能成为患者生活质量的薄弱环节。这些活动包括使用公共交通工具、骑马、商场内行走和园艺等。

在常规评估患者的作业需要与心理状态时，可使用绩效评估工具，它们的效度和信度都不错。如针对自我照顾、工作和生产活动（包括驾驶）、娱乐和休闲能力等的标准评估工具[49]。常用的自我照顾能力评估工具主要是功能独立性评定（FIM）[50] 和 Wee FIM 两种[51]，它们分别评定成人和儿童是否需要帮助及帮助程度。FIM 已经被用于评估肺功能障碍患者的功能独立性[14]。用于评估家务活动等日常生活活动的是运动和技能评估工具（AMPS）[52]。AMPS 允许患者从 56 个活动中选择评估项目并实施，体现了以患者为中心进行评估和治疗宗旨。更全面的标准化评估方法请参阅作业治疗的专业教材[27, 53, 54]。

作业能力评估。作业能力是依据需要的辅助等级、难易度、持续时间和前景来描述的。患者作业活动时所需要的语言和物理辅助水平是最常用的客观衡量标准。辅助等级常由患者执行实际活动的能力百分比来描述：独立，监督或口头提示，最小量辅助等级（患者自身完成约 75% 的活动量），中等量辅助（患者自身完成约 50% 的活动量），最大辅助（患者自身完成约 25% 的活动量）和完全依赖（患者自身很少或几乎没有活动）。辅助等级在作业治疗医疗保险指南中也有体现[55]。活动难度主要通过活动前、活动期间和活动后的心率、呼吸频率、呼吸形态、血氧饱和度和血压来进行评估。作业治疗师要对患者活动类型及持续时间，活动能力和活动耐受能力进行评估。持续时间是指患者持续活动的时间长度，如患者可以坐在病床边洗脸 1 分钟。由于患者的体位、所用的材料、姿态和所处的环境都会影响活动持续时间，上述因素也应该被考虑其中。关于活动耐受性、患者呼吸困难感觉、劳累以及心理状态或前景的评估记录是非常重要的。为了更全面了解患者的耐受能力相关问题，也需要评估并记录活动的代谢需求（见图 13-3）。

第三阶段：身体功能维度

身体功能的评估指的是在作业活动时具体功能的评定。评估基本原则包括：①只直接观察阻碍作业能力的身体功能。②只评估伤残对精细活动的影响以进行针对性的康复干预。因为通过诸如测力计来评估耐力临床意义不大，可以说比患者铺床或准备早餐时所获得的证据更少。③整个多学科肺康复团队身体功能的全面性评估结果应该共享。团队中不要重复对患者身体或呼吸治疗的评估，以提高评估绩效，减少相同测试使患者免受不必要的打扰。

作业治疗师可以与康复团队中的心理学家、言语和语言病理学家共享认知、心理和社交等议题。此外，如果作业治疗师或物理治疗师都可以对患者的身体障碍进行评估，作业治疗师可以依赖物理治疗师而释放自己的时间，而更好地完成只能由作业治疗师完成的工作内容，这对成本控制极有意义。一个健康的肺康复团队需要通力合作，整合多个相关功能领域专业人士的评估结果[56]。作业治疗师的评估可以着重于患者上身力量、关节活动度、协调性和感知觉以及由于肌肉无力或呼吸短促引起的吞咽困难等[57]。

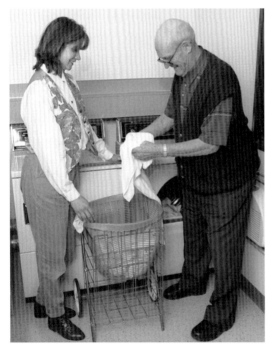

图13-3 作业治疗师评估日常活动能力。只有存在问题（如肩部活动范围）干扰重要活动时，才进行伤残评估

肺部疾病患者常见的上身和近端肌力下降可由多种原因引起，有些肺部疾病继发于神经肌肉疾病如多发性硬化症和肌萎缩性侧索硬化症。长期类固醇的使用可引起躯干、臀部和肩部无力[58]。辅助呼吸肌肉疲劳引起上身无力，有时依靠肘部以支撑躯干继发全身衰弱，患者需通过肩部内收和抬高来增加肺容量[59]。上身无力还可由日常活动如提东西、扫地或体育活动等减少引起。

肌肉力量的评定常用徒手法进行。评定参与活动的肌肉强度而非单个肌肉强度，评定等级分为从缺如到正常6个等级（0~5级）。上肢肌力可通过肩、肘关节屈曲、外旋和外展评定，评定时躯干需要支撑以减少无效用力的干扰，患者可以坐在靠背椅子上或取仰卧位。躯干力量的评定首先要确定患者是否能采取没有支撑的坐位并在该体位进行向前、向后和两侧转体。呼吸辅助肌可能会因代偿肺容量受损而变得强壮。手和手指的力量可用握力计或压力表测定。

肌肉无力或力量不足常引起肢体活动受限。肺部疾病患者常常会内收耸高肩部以扩大胸廓增加通气量，使得其肩颈部和躯干的活动度减少。颈部僵硬可使手臂活动度减少，进而引起无法驾驶。呼吸功能障碍的老年人常伴有关节炎和骨质疏松症进而可引起骨骼肌肉问题。作业治疗的重点并不在于恢复患者正常的活动范围和肌肉力量，而是尽可能地改善其进行主要日常活动的能力。因此，常常不需要做完整的徒手肌力测试和测角计评估。总的功能活动范围可以通过要求患者用双手触及脚趾、背部、头的后部来测试。

作业治疗师可以通过在6分钟步行试验评估患者（见第12章）[60]的运动耐力及与之相关的MET水平。也可以用上肢定位练习和测力计来指导呼吸方式和评估上身的活动耐力[10]。

多维功能评估

第一阶段评估的重点在ICF分类的社

会功能层面，了解患者需要执行的作业活动、存在的问题等。Fisher 指出[61]，这一阶段的评估很重要，评估到位可以增加作业治疗的绩效。第二阶段的评估是针对 ICF 分类的个体功能层面进行，了解患者的活动能力等临床信息，包括伤残对活动的限制。第三阶段的评估着重于 ICF 分类中的身体功能层面，对具体身体伤残部位的了解。这种多维度评估的结果是与患者及其周围重要人员合作产生的可测量并有具体目标的列表，可用于干预计划和时间框架制定。表 13-6 罗列了改善身体功能、个体功能和社会功能的干预措施和治疗目标。在治疗目标的基础上，制订并实施个性化的干预以帮助患者适应出院后的生活环境，学会积极的日常生活方式，"做"有价值的活动以提高他们的生活质量。

作业治疗干预

在确定对肺功能障碍患者的最佳作业治疗干预措施时，应遵循以循证为基本原则，利用循证医学结果可以指导作业治疗具体活动的选择及设置治疗方案，在有限的时间和资源里，达到尽可能地整体和全面的目标[10-12, 62]。基于这样的目标，作业治疗师利用作业治疗的技术和流程帮助患者提高活动能力和 HRQL。

以循证为基础的作业治疗干预原则

越来越多的证据表明，作业性治疗活动在促进功能和 HRQL 方面比其他临床措施或锻炼更有效。如传力杆等练习，通常不能产生满足现实生活活动的需要[63]。同样的，传统的运动处方对改善心血管功能尚好的患者的活动能力是基本无效的[64]。相反地，针对于健康状况不良的成年人和老年人，恰当的作业治疗能有效改善患者心血管功能的适应性、姿势稳定性、幸福感及其他 HRQL 相关活动能力和社会功能[15, 65, 66]。

基于上述研究结果，以患者为中心和以作业性活动为中心的作业治疗措施已被普遍接受[67, 68]。以患者为中心和以作业性活动为中心的治疗方法主要是针对患者因功能缺陷造成的活动能力的受限，尤其是生活相关的活动能力的下降，帮助患者增强活动能力，包括对物理和社会环境的适应能力。作业治疗的目的和意义就在于增进患者生活活动能力。如 Pierce 所说[69]，人们接受作业治疗是因为：①通过治疗增加患者独自完成任务的能力；②作业治疗目标往往与患者的目标相一致；③使患者有能力参与各种日常活动，完善其人格尊严。

表 13-6　根据 ICF 功能分类相关的作业治疗目标和干预措施

描述性术语	功能性预后：治疗目标	干预措施
社会功能	患者能：	根据"美国残疾人法案"，提高对环境因素和个人权益的意识
结果以社会功能或个体功能来描述；作业治疗干预与社会功能改变的相关性	银行柜员返回半工作状态 每周参加老年中心活动课程三次 恢复参与休闲活动 学生参与各项公共课程，包括休闲活动 参与家庭聚会 参与教会活动	改变生活环境；改变包括其教育照顾者、家庭人员、同事、教师等人员相关的社会环境

续表

描述性术语	功能性预后：治疗目标	干预措施
个体功能	患者能：	教育和培训：
能参与并进行对患者重要的特定活动	能使用节能策略进行家政活动，烹饪家庭餐，然后有精力坐着与家人共同进餐	活动等级
	在最少的辅助设备支持下洗澡和穿衣	呼吸策略
	自主使用呼吸技术进行院子事务工作 30 分钟，且无明显呼吸急促	节能技术 辅助设备 调整活动 环境改造 自信 放松
身体功能	患者能：	逐渐增加活动等级进而耐力
如果采取适当措施，障碍可得到解决，患者可执行对其来说重要的活动	耐受无抗阻上肢运动 10 分钟	上肢增强项目
	增加肩关节伸屈力量到 4/5（"好"） 增加肩关节伸屈运动范围到 150°，外旋 70°	关节活动度练习

摘自国际功能、残疾和健康分类（ICF）

Available at http：//www.who.int/classifications/icf/en/.Retrieved January 2008.

作业治疗师可以根据治疗的目标、意义将存在于患者的问题和活动能力相关的需求与治疗性活动相结合，制订目标导向的治疗计划。让不同患者在居家、学校、工作场所或社区等不同环境都能进行活动能力的提升。在医疗机构中，作业治疗师也可以利用康复厨房和公寓区域、礼品店、公共食堂、外面的公园和附近的餐馆、邮局、商店和公共交通站点周边环境，在保证患者安全的前提下进行作业活动治疗，而不仅仅只是在患者房间内进行。有些医疗机构的作业治疗师还创造了丰富的职业性治疗空间，如杂务工作站、作业或家庭办公区域，这些都对提高患者活动能力和 HRQL 具有重要意义。高质量的作业干预

还要求患者周围的相关人员一起参与患者的作业治疗，就如对患者进行评估时一样。此外，有效的治疗计划要将患者教育与经验学习相结合。

融合在肺康复中的作业治疗对整个肺康复项目意义重大，作业治疗师将患者的日常生活活动纳入作业治疗当中，如基本的自我护理任务、烹饪餐食、使用电脑、书写或者清洁房间等。作业治疗师也可以针对患者需求进行个体化的作业活动干预，如"家庭活动"以外需要在多种物理和社会环境中进行的活动，包括身体活动能力和（或）社会事件的准备和应对。患者的作业治疗干预数量和内容因人而异，满足不同患者的不同需求，这些干预常包括让其规划和进行户外家

庭野餐；利用互联网进行艺术史专题研究，然后以报告形式提交给医务人员；计划并实施去商场购买眼镜；对于有严重肺功能障碍和身体残疾的气管插管患者，调整医院房间的布局，添置有声读物和耳机，使他们可以在无需协助的情况下聆听书本和音乐，等等。作业活动本身具有治疗性，它应贯穿于患者整个康复过程。

作业治疗的技术和流程

在确定了患者个体化作业治疗方案后，作业治疗师应向患者介绍治疗策略、技术和适应过程并帮助其完成相关治疗方案。肺康复相关的作业干预遵循循序渐进原则，措施包括呼吸技术、节省体能、自信和放松训练、辅助设备的使用以及活动调整和环境改造。

循序渐进

循序渐进是作业治疗师为了让患者逐渐适应作业治疗，以提高日常生活活动能力而使用的治疗性策略。循序渐进的目的是让患者接受逐渐增高的挑战，进而掌握作业技能而不至于被突然增高的作业活动量所击倒。为此，作业治疗师需根据患者所能承受的最大负荷，逐渐改变所选择的治疗性作业活动量和持续时间，关注是否需要为患者提供帮助支持。如一位严重虚弱需卧床的患者，可以先在床头抬高的情况下洗脸一分钟，患者可以重复完成这一活动一段时间，然后逐渐转换为更具挑战性的体位，从坐在有靠背的椅子上到坐在没有靠背的椅子上，最后可在站立位洗脸。除了对一个实际生活活动进行分级处理外，作业治疗师还可以对社会活动进行分级处理。另外，患者独立性活动能力是随进行活动的社会环境的变化而变化的。重要的是要根据不同的患者期望值、需求、耐心给予恰当的作业治疗，以达成患者活动能力的长期提高的目标。Hogan[47]为需要呼吸机辅助的患者制订了从住院治疗到家庭和社区治疗的一个很好的循序渐进的分级治疗模式。

呼吸技术

呼吸技术的指导因患者病情需要开始，终止于患者掌握并能娴熟应用此项技术。要让患者自觉地在各种活动中自如地采用呼吸技术，这些活动包括患者在交谈、集中注意力和采取不同体位进行日常生活活动时。它们对呼吸模式的影响是不同的，作业治疗师应要求患者观察和感受自我呼吸的变化，然后进行控制训练。要使患者习惯性采用有益的呼吸技术，需要个性化的指导并在治疗性活动中进行实践。

推荐给肺部疾病患者的呼吸策略是缩唇呼吸和膈式呼吸。缩唇呼吸能改善气体交换和呼吸肌活动能力，如框 13-1 所示[70-74]。缩唇呼吸的另一个作用是通过维持气道正压保持呼吸道通畅。许多肺疾病患者能自发地采用缩唇呼吸来缓解自己的症状，但在剧烈运动期间的呼吸方式仍需作业治疗师指导来避免其使用低效呼吸模式（如屏住呼吸），同时告诉患者采取持续缩唇呼吸避免呼吸困难发生。图 13-4 显示的是作业治疗师在指导活动其间患者进行缩唇呼吸训练。

有关膈式呼吸的研究没有证明其对改善氧合水平的益处[71]。但是临床发现，膈式呼吸可以减轻部分肺部疾病患者的呼吸困难[71, 75]。膈式呼吸还可能缓解因呼吸困难引起的焦虑和紧张，有利于对患者的压力管理，同时减轻呼吸困难的不适感觉[71]。需要进一步的证据来证实这些呼吸训练的效果，但是许多患者报告缩唇和膈式呼吸可以减少呼吸困难、放松机体、提高呼吸的效率或协调性、提高活动能力。需要作业治疗师系统地观察患者对呼吸技术的反应，以确定哪些患者可以从中受益并记录这些结果。

框 13-1	呼吸技术和训练过程

缩唇呼吸

用于活动期间减少呼吸困难

1. 指导患者采取放松体位：坐位或仰卧位
2. 闭上嘴巴，缓慢地、深深地通过鼻子吸气
3. 缩唇将气体呼出，像吹口哨一样
4. 延长呼气相至吸气相的两倍
5. 边活动边练习缩唇呼吸，对于很虚弱的患者，可在洗脸时进行
6. 在进行劳务活动时采用缩唇呼吸，如举重物起或前曲身体时
7. 在各种日常活动中训练，包括在焦虑紧张的时候，直到能控制自如

膈式呼吸

用于训练呼吸肌肉以提高呼吸效率、有利于对患者的压力管理

1. 患者取坐位或仰卧位
2. 把一只手放在肋骨下方的腹部，另一只手放在胸廓
3. 让患者在呼气和吸气时感受腹壁的隆起和下降
4. 治疗师解释呼吸时腹壁的运动和膈肌的升降之间的关系，并且让患者学习控制这一运动
5. 然后让患者尝试在呼吸中有意识地放松腹壁扩张腹肌；训练可持续 1 小时，每天可以训练几次，或是在需要放松时进行
6. 膈式呼吸可与其他肌肉放松训练同时进行或提前完成
7. 仰卧位时（理想体位），可以在上腹部置重物或加压来进行呼吸肌力量训练
8. 膈式呼吸可以结合缩唇呼吸进行

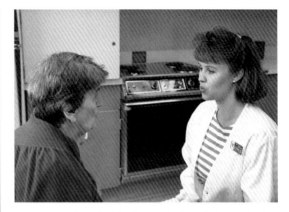

图 13-4 作业治疗师指导患者在活动期间进行缩唇呼吸

方案，以起到在训练同时节省体能的作用。作业治疗师帮助患者制定的作业计划，既要保证完成优先级活动又要避免患者出现疲劳现象以减少挫折感。尽量让患者生活地自然、灵活和有趣味——美好生活的要素[76]。活动日志有助于帮助患者制定并实施活动计划，通过保持记录日常日志习惯，患者更容易意识到特定活动及其整体活动对其身心健康的影响。

对体能节省的策略指导与呼吸技术一样，也因患者有这方面需要开始，在患者掌握并能娴熟应用时结束。体能节省原则是提高效率，使患者能简化作业活动，并仍然能完成需要完成的活动。框 13-2 罗列了患者节省体能的原则和策略。作业治疗方案包括简明扼要的活动清单（复杂或冗长的清单反而会把患者搞糊涂）；有些特殊活动需要指导性建议，如"晾干你的餐具"或"放一把椅子放在浴室中用于梳洗"。治疗性活动应遵循节能原则，便于学习和实施。作业治疗师要帮助患者解决实际问题，使患者掌握节能方法，如"怎么克服呼吸困难去参加棒球比赛？""我很容易疲劳，所以我会用我有限的精力来做最重要的事情。""我今天早上休息，为下午活动积攒体力。""我是一名效率

节省体能

作业治疗的目的是帮助患者学会如何平衡、耐受各种作业活动，养成好的活动习惯。不要将活动集中在一个时间点，集中活动可能导致严重的疲劳；同样的，1 天内的超量活动可能会导致随后几天的严重疲劳。所以制订作业治疗计划时要将活动分散安排，包括 1 天或 1 个时间周期。通过 1 周或 1 个月的时间适应所制订的活动

专家。"一旦节能策略为患者日常生活所用，就很容易将之应用到新的活动中去。学会有效的节能策略融入到日常生活中，可以将肺部疾病导致的功能障碍降低到最低水平。

| 框 13-2 | 节省体能的原则与策略 |

1. 工作量限制
- 确定活动的优先级别
- 取消不必要的活动
- 合理安排活动
- 请求帮助
2. 提前计划并按计划行事
- 留出充裕时间完成活动
- 将休息时间纳入计划
- 在开始活动前做好准备工作
3. 环境安排
- 将常用物品放在容易拿到的地方
- 按功能整理厨房
- 消除杂物
4. 使自己处于舒适和高效率的体位
- 尽可能采取坐位
- 使用适当的体位和身体力学
- 穿着舒适的服饰和鞋袜
5. 时间控制
- 调整节奏，避免匆忙
- 避免集中活动，将活动分散在 1 天或一周
- 有计划的休息
- 在疲惫之前休息
6. 借助工具
- 使用辅助设备
- 使用微波炉和电子开瓶器等便利性日用品
- 保持刀具锋利
7. 保持精神卫生
- 保持放松
- 利用活动分散注意力
- 充足的睡眠
- 使用放松技巧
- 每天找一些乐趣

作业治疗师既要鼓励患者进行作业活动来进行自我照顾或完成工作任务，提高

活动耐力，又要指导患者应用节能策略更灵活高效而不是更加努力地工作。使患者了解平衡活动与休息之间关系的重要性，并要掌握好活动与休息时机，避免活动量不足或过度劳累。

自信和放松训练

人际关系会因残疾和需要帮助而变得复杂，制订节能作业治疗原则的内容还包括患者自信和管理压力的能力。自信心训练包括：①患者自我价值的确定及表达需求和意见的权利；②了解诚实和有效沟通的重要性；③沟通的时机、语言以及肢体语言的技能培训。团队提供场景设置和角色扮演的机会，可以让患者的家属或朋友共同参与沟通技巧的练习。

肺部疾病患者经常会有焦虑感，放松训练可能对其有效[77]。和自信心训练一样，作业治疗师首先确定患者有放松和内心的平和感的权利，并告知患者放松对于活动以及健康都有益处。放松技巧包括引导图像、肌肉松弛和呼吸培训等。许多相关学科都有放松教育和压力管理课程，作业治疗师的工作重点是使患者能够放松地进行对患者来说是重要的日常生活活动。

辅助器具

能够辅助活动的物理性器具包括从简单的长柄穿鞋器到复杂的电子化环境控制系统。如电子日历和计算机等可以增强患者认知能力。有些患者对节能辅助装置较为迷恋，而有些则不以为然。作业治疗师对辅助器具的专业知识可以指导患者选择实用并有效的器具，对不同患者、不同环境需要考虑的器具的重量、体积、抓握力或实际功能的差异。此外也要考虑到作业治疗内容计划、患者的视力、学习能力和挫败承受力方面的问题，以及辅助器具赋予患者的意义，对于一位患者来说，辅助器具可能被视为是个人弱点或无能的耻辱

表现；而对于另一位患者，它可能象征着对残疾的适应性接受。购买器具的财务支出也是作业治疗师需要考虑的，如果是自费产品，患者是否有财务承受能力。总之，作业治疗师要根据患者喜好和财务能力，以及身体活动能力、心理和认知能力，为患者推荐合适的辅助器具。

活动与环境改造

表 13-7 列举了几项生活活动方式和保证安全性的建议。每项活动都需遵循体能节省原则、注意环境改造、使用辅助设备和替代技术，关注整体疗效。由于不同患者的作业治疗策略不尽相同，所以相关建议不能一概而论。做好家用医疗器具在家庭环境中的有效性和安全性管理，如合理安排生活空间防止 O_2 设备管道脱落，管道脱落不仅影响氧疗效果，还会导致跌倒发生。作业治疗师要针对患者需要为患者及家人提供必要的帮助和建议。

建立作业治疗小组

在医疗机构进行的肺康复项目具有为肺部疾病患者提供团队服务的优势。自 20 世纪初以来，作业治疗师一直是治疗小组的核心人物[78]。参与治疗小组的人员包括患者及家人，成员间保持良好的信息沟通、互相学习、互相帮助对促进治疗效益非常有意义。作业治疗师是治疗小组的教育工作者和治疗的实施者，起着关键性作用。

作业治疗小组规模在 3~12 人不等，应鼓励家庭成员和其他对患者来说的重要人员参与。通常根据年龄或疾病严重度进行分组，也可以根据功能目标分组，如日常生活组和作业活动，前者注重日常生活功能的提升，主要为参与者解决日常生活中碰到的主要问题。治疗小组首先会明确组内成员共同存在的生活活动相关问题，以优先事项进行针处置，随后列出需要进一步解决的社会、心理和身体问题，包括个体化需求，作为小组后续治疗目标。作业治疗师要确保所有成员的作业相关问题都被关注到，并且随时添加新信息，让每位成员都能感受到参与治疗小组的意义和收益。治疗小组一起进行呼吸策略、放松、节能或设备使用的体验式学习和讨论交流，对于个体或少数成员存在的问题有时需要 1 对 1 的指导交流。作业治疗师要了解小组成员对教学方法的意见和建议，发现可以分享的成员学习心得、经验，鼓励成员间的讨论交流。最终，使小组参与者获得独立解决问题的能力，更愿意参与同伴间的学习和提高而形成良性循环。

表 13-7　具体活动

活动	调整	安全性和预防
淋浴	提前计划并在沐浴前备齐所需物品；选择在体能较好的时间段并留有充裕的时间 浴间要通风良好，能使用排风扇，避免水温过高，并先打开冷水，尽量减少蒸汽 使用辅助设备，如淋浴椅、手持花洒头、加长沐浴海绵；作业治疗师指导淋浴椅和扶手架位置安放 使用加热灯，吸水浴袍和拖鞋，缩短干燥过程以减少体能消耗	可使用椅子、扶手架，防滑地面以防止跌倒 不要在浴缸里洗浴，除非有人帮助 安装紧急呼叫系统

续表

活动	调整	安全性和预防
穿衣	尽可能在前天晚上提前备好衣物 在有扶手并牢固的靠背椅子上坐着穿衣 将所有辅助设施置于在穿衣位置附近 分段穿衣，先穿上衣—休息，再穿下裤—休息，然后配饰 设置舒适的室温；避免因需保暖而覆盖被褥 准备便于穿脱的服装（如套服或魔术鞋贴，宽松有弹力的衣袜，前扣式或松套式衬衫和毛衣，宽松的连衣裙、夹式领带、披肩） 使用易于固定的扣件，如魔术贴、拉链和大纽扣 使用辅助装置：如敷料杆、够物器、长杆鞋拔、弹力鞋带和辅助穿袜器	避免仓促，允许患者有足够的时间穿衣服 将所有下身的衣服穿到膝盖，然后站起来一次性拉起至臀部并且系紧；如果有人帮助站立，可节省时间和体能
工作	调整工作计划、位置、任务或设备 从事轻体力并智能化程度较高的工作 发挥员工专长，体现其工作价值 根据"美国残疾人法"（1990 年），要求雇主为有残疾的员工提供合适的居住场所	允许员工灵活安排工作时间、分级执行工作任务 找到令人满意并具挑战性的工作 建立并促进和协的同事间的合作关系
购物	根据商店布局准备所需物品的购物清单 使用电动购物车或滑板车 不要一次购物太多，或请求援将物品搬进汽车和房子 使用保温冷藏袋放置需冷藏冷冻物品，以在整理前可稍事休息而不至于因物品解冻而仓促行事 使用轻质购物袋 选择购买小容量物品，如果汁、牛奶等 不要选择在商场高峰时段去购物	商店越来越重视老年人和残疾顾客的需求；请求零售人员帮助 可根据"美国残疾人法案"获得公共服务的权利
高尔夫	根据高尔夫运动的能量消耗制订活动计划，选择 1 天中最佳活动时间 使用辅助装置：高尔夫球车、轮式运输车 雇一名球童 找一个带有休息椅的场所 一洞或九洞 有伙伴协助击球	如果单独出行，需备有呼叫系统
性生活	选择休息后放松时间，并时间充裕 室内温、湿度舒适，通风良好 空腹 使用枕头支持 采取最小能量消耗的体位，如侧卧避免胸部或膈肌上方受压 采取合适的呼吸形式	理解所有人都有性需求，并接受个人对性接触的欲望 了解限制性生活的相关医疗信息 与性伴侣就性相关话题进行开诚布公的交流，如欲望，身体的限制和采取的性生活方式 认识呼吸形态可随着性相关生理反应而改变

治疗干预的文档记录

不管治疗干预时间长短，都对治疗干预的措施、患者的治疗反应或出院时（干预阶段性结束时）的功能状态，作业活动能力有详尽的文档记录。在作业活动能力方面要客观地描述存在的呼吸困难、心率增加、血氧饱和度水平降低、运动范围减少，或缺乏解决问题的能力的相关生理、肌肉骨骼或认知障碍程度。用 ICF 术语记录活动和参与功能方面的状况：①提高作业活动能力的措施和方法及实施过程中的更改和修正；②物理性环境的改造；③为满足个人需要而进行的更丰富的作业活动方案；④作业能力的社会影响；⑤作业能力的主观体验。作业治疗文档是整个肺康复文档的组成部分，与肺康复多学科团队共享。

结语

作业治疗在肺康复中的目的是帮助患者学习如何进行日常生活活动、改善精神心理状态，提高身体活动能力以及获得最佳生活满意度[79]。作业治疗师通过帮助患者改善活动能力，增强其疾病症状的控制能力以及使疾病对其的影响降低到最低程度，进而提高患者的 HRQL。通过对患者进行社会功能、个体功能以及身体功能等多维度的评估，了解个人生活及社会活动能力的改观及意义。随着接受治疗的患者的身体功能及社会功能的提升，作业治疗在肺康复项目中的地位也更加明朗。

（刘骁杰 译 张芳芳 校）

参考文献

1. World Health Organization: International Classification of Functioning, Disability and Health (ICF). Available at http://www.who.int/classifications/icf/en/. Retrieved January 2008.
2. Clark F, Wood W, Larson E: Occupational science: occupational therapy's legacy for the 21st century. In Neistadt ME, Crepeau EB, editors: Willard and Spackman's occupational therapy, ed 9, Philadelphia, 1998, Lippincott, p 13.
3. American Association of Cardiovascular and Pulmonary Rehabilitation: Selection and assessment of the pulmonary rehabilitation candidate, Guidelines for pulmonary rehabilitation programs, ed 3, Champaign, Ill, 2004, Human Kinetics, pp 11-20.
4. Lorenzi CM, Cilione C, Rizzardi R et al: Occupational therapy and pulmonary rehabilitation of disabled COPD patients, Respiration 71:246-251, 2004.
5. Jackson J, Carlson M, Mandel D et al: Occupation in lifestyle redesign: the Well Elderly Study occupational therapy program, Am J Occup Ther 52:326, 1998.
6. Chan SCC: Chronic obstructive pulmonary disease and engagement in occupation, Am J Occup Ther 58:408-415, 2004.
7. Muldoon MF, Barger SD, Flory JD et al: What are quality of life measurements measuring? BMJ 316:542, 1998.
8. Robnett RH, Gliner JA: Qual-OT: a quality of life assessment tool, Occup Ther J Res 15:198, 1995.
9. Jette A: Using health-related quality of life measures in physical therapy outcomes research, Phys Ther 73:528, 1993.
10. Ries AL, Bauldoff GS, Carlin BW et al: Pulmonary rehabilitation: joint ACCP/AACVPR evidence-based clinical practice guidelines, Chest 131:4S-42S, 2007.
11. Donner CF, Muir JF: Rehabilitation and Chronic Care Scientific Group of the European Respiratory Society: Selection criteria and programmes for pulmonary rehabilitation in COPD patients, Eur Respir J 10:744-757, 1997.
12. Nici L, Donner C, Wouters E et al: American Thoracic Society/European Respiratory Society statement on pulmonary rehabilitation, Am J Respir Crit Care Med 173:1390-1413, 2006.
13. Rodrigues JC, Ilowite JS: Pulmonary rehabilitation in the elderly patient, Clin Chest Med 14:429, 1993.
14. Rashbaum I, Whyte N: Occupational therapy in pulmonary rehabilitation: energy conservation and work simplification techniques, Phys Med Rehabil Clin N Am 7:325, 1996.
15. Clark F, Azen S, Zemke R et al: Occupational therapy for independent-living older adults: a randomized controlled study, JAMA 278:1321, 1997.
16. Yerxa E: Health and the human spirit for occupation, Am J Occup Ther 52:412, 1998.
17. Hasselkus E: Occupation and well-being in dementia: the experience of day care staff, Am J Occup Ther 52:423, 1998.
18. Jackson J: The value of occupation as the core of treatment: Sandy's experience, Am J Occup Ther 52:466, 1998.
19. Kane RA, Caplan AL, Urv-Wong EK et al: Everyday matters in the lives of nursing home residents: wish for and perception of choice and control, J Am Geriatr Soc 45:1093, 1997.
20. Browne JP, Hannah MM, O'Boyle CA: Conceptual approaches to the assessment of quality of life, Psychol Health 12:737, 1997.
21. Radomski MV: Nationally speaking: there is more to life than putting on your pants, Am J Occup Ther 49:487, 1995.
22. DeJong B: Independent living: from social movement to analytic paradigm, Arch Phys Med Rehabil 60:435, 1979.
23. American Occupational Therapy Association: Uniform terminology for occupational therapy, Am J Occup Ther 48:1047, 1994.

24. Occupational Therapy Practice Framework: domain and process, Am J Occup Ther 56:609-639, 2002.
25. Law M: Client-centered occupational therapy, Thorofare, NJ, 1998, Slack, p 25.
26. Egan M, Dubouloz CJ, von Zweck C et al: The client-centred, evidence-based practice of occupational therapy, Can J Occup Ther 65:136, 1998.
27. Law M, Baum C, Dunn W, editors: Measuring occupational performance: supporting best practice in occupational therapy, Vol 2, Thorofare, NJ, 2005, Slack.
28. Trombly CA: Anticipating the future: assessment of occupational function, Am J Occup Ther 47: 253, 1993.
29. Klein BS: Slow dance: a story of stroke, love and disability, Toronto, 1997, Alfred A. Knopf Canada.
30. Coster WJ, Deeny T, Haltiwanger J et al: The School Function Assessment: standardized version. Boston, 1998, Boston University Press.
31. Coster W: Occupation-centered assessment of children, Am J Occup Ther 52:337, 1998.
32. Jette AM, Davies AR, Cleary PD et al: The Functional Status Questionnaire: reliability and validity when used in primary care, J Gen Intern Med 1:143-149, 1986 [published erratum appears in J Gen Intern Med 1986;1:427].
33. Sandland CJ, Singh SJ, Curcio A et al: A profile of daily activity in chronic obstructive pulmonary disease, J Cardiopulm Rehabil 25:181-183, 2005.
34. Baum MC, Edwards DF: The Washington University Activity Card Sort. San Antonio, Tx, 2001, Harcourt Assessment.
35. Corcoran M, Gitlin L: The role of the physical environment in occupational performance. Occupational therapy: enabling function and well-being, Thorofare, NJ, 1997, Slack, p 336.
36. McColl MA: Social support and occupational therapy. In Occupational therapy: enabling function and well-being, Thorofare, NJ, 1997, Slack, p 410.
37. Pitta F, Troosters T, Spruit MA et al: Characteristics of physical activities in daily life in chronic obstructive pulmonary disease, Am J Respir Crit Care Med 171:972-977, 2005.
38. Kohlmeyer K: Evaluation of sensory and neuromuscular performance components. In Neistadt ME, Crepeau EB, editors: Willard and Spackman's occupational therapy, ed 9, Philadelphia, 1998, Lippincott, p 223.
39. Atchison B: Cardiopulmonary diseases. In Trombly CA, editor: Occupational therapy for physical dysfunction, ed 4, Baltimore, 1995, Williams & Wilkins, p 875.
40. Brannon FJ, Foley MW, Starr JA et al: Cardiopulmonary rehabilitation: basic theory and application, ed 2, Philadelphia, 1993, F.A. Davis.
41. Trombly CA: Cardiopulmonary rehabilitation. In Trombly CA, editor: Occupational therapy for physical dysfunction, ed 3, Baltimore, 1989, Williams & Wilkins.
42. Crepeau EB: Activity analysis: a way of thinking about occupational performance. In Neistadt ME, Crepeau EB, editors: Willard and Spackman's occupational therapy, ed 9, Philadelphia, 1998, Lippincott, p 135.
43. Minor MA: Promoting health and physical fitness. In Christianson C, Baum C, editors: Occupational therapy: enabling function and well-being, Thorofare, NJ, 1997, Slack, pp 256-287.
44. Berry MJ, Walschalger SA: Exercise training and chronic obstructive pulmonary disease: past and future research directions, J Cardiopulm Rehabil 18:181, 1998.
45. Celli BR: The clinical use of upper extremity exercise, Clin Chest Med 15:339, 1994.
46. Boissoneau CA: Breath of life: occupational therapy with ventilator assisted and pulmonary patients in a rehabilitation program, OT Practice 2:28-34, 1997.
47. Hogan BM: Pulse oximetry for an adult with a pulmonary disorder, Am J Occup Ther 49:1062, 1994.
48. Borg GA: Psychophysical bases of perceived exertion, Med Sci Sports Exerc 14:377, 1982.
49. Sewell L, Singh SJ, Williams JE et al: Can individualized rehabilitation improve functional independence in elderly patients with COPD? Chest 128:1194-1200, 2005.
50. UDS Data Management Service: Guide for the uniform data set for medical rehabilitation (adult FIM), version 4.0, Buffalo, NY, 1993, State University of New York at Buffalo.
51. Msall ME, DiGaudio K, Duffy LC et al: WeeFIM: normative sample of an instrument for tracking functional independence in children, Clin Pediatr 44:431, 1994.
52. Fisher A: The assessment of instrumental activities of daily living motor skill: an application of the many-faceted Rasch analysis, Am J Occup Ther 47:319, 1993.
53. Duncan EA: Foundations for practice in occupational therapy, ed 4, Edinburgh, Churchill Livingstone, 2005.
54. Davis S: Rehabilitation: the use of theories and models in practice, Edinburgh, Churchill Livingstone, 2005.
55. Health Care Financing Administration, Department of Health and Human Services: Medical review of part B intermediary outpatient occupational therapy (OT) bills (DHHS transmittal No. 1424), Washington DC, U.S. Government Printing Office, 1989.
56. Corsello PR: Selection and assessment of the chronic respiratory disease patient for pulmonary rehabilitation. In Hodgkin JE, Celli BR, Connors JL, editors: Pulmonary rehabilitation: guidelines to success, ed 3, Philadelphia, 2000, Lippincott, p 31.
57. Walsh LR: Occupational therapy as part of a pulmonary rehabilitation program. In Occupational therapy in health care, vol. 3, No. 1: Occupational therapy for the energy deficient patient, New York, 1986, Hayworth Press, p 65.
58. Bowyer SL, LaMothe ML, Hollister JR: Steroid myopathy: incidence and detection in a population with asthma, J Allergy Clin Immunol 76:234, 1985.
59. Strunk RE, Mascia AV, Lipkowitz MA et al: Rehabilitation of a patient with asthma in the

outpatient setting, J Allergy Clin Immunol 87:601, 1991.

60. ATS Committee on Proficiency Standards for Clinical Pulmonary Function Laboratories: ATS statement: guidelines for the six-minute walk test, Am J Respir Crit Care Med 166:111-117, 2002.

61. Fisher A: Uniting practice and theory in an occupational framework: 1998 Eleanor Clark Slagle lecture, Am J Occup Ther 52:509, 1998.

62. American Association of Cardiovascular and Pulmonary Rehabilitation: Patient education and skills training. In Guidelines for pulmonary rehabilitation programs, ed 3, Champaign, Ill, 2004, Human Kinetics, pp 21-29.

63. Lin K, Wu C, Tickle-Degnan L et al: Enhancing occupational performance through occupationally embedded exercise: a meta-analytic review, Occup Ther J Res 17:25, 1997.

64. Dunn AL, Marcus BH, Kampert JB et al: Comparison of lifestyle and structured interventions to increase physical activity and cardiorespiratory fitness, JAMA 281:327, 1999.

65. Gray JM: Putting occupation into practice: occupation as ends, occupation as means, Am J Occup Ther 52:354, 1998.

66. Clark F: Occupation embedded in real life: interweaving occupational science and occupational therapy: 1993 Eleanor Clarke Slagle lecture, Am J Occup Ther 47:1067, 1993.

67. Holm MB, Rogers JC, Stone RG: Person—task environment interventions: decision-making guide. In Neistadt ME, Crepeau EB, editors: Willard and Spackman's occupational therapy, ed 9, Philadelphia, 1998, Lippincott, p 471.

68. Wood W, editor: Special issue: occupation-centered practice and education, Am J Occup Ther 52:313-496, 1998.

69. Pierce D: The issue is: what is the source of occupation's treatment power? Am J Occup Ther 52:490, 1998.

70. Breslin EH: The pattern of respiratory muscle recruitment during pursed-lips breathing in COPD, Chest 101:75, 1992.

71. Breslin EH: Breathing retraining in chronic obstructive pulmonary disease, J Cardiopulm Rehabil 15:25, 1995.

72. Tiep BL, Burns M, Kao D et al: Pursed lips breathing training using ear oximetry. Chest 90:218-221, 1986.

73. Spahija J, de Marchie M, Grassino A: Effects of imposed pursed-lips breathing on respiratory mechanics and dyspnea at rest and during exercise in COPD. Chest 128:640-650, 2005.

74. Bianchi R, Gigliotti F, Romagnoli I et al: Chest wall kinematics and breathlessness during pursed-lip breathing in patients with COPD, Chest 125:459-465, 2004.

75. Berzins GF: An occupational therapy program for the chronic obstructive pulmonary disease patient, Am J Occup Ther 24:81, 1970.

76. Ludwig FM: The unpackaging of routine in older women, Am J Occup Ther 52:168, 1998.

77. Velloso M, Jardim JR: Study of energy expenditure during activities of daily living using and not using body position recommended by energy conservation techniques in patients with COPD, Chest 130:126-132, 2006.

78. Schwartzberg SL: Group process. In Neistadt ME, Crepeau EB, editors: Willard and Spackman's occupational therapy, ed 9, Philadelphia, 1998, Lippincott, p 120.

79. Kaplan RM, Ries AL: Quality of life as an outcome measure in pulmonary diseases, J Cardiopulm Rehab 25:321-331, 2005.

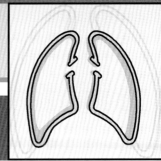

第14章

营养评估与支持

ANNEMIE SCHOLS

专业技能

完成本章学习，读者将了解以下内容：

◆ 掌握慢性阻塞性肺疾病（COPD）患者的营养状态评估方法
◆ 了解 COPD 患者体重减轻和肌肉萎缩对生理功能、发病率和病死率的影响
◆ 深入了解能量负平衡和蛋白质负平衡的原因
◆ 为 COPD 患者制定营养方案以增进营养状态

体重减轻与慢性阻塞性肺疾病（COPD）之间的关系早在 19 世纪后期就已经被认识。20 世纪 60 年代有多项研究发现低体重及体重减轻与 COPD 的低生存率相关[1]。然而针对 COPD 患者体重减轻和肌肉萎缩的治疗直到最近才被引起关注，因为这些状态一直被普遍认为是病程的终末进展而难以避免和逆转。而且，也有人认为体重减轻是减少氧（O_2）耗的一种适应性机制。有研究对这种观点提出质疑，发现体重减轻和肌肉萎缩与患者的不良预后独立相关，与肺功能损害程度无关或者无密切相关[2, 3]。而且，进展期的 COPD 患者经过营养支持治疗后体重增加，病死率降低[4]。

将 COPD 患者营养支持作为整体治疗一部分的观念与疾病管理理念的转变相一致，这也就意味着不仅要专注于原发脏器损伤，还要关注包括骨骼肌萎缩和无力在内的系统性损害。

营养支持的基本原理

COPD 患者最主要的症状是呼吸困难和活动耐力下降。研究发现，除了气流受阻和肺泡结构破坏外，肌肉无力也是引起上述症状的重要原因[5]。导致 COPD 患者外周骨骼肌肌力下降的部分原因是骨骼肌萎缩，而另一部分原因是肌肉的氧化代谢下降[5]。肌肉量是肌力的重要预测因素，实际上伴随肌肉萎缩的 COPD 患者较不伴萎缩的患者的肌力明显降低[6]。有几项研究发现，体重，尤其是用来反映肌肉量的间接测量指标的无脂肪质量（fat-free mass，FFM），是周期运动能力和运动反应的重要决定因素[7, 8]。伴 FFM 耗竭的患者较不伴的患者表现出氧耗峰值下降，峰值做功率下降和早期乳酸升高。这些发现提示营养耗竭的功能性结果不仅与肌肉萎缩本身有关，也与肌肉形态和代谢的改变有关。COPD 患者肌肉萎缩主要影响 II 型肌纤维的横截面积[9]。在其他疾病及实验模型的研究中发现，经过低热量喂养后糖酵解及氧化酶水平均有改变[10, 11]，能量物质如磷酸肌酸和糖原出现耗竭[12, 13]。营养耗竭不仅降低外周肌肉量和功能，也影响呼吸肌量和肌力[14]。健康状况下降时 FFM 耗竭的其他功能性影响可以通过针对性的圣乔治呼吸调查问卷了解[15]。

体重减轻是 COPD 患者急性加重时的预后预测因子，表现为严重急性发作过程中或发作后体重减轻，患者的非选择性再入院风险增加[16]。另有纵向研究发现，急性加重次数频繁的 COPD 患者较不频繁患者的 FFM 下降更快[17]。在疾病严重程度不同的 COPD 群体中，低体重指数（BMI）和体重减轻都与死亡风险增加有关[2, 4]。在校正年龄、性别、吸烟和静息肺功能等因素的影响后，BMI 小于 25 kg/m² 被认为死亡风险明显升高[4]。体重超重的中重度 COPD 患者死亡风险低于正常体重患者[2, 4]。这只能由以下原因解释，FFM 耗竭不但与体重减轻有关，而且正常体重患者由于脂肪量增加会出现所谓的隐匿性 FFM 下降。多个不同 COPD 人群的研究结果均表明 FFM 是独立于 BMI 的 COPD

死亡预测因子[18, 19]。

营养评估

基于营养状态与临床结局的关系，建议采用以下筛查措施评估营养状态（图 14-1）。

体重指数

根据 BMI 可以将患者分为过低体重、正常体重和过高体重三类。过低体重是指 BMI 小于 20 kg/m²[20]。

体重减轻

BMI 评估体重具有局限性。过低体重的患者营养状态不一定差。FFM 高的低体重 COPD 患者与正常 FFM 的正常体重患者的肌力及运动耐力相当[21]。非有意体重减轻危害较大，持续的体重减轻最终将导致体重过低和 FFM 耗竭。因此，对于非有意体重减轻的患者需进行营养评估和随访，特别是那些 BMI 小于 25 kg/m² 的患者[4]。这些患者包括近 6 个月内非有意体重减轻较基础体重减轻超过 10%，或在过去 1 个月内体重下降超过 5%。

身体成分

体重是反映营养耗竭的相对粗略的指标，因为没有考量身体的组成成分。体重可以简单的分成脂肪质量和 FFM。FFM 由水（约 73%）、蛋白质和矿物质组成。水分分布于细胞内和细胞外。人体占体重比例最大的组织是肌肉组织。假定没有水分的转移，FFM 是反映体细胞质量和肌肉质量的有效指标。COPD 患者 FFM 耗竭指的是 FFM 低于 16 kg/m²（男性）或 15 kg/m²（女性）。这个数值是由 FFM 与体重（除外肥胖）之间的线性性别关系确定的，采用的 BMI 标准是 21 kg/m²。有研究认为上述指标对

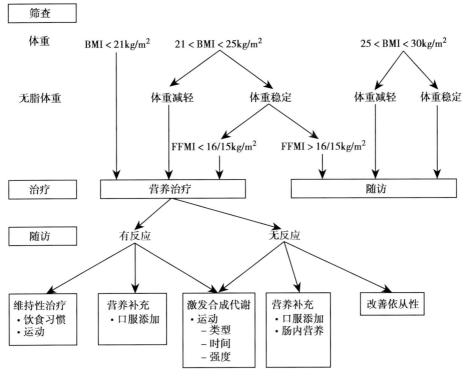

图 14-1　营养筛查与治疗流程图。BMI，体质量指数；FFMI，无脂质量指数

男性患者太过严格而应提高至 17 kg/m²[19]。根据测量的体重和 FFM，可以将 COPD 患者肌肉减少分成三种状态：①恶病质：低体重和低 FFM；②半饥饿：低体重和 FFM 相对正常；③肌肉减少症：正常体重和 FFM 耗竭。从诊断的角度进行身体成分分析对诊断肌肉减少症是非常重要的，因为低体重的稳定期 COPD 患者呈半饥饿状态的比例很低，尤其是在进展期疾病中。

　　生物电阻抗分析是一种相对简便、便宜、无创的评估 FFM 方法，已被广泛应用于 COPD 患者[21, 22]。双能 X 线骨密度仪除了能在整体水平还能够在不同区域（躯干、手臂和腿）测定肌肉量、骨和脂肪量[23]。

　　临床上中重度稳定期 COPD 患者中，FFM 耗竭占门诊患者的 20%[24]，占需肺康复患者的 35%[25]。虽然营养状态与气流阻塞之间没有明确关系，但体重减轻本身以及低体重与弥散能力减低有关，这在肺气

肿患者中比慢性支气管炎患者中更多见[26]。两类 COPD 亚型之间体重差异仅仅是脂肪量不同，对降低过度充气影响的治疗措施（如肺减容手术或无创通气）都有效。

体重减轻和肌肉萎缩的原因

　　为了判断营养治疗的必要性及有效性，也为了优化营养支持策略，需要深入分析引起 COPD 患者整体体重减轻和特定肌肉萎缩的潜在机制和原因。当能量消耗超过膳食摄入量时可出现体重减轻，特别是脂肪量减轻。肌肉量减少是一个复杂的过程，包括底物控制和蛋白质代谢的改变以及肌细胞转化的改变。在蛋白质分解大于合成时，受损的蛋白质代谢可导致肌肉萎缩。关注 COPD 患者的蛋白质代谢的研究很少。有资料显示恶病质 COPD 患者的蛋白质分解加速，但肌肉减少症 COPD 患者尚不清

楚[27, 28]。在细胞水平，严重恶病质 COPD 患者的骨骼肌肌细胞凋亡增加，但这在肌肉减少症 COPD 患者中尚不确定[29, 30]。这提示伴或不伴有体重减轻的肌肉量减少具有不同的形成机制，需要不同的治疗策略。

能量和底物代谢

机体的能量消耗可以分成几个部分，基础代谢通常是能量消耗的最大组成部分。体力活动的产热效应在不同个体之间差异很大。能量消耗还与食物、药物和体温调节等有关。通过清醒、放松状态下空腹患者的气体交换，可以测定静息能量消耗（rest energy expenditure，REE）。REE 由睡眠时的基础代谢和觉醒后的能量消耗组成。

基于 REE 是安静状态时总体能量消耗的主要成分的假设，有几项研究测定 COPD 的 REE。COPD 患者的 REE 经过 FFM 活性代谢校正后是升高的[31]。然而健康对照人群的 FFM 能量消耗可达 REE 的 84%，而 COPD 患者的 FFM 能量消耗只占 43%[31]。因此需要考虑其他因素的作用，如呼吸做功、激素水平、治疗药物或炎症等。引起 COPD 患者代谢率增加的一个可能但难以测量的因素是呼吸肌做功增加，因为进展期患者的通气量增加所需的能量消耗要高于相同年龄和性别的健康对照人群。

这类患者通常需要吸入支气管扩张剂如 β 受体激动剂。健康男性吸入 2 周沙丁胺醇后 REE 升高小于 8%[32]。相反，健康人短时间内吸入临床治疗剂量的沙丁胺醇后 REE 增加可达 20%，且呈剂量依赖性[33]。雾化吸入高剂量的沙丁胺醇在 COPD 急性加重期非常常见。

全身性炎症反应也可引起高代谢状态和蛋白质分解增加。多项研究证实 C 反应蛋白和肿瘤坏死因子（TNF）族均参与组织降解的病理过程。COPD 患者，特别是伴体重减轻者，血浆 TNF-α 和可溶性 TNF 受体水平均升高[34, 35]。另有研究甚至还发现了 C 反应蛋白与静息代谢率的相关性[36, 37]。测定每日能量总消耗在方法学上仍有困难，有几项专注于 COPD 患者的活动相关性能量消耗的研究，通过采用双标记水（$^2H_2O^{18}$）技术测定每日能量消耗（TDE）发现，部分 COPD 患者的 TDE 明显高于健康人[38, 39]。活动相关性 TDE 增加的原因至今不明，但可能与腿部运动时观察到的机械效率降低有关[40]。活动时氧耗增加的部分原因是通气需求增加时通气效率不足，特别是在动态肺过度充气状态下。COPD 患者活动时氧化磷酸化功能受损也是原因之一，因为无氧代谢的效率低于有氧代谢。

除了活动时氧化磷酸化功能受损，研究还发现中重度 COPD 患者的 Ⅰ 型肌纤维（氧化）向 Ⅱ 型肌纤维（糖酵解）转化[43]，导致肌肉的氧化能力下降[41, 42]。除此以外，中间型的 Ⅱa 型肌纤维的氧化能力也下降[44]。过氧化物酶增殖物活化受体（PPARs）是线粒体生物合成作用以及骨骼肌氧化能力的关键调节因子。具体地说，它们通过调控蛋白而参与脂肪酸的摄取、处理和氧化过程[45]，但临床意义尚不明确。COPD 患者的骨骼肌 PPAR 表达也有下降[45]。

关于 COPD 患者碳水化合物及脂肪代谢的数据仍非常有限。需要研究来确定某些特定营养物质是否能调节脂肪酸代谢从而改善静息或活动时的氧化代谢能力。这反过来也有利于维持能量平衡和优化身体组成，在康复过程中提供支持治疗以促进活动能力。

膳食摄入

有些 COPD 患者的膳食摄入正常甚至增加但仍出现体重减轻的原因可以用代谢增高来解释[46]。然而，不管是绝对摄入量还是与 REE 相比的相对摄入量，体重减轻患者的膳食摄入低于体重稳定患者[46]。这点非常重要，因为健康人对能量需求增加的正常反应是增加膳食摄入，COPD 患者相对低的膳食摄入的原因尚不明确。因为咀嚼和吞咽动作改变了呼吸形式和降低动脉氧饱和度，所以曾经建议 COPD 患者少吃。这类患者的胃充盈也可减少功能残气量而导致呼吸困难加重。瘦素在能量平衡中的作用是非常重要的，这种由脂肪细胞分泌的激素通过反馈机制向大脑发送信号而调节脂肪量。另外，瘦素还能调节脂质代谢和糖平衡，增加产热效应。瘦素对 T 细胞介导的免疫反应也有作用。关于 COPD 瘦素代谢的研究不多，循环瘦素水平与 BMI 和脂肪占比有很好相关性，但与健康人相比其水平很低[47]。实验发现注射内毒素或炎症因子后血清瘦素水平升高很快[48]。在肺气肿及急性加重的 COPD 患者中瘦素水平与可溶性 TNF 受体 –55 水平成正相关[49, 50]。瘦素及可溶性 TNF 受体 –55 水平反过来与不论是绝对摄入量还是 REE 相对摄入量的膳食摄入呈负相关[49, 50]。COPD 中瘦素的确切调节机制需要进一步研究。影响膳食摄入的另一个因素是心理和精神层面的，如焦虑、抑郁或食欲状态。虽然目前尚没有系统性研究证实，但生理功能受限、经济困难和缺乏照护等都被认为是影响膳食摄入的因素。

维持或改善能量平衡的营养干预措施

关于营养干预疗效的 I 期临床研究采用口服液状营养添加物的方式，所有短期研究（2~3 周）都提示体重和呼吸肌功能显著增加[50, 51]。这种短期疗效可能与肌肉的水、钾含量增加，以及肌肉蛋白氮重构有部分关系[52]。有一项研究关注的是短期营养干预对 9 例急性加重期 COPD 患者免疫功能的影响[53]，经过 21 天再喂养后，再喂养及体重增加与淋巴细胞绝对数增加、皮肤抗原试验反应性增强有关。

在分别为住院患者门诊患者的二项研究中，经过 3 个月每天服用约 1000kcal 添加物后，患者呼吸及外周骨骼肌功能、活动耐量和健康相关的生活质量都有明显改善[54, 55]。然而在其他的门诊患者研究中，尽管采用了相类似营养补充方案，8 周内的平均体重增加小于 1.5kg[56-58]。治疗效果不好的原因除了依从性不佳及生物学特征外，也可能是能量需求的评估不够充分，以及与部分患者以添加物替代常规饮食有关。

根据对照研究显示了营养充足的有利结果，COPD 患者进行性体重减轻的特征需要适当的摄食方案以保证门诊患者营养干预的持续性。为了提供充足的能量，一项对口服添加治疗无效的体重减轻的严重 COPD 患者进行了强化营养支持的研究[59]，是通过经皮内镜胃造瘘进行为期 4 个月的夜间肠内营养支持，治疗组接受夜间肠内营养，保持每日热卡摄入总量大于 2 倍的静息代谢率以保证体重持续增加。结果显示，在这样的干预强度下，治疗组的平均体重仅增加 3.3%（0.2kg/ 周）。体重的增加似乎受限于所需热卡摄入的量以及口服与肠内之间的热卡摄入快速转换。而增加的体重主要是脂肪量，生理功能未见明显改善。单一强化营养支持治疗效果有限可能与缺乏综合的康复策略有关，或者因为选择的患者不仅处于高代谢状态而且是高分解代谢型[60]。改善治疗效果的其他措施包括根据体力活动模式定制营养补充和减少膳食补充量[61, 62]。

从功能的角度，或许为了刺激食欲，建议尽可能将营养支持与锻炼相结合。尽管每日补充量明显少于以往门诊患者研究中的补充量，将每日营养补充作为肺康复计划的组成部分可使体重显著增加（0.4kg/周）[60]。营养支持与锻炼相结合不仅增加体重还能明显增加 FFM 和呼吸肌肌力。研究中治疗效果的临床意义以事后生存分析体现，即体重和呼吸肌肌力增加与存活率显著升高相关[4]。Cox 回归分析提示在康复期间体重增加是病死率下降的预测因子，而与基础肺功能和其他危险因素如年龄、性别、吸烟或静息动脉血气等均无关。

关于营养添加物对临床稳定期患者的作用已有多项研究。回顾资料发现，有些患者的体重下降呈渐进型，期间伴有急性（感染）加重。在急性加重期由于 REE 升高或者短期内膳食摄入明显减少，能量平衡常为短期负平衡状态[63]。而且这些患者蛋白质分解的风险可能增加，从而限制了营养添加物的作用[64]。引起急性加重期体重减轻和肌肉萎缩的原因包括症状加重、全身炎症反应、瘦素代谢改变和使用大剂量糖皮质激素。有 2 项研究显示营养支持在急性加重住院期间的有利作用，特别是在恢复蛋白质平衡方面[64, 65]。营养支持治疗在急性加重期和随后恢复阶段的效果对比仍需进一步研究。

肌肉萎缩

关于运动训练结合药物刺激合成代谢以促进 COPD 患者蛋白质合成的研究显示。抗阻运动[66]和强度耐力结合训练[67]都能增加肌肉量。合成代谢类固醇、睾酮和生长激素对肌肉量的影响相差较大，但总体是有利的[68-70]。这些研究结果表明刺激蛋白质合成是可行的治疗策略。胰岛素样生长因子（IGF）-1 是骨骼肌细胞合成代谢途径中的一种重要递质。IGF-1 与其受体结合可启动信号转导级联反应，促进 mRNA 转录，增加蛋白质合成。研究发现高强度运动可刺激 COPD 患者肌肉 IGF-1

mRNA 和蛋白质表达。优化蛋白质摄入本身可刺激蛋白质合成，也可促进合成类药物和生理性刺激如抗阻运动的效果。氨基酸是蛋白质的结构成分，迄今已有多项研究报道 COPD 具有异常的血浆氨基酸模式。低体重和低肌肉量的 COPD 患者的血浆支链氨基酸水平都有下降[71]。亮氨酸是一种特殊的营养基质，因为它不但是一种蛋白质组分，还能活化 IGF-1 介导的信号通路，通过 mRNA 转位而上调骨骼肌蛋白质合成。

合成代谢刺激中断后，康复和药物的合成代谢效应很快会消失。有些 COPD 患者的 FFM 没有增加[72]。COPD 患者的肌肉萎缩可能与持续性全身炎症反应有关，因为动物实验发现前炎性因子如 TNF-α、白介素 -1 和白介素 -6 具有诱导恶病质的作用。另外，横断面研究证实炎症是肌肉萎缩的触发因素，全身性炎症可用于区分患者对标准对照的临床康复计划有无反应[73]。随着 COPD 患者越来越多的炎性介质被发现，带来的问题是应该针对哪一种介质来防止 COPD 患者发生肌肉萎缩。根据现有的文献资料，符合逻辑的选择应该采用抗 TNF-α 抗体作为治疗药物。一个大型多中心研究是经过 24 周的英夫利昔单抗治疗，没有发现总体有利结果[74]。但单因分析发现年轻或恶病质患者的 6 分钟步行距离有改善。然而这对多种萎缩刺激因子的作用汇合点进行调节或许更有效果，也就是骨骼肌核因子（NF）-κB 的活化。已有证据支持这种策略，因为研究发现多种萎缩刺激因子诱发肌肉减轻过程中需要骨骼肌 NF-κB 的参与[75-77]，而骨骼肌 NF-κB 的诱导足以引起萎缩[75]。重要的是，肌肉 NF-κB 的失活也可以刺激肌肉分化[75, 78, 79]、促进肌肉再生和增加肌肉力量[77]。另外，提高局部 IGF-1 水平可产生抑制炎症信号的效果[80]。这种策略通过克服炎症对肌肉再生的抑制效应，以及通过 IGF-1 信号刺激肌肉生长而最终增加肌肉量。

肌肉代谢

肺康复，特别是针对氧化酶和活动能力的耐力训练产生的有益效果，说明了 COPD 的肌肉氧化能力下降是部分可逆的。有针对进行肺康复治疗的 COPD 患者的临床随机对照研究发现，过不饱和脂肪酸较安慰剂组能显著增加患者活动能力[81]。产生这种益处的原因可能是由于过不饱和脂肪酸是 PPARs 的天然配体，因而改变了骨骼肌 PPAR 的含量及活性。更重要的是，实验发现 PPARs 能在气道和肌细胞产生抗炎作用，因此它对 COPD 发病过程的有益作用不仅局限于肺外表现，还扩展到呼吸系统功能水平[82, 83]。

营养支持的具体实施

基于目前对 COPD 营养耗竭与预后相互关系的认识，需要建立营养评估和治疗的流程。简单的评估可以是反复测定体重。利用体重指数（BMI= 体重 / 身高的平方）以及是否为非有意体重减轻来确定患者。对于低体重患者（BMI<21 kg/m^2）进行营养补充。对 BMI 小于 25 kg/m^2 的非有意体重减轻患者需要进行治疗以预防进一步恶化；对 BMI 大于 25 kg/m^2 的非有意体重减轻患者需要进行监测是否加重。如果可能的话，测定 FFM 作为肌肉量的间接指标可以更加仔细的评估患者，因为通过这种方法可以分辨出即使体重正常但也需要刺激蛋白质合成的膳食治疗的肌肉减少症患者。由于能量不平衡的潜在原因不同（膳食摄入不足或营养需求增加），初始的营养治疗包括调整饮食习惯和食物类型，然后是营养补充。营养支持治疗时高能量补充物必须在每日内进行认真分配，以免产生食欲减退以及由高热卡负荷导致的代谢和通气方面的影响。如果可行的话应该鼓励患者进行运动锻炼，对于无法运动训练的严重恶病质患者，即使简单的力量训练结合日常活动训练和节能技术也是有效的。运动不仅能增加营养治疗的效果还能刺激食欲，需 4~8 周才能确定治疗效果。如果有体重增加和功能改善，治疗者和患者必须决定是否进一步加强现有策略或者仅保持当前目标，这需要增加或调整运动训练计划。如果没有获得预期效果，必须确认依从性是否有问题。如果不存在依从性问题，可能需要更多的热卡作为补充或者经肠内营养途径。营养状态与功能状态之间关系的评估可以由胸科医生在患者急性加重住院期间或者门诊随访时进行。胸科医生可以就体重减轻患者能量失平衡的原因和治疗咨询营养师，或者就运动计划的类型和强度咨询理疗师。呼吸专科护士或者营养治疗师可在慢性肺疾病患者的常规复诊和电话随访中发挥作用。他们能够在膳食治疗过程中监测依从性和体重变化，向患者和家属提供家庭饮食和营养建议，向其他照护者提供反馈。部分患者体重减轻的潜在原因不能简单通过补充能量来逆转。未来有关 COPD 患者营养领域的研究重点应在于特殊营养物（营养素）或药物的潜在逆转能力。

（陆志华 译　张鑫 校）

参考文献

1. Vandenbergh E, Van de Woestijne KP, Gyselen A: Weight changes in the terminal stages of chronic obstructive pulmonary disease, Am Rev Respir Dis 95:556-566, 1967.

2. Wilson DO, Rogers RM, Wright EC et al: Body weight in chronic obstructive pulmonary disease: the National Institutes of Health Intermittent Positive-pressure Breathing Trial, Am Rev Respir Dis 139:1435-1438, 1989.

3. Gray Donald K, Gibbons L, Shapiro SH et al: Nutritional status and mortality in chronic obstructive pulmonary disease, Am J Respir Crit Care Med 153:961-966, 1996.

4. Schols A, Slangen J, Volovics L et al: Weight loss is a reversible factor in the prognosis of chronic obstructive pulmonary disease, Am J Respir Crit Care Med 157:1791-1797, 1998.

5. Skeletal muscle dysfunction in chronic obstructive pulmonary disease. A statement of the American Thoracic Society and European Respiratory Society, Am J Respir Crit Care Med 159:S1-S40, 1999.

6. Bernard S, LeBlanc P, Whittom F et al: Peripheral muscle weakness in patients with chronic obstructive pulmonary disease, Am J Respir Crit Care Med 158:629-634, 1998.

7. Palange P, Forte S, Onorati P et al: Effect of reduced body weight on muscle aerobic capacity in patients with COPD, Chest 114:12-18, 1998.

8. Baarends EM, Schols AM, Mostert R et al: Peak exercise response in relation to tissue depletion in patients with chronic obstructive pulmonary disease, Eur Respir J 10:2807-2813, 1997.

9. Gosker HR, Engelen MP, van Mameren H et al: Muscle fiber type IIX atrophy is involved in the loss of fat-free mass in chronic obstructive pulmonary disease, Am J Clin Nutr 76:113-119, 2002.

10. Russell DM, Walker PM, Leiter LA et al: Metabolic and structural changes in skeletal muscle during hypocaloric dieting, Am J Clin Nutr 39:503-513, 1984.

11. Layman DK, Merdian-Bender M, Hegarty PVJ et al: Changes in aerobic and anaerobic metabolism in rat cardiac and skeletal muscles after total or partial dietary restrictions, J Nutr 111:994-1000, 1981.

12. Pichard C, Vaughan C, Struk R et al: Effect of dietary manipulations (fasting, hypocaloric feeding, and subsequent refeeding) on rat muscle energetics as assessed by nuclear magnetic resonance spectroscopy, J Clin Invest 82:895-901, 1988.

13. Bissonnette DJ, Madapallimatam A, Jeejeebhoy KN: Effect of hypoenergetic feeding and high-carbohydrate refeeding on muscle tetanic tension, relaxation rate, and fatigue in slow- and fast-twitch muscles in rats, Am J Clin Nutr 66:293-303, 1997.

14. Rochester DF, Braun NM: Determinants of maximal inspiratory pressure in chronic obstructive pulmonary disease, Am Rev Respir Dis 132:42-47, 1985.

15. Shoup R, Dalsky G, Warner S et al: Body composition and health-related quality of life in patients with obstructive airways disease, Eur Respir J 10:1576-1580, 1997.

16. Pouw EM, Ten Velde GP, Croonen BH et al: Early non-elective readmission for chronic obstructive pulmonary disease is associated with weight loss, Clin Nutr 19:95-99, 2000.

17. Hopkinson NS, Tennant RC, Dayer MJ et al: A prospective study of decline in fat free mass and skeletal muscle strength in chronic obstructive pulmonary disease, Respir Res 8:25, 2007.

18. Schols AM, Broekhuizen R, Weling-Scheepers CA et al: Body composition and mortality in chronic obstructive pulmonary disease, Am J Clin Nutr 82:53-59, 2005.

19. Vestbo J, Prescott E, Almdal T et al: Body mass, fat-free body mass, and prognosis in patients with chronic obstructive pulmonary disease from a random population sample: findings from the Copenhagen City Heart Study, Am J Respir Crit Care Med 173:79-83, 2006.

20. Evans W, Morley JE, Mitch WE et al: Cachexia and wasting disease: a new definition, Lancet (in press).

21. Schols A, Wouters EFM, Soeters PB et al: Body composition by bioelectrical-impedance analysis compared with deuterium dilution and skinfold anthropometry in patients with chronic obstructive pulmonary disease, Am J Clin Nutr 53:421-424, 1991.

22. Steiner MI, Barton RL, Singh SL et al: Bedside methods versus dual energy X-ray absorptiometry for body composition measurement in COPD, Eur Respir J 19:626-631, 2002.

23. Engelen MPKJ, Schols AMWJ, Heidendal GAK et al: Dual-energy X-ray absorptiometry in the clinical evaluation of body composition and bone mineral density in patients with chronic obstructive pulmonary disease, Am J Clin Nutr 68:1298-1303, 1998.

24. Engelen MPKJ, Schols AMWJ, Baken WC et al: Nutritional depletion in relation to respiratory and peripheral skeletal muscle function in out-patients with COPD, Eur Respir J 7:1793-1797, 1994.

25. Schols AMWJ, Soeters PB, Dingemans AMC et al: Prevalence and characteristics of nutritional depletion in patients with stable COPD eligible for pulmonary rehabilitation, Am Rev Respir Dis 147:1151-1156, 1993.

26. Engelen MPKJ, Schols AMWJ, Lamers RJS et al: Different patterns of chronic tissue wasting among patients with chronic obstructive pulmonary disease, Clin Nutr 18:275-280, 1999.

27. Rutten EP, Franssen FM, Engelen MP et al: Greater whole-body myofibrillar protein breakdown in cachectic patients with chronic obstructive pulmonary disease, Am J Clin Nutr 83:829-834, 2006.

28. Doucet M, Russell A, Leger B: Muscle atrophy and hypertrophy signaling in patients with chronic obstructive pulmonary disease, Am J Respir Crit Care Med 176:261-269, 2007.

29. Agusti AG, Sauleda J, Miralles C: Skeletal muscle apoptosis and weight loss in chronic obstructive pulmonary disease, Am J Respir Crit Care Med 166:485-489, 2002.

30. Gosker HR, Kubat B, Schaart G et al: Myopathological features in skeletal muscle of patients with chronic obstructive pulmonary disease, Eur Respir J 22:280-285, 2003.

31. Creutzberg EC, Schols AM et al: Prevalence of an elevated resting energy expenditure in patients with chronic obstructive pulmonary disease in relation

to body composition and lung function, Eur J Clin Nutr 52:396-401, 1998.

32. Wilson SR, Amoroso P, Moxham J et al: Modification of the thermogenic effect of acutely inhaled salbutamol by chronic inhalation in normal subjects, Thorax 48:886-889, 1993.

33. Amoroso P, Wilson SR, Moxham J et al: Acute effects of inhaled salbutamol on the metabolic rate of normal subjects, Thorax 48:882-885, 1993.

34. De Godoy I, Donahoe M, Calhoun WJ et al: Elevated TNF-alpha production by peripheral blood monocytes of weight-losing COPD patients, Am J Respir Crit Care Med 153:633-637, 1996.

35. Di Francia M, Barbier D, Mege JL et al: Tumor necrosis factor-alpha levels and weight loss in chronic obstructive pulmonary disease, Am J Respir Crit Care Med 150:1453-1455, 1994.

36. Schols AMWJ, Buurman WA, Staal van der Brekel AJ et al: Evidence for a relation between metabolic derangements and elevated inflammatory mediators in a subgroup of patients with chronic obstructive pulmonary disease, Thorax 51:819-824, 1996.

37. Broekhuizen R, Wouters EF, Creutzberg EC et al: Elevated CRP levels mark metabolic and functional impairment in advanced COPD, Thorax 61:17-22, 2006.

38. Baarends EM, Schols AM, Pannemans DL et al: Total free living energy expenditure in patients with severe chronic obstructive pulmonary disease, Am J Respir Crit Care Med 155:549-554, 1997.

39. Slinde F, Ellegard L, Gronberg AM: Total energy expenditure in underweight patients with severe chronic obstructive pulmonary disease living at home, Clin Nutr 22:159-165, 2003.

40. Baarends EM, Schols A, Akkermans MA et al: Decreased mechanical efficiency in clinically stable patients with COPD, Thorax 52:981-986, 1997.

41. Maltais F, Simard AA, Simard C et al: Oxidative capacity of the skeletal muscle and lactic acid kinetics during exercise in normal subjects and in patients with COPD, Am J Respir Crit Care Med 153:288-293, 1996.

42. Jakobsson P, Jorfeldt L, Henriksson J: Metabolic enzyme activity in the quadriceps femoris muscle in patients with severe chronic obstructive pulmonary disease, Am J Respir Crit Care Med 151:374-377, 1995.

43. Gosker HR, Zeegers M, Wouters FM et al: Muscle fibre type shifting in the vastus lateralis of patients with COPD is associated with disease severity: a systematic review and meta-analysis, Thorax 62:944-949, 2007.

44. Gosker ERJ, Gosker HR, van Mameren H et al: Skeletal muscle fibre-type shifting and metabolic profile in patients with chronic obstructive pulmonary disease, Eur Respir J 19:617-626, 2002.

45. Remels AH, Schrauwen P, Broekhuizen R et al: Expression and content of PPARs is reduced in skeletal muscle of COPD patients, Eur Respir J 30:245-252, 2007.

46. Schols AM, Soeters PB, Mostert R et al: Energy balance in chronic obstructive pulmonary disease, Am Rev Respir Dis 143:1248-1252, 1991.

47. Takabatake N, Nakamura H, Abes S: Circulating leptin in patients with chronic obstructive pulmonary disease, Am J Respir Crit Care Med 159:1215-1219, 1999.

48. Grunfeld C, Zhao C, Fuller J et al: Endotoxin and cytokines induce expression of leptin, the ob gene product, in hamsters, J Clin Invest 97:2152-2157, 1996.

49. Schols A, Creutzberg E, Buurman W et al: Plasma leptin is related to pro-inflammatory status and dietary intake in patients with COPD, Am J Respir Crit Care Med 160:1220-1226, 1999.

50. Wilson DO, Rogers RM, Sanders MH et al: Nutritional intervention in malnourished patients with emphysema, Am Rev Respir Dis 134:672-677, 1986.

51. Whittaker JS, Ryan CF, Buckley PA et al: The effects of refeeding on peripheral and respiratory muscle function in malnourished chronic pulmonary disease patients, Am Rev Respir Dis 142:283-288, 1990.

52. Russell DM, Prendergast PJ, Darby PL et al: A comparison between muscle function and body composition in anorexia nervosa: the effect of refeeding, Am J Clin Nutr 38:229-237, 1983.

53. Fuenzalida CE, Petty TL, Jones ML et al: The immune response to short-term nutritional intervention in advanced chronic obstructive pulmonary disease, Am Rev Respir Dis 142:49-56, 1990.

54. Rogers RM, Donahoe M, Constatino J: Physiologic effects of oral supplemental feeding in malnourished patients with chronic obstructive pulmonary diseases: a randomized control study, Am Rev Respir Dis 146:1511-1517, 1992.

55. Efthimiou J, Fleming J, Gomes C et al: The effect of supplementary oral nutrition in poorly nourished patients with chronic obstructive pulmonary disease, Am Rev Respir Dis 137:1075-1082, 1988.

56. Otte KE, Ahlburg P, D'Amore F et al: Nutritional repletion in malnourished patients with emphysema, JPEN J Parenter Enteral Nutr 13:152-156, 1989.

57. Knowles JB, Fairbarn MS, Wiggs BJ et al: Dietary supplementation and respiratory muscle performance in patients with COPD, Chest 93:977-983, 1988.

58. Lewis MI, Belman MJ, Dorr Uyemura L: Nutritional supplementation in ambulatory patients with chronic obstructive pulmonary disease, Am Rev Respir Dis 135:1062-1067, 1987.

59. Donahoe M, Mancino J, Costatino J et al: The effect of an aggressive support regimen on body composition in patients with severe COPD and weight loss [abstract], Am J Respir Crit Care Med 149:A313, 1994.

60. Budweiser S, Heinemann F, Meyer K et al: Weight gain in cachectic COPD patients receiving noninvasive positive-pressure ventilation, Respir Care 51:126-132, 2006.

61. Broekhuizen R, Creutzberg EC, Weling-Scheepers CA et al: Optimizing oral nutritional drink supplementation in patients with chronic obstructive pulmonary disease, Br J Nutr 93:965-971, 2005.

62. Goris AHC, Vermeeren MAP, Wouters EFM et al: Energy balance in depleted ambulatory patients

with chronic obstructive pulmonary disease: the effect of physical activity and oral nutritional supplementation, Br J Nutr 89:725-729, 2003.

63. Vermeeren MAP, Schols AMWJ, Quaedvlieg FCM et al: The influence of an acute disease exacerbation on the metabolic profile of patients with chronic obstructive pulmonary disease, Clin Nutr 13(Suppl 1):38-39, 1994.

64. Saudny Unterberger H, Martin JG et al: Impact of nutritional support on functional status during an acute exacerbation of chronic obstructive pulmonary disease, Am J Respir Crit Care Med 156:794-799, 1997.

65. Vermeeren MA, Creutzberg EC, Schols AM et al; on behalf of the COSMIC Study Group: Prevalence of nutritional depletion in a large out-patient population of patients with COPD, Respir Med 100:1349-1355, 2006.

66. Bermard S, Whittom F, Leblanc P et al: Aerobic and strength training in patients with chronic obstructive pulmonary disease, Am J Respir Crit Care Med 159:896-901, 1999.

67. Franssen FM, Broekhuizen R, Janssen PP et al: Effects of whole-body exercise training on body composition and functional capacity in normal-weight patients with COPD, Chest 125:2021-2028, 2004.

68. Schols AMWJ, Soeters PB, Mostert R et al: Physiologic effects of nutritional support and anabolic steroids in patients with chronic obstructive pulmonary disease: a placebo-controlled randomized trial, Am J Respir Crit Care Med 152:1268-1274, 1995.

69. Creutzberg EC, Casaburi R: Endocrinological disturbances in chronic obstructive pulmonary disease, Eur Respir J Suppl 46:76s-80s, 2003.

70. Ferreira I, Brooks D, Lacasse Y et al: Nutritional intervention in COPD: a systematic overview, Chest 119:353-363, 2001.

71. Engelen MP, Schols AM: Altered amino acid metabolism in chronic obstructive pulmonary disease: new therapeutic perspective? Curr Opin Clin Nutr Metab Care 6:73-78, 2003.

72. Bolton CE, Broekhuizen R, Ionescu AA et al: Cellular protein breakdown and systemic inflammation are unaffected by pulmonary rehabilitation in COPD, Thorax 62:109-114, 2007.

73. Creutzberg EC, Schols AMWJ, Weling-Scheepers CAPM et al: Characterization of nonresponse to high caloric oral nutritional therapy in depleted patients with chronic obstructive pulmonary disease, Am J Respir Crit Care Med 161:745-752, 2000.

74. Rennard SI, Fogarty C, Kelsen S et al: The safety and efficacy of infliximab in moderate to severe chronic obstructive pulmonary disease, Am J Respir Crit Care Med 175:926-934, 2007.

75. Cai D, Frantz JD, Tawa NE et al: IIKbeta/NF-kappaB activation causes severe muscle wasting in mice, Cell 119:285-298, 2004.

76. Hunter RN, Kandarian SC: Disruption of either Nfkb1 or the Bcl3 gene inhibits skeletal muscle atrophy, J Clin Invest 114:1504-1511, 2004.

77. Mourkioti F, Kratsios P, Luedde T et al: Targeted ablation of IIK2 improves skeletal muscle strength, maintains mass and promotes regeneration, J Clin Invest 116:2945-2954, 2006.

78. Guttridge DC, Albanese C, Reuther JY et al: NF-κB controls cell growth and differentiation through transcriptional regulation of cyclin D1, Mol Cell Biol 19:5785-5799, 1999.

79. Langen RC, Schols AM, Kelders MC et al: Inflammatory cytokines inhibit myogenic differentiation through activation of nuclear factor-κB, FASEB J 15:1169-1180, 2001.

80. Pelosi L, Giancinti C, Nardis C et al: Local expression of IGF-1 accelerates muscle regeneration by rapidly modulating inflammatory cytokines and chemokines, FASEB J 21:1393-1402, 2007.

81. Broekhuizen R, Wouters EFM, Creutzberg EC et al: Polyunsaturated fatty acids improve exercise capacity in chronic obstructive pulmonary disease, Thorax 60:376-382, 2005.

82. Birrell MA, Patel HJ, McCluskie K et al: PPAR-gamma agonists as therapy for diseases involving airway neutrophilia, Eur Respir J 24:18-23, 2004.

83. Patel HJ, Belvisi MG, Bishop-Bailey D et al: Activation of peroxisome proliferator-activated receptors in human airway smooth muscle cells has a superior anti-inflammatory profile to corticosteroids: relevance for COPD therapy, J Immunol 170:2663-2669, 2003.

第15章

慢性肺疾病的补充替代医疗

JAMES A.PETERS，CHERYL D.THOMAS-PETERS

专业技能

完成本章学习，读者将了解以下内容：

◆ 补充替代医疗（CAM）的定义

◆ 了解 CAM 在慢性阻塞性肺疾病（COPD）患者的应用状况

◆ 认识对 COPD 患者有益的 5 种植物

◆ 了解 COPD 患者摄入蔬菜和水果的 3 种益处

◆ 讨论抗氧化剂和选择性维生素补充剂对慢性肺疾病患者的益处

◆ 了解维生素 D_3 对肺功能的影响

◆ 了解辅酶 Q10 对 COPD 患者的益处

◆ 了解性腺功能减退和体重减轻的不良影响

◆ 了解 COPD 患者运动锻炼、瑜伽、穴位按摩、手法治疗、生物反馈治疗的一种或多种益处

呼吸系统在所有的器官系统中是非常独特的，它与机体内外环境均有交接，摄取氧（O_2）和排出二氧化碳（CO_2）是机体最重要的功能。这个过程停止数分钟我们将面临死亡。任何阻碍或影响气体在血液、肺、空气之间自由交换的状态都能影响机体其他器官系统的功能和生活质量。呼吸系统疾病患者，往往存在呼吸困难、呼吸做功增加、体能下降和整体生活质量下降，使得他们力求可能改善这些状态的方法。

补 充 替 代 医 疗（complementary and alternative medicine，CAM），这个术语包含了疾病治疗和被认为更加"天然"的疾病预防，以及除了处方药物和手术以外的其

他治疗方法[1]。CAM 也被称为"替代"医疗，包括维生素、矿物质、植物或草药、天然疗法、顺势疗法制剂和一些芳香疗法[1]。临床医生也认同某些治疗，比如适当的营养和锻炼，但他们通常会建议患者找非传统医疗人士寻求关于上述疗法的进一步建议。CAM 治疗中使用营养补充物如维生素和矿物质是非常常见的，通常被认为是合理的，但目前还没有支持单独使用维生素补充剂的研究结果[2, 3]。

肺功能筛查、减少高危因素、早期诊断和适当的药物干预都能改善慢性肺疾病患者的预后，患者和医疗人员都希望所作的治疗是副作用最少而疗效最佳的。每种药物都有副作用，尽管大部分副作用都能够被患者耐受，仍有部分药物可能导致患者出现新的症状。人们对补充和替代医疗的兴趣越来越浓厚是因为这种治疗被认为更接近天然，也就是意味着疗效更好和副作用更少。但是，要将替代医疗纳入到目前公认的呼吸疾病治疗指南中，则需要有力的临床试验结果和循证依据的支持。由于缺乏受推崇的替代医疗的高质量研究结果的支持，临床医生通常不愿推行这些疗法。问题是许多患者会根据自己的认知和保健食品商的推荐拥护某些替代治疗，而不在乎是否有研究支持。

在这种背景下，我们对补充替代医疗进行了回顾。对于不能被治愈只能延缓进展的疾病，患者和医生都希望有更好的治疗方法。而如果有新的治疗手段可应用，特别是那些号称"天然"、无毒副作用的治疗手段，总是很有吸引力。2004 年对慢性阻塞性肺疾病（COPD）患者的一项调查发现，有 41% 的患者在使用某种 CAM，大多数是复合维生素和矿物质[1]。调查还发现患者使用 CAM 可以增进整体幸福感，减少药物副作用，帮助补充营养不足，减轻疾病负担。该研究还发现药物的安全性比效果更受到更多的重

视。患者使用 CAM 的其他重要原因是许多 CAM 治疗方法符合患者对健康和生命的哲学观点、信仰和价值观。

慢性终末期患者更加渴望尝试各种治疗方法，包括 CAM。一项调查发现有五分之二的中重度 COPD 患者在基础治疗上加用了 CAM[1]。多数人认为 CAM 治疗是天然的所以也是安全的，这正是吸引患者的原因。值得注意的是 COPD 患者通常有多种合并症需要综合的治疗方案[4]。因为患者非常容易从保健品商店和市场上获得 CAM 药物，所以需要高度关注 COPD 患者这方面的安全性。患者对主诊医生隐瞒有关 CAM 制剂不良事件的情况也需要引起注意[1, 5]。主诊医生通常不清楚患者 CAM 制剂的使用情况。而且大部分医生对 CAM 的了解有限，导致与患者交流不畅[1, 6]。澳大利亚堪培拉医疗卫生系统补充医疗专家委员会建议执业医生在采集病史时应包含 CAM 使用情况以及 CAM 药物不良反应报告[7]。医务人员需要进一步接纳 CAM 使用，并且了解常用 CAM 制剂的相关知识。这有利于增进医患者间关于 CAM 的交流，从而可能增进治疗效果。

表 15-1 列举了主要的维生素、矿物质、抗氧化剂和植物在 COPD 患者治疗中的作用。下文是我们通过回顾 CAM 在 COPD 患者的应用的相关研究，将 CAM 的益处、争议或未知的好处所作的介绍。

植物和草药制剂

紫锥菊

关于紫锥菊对呼吸疾病影响的许多研究结果是矛盾的。一项关于紫锥菊对普通感冒的预防和治疗作用研究发现，剂量为 900mg/d 的三种紫锥菊中的任何一种对受试者是否感染感冒病毒、症状的严重度或持续时间均不能产生显著影响[8]。有专家认为该研究使用的剂量过低。天然药物综合

数据库并未推荐紫锥菊，因为没有明确的证据显示其能够预防或治疗感冒和流感[9]。Cochrane 系统评价数据库在 2006 年发表了一篇回顾了 16 项关于紫锥菊预防和治疗普通感冒的研究的综述[10]。许多消费者和医生都不清楚同样名为"紫锥菊"的产品其成分有很大不同。这主要是由于使用了不同的植物原料和提取方法，以及添加了其他成分。上述作者认为临床试验中使用的紫锥菊制剂在疗效和结果方面有很大差别。有部分证据显示用紫锥菊茎、叶、花等地上部分制作的制剂可能对成人感冒患者的早期治疗有效，但是结果并不一致。其他的紫锥菊制剂可能存在有益效果，但还没有在独立可重复的、严格的随机试验中显示出来[10, 11]。

表 15-1 慢性阻塞性肺疾病患者的补充替代医疗疗法

植物或草药制剂	传统应用	常用剂量和方法
紫锥菊：紫锥菊根（*Echinacea purpurea*）	新鲜的紫锥菊根（*Echinaceaangustifolia*，*E.purpurea*，*Echinacea pallida*）适用于急性病毒或细菌感染（感冒，流感，支气管炎，败血症，肺炎链球菌，金黄色葡萄球菌）。紫锥菊也被用于急性鼻炎，鼻窦炎，扁桃体炎，中耳炎，喉炎	胶囊：300~400mg/粒，不超过 9 粒/天
人参或亚洲参（提取物 G115）	在严重慢性呼吸系统疾病治疗过程中改善肺功能；对呼吸道感染联合抗生素治疗有协同作用；增强免疫功能	提取物（急性）：40~60 滴/2~3 小时 甘油溶液：60~80 滴/2~3 小时 胶囊：200mg/d（标准剂量）
黄芪	增强免疫功能，改善慢性肺功能不全	根干燥粉末：1~2g/d，最长 3 个月 茶：2 茶匙兑 16 盎司水/天 提取物：40~60 滴，2 次/天
乳香	用于过敏性鼻炎，喉咙痛；作为兴奋剂和呼吸道杀菌剂；对哮喘和缓解呼吸困难或许有帮助	支气管哮喘：300mg，3 次/天
甘草	具有祛痰、抗病毒、免疫刺激、解痉和抗炎作用；可用于治疗干咳或刺激性咳嗽	胶囊：400~500mg/粒，不超过 6 粒/天，不超过 4~6 周 注意：甘草过量可使钾的丢失增加而升高血压
锌	慢性支气管炎患者的锌离子水平可能降低。将血清锌离子水平补充至正常可改善整体健康状况。免疫刺激	20~50mg/d（标准剂量）；>50mg/d 影响铜代谢
维生素 C	增强免疫功能，利于慢性支气管炎、感冒和流感；或许对运动相关性哮喘有帮助；可能阻止组胺释放	非吸烟者：60mg/d 吸烟者：100mg/d 注意：增加到 250~500mg，1~2 次/天可能更好
辅酶 Q10	增强免疫功能；是一种存在于各组织的脂溶性抗氧化剂；是线粒体能量合成的前体	油基凝胶：50mg/d；进食时服用吸收最好 注意：服用他汀类药物时剂量增加到 60~90mg/d，理想剂量是 100~200mg/d

续表

植物或草药制剂	传统应用	常用剂量和方法
鱼油 /ω-3 脂肪酸	具有抗炎作用，多用于治疗哮喘	剂量：500mg/ 粒的胶囊，2~3 次 / 天；1000~1500mg/d
复合维生素和矿物质补充剂	没有证据显示可以预防感冒或流感；有研究认为可以减少老年患者呼吸道感染的时间；迄今的证据不一，但都无害	每天服用的多种维生素 / 矿物质主要来自于食物衍生物（例如维生素 E 作为含 D-α- 生育酚的混合生育酚）
镁	对哮喘或者慢性气流受限患者可能具有保护作用；改善肺功能；可能有缓解支气管痉挛作用	葡萄糖酸镁（最少引起腹泻的制剂）：200~400mg/d 监测血红细胞计数；血镁水平维持在中上水平
维生素 D3（胆钙化醇）	免疫系统调节剂；有利于治疗哮喘和感染性疾病；血清维生素 D 水平与肺功能之间有很大相关性	将血清维生素 D 水平维持在 50~80 ng/ml（25- 羟基维生素 D）；通常在负荷剂量后需要 1000~2000 U/d
槲皮素	适用于治疗哮喘、呼吸系统过敏、过敏性鼻炎；稳定肥大细胞；减少组胺释放	胶囊：60mg/ 粒，根据需要 2 次 / 天

摘自 Natural Medicines Comprehensive Database：Natural medicines in clinical management ofcolds and flu. Available at www.therapeuticresearch.net.Retrieved July 18，2008，and Kuhn MA，Winston D：Herbal therapy & supplements：a scientific & traditional approach，Philadelphia，2001，Lippincott.

人参

人参是一种根茎，被用于治疗各种疾病已有 2000 多年历史。人参主要有 3 种：亚洲参（也称为人参或人参提取物 G115）、西洋参和西伯利亚参（刺五加）。具有功效的主要是亚洲参。关于人参的研究需要注意研究中使用的人参种类。

人参可能具有免疫刺激、抗炎、和抗氧化作用[12]。有临床研究认为人参可以预防感冒，增加对流感疫苗的应答。在接种流感疫苗前 4 周给予 100mg/d 的人参并在接种后再持续 8 周，可以降低感冒和流感的发病率。虽然具体机制不明，但人参可能增加自然杀伤细胞活性和对疫苗的抗体应答[13]。目前还没有足够证据可以推荐人参的这种用法，但这种治疗具有良好的耐受性。最常见的不良主诉是失眠。长期使用的安全性还不清楚。建议患者使用不超过 3 个月[13]。

有不少关于 COPD 患者的 CAM 治疗的研究[1]。在 CAM 制剂中，只有人参与原有呼吸药物结合使用，被证实对 COPD 具有临床疗效[14]。人参与其他常用药物如华法林、地高辛、硝苯地平、袢利尿剂、单胺氧化酶抑制剂的相互作用可能会削弱它本身的疗效[15]。临床前研究显示人参具有免疫刺激作用[11]。对中重度 COPD 患者补充人参提取物 G115，100mg/ 次，2 次 / 天，持续 3 个月，能够显著改善肺功能，且未发现有副作用[14]。

黄芪

一篇 Cochrane 数据库综述将黄芪看作免疫系统激活剂。有临床前研究显示黄芪具有刺激免疫活性作用。这种草本植物具有良好的安全性。黄芪对慢性肺功能不全患者同样具有功效[16]。尽管这种草本植物的安全性很好，但对于使用黄芪增强抗感染能力的确切价值仍需要进一步研究[11]。

乳香

乳香作为兴奋剂和呼吸道杀菌剂常被用

于治疗过敏性鼻炎和喉咙痛。有初步的证据表明服用乳香提取物可能对哮喘有帮助。它可以增加 1 秒用力呼气量（FEV_1），减少哮喘发作，缓解呼吸困难[17]。在一项随机双盲对照研究中，服用齿叶乳香树的树脂胶提取物 300mg 每日 3 次，70% 的患者有显著症状改善，包括肺功能好转和哮喘症状减轻[18]。乳香已被证实通过 5- 脂氧合酶途径选择性抑制白三烯合成而发挥作用[19]。

甘草

在一些小型研究中甘草甜根通过中性粒细胞抑制氧自由基的产生。它也具有轻度抗炎作用和抗风湿活性。它还能增强免疫功能。甘草可作为祛痰药、解痉药、抗炎药、免疫刺激剂使用。希波克拉底在当年已发现这种植物可以作为哮喘和干咳的祛痰药和作为驱风剂使用[16, 20]。

慢性阻塞性肺疾病治疗的营养干预

水果、蔬菜和抗氧化剂的摄入

一项持续 20 年的关于中年 COPD 患者病死率的研究显示，摄入水果和维生素 E 有减轻 COPD 症状和体征作用，摄入维生素 C、β- 胡萝卜素、蔬菜或鱼则没有这种作用[21]。富含维生素 C 的橙子或其他水果汁摄入过少，与男孩的用力肺活量和 FEV_1 下降有关[22]。

摄入水果和维生素 E 能使每年的有痰状态减少 3 个月或以上。最有益的膳食成分组合存在于天然食物中，特别是新鲜水果[23]。食物和营养素包括水果和蔬菜，抗氧化性维生素如维生素 C、维生素 E、β- 胡萝卜素及其他类胡萝卜素、维生素 A，脂肪酸，某些矿物质如钠、镁和硒，对多种氧化应激相关的肺部疾病有防护作用，这些氧化损伤常由吸烟、空气污染或感染引起。也有研究认为维生素 C，或者某种抗氧化性维生素，对肺部疾病具有防御作用。

大量摄入新鲜水果和有些蔬菜对肺健康有益，建议每天摄入这些食物。对于处于存在氧化应激环境如暴露于高浓度空气污染的人员建议补充维生素 C 和其他抗氧化剂。补充维生素 A 和锌制剂对受损的免疫系统功能也有益处[24]。

摄入过量的钠、ω-6 脂肪酸、反式脂肪对呼吸道过敏和感染不利。但是摄入充足的水和含高 ω-3 脂肪酸（如鱼、杏仁、核桃、南瓜和亚麻籽）、洋葱、水果、蔬菜的膳食（每天至少 5 份）却是有益的[24]。

对于安全性较好的草药如乳香和银杏，如果患者和医生有兴趣尝试但又担心药物和草药之间有相互作用的时候，可以单独使用作为综合治疗计划的辅助。迄今还没有关于这些草药对哮喘治疗的长期研究。左旋肉碱和辅酶 Q10 应用于 COPD 也需要进一步研究[24]。

在婴儿出生后第一年或者在使用抗生素后补充益生菌是否能降低哮喘和过敏性鼻炎的风险还需要进一步研究[25]。

需要监测哮喘患者支扩剂使用情况和峰流速仪测定值以更好的实施治疗计划。患者在寻求更多的治疗方法时希望得到医生的指导，患者和医生间的良好合作有助于患者恢复功能与健康[25]。

越来越多的流行病学证据显示摄入鱼类、水果和蔬菜对哮喘和 COPD 患者有益。对普通成人的流行病学研究发现，多摄入鱼类食物对改善肺功能有帮助，但不能改善哮喘或 COPD 患者的呼吸系统症状。补充鱼油的实验显示其不能改善哮喘的严重度。多项研究显示摄入水果和蔬菜有利于改善肺功能，但对呼吸系统症状和疾病的临床表现无确切益处。膳食补充物对大众健康的益处还没有被证实，膳食与呼吸疾病的关系需要进一步研究[26]。

纵向数据显示摄入新鲜水果，特别是富含维生素 C 的水果，与哮喘发作减少和肺功能改善有关，摄入鱼类有助于改善哮喘症状和肺功能[2]。有多个证据建议推行健康食谱，就如现有指南的推荐一样，摄入富含水果，蔬菜，全谷物食品，低酒精和脂肪食品，可以预防心血管疾病和癌症，增进成人和儿童的呼吸系统的健康[2, 27]。

维生素 C

第 2 次全美营养与健康普查（NHANES Ⅱ）数据显示，超过 9000 人随着血清维生素 C 水平的升高，支气管炎发作减少。虽然关于维生素 C 的许多研究结果都相互矛盾，对维生素 C 的争议也至少持续了 60 年，但是维生素 C 需求仍然很大，常被用于常见病的预防性治疗。一篇关于摄入维生素 C（抗坏血酸）对普通感冒的治疗和预防作用的综述发现，常规使用大剂量维生素 C 并不合理[28]。但有证据显示，对于短期高强度体育锻炼和（或）寒冷环境中的人可能有预防作用。

维生素 C 在呼吸道的防御机制中发挥一定作用；但是 4g/d 的剂量对感冒症状发作没有帮助，剂量 8g/d 的效果也不确定[28]。在上呼吸道感染的早期使用大剂量维生素 C（2g/d）联合补锌，最好是含锌的鼻用凝胶，可以缩短症状持续时间[24]。目前还没有很好的临床研究证明维生素 C 对过敏性鼻炎患者是否有作用。

对普通人群肺功能与血液中铜、硒、维生素 C、维生素 E 水平的关系比较发现，较高的血清维生素 C 和硒水平与较好的 FEV_1 有关。而血清铜离子水平与 FEV_1 呈负相关[29]。在年轻烟民膳食中增加维生素 C 能减少咳嗽和喘息症状，认为是由于维生素 C 的抗氧化作用[30]。

有研究发现每天增加 40mg 的维生素 C 摄入可使 FEV_1 增加 20ml[2]，虽然这种效果是微弱的，但作者认为能对肺功能下降的速度产生长远影响，特别是对于有症状的

患者[2]。学者认为维生素 C 是通过促进前列环素合成，抑制组胺释放和促进血管扩张而起作用的[31]。

抗氧化补充剂

哮喘的病理生理基础是 T 细胞免疫应答变化引起的气道炎症。哮喘时免疫系统处于过度活跃状态。哮喘患者发生这种免疫失衡的具体原因仍不清楚，基因、病毒、真菌、重金属、营养、空气污染都可能是致病因素。植物甾醇可以抑制 T 细胞活性，抗氧化剂，尤其是维生素 C、维生素 E、硒、锌等常被用于哮喘的治疗，还有维生素 B_6 和 B_{12}。鱼油中的 ω-3 脂肪酸、黄酮槲皮素、植物印度娃儿藤、齿叶乳香和蜂斗菜等都有抗炎成分。瑜伽、按摩、生物反馈、针灸、推拿等物理疗法也可能有帮助[32]。一项 1616 名受试者参与的大型随机对照研究显示与其他抗氧化维生素相比，维生素 E 对改善肺功能更有效[33]。

一项前瞻性研究调查了普通人群的膳食结构与肺功能下降之间的关系发现，摄入富含维生素 C 的食物或直接补充维生素 C 可以减缓成人肺功能下降的速度和帮助预防 COPD。这项研究未发现摄入镁、维生素 A 或 E 与肺功能改善之间的联系[34]。除了维生素 C，摄入足够量的抗氧化剂和避免腰围增加也对肺功能起保护作用[35]。

1997 年一项 29133 人参加的大型研究发现，连续 5~8 年补充 α-生育酚（50mg/d）和 β-胡萝卜素（20mg/d）不能预防 COPD 症状的进展，但是如果膳食中有富含 α-生育酚和 β-胡萝卜素的食物，比如水果、蔬菜、种子和全谷物，对 COPD 具有一定的保护作用，即使是长期吸烟的老年患者[3]。预防 COPD 最有效的方法是戒烟和增加富含抗氧化物的水果蔬菜摄入[3]。

第 3 次全美营养与健康普查（NHANES Ⅲ）调查了抗氧化营养素与肺功能的关

系[36]。高水平抗氧化营养素摄入对肺功能有益，膳食和血清中的抗氧化营养素都与肺功能（FEV_1）显著相关。吸烟者血清 β-胡萝卜素与 FEV_1 的正相关关系较非吸烟者不明显。吸烟者的硒离子水平与 FEV_1 之间有更显著的正相关。该普查的结论是高水平的抗氧化营养素（血清水平和膳食水平）与更好的肺功能有关[36]。

锌

部分研究提示慢性支气管炎患者的血清锌离子水平较低，补锌可以使血清锌水平升至正常从而改善整体健康状况[37]。一篇关于锌对普通感冒的预防的综述认为，在普通感冒症状出现的 24 小时内服用锌制剂能缩短感冒的持续时间、减轻症状的严重程度。关于锌对普通感冒的预防和治疗作用，以及锌缓解感冒和流感症状的机制，需要更多的临床和实验室研究进一步明确[38]。

镁

镁有多种生物学活性，有些能阻止哮喘和慢性气流受阻的进展。1994 年发表于《柳叶刀》的一项纳入了 2633 名成人的随机研究验证了高镁饮食能够改善肺功能、减轻气道高反应和喘息的假设[39]。研究结果认为镁摄入量过低可能是哮喘和 COPD 的病因[39]。非传统医疗从业者经常会建议哮喘患者补充镁，硫酸镁作为支气管扩张剂雾化吸入有一定疗效，但单独使用的疗效不如沙丁胺醇[40]。而硫酸镁联合沙丁胺醇使用结果是多样的：在一项观察呼气峰流速的研究中，联合用药与单独使用沙丁胺醇相比未见更多获益[41]；另一项将 FEV_1 作为观察指标的研究显示有显著改善[42]。上述结果差异可能是由于观察指标不同导致。在哮喘的标准急诊处理流程上加用 2g 镁剂静脉注射，4 小时后与安慰剂静脉注射比较，FEV_1 显著增加[43]。一项 Cochrane 数据库综述认为，常规使用镁制剂不能改变患者预后，但可使重度急性加重患者从中获益并且是安全的[44]。

将血清镁离子水平保持在正常值的中上水平是谨慎安全的。红细胞镁离子水平可以指导镁剂的使用，因为它比血清镁更能反映组织镁水平。

维生素 D

维生素 D 被称为阳光维生素，因为它通过皮肤内的胆固醇暴露于阳光中的紫外线而合成。维生素 D_3，也叫胆钙化醇，是维生素 D 的活化体，在形成之前需要在肝和肾内经历多次转化。维生素 D_2，也叫麦角钙化醇，是维生素 D 的一种形式，常被用作补充剂或处方药，但只有维生素 D_3 的四分之一活性。要注意的是维生素 D_2 有一定的潜在毒性，已有建议放弃使用维生素 D_2 而只用维生素 D_3[45]。维生素 D 也被称为 D- 激素 [1，25（OH）$2D_3$]，因为它的许多作用具有激素的特性。

维生素 D 或者 D- 激素是重要的免疫调节剂，能够阻止自身免疫性疾病的发生，包括炎症性肠病、类风湿性关节炎、多发性硬化、1 型糖尿病等。D- 激素是选择性免疫系统调节剂，D- 激素的治疗效果取决于免疫反应的性质（如感染性疾病，哮喘，自身免疫性疾病）[46]。NHANES Ⅲ 报道了血清 25- 羟基维生素 D 与肺功能之间的关系，该研究发现血清 25- 羟基维生素 D 浓度与肺功能存在显著相关性。经过年龄、性别、身高、体质量指数（BMI）、种族和吸烟史校正后，血清 25- 羟基维生素 D 浓度最高的五分之一受试者的平均 FEV_1 和平均用力肺活量都高于血清浓度最低的五分之一受试者，差值分别为 126ml 和 172ml[47]。将血清 D- 激素（25- 羟基维生素 D）水平保持在正常值的高限是有必要的，我们建议每年测定激素浓度，有必要时补充维生素 D₃ 以达到这个目标。血清 25- 羟基维生素 D 水平过低时，需要每天补充 6000~8000 单位并持续 4~6 周的初始负荷剂量维生素 D₃，补充的维生素 D₃ 首先被脂肪组织摄取，然后血清游离维生素 D₃ 水平才会升高。经负荷剂量补充后，可用每天 1000~2000 单位作为维持剂量，需要根据血清水平调整。普遍认为维生素 D 安全性较高[48]。

辅酶 Q10

辅酶 Q10（CoQ10），也被称为泛醌或癸烯醌，是存在于线粒体中的一种酶，也是呼吸链中的一种必需因子，呼吸链能最终生成三磷酸腺苷（ATP）为机体供能。支气管哮喘是呼吸系统的慢性炎症性疾病，以肺内氧化与抗氧化失衡为特征。有推荐补充 CoQ10 可以对支气管哮喘患者的抗氧化失衡产生有益作用，这为补充 CoQ10 提供了依据[49, 50]。另一项研究发现 CoQ10 有益于静息或活动时低氧血症的慢性肺部疾病患者的肌肉能量代谢，补充 CoQ10 能够减少乳酸的生成[51]。一项小型研究发现每日补充 50mg CoQ10，可使 COPD 患者运动时的氧摄入显著增加（>6%）[52]。长期使用糖皮质激素可导致线粒体功能障碍以及线粒体与核 DNAs 的氧化损伤，CoQ10 在糖皮质激素依赖的支气管哮喘患者的水平较低，可能导致抗氧化失衡和氧化应激，补充 CoQ10 可以降低糖皮质激素的需要量[53]。这对 COPD 的治疗具有重要意义，因为更低的激素剂量可以减少激素相关性副作用的发生。

CoQ10 被认为有改善免疫功能的作用，这种脂溶性抗氧化剂存在于人体各组织，是线粒体能量合成的一种前体。总体来说，研究的阳性结果多于阴性结果，但仍需进一步研究。CoQ10 的油基软胶囊更利于吸收。CoQ10 补充剂应与食物一起服用。如果和胡椒碱（黑胡椒）一起服用，吸收率将增加 30%。CoQ10 与华法林之间具有药物相互作用，一起使用时需严密监测 INR（国际标准化比值）。HMG-CoA 还原酶抑制剂，也就是他汀类药物，能够减少 CoQ10 的吸收和降低体内这种重要酶的水平。如果同时服用上述药物，需要增加剂量至少 60~90mg/d 或者更多。

ω-3 脂肪酸

ω-3 脂肪酸，也就是 α- 亚麻酸，是机体多种功能需要的一种必须脂肪酸。α- 亚麻酸代谢的关键最终产物是二十碳五烯酸和二十二碳六烯酸。有人回顾了 31 篇关于 ω-3 脂肪酸对哮喘患者影响的文献，未发现单用 ω-3 脂肪酸对哮喘患者有显著益处，补充 ω-3 脂肪酸在呼吸疾病中的地位需要更多研究[2, 54]。

对 ω-3 脂肪酸与吸烟者 COPD 的研究发现，COPD 患病率与二十二碳六烯酸呈负相关，而与二十碳五烯酸无关。二十二碳六烯酸可能对 COPD 及其他慢性炎症性肺病具有预防和治疗作用。ω-3 脂肪酸或许可以预防和治疗以慢性炎症为特征的呼吸系统疾病[55]。

身心放松和手法治疗

有相当多的研究评估了哮喘管理中 CAM 治疗的地位。有一篇综述回顾了 15 项身心放松、手法治疗和膳食的相关研究，作者认为需要更多的研究来明确 CAM 治疗在哮喘管理中的作用[56]。对于焦躁的患者，瑜伽、催眠术、生物反馈辅助的放松疗法、呼吸训练等身心干预措施有助于减轻压力，或许对控制哮喘有帮助。对哮喘儿童进行按摩有一定疗效。COPD 患者能够从训练、肺康复、增加来自于蛋白和脂肪的热量摄入等方法中获益[25]。

一篇关于 CAM 与支气管哮喘的系统性综述认为，目前还没有足够证据来支持对哮喘患者顺势疗法、空气负离子净化器、手法治疗或针灸等[57]。这些治疗方式可能对有些个体有一定疗效，但将它们普遍应用于所有患者还没有研究定论。多项研究显示呼吸训练能改善肺功能和提高生活质量。放松疗法、催眠术、自律训练、生物反馈等心理治疗方法对有些特定病例可能有少许作用，但未被证实优于安慰剂。需要有更多设计优良的随机对照研究来得出可靠结论[58]。

运动训练

COPD 患者常常以运动耐力下降为主诉，这些患者运动耐力下降的原因主要是进行性肌肉功能障碍，运动训练康复计划能够提高运动耐力。耐力训练和阻力运动能明显提高运动耐力。耐力和力量训练能显著增加老年 COPD 患者的肌肉力量。然而，与单纯耐力训练相比，这种肌肉力量的提升，不能转化成生活质量、运动能力或股四头肌易疲劳性等方面的进一步改善[59]。

COPD 患者呼吸肌耐力训练能在单纯耐力训练的基础上进一步显著提高呼吸肌耐力和力量。这种提高伴随着 COPD 患者运动能力的改善[59, 60]。家庭呼吸肌耐力训练，如通过管子呼吸以增加呼吸阻力，能显著提高中重度 COPD 患者的运动耐受性，减轻呼吸困难，改善生活质量[61]。COPD 患者进行吸气肌训练能缓解呼吸困难，增加步行能力，改善健康相关生活质量[62]。

性腺机能减退和肌无力

肌肉萎缩在 COPD 患者往往很明显，增加热卡摄入不一定有效。有研究发现老年男性 COPD 患者的运动耐力下降和股四头肌无力与睾酮水平低有关[63]。恶病质患者使用蛋白同化制剂可以刺激肌肉合成和保持去脂体重。对 85 例性腺功能减退的男性 COPD 患者研究发现，给予替代剂量的睾酮 10 周以后患者的去脂体重和腿部肌肉力量都有增加。腿部抗阻训练联合睾酮补充能增加去脂体重，并使肌肉力量提高 26.8%[64]。肌肉量少是 COPD 患者的死亡预测因子，需要更多的蛋白同化制剂对存活率的影响研究。对女性 COPD 患者这方面的问题同样也有待于进一步研究[64]。

瑜伽

瑜伽运动能够显著改善支气管哮喘患者肺功能、降低嗜酸性粒细胞计数，同时患者的自我感觉也更好、呼吸更顺畅。瑜伽能在生理和心理水平发挥作用，瑜伽训练 6 个月能显著改善肺功能，增加吸气和呼气肌肌力，提高骨骼肌的肌力和耐力[65]。关于瑜伽对肺功能影响的研究发现，手的握力和耐力、最大吸气压和呼气压、FEV_1 和流速等均有显著增加[65-67]。瑜伽运动和瑜伽呼吸技巧对 COPD 患者肺功能改善的机理不同于标准的有氧运动和抗阻训练。对于参加传统训练项目有困难的患者，这是一种合适的替换方案。

穴位按摩疗法

穴位按摩是一种在身体的特定触发区域集中施加压力的技术。如果手法正确，这种治疗能够缓解肌肉痉挛和疼痛，改善肌肉骨骼功能。穴位按摩能够改善 COPD 患者以及接受长期机械通气患者的呼吸困难和焦虑症状[68]。护士可以通过穴位按摩帮助 COPD 患者放松和缓解呼吸困难[69]。COPD 患者在标准治疗的基础上加用针灸或按摩能使生活质量明显改善[70]。穴位按摩疗法一直是循证医学推荐的 COPD 治疗方法。

手法治疗

作用机制相似的各种手法治疗常被用于哮喘治疗。手法治疗从业者也是多种多样，包括物理治疗师、呼吸治疗师、推拿和正骨医师。有学者回顾了 68 篇关于手法治疗运用于哮喘的文献，未发现有充足证据支持手法治疗对哮喘有效。因此，需要有更多高质量的随机对照研究来验证手法治疗对临床预后的影响[71]。

有研究显示脊椎推拿治疗在儿科患者中的作用，脊柱推拿能为儿科患者带来常规治疗外更多好处。3 个月的推拿疗法能使患儿的生活质量和哮喘症状改善持续 1 年以上，但是肺功能则无明显改变[72]。

在一项为期 4 周的交叉性研究中，成年慢性哮喘患者接受脊柱推拿治疗每周 2 次持续 4 周，或者空白对照治疗，显示了一定疗效。与基线相比，非特异性气道高反应改善 36%，患者自评的哮喘严重度好转 34%，但是研究期间肺功能无改变[73]。因此，这种患者获益可能是通过其他机制实现的，有必要进行进一步研究。

哮喘的生物反馈治疗

包括心率变异率在内的哮喘生物反馈治疗是传统哮喘治疗的有益补充，可以减少患者对激素药物的依赖。接受生物反馈治疗的患者用药量减少，同时强迫振荡法测定的哮喘严重程度平均改善一个完整等级，肺功能也得到改善[74]。有研究评估了 15 名成年哮喘患者进行呼吸阻抗生物反馈训练的效果，结果显示其并不是成年支气管哮喘患者的有效治疗手段。生物反馈治疗哮喘的效果差异很大，对该治疗敏感的患者获益最大，但不是所有的患者都有疗效。每一例患者的治疗效果都不相同，对部分患者来说该治疗可能价值很高。

框 15-1 总结了膳食和生活方式相关的呼吸疾病补充替代疗法。

框 15-1　膳食和生活方式相关的呼吸疾病补充替代疗法一览表

- 饮用大量优质水
- 摄入足够热量以保持正常体重
- 尽可能避免精加工食品
- 增加摄入富含抗氧化物的新鲜水果和蔬菜，而不是分离提取的营养补充物
- 增加"全植物为主的食谱"，减少包括乳制品在内的动物性食物
- 定期测定维生素 D 水平（25- 羟基维生素 D）以保持在正常上限
- 警惕过量摄入食盐
- 避免酒精、碳酸饮料和长期饮用含咖啡因和糖的饮料
- 减少饮食中的花生四烯酸的摄入，因其可以引起炎性介质（白三烯）释放和哮喘发作；膳食中应减少肉类、蛋类、贝类、植物油（ω-6）和膳食脂肪
- 减少过量的碳水化合物摄入，特别是精加工碳水化合物（可能增加胰岛素分泌和炎症反应）。过量的精制糖能增加 COPD 患者 CO_2 生成和呼吸做功（恰当量的碳水化合物通过增加 2，3- 二磷酸甘油酸决定无氧代谢和氧合）
- 尽量减少食物添加剂、色素和防腐剂（阿斯巴甜，染色剂，味精）
- 有效处理过敏问题和潜在的免疫激发事件
- 确保家里没有任何真菌或霉菌问题
- 尽可能不用地毯
- 通过高效微粒空气过滤器或带臭氧的静电过滤器净化室内空气
- 使用低致敏性的床上用品以及经常清洗床上用品
- 如果处于性腺功能减退状态，考虑使用激素替代治疗以促进肌肉合成和保持，以及体重管理
- 坚持每日锻炼
- 考虑瑜伽练习以治疗呼吸疾病和改善肺功能
- 对于正在进行肺康复的 COPD 患者，坚持耐力训练，还可以考虑呼吸肌耐力训练
- 考虑使用穴位按摩治疗呼吸疾病
- 考虑使用心率变异生物反馈治疗哮喘

框 15–1　膳食和生活方式相关的呼吸疾病补充替代疗法一览表（续）	
• 建立自我管理计划，包括在家中进行呼气峰流速监测 • 穿戴宽松服装，允许胸腹自由运动以获得最佳	呼吸 • 保证充足睡眠，最好每晚 7~9 小时

结语

本章总结了近期有关 CAM 疗法对 COPD 治疗的研究发现，CAM 疗法用于 COPD 患者存在争议，特定的 CAM 疗法对 COPD 的疗效需要进一步研究。本章引用的许多综述文献都显示难于筛选出植物或营养干预措施。在常规治疗的基础上选择富含抗氧化物水果和蔬菜的膳食联合耐力和抗阻训练，对改善肺功能最有效。人参（或称亚洲参）具有促进抗炎作用、抗氧化作用和免疫刺激作用，能改善肺功能，是最有效的植物。有研究发现有些营养补充物具有良好前景，如维生素 D 有改善肺功能、增加肌力，改善免疫功能的多重作用。同样的，维生素 C 在抗氧化和肺功能保护方面有作用，在增强免疫功能中好有重要地位。在现有文献中，瑜伽和穴位按摩能改善老年、成人和儿童的哮喘症状和肺功能。

本章中提到的许多其他植物补充物、营养补充物和 CAM 疗法均未能显示有效的确凿证据，同时也未显示有害处。根据它们的作用机制和有些小型研究的阳性结果，这些制剂或许在一些难以治疗的患者中值得去尝试。目前的研究结果依然显示出营养的重要性。包括天然食物、多摄入水果和蔬菜、增加训练和水的摄入，再联合 CAM 疗法如营养补充剂、植物制剂、加上心理物理治疗对 COPD 患者是有益处的。

约有 41% 的 COPD 患者使用某种形式的 CAM 疗法，医务人员了解患者是否正在使用 CAM 制剂或疗法是非常重要的。医务人员具备替代治疗的相关知识有助于与患者的沟通交流。了解患者正在使用的处方药和 CAM 制剂有助于医务人员更有效的指导患者的治疗过程，帮助患者避免药物之间的相互作用，为患者提供更有益的治疗建议，使患者治疗更有效。

（陆志华 译　强蕾 校）

参考文献

1. George J, Loannides-Demos LL, Santamaria NM et al: Use of complementary and alternative medicines by patients with chronic obstructive pulmonary disease, Med J Aust 181:248-251, 2004.
2. Romieu I, Trenga C: Diet and obstructive lung diseases, Epidemiol Rev 23:268-287, 2001.
3. Rautalahti M, Virtamo J, Haukka J et al: The effect of alpha-tocopherol and beta-carotene supplementation on COPD symptoms, Am J Respir Crit Care Med 156:1447-1452, 1997.
4. Dolce JJ, Crisp C, Manzella B et al: Medication adherence patterns in chronic obstructive pulmonary disease, Chest 99:837-841, 1991.
5. Drug interaction facts, St. Louis, Mo, 2003, Facts & Comparison, a division of Wolters Kluwer Health.
6. Winslow LC, Shapiro H: Physicians want education about complementary and alternative medicine to enhance communication with their patients, Arch Intern Med 162:1176-1181, 2002.
7. Expert Committee on Complementary Medicines in the Health System: Complementary medicines in the Australian health system. Available at www.tga.gov.au/docs/pdf/cmreport.pdf. Retrieved July 18, 2008.
8. Turner RB, Bauer R, Woelkart K et al: An evaluation of *Echinacea angustifolia* in experimental rhinovirus infections, N Engl J Med 353:341-348, 2005.
9. Natural Medicines Comprehensive Database: Natural medicines in clinical management of colds and flu. Available at www.therapeuticresearch.net. Retrieved July 18, 2008.

10. Linde K, Barrett B, Wolkart K et al: Echinacea for preventing and treating the common cold, Cochrane Database Syst Rev 1:CD000530, 2006.
11. Block KI, Mead MN: Immune system effects of echinacea, ginseng, and astragalus: a review, Integr Cancer Ther 2:247-267, 2003.
12. Kiefer D, Pantuso T: Panax ginseng. Am Fam Physician 68:1539-1542, 2003.
13. Scaglione F, Cattaneo G, Alessandria M et al: Efficacy and safety of the standardized ginseng extract G115 for potentiating vaccination against the influenza syndrome and protection against the common cold, Drugs Exp Clin Res 22:65-72, 1996.
14. Gross D, Shenkman Z, Bleiberg B et al: Ginseng improves pulmonary functions and exercise capacity in patients with COPD, Monaldi Arch Chest Dis 57:242-246, 2002.
15. Drug interaction facts: herbal supplements and food, St. Louis, Mo, 2003, Facts & Comparison, a division of Wolters Kluwer Health.
16. Winston D: Herbal therapeutics: specific indications for herbs & formulas, ed 8, Broadway, NJ, 2003, Herbal Therapeutics Research Library.
17. Natural Medicines Comprehensive Database: Natural medicines in clinical management of colds and flu. Available at www.therapeuticresearch.net. Retrieved July 18, 2008.
18. Gupta I, Gupta V, Parihar A et al: Effects of Boswellia serrata gum resin in patients with bronchial asthma: results of a double-blind, placebo-controlled, 6-week clinical study, Eur J Med Res 3:511-514, 1998.
19. Ammon HP, Safayhi H, Mack T et al: Mechanism of antiinflammatory actions of curcumine and boswellic acids, J Ethnopharmacol 38:113-119, 1993.
20. Kuhn MA, Winston D: Herbal therapy & supplements: a scientific & traditional approach, Philadelphia, 2001, Lippincott.
21. Waldo IC, Tabak C, Smit HA et al: Diet and 20-year chronic obstructive pulmonary disease mortality in middle-aged men from three European countries, Eur J Clin Nutr 56:638-643, 2002.
22. Gilliland FD, Berhane KT, Li YF et al: Children's lung function and antioxidant vitamin, fruit, juice, and vegetable intake, Am J Epidemiol 158:576-584, 2003.
23. Kelly Y, Sacker A, Marmot M: Nutrition and respiratory health in adults: findings from the Health Survey for Scotland, Eur Respir J 21:664-671, 2003.
24. Romieu I: Nutrition and lung health, Int J Tuberc Lung Dis 9:362-374, 2005.
25. Jaber R: Respiratory and allergic disease: from upper respiratory tract infections to asthma, Prim Care 29:231-261, 2002.
26. Smit HA, Grievink L, Tabak C: Dietary influences on chronic obstructive lung disease and asthma: a review of the epidemiological evidence, Proc Nutr Soc 58:309-319, 1999.
27. Denny S, Thompson RL, Margetts BM: Dietary factors in the pathogenesis of asthma and chronic obstructive pulmonary disease, Curr Allergy Asthma Rep 3:130-136, 2003.
28. Douglas RM, Hemilä H, D'souza R et al: Vitamin C for preventing and treating the common cold, Cochrane Database Syst Rev 4:CD000980, 2004 [update in Cochrane Database Syst Rev 3: CD000980, 2007].
29. Pearson P, Britton J, McKeever T et al: Lung function and blood levels of copper, selenium, vitamin C and vitamin E in the general population, Eur J Clin Nutr 59:1043-1048, 2005.
30. Omenaas E, Fluge O, Buist AS et al: Dietary vitamin C intake is inversely related to cough and wheeze in young smokers, Respir Med 97:134-142, 2003.
31. Rakel D: Integrative medicine, Philadelphia, 2003, WB Saunders.
32. Miller A: The etiologies, pathophysiology, and alternative/complementary treatment of asthma, Altern Med Rev 6:20-47, 2001.
33. Schunemann HJ, Grant BJ, Freudenheim JL et al: The relation of serum levels of antioxidant vitamin C and E, retinol an carotenoids with pulmonary function in the general population, Am J Respir Crit Care Med 16:1246-1255, 2001.
34. McKeever TM, Scrivener S, Broadfield E et al: Prospective study of diet and decline in lung function in a general population, Am J Respir Crit Care Med 165:1299-1303, 2002.
35. Chen R, Tunstall-Pedoe H, Bolton-Smith C et al: Association of dietary antioxidants and waist circumference with pulmonary function and airway obstruction, Am J Epidemiol 153:157-163, 2001.
36. Hu G, Cassano PA: Antioxidant nutrients and pulmonary function: the third National Health and Nutrition Examination Survey (NHANES III), Am J Epidemiol 151:975-981, 2000.
37. Tadzhiev FS: Trace elements in the pathogenesis and treatment of chronic bronchitis (a clinico-experimental study), Ter Arkh 63:68-70, 1991.
38. Hulisz D: Efficacy of zinc against common cold viruses: an overview, J Am Pharm Assoc 44:594-603, 2004.
39. Britton J, Pavord I, Richards K et al: Dietary magnesium, lung function, wheezing, and airway hyperreactivity in a random adult population sample, Lancet 344:357-362, 1994.
40. Meral A, Coker M, Tanac R: Inhalation therapy with magnesium sulfate and salbutamol sulfate in bronchial asthma, Turk J Pediatr 38:169-175, 1996.
41. Aggarwal P, Sharad S, Handa R et al: Comparison of nebulised magnesium sulphate and salbutamol combined with salbutamol alone in the treatment of acute bronchial asthma: a randomised study, Emerg Med J 23:358-362, 2006.
42. Hughes R, Goldkorn A, Masoli M et al: Use of isotonic nebulised magnesium sulphate as an adjuvant to salbutamol in treatment of severe asthma in adults: randomised placebo-controlled trial, Lancet 361:2114-2117, 2003.
43. Silverman RA, Osborn H, Runge J et al: IV magnesium sulfate in the treatment of acute severe asthma: a multicenter randomized controlled trial, Chest 122:489-497, 2002.

44. Rowe BH, Bretzlaff JA, Bourdon C et al: Magnesium sulfate for treating exacerbations of acute asthma in the emergency department, Cochrane Database Syst Rev 2:CD001490, 2000.

45. Houghton LA, Veith R: The case against ergocalciferol (vitamin D2) as a vitamin supplement, Am J Clin Nutr 84:694-697, 2006.

46. Cantorna MT, Mahon BD: D-hormone and the immune system, J Rheumatol Suppl 76:11-20, 2005.

47. Black PN, Scragg R: Relationship between serum 25-hydroxyvitamin D and pulmonary function in the third National Health and Nutrition Examination Survey, Chest 128:3792-3798, 2005.

48. Hollis BW, Wagner CL: Assessment of dietary vitamin D requirements during pregnancy and lactation, Am J Clin Nutr 79:717-726, 2004.

49. Gazdik F, Gvozdjáková A, Nádvorníková R et al: Decreased levels of coenzyme Q10 in patients with bronchial asthma, Allergy 57:811-814, 2002.

50. Gazdik F, Gvozdjáková A, Horváthová M et al: Levels of coenzyme Q10 in asthmatics, Bratisl Lek Listy 103:353-356, 2002.

51. Fujimoto S, Kurihara N, Hirata K et al: Effects of coenzyme Q10 administration on pulmonary function and exercise performance in patients with chronic lung disease, Clin Investig 71(Suppl 8):S162-S166, 1993.

52. Satta A, Grandi M, Landoni CV et al: Effects of ubidecarenone in an exercise training program for patients with chronic obstructive pulmonary diseases, Clin Ther 13:754-757, 1991.

53. Gvozdjáková A, Kucharská J, Bartkovjaková M et al: Coenzyme Q10 supplementation reduces corticosteroids dosage in patients with bronchial asthma, Biofactors 25:235-240, 2005.

54. U.S. Department of Health and Human Services: Health effects of omega-3 fatty acids on asthma (AHRQ publication No. 04-E013-2, March 2004), Rockville, Md, 2004, U.S. Department of Health and Human Services. Available at http://www.ahrq.gov/downloads/pub/evidence/pdf/o3asthma/o3asthma.pdf. Retrieved October 4, 2007.

55. Shahar E, Boland LL, Folsom AR et al: Docosahexaenoic acid and smoking-related chronic obstructive pulmonary disease, Am J Respir Crit Care Med 159:1790-1795, 1999.

56. Markham AW, Wilkinson JM: Complementary and alternative medicines (CAM) in the management of asthma: an examination of the evidence, J Asthma 41:131-139, 2004.

57. Gyorik SA, Brutsche MH: Complementary and alternative medicine for bronchial asthma: is there new evidence? Curr Opin Pulm Med Jan 2004; 10(1):37-43.

58. Mador MJ, Bozkanat E, Aggarwal A et al: Endurance and strength training in patients with COPD, Chest 125:2036-2045, 2004.

59. Mador MJ, Deniz O, Aggarwal A et al: Effect of respiratory muscle endurance training in patients with COPD undergoing pulmonary rehabilitation, Chest 128:1216-1224, 2005.

60. Weiner P, Magadle R, Beckerman M et al: Specific expiratory muscle training in COPD, Chest 124:468-473, 2003.

61. Koppers RJ, Vos PJ, Boot CR et al: Exercise performance improves in patients with COPD due to respiratory muscle endurance training, Chest 129:886-892, 2006.

62. Sanchez RH, Montemayor RT, Ortega RF et al: Inspiratory muscle training in patients with COPD, Chest 120:748-756, 2001.

63. Van Vliet M, Spruit MA, Verleden G et al: Hypogonadism, quadriceps weakness, and exercise intolerance in chronic obstructive pulmonary disease, Am J Respir Crit Care Med 172:1105-1111, 2005.

64. Casaburi R, Bhasin S, Cosentino L et al: Effects of testosterone and resistance training in men with chronic obstructive pulmonary disease, Am J Respir Crit Care Med 170:870-878, 2004.

65. Mandanmohan JL, Udupa K, Bhavanani AB: Effect of yoga training on handgrip, respiratory pressure, and pulmonary function, Indian J Physiol Pharmacol 47:387-392, 2003.

66. Sathyaprabha TN, Murthy H, Murthy BT: Efficacy of naturopathy and yoga in bronchial asthma: a self-controlled matched scientific study, Indian J Physiol Pharmacol 45:80-86, 2001.

67. Birkel DA, Edgren L: Hatha yoga: improved vital capacity of college students, Altern Ther Health Med 6:55-63, 2000.

68. Tsay SL, Wang JC, Lin KC et al: Effects of acupressure therapy for patients having prolonged mechanical ventilation support, J Adv Nurs 52:142-150, 2005.

69. Wu HS, Wu SC, Lin JG et al: Effectiveness of acupressure in improving dyspnoea in chronic obstructive pulmonary disease, J Adv Nurs 45:252-259, 2004.

70. Maa SH, Sun MF, Hsu KH et al: Effect of acupuncture or acupressure on quality of life of patients with chronic obstructive asthma: a pilot study, J Altern Complement Med 9:659-670, 2003.

71. Hondras MA, Linde K, Jones AP: Manual therapy for asthma, Cochrane Database Syst Rev 18:CD0001002, 2005.

72. Bronfort G, Evans RL, Kubic P et al: Chronic pediatric asthma and chiropractic spinal manipulation: a prospective clinical series and randomized clinical pilot study, J Manipulative Physiol Ther 24:369-377, 2001.

73. Nielson NH, Bronfort G, Bendix T et al: Chronic asthma and chiropractic spinal manipulation: a randomized clinical trial, Clin Exp Allergy 25:80-88, 1995.

74. Lehrer PM, Vaschillo E, Vaschillo B et al: Biofeedback treatment for asthma, Chest 126:352-361, 2004.

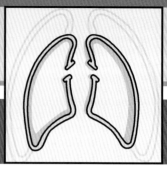

第16章

烟草依赖的医疗管理：概念和治疗目标

DAVID P.L.SACHS

专业技能

完成本章学习，读者将了解以下内容：

◆ 阐述烟草依赖是一种可危及生命的慢性疾病，为了提高生活质量需要长期治疗和管理

◆ 探讨尼古丁心理依赖和成瘾的区别，以及两者在戒烟期能治愈的原因

◆ 描述药物治疗在烟草依赖控制中的作用原理

◆ 区分控制性药物和急救药物对烟草依赖治疗的差异，以及如何通过不同药物、剂量组合及行为干预达到个体化治疗目的

◆ 如何在医疗文书中正确记录吸烟史及烟草暴露史

◆ 结合症状建立准确的医疗诊断（ICD-9诊断）代码，以提供正确的医疗服务（CPT）代码，从而纳入医疗保险病种范畴

◆ 熟悉烟草依赖的药物治疗及医师强化干预的绩效成本

烟草依赖、尼古丁成瘾及戒断

烟草依赖是一种慢性、易复吸、危及生命的疾病，需要长期干预和管理。门诊是有效诊治烟草依赖的主要医疗场所[1-4]。神经科学研究认为，吸烟不是一种"生活方式问题"，也不是一种习惯，而是对烟草的生理性依赖。烟草依赖如同糖尿病、高血压、高脂血症和哮喘一样，是一种慢性疾病，通常需要长期治疗，有的甚至需要终生治疗[4-6]。在没有正确指导和药物治疗的情况下，7天内复吸率至少为45%，而14天内上升至55%~65%[7, 8]。复吸的主要原因是生理性尼古丁的戒断症状（如注意力不集中、易怒、抑郁、情绪波动或吸烟欲望等，见表16-1）并影响正常生活[9]。

药物作为基础治疗可以减轻尼古丁戒断症状，并能分别降低 7 天及 2 周内的复吸率 50%[2, 10-20]。

烟草依赖由两个独立过程发展而来[5]。首先，香烟烟雾中超高剂量的尼古丁通过激活中枢神经系统细胞内的基因系统，产生尼古丁依赖的胞内物质。该激活通路常见于"尝试"吸烟者——主要发生于青少年人群。中枢神经系统对尼古丁的敏感性和反应性主要取决于基因表达[21-39]。约 10% 吸烟者尼古丁依赖的主基因缺失，因此该类吸烟者生理上没有尼古丁依赖，而 90% 吸烟者会对尼古丁产生生理依赖。烟草依赖的第二个先决条件是对香烟的传统条件反射发展而来，例如，饭后吸烟或开车时吸烟。

烟草依赖由烟草烟雾中的尼古丁所致，进而产生生理影响。大多情况下，尼古丁对中枢神经系统的影响是不可逆的。如其他成瘾性药物，尼古丁以主动运输及被动运输透过血 – 脑屏障，激活大脑多个信号通路，包括乙酰胆碱、去甲肾上腺素、血清素、抗利尿激素和 β– 内酰胺神经递质系统[40]。更重要的是尼古丁激活大脑中边缘多巴胺能系统——愉悦回馈系统[40-42]。这些系统激活后可增强注意力、反应时间、学习和记忆能力，增加成瘾性。尼古丁的快速起效和短半衰期（约为 2 小时）进一步增强成瘾性[43, 44]。

尼古丁依赖程度从轻度（约 10% 吸烟者）到重度（约 10% 吸烟者）发生变化。在临床上可通过 Fagerstrom 尼古丁依赖测试量表（FTND）[45] 评估尼古丁的依赖程度，范围为 0 到 10 之间。在 FTND 量表上，每增加 1 个点意味着身体对尼古丁依赖程度增加 10%。如同监测血压指标衡量高血压严重程度一样，如果初次评估存在较高 FTND 评分，则需要结合尼古丁依赖严重程度制定长期的治疗方案进行干预。

中枢神经系统中的尼古丁受体，特别是 α4β2 烟碱受体，在没有尼古丁分子与之相结合时就会出现尼古丁戒断症状[46, 47]。动物研究表明，尼古丁戒断反应是一种病理生理上的反应，而不是心理反应[48]。大多数长期吸烟者突然停止吸烟，就会出现尼古丁戒断反应[49-51]（见表 16-1）。在成功戒烟者中，平均体重会增加 3~4kg。有 10% 的相关研究显示，体重可增加 13kg 或更多[52-53]。戒断症状会在停止吸烟 48~72 小时内达到高峰[51]，在未来的 6 个月内戒断症状逐渐减少[49]，但某些戒断症状可以持续数年。

表 16-1　常见的尼古丁戒断症状

症状	发生率（%）*
焦虑	87%
激惹，易怒，脆弱	80%
抑郁（有抑郁病史）	75%[124]
抑郁（无抑郁病史）	31%[124]
精力难以集中	73%
食欲增加或增重	73%
乏力	71%
烟草欲望	62%
夜间觉醒	24%
头痛	N/A
便秘	N/A

* 吸烟者戒烟时的戒断症状发生频率

N/A，不适用

注：除头痛和便秘之外，所有症状都列在美国精神病协会精神疾病的诊断和统计手册（第 4 版，也称为 DSM– IV[150] 或前一版，DSM– IIIR[151]）的尼古丁戒断症状中。尽管这些手册没有将头痛和便秘作为尼古丁戒断症状，但许多临床专家认为头痛和便秘是尼古丁的戒断症状。所有这些症状都表现出良好的量效反应，而治疗烟草依赖的药物（包括控制剂和急救药物）可缓解尼古丁戒断症状

基本概念和治疗原则

1. 烟草依赖是一种慢性、易复吸、危及生命的疾病，有明确的神经病理基础，应予以治疗。
2. 短期药物治疗可达到"治愈"效果，但不高于 6 周内使用长效 β₂ 受体激动剂治疗哮喘的效果。
3. 在戒烟过程中，可出现反反复复吸现象。
4. 吸烟不是"习惯"或是"生活方式"。
5. 尼古丁戒断症状在戒烟 6 个月后会逐渐减轻，但仍需要充分并合适的治疗，否则戒断症状会长期存在。

烟草对肺的影响

慢性阻塞性肺疾病

在慢性阻塞性肺疾病全球倡议（GOLD）指导的荟萃分析中，全球心脏、呼吸、血液研究所及世界卫生组织认为，吸烟是造成约 90% 的慢性阻塞性肺病（COPD）的主要致病原因，包括肺气肿和慢性支气管炎[54]。对于从未吸烟者，二手烟暴露是 COPD 的主要病因[54]。

慢性阻塞性肺疾病是患者自作自受吗？

许多医生和大多数吸烟者认为，烟草引起的任何疾病，包括 COPD 都是吸烟者自身因素造成的。然而随着对尼古丁等烟草成分的逐渐认识，不再支持上述观点。偶尔吸烟，或者每天吸 1~2 根烟，就可以产生高剂量尼古丁，导致神经系统发生不可逆性改变[40-42]。一旦烟草中尼古丁使大脑的结构和功能发生永久性改变（通常吸烟超过 10 天之后就可以产生生理性成瘾），如果没有及时就诊，戒烟就会变得困难。生理成瘾性决定吸烟者是否"选择"继续吸烟，通过有效的治疗可以帮助戒烟。

支气管肺癌

研究显示，90% 的支气管肺癌是由吸烟或二手烟暴露引起[55]，而不是"自身体质"造成。

间质性肺疾病

烟草烟雾也是大多数间质性肺病的主要病因。

哮喘

直接烟草烟雾暴露或二手烟暴露可加重哮喘的严重程度，导致哮喘发病率和死亡率的增加。

烟草依赖的药物治疗

烟草依赖治疗的根本目的是通过足够药物剂量和联合用药（表 16-2）尽可能抑制尼古丁戒断症状，减少复吸发生[5]。

目前有五类药物可用于烟草依赖治疗，不同药物的药效有很大差异。部分药物已得到美国食品和药品管理局（FDA）认证。戒烟药物的分类不是简单地按其作用机制而是根据功能和使用方法进行的，分为两种—控制类药物和急救类药物。控制类药物使用后需要一定时间（4~6 小时至 1 周）才能使大脑的血药浓度达到峰值水平。停药后，需要同样的时间才可以清除体内残余。而急救类药物起效快（几秒钟到几分钟），可以在尼古丁戒断症状出现时提供快速有效的缓解，如突发的强烈的吸烟欲望。

表 16-2 治疗烟草依赖的相关药物

药物	可用剂量	成人维持剂量	频率或严重副作用[*]	批准（FDA）和（或）推荐（PHS, Sachs）[†]
一线控制药物 α4β2 烟碱受体部分激动剂				
伐伦克林	0.5 和 1.0mg 片剂	1mg，2 次/日	恶心，呕吐，便秘，胃肠胀气，多梦，头痛，口干，体重增加	FAD，Sachs
多巴胺去甲肾上腺素能再摄取抑制剂				
盐酸安非他酮（速效）	75 和 100mg 片剂	100mg，3 次/日	失眠，口干，头痛，一般都是轻度和短暂的。长期抗抑郁治疗中，安全性监测研究中癫痫发作率为速效制剂 0.4%，缓释制剂 0.1%	PHS-1，Sachs（盐酸安非他酮）
盐酸安非他酮缓释片（Wellbutrin SR，Zyban）	100、150 和 200mg 缓释片剂	150mg，2 次/日	在超过 2500 人参与的随机双盲研究中，即使 1 年内每天服用 300mg，也没有癫痫发生	PHS-1，Sachs（安非他酮缓释片）；FDA，PHS-1，Sachs（Zyban）
盐酸安非他酮缓释片（Wellbutrin XL）[‡]	150 和 300mg 缓释片剂	300mg，1 次/日，早上	史蒂文斯-约翰逊综合征罕见发生，过度焦虑状态和肝酶升高。一般警告：安非他酮不应与单胺氧化酶抑制剂联合使用	Sachs（盐酸安非他酮缓释片）
尼古丁受体激动剂				
尼古丁贴膜片（NicoDerm CQ，Novartis generic）	7、14 和 21mg/24 小时	1 片/天[¶]	皮肤瘙痒；失眠；多梦；2.5% 皮肤过敏反应	FDA，PHS-1，Sachs
尼古丁贴膜片[§、‖]（Nicotrol）	5、10 和 15mg/16 小时	1 片/天	使用尼古丁贴膜时吸烟，不会增加尼古丁过量风险和心脏不良事件的发生	FDA，PHS-1，Sachs
控制类药物：二线药物（如果一线药物不耐受）α2-肾上腺素能激动剂				
盐酸可乐定（可乐定）	0.1mg 和 0.2mg 片剂	0.2mg 或 0.3mg，2 次/日	烟草依赖试验：剂量依赖的心率降低；收缩压下降，舒张压降低；口干，嗜睡；太空感	PHS-2，Sachs[**]
可乐定透皮贴（Catapres-TTS）	0.1mg、0.2mg 和 0.3mg/d/1 周	1 片/周，每日释放 0.2~0.3mg 可乐定	头晕；体位性低血压。剂量相关的恶心，呕吐。与透皮贴相关的红斑、水肿、囊泡	PHS-2，Sachs[**]

续表

药物	可用剂量	成人维持剂量	频率或严重副作用 *	批准（FDA）和（或）推荐（PHS，Sachs）†
去甲肾上腺素能 5- 羟色胺再摄取抑制剂				
盐酸去甲替林（Aventyl，Pamelor）	25mg 和 75mg 胶囊	25mg，3~4 次 / 日	烟草依赖试验：便秘，口干，头晕；震颤；视力模糊。抗抑郁试验：皮疹，体重增加，口干；头晕；震颤；便秘；视力模糊；阳痿；性欲下降；尿潴留；心动过速；足踝水肿；胸痛；呼吸急促；头痛；烦躁；恶心；呕吐；头晕，失眠；一般警告：奥替普林不应与单胺氧化酶抑制剂联合使用	PHS-2，Sachs
急救类药品：一线尼古丁受体激动剂				
尼古丁 –β– 环糊精舌下含片 ‡，††	2mg/ 片	2mg，每日 8~16 次	打嗝；恶心；消化不良	Sachs
尼古丁鼻喷雾剂（Nicotrol NS）	0.5mg/ 喷；1 剂量 = 2 喷	1 剂，每日 8~40 次	鼻黏膜轻微烧灼和刺痛；轻微的咽喉刺激咳嗽；喷嚏；流泪增多；流涕；恶心（注意：所有这些副作用通常只持续几秒钟）	FDA，PHS-1，Sachs
尼古丁口腔吸入剂（Nicotrol Inhaler）	4mg/ 盒	每天 4~16 盒	轻微的口腔刺激咽喉刺激，咳嗽	FDA，PHS-1，Sachs
尼古丁口香糖（Nicorette）//	2 和 4mg/ 片	8~24 片 / 日	副作用通常是由咀嚼不当引起的，包括消化不良，恶心，胀气，不愉快的味道，打嗝，口腔疼痛，喉咙痛，下颌疼痛	FDA，PHS-1，Sachs
尼古丁含片（Commit）//	2 和 4mg/ 锭剂	8~20 含片每天	由于吞咽尼古丁引起的烧心，呃逆和恶心；头痛	FDA，Sachs
联合用药				
盐酸安非他酮 + 尼古丁贴膜剂	150mg 安非他酮缓释片 + 15mg 尼古丁 / 16 小时或 21mg 尼古丁 / 24 小时	同前	做梦；失眠，恶心，贴片部位红斑或瘙痒	FDA，PHS-1，Sachs

续表

药物	可用剂量	成人维持剂量	频率或严重副作用 [*]	批准（FDA）和（或）推荐（PHS，Sachs）[†]
盐酸安非他酮 + 尼古丁药物	同前	同前	失眠；口干；副作用具体到特定的尼古丁药物	PHS-1，Sachs
尼古丁贴膜 + 尼古丁鼻喷雾剂	同前	同前	鼻刺激；贴片处的瘙痒和皮肤刺激 [‡‡]	PHS-1，Sachs
尼古丁贴膜 + 尼古丁口腔吸入剂	同前	同前	贴片部位的咽喉刺激和瘙痒症 [‡‡]	PHS-1，Sachs
尼古丁贴膜 + 尼古丁口香糖	同前	同前	消化不良，恶心，胀气，不适口感，打嗝，口疮，喉咙痛，下颚痛；贴片部位的瘙痒和皮肤刺激 [‡‡]	PHS-1，Sachs

FDA，FDA 批准用于治疗烟草依赖；MAO，单胺氧化酶；NS，鼻喷雾剂；PHS-1，PHS 2000 推荐用于一线治疗，如公共卫生服务临床实践指南：治疗烟草使用和依赖，2000；PHS-2，PHS 2000 推荐用于二线治疗，如公共卫生服务临床实践指南：治疗烟草使用和依赖，2000；Sachs，由 David P.L. 医学博士推荐，临床使用安全，有效，有用；SR，持续释放；TTS，透皮治疗系统；XL，延期发布

[*] 除非另有说明，否则列出的副作用是在烟草依赖治疗试验中出现的。部分副作用是特定药物才有（例如，去甲替林导致的阳萎），其他药物不常见

[†] FDA 批准和 / 或由公共卫生服务和（或）David P.L.Sachs 博士建议对烟草依赖的治疗

[‡] 在 1998 年 12 月 31 日前，经同行评议、已发表的临床研究，在临床实践指南委员会审查中。根据已发表的随机、双盲、安慰剂对照临床试验的质量，这种药物可能符合一线治疗标准

[§] 有关剂量递增滴定的详细信息，请参阅具体说明

[∥] 非处方药

[¶] 24 小时透皮贴使用 16 小时的效果与 16 小时透皮贴的效果相当

[**] 数据显示，可乐定的疗效比任何一线药物或去甲替林的疗效低很多

[††] 有些欧洲国家在用

[‡‡] 无附加或协同副作用；副作用的发生率和严重程度与单药相似

控制类药物

一线控制类药物
α₄β₂ 烟碱受体部分激动剂

伐伦克林

酒石酸伐伦克林，缓释口服药是安非他酮缓释片后第二代非尼古丁药物（见安非他酮缓释章节）[56, 57]，也是 1997 年以来获得 FDA 批准用于治疗烟草依赖的第一个新药[58]，是首个专门用于治疗烟草依赖的药物。

作用机制

伐伦克林能与神经元烟碱样乙酰胆碱受体 α₄β₂ 亚型选择性高度结合，产生轻中度尼古丁样作用，刺激多巴胺少量释放，减轻戒烟者对尼古丁的依赖性；同时能够阻断尼古丁与 α₄β₂ 受体的结合，消除尼古丁对中脑边缘系统多巴胺能神经元的刺激效应，阻断吸烟产生的愉悦感，从而消除吸烟者的习惯性和依赖性的物质基础，降低吸烟欲望。伐伦克林作用于中枢神经系统，选择性的与高亲和力受体结合，从而

释放中低浓度水平的多巴胺抑制尼古丁戒断症状，同时阻止尼古丁与 $\alpha_4\beta_2$ 烟碱乙酰胆碱受体结合（见图 16-2）[59]。因此，在烟草依赖者服用伐伦克林期间吸烟，仅有最低限度的药物浓度刺激神经元烟碱样乙酰胆碱受体。目前戒断症状的抑制程度尚未确定。

药物动力学

服用伐伦克林后被胃黏膜快速吸收，约 4 小时达到血浆峰浓度[60]。每日规律服用，4 天后伐伦克林的血药浓度达到稳态，脑脊液的总血药浓度最高。伐伦克林的半衰期为 17 小时[60]，几乎原型从肾脏排泄，也不通过肝脏代谢。

临床试验

三项随机、双盲、对照的临床试验证实了伐伦克林治疗烟草依赖的有效性[18, 19, 61]。第一和第二项研究显示伐伦克林疗效优于安非他酮缓释片[18, 19]。这两项随机双盲试验比较了伐伦克林缓释片（2mg/d）、安非他酮缓释片（300mg/d）和安慰剂的效果（图 16-1 和表 16-3）。连续治疗 12 周后，安慰剂组、安非他酮组和伐伦

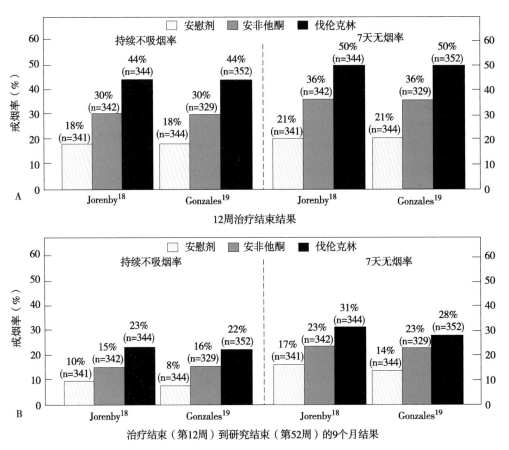

图 16-1 两项是独立、随机、双盲、双模拟、安慰剂对照研究，比较伐伦克林和安非他酮缓释片的疗效[18, 19]。Jorenby 的研究纳入人数为 1027，Gonzales 的研究纳入人数为 1025。A. 两项研究 12 周治疗结束的结果。如果用 7 天无烟率为观察结果，两项研究显示成功戒烟率是一致的。如果用持续不吸烟率为观察结果，伐伦克林比安非他酮缓释片更有效（$P<0.001$），可提高戒烟率 1.47 倍，较安慰剂提高戒烟率 1.67 倍；伐伦克林较安慰剂提高戒烟率 2.44 倍（$P<0.001$）。B. 从治疗结束（第 12 周）到研究结束（第 52 周）的 9 个月结果。两组分别有 23% 和 31% 成功戒烟。正如许多其他慢性疾病一样，短期戒烟治疗结束后，9 个月内两组约有 40% 患者复吸

表 16-3 伐伦克林和安非他酮对烟草依赖性治疗的有效性（客观验证的戒烟率）

研究	评估时间	药物	持续无烟率（%）[*]	7 天无烟率（%）
Jorenby 等[18]（N = 1027）	治疗结束（研究12 周）	伐伦克林缓释片（2mg/d）（n = 344）	44[†, ‡]	50[§]
		安非他酮缓释片（300mg/d）（n = 342）	30[¶]	36[§]
		安慰剂（n = 341）	18	21
	TQD 1 年后（停药 9 个月）	伐伦克林缓释片（2mg/d）（n = 344）	23[†, ¶]	31[†, **]
		安非他酮缓释片（300mg/d）（n = 342）	15[††]	23[‡‡]
		安慰剂（n = 341）	10	17
Gonzales 等[19]（N = 1025）	治疗结束（研究12 周）	伐伦克林缓释片（2mg/d）（n = 352）	44[§]	50[§]
		安非他酮缓释片（300mg/d）（n = 329）	30[§]	36[§]
		安慰剂（n = 344）	18	21
	TQD 1 年后（停药 9 个月）	伐伦克林缓释片（2mg/d）（n = 352）	22[†, §§]	28[†, §§]
		安非他酮缓释片（300mg/d）（n = 329）	16[¶]	23[‡‡]
		安慰剂（n = 344）	8	14

SR，持续释放；TQD，目标退出日期

[*] 持续不吸烟
[†] 伐伦克林与安慰剂相比 $P<0.001$
[‡] 伐伦克林与安非他酮相比 $P<0.001$
[§] 所有配对比较 $P<0.001$
[∥] 安非他酮与安慰剂相比 $P=0.001$
[¶] 伐伦克林与安非他酮的 $P=0.004$
[**] 伐伦克林与安非他酮的 $P=0.005$
[††] 安非他酮与安慰剂相比 $P=0.08$
[‡‡] 安非他酮组与安慰剂组 $P<0.05$
[§§] 伐伦克林与安非他酮的 $P \geqslant 0.06$

克林组持续非吸烟率分别为 18%、30% 和 44%[19] 与 18%、30% 和 44%[18]，组间。比较有统计学差异（$P<0.001$）[18, 19]。经 9 个月治疗，持续非吸烟率分别为 8%、16% 和 22%（伐尼可林 vs 安慰剂，$P<0.001$；伐尼可林 vs 安非他酮 $P<0.057$）[19] 和 10%、15% 和 23%（伐尼可林 vs 安慰剂组，$P<0.001$；伐尼可林 vs 安非他酮 $P=0.004$）[18]。

12 周治疗结束后，7 天非吸烟率更能反映戒烟的真实情况。安慰剂组、安非他酮缓释片组、伐尼克兰组戒烟率分别为 21%、36% 和 50%[19] 与 21%、36% 和 50%[18]（两两配对比较）。经过 9 个月治疗，三组戒烟率分别为 14%、23% 和 28%（伐尼可林 vs

安慰剂，$P<0.001$；伐尼可林 vs 安非他酮，$P=0.13$）[19] 与 17%、23% 和 31%（所有两两比较，$P \leq 0.05$）[18]。与其他慢性疾病一样，短期治疗后，伐尼可林组与安非他酮治疗组约 40% 患者在 9 个月内治疗失败（即发生复吸）。

安非他酮组在戒烟后 12 周有显著抑制体重增加的作用（40%；1.27kg），而伐伦克林治疗组与安慰剂组患者体重增加无显著差异：2.89kg 比 3.15kg（$P>0.6$）[18]。

第三项为 6 个月临床随访研究。对经过 12 周伐尼可林治疗成功戒烟的患者进行第二个 12 周双盲试验，1210 名（63%）研究对象纳入研究（表 16-4）。虽然该研究设计存在一定不足之处[62]，但它证明了后续的 12 周伐伦克林治疗可以提高戒烟成功率，减少复吸[61]。在双盲期间（12~24 周），伐伦克林组首次失败时间延长了一倍以上：安慰剂组为 87 天，伐伦克林组为 198 天（$P<0.001$）[61]。在后续 12 周治疗结束后，持续非吸烟率分别为 50% 和 71%（分别为安慰剂和伐伦克林；$P<0.001$）[61]。完成整个 24 周治疗后，伐伦克林治疗组患者的复发率比安慰剂组有所下降：38%（伐伦克林）和 26%（安慰剂）。尽管慢性疾病本身有一定复发率，但伐伦克林受试者从第 12 周至第 52 周的持续非吸烟率明显高于安慰剂组：44% 比 37%（伐伦克林组和安慰剂组比较；$P=0.02$）[61]。

表 16-4 6 个月伐伦克林治疗对复吸预防的有效性

参与人数	评估	药物	连续无烟率[*]（%）
开放性阶段研究第 1~12 周：（N1 = 1927）	结束开放阶段（12 周）	伐伦克林（1mg，2 次 / 日）	64%
第 13~52 周的双盲阶段研究：（N2 = 1210；N1 的 63%）	治疗结束（6 个月）	伐伦克林（1mg，2 次 / 日）（n = 603）	71%[†]
		安慰剂（n = 607）	50%
	TQD 1 年后（治疗 6 个月）	伐伦克林（1mg，2 次 / 日）（n = 603）	44%[‡]
		安慰剂（n = 607）	37%

TQD，目标退出日期。

[*] 持续不吸烟
[†] $P<0.001$（与安慰剂相比）
[‡] $P=0.02$（与安慰剂相比）

剂量

伐伦克林应至少在戒烟前 7 天开始使用，使中枢神经系统的血药浓度达到稳定状态[56]。伐伦克林推荐初始剂量为每日一次，一次 0.5mg，连续 3 天。在第 4~7 天，一次 0.5mg 每日两次。而后增加至维持剂量每次 1mg，每日两次，在第一个疗程的 12 周内持续使用。对于有效者，可以进行后续 12 周的第二周期伐伦克林治疗疗程。

3 个月伐伦克林疗程可以明显改善烟草依赖，治疗结束时戒烟率显著增加，可以减少后续 9 个月的尼古丁戒断症状。伐伦克林使用 6 个月，可降低烟草的复吸率；然而，短期伐伦克林治疗停药后，复吸率增高显著。因此，即使在没有出现复吸的情况下，也至少需要 6 个月的治疗疗程。FDA 药品说明书中没有限制该药物使用的总时间[63]。

目前，尚无减少伐伦克林剂量的最佳指导方案，临床研究发现治疗过程中戒断症状消失时的剂量为最佳剂量。有些临床专家在治疗过程中结合病情状况逐渐减少药物剂量，但在出现尼古丁戒断症状时，则需将药物剂量增加至之前的剂量。

伐伦克林临床疗效优于安非他酮，其临床有效性高于 30%。单用伐伦克林是否比其他尼古丁药物更有效果，目前尚未有临床数据支持。此外，伐伦克林没有与其他烟草依赖药物联合测试。

基本概念和治疗原则

伐伦克林是烟草依赖最有效的治疗措施

6. 伐伦克林，2mg/d，疗程 12 周。与安非他酮缓释片或安慰剂相比，伐伦克林可显著提高戒烟率。
7. 伐伦克林，2mg/d，使用 6 个月可显著提高戒烟率。
8. 伐伦克林，2mg/d，疗程 12 周。与安慰剂相比没有抑制体重增加；与安非他酮（300mg/d）相比能抑制体重增加约三分之一。
9. 为保证临床疗效伐伦克林需持使用。

多巴胺去甲肾上腺素再摄取抑制剂
安非他酮缓释片

目前，安非他酮缓释片是抑制剂类别中唯一的药物。该药于 1997 年在美国批准上市[58]，是用于治疗烟草依赖的第一个非尼古丁药物。

作用机制

安非他酮缓释片是一种作用于中枢多巴胺和去甲肾上腺素再摄取的抑制剂（见图 16-2)，该药不影响中枢神经系统的血清素再摄取[64]。

药物动力学

通过胃黏膜吸收安非他酮，3 小时后达到血浆峰值。药物吸收不受摄入食物影响。7 天后血药浓度可达到稳定状态。安非他酮缓释片半衰期为 21 小时，通过肝代谢，其代谢产物具有活性，半衰期为 3 到 4 周。

临床试验

有 5 项随机、双盲、对照临床研究发现安非他酮缓释片可显著增加戒烟成功率[12, 65-68]（表 16-5)。第 1 项临床研究发现，7 周治疗的复吸率很高，12 个月的目标戒烟数据存在显著的剂量－响应关系[12]。该研究还发现安非他酮缓释片的剂量与体重之间存在负相关。与安慰剂及更小剂量安非他酮相比较，300mg 安非他酮缓释片可抑制 50% 吸烟者的体重增加[12]。第 2 项研究显示，10 周安非他酮缓释片与尼古丁贴膜分别治疗后，两组非吸烟率存在显著差异[65]。虽然短期治疗 9.5 个月后，复吸人数相对较多，但单用安非他酮或联合治疗较尼古丁贴膜与安慰剂相比，持续不吸烟的人数显著增加[65]。

第 3 项是复吸预防试验，结果显示长期使用安非他酮缓释片，复吸缓解的中位天数是安慰剂组的 2 倍以上[66]。全部停药后，安非他酮的有效性可以持续 18 个月。第 4 项短期临床研究发现在低收入的美国非裔人群中[67]，安非他酮缓释片是安全、有效的。第 5 项研究发现连续使用安非他酮缓释片可以有效降低安非他酮治疗有效但又复吸的发生率，6 周的连续治疗可使持续不吸烟率提高 5 倍以上[68]。

此外，所有短期临床研究显示，约 10.5 周治疗后停药的复吸率较高[12, 65, 67, 68]，从而进一步支持烟草依赖需要长期治疗。

表 16-5 安非他酮缓释片对烟草依赖治疗的有效性：5 项随机、双盲临床研究

参与人数	评估时间	药物	不吸烟百分比（%）	P 值
1. 剂量响应研究 [12]				
N = 615	6 周（治疗结束）	安非他酮缓释片（300mg/d）（n = 156）	44%*	<0.001†
		安非他酮缓释片（150mg/d）（n = 153）	39%	
		安非他酮缓释片（100mg/d）（n = 153）	29%	
		安慰剂（n = 153）	19%	
	1 年	安非他酮缓释片（300mg/d）（n = 156）	23%	=0.02†
		安非他酮缓释片（150mg/d）（n = 153）	23%	
		安非他酮缓释片（100mg/d）（n = 153）	20%	
		安慰剂（n = 153）	12%	
2. 联合用药研究 [65]				
N = 893	8 周（治疗结束）	安非他酮缓释片（300mg/d）+ 尼古丁贴剂（21mg/24 小时）（n = 245）	66%*	≤ 0.005
		安非他酮缓释片（300mg/d）（n = 244）	58%	
		尼古丁贴剂（21mg/24 小时）（n = 244）	42%	
		安慰剂（n = 160）	33%	
	1 年	安非他酮缓释片（300mg/d）+ 尼古丁贴剂（21mg/24 小时）（n = 245）	36%	<0.001‡
		安非他酮缓释片（300mg/d）（n = 244）	30%	
		尼古丁贴剂（21mg/24 小时）（n = 244）	16%	
		安慰剂（n = 160）	16%	
3. 复吸预防研究 [66]				
开放阶段（N1 = 784）	6 周	安非他酮缓释片（300mg/d）（n = 784）	59%*	N/A
双盲阶段（N2 = 429；N1 的 55%）	12 周	安非他酮缓释片（300mg/d）（n = 214）	82%	= 0.003
		安慰剂（n = 215）	69%	
	6 个月	安非他酮缓释片（300mg/d）（n = 214）	68%	
		安慰剂（n = 215）	54%	
	1 年（治疗结束）	安非他酮缓释片（300mg/d）（n = 214）	55%	
		安慰剂（n = 215）	42%	
	2 年（1 年研究药物）	安非他酮缓释片（300mg/d）（n = 214）	42%	>0.05
		安慰剂（n = 215）	40%	

续表

参与人数	评估时间	药物	不吸烟百分比（%）	P 值
4. 非洲裔美国人研究[67]				
N = 600 低收入非洲裔美国人	1 周	安非他酮缓释片（300mg/d）（n = 300）	36%*	<0.001
		安慰剂（n = 300）	16%	
	3 周	安非他酮缓释片（300mg/d）（n = 300）	31%	<0.001
		安慰剂（n = 300）	14%	
	6 周（治疗结束）	安非他酮缓释片（300mg/d）（n = 300）	36%	<0.001
		安慰剂（n = 300）	19%	
	6 个月	安非他酮缓释片（300mg/d）（n = 300）	21%	= 0.02
		安慰剂（n = 300）	14%	
5. 安非他酮治疗研究[68]				
N = 450 名先前用安非他酮缓释片治疗的烟草依赖性患者复吸	6 周	安非他酮缓释片（300mg/d）（n = 226）	41%*	≤ 0.002
		安慰剂（n = 224）	13%	
	12 周（治疗结束）	安非他酮缓释片（300mg/d）（n = 226）	32%	≤ 0.002
		安慰剂（n = 224）	11%	
	6 个月	安非他酮缓释片（300mg/d）（n = 226）	21%	≤ 0.002
		安慰剂（n = 224）	10%	

N/A，不可用；SES，社会经济地位；SR，持续释放；TQD，目标退出日期

注：除非另有说明，参与者是非抑郁症，主要是白人，吸烟的患者

注：治疗的第一周是所有研究的前 TQD。评估要点参考到目标退出日期之后的时间段

* 本研究的不吸烟百分比均为 7 天不吸烟率

† 线性趋势 P 值

‡ 对于所有联合用药，除了安非他酮缓释片与安非他酮缓释片 + 经皮尼古丁贴剂（其中 P = 0.22 与安慰剂比较，其中 P = 0.84）以外，所有组合均为 P <0.001

剂量

安非他酮缓释片必须在戒烟之前 7~14 天开始服药，使中枢神经系统的血药浓度达到稳定状态。常用剂量是 150mg/12 小时，晨起口服 150mg，持续 3 天。对于 7 周治疗有效的患者至少应维持 1 年的治疗。美国 FDA 药品说明书上没有注明药物的总使用时间："尼古丁依赖是一种慢性疾病，可能需要持续治疗"。[69]

盐酸安非他酮缓释片的商品名为 Zyban，美国 FDA 已批准其应用于烟草依赖的治疗。目前，安非他酮主要有短效和缓释制剂及多种复合配方药物如：Wellbutrin（盐酸安非他酮），Wellbutrin SR（盐酸安非

他酮缓释剂，与 Zyban 相同）和 Wellbutrin XL（盐酸安非他酮持续释放剂）。Zyban 是唯一被 FDA 批准用于烟草依赖治疗的安非他酮制剂，它与其他安非他酮制剂的临床药效是相同的。临床随机双盲试验发现，安非他酮短效制剂（100mg/ 次、3 次 / 日）也对烟草依赖有效[70-72]。安非他酮持续缓释剂每日晨起 300mg，尚未用于治疗烟草依赖。大多数临床专家根据烟草依赖者的需要和依从性，在保持相同剂量前提下通过三种剂型换算，以相同的每日剂量互换使用所有三种剂量配方。

目前尚无安非他酮使用指南。通常以治疗结束时的剂量作为最佳维持剂量，有些专家通过逐渐递减安非他酮药物剂量达到最佳维持剂量。安非他酮的代谢产物具有活性，且半衰期较长，应每 4~6 周减量使用。减量过程中出现尼古丁戒断症状，则应调整至初始剂量。

基本概念和治疗原则

10. 安非他酮缓释片，300mg/d（150mg，每天 2 次），疗程 7 周，与安慰剂使用相比，戒烟率显著改善。
11. 安非他酮缓释片，300mg/d。持续使用 1 年，与 7 周一疗程相比，可显著提高戒烟率。
12. 安非他酮缓释片，300mg/d，疗程 7 周，与使用安慰剂比较，50% 患者没有体重增加；疗程 1 年，仍未明显体重增加；停用安非他酮缓释片后出现体重反弹式增加。
13. 短效安非他酮（100mg/ 次，每天 3 次）与安非他酮缓释片（300mg/d，晨起口服）在治疗中均对烟草依赖有效。
14. 有些患者需持续安非他酮治疗，才能获得有效的疗效。

烟碱受体激动剂
尼古丁

尼古丁是目前唯一的尼古丁受体激动剂（图 16-2），1984 年美国首次提炼出尼

古丁凝乳胶。作为急救药物，目前只有一种尼古丁控释给药系统：尼古丁贴膜和五种急救药物系统（见一线急救类药物部分尼古丁药物输送系统的讨论）。尼古丁贴膜是尼古丁通过皮肤吸收到达中枢神经系统，4~8 小时后可达血药峰值浓度，不同商家产品有所差别[73]。大多数专家认为不同商品名或化学名的透皮贴（15mg/16 小时或 21mg/24 小时）均有明确的临床疗效。尼古丁贴膜通常开始于"目标戒断期"。

单独使用尼古丁贴膜能起到辅助戒烟作用。是安慰剂戒烟率的 3 倍[3]。当然，由医师或保健人员提供的药物治疗和咨询也可改善戒烟的效果[3]。特别是戒烟第一年，连续监测、定期门诊随访可增加戒烟的有效率和提高无烟者的绝对百分比。标准剂量的尼古丁贴膜可使治疗效果提高 2~3 倍。

基本概念和治疗原则

15. 所有一线控制类药物有以下功效：
 • 改善烟草依赖治疗预后
 • 短期治疗（6~12 周）可明显减少尼古丁戒断症状
 • 短期治疗（6~12 周）后戒烟率可提高 2~3 倍
 • 达到目标戒断期后 9 个月或更长时间，可提高 1 年戒烟率 2~3 倍

二线控制类药物

α_2- 肾上腺素能激动剂
可乐定

可乐定（Catapres 和 Catapres-TTS）较安慰剂可改善戒烟[74, 75]。可乐定应在目标戒断期之前数周开始使用，可逐渐调整至最大可耐受剂量，其副作用为低血压或体位性低血压。起始剂量通常为 0.1mg/ 次，2 次 / 日，逐渐增加至最大总剂量为 0.3~0.5mg/d。在中断可乐定时，应在 2~4 日之内逐渐减少

药物剂量，以避免反跳性高血压、激惹、意识错乱和或震颤。目前，可乐定制剂已被尼古丁类药物（Controller 或 Rescue），安非他酮缓释片或伐尼克林替代。

去甲肾上腺素再摄取抑制剂
盐酸去甲阿米替林

盐酸去甲阿米替林，又称盐酸去甲替林，其戒烟率是安慰剂的 2~3 倍[76, 77]。通常在目标戒烟期前 10~28 天开始服用，以 25mg/d 为起始量，缓慢增加至 75~100mg/d，使中枢神经系统的血药浓度达到稳态水平。该药物随着治疗疗程延长，药物疗效显著增加。有研究显示，12 个月疗效是 3 个月疗效 3 倍，可将 1 年无吸烟率从 20% 提高至 56%（$P = 0.009$）[20]。

急救类药物

一线急救药物
烟碱受体激动剂
尼古丁

除尼古丁贴膜之外，尼古丁还有其他四种不同剂型的急救制剂，分别为鼻喷雾剂、口腔吸入剂、凝胶咀嚼剂和离子交换锭剂（见表 16-2）。每种药物具有不同的药代动力学。在有些欧洲国家、澳大利亚及新西兰，还有尼古丁舌下含片剂型。这种类型的药物以更低的剂量和最慢的药物释放速度持续作用于中枢神经系统。

尼古丁口腔吸入剂、凝胶咀嚼剂、离子交换锭剂和舌下含片剂作用于中枢神经系统的时间均比尼古丁贴膜快，但慢于尼古丁鼻腔喷雾剂。由于作用时间短、起效快，可作为有效的急救药物。一般在 20~30 分钟后就可以达到尼古丁峰值血药浓度。

四种尼古丁剂型作用于中枢神经系统的

血药峰值浓度（C_{max}）均有不同，且达到动脉血药浓度峰值时间（t_{max}）及动 - 静脉药物浓度差（$[a-v] D_{nic}$）均存在差异。香烟通常以最快的速度（动脉 t_{max}=7 秒）作用于中枢神经系统及各个器官，并达到最高血药浓度（动脉尼古丁 C_{max}=150~250ng/ml，$[a-v] D_{nic}$=180ng/ml）。

尼古丁口腔吸入剂通过口腔颊黏膜吸收尼古丁，而不是在支气管和肺泡[78]。动静脉尼古丁梯度为 0，静脉和动脉 t_{max} 和 C_{max} 是相等的，分别是 20 分钟和 10ng/ml。尼古丁口腔吸入剂量是 4mg，尼古丁凝胶咀嚼剂提供 2mg 和 4mg 剂量，不同病人吸收率不同[79, 80]。尼古丁口腔吸入剂由于有挥发因素，在第一个 30~45 分钟内需要吸入 100~200 喷次。

尼古丁鼻喷雾剂是目前所有尼古丁药物中起效最快的药物剂型，也是最有效的急救药物，可在 5 分钟内使中枢神经系统的尼古丁动脉血药浓度达到峰值水平[81]。然而，仍慢于香烟中的尼古丁可在 5~7 秒内使中枢神经系统的血药浓度达到峰值水平[81]。一喷含 0.5mg 尼古丁的喷雾剂相当于抽烟提供的 20% 的尼古丁含量，作用于鼻黏膜和鼻甲，动脉血液尼古丁 C_{max} 为 20ng/ml，动脉 t_{max} 为 6 分钟，$[a-v] D_{nic}$ 为 10[81]。通常在 60~90 秒内起效[82, 83]。

尼古丁离子交换锭剂 2002 年底在美国上市，规格为 2mg 和 4mg。由于锭剂溶解于体内各个组织系统，因此它的尼古丁含量高于咀嚼剂。2mg 尼古丁锭剂可使低烟草依赖者的戒烟率成倍增加；4mg 尼古丁锭剂可使高烟草依赖者的戒烟率提高 2~3 倍[84]。（注：通过美国国家医学图书馆电子数据库搜索及厂家咨询发现，当前尼古丁凝胶咀嚼剂和尼古丁离子交换锭剂只有静脉药代动力学数据，而无相关动脉药代动力学数据。）

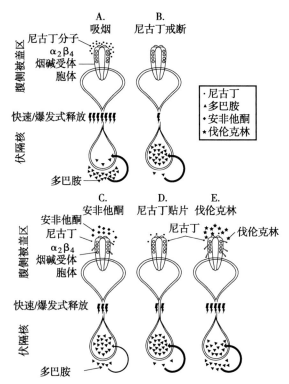

图 16-2 多巴胺能神经元在多巴胺能神经元途径中的模式图。从腹侧被盖区（VTA）延伸到伏隔核。〔未显示（在 VTA 中）含有正常配体，乙酰胆碱和突触后神经元（在伏隔核中）含有多巴胺的突触前神经元 D2 受体位点，其中多巴胺结合以激活下游神经元，然后辐射到前额叶皮层。〕A，代表渗透到 VTA 突触间隙的极高密度的尼古丁分子（实心圆圈）。具有更高结合亲和力的尼古丁将正常配体乙酰胆碱推开，并结合到 $\alpha_4\beta_2$ 烟碱受体中。尼古丁结合的神经元比乙酰胆碱可能产生更迅速的爆发，导致大量的释放多巴胺（实心倒三角形）到伏隔核。释放到突触后间隙中的多巴胺越多，其保留时间越长，多巴胺结合 D2 受体的可能性就越大，受体在伏隔核的突触后神经元中，然后辐射到前额叶皮质。通过这个机制，尼古丁在烟草烟雾中产生了强烈的快感。同样，尼古丁刺激可增强蓝斑的认知功能。随后多巴胺被循环回远端伏隔核中的多巴胺能神经元，并重新包装在囊泡中以供再次使用。B，快速 / 爆发性刺激和多巴胺释放急剧减少的状态在烟草依赖者试图停止的多巴胺能神经元中尽管 VTA 中的突触前神经元确实释放乙酰胆碱，但它不能激活受体，因为来自烟草烟雾的尼古丁使 $\alpha_4\beta_2$ 烟碱受体位点不敏感。对于排放到伏隔核突触间隙的少量多巴胺来说，多巴胺重摄取以正常的速度发生。C，安非他酮（固体钻石）在伏隔核的突触间隙中增加多巴胺能神经元远端部分的多巴胺浓度。如细线箭头所示，安非他酮大大减缓了多巴胺对多巴胺能神经元的再摄取。对于一些人（大约三分之一），安非他酮也显示出二次作用机制：结合到 $\alpha_4\beta_2$ 烟碱样受体位点，作为尼古丁的部分拮抗剂（由尼古丁分子显示出已经被安非他酮分子占据的 $\alpha_4\beta_2$ 烟碱受体位点）。D，尼古丁（如在 A 中），围绕 VTA 中的多巴胺能神经元的近端。然而，标准剂量的尼古丁贴片区域大约比吸烟时减少 103~106 个尼古丁分子。因此，标准剂量的尼古丁贴片会产生多巴胺能神经元的一些活化，但是快速 / 爆发的刺激是比（A）小得多，比典型治疗剂量的安非他酮（C）低约三分之一。尼古丁贴剂对多巴胺再摄取没有影响。E，伐伦克林的作用机制。伐伦克林（实心星）是 $\alpha_4\beta_2$ 烟碱受体位点的部分激动剂，具有比尼古丁高得多的结合亲和力。伐伦克林产生约 60% 的快速 / 爆发刺激，随后释放多巴胺，即吸烟。不像安非他酮对多巴胺能神经元远端的多巴胺再摄取没有影响。尼古丁分子从伐伦克林占据的那些受体位点上跳过，显示伐伦克林竞争性地将尼古丁从 $\alpha_4\beta_2$ 烟碱受体位点中排除出去的能力

与尼古丁贴膜相同，在没有医生咨询的情况下，任意一种尼古丁制剂都可使戒烟率提高 2~3 倍，如配合持续密切的门诊就诊及随访更可提高药物的疗效，且疗效成正比增加[2]。例如，在治疗目标戒烟期后 3~5 天内进行 15~20 分钟的随访，之后每隔 3~4 周随访几个月，然后在第一年内每隔 3 个月随访，可显著改善戒烟率。目前的临床随机对照研究无法确定某种药物是否对特定人群有效，如高度依赖尼古丁或有潜在抑郁症者。在单一药物进行烟草治疗患者，任何急救药物都有同样药效。

基本概念和治疗原则
16. 与安慰剂比较，所有急救药物均能显著改善戒烟率。
17. 门诊随访和家庭随访的次数和持续时间与治疗效果直接相关。

联合用药

大多数烟草依赖者受益于控制类药物（如尼古丁贴膜）和急救类药物（如尼古丁口腔吸入剂）的联合应用，从而减轻突发情况和（或）严重的尼古丁戒断症状，如突发性焦虑或吸烟欲望[85, 86]。另外，利用尼古丁和非尼古丁药物的不同药代动力学和药效学特性，提供个性化联合治疗，以达到最佳疗效[85, 86]。当前尚无临床试验支持伐尼克林联合治疗的疗效，但有研究发现伐尼克林作为单药与安非他酮缓释片和标准剂量尼古丁贴膜的联合治疗可获得类似的治疗结果[18, 65]。

安非他酮缓释片 + 尼古丁贴膜是 FDA 批准的用于烟草依赖治疗的药物组合。尼古丁控制类药物（如贴剂）+ 尼古丁急救类药物（如尼古丁鼻喷雾剂）虽然尚未获 FDA 批准，但其治疗期间和治疗后的戒烟率可提高 4~6 倍[87-90]。

目前临床研究发现尼古丁联合用药疗效是任何单一药物疗效的 2~3 倍，是无药物治疗的 4~6 倍[87-90]。而且研究显示联合药物治疗是安全、有效的[87-90]。

尼古丁鼻喷雾剂吸收快，作用明显。当联合尼古丁贴膜时，可使血药浓度迅速到达稳态水平[88]。因此，尼古丁鼻喷雾剂可作为紧急突发处理的急救药物。一项 6 年的随机、双盲、安慰剂对照临床研究证实了联合治疗的有效性。联合方案是 3 个月尼古丁贴膜和 1 年尼古丁鼻喷雾剂或安慰剂（鼻喷雾剂）（见表 16-6）[88]。结果显示联合用药显著改善 3 个月、6 个月、1 年的治疗效果；5 年后随访，尼古丁贴膜联合尼古丁鼻喷雾剂的疗效明显优于尼古丁贴膜联合安慰剂[88]。单独使用尼古丁贴膜或尼古丁鼻喷雾剂的疗效是安慰剂的 2~3 倍，联合用药的疗效是未经药物治疗的 4~6 倍。

大多数临床专家喜欢使用两种控制类药物，如安非他酮缓释片联合尼古丁贴膜。在治疗初期可联合急救类药物以抑制尼古丁戒断症状。公共卫生服务临床实践指南建议将安非他酮缓释片联合尼古丁贴膜或尼古丁贴膜联合尼古丁急救类药物（尼古丁鼻喷雾剂、尼古丁口腔吸入剂、尼古丁凝胶咀嚼剂或尼古丁离子交换锭剂）作为一线治疗方案[3]。

当前，相关临床研究数据显示尼古丁贴膜（56mg/d）联合尼古丁口腔喷雾剂治疗是安全、有效的[91, 92]。临床患者的观察发现通过联合用药或 3 种及 3 种以上药物抑制尼古丁戒断症状同样是安全、有效的[92, 93]。在同时使用多种尼古丁类药物抑制戒断症状时，尼古丁剂量最高可达 100mg/d。

表 16-6 控制类药物（尼古丁贴片）和急救药物（尼古丁鼻喷雾）联合治疗烟草依赖的有效性

评估时间	用药[*]	持续不吸烟率[†]（%）
3 个月（尼古丁贴片治疗结束）	尼古丁贴片 + 活性 NNS	37%
	尼古丁贴片 +NNS	25%
6 个月（尼古丁鼻喷雾双盲期中途）	尼古丁贴片 + 活性 NNS	31%
	尼古丁贴片 +NNS	16%
1 年（尼古丁鼻喷雾治疗结束）	尼古丁贴片 + 活性 NNS	27%
	尼古丁贴片 +NNS	11%
6 年（尼古丁鼻喷雾治疗 5 年后）	尼古丁贴片 + 活性 NNS	16%
	尼古丁贴片 +NNS	9%

NNS，尼古丁鼻喷雾

注：治疗组接受活性尼古丁贴片（3 个月）和活性尼古丁鼻喷雾（1 年）或活性尼古丁贴片（3 个月）和安慰剂尼古丁鼻喷雾（1 年）

[*] 总共 N = 237 研究参与者：活性尼古丁鼻喷雾剂（NNS），n =118；安慰剂 NNS，n = 119。

[†]Kaplan-Meier 对数秩检验，整个生存曲线 $P = 0.004$

大量临床研究[85, 86]发现两种控制类药物（尼古丁贴膜 + 安非他酮缓释片）联合两种急救类药物（尼古丁鼻喷雾剂 + 尼古丁口腔吸入剂）是安全有效的，可以有效改善烟草依赖的治疗效果，提高戒烟率。

伐尼克林可完全阻断尼古丁与中枢神经系统烟碱受体的结合，从而导致其他急救类药物治疗效果显著下降。目前，没有临床研究支持伐尼克林可联合急救药物，故不推荐两者联合使用。

伐尼克林联合尼古丁贴膜（另一种控制类药物）治疗的临床研究有限[63]，研究结果显示有不良反应，40% 患者因严重恶心而终止治疗；对照组通过安慰剂干预发现只有 3% 因恶心而停止治疗。因此，由于伐尼克林联合尼古丁贴膜增加不良反应，使尼古丁治疗效果降低，目前也不建议两者联合使用。

在两种控制类药物中，伐尼克林联合安非他酮理论上优于单药治疗，且未显示有副作用增加，但由于该联合方案尚无临床数据支持，故不能将伐尼克林与安非他酮作为常规联合方案。

基本概念和治疗原则

18. 尼古丁联合用药优于单一药物，其疗效是单一用药的 2~3 倍。

19. 控制类药物安非他酮缓释片联合尼古丁贴膜是安全、有效的，且能改善戒断症状和提高戒烟率。

20. 控制类药物安非他酮缓释片（含或不含尼古丁贴片）联合尼古丁急救类药物是安全、有效的，可进一步改善尼古丁戒断症状和提高戒烟率。

21. 伐尼克林联合安非他酮缓释片优于单一药物，但目前尚无临床数据支持。

22. 伐尼克林联合尼古丁控制类药物或急救类药物，会影响伐尼克林的疗效，目前临床数据不支持这样的联合。

23. 伐尼克林联合尼古丁贴膜的临床安全性研究显示不良事件会显著增加患者的退出率。

建议

1. 在医生指导下，一种控制类药物

（如安非他酮缓释片或尼古丁贴膜）联合一种急救类药物（如尼古丁鼻喷雾剂、尼古丁口腔吸入剂等）治疗烟草依赖者可达到最佳戒烟效果。

● FDA 已批准安非他酮缓释片联合尼古丁贴膜治疗方案，在此基础上可再使用一种或多种急救类药物。

2. 伐伦克林单药的疗效与安非他酮缓释片联合尼古丁贴膜的临床疗效相似。目前，尚无急救类药物与伐尼克林联合使用的临床证据，故不推荐联合使用。

3. 临床医师应定期随访，通过评估治疗效果和副作用调整治疗方案或药物剂量以提高治疗效果。医师可按照慢性疾病（如哮喘、DCOPD）的随访标准进行患者随访。

药物相互作用

戒烟对机体的影响

戒烟会产生一系列的机体生理功能的变化，影响常用药物（如胰岛素、华法林、甲状腺素片、茶碱等）的药效学及药代动力学[63]。因此，药物联合治疗时，应密切监测常用药物的血药浓度，观察烟草依赖的其他症状，及时调整治疗方案[63]。

一线控制类药物
伐尼克林

伐尼克林不经过肝脏代谢，而是通过肾脏有机阳离子转运蛋白 OCT2 排泄，几乎对细胞色素 P450 系统没有影响。因此对经肝脏代谢的药物基本没有影响。西咪替丁是一种 OCT2 抑制剂，可降低伐尼克林的清除率，使伐尼克林的血药浓度增加29 %[63]。虽然伐尼克林（1mg/ 次，2 次 /

日）联合尼古丁贴膜（21mg/24h）不影响尼古丁的药代动力学，但其恶心、呕吐、头痛、头晕、消化不良和疲劳等副作用的发生率明显高于尼古丁贴膜单独使用，引起 36% 烟草依赖者中断治疗，而对照组尼古丁贴膜联合安慰剂组中仅有 6% 患者终止治疗[63]。伐尼克林不影响华法林、地高辛、二甲双胍或安非他酮的药代动力学[63]。

安非他酮

有关文献报道了 6 例安非他酮联合氟西汀产生的副作用，其中包括惊恐症状和精神病性反应[94]。也有大量临床数据显示同时使用安非他酮和选择性 5- 羟色胺再摄取抑制剂（SSRI）是安全的。卡马西平可增加新陈代谢，降低安非他酮的抗抑郁作用。对于服用单胺氧化酶抑制剂患者禁用安非他酮。

尼古丁

与烟草暴露风险相比，尼古丁贴膜与其他药物的相互作用较少，有关临床风险已在前面的章节讨论。

急救类药物

尼古丁急救类药物（尼古丁鼻喷雾剂、尼古丁口腔吸入剂、尼古丁凝胶咀嚼剂和尼古丁离子交换锭剂）相互作用的风险不高于烟草暴露的风险。然而，临床医师应密切监测尼古丁对其他药物剂量的影响。由于有些药物会影响尼古丁代谢的循环通路，即使联合、超标准剂量联合用药，也会减少尼古丁血药浓度 80%~90%（参见关于一线急救类药物中尼古丁药物输送系统的讨论）。因此，在处方药物使用（如胰岛素或甲状腺素）时，需要调整药物剂量。临床对照研究显示，联合使用多种尼古丁药物不增加药物不良反应。

基本概念和治疗原则
24. 三种控制类药物或四种急救类药物中任何一种与其他药物联合使用时，药物相互作用可以忽略不计。
25. 烟草烟雾中高剂量尼古丁通常影响许多常用药物（如胰岛素或甲状腺素）的肝脏代谢，临床医师应连续密切监测该类药物的治疗效果，戒烟后也应适当调整药物剂量，尤其是患者在接受尼古丁药物治疗时（控制类药物或及急救类药物）。
26. 安非他酮缓释片与其他抗抑郁药联合使用是安全的，如选择性 5- 羟色胺再摄取抑制剂，但不能与单胺氧化酶抑制剂同时使用。

副作用

一线控制类药物
伐尼克林

通常情况下伐尼可林有良好的耐受性，几乎不引起严重的不良反应。最常见的不良反应为恶心（29%）、噩梦（13%）、头痛（14%）、便秘（9%）、呕吐（6%）、腹胀（6%）和口腔干燥症（6%）[18]。与安非他酮相比，头痛不良反应发生更多。无论治疗组（伐尼克林或安非他酮缓释片）或安慰剂组，均未出现癫痫发作。（注意：原始资料未提供 P 值，我们根据文中数据计算出约有 75% 患者会出现轻、中度恶心症状，且具有剂量依赖性。如果延长伐尼克林给药时间，恶心症状会减轻）[63]。但在 6 个月服药过程中，导致提早终止治疗的副作用包括恶心（3%）[19, 61]、头痛（1%）、失眠（1%）、抑郁（1%）和疲劳（1%）[61]。药品厂家提供的另一份研究报告显示有 36% 伐尼克林（2mg/ 次，2 次 / 日）治疗患者因药物不良反应（主要为恶心）终止治疗；而安慰剂只有 6%[63]。然而，伐尼克林与食物同时服用可降低恶心的发生率和严重程度。

2008 年 2 月美国食品和药品管理局发出警告，伐尼克林可能会引起情绪低落、激动、行为改变、自杀想法和自杀倾向。临床医生在诊治过程中应密切监测情绪和行为的变化。

体重增加常常是烟草依赖者停止戒烟的主要顾虑，也是烟草复吸的主要原因。与安非他酮缓释片和大多数尼古丁类药物不同，伐尼克林通常会增加体重[18, 19, 61]。伐尼克兰治疗 12 周后体重可增加 2.89kg[18]，与安慰剂相比虽然没有显著差异（P >0.6）[18, 19, 61]，但明显高于安非他酮缓释片（1.88kg）（P <0.02）[18]。

安非他酮缓释片

五项纳入了超过 2500 名烟草依赖男女的安非他酮缓释片治疗的随机临床研究及两项大规模的安非他酮与伐尼克林的研究[12, 66, 67, 95]显示没有患者出现癫痫发作[18, 19]（注：在 7 项临床试验中，如果符合以下任何一条标准，患者将被排除：癫痫发作、颅脑外科手术、严重的颅脑创伤、酒精中毒、贪食症或神经性厌食或正在服用降低癫痫发作的药物）。安非他酮的副作用通常都是轻度的，发生率随着安非他酮的持续使用而逐渐下降，临床意义不大[12, 65-67]。失眠（30%~50%）和口腔干燥（口干）（15%）与安非他酮的药物代谢物平均浓度呈正相关[96]。若服用安非他酮缓释片（1 次 /12 小时）时出现失眠，可以在首次服药 8 小时之后服用夜间剂量，或每日晨起口服 XL 配方，每日一次来控制症状。服用安非他酮缓释片的镇静作用、性欲减退和阳痿的发生率不比安慰剂高[12, 65, 66]。在前 5 项临床研究中，因不良反应导致的中止治疗的发生率没有显著。1 年复吸预防研究发现，经过 12 个月的治疗，安非他酮与安慰剂在治疗过程中不良反应的发生率也无显著差异[66]。

尼古丁

大多烟草依赖者对尼古丁贴膜具有良好的耐受性，副作用较少。主要副作用包括粘贴处局部皮肤瘙痒、失眠或梦魇[11, 98, 99]。由于贴膜的黏合剂各不相同，在出现皮肤刺激症状时可以更换其他品牌的贴片。取下贴膜 16 小时后，睡眠紊乱和梦魇的发生减少或消失。

基本概念和治疗原则
27. 上述 3 种控制类药物耐受性良好，无严重不良反应。
28. 在烟草依赖的临床试验中，盐酸安非他酮不会引起癫痫发生。
29. 盐酸安非他酮不加重镇静效果、降低性欲和阳痿等副作用。

急救类药物
尼古丁

所有尼古丁急救类药物均无明显的临床副作用，且耐受性良好。在临床试验中，因尼古丁鼻喷剂副作用退出试验的人很少（约占总数的 5%）。鼻腔喷雾剂组与安慰剂组之间的退出率没有差异。尼古丁凝胶咀嚼剂和尼古丁舌下含片也没有明显的副作用。

基本概念和治疗原则
30. 4 种急救药物耐受性良好，均没有严重的药物不良反应。

心血管系统安全性：控制和急救类尼古丁

尼古丁贴膜、尼古丁鼻喷雾剂、尼古丁口香糖、尼古丁锭剂及口腔吸入剂均为安全药物[98, 100-103]，即使在个体化治疗中，超剂量使用[104-107]或多种尼古丁药物联合使用[85-92, 93]，也不会增加心肌梗死[98]、肿瘤[100, 102]、中风[99, 101, 108]或外周血管疾

病[98, 100-102]的风险。

尼古丁不会激活凝血因子或促进血栓形成[102]。1996 年美国食品和药品管理局批准尼古丁贴膜可非处方销售。有研究显示，曾有心肌梗死的冠心病吸烟患者，经尼古丁贴膜治疗后，心肌灌注不足得到了明显的改善[110]。虽然烟草烟雾和尼古丁贴膜显著提高了血清尼古丁水平，但由于碳氧血红蛋白水平的降低，心肌灌注得到明显改善。因此，吸烟者短期[109]和长期[108]使用尼古丁药物可能有一定的心脏保护作用。尼古丁口香糖安全性长达 14.5 年，平均每天 10 片，可减少住院时间和降低心脏事件[108]，全因死亡率降低 46%[111]。

基本概念和治疗原则
31. 在所有尼古丁药物联合试验中，吸烟同时联合 2 种或 2 种以上活性尼古丁药物，心血管事件的副作用并没有明显增加。
32. 迄今为止所有已发表的研究显示，心脏事件有所减少，心脏安全性得到改善，即使是在尼古丁药物持续使用多年或来在吸烟情况下。

二线控制类药物
可乐定

可乐定的副作用与其治疗高血压的副作用相似，随着治疗时间延长会有所减弱，包括口干（40%）、嗜睡（33%）、头晕（16%）、镇静（10%）和便秘（10%）[2]。

盐酸去甲阿米替林

盐酸去甲阿米替林的副作用与其治疗抑郁症相似，包括镇静、口干（64%~78%）、视物模糊（16%）、尿潴留、头晕（49%）和震颤（23%）[2]，更多细节见表 16-2。

怀孕期间烟草依赖性药物的使用

大多数烟草依赖治疗临床专家共识认

为在怀孕期间应该进行烟草依赖治疗，如果能在受孕前治疗则更好。目前仅有 3 个临床试验评估了吸烟孕妇烟草依赖治疗的有效性。总体研究结果显示，怀孕期间药物治疗可改善戒烟效果，而且怀孕期间吸烟会增加母亲和胎儿的医疗风险。已有证据显示怀孕期间吸烟会影响胎儿发育，也会大大增加孩子社会心理方面的问题。由于怀孕期间继续吸烟会产生严重的不良后果，而戒烟药物对母亲和胎儿的影响要远远小于吸烟导致的风险，国际权威临床专家建议对于吸烟孕妇至少使用 1 种一线治疗药物。

　　根据已公布的数据，2007 年美国食品和药品管理局针对孕妇进行了烟草治疗药物修订。自 2006 年伐伦克林问世以来，其一直是美国食品和药品管理局规定的孕妇 C 类用药。从 1997 年开始，安非他酮是美国食品和药品管理局规定的孕妇 B 类用药。然而在 2007 年，美国食品和药品管理局将安非他酮改为 C 类用药，并且没有说明具体原因。随后公布的数据再次证实安非他酮在孕早期使用可能是最安全的（孕妇相关的数据缺乏）。因为对尼古丁类药物的使用经验更为丰富，专家建议孕早期优先选用尼古丁类药物。虽然目前大多数尼古丁类药物都是美国食品和药品管理局规定的 D 类药物，但尼古丁对胎儿的毒性是剂量依赖性的，在临床上使用是合理的。通过多种尼古丁药物联合和个体化治疗可以完全抑制戒断症状，而且尼古丁药物治疗仅仅是香烟暴露的十分之一或二十分之一，且没有一氧化碳（已知的胎儿致畸剂和孕产妇毒素）的影响。

　　然而在 2008 年的"临床实践指南"和"烟草依赖治疗指南"指出，根据现有的研究，对于特定人群包括孕妇、非吸烟者、轻度吸烟者和青少年，药物疗效并不可靠[112]。

基本概念和治疗原则

33. 安非他酮缓释片和伐伦克林是美国食品和药品管理局规定的妊娠 C 类药物。但是对于烟草依赖的孕妇，它们是一线用药。
34. 安非他酮、尼古丁和伐伦克林对母亲和胎儿的危害比烟草暴露的危害小。
35. 如果吸烟孕妇的既往戒烟经验、FTND 评分或尼古丁戒断症状均表明患者需要药物治疗，应该使用一种或多种药物联合治疗。
36. 由于大多数尼古丁药物是美国食品和药品管理局规定的 D 类药物，因此他们可能被认为是妊娠患者的二线用药。
37. 目前安非他酮、伐伦克林或尼古丁类药物对胎儿的影响较母亲继续吸烟更小。

烟草依赖性药物的治疗周期

　　所有的临床研究结果显示，药物治疗结束后很多患者会复吸，即使在治疗 12 周左右，也会出现复吸高峰。5 项随机、双盲、安慰剂对照研究系统地评估了不同药物的治疗周期，两种为尼古丁药物，另一种为安非他酮缓释片、盐酸去甲阿米替林或伐伦克林。尼古丁贴膜治疗 6 个月较治疗 8 周，不增加戒烟[99]。与此相反，其他 4 项治疗研究表明，长期治疗可以显著改善治疗效果。尼古丁鼻喷雾剂治疗 1 年较安慰剂更有效[88]。然而，这项研究没有比较同一药物不同治疗时间的差别。安非他酮 1 年疗效显著优于 7 周的疗效[66]。伐伦克林 24 周的疗效比 12 周的疗效更好[61]。最佳研究设计实验显示，盐酸去甲阿米替林治疗 1 年的效果显著（几乎 3 倍）优于治疗 12 周的效果[20]。

　　制造商建议尼古丁药物的治疗时间不一定完全遵照实验所示。如 2 周尼古丁药物治疗是没有任何临床疗效的[113]。为了获得最佳疗效，患者至少应接受 3~6 个月的尼古丁药物治疗[2, 3]。美国食品药品管理局特别推荐了一种长疗程安非他酮缓释片治疗方案（超过 3~6 个月），也是因为证据级别较高的临床研究显示安非他酮缓释片治疗时间越长，效果越好[66, 114, 115]。伐伦克林的治疗时间至少为 6 个月，总治疗时间没有限制（请参见基本概念和治疗原则第 9 和 14 条及前文中描述的各自剂量）。一般而言，尼古丁药物应逐渐减量，但安非他酮缓释片和伐伦克林可直接停用[3, 12, 61, 66, 114, 115]。

基本概念和治疗原则

38. 烟草依赖是一种慢性疾病，大多数患者需要 6 周或 12 周以上的治疗，甚至终生治疗，以防止或减少复吸率。

39. 如果患者出现明显的尼古丁戒断症状，或在减量和停药后出现偶发症状，应增加尼古丁的剂量，之后再逐渐减少。

强化和长时间的治疗对部分患者可能有益，包括增加门诊随访以及药物联合治疗。这些患者包括：高尼古丁依赖吸烟者（通过 Fagerstrom 量表评估尼古丁依赖性，称 FTND 量表）[11, 13, 14, 45, 117–119]；血清中有较高的可替宁浓度且依然吸烟者[16, 17]；每天大量吸烟量[99, 120, 121]；酗酒[122]；抑郁症[123, 124]；未婚（离婚、分居、从未结婚或丧偶）；女性[73, 88, 99, 104, 125–128]；与吸烟者同居[126, 129]；以前试图戒烟和经历过尼古丁戒断症状[9, 117, 130]；年龄小于 17 岁时开始吸烟或开始治疗时年龄较小[114, 126, 131]。

基本概念和治疗原则

40. 对于尼古丁高度依赖的吸烟患者同时存在酗酒、抑郁、未婚、女性、与另一位吸烟者同居或年龄小于 17 岁时开始吸烟，应加大治疗强度，包括药物联合治疗、增加门诊随访次数和延长治疗时间。

建议

4. 应像治疗哮喘、COPD 和间质性肺病一样，通过个体化管理实现烟草依赖者的最佳戒烟率。

对烟草依赖治疗无效的药物

选择性 5- 羟色胺再摄取抑制剂

当前研究数据显示，氟西汀（百忧解）等 SSRI 类药物对于烟草依赖的治疗效果不佳[132]（注：烟草依赖患者同时有抑郁或焦虑时，SSRI 类药物可与安非他酮联合使用）。

抗焦虑药

早期有研究显示丁螺环酮对烟草依赖有效[133]。但在 20 世纪 90 年代末由百时美施贵宝公司进行的一项大规模研究推翻了此结论，研究结果显示与安慰剂比较，丁螺环酮没有任何差异[134]。所以没有证据显示抗焦虑药物对烟草依赖性治疗的有效性。

基本概念和治疗原则

41. 潜在的或无临床症状的抑郁和焦虑是烟草依赖者的常见并发症。如在戒烟过程中或目标戒断期后，出现抑郁或焦虑症状或两者同时出现，则需要进行针对性疾病治疗，有必要请精神医生诊治。

行为干预

医师咨询

所有一线烟草依赖治疗药物和抢救药物都是有效的[3]，加上医师的戒烟指导效果会更好，所以说药物治疗和（或）医师咨询都可改善治疗效果，包括戒烟率[3]。研究显示，除药物治疗以外，医生咨询时间和随访次数与戒烟率成正比[3, 135]。3 个月内 6 次医师随访的效果相当于 6 次正式的小组咨询会。

社区治疗项目

目前能实施社区治疗项目的区域尚不多见，如圣海伦娜卫生中心（圣赫勒拿岛，加利福尼亚州）或梅奥诊所（罗切斯特，明尼苏达州），以及一些经过认证的医院，如罗马琳达的杰里·L·佩蒂斯纪念退伍军人管理局医疗中心（罗马琳达，加利福尼亚州）或杜伦退伍军人管理医疗中心（达勒姆，北卡罗来纳州）。这些项目采用的都是综合的生物行为治疗模式，包括团体咨询、个人咨询、教育研讨会和讲座。他们提供各种技能培训，包括压力管理、放松疗法和复吸预防等，在培训技能的同时施于强化的、个体化的控制和急救药物治疗[91-93, 136]。

1969 年圣海伦娜健康卫生中心建立起了第一个烟草依赖社区治疗项目，并为梅奥诊所[137]、杰里·L·佩蒂斯纪念退伍军人管理医疗中心[93, 138]和杜伦退伍军人管理医疗中心[92]发展社区提供了行为治疗模式。圣海伦娜健康卫生中心的社区治疗项目在早期仅是提供整体行为咨询服务，直到 2001 年左右才联合药物治疗。从 2005 年开始，圣海伦娜健康卫生中心为患者提供整体行为咨询和药物联合治疗。并且建议参加生物反馈治疗项目的患者每月进行基础肺功能测试和痰细胞学检查以及全面的心理咨询，早期数据显示有 55% 的项目参加者在 1 年内停止吸烟[139]。2006 年在圣海伦娜健康卫生中心参加社区戒烟治疗的患者中，有 65% 在完成该项目后 1 年未再吸烟（来自 2008 年 John E.霍奇金博士的个人交流）。

梅奥诊所关于强化行为和社区药物治疗的研究数据显示[91]。1992 年至 1996 年期间，患者自行选择进入以下两个项目之一：8 天社区治疗并定期电话咨询（n=146）、或门诊治疗和定期但频度较低的电话咨询（n=292 例）。经过一年的干预，吸烟者停止吸烟的比例分别是 45% 和 23%（P <0.001）[91]。这两个方案都提供了整体行为治疗和药物治疗。社区治疗可以提供更加全面和系统的行为治疗及药物治疗，因为它为患者提供了与专业人员（医生和训练有素的顾问）8 日的（每天 8 小时）交流机会。而门诊治疗方案只能提供与训练有素的顾问单一的、大约 1 小时的面对面交谈机会[91]。如社区治疗方案可以在客观评价尼古丁戒断症状严重程度的基础上调整控制和急救药物剂量以及两者的组合剂量，使尼古丁戒断症状得到最佳控制[91]。

杰里·L·佩蒂斯纪念退伍军人管理局医疗中心采取了为期 7 天的社区治疗方案，这是一个更加激进的行为治疗和药物治疗方案。每月门诊进行面对面的访谈来完善行为治疗和药物治疗（包括安非他酮）。结果显示 1 年的戒烟率为 75%[92, 93]。

格林等[92]为期 4 天的社区治疗研究是针对 23 名严重尼古丁依赖并伴有严重的烟草并发症的美国退伍军人的，这些患者之前有经过 6 周的门诊强化行为治疗和药物治疗后复发史，其中的三分之一患者有明显的精神症状（如重度抑郁症、创伤后应激障碍）。给这些患者每日摄入高达 56mg 的控制类尼古丁药物（尼古丁贴膜）联合不限量尼古丁急救类药物（口腔吸入剂），并根据尼古丁戒断症状调整药物剂量。大多患者在出院后第一个月内逐渐减量并停用药物，治疗 1 年后有 26% 患者没有复吸[92]。这是一个值得关注的研究，因为之前的研究显示标准剂量的尼古丁药物对门诊再次治疗的病人是无效的，6 个月后复发率为 100%[140]。

尼古丁成瘾的管理：用药物消除尼古丁戒断症状

大多精心设计的团体咨询、行为矫正和门诊随访的最大不足是没有提供有效的药物治疗以充分解决烟草依赖和尼古丁成瘾的问题。有效的药物治疗可以抑制生理性尼古丁戒断症状，显著降低复吸率[85, 86, 141-144]。

尼古丁戒断症状的严重程度可以直接预测完成目标戒烟期后第一个 2~6 周的复吸率[9, 117, 130]。患者症状越明显，程度越严重，继续吸烟的可能性越大，反之亦然。现在有了更有效的药物来消除尼古丁戒断症状，复吸的患者会越来越少。

医疗记录：吸烟和接触史

在吸烟被认为是"生活方式"或"社会习惯"时，门诊或住院病历是将吸烟记录在社会接触史中。目前不再支持这样的划分。21 世纪初期，烟草烟雾是肺部疾病的主要致病因素，在医疗病历中则以中立的方式记录，而非判断性方式[2, 5, 131, 145, 146]。

建议

5. 纸质病历和电子病历中病史部分应写明"吸烟和接触史"，还应包括二手烟暴露史，特别是直系亲属和同事的吸烟史。

诊断编码：ICD-9 和 CPT

吸烟者建立适当、准确的医学诊断量表内容应包括支气管炎、支气管痉挛、喘息（特别在用力呼气时）、咳嗽、肺气肿、COPD、低氧血症（使用脉搏血氧仪）、气短、哮喘、胸痛、心绞痛或冠状动脉性疾病。所有症状或疾病都有标准的 ICD-9 诊断代码。目前 ICD-9 中没有"戒烟"的诊断码。如果烟草依赖的诊断和治疗能成为医学诊断治疗的一部分，患者就可以得到更有效的护理和治疗。如果能使用适当的 ICD-9 诊断代码，医疗保险公司将以相应的标准 CPT 代码进行报销。

绩效管理

药物治疗和医生参与可为烟草依赖治疗减少成本：每年节省生活费用为 3539 美元[147]。这些不同于其他常见的、HMO 覆盖的医学筛查测试或干预措施的疾病（如艾滋病药物治疗、肾移植、心脏移植、高血压筛查、高脂血症药物治疗、心肌梗死溶栓治疗、每年乳腺 X 线检查和高血压的药物治疗[147, 148]（表 16-7）。许多医疗保险公司会从投资回报模型中来看待烟草依赖性药物治疗。根据他们的模式，一般需要 1 年以上的时间才能收回医疗成本，其中不包含医疗服务和药物。加利福尼亚医疗补助 Medi-Cal 计划目前已经涵盖了免费烟草依赖患者治疗，药物包括医生处方中的尼古丁贴片，尼古丁鼻喷雾剂和安非他酮缓释片[149]。

基本概念和治疗原则

42. 医疗管理在烟草依赖性治疗中绩效显著，比其他常见疾病的治疗如中度高血压等绩效更好。事实上，积极的烟草依赖性治疗，包括广泛的医师参与、多种控制性和急救性药物联合使用，可减少治疗的成本。

表 16-7　烟草依赖治疗与常规医学检测和干预措施的绩效比较

医学筛查测试或干预	每年节省的生活费用 [146, 147]
烟草依赖性药物治疗和强化医师参与	$1108
肺炎疫苗	$1500
烟草依赖（最小干预）	$4329
艾滋病药物治疗	$6553
肾移植	$9756
心脏移植	$16 239
高血压筛查	$23 335
高脂血症药物治疗	$36 000
心肌梗死后溶栓治疗	$55 000
年度乳腺 X 线检查	$61 744
高血压药物治疗	$72 100

结语

自 20 世纪 60 年代开始，标准的戒烟模式都是基于烟草依赖是一种短期的、非时间依赖的、具有自我控制的意志力问题设置的。然而，烟草依赖确实有明确的、确定的神经生理及神经病理学基础。仅停止吸烟在烟草依赖性治疗中会导致治疗失败而复吸。合理的药物治疗是必需的，这种基于"治疗 – 效应"或"剂量 – 效应"的模式与其他复杂的慢性疾病相同，如哮喘、高血压或糖尿病的治疗。这种方案包括提供足够的药物治疗以抑制生理性尼古丁戒断症状（渴望香烟，焦虑增加，烦躁不安，情绪低落，脾气暴躁，食欲增加或注意力不集中）。

"治疗 – 效应"还意味必要时提供援助和转诊，使患者能够充分关注烟草依赖导致的心理依赖。虽然药物能抑制尼古丁的戒断症状，但患者仍需主动重建他们的生活方式，改变几十年形成的条件反射，减

少某些条件下引起的"触发"，从而有效地控制烟草依赖，解决尼古丁成瘾和心理性依赖。

烟草依赖最有效的治疗是药物联合治疗或单用伐尼克林治疗 6~12 个月，甚至更长时间。在整个治疗期间和药物使用过程中，使患者能够正常生活是首要治疗目标。需要尽可能地抑制尼古丁戒断症状，最有效的抑制方法需通过药物来实现。在药物逐渐减量过程中出现任何戒断症状，都需要增加剂量以重新达到稳定的血药浓度，然后再逐渐降低药物剂量。

烟草依赖是一种慢性、易复发，严重危及生命的疾病。可以通过长期的医疗管理进行有效的治疗。目前没有任何治疗药物能扭转烟草依赖引起的潜在神经病理学改变。因此，与哮喘一样，有些患者将需要终身治疗以保持无烟。

（方毅敏　杨莉敏 译
王胜昱　桑贤印 校）

参考文献

1. Food and Drug Administration: Open Public Hearing on Improving the Prescription Labeling of Smoking Cessation Products. Paper presented at Drug Abuse Advisory Committee Meeting, with Representation from the Nonprescription Drugs Advisory Committee, June 9, 1997, Versailles Room, Holiday Inn, Bethesda, Md..

2. Fiore MC, Bailey WC, Cohen SJ et al: Treating tobacco use and dependence: clinical practice guideline, Rockville, Md, 2000, U.S. Department of Health and Human Services, Public Health Service.

3. Fiore MC: for the Tobacco Use and Dependence Clinical Practice Guideline Panel Staff and Consortium Representatives: A clinical practice guideline for treating tobacco use and dependence: a U.S. Public Health Service report, JAMA 283:3244-3254, 2000.

4. California Thoracic Society: Medical management for tobacco dependence: position paper, March 25, 2005. Available at www.thoracic.org/sections/chapters/thoracic-society-chapters/ca/publications/resources/tobacco-or-health/FINALTobaccoDependence Sum.pdf. Accessed July 21, 2008.

5. Sachs DPL: Tobacco dependence: pathophysiology and treatment. In Hodgkin JE, Celli BR, Connors GL, editors: Pulmonary rehabilitation: guidelines to success, ed 3, Philadelphia, 2000, Lippincott Williams & Williams, pp 261-301.

6. Food and Drug Administration: Regulations restricting the sale and distribution of cigarettes and smokeless tobacco to protect children and adolescents: final rule, Fed Regist 61:44396-45318, 1996. 21 CFR § 801, Washington DC, U.S. Department of Health and Human Services..

7. Garvey AJ, Bliss RE, Hitchcock JL et al: Predictors of smoking relapse among self-quitters: a report from the Normative Aging Study, Addictive Behaviors 17:367-377, 1992.

8. Hughes JR, Gulliver SB, Fenwick JW et al: Smoking cessation among self-quitters, Health Psychol 11:331-334, 1992.

9. West RJ, Hajek P, Belcher M: Severity of withdrawal symptoms as a predictor of outcome of an attempt to quit smoking, Psychol Med 19:981-985, 1989.

10. Transdermal Nicotine Study Group: Transdermal nicotine for smoking cessation: six-month results from two multicenter controlled clinical trials, JAMA 266:3133-3138, 1991.

11. Sachs DPL, Säwe U, Leischow SJ: Effectiveness of a 16-hour transdermal nicotine patch in a medical practice setting, without intensive group counseling, Arch Intern Med 153:1881-1890, 1993.

12. Hurt RD, Sachs DPL, Glover ED et al: A comparison of sustained-release bupropion and placebo for smoking cessation, N Engl J Med 337:1195-1202, 1997.

13. Tønnesen P, Fryd V, Hansen M et al: Effect of nicotine chewing gum in combination with group counseling on the cessation of smoking, N Engl J Med 318:15-18, 1988.

14. Sachs DPL: Effectiveness of the 4-mg dose of nicotine polacrilex for the initial treatment of high-dependent smokers, Arch Intern Med 155:1973-1980, 1995.

15. Tønnesen P, Nørregaard J, Mikkelsen K et al: A double-blind trial of a nicotine inhaler for smoking cessation, JAMA 269:1268-1271, 1993.

16. Paoletti P, Fornai E, Maggiorelli F et al: Importance of baseline cotinine plasma values in smoking cessation: results from a double-blind study with nicotine patch, Eur Respir J 9:643-651, 1996.

17. Sachs DPL, Benowitz NL: Individualizing medical treatment for tobacco dependence, Eur Respir J 9:629-631, 1996.

18. Jorenby DE, Hays JT, Rigotti NA et al: Efficacy of varenicline, an $\alpha_4\beta_2$ nicotinic acetylcholine receptor partial agonist, vs placebo or sustained-release bupropion for smoking cessation: a randomized controlled trial, JAMA 296:56-63, 2006.

19. Gonzales D, Rennard SI, Nides M et al: Varenicline, an $\alpha_4\beta_2$ nicotinic acetylcholine receptor partial agonist, vs sustained-release bupropion and placebo for smoking cessation: a randomized controlled trial, JAMA 296:47-55, 2006.

20. Hall SM, Humfleet GL, Reus VI et al: Extended nortriptyline and psychological treatment for cigarette smoking, Am J Psychiatry 161:2100-2107, 2004.

21. Kendler KS, Neale MC, MacLean CJ et al: Smoking and major depression: a causal analysis, Arch Gen Psychiatry 50:36-43, 1993.

22. Henningfield JE, Schuh LM, Jarvik MI: Pathophysiology of tobacco dependence. In Bloom FE, Kupfer DJ, editors: Psychopharmacology: the fourth generation of progress, New York, 1995, Raven Press, pp 1715-1730.

23. Hughes JR: Genetics of smoking: a brief review, Behav Ther 17:335-345, 1986.

24. Heath AC, Cates R, Martin NG et al: Genetic contribution to risk of smoking initiation: comparisons across birth cohorts and across cultures, J Subst Abuse 5:221-246, 1993.

25. Pomerleau OF: Individual differences in sensitivity to nicotine: implications for genetic research on nicotine dependence, Behav Genet 25:161-177, 1995.

26. Nakajima M, Yamamoto T, Nunoya K et al: Role of human cytochrome P4502A6 in C-oxidation of nicotine, Drug Metab Dispos 24:1212-1217, 1996.

27. Morgan JI, Curran TE: Proto-oncogenes: beyond second messengers. In Bloom FE, Kupfer DJ, editors: Psychopharmacology: the fourth generation of progress, New York, 1995, Raven Press, pp 631-642.

28. Chergui K, Nomikos GG, Mathé JM et al: Burst stimulation of the medial forebrain bundle selectively increases FOS-like immunoreactivity in the limbic forebrain of the rat, Neuroscience 72:141-156, 1996.

29. Svensson TH: Interview with Professor Torgny H. Svensson, MD, PhD, regarding the biology of nicotine addiction, conducted by David P.L. Sachs, MD, Palo Alto Center for Pulmonary Disease Prevention, 1997..

30. Lerman C, Caporaso N, Main D et al: Depression and self-medication with nicotine: the modifying influence of the dopamine D4 receptor gene, Health Psychol 17:56-62, 1998.

31. Lerman C, Caporaso NE, Audrain J et al: Evidence suggesting the role of specific genetic factors in cigarette smoking, Health Psychol 18:14-20, 1999.

32. Lerman C, Caporaso NE, Audrain J et al: Interacting effects of the serotonin transporter gene and neuroticism in smoking practices and nicotine dependence, Mol Psychiatry 5:189-192, 2000.

33. Lerman C, Caporaso NE, Bush A et al: Tryptophan hydroxylase gene variant and smoking behavior, Am J Med Genet 105:518-520, 2001.

34. Lerman C, Berrettini W: Elucidating the role of genetic factors in smoking behavior and nicotine dependence, Am J Med Genet B Neuropsychiatr Genet 118:48-54, 2003.

35. Miksys S, Lerman C, Shields PG et al: Smoking, alcoholism and genetic polymorphisms alter CYP2B6 levels in human brain, Neuropharmacology 45:122-132, 2003.

36. Kaufmann V, Lerman C: Genes, smoking, and treatment response, Am J Health Syst Pharm 60:1911, 2003.

37. Audrain-McGovern J, Lerman C, Wileyto EP et al: Interacting effects of genetic predisposition and depression on adolescent smoking progression, Am J Psychiatry 161:1224-1230, 2004.

38. Erblich J, Lerman C, Self DW et al: Effects of dopamine D2 receptor (DRD2) and transporter (SLC6A3) polymorphisms on smoking cue-induced cigarette craving among African-American smokers, Mol Psychiatry 10:407-414, 2005.

39. Lerman C, Patterson F, Berrettini W: Treating tobacco dependence: state of the science and new directions, J Clin Oncol 23:311-323, 2005.

40. Kellar KJ, Davila-Garcia MI, Xiao Y: Pharmacology of neuronal nicotinic acetylcholine receptors: effects of acute and chronic nicotine, Nicotine Tob Res 1(Supp. 2):S117-S120 discussion S139-S140, 1999.

41. Henningfield JE, Heishman SJ: The addictive role of nicotine in tobacco use, Psychopharmacology (Berl) 117:11-13, 1995.

42. Henningfield JE: Nicotine medications for smoking cessation, N Engl J Med 333:1196-1203, 1995.

43. Benowitz NL: Nicotine replacement therapy: what has been accomplished—can we do better?, Drugs 45:157-170, 1993.

44. Benowitz NL: Pharmacology of nicotine: addiction and therapeutics, Annu Rev Pharmacol Toxicol 36:597-613, 1996.

45. Heatherton TF, Kozlowski LT, Frecker RC et al: The Fagerström Test for Nicotine Dependence: a revision of the Fagerström Tolerance Questionnaire, Br J Addict 86:1119-1127, 1991.

46. Picciotto MR, Brunzell DH, Caldarone BJ: Effect of nicotine and nicotinic receptors on anxiety and depression, Neuroreport 13:1097-1106, 2002.

47. Balfour DJ: The neurobiology of tobacco dependence: a commentary, Respiration 69:7-11, 2002.

48. Hildebrand BE, Nomikos GG, Bondjers C et al: Behavioral manifestations of the nicotine abstinence syndrome in the rat: peripheral versus central mechanisms, Psychopharmacology (Berl) 129:348-356, 1997.

49. Hughes JR: Tobacco withdrawal in self-quitters, J Consult Clin Psychol 60:689-697, 1992.

50. Hughes JR, Hatsukami DK, Pickens RW et al: Consistency of the tobacco withdrawal syndrome, Addict Behav 9:409-412, 1984.

51. Shiffman SM, Jarvik ME: Smoking withdrawal symptoms in two weeks of abstinence, Psychopharmacology (Berl) 50:35-39, 1976.

52. Williamson DF, Madans J, Anda RF et al: Smoking cessation and severity of weight gain in a national cohort, N Engl J Med 324:739-745, 1991.

53. Rigotti NA: Clinical practice: treatment of tobacco use and dependence, N Engl J Med 346:506-512, 2002.

54. Buist AS, Rodriguez Roisin R, Anzneta A et al: GOLD Scientific Committee: Global strategy for the diagnosis, management, and prevention of chronic obstructive pulmonary disease. Update 2007. NHLBI/WHO Global Initiative for Chronic Obstructive Lung Disease (GOLD) workshop report. Available at www.goldcopd.com. Retrieved July 21, 2008.

55. U.S. Department of Health and Human Services: The health consequences of smoking: a report of the surgeon general. Atlanta, GA: U.S. Department of Health and Human Services. Centers for Disease Control and Prevention. National Center for Chronic Disease Prevention and Health Promotion. Office on Smoking and Health, 2004.

56. Varenicline (Chantix) for tobacco dependence, Med Lett Drugs Ther 48:66-68, 2006.

57. Drugs for tobacco dependence, Treat Guidel Med Lett 1:65-68, 2003.

58. Bupropion (Zyban) for smoking cessation, Med Lett Drugs Ther 39:77-78, 1997.

59. Coe JW, Brooks PR, Vetelino MG et al: Varenicline: an (4(2 nicotinic receptor partial agonist for smoking cessation, J Med Chem 48:3474-3477, 2005.

60. Obach RS, Reed-Hagen AE, Krueger SS et al: Metabolism and disposition of varenicline, a selective $\alpha_4\beta_2$ acetylcholine receptor partial agonist, in vivo and in vitro, Drug Metab Dispos 34:121-130, 2006.

61. Tonstad S, Tønnesen P, Hajek P et al: Effect of maintenance therapy with varenicline on smoking cessation: a randomized controlled trial, JAMA 296:64-71, 2006.

62. Klesges RC, Johnson KC, Somes G: Varenicline for smoking cessation: definite promise, but no panacea, JAMA 296:94-95, 2006.

63. Pfizer: Chantix^{TM} (varenicline) tablets. Available at www.pfizer.com/files/products/uspi_chantix.pdf. Retrieved July 21, 2008.

64. Ascher JA, Cole JO, Colin JN et al: Bupropion: a review of its mechanism of antidepressant activity, J Clin Psychiatry 56:395-401, 1995.

65. Jorenby DE, Leischow SJ, Nides MA et al: A controlled trial of sustained-release bupropion, a nicotine patch, or both for smoking cessation, N Engl J Med 340:685-691, 1999.

66. Hays JT, Hurt RD, Rigotti NA et al: Sustained-release bupropion for pharmacologic relapse prevention after smoking cessation. a randomized, controlled trial, Ann Intern Med 135:423-433, 2001.

67. Ahluwalia JS, Harris KJ, Catley D et al: Sustained-release bupropion for smoking cessation in African Americans: a randomized controlled trial, JAMA 288:468-474, 2002.

68. Gonzales DH, Nides MA, Ferry LH et al: Bupropion SR as an aid to smoking cessation in smokers

treated previously with bupropion: a randomized placebo-controlled study, Clin Pharmacol Ther 69:438-444, 2001.

69. Zyban (bupropion hydrochloride sustained-release tablets), Physicians' Desk Reference, ed 61, Montvale, NJ, 2007, Medical Economics Data, pp 1644-1650.

70. Ferry LH, Robbins AS, Scariati PD et al: Enhancement of smoking cessation using the antidepressant bupropion hydrochloride, Circulation 86:1-167, 1992.

71. Ferry LH, Burchette RJ: Evaluation of bupropion versus placebo for treatment of nicotine dependence. Paper presented at the 147th Annual Meeting of the American Psychiatric Association, May 22-26, 1994, Philadelphia, Pa.

72. Ferry LH, Burchette RJ: Efficacy of bupropion for smoking cessation in non-depressed smokers, J Addict Dis 13:9A, 1994.

73. Fagerström KO, Sachs DPL: Medical management of tobacco dependence: a critical review of nicotine skin patches, Curr Pulmonol 16:223-238, 1995.

74. Glassman AH, Stetner F, Walsh BT et al: Heavy smokers, smoking cessation, and clonidine: results of a double-blind, randomized trial, JAMA 259:2863-2866, 1988.

75. Franks P, Harp J, Bell B: Randomized, controlled trial of clonidine for smoking cessation in a primary care setting, JAMA 262:3011-3013, 1989.

76. Hall SM, Reus VI, Munoz RF et al: Nortriptyline and cognitive–behavioral therapy in the treatment of cigarette smoking, Arch Gen Psychiatry 55:683-690, 1998.

77. Hall SM, Humfleet GL, Reus VI et al: Psychological intervention and antidepressant treatment in smoking cessation, Arch Gen Psychiatry 59:930-936, 2002.

78. Lunell E, Molander L, Ekberg K et al: Site of nicotine absorption from a vapour inhaler—comparison with cigarette smoking, Eur J Clin Pharmacol 55:737-741, 2000.

79. Schneider NG, Olmstead R, Nilsson F et al: Efficacy of a nicotine inhaler in smoking cessation: a double-blind, placebo-controlled trial, Addiction 91:1293-1306, 1996.

80. Schneider NG, Olmstead RE, Franzon MA et al: The nicotine inhaler: clinical pharmacokinetics and comparison with other nicotine treatments, Clin Pharmacokinet 40:661-684, 2001.

81. Gourlay SG, Benowitz NL: Arteriovenous differences in plasma concentration of nicotine and catecholamines and related cardiovascular effects after smoking, nicotine nasal spray, and intravenous nicotine, Clin Pharmacol Ther 62:453-463, 1997.

82. Schneider NG, Olmstead R, Mody FV et al: Efficacy of a nicotine nasal spray in smoking cessation: a placebo-controlled, double-blind trial, Addiction 90:1671-1682, 1995.

83. Schneider NG, Lunell E, Olmstead RE et al: Clinical pharmacokinetics of nasal nicotine delivery: a review and comparison to other nicotine systems, Clin Pharmacokinet 31:65-80, 1996.

84. Shiffman S, Dresler CM, Hajek P et al: Efficacy of a nicotine lozenge for smoking cessation, Arch Intern Med 162:1267-1276, 2002.

85. Bars MP, Banauch GI, Appel D et al: "Tobacco free with FDNY": the New York City Fire Department World Trade Center Tobacco Cessation Study, Chest 129:979-987, 2006.

86. Sachs DPL: Tobacco dependence treatment: time to change the paradigm, Chest 129:836-839, 2006.

87. Bohadana AB, Nilsson F, Rasmussen T et al: Nicotine inhaler and nicotine patch as a combination therapy for smoking cessation: a randomized, double-blind, placebo-controlled trial, Arch Intern Med 160:3128-3134, 2000.

88. Blöndal T, Gudmundsson LJ, Olafsdottir I et al: Nicotine nasal spray with nicotine patch for smoking cessation: randomised trial with six-year follow-up, BMJ 318:285-288, 1999.

89. Kornitzer M, Boutsen M, Dramaix M et al: Combined use of nicotine patch and gum in smoking cessation: a placebo-controlled clinical trial, Prev Med 24:41-47, 1995.

90. Puska P, Korhonen HJ, Vartiainen E et al: Combined use of nicotine patch and gum compared with gum alone in smoking cessation: a clinical trial in north Karelia, Tobacco Control 4:231-235, 1995.

91. Hays JT, Wolter TD, Eberman KM et al: Residential (inpatient) treatment compared with outpatient treatment for nicotine dependence, Mayo Clin Proc 76:124-133, 2001.

92. Green A, Yancy WS, Braxton L et al: Residential smoking therapy, J Gen Intern Med 18:275-280, 2003.

93. Ferry LH (Loma Linda University, Loma Linda, CA): Personal communication: a pilot, 7-day, residential, tobacco-dependence treatment program at the Jerry L. Pettis Memorial Veterans Administration Medical Center using combination pharmacotherapy, group counseling, stress management, and relapse prevention training plus regular outpatient follow-up; as described in Green A, Yancy WS, Braxton L etal: Residential smoking therapy, J Gen Intern Med 18:275-280, 2003.

94. Young SJ: Panic associated with combining fluoxetine and bupropion, J Clin Psychiatry 57:177-178, 1996.

95. Gross J, Stitzer ML, Maldonado J: Nicotine replacement: effects of postcessation weight gain, J Consult Clin Psychol 57:87-92, 1989.

96. Jorenby D: Clinical efficacy of bupropion in the management of smoking cessation, Drugs 62(Supp. 2):25-35, 2002.

97. Johnston JA, Fiedler-Kelly J, Glover ED et al: Relationship between drug exposure and the efficacy and safety of bupropion sustained release for smoking cessation, Nicotine Tob Res 3:131-140, 2001.

98. Benowitz NL, Gourlay SG: Cardiovascular toxicity of nicotine: implications for nicotine replacement therapy, J Am Coll Cardiol 29:1422-1431, 1997.

99. Tønnesen P, Paoletti P, Gustavsson G et al: Higher dosage nicotine patches increase one-year smoking cessation rates: results from the European CEASE Trial. Collaborative European Anti-Smoking Evaluation, Eur Respir J 13:238-246, 1999.

100. Office on Smoking and Health, Centers for Disease Control and Prevention: The health

consequences of smoking: nicotine addiction—a report of the Surgeon General [DHHS publication No. (CDC) 88-8406], Rockville, Md, 1988, U.S. Department of Health and Human Services.

101. Benowitz NL, Fitzgerald GA, Wilson M et al: Nicotine effects on eicosanoid formation and hemostatic function: comparison of transdermal nicotine and cigarette smoking, J Am Coll Cardiol 22:1159-1167, 1993.

102. Benowitz NL, editor: Nicotine safety and toxicity, New York, 1998, Oxford University Press.

103. Sachs DPL, Säwe U: Transdermal nicotine patch and absence of myocardial infarction risk, Orlando, Fla, 1993, American College of Chest Physicians.

104. Sachs DPL, Benowitz NL, Bostrom AG et al: Percent serum replacement and success of nicotine patch therapy [abstract], Am J Respir Crit Care Med 151:A688, 1995.

105. Dale LC, Hurt RD, Offord KP et al: High-dose nicotine patch therapy: percentage of replacement and smoking cessation, JAMA 274:1353-1358, 1995.

106. Fredrickson PA, Hurt RD, Lee GM et al: High dose transdermal nicotine therapy for heavy smokers: safety, tolerability and measurement of nicotine and cotinine levels, Psychopharmacology (Berl) 122:215-222, 1995.

107. Zevin S, Jacob PIII, Benowitz NL: Dose-related cardiovascular and endocrine effects of transdermal nicotine, Clin Pharmacol Ther 64:87-95, 1998.

108. Murray RP, Bailey WC, Daniels K et al: Safety of nicotine polacrilex gum used by 3,094 participants in the Lung Health Study. Lung Health Study Research Group, Chest 109:438-445, 1996.

109. Working Group for the Study of Transdermal Nicotine in Patients with Coronary Artery Disease: Nicotine replacement therapy for patients with coronary artery disease, Arch Intern Med 154:989-995, 1994.

110. Mahmarian JJ, Moye LA, Nasser GA et al: Nicotine patch therapy in smoking cessation reduces the extent of exercise-induced myocardial ischemia, J Am Coll Cardiol 30:125-130, 1997.

111. Anthonisen NR, Skeans MA, Wise RA et al: The effects of a smoking cessation intervention on 14.5-year mortality: a randomized clinical trial, Ann Intern Med 142:233-239, 2005.

112. Fiore MC, Jaén CR, Baker TB et al: Treating tobacco use and dependence: 2008 update. Clinical Practice Guideline. Rockville, MD: U.S. Department of Health and Human Services. Public Health Service. May 2008.

113. Pierce JP, Gilpin EA: Impact of over-the-counter sales on effectiveness of pharmaceutical aids for smoking cessation, JAMA 288:1260-1264, 2002.

114. Hurt RD, Wolter TD, Rigotti N et al: Bupropion for pharmacologic relapse prevention to smoking: predictors of outcome, Addict Behav 27:493-507, 2002.

115. U.S. Food and Drug Administration: Zyban® (bupropion hydrochloride) sustained-release tablets: prescribing information (Publication No. NDA 20-711/S-027), Rockville, Md, 2007, U.S. Department of Health and Human Services.

Available at www.fda.gov/medwatch/safety/2007/Mar_PI/Zyban_PI.pdf. Retrieved July 21, 2008.

116. U.S. Food and Drug Administration: Nicotrol: prescribing information, Rockville, Md, 1992, U.S. Department of Health and Human Services.

117. Nørregaard J, Tønnesen P, Petersen L: Predictors and reasons for relapse in smoking cessation with nicotine and placebo patches, Prev Med 22:261-271, 1993.

118. Glover ED, Sachs DPL, Stitzer ML et al: Smoking cessation in highly dependent smokers with 4-mg nicotine polacrilex, Am J Health Behav 20:319-332, 1996.

119. Sutherland G, Stapleton JA, Russell MAH et al: Randomised controlled trial of nasal nicotine spray in smoking cessation, Lancet 340:324-329, 1992.

120. Killen JD, Fortmann SP, Telch MJ et al: Are heavy smokers different from light smokers? A comparison after 48 hours without cigarettes, JAMA 260:1581-1585, 1988.

121. Hajek P, Jackson P, Belcher M: Long-term use of nicotine chewing gum: occurrence, determinants, and effect on weight gain, JAMA 260:1593-1596, 1988.

122. Hughes JR: Treatment of smoking cessation in smokers with past alcohol/drug problems, J Subst Abuse Treat 10:181-187, 1993.

123. Glassman AH, Helzer JE, Covey LS et al: Smoking, smoking cessation, and major depression, JAMA 264:1546-1549, 1990.

124. Covey LS, Glassman AH, Stetner F: Depression and depressive symptoms in smoking cessation, Compr Psychiatry 31:350-354, 1990.

125. Fiore MC, Bailey WC, Cohen SJ et al: Smoking cessation: clinical practice guideline no. 18 (AHCPR Publication No. 96-0692), Rockville, Md, 1996, U.S. Department of Health and Human Services.

126. Dale LC, Glover ED, Sachs DPL et al: Bupropion for smoking cessation: predictors of successful outcome, Chest 119:1357-1364, 2001.

127. Killen JD, Fortmann SP, Newman B et al: Evaluation of a treatment approach combining nicotine gum with self-guided behavioral treatments for smoking relapse prevention, J Consult Clin Psychol 58:85-92, 1990.

128. Sachs DPL, Leischow SJ: Differential gender treatment response: effectiveness of the 4 mg dose of nicotine polacrilex to treat low nicotine dependent male smokers but not women, paper presented at the Proceedings of the 54th Annual Scientific Meeting of the College on Problems of Drug Dependence, June 1992, Keystone, Col.

129. Sachs DPL, Bostrom AG, Hansen MD: Nicotine patch therapy: predictors of smoking cessation success [abstract], Am J Respir Crit Care Med 149:A326, 1994.

130. Killen JD, Fortmann SP: Craving is associated with smoking relapse: findings from three prospective studies, Exp Clin Psychopharmacol 5:137-142, 1997.

131. Lillington GA, Leonard CT, Sachs DPL: Smoking cessation: techniques and benefits, Clin Chest Med 21(xi):199-208, 2000.

132. Hughes JR, Stead LF, Lancaster T: Antidepressants for smoking cessation, Cochrane Database Syst Rev 2:CD000031, 2003.

133. West R, Hajek P, McNeill A: Effect of buspirone on cigarette withdrawal symptoms and short-term abstinence rates in a smokers clinic, Psychopharmacology (Berl) 104:91-96, 1991.

134. Hughes JR, Stead LF, Lancaster T: Anxiolytics for smoking cessation, Cochrane Database Syst Rev 4:CD002849, 2000.

135. Wilson DM, Taylor DW, Gilbert JR et al: A randomized trial of a family physician intervention for smoking cessation, JAMA 260:1570-1574, 1988.

136. Sachs DPL, Hodgkin JE (The Center for a Smoke-Free Life, St. Helena Center for Health, St. Helena, Calif): Personal communication, 2008. *Note:* Drs. Sachs and Hodgkin served together as co-medical directors of the St. Helena Center for Health's residential smoke–free life program, January 2005–December 2006.

137. Hurt RD: Personal communication, 2001.

138. Ferry LH: Personal communication, 2003.

139. Swan GE, Hodgkin JE, Roby T et al: Reversibility of airways injury over a 12-month period following smoking cessation, Chest 101:607-612, 1992.

140. Tønnesen P, Nørregaard J, Säwe U et al: Recycling with nicotine patches in smoking cessation, Addiction 88:533-539, 1993.

141. Hurt RD: Personal communication, 2006.

142. Ferry LH: Personal communication, 2006.

143. Prezant DJ: Personal communication, 2006.

144. Sachs DPL: Personal communication, 2006.

145. Katz DA, Muehlenbruch DR, Brown RL et al: Effectiveness of implementing the Agency for Healthcare Research and Quality smoking cessation clinical practice guideline: a randomized, controlled trial, J Natl Cancer Inst 96:594-603, 2004.

146. Piper ME, Fox BJ, Welsch SK et al: Gender and racial/ethnic differences in tobacco-dependence treatment: a commentary and research recommendations, Nicotine Tob Res 3:291-297, 2001.

147. Cromwell J, Bartosch WJ, Fiore MC et al: Cost-effectiveness of the clinical practice recommendations in the AHCPR guideline for smoking cessation. Agency for Health Care Policy and Research, JAMA 278:1759-1766, 1997.

148. Croghan IT, Offord KP, Evans RW et al: Cost-effectiveness of treating nicotine dependence: the Mayo Clinic experience, Mayo Clin Proc 72:917-924, 1997.

149. Centers for Disease Control and Prevention (CDC): State Medicaid coverage for tobacco-dependence treatments—United States, 1994-2002, MMWR Morb Mortal Wkly Rep 53:54-57, 2004.

150. American Psychiatric Association: Nicotine-induced disorder, Diagnostic and statistical manual of mental disorders, ed 4, Washington DC, 1994, American Psychiatric Association, pp 244-245.

151. American Psychiatric Association: Nicotine-induced organic mental disorder, Diagnostic statistical manual of mental disorders, ed 3, Washington DC, 1987, American Psychiatric Association, pp 150-151 revised.

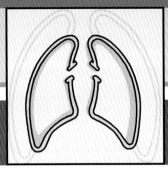

第17章

肺康复与行为医学：心理、认知和社会因素

CHARLES F.EMERY，MICHELLE J.HUFFMAN，ANDREA K.BUSBY

完成本章学习，读者将了解以下内容：

◆ 描述肺部疾病的心理影响以及促进心理健康的治疗策略

◆ 正确使用抑郁、焦虑水平和心理调节能力的评估工具

◆ 描述可能与肺部疾病相关的认知障碍

◆ 描述肺部疾病对社会和婚姻关系的影响以及正确认识社会支持评估工具

◆ 理解慢性阻塞性肺部疾病（COPD）患者体能的限制及心理和社会因素对日常活动的影响。

　　行为医学研究和临床实践强调行为、心理和社会因素对肺部疾病患者生理功能的影响，以及各种因素之间的相互作用。本章概述了肺部疾病患者行为医学临床研究的结果，主要包括行为/心理功能的四个维度：心理健康、认知表现、社会功能和行为问题。

　　表17-1是心理健康、认知表现、社会功能和行为问题。此外，本章讨论内容还包括：①肺部疾病与肺康复相关的最新研究；②相关临床数据的总结；③常用评估程序的应用；④治疗方案的推荐。

心理功能

　　肺部疾病患者经常存在精神病学症状和心理健康水平下降的情况。肺部疾病患者的心理问题可以影响其肺的生理功能和疾病的严重程度[1]。因此心理问题的评估和治疗对有效治疗肺部疾病患者非常重要。肺部疾病患者常见的心理反应包括愤怒、挫败感、愧疚、身体和情感依赖、难堪[2, 3]。其中，以抑郁和焦虑症状最为常见。

表 17-1　肺康复患者行为医学相关的常见表现

心理方面	认知方面	社会方面	行为方面
抑郁情绪	轻度缺陷	社会活动减少	日常生活能力下降
焦虑	精神运动迟缓	家庭角色改变	吸烟
愤怒	解决问题能力下降	独立性降低	营养不良
愧疚	注意力下降		运动能力下降
难堪			不遵医嘱用药
避免表达强烈情感			

抑郁

虽然抑郁在 COPD 患者的发病率并不比其他慢性疾病患者人群高，但研究显示，6%~59% 的 COPD 患者有明显的抑郁症状或临床抑郁[4-7]。这类人群的抑郁主要表现为绝望、悲观情绪、睡眠减少、食欲下降、昏睡增多、难以集中注意力以及社交减少[3]。除此之外，抑郁还会对 COPD 患者日常生活产生负面影响。研究表明，情绪低落影响行为、社会功能和精神状态，并加重抑郁症状，使日常生活能力进一步受损[8-10]。患者健康状况的自我报告显示，抑郁症状会引起健康状况明显恶化[5]。抑郁还影响患者自我管理能力[4]。尽管情绪低落和疾病严重程度并不完全相关[11]，抑郁除了影响肺功能外，还是日常生活能力的独立影响因素。此外，研究显示亚临床抑郁症状和健康状况不佳有关。在一个 137 例 COPD 患者的观察性研究中，亚临床抑郁症状影响患者的体能和生活质量[7]。

焦虑

焦虑是 COPD 患者另一个常见的心理症状。据估计 COPD 患者焦虑症和相关症状的发病率在 30%~40% 之间[4, 12]，焦虑症状表现各异，常见的有语速快，肢体动作夸张以及可能出现心动过速、大汗、呼吸困难等[13]。有高达 41% 的 COPD 患者经历过 1 次或多次突然出现的无端恐惧（被称为紧张性焦虑发作），容易激惹，暂时性认知障碍以及想要逃离现实等情况[4, 14]。报告有惊恐体验的患者通常误解并过度描述他们的躯体症状，而他们在躯体功能、疾病严重程度、呼吸急促或者心理抑郁方面的测量数据和没有惊恐体验的患者相比较，并无明显差异。因此，惊恐的体验可能反映的是患者对肺部症状的认知感觉，而不是客观的肺部状况[14]。

呼吸困难伴随的窒息和死亡恐惧感，是导致 COPD 患者焦虑的主要原因[3]。焦虑引起的情绪改变使机体通气需求增加，并且可能出现低氧和高碳酸血症。这种生理状况的改变反过来又加重焦虑症状，导致更严重的生理功能不全，形成恶性循环[3]。虽然 COPD 患者经常表现有焦虑症状，但焦虑的出现并不能预测对此类患者的生活质量或功能状态的直接影响[10, 15]。研究显示日常压力相关的肺部症状的改变并不受焦虑症状本身的影响[16]。但惊恐状态可能影响患者的自我管理[4]。关于 COPD 患者焦虑的研究，发表的文献不多，且由于对焦虑测量的方法各异，尚无法得出明确的结论。

个性

有研究对 COPD 患者的个性特征进行了评估，结果发现 COPD 患者并没有特殊的人格障碍或类似症状[17]。一些强烈的情绪反应，如焦虑、愤怒、欣快等可能增加能量消耗而加重肺部症状，导致通气和氧合需求增加。而一些与警觉度降低相关的情绪，如抑郁和冷漠，则可以减少能量消耗从而降低通气需求，导致较低的氧耗。由于警觉度过高或过低都可能导致肺部症状加重，有人提出 COPD 患者可能倾向于避免表达强烈情感，以防引起生理变化影响肺部症状[18]。但没有数据资料表明 COPD 患者比其他慢性疾病患者更倾向于避免情绪表达，COPD 患者中也未发现特定模式的个性或人格障碍。

应对技能和自信心

肺部疾病患者精神、情感方面的应对方式正在被越来越多的学者所关注。在一项对于 40 例重度 COPD 患者 1 年的纵向研究中，Parsons[19]观察了幸福感和倾向使用聚焦问题的应对方式（例如，解决问题和目标设定）的相关性。结果显示女性比男性更多倾向于使用情绪应对方式（例如，把事情最小化和回避问题），而情绪应对与幸福感较低相关。相似的结果也出现在一项针对253 名成年 COPD 患者的研究中，而且情绪应对者生活质量较差[20]。另一项针对 64 例门诊 COPD 患者的研究也显示被动（回避）应对方式的患者心理健康状况较差[21]。因此，从上述研究可以看出，情绪应对，特别是回避应对方式，与低水平的生活质量和心理健康有关。

此外，还有研究发现肺部疾病患者采用宗教信仰应对方式十分常见。一项针对90 例肺病终末期患者术前的尝试性的横断面观察显示，使用"宗教 / 精神应对量表（RCOPE）"测量，宗教应对策略可以预测 27% 的抑郁症相关的独立因素和 14% 的残疾相关的独立性因素[22]。具体来说，惩罚评价（如"认为上帝在惩罚我的罪过"）和善意评价（如"我的情况是上帝计划的一部分"）是抑郁评分的最大变异系数。整体伤残得分较高的个体更倾向于寻求上帝的神支持和帮助。此外，存在心理障碍的患者，有 34% 采用宗教应对策略，较差的社会心理功能与认为肺部疾病是上帝对自己的惩罚有关，故而去寻求上帝的帮助和精神支持[23]。由此可见，采取宗教应对可能与较差的心理状态有关。但也有数据显示，理性（或聚焦问题）应对方式与较差的健康相关生活质量相关[20]。在未来关于应对方式的进一步研究中，有必要对个体差异变量（如性别、年龄、病情严重程度）作进一步的分类，这些变量可能影响应对策略在COPD 患者中的有效性。

自我效能是一个人对自己完成一项任务的能力的期望值，它在肺部疾病患者的身心健康中也发挥着很大作用。有关行走的自我效能被认为是 COPD 患者生存率的一个重要预测指标[24]。自我效能还可能对 COPD 患者的功能状态产生影响，在一项针对 208 例 COPD 患者的观察研究中，路径分析显示肺功能下降与功能活动的自信有关[25]。另一项 97 例 COPD 患者的相关性研究显示，自信的男性患者（N = 52 例）占36.5%[26]。此外，自我效能在肺部疾病患者的戒烟和运动参与中同样重要[27, 28]。

评估

心理功能的评估包括一般评估工具和症状特异性指标评估。用于评估心理症状的常用工具包括简明症状调查表（the Brief Symptom Inventory，BSI）[29]和情绪状态简表（the Profile of Mood States–Short Form，POMS–SF）[30]。简明症状调查表是一个多维症状量表，包含 53 个问题，有 9 个分量表，包括抑郁、焦虑、敌意等，提供综合症状指数。情绪状态简表是一个含 30 个项目的形容词评定表，可提供整体的情绪评分以及 6 项情绪因子评分。心理健康相关的特异性指标包括抑郁和焦虑。抑郁的常见测量工具包括贝克抑郁问卷（the Beck Depression Inventory，BDI）[31] 和流行病学调查用抑郁自评量表（the Center for Epidemiological Studies–Depression Inventory，CES–D）[32]。贝克抑郁问卷使用广泛，含 21 项抑郁症状相关问题。流调用抑郁自评量表（CES–D）是一个针对社区老年居民的，含有 20 个问题的抑郁测量量表。焦虑的测量包括贝克焦虑量表（BAI）[33] 和状态 – 特质焦虑问卷（STAI）[34]，贝克焦虑量表包含 21 个问题用来测量焦虑症状。状态 – 特质焦虑问卷（STAI）包含 40 个问题，其中 20 个问题评估暂时的焦虑症状，20 个问题评估长期（特质）焦虑的症状。上述 4 种量表能有效评估焦虑和抑郁症状的变化。流调用抑郁自评量表（CES–D）和状态 – 特质焦虑问卷（STAI）中暂时性的焦虑评估问题可作为研究量表，用来测量焦虑和抑郁的变化。

应对量表（COPE）[35] 是早期的针对 COPD 患者的研究中最常用的测量工具，它包含 60 个问题，包括理论推导，通过 15 个不同维度（计划、接受、拒绝等）的自我报告，测量判定患者为主动应对或回避式应对。应对量表（COPE）还包括个性格和情景两个版本。个性倾向应对版本测试受访者在压力下采用某种应对方式的倾向性；情景应对版本测试受试者在面对特定压力事件时使用每个应对策略的程度。

COPD 应对问卷（CCQ）是特定疾病的应对问卷，最初是哮喘患者应对问卷[36]，在有些研究中，被用来测量 COPD 患者的应对方式[20, 37, 38]，因此被称作 CCQ。CCQ 包含 34 个自我报告式测量问题，测试 3 种具体的应对方式：逃避 / 消极应对、理性问题应对、情绪应对。此外，宗教 / 精神应对问卷（RCOPE）[22] 也被用来评估 COPD 患者的宗教应对。宗教 / 精神应对问卷（RCOPE）是一个含 105 项问题的自我报告式的问卷，测量 5 项宗教功能（意义、控制、舒适 / 灵性，亲密 / 灵性，生命转世），有 21 个分量表（如仁慈的宗教情绪、协同宗教应对、寻求精神支持、宗教帮助、寻求宗教指引的方向）。

COPD 患者自我效能量表（CSES）[39] 用于测量 COPD 患者自信程度，可以监测患者参加特定活动时避免呼吸困难的能力。CSES 对 34 种情况下管理或避免呼吸困难的期望值进行分级，然后对消极情感、紧张情绪、强体力劳动、天气 / 环境和行为因素全面评分。

治疗

COPD 患者的心理问题可以通过团体辅导、心理治疗、药物治疗、运动康复或联合以上方式进行治疗。肺部疾病患者最基本的治疗方法是认知 – 行为疗法，治疗中患者被教会放松技能，结合认知结构调整和情绪变化识别[40]。认知结构调整包括识别产生压力的思维模式（例如"我应该在 10 年前已戒烟"），并用更适应的想法取代他们（如"我希望我 10 年前已戒烟，但当时我还没有准备好"）。鼓励患者识别不良情绪（如抑郁、焦虑、愤怒和内疚）和导致压力的想法，保持情绪状态稳定。这种方法可以用于团体或个人指导，提供一个可以解决心理问题的应对模式，供患者肺康复后使用。图 17–1 为生理 – 认知 – 情绪交互模型在肺康复患者行为治疗中的应用。

针对极度曲解并夸大躯体症状的 COPD 患者的心理治疗，可能会减少患者恐慌焦虑体验[14]。这方面的研究并非针对恐慌症状本身，研究者认为认知结构调整可能只是轻度改变整体焦虑或抑郁水平[41]。而放松训练，即教会患者放松全身肌肉，可以改善 COPD 患者的焦虑、呼吸困难、气道阻塞等状况[42]。

支持性应对技能干预可能对终末期肺部疾病患者有积极作用。在一项随机对照研究中，328 例肺部疾病终末期等待肺移植的患者，被随机分配到一个 12 周的电话应对技能培训干预组或常规护理组[43]。接受应对技能培训的患者，其压力、焦虑和抑郁水平的感受明显低于常规护理组，且有活力增加、社会支持和心理健康水平增加的表现。

另外，有证据表明，标准的肺康复计划有积极的心理效应。肺康复计划包括教育和运动锻炼可以提高 COPD 患者自我效能[44]、6 分钟步行的自信心、整体生活质量和情绪运作功能[40, 45, 46]。

精神药物有时会用于治疗肺部疾病患者的心理压抑，一些研究证明精神药物的益处不仅是减少心理症状，如抑郁和焦虑，也可以治疗躯体症状（如窒息和头晕的感觉）[47, 48]。药物治疗要结合个体差异，行为治疗方法也很重要，要督促患者努力执行治疗方案，或者努力减少对药物的需要。

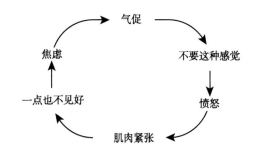

图 17-1　生理症状、认知扭曲和情绪交互模型在肺康复患者行为治疗中的应用

认知功能

COPD 患者中存在认知功能轻度障碍，但关于认知障碍的性质和程度是否与低氧血症相关性仍有争论。有研究描述了神经心理功能受损的 COPD 患者解决问题的能力、精神运动速度、注意力、和语言记忆情况[49-53]，未显示患者的语言智力受到功能受损的影响[49]。而有其他研究发现 COPD 患者的认知能力是下降的，但老年痴呆症患者的认知障碍有所不同[51, 54]。低氧血症越严重认知功能损害程越大，但重度低氧血症患者的认知能力仍然比痴呆症患者要好。

夜间氧疗试验（night oxygen therapy test，NOTT）和间歇正压呼吸（Intermittent positive pressure breathing，IPPB）试验的综合数据显示，神经心理障碍和低氧血症呈正相关[49]，对照组神经心理障碍情况好于轻度缺氧患者，轻度缺氧患者好于中度或重度低氧患者。这些研究的另一些数据显示，神经心理功能和标准肺功能参数（如 1 秒用力呼气容积）不相关，和低氧血症只有中等程度的相关性，其他有研究也得出相同结果[40]。在 Grant 和同事的研究中，年龄和所受教育程度是神经心理功能的最大变异因数[49]。睡眠障碍也被认为与低氧血症和神经心理功能障碍有关[55]。Rourke 和 Adams[56]的研究表明睡眠呼吸紊乱和睡眠呼吸暂停可能也是造成 COPD 患者的神经心理损害的危险因素。

以往的研究仅对自我知觉的认知能力进行了测量评估，而对自我知觉所反映的客观认知能力的评估尚未全面展开。现有资料显示，情绪或心理社会功能可能是认知功能的混杂因素，尽管没有观察认知功能的客观性指标，但前期的研究认为抑郁和焦虑与较差的认知能力有关。

评估

在现有研究中，COPD 患者的认知能力的评估是通过神经心理学测量工具进行。这些工具包括智力综合指标及一些特定领域的测量。最常用的是韦氏成人智力量表Ⅲ（WAIS Ⅲ），它通过受试者的语言和表达能力的得分，全面评估受试者智力[57]。其他用于 COPD 患者神经心理测量的工具还有：①连线测试（the Trail Making Test），测量受试者的测序能力和视觉运动追踪能力[58]；②斯特鲁普干扰试验（the Stroop Interference Test），用来测量患者的知觉转换能力和根据任务变化做出正确应对的能力[59]；③威斯康星卡排序（the Wisconsin Card Sort，）[60]，用来测量抽象概念、认知灵活性、假设测试及利用错误反馈的能力；④选择性提醒任务（the Selective Reminding Task）[61]，测量语言学习和记忆的能力；⑤韦氏记忆量表Ⅲ（the Wechsler Memory Scale–Ⅲ）[62]，测量注意力、专注度、视觉记忆及语言记忆能力。

治疗

认知治疗的干预研究结果显示，给 COPD 患者吸氧能部分逆转神经心理功能障碍[63, 64]，由于研究观察到的神经心理功能的改善相对轻微，不被认为具有临床显著性[64, 65]。通常认为血液中的氧气水平必须降低到非常低的程度，大脑的能量代谢途径才会发生改变。而氧气对神经递质的调节作用被认为是导致低氧血症时神经心理变化的最大影响因素，以此作为氧气治疗的依据[56, 66]。

运动锻炼可能对认知功能产生有益影响。Emery 和同事[40]的研究发现，被随机分配的 COPD 患者，10 个星期的运动锻炼的患者与单纯教育组和列入等候名单的对照组患者比较，言语流畅性得到改善。而对认知功能中的其他一些内容，如注意力

和运动速度等，则没有观察到变化。在另一个历时 3 周的运动锻炼研究中，Kozora 等[67]发现，对于认知功能严重受损的 COPD 患者的视觉注意力持续性、语言运用和视觉能力均得到显著改善，但整个锻炼组和未作治疗的对照组比较，则差异没有显著性。Kozora 和同事[68]在新近的研究中发现，那些在全国肺气肿治疗试验中接受肺减容手术的 COPD 患者的语言延时记忆和精神运动速度明显高于其他接受标准治疗的对照组患者。

社会和婚姻的作用

社会支持有助于增强 COPD 患者的幸福感[15]，而且其功能被可间接预测[8]。婚姻的支持是患者幸福感的一个重要预测指标。在一项前瞻性纵向研究中，观察了 157 例重度 COPD 患者发现，与伴侣一起生活与生存期延长（增加 12 个月）有关[69]。COPD 患者疾病状态可能对家庭关系和生活方式产生重要影响，Clough 和同事[70]列举了 5 方面的影响，包括工资收入下降，家庭角色改变，独立性下降，社会活动减少和家庭氧疗。此外，COPD 患者性功能可能受损[71]，其配偶可能因此出现抑郁和焦虑倾向[72]。COPD 患者对疾病的态度有重要的性别和个体差异，如女性比男性患者的婚姻满意度更低[73]。在另一项针对 31 例 COPD 患者及其配偶的研究中，患者的婚姻满意度与幸福感正相关，配偶间的协调性和患者的身体机能状态有关[74]。由此可见，COPD 患者的身体功能状态对社会功能和婚姻有显著影响。社会/婚姻支持可以增进患者的幸福感。未来有必要对 COPD 患者得到社会支持干预后的效果以及对患者预后的影响作进一步研究。

评估

社会支持包括两个方面：结构支持和

功能支持[75]。结构支持是指社会关系的数量和社会关系网络中个体之间产生的联系。功能支持是指社会关系的支持（如陪伴、工具或物质援助、信息提供等）。因此，结构支持的测量主要是评估社会支持中个体的数量，而功能支持测量的则是个体需求的满足。这两种形式的评估都是主观的，依赖于应答者的观点，相对来说结构支持的测量更客观一些。

社会支持通常是通过自我报告来测量，社会支持量表有时是包含在更大的功能状态多维评估或生活质量评估量表中。例如，疾病影响调查表（Sickness Impact Profile，SIP）[76] 和健康状况调查问卷（SF-36）[77] 可以用来评估患者的整体功能状态，社会功能评估是其中的一个方面。另外，社会支持的特异性测量方法也已经广泛使用，如人际关系支持评价简表（The Interpersonal Support Evaluation List-Short Form，ISEL SF），它是一个包含了 16 个功能支持问题的测量工具，可以评估社会支持网络的四种不同功能（评估、自尊、归属和认同）[78]。认知社会支持多维量表（The Multidimensional Scale of Perceived Social Support，MSPSS）是一个含有 12 个结构支持问题的测量工具，可用来评估社会支持的潜在来源，包括家庭，朋友和其他重要的人[79]。也可以针对不同个体设计问卷进行社会支持评估，但自行设计的问卷虽然可以提供有用数据，在其他临床或研究中使用会受到限制。研究显示，对于 COPD 患者社会支持的调查有多种测量方法，这些方法都包含了针对结构支持和功能支持的测量。

治疗

由于社会支持能对肺部疾病患者的心理健康和幸福感产生重要影响，因此一个理想的肺康复项目应该包含患者配偶或照顾者的教育。要向患者的配偶或照顾者传达给患者治疗（运动）的重要性，并使其在患者肺康复项目完成后仍能促使患者保持运动和提供适当的医疗照顾。心理咨询也应该针对配偶或照顾者，讨论肺部疾病患者患病对婚姻带来的困扰和额外的看护负担。部分患者的配偶可能会尝试提供尽可能多的以至于过度的功能性支持，从而阻碍了患者试图恢复独立功能的努力。在这种情况下，应该将患者和配偶或照顾者分开一段时间，让患者进行自主康复活动。

行为功能

日常活动

由于疾病进展导致的身体功能下降，COPD 患者的生活方式可能经常改变，他们经常面临日常生活功能方面的困难，包括洗澡、梳洗、穿衣、吃饭、睡觉和活动[11, 80]。除了自行活动和家庭管理方面的困难，COPD 患者还经常回避参与娱乐和社交活动[9, 11, 81]。

疾病的严重程度往往被认为是 COPD 患者功能受损的首要因素，一项针对 56 例 COPD 患者的研究显示，疾病的严重程度可以预测生理功能状况的自我感受[82]。研究未发现肺功能与机体功能状态之间的直接联系，但肺功能可通过其对运动能力间接影响功能状态[10]。也有研究发现日常活动和运动能力（通过 6 分钟步行试验测量）显著相关，但在运动能力的预测指标中，肺功能并不比其他主观指标如心理幸福感等更重要[8-10, 81]。

某些心理因素和行为可直接或间接影响患者的功能状态。Graydon 和 Ross[8] 的研究发现，患者功能状态的预测指标根据患者是否吸氧有所不同，在无需氧疗的受试者中，最能预测运动能力的是负性情绪，而不是肺功能。在氧气依赖的受试者中，受损的功能受自我报告的躯体症状的评级的直接影响，也受肺功能的间接影响[8]。还有研究表明，情绪低落可能是一个比其他情绪更佳的预测功能状态的指标。

在一项 104 例 COPD 患者的研究中，情绪低落、运动能力和呼吸困难是患者功能状态的直接影响因素，而焦虑仅通过情绪低落和呼吸困难的来间接影响患者功能状态[10]。还有另外一些研究表明，情绪低落是一个比焦虑和乐观更强的运动能力预测因素[15]。自尊也被发现对患者的功能状态产生作用，至少有两个研究报告自尊可以直接影响患者功能状态[15, 83]，至少有一个研究报告了自尊导致的情绪低落间接影响功能状态[10]。心理因素可能对接受氧气治疗的患者影响较小，主观因素，特别是情绪低落，在患者的功能状态受损时起重要作用。一项针对 334 例 COPD 患者的研究显示，心理压抑与自我照顾和参与娱乐活动困难相关。

虽然研究数据不完全一致，但社会支持感和对社会资源的满意度也会直接或者间接地影响人的功能状态[8, 9, 15, 81]。研究提示社会支持可能直接影响功能状态，或者通过负性情绪和躯体症状间接影响功能状态[8, 15]。

几个模型测验结果显示，多个因素的组合比任何一个单一的因素能更好地预测功能状态[10, 15, 81, 83]。这些综合因素包括如图 17-2 所示的肺功能、心理健康和社会支持。因此，在评估患者的功能状态和制定最佳的治疗计划时应考虑多方面因素，而寻找直接影响功能状态的主要因素，如运动能力、抑郁情绪、自尊、运动耐受性、呼吸困难、社会支持的满意度等，可能是增强患者功状态的最好的办法。

评估

有多种方法可用于评估患者功能状态，常用的是自我报告评估工具，如用于测量生活质量的工具是疾病影响调查表（the Sickness Impact Profile，SIP）[76] 和健康状况调查问卷（SF-36，the Medical Outcomes Study 36-Item Short Form Health Survey，简化 36 项医疗结局研究量表）[77]。SIP 是一个包含 136 个问题的问卷，进行日常活动包括行动，运动，身体护理和躯体运动、社交、沟通、警觉行为、情感行为、睡眠和休息、饮食、就业、家庭管理、娱乐和消遣等 12 个方面的评估，反映生理、心理和社会功能受限情况。

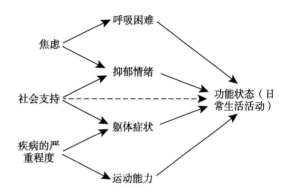

图 17-2　心理、社会和生理改变对肺部疾病患者日常生活能力的直接和间接影响模型

疾病影响调查表（SIP）最近被简化成了 68 个项目，简称 SIP-68，包括躯体的自主性，活动控制，精神自控和沟通、社会行为、情绪稳定性、活动范围 6 个维度[85]。SF-36 评估九个健康相关的内容：生理功能、生理职能、情感职能、社会功能、躯体疼痛、精神健康、精力、总体健康和健康变化。此外，有两个用于特殊人群的生活质量测量相关的量表是圣乔治呼吸问卷（the St.George's Respiratory Questionnaire，SGRQ）[86] 和慢性呼吸疾病问卷（the Chronic Respiratory Disease Questionnaire，CRDQ）[87]，圣乔治呼吸问卷（SGRQ）是自评问卷，用于评估肺部疾病对健康和功能状态的影响，含 76 个问题，评估三个维

度的得分，包括出现症状的频率、呼吸困难导致的活动受限程度、社会和情感对疾病的影响。慢性呼吸疾病问卷（CRDQ）是一个包含 20 个问题的调查量表，与慢性肺部疾病患者健康相关的生活质量相关，从呼吸困难、疲劳、情感功能、控制四个方面进行评分。CRDQ 问卷通常由调查者填写，Schünemann 和同事[88]的研究证实了这和患者自我填写的问卷版本同样可靠。以上四种量表均可用于评估慢性阻塞性肺病患者生活质量的变化，其中 SF-36 量表对一般生活质量的评估最为有效，CRDQ问卷则能减少问卷过程中特殊患者的填写负担。

治疗

运动训练是帮助提高日常活动能力的关键因素，可以观察到患者清洁、购物和个人护理等繁重活动能力在运动康复后得到改善[89]。治疗方案应包括活动计划和进度安排，鼓励患者列出日常活动计划清单，每完成一项活动就将它标记出来，这种愉悦的计划活动过程是整个项目不可缺少的组成部分，可以促进患者的自信心，并预防抑郁症状。患者因其自身完成的体力活动的节奏而备受鼓舞，并有助于他们发现自己乐意进行的日常活动。

戒烟

吸烟是慢性阻塞性肺病（COPD）的主要危险因素。虽然大多数患者在进入肺康复治疗前已经戒烟，但仍有患者在继续吸烟。心理因素，特别是自我效能和抑郁情绪与戒烟困难和复吸有关。在一项戒烟相关研究中，对于吸烟 15 年以上的慢性阻塞性肺病患者，自信心是初次评估 1~3 个月后戒烟的最强预测因素。患者的行为、动机和结果预期只有在结合了自信心时才能成为预测因素[27]。负面情绪也可能影响戒烟，抑郁的吸烟者可能比非抑郁的吸烟者更难戒烟，并且更有可能在几个月后复吸[90]。在一些针对慢性阻塞性肺病患者的研究中，抑郁情绪与戒烟成功率降低显著相关[91]。

治疗

吸烟的行为医学治疗通常包括放松训练，群体支持，通过烟草品牌转换减少尼古丁摄入量和预防复发训练。鼓励患者改善家庭 / 工作环境，最小化烟草诱惑，并争取家里和工作环境中的支持盟友。戒烟工作通常始于建立患者戒烟的动机和做好戒烟的准备，然后致力于准备成为一名不吸烟者和建立应对复吸的策略。

吸烟者在戒烟时接受的支持量被认为是预测戒烟成功的重要因素。因此，应该鼓励患者寻求配偶或朋友的支持[92]，参加戒烟治疗组织可能是有益的。认知应对策略也有助维持戒断的持续性。在一个针对 91 位健康成年吸烟者的研究中，3 个月后随访成功戒烟的受试者发现，通过认知重构，把"烟瘾"的转化成"吸烟不是好的反应"。这种认知过程相比于只是抑制吸烟的想法更有助于成功戒烟[93]。

行为研究表明，针对心理功能的综合治疗可能增加戒烟的效果。明确的经验性证据表明综合性戒烟治疗比单一方式更有效。此外，戒烟成功或复吸与否都可能受心理因素影响。在 Cochrane 一项戒烟相关研究的系统综述中，大多数研究者参与都是心理学家，他们使用了大量的心理学技术而非某一特定的理论模型[94]。并不能明确不同心理学方法对戒烟的有效性。

有研究人员记录了使用综合治疗戒烟法的有效性。Ockene 和同事[95]随机分配 1200 名健康成年吸烟者至下列三组，分别是：①医生建议戒烟；②医生建议戒烟以及咨询；③医生建议戒烟、咨询，以及使用含尼古丁的口香糖，最后一组措施最多的戒烟率最高。也有研究指出尼古丁贴片或尼古丁鼻喷雾剂可能是无效的，除非与其他一些措施组合，包括如自助小册子之类的方法[96, 97]。根据 Kottk 等[98]则认为，没有哪一个单一的策略比另一个更有效，反而是持续并重复的戒烟信息对戒烟最为重要。因此，综合性方法加上持续并重复的戒烟信息有助于戒烟成功，可增加无论是个人戒烟还是治疗组戒烟的可能性。有两个试验比较了治疗组和个人戒烟的效果，发现结果无显著差异[99, 100]。

动机性访谈，利用患者的矛盾性心理变化，使其对戒烟作出承诺。动机性访谈是以客户为中心的咨询方式，在没有冲突的情况下探索患者心理变化的动机[101]。动机性访谈最初被用于药物滥用患者[102]，但目前用于多种领域。虽然它还没有在肺病患者中进行对照研究，但动机性访谈已在各种戒烟人群中显示了有效性，包括吸烟大学生[103]和青少年[104]。

动机性访谈提高了戒烟的可能性，行为和药物治疗的组合为成功戒烟提供了最大的机会[105]。在那些有意愿戒烟的患者中，只是遵从医生口头建议就成功戒烟的患者有 10.2%[106]。而尼古丁替代品、安非他酮（抗抑郁药），以及社会或行为支持联用时，12 个月的戒烟成功率增加到 35%[107]。

膳食因素

COPD 患者营养不良发生率比较高，体重、三头肌皮褶厚度、上臂围、热量的摄入量往往低于正常[108, 109]。行为学研究发现，营养不良与心理功能有关，膳食营养素的补充能逆转营养相关的心理和躯体功能的退化[110]。但少有研究调查营养与心理和行为因素的相关程度，Efthimiou 等[110]发现 7 个营养良好的 COPD 患者总体幸福感显著高于 14 名营养不良的 COPD 患者，而两组的呼吸困难程度和体能相似，但营养良好组患者显示出较强的呼吸肌力和握力，较少出现肌肉疲劳，这可能与这组患者获得的更高幸福感有关。Cochrane 和 Afolabi[111]对 103 例 COPD 门诊患者进行的营养评估发现，营养状态与疲劳、躯体功能、个体能量和活力、抑郁和健康状况相关。因为是横断面调查，他们的数据尚不能说明情绪低落 / 抑郁与营养状况不佳的直接关系。

治疗

研究发现通过膳食增加热量摄入能改变营养不良的一些相关体症。一项为期 8 周的膳食补充计划证实体重增加和热量摄入增加有关[112, 113]。另一项连续 3 个月的膳食补充计划实施显示，除了能增加热量摄入和受试者理想体重的百分比，提高患者的呼吸肌功能、握力和身体能力（通过 6 分钟步行试验测量），以及降低呼吸急促水平，还能提高了患者的总体幸福感[110]。由此可见，营养调控可以改善心理和躯体两方面的健康状况。

体重管理的行为学方法包括活动计划、膳食计划和帮助患者制定体重目标。对于有饮食焦虑的患者，放松训练可能有效。控制刺激法（如坐着进食、避免进食时进行其他活动）是减肥患者的重要行为策略。

已有证据支持营养状况影响肺部疾病患者的功能状态。未来的研究需要进一步弄清楚营养摄入与此类患者心理健康的关系。目前为止还没有发现情绪对营养和热量的摄入的影响、营养对认知功能和情绪的影响，以及心理 / 认知因素是否可以预测肺部疾病患者的营养状况。

锻炼

运动锻炼是大多数肺康复计划的核心部分，研究发现，运动在改善躯体和心理功能方面都至关重要。一项随机研究结果显示，为期 10 周的康复运动可以减少

COPD 患者的焦虑和抑郁症状[40]。运动还可以减少疾病相关的功能损伤（通过"疾病影响量表"测量），提高认知能力和目标任务执行力。在上述研究的一年随访中观察到，那些在完成 10 周肺康复运动项目后仍坚持锻炼的患者持续获益，而没有坚持的患者的抑郁和焦虑症状显著增加[114]。

治疗

运动可能在促进心理健康中起着重要作用。Emery 和同事[40]的研究发现，只给予教育和社会支持而不进行运动锻炼的控制组，心理症状无变化；在为期 6 周无运动锻炼的肺部疾病治疗中也观察到类似的结果[115]。这两项研究均指出，肺康复中通过运动锻炼来改善患者心理状态比单纯社会支持和认知教育更重要。

依从性 / 遵医行为

运动锻炼的依从性是康复计划的核心，持续良好的依从性是患者在肺康复项目结束后依旧保持获益的关键。患者有时会产生厌恶情绪而不能坚持锻炼，预先告知患者可能会出这种情况并提供应对策略，可以防止其发生。由于消极的情绪状态可能减少活动（如运动）的精力和兴趣，改善情绪的策略有助于更好的运动。

COPD 患者的治疗方案通常比较复杂，人均使用多达 6.3 种药物[116]。调查显示，COPD 患者治疗依从性不高，半数以上的患者存在药物过度使用或使用不足[116, 117]。目前对 COPD 患者依从性差的相关因素以及如何提高他们的依从性的方法知之甚少。一项对 COPD 人群用药依从性的研究发现，忘记和遗漏用药是患者依从性差的主要原因，而导致忘记和遗漏的是患者不用药也感觉良好[116]。此外，药物副作用、日常生活改变、药物已用完也常被报告与依从差有关。还有研究显示长期记忆受损与患者的依从性不好相关[50]。另一项 COPD 患

者用药依从性研究显示，依从性与患者的人口学特征和病史无关，依从性与患者对疾病的理解和对疾病治疗的信心有关。依从性差的患者报告了更多的用药困难和药物副作用，以及对药物的困惑，更意愿使用自认为适合自己的药物[118]。一项针对成人哮喘患者的研究中，阶段改变（如准备前期、准备期和起效期的不同阶段变化）和是否顺应改变是患者用药依从性的预测指标，自信心和依从性的客观测量不相关[119]。

目前还没有针对提高 COPD 患者用药依从性的研究报道。有一篇关于非肺部疾病患者研究综述显示几乎没有可靠的数据支持提高依从性的方法[120]。主要原因是测量药物依从性的方法的局限性，直接测量药物依从性花费昂贵且不方便，而自我报告、访谈、药丸计数、药房记录和自我监测等间接方法通常不准确，还会受到其他因素影响。督促患者遵守医嘱从而取得症状改善的结果能增加治疗依从性，但少有证据支持的自我监测方法可供使用[121]。

肺部疾病患者也存在不按规定吸氧的情况。Earnest[122]针对 27 例需氧疗的 COPD 患者的吸氧依从性的定性研究显示，吸氧依从性受四方面的影响，它们是功能管理、健康管理、社会管理和症状管理。依从性功能管理包括吸氧是否被认为有益或繁琐。健康管理包括医生的氧疗建议并确定氧气是有益于患者，同样患者知道氧气有可能会危害他们的健康，产生副作用，如鼻出血、鼻腔干燥、使肺部变脆弱等。吸氧依从性差的患者往往认为吸氧有损于他们的社会角色，让他们难堪、害怕给他人增加负担及对看起来虚弱或生病的样子的羞耻感。家庭和社会的鼓励有助于患者按处方吸氧，有报道称按医嘱吸氧的患者呼吸困难症状显著减少，而极少吸氧的患

者呼吸困难症状则无明显变化。

治疗依从性也是肺康复成功的关键。Young 和他的同事[123]对 91 例 COPD 患者进行了一项横断面研究，比较拒绝参加或未能完成肺康复计划和完成了肺康复计划的两组患者。依从性差的患者中有更多的丧偶或离异、独自生活和当前吸烟者的情况，较少为结婚者。社会支持不足在依从性差的患者中更常见，两组患者没有生理或心理因素的区别。因此，这组数据强调了配偶或其他来源的社会支持对肺康复锻炼依从性的重要性。

治疗

我们需要找到治疗依从性差的原因（如患者缺乏理解、缺乏适当的干预、用药依从性缺乏家庭支持、患者不信任医生等）。找到问题的根源然后解决问题，能帮助评估患者遵嘱用药的可行性。未来的研究需进一步阐明行为和心理因素在 COPD 患者治疗依从性中所起的作用，以及确认患者认知、情绪和社会支持在预测或提高依从性中扮演的角色。治疗要着眼于导致依从性差的可改变因素。

教育

患者教育是大多数肺康复计划的一部分。美国国家健康与临床卓越研究所（The National Institute for Health and Clinical Excellence，NICE）指南[124]建议患者教育应包括戒烟、制定改变计划、焦虑管理、目标设定与奖励、放松技术、识别和改变关于运动和健康行为的信念等，并使用支持团体。然而，研究发现单纯的患者教育并不能改善心理功能或生活质量[114]，患者教育与运动训练相结合不如具体的训练（如呼吸困难的管理策略）与运动训练相结合有效[125]。虽然患者教育是肺康复的必要组成部分，但在与运动训练相关的研究中，单纯患者教育并不产生有效的行为和心理的改变。

结语

肺康复的行为医学包括肺部疾病患者的心理功能、认知能力、社会功能和行为表现的评估和治疗。现有研究数据表明，在 COPD 患者中，心理问题特别是抑郁和焦虑的治疗十分重要，有助于提高患者的功能状态。越来越多的研究显示患者的家庭和社会背景对患者的功能状态具有重要意义，在帮助患者应对肺部疾病时认知策略也是十分有效的。此外，行为因素在帮助患者改变吸烟，饮食摄入和运动锻炼方面也发挥着重要作用。总之，行为和心理因素直接和间接与肺部疾病患者的健康状况相关，是一个多学科肺康复评估和治疗计划的重要组成部分。

（文辉 译　韩小彤 校）

参考文献

1. Ashutosh K, Haldipur C, Boucher ML: Clinical and personality profiles and survival in patients with COPD, Chest 111:95, 1997.
2. Guyatt GH, Townsend M, Berman LB et al: Quality of life in patients with chronic airflow limitation, Br J Dis Chest 81:45, 1987.
3. Sandhu HS: Psychosocial issues in chronic obstructive pulmonary disease, Clin Chest Med 7:629, 1986.
4. Dowson CA, Town GI, Framptom C et al: Psychopathology and illness beliefs influence COPD self-management, J Psychosom Res 56:333, 2004.
5. Felker B, Katon W, Hedrick SC et al: The association between depressive symptoms and health status in patients with chronic pulmonary disease, Gen Hosp Psychiatry 23:56, 2001.
6. Mikkelsen RL, Middelboe T, Psinger C et al: Anxiety and depression in patients with chronic obstructive pulmonary disease (COPD): a review, Nord J Psychiatry 58:65, 2004.
7. Yohannes AM, Baldwin RC, Connolly MJ: Prevalence of sub-threshold depression in elderly patients with chronic obstructive pulmonary disease, Int J Geriatr Psychiatry 18:412, 2003.

8. Graydon JE, Ross E: Influence of symptoms, lung function, mood, and social support on level of functioning of patients with COPD, Res Nurs Health 18:525, 1995.

9. Leidy NK: Functional performance in people with chronic obstructive pulmonary disease, Image J Nurs Sch 27:23, 1995.

10. Weaver TE, Richmond TS, Narsavage GL: An explanatory model of functional status in chronic obstructive pulmonary disease, Nurs Res 46:26, 1997.

11. Engstrom C-P, Persson L-O, Larsson S et al: Functional status and well being in chronic obstructive pulmonary disease with regard to clinical parameters and smoking: a descriptive and comparative study, Thorax 51:825, 1996.

12. Kim HFS, Kunik ME, Molinari VA et al: Functional impairment in COPD patients: the impact of anxiety and depression, Psychosomatics 41:465, 2000.

13. Dudley DL, Glaser EM, Jorgenson BN et al: Psychosocial concomitants to rehabilitation in chronic obstructive pulmonary disease. 2. Psychosocial treatment, Chest 77:544, 1980.

14. Porzelius J, Vest M, Nochomovitz M: Respiratory function, cognitions, and panic in chronic obstructive pulmonary patients, Behav Res Ther 30:75, 1992.

15. Anderson KL: The effect of chronic obstructive pulmonary disease on quality of life, Res Nurs Health 18:547, 1995.

16. Goreczny AJ, Brantley PJ, Buss RR et al: Daily stress and anxiety and their relation to daily fluctuations of symptoms in asthma and chronic obstructive pulmonary disease (COPD) patients, J Psychopathol Behav Assess 10:259, 1988.

17. Bauer H, Duijsens IJ: Personality disorders in pulmonary patients, Br J Med Psychol 71:165, 1998.

18. Dudley DL, Wermuth C, Hague W: Psychosocial aspects of care in the chronic obstructive pulmonary disease patient, Heart Lung 2:289, 1973.

19. Parsons E: Coping and well-being strategies in individuals with COPD, Health Values 14:17, 1990.

20. Hesselink AE, Penninx BWJH, Schlosser MAG et al: The role of coping resources and coping style in quality of life of patients with asthma or COPD, Qual Life Res 13:509, 2004.

21. Scharloo M, Kaptein AA, Weinman JA et al: Physical and psychological correlates of functioning in patients with chronic obstructive pulmonary disease, J Asthma 37:17, 2000.

22. Pargament KI, Koenig HG, Perez LM: The many methods of religious coping: development and initial validation of the RCOPE, J Clin Psychol 56:519, 2000.

23. Burker EJ, Evon DM, Sedway JA et al: Religious coping, psychological distress and disability among patients with end-stage pulmonary disease, J Clin Psychol Med Settings 11:179, 2004.

24. Kaplan RM, Ries AL, Prewitt LM et al: Self-efficacy expectations predict survival for patients with chronic obstructive pulmonary disease, Health Psychol 13:366, 1994.

25. Kohler CL, Fish L, Greene PG: The relationship of perceived self-efficacy to quality of life in chronic obstructive pulmonary disease, Health Psychol 21:610, 2002.

26. Siela D: Use of self-efficacy and dyspnea perceptions to predict functional performance in people with COPD, Rehabil Nurs 28:197, 2003.

27. Devins GM, Edwards PJ: Self-efficacy and smoking reduction in chronic obstructive pulmonary disease, Behav Res Ther 26:127, 1988.

28. Ries AL, Kaplan RM, Limberg TM et al: Effects of pulmonary rehabilitation on physiologic and psychosocial outcomes in patients with chronic obstructive pulmonary disease, Ann Intern Med 122:823, 1995.

29. Derogatis LR, Spencer PM: Brief symptom inventory: administration, scoring, and procedures manual-I, Baltimore, 1982, Clinical Psychometric Research.

30. McNair DM, Lorr M, Droppelman LF: Profile of mood states, San Diego, Calif, 1981, Educational and Testing Service.

31. Beck AT: Depression inventory, Philadelphia, 1978, Center for Cognitive Therapy.

32. Radloff LS: The CES-D Scale: a self-report depression scale for use in the general population, Appl Psychol Meas 1:385, 1977.

33. Beck AT, Epstein N, Brown G et al: An inventory for measuring clinical anxiety: psychometric properties, J Consult Clin Psychol 56:893, 1988.

34. Spielberger CE, Gorsuch RL, Luschene RE: Manual for the State-Trait Anxiety Inventory, Palo Alto, Calif, 1970, Consulting Psychologist Press.

35. Carver CS, Scheier MF, Weintraub JK: Assessing coping strategies: a theoretically based approach, J Pers Soc Psychol 56:267, 1989.

36. Maes S, Schlosser MAG: The role of cognition and coping in health behaviour outcomes of asthmatic patients, Curr Psychol Res Rev 6:79, 1987.

37. Maes S, Schlosser MAG: Changing health behaviour outcomes in asthmatic patients: a pilot intervention study, Soc Sci Med 26:359, 1988.

38. Ketelaars CAJ, Abu-Saad HH, Halfens RJ et al: Long-term outcome of pulmonary rehabilitation in patients with COPD, Chest 112:363, 1997.

39. Wigal K, Creer TL, Kotses H: The COPD Self-efficacy Scale, Chest 99:1193, 1991.

40. Emery CF, Schein RL, Hauck ER et al: Psychological and cognitive outcomes of a randomized trial of exercise among patients with chronic obstructive pulmonary disease, Health Psychol 17:232, 1998.

41. Lisansky DP, Clough DH: A cognitive–behavioral self-help educational program for patients with COPD, Psychother Psychosom 65:97, 1996.

42. Gift AG, Moore T, Soeken K: Relaxation to reduce dyspnea and anxiety in COPD patients, Nurs Res 41:242, 1992.

43. Blumenthal JA, Babyak MA, Carney RM et al: Telephone-based coping skills training for patients awaiting lung transplantation, J Consult Clin Psychol 74:535, 2006.

44. Kara M, Asti T: Effect of education on self-efficacy of Turkish patients with chronic obstructive pulmonary disease, Patient Edu Counsel 55:114, 2004.

45. Lox CL, Freehill AJ: Impact of pulmonary rehabilitation on self-efficacy, quality of life, and exercise tolerance, Rehabil Psychol 44:208, 1999.

46. Guell R, Resqueti V, Sangenis M et al: Impact of pulmonary rehabilitation on psychosocial morbidity in patients with severe COPD, Chest 129:899, 2006.

47. Borson S, McDonald GJ, Gayle T et al: Improvement in mood, physical symptoms, and function with nortriptyline for depression in patients with chronic obstructive pulmonary disease, Psychosomatics 33:190, 1992.

48. Gordon GH, Michiels TM, Mahutte CK et al: Effect of desipramine on control of ventilation and depression scores in patients with severe chronic obstructive pulmonary disease, Psychiatry Res 15:25, 1985.

49. Grant I, Prigatano GP, Heaton RK et al: Progressive neuropsychologic impairment and hypoxemia, Arch Gen Psychiatry 44:999, 1987.

50. Incalzi RA, Gemma A, Marra C et al: Verbal memory impairment in COPD: its mechanisms and clinical relevance, Chest 112:1506, 1997.

51. Stuss DT, Peterkin I, Guzman DA et al: Chronic obstructive pulmonary disease: effects of hypoxia on neurological and neuropsychological measures, J Clin Exp Neuropsychol 19:515, 1997.

52. Vos PJE, Folgering HTM, van Herwaarden CLA: Visual attention in patients with chronic obstructive pulmonary disease, Biol Psychol 41:295, 1995.

53. Crews WD, Jefferson AL, Bolduc T et al: Neuropsychological dysfunction in patients suffering from end-stage chronic obstructive pulmonary disease, Arch Clin Neuropsychol 16:643, 2001.

54. Isoaho R, Puolijoki H, Huhti E et al: Chronic obstructive pulmonary disease and cognitive impairment in the elderly, Int Psychogeriatr 8:113, 1996.

55. Grant I, Heaton RK, McSweeny AJ et al: Neuropsychologic findings in hypoxemic chronic obstructive pulmonary disease, Arch Intern Med 142:1470, 1982.

56. Rourke SB, Adams KM: The neuropsychological correlates of acute and chronic hypoxemia. In Grant I, Adams KM, editors: Neuropsychological assessment of neuropsychiatric disorders, ed 2, New York, 1996, Oxford, pp 379-402.

57. Wechsler D: Wechsler Adult Intelligence Scale - third edition: administration and scoring manual, New York, 1997, The Psychological Corporation.

58. Reitan RM: Validity of the trail making test as an indicator of organic brain damage, Percept Mot Skills 8:271, 1958.

59. Stroop JR: Studies of interference in serial verbal reactions, J Exp Psychol 18:643, 1935.

60. Heaton RK, Chelune GJ, Talley JL et al: Wisconsin Card Sorting Test manual: revised and expanded, Odessa, Fla, 1993, Psychological Assessment Resources.

61. Buschke H, Fuld PA: Evaluating storage, retention, and retrieval in disordered memory and learning, Neurology 11:1019, 1974.

62. Wechsler D: WMS-III administration and scoring manual, San Antonio, Tex, 1997, The Psychological Corporation.

63. Krop H, Block AJ, Cohen E: Neuropsychologic effects of continuous oxygen therapy in chronic obstructive pulmonary disease, Chest 64:317, 1973.

64. Heaton RK, Grant I, McSweeny AJ et al: Psychologic effects of continuous and nocturnal oxygen therapy in hypoxemic chronic obstructive pulmonary disease, Arch Intern Med 143:1941, 1983.

65. Hjalmarsen A, Waterloo K, Dahl A et al: Effect of long-term oxygen therapy on cognitive and neurological dysfunction in chronic obstructive pulmonary disease, Eur Neurol 42:27, 1999.

66. Dustman RE, Emmerson RY, Ruhling RO et al: Age and fitness effects on EEG, ERPs, visual sensitivity, and cognition, Neurobiol Aging 11:193, 1990.

67. Kozora E, Tran ZV, Make B: Neurobehavioral improvement after brief rehabilitation in patients with chronic obstructive pulmonary disease, J Cardiopulm Rehabil 22:426, 2002.

68. Kozora E, Emery CF, Ellison MC et al: Improved neurobehavioral functioning in emphysema patients following lung volume reduction surgery compared with medical therapy, Chest 128:2653, 2005.

69. Crockett AJ, Cranston JM, Moss JR et al: The impact of anxiety, depression, and living alone in chronic obstructive pulmonary disease, Qual Life Res 11:309, 2002.

70. Clough P, Harnisch L, Cebulski P et al: Method for individualizing patient care for obstructive pulmonary disease patients, Health Soc Work 12:127, 1987.

71. Rabinowitz B, Florian V: Chronic obstructive pulmonary disease: psycho-social issues and treatment goals, Soc Work Health Care 16:69, 1992.

72. Keele-Card G, Foxall MJ, Barron CR: Loneliness, depression, and social support of patients with COPD and their spouses, Public Health Nurs 10:245, 1993.

73. Isoaho R, Keistinen T, Laippala P et al: Chronic obstructive pulmonary disease and symptoms related to depression in elderly persons, Psychol Rep 76:287, 1995.

74. Ashmore JA, Emery CF, Hauck ER et al: Marital adjustment among patients with chronic obstructive pulmonary disease who are participating in pulmonary rehabilitation, Heart Lung 34:270, 2005.

75. Cohen S, Wills TA: Stress, social support, and the buffering hypothesis, Psychol Bull 98:310, 1985.

76. Bergner M, Bobbitt RA, Carter WB et al: The Sickness Impact Profile: development and final revision of a health status questionnaire, Med Care 19:787, 1981.

77. Ware JE, Sherbourne CD: The MOS 36-Item Short-Form Health Survey (SF-36). I. Conceptual framework and item selection, Med Care 30:473, 1992.

78. Cohen S, Mermelstein RL, Kamarck T et al: Measuring the functional components of social support. In Sarason IG, Sarason B, editors: Social support: theory, research, and applications, Dordrecht, The Netherlands, 1985, Martinus Nijhoff.

79. Zimet GD, Dahlem NW, Zimet SG et al: The Multidimensional Scale of Perceived Social Support, J Pers Assess 52:30, 1988.

80. Barstow RE: Coping with emphysema, Nurs Clin North Am 9:137, 1974.

81. Leidy NK, Traver GA: Psychophysiologic factors contributing to functional performance in people with COPD: are there gender differences? Res Nurs Health 18:535, 1995.

82. Arnold R, Ranchor AV, DeJongste MJL et al: The relationship between self-efficacy and self-reported physical functioning in chronic obstructive pulmonary disease and chronic heart failure, Behav Med 31:107, 2006.

83. Weaver TE, Narsavage GL: Physiological and psychological variables related to functional status in chronic obstructive pulmonary disease, Nurs Res 41:286, 1992.

84. Katz PP, Eisner MD, Yelin EH et al: Functioning and psychological status among individuals with COPD, Qual Life Res 14:1835, 2005.

85. De Bruin AF, Diederiks JPM, De Witte LP et al: The development of a short generic version of the Sickness Impact Profile, J Clin Epidemiol 47:407, 1994.

86. Jones PW, Quirk FH, Baveystock CM: The St. George's Respiratory Questionnaire, Respir Med 85:25, 1991.

87. Guyatt GH, Berman LB, Townsend M et al: A measure of quality of life for clinical trials in chronic lung disease, Thorax 42:773, 1987.

88. Schünemann HJ, Goldstein R, Mador MJ et al: A randomised trial to evaluate the self-administered standardised chronic respiratory questionnaire, Eur Respir J 25:31, 2005.

89. Bendstrup KE, Jensen JI, Holm S et al: Out-patient rehabilitation improves activities of daily living, quality of life and exercise tolerance in chronic obstructive pulmonary disease, Eur Respir J 10:2001, 1997.

90. Hall SM, Munoz RF, Reus VI et al: Nicotine, negative affect, and depression, J Consult Clin Psychol 61:761, 1993.

91. Daughton DM, Fix AJ, Kass I et al: Smoking cessation among patients with chronic obstructive pulmonary disease (COPD), Addict Behav 5:125, 1980.

92. Glynn TJ: Methods of smoking cessation: finally, some answers, JAMA 263:2795, 1990.

93. Haaga DA, Allison ML: Thought suppression and smoking relapse: a secondary analysis of Haaga (1989), Br J Clin Psychol 33:327, 1994.

94. Lancaster T, Stead L, Silagy C et al: Effectiveness of interventions to help people stop smoking: findings from the Cochrane Library, BMJ 321:355, 2000.

95. Ockene JK, Kristeller J, Goldberg R et al: Increasing the efficacy of physician-delivered smoking interventions: a randomized clinical trial J Gen Intern Med 6:1, 1991.

96. Fiore MC, Baker LJ, Deeren SM: Cigarette smoking: the leading preventable cause of pulmonary diseases. In Bone RC, Pulmonary and critical care medicine, vol 1, St. Louis, 1993, Mosby-Year Book.

97. Glover ED, Glover PN, Abrons HL et al: Smoking cessation among COPD and chronic bronchitis patients using the nicotine nasal spray, Am J Health Behav 21:310, 1997.

98. Kottke T, Battista RN, DeFriese GH et al: Attributes of successful smoking cessation interventions in medical practice: a meta-analysis of 39 controlled trials, JAMA 259:2883, 1988.

99. Stead LF, Lancaster T: Group behaviour therapy programmes for smoking cessation. In Cochrane Collaboration, Cochrane Library, 3, Oxford, 2000, Update Software.

100. Lancaster T, Stead LF: Individual behavioral counselling for smoking cessation. In Cochane Collaborations, Cochrane Library, 3, Oxford, 2000, Update Software.

101. Rollnick S, Miller WR: What is motivational interviewing? Behav Cogn Psychother 23:325, 1995.

102. Miller WR: Motivational interviewing with problem drinkers, Behav Psychother 11:147, 1983.

103. Herman KC, Fahnlander B: A motivational intervention to reduce cigarette smoking among college students: overview and exploratory investigation, J Coll Counsel 6:46, 2003.

104. Colby SM, Monti PM, Barnett NP et al: Brief motivational interviewing in a hospital setting for adolescent smoking: a preliminary study, J Consult Clin Psychol 65:531, 1998.

105. Mallin R: Smoking cessation: integration of behavioral and drug therapies, Am Fam Physician 65:1107, 2002.

106. Jorenby DE, Fiore MC: The Agency for Health Care Policy and Research smoking cessation clinical practice guidelines: basics and beyond, Prim Care 26:513, 1999.

107. Jorenby DE, Leischow SJ, Nides MA et al: A controlled trial of sustained-release bupropion, a nicotine patch, or both for smoking cessation, N Engl J Med 340:685, 1999.

108. McWhirter JP, Pennington CR: Incidence and recognition of malnutrition in hospital, BMJ 308:945, 1994.

109. Congleton J: The pulmonary cachexia syndrome: aspects of energy balance, Proc Nutr Soc 58:321, 1999.

110. Efthimiou J, Fleming J, Gomes C et al: The effect of supplementary oral nutrition in poorly nourished patients with chronic obstructive pulmonary disease, Am Rev Respir Dis 137:1075, 1988.

111. Cochrane WJ, Afolabi OA: Investigation into the nutritional status, dietary intake and smoking habits of patients with chronic obstructive pulmonary disease, J Hum Nutr Diet 17:3, 2004.

112. Lewis MI, Belman MJ, Dorr-Uyemura L: Nutritional supplementation in ambulatory patients with COPD, Am Rev Respir Dis 135:1062, 1987.

113. Knowles JB, Fairbarn MS, Wiggs BJ et al: Dietary supplementation and respiratory muscle performance in patients with COPD, Chest 93:977, 1988.

114. Emery CF, Shermer RL, Hauck ER et al: Cognitive and psychological outcomes of exercise in a 1-year follow-up study of patients with chronic obstructive pulmonary disease, Health Psychol 22:598, 2003.

115. Sassi-Dambron DE, Eakin EG, Ries AL et al: Treatment of dyspnea in COPD: a controlled clinical trial of dyspnea management strategies, Chest 107:724, 1995.

116. Dolce JJ, Crisp C, Manzella B et al: Medication adherence patterns in chronic obstructive pulmonary disease, Chest 99:837, 1991.

117. James PNE, Anderson JB, Prior JG et al: Patterns of drug taking in patients with chronic airflow obstruction, Postgrad Med J 61:7, 1985.

118. George J, Kong DCM, Thoman R et al: Factors associated with medication nonadherence in

patients with COPD, Chest 128:3198, 2005.

119. Schmaling KB, Afari N, Blume AW: Assessment of psychological factors associated with adherence to medication regimens among adult patients with asthma, J Asthma 37:335, 2000.

120. Vermeire E, Hearnshaw H, Van Royen P et al: Patient adherence to treatment: three decades of research: a comprehensive review, J Clin Pharm Ther 26:331, 2001.

121. Epstein LH, Cluss PA: A behavioral medicine perspective on adherence to long-term medical regimens, J Consult Clin Psychol 50:950, 1982.

122. Earnest MA: Explaining adherence to supplemental oxygen therapy: the patient's perspective, J Gen Intern Med 17:749, 2002.

123. Young P, Dewse M, Fergusson W et al: Respiratory rehabilitation in chronic obstructive pulmonary disease: predictors of nonadherence, Eur Respir J 13:855, 1999.

124. National Collaborating Centre for Chronic Conditions: Chronic obstructive pulmonary disease: national clinical guideline on management of chronic obstructive pulmonary disease in adults in primary and secondary care, Thorax 59(Suppl 1):1, 2004.

125. Norweg AM, Whiteson J, Malgady R et al: The effectiveness of different combinations of pulmonary rehabilitation program components: a randomized controlled trial, Chest 128:663, 2005.

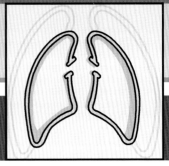

第18章

肺疾病患者的性与性行为

PAUL A.SELECKY

专业技能

完成本章学习，读者将了解以下内容：
◆ 理解性在人类扮演着不可或缺的角色
◆ 了解性保健的临床责任
◆ 理解性会持续一辈子的概念
◆ 了解医务人员在性咨询中的作用
◆ 了解性可能以潜在方式积极或消极地影响医护员－患者的关系

肺康复的主要基础是帮助患者了解和治疗自身的肺部疾病，然后试图去帮助患者如"……减少症状，改善功能状态，增加参与度……"[1]。因此，我们在与患者的互动中要把患者当成是一个有各种需求的正常人来对待，性也是如此。我们的患者是不同年龄不同性别的男性或女性，他们可能是丈夫、妻子、伴侣、独居的成年人或年轻人等，都以各种方式参与到性关系中。医护人员也是如此，我们对性的态度影响着人际关系，包括我们与患者之间的相互关系。性是一个影响深远的课题，所以作为肺康复团队的成员理解性的本质是我们的职责所在，帮助患者在错综复杂的生活中好好地应对疾病的影响，包括他们作为性个体的存在。我们的应该帮助他们理解性是肺康复的一部分。

性与性行为

生理学教授，普利策奖得主 Jared Diamond，在他的书《为什么性行为有趣？人类性的进化》中写道："性主题占据着我们的生活，是我们快乐的源泉，也是痛苦的原因……理解性的迷人之处，不仅对性本身，同时也是对人类其他独特特征的理解。"[2]

文中谈到的性，从肺康复计划中侧重于身体方面的性行为开始，即性生活和性的其他形式的表达。这是一个极为有趣的领域，我们为我们自己也为患者描绘了一幅广阔的画面。"性"这个词在不同个体中可以触发不同的景象，这取决于他或她的经历和期望以及这个词所使用的环境。性是一个很复杂的术语，因为它涉及一个个体的所有特性：他或她的想法，行动和感觉——从本质上来说，性就是他或她是谁。有人说，性是我们所做的事情，性能力是人类所具有的，性对每个人都很重要且独一无二[3]。

如表 18-1 所描述，性是一个生物名词；性定义了一个人的完整性。性是性别，它构建了具有阳刚之气的男人角色和具有阴柔之美的女性角色，性为人们的情感、对自己的了解以及与他人的交往增添了色彩。

总之，性和性行为一直围绕着每个人。男人和女人因为性别的不同会对生活中不同的情形有不同的反应。如果要做一个对患者有用的健康保健工作者，就有责任更好地了解这些差异。

表 18-1　性与性行为

性的生物学特征	性的个人特征
性本质	态度
男 / 女	男性特征 / 女性特征
生殖功能	人格
身体的愉悦	性行为
做	存在
性取向	亲情

性保健

世界卫生组织定义的性健康体现在"身体、情感、精神和社会财富与性行为相关的状况[4]，"在框 18-1 中还加入了性和性权利。卫生保健工作者通过性保健来实现上述目标，这个话题对我们肺康复团队成员似乎有些陌生。它要求我们聚焦于慢性肺部疾病和随之而来的症状对患者的性健康的影响。如对于勃起功能障碍、性欲减退、性交痛，或射精问题，仅询问躯体性功能善是不够的，必须了解慢性肺疾病对人类性行为的影响。

框 18-1　世界卫生组织对性的定义[4]

性

性是人类整个生命过程的核心主题，它包括性别、性别认同与角色、性取向、性欲、愉悦、性行为和繁殖。性是一种经历，并体现在思想、幻想、欲望、信仰、态度、价值观、行为、实践、角色和关系等方面。虽然性可以包括所有这些内容，但并不是所有的都能经历或体会。性受生理、心理、社会、经济、政治、文化、伦理、法律、历史、宗教和精神等因素的影响。

性权利

性权利是人权之一，且已经被国家法律、国际人权文件和其他共识声明等所承认。所有人都有这个权利，不受强迫、歧视和暴力钳制：达到最高的性健康标准，获得性健康及性与生殖健康保健服务

- 寻求、接受和传授与性有关的信息
- 性教育
- 尊重身体的完整性
- 选择他们的性伙伴
- 决定性行为
- 自愿发生性关系
- 双方同意的婚姻
- 决定是否拥有孩子及何时拥有
- 追求一种令人满意的、安全的、愉快的性生活

性保健是整个肺康复团队的责职所在，应该将性的议题融合在整个康复过程中。这与指派协调员对性功能的具体问题进行提问，然后根据所发现的功能障碍再参考

患者的需求做出的专业评估不同。Schover等[5]形容这是一种"接力赛"，其中一个医疗保健工作者"传递接力棒"到下一个。而一个更合适的康复综合方案涉及整个康复团队的工作进程，就是把患者的性伴侣包含在患者的评估和治疗计划中。

持续一生的性

性保健的传递是基于性会持续一生的这个理论，与所谓的性是属于年轻人的流行观点相反。正如 Kaiser[6] 所指出的"性生活、性思想或欲望没有年龄终点"。性表达也许会变化但兴趣不会消失。性在晚年生活中的意义是一个人的生活经历的延续，加上正常的衰老过程、性伴侣的可及性和健康。著名老年病学家 Alex Comfort 与合作者 Lanyard Dial 形象的指出"大多数老年人停止做爱的原因与他们停止骑自行车的原因相似，担心骑车时暴露疾病而被嘲笑，但更多的原因是——没有自行车。"[7]

有分析称，年轻时性活跃的人可能会在年老后变得不活跃，而年轻时性不太活跃的人可能变得更加不活跃。Comfort 等[7] 发现"随着年龄的增长，绝大多数人会注意到性功能的轻微变化，除了心态的影响。随着年龄的增长，性会变得平和，而不是没有性或性对其没有意义。"Thienhaus[8] 的观点是，照护人员对老年人性生活的正确态度应该是，"有或无"根据个人意愿或实际情况就行。

性会持续一生的概念适用于肺部疾病患者。由于年龄的原因，他或她通常面临着性能力和性功能的减退、缺乏性伴侣，并要应对不断进展的呼吸问题。对于有性的担忧的患者，康复团队了解这些内容对患者的影响是非常重要并积极的。

性与老化过程

老化是一个持续的过程，影响人类的各项身体功能，性健康也不例外。然而 Comfort 等[7] 发现，"随着年龄的增长，与机体其他功能或肺活量相比，性器官的变化是最小的。"机体的老化是一个自然过程，但性功能的变化似乎不明显，尤其是在老年男性，他们在维持性能力和保持勃起上受影响不大。而在这方面，较多的研究主要集中老年人在性生活过程中性反应的变化[9]。老龄男女双方对性的反应的变化如框 18-2 所列。对于男性来说，性高潮和性生活时间变短，分泌物减少，射精力度和射精量减少[10, 11]。男性更年期的表现包括性功能障碍、性腺功能减退、心理变化[11, 12]。男性随着年龄的增长睾酮减少，睾酮分泌峰值在 20 岁左右，此后稳步下降[13]。睾酮替代治疗并不会使老年人的性欲恢复到年轻人的水平，而且根据美国泌尿协会 2005 指南，对阳痿问题没有帮助[14]。

框 18-2　老龄化对性反应的影响

女性
- 阴道长度和宽度的减少
- 阴道弹性下降
- 需更长的时间来实现阴道润滑
- 阴道润滑差
- 高潮频率的减少

男性
- 达到勃起的时间加长
- 不稳定的勃起
- 延迟射精
- 射精量减少
- 更长的恢复时间

如框 18-2 所示，尽管老龄女性生理性反应减少，但依然有能力去享受满意的性生活。事实上，除了社会因素和一般健康的影响，在女性的寿命中其平均性生活几乎没有发生变化[15]。更年期，女性大多在 50 岁左右发生，与激素水平的大幅减少导致生殖器的解剖和功能发生变化有关。这

些变化可导致性交困难，同时这也是老年妇女寻求妇科咨询最常见的性相关问题[13]。这在持续保持性生活的妇女并不明显，对此有一生物学格言："使用它或失去它"[16]。性交痛往往与阴道润滑迟延和（或）减少有关，可通过使用外用润滑剂或局部或全身雌激素替代疗法辅助。但自 2001 年妇女健康倡议研究报告中提到使用雌激素加孕激素联合治疗会增加健康风险以来，这一直是有争议的话题[17]。

子宫切除术不会影响女性的性功能，但它仍可以对一些女性产生负面心理影响，因为这些女性觉得她们身上那些属于女性特质的重要组成部分已经切除了[18]。乳房切除对女性的性兴趣产生更大的影响。向自己的医生或其他人咨询可以帮助患者解决这些问题。

预期的逐渐老化的身体变化并不意味着两性的性需求和（或）性生活的停止，尽管神话和大众的看法都认为性功能属于年轻人。大量的研究已经驳斥了性欲望随着年龄的增长而消减的观点[6]。

2004 年由美国退休人员协会发起的一项调查显示，性生活仍然是美国 45 岁及以上成人的一项重要生活内容。该研究的详情可以在他们的网站 www.aarp.org 上找到。国家家庭调查中心的数据显示，53% 的已婚 60 岁及以上人士，以及 24%76 岁及以上的人士，在过去的 1 个月内报告有 4 次性生活[19]。这项研究进一步发现，这些性生活状态往往与个人的自我价值观和能力以及他或她的伴侣的健康状况有关。对 80~102 岁人士的性需求和性行为的研究揭示，手淫和性生活的频率在 80 岁以后并没有发生很大的变化[20]。保持性生活的两性身体都可能更健康，感觉更有活力和更可能得到性满意[21]。性功能障碍更可能是疾病的伴发症状和（或）存在心理因素，而不仅仅是因为老龄化所致[22-25]。

Ebersole 等[26]认为"性是对一个人的身体功能运行良好的肯定，保持强烈的自我认同感，并提供了一种保持自信的手段。"它是对生活质量的一个真正的衡量标准[7]。

一份涉及 29 个国家，年龄在 40~80 岁之间的 27 500 名男女的调查结论是"性幸福感与男性和女性的整体幸福感相关。[27]"Sheryl Kingsberg 在她的一篇关于衰老对女性性功能影响的文章中写道："无论关系的持续时间和性质如何，质量由情感亲密度、主动性、管理压力的能力和能否保持积极的生活态度决定。[28]"此外，《英国医学杂志》发表的一项研究显示，有高频率的性生活和性高潮的男性的死亡风险降低 50%[29]。随后的一篇评论将此结果与他们的研究结果进行了比较，发现酒精可以使人活得更长寿。文章提到"有些我们认为对你不好的东西，实际上可能对你有好处，但不便直接告诉你以防你做得太多，而且如果你已经做太多了，告诉你它很好肯定是不对的。除非我们可以首先肯定太多是多少。[30]"这项研究半当真地表明，公共健康干预方案与为了增强体质而鼓励水果或蔬菜的摄入"至少一天 5 次"的叮嘱是不同的。

著名社会学家，老龄天主教性行为研究者 Andrew Greeley[31]说过"有人怀疑老人与其珍视的人长期生活并保持激情和性生活是否值得鼓励。我要说的是他们有权而且他们应该得到。"

性伴侣的可及性

老年性生活的最大问题之一是缺乏健康的性伴侣。众所周知，女性的寿命比男性的要长，这也致使大多数的已婚妇女将面临长时间的寡居生活。1997 年人口普查报告数据显示，75 岁及以上的男女比例为 5∶8[32]。据估计 80 岁以上的男女比例为 1∶4[33]。尽管老龄人数因自然规律在不断减少，但约三分之二的 75 岁以上男性处于结婚状态，而相同年龄层的女性约有三分之二是寡妇，表明老年未婚男性更有可能性找到女性伴侣。

命运似乎对女性更不待见，虽然老年女性活得更长，但她们因为配偶的去世而更可能独自度过晚年。她们中的一些可能会去选择第二任性伙伴，但往往因为这个年龄层逐步减少的可选择的男性而受阻，特别是那些依旧健康和有活力的男性。她们可以寻求年轻男性的陪伴，但家庭和社会通常不看好这样的组合，而年长的男性往往更容易赢得年轻女性的芳心并且被接受。这些统计数据是由一个密歇根 60 岁及以上的家庭调查所获得的。约有 74% 的已婚男性对性行为的反应比 31% 的未婚男性活跃。相反，56% 的已婚女性较为性活跃，而只有 5% 的未婚女性给予了相同的回应[34]。有趣的是每天的咖啡消费量与女性的性活跃和男性的性生活能力有关。

两性都可能因缺乏足够的隐私而受影响，这或许与他们的生活条件有关，如与成年子女家庭共居一室或关注"邻居们会怎么说"。保健机构和工作人员可能也是问题的来源，如医疗支持机构都会被要求只允许已婚夫妇住在一起；养老院工作人员虽不会禁止居住者配偶和亲属的探视，但可能会表现出不满或抱怨[26]。现在老年人的生活或性事已被越平越多的理解了，但仍需要一个更加开放的态度对待老年人更大的性自由。Richardson 等[35]描述介绍了可以降低上述障碍几种干预措施。

慢性疾病与性

性功能可以受慢性疾病以多种途径所影响[36-38]。有些影响与疾病的特点有关，如糖尿病可致阳痿，在冠状动脉阻塞性疾病时心绞痛，或虚弱。呼吸困难是肺疾病患者的主要症状，但研究表明，除了中－重度呼吸困难的患者，都不是成功性生活的主要障碍[39-41]。勃起功能障碍可能与潜在的肺部疾病的严重程度有密切相关[42]。

肺部疾病对性功能的影响是不能通过肺功能检查测量出来的。可评估疾病对患者的心理影响，见框 18-3（也可参阅第 17章）。有些患者具有良好的应对能力，尽管患有慢性疾病，但仍能保持积极的生活方式。这种能力会影响他们的性功能。一项对 49 名男性慢性呼吸衰竭患者的研究显示，有 67% 的患者存在性生活障碍，但主要取决于夫妇间的感情[43]。

Wise[44]将性功能障碍分为三类。肺部疾病患者除了要克服一些非个人因素，如有限的运动耐受性、慢性咳嗽、咳痰和药物的副作用外，还需克服内心的障碍，如自尊的屈服以及与伴随焦虑的对角色看法的改变。这些都会导致与配偶或亲密的人的人际交往障碍，产生对性失败的恐惧，并最终抑制性欲望。意识到这些是很重要的，然而这不是唯一一个与慢性疾病有关的发现，许多健康的夫妇也常抱怨性问题。一份对 987 名 20~65 岁的女性的调查显示有 24% 的女性对他们的性关系和（或）他们自己的性行为感到苦恼[45]。这种苦恼只能用两性间的感情关系来衡量，而不是生理学的性反应。大多数患者过着充实而令人满意的性生活。

框 18-3	慢性肺疾病患者的心理社会影响因素

- 社会、家庭和性角色的改变
- 受限的日常生活能力
- 有限的娱乐
- 身体功能的限制
- 焦虑
- 自尊心影响
- 郁闷
- 过度依赖

医疗保健专业人员能做什么？

作为医疗保健专业人员的主要作用是关注患者的需求。在性保健领域，必须从我们所掌握的知识和对性行为的态度开始。许多患者的性相关问题都可以通过对已有的研究资料的认识来纠正，但保健专业人员对于患者的性行为和性的态度没有像患者自己那么重视。所以医疗保健专业人员的态度是"性活跃"而且可以接受别人的观点和生活方式很重要，同时要避免做出片面的判断。缺乏性知识使得保健从业人员在与患者沟通中变得被动，甚至成为障碍，这种情形使患者感知消极的非语言信息或听到对他们的性兴趣和性行为的负面态度时变得更加恶化，患者是非常渴望得到帮助的[33]，框 18-4 是针对该问题进行的1500 位 50 岁或以上人士的调查所列出的建议所揭示的[46]。

框 18-4　老年人对健康保健提供者关于讨论性话题的建议
• 与老年人待会儿
• 使用清晰易懂的语言
• 帮助老年人克服在谈论性话题感到的不适
• 开放思想和公开谈话
• 仔细聆听
• 以尊重和客观的态度对待老年人
• 鼓励讨论
• 给出建议或忠告
• 理解性不仅仅是年轻人的

在一个康复计划中引出关于性话题之前，康复团队先进行一次团队本身对性的态度的反思性评价是很重要的，可以在团队会议上进行性话题的讨论来完成。团队成员回答调查问询，如"你对老年人的性生活、手淫、同性恋、口交和各种各样的性行为的态度和做法是什么"？以及"你在谈论性的时候是否轻松自然？"[47]美国俄勒冈州立大学[48]已经整理完成了一个30分钟的团队游戏，以帮助从业者了解自己对老年化和性的态度。

可以请专业人员为健康从业者进行有关性功能障碍的诊断和治疗的培训。Schover 等[49]介绍了一项为期一天的培训项目。健康从业者必须回应患者对这方面知识的需要和关注，而不是排斥他们。

性咨询

许多健康保健工作者对于参与性话题的咨询会感到尴尬，而对讨论肺康复领域的其他话题则没有问题。然而不管我们多不愿意谈论有关性的话题，当患者询问问题时我们似乎别无选择，这是一个团队应该准备好话题，团队也不应该把责任推给其他成员，如协调员。尽管协调员担负主要责任，但患者可能与团队的其他成员讨论关于性的话题会感到更舒适的。一个平易近人的人，或能够在轻松和无偏见的方式中讨论这种亲密话题的人，很大程度上更容易被患者所接受。协调员可能是一个引荐这个话题的人，但团队的所有成员在他们与患者互动时应该要继续讨论这个话题[50]。

大多数问题可以从我们自己的生活经验而不需要专门的培训就可以找到。Francoeur[51]对此提出 3 个注意事项：①医护人员应该意识到他或她的局限性；②卫生保健工作者应摆正其在团队中的位置，以不干扰其他人的作用，如初级保健医生；③医护人员应避免超越团队的规则向患者作出详细的建议。

Annon[52]以 PLISSIT 模式对性咨询相关流程进行了规范，这种模式包括从简单到复杂的四部分咨询服务内容（P 代表获得许可；LI 代表有限的信息；SS 代表具体的建议；IT 代表强化治疗）。康复团队人员通过这四个步骤，根据患者的需求、自身的专业判断和个人感受进行工作，见框 18-5。

框 18-5 性咨询的 PLISSIT 模式流程
P=permission gicing，获得许可 LI=limited information，有限的信息 SS=specific suggestions，具体的建议 IT=intensive therapy，强化治疗

获得许可

第一阶段的咨询步骤列在框 18-6 中。他们首先仅向肺康复患者引出这个话题，然后"获得许可"后去和患者讨论他或她的性问题。传递给患者的消息是"可以在这里谈论性。"可以通过在问卷调查中问一些开放式的问题和在会谈时允许患者有充分的时间来详细描述问卷内容。最好是避免问那些需要回答"是"或"否"的问题，取而代之的是用试探性的和（或）同意给予类型的问题，如：

1. 你的呼吸问题是如何影响你作为一个男人或女人对自己看法的？

2. 你的呼吸问题是如何影响你的性欲和性生活的？

3. 你提到会被你的呼吸急促所限制。那它如何影响你的性欲和性功能的呢？

框 18-6 获得许可谈及性
• 引出关于性行为和性的话题 • 用你的言语和行为让患者能接受谈论性相关话题 • 在会谈中使用开放式问题 • 选择你和你的患者都感到舒适的交谈方式 • 肯定"性" • 做一个好的聆听者 • 给患者予鼓励和支持 • 不要让患者感到拘束 • 提供教育资料 • 使用调查工具

4. 你发现你的性行为中最令人不安的是什么？

5. 许多人都有性问题。你对你的性功能有什么顾虑？你的伴侣有什么顾虑？

Ebersol 等[26]在他们的文章《走向健康的老龄化》中提供了更多详细的内容，如果患者有兴趣时可以询问这些内容。

会谈者以一种轻松、舒适的方式提问，然后耐心等待患者的回答是很重要的。必须注意我们的身体语言，这可能会让患者误认为我们不想听到他或她的性问题，有时脸部表情比我们使用的言语更重要。使用结构化调查工具可以使调查更正式[53-55]。

这样的会谈最好进行隐私保护以保护患者的秘密，应该有足够的时间进行交流，并指出患者在肺康复期间有很多机会去解决性焦虑，患者的性伴侣应当同时参与讨论，尽管最初与患者单独会面可能让患者感觉更舒适。

Schover 等[56]的观点是夫妻一起参与治疗解决这些问题会更有效。会谈者可通过评估性伙伴已经在患者的疾病中扮演的角色，这样的会谈会更有意义。这些作者指出"性功能和性技巧与慢性疾病紧密相连"，并提醒临床医生，治疗性问题最好的方法是通过增进夫妇间的交流。他们发现好的夫妻关系有利于技能的培养，包括 4 个方面：①夫妻在扮演角色时的灵活性和舒适度；②尊重彼此，并随着时间的推移而更好磨合；③沟通良好；④对日常生活关系达成共识。这四个技能同样适用于他们的性关系。

第一步获取许可后不会使患者产生任何反应。这应该被理解为"有些人这样做，有些那样做，都没有错。[8]"但是性焦虑还是很常见的，允许对这些问题进行讨论很可能会有好的结果。一项涉及成人所有年龄段、两性的、不同婚姻状况、不同教育水平的调查显示，超过 50% 的人有性问题或疑虑，如性生活频度、性欲缺乏、婚姻关系、性交痛和勃起困难等[57]。我们应当有准备地去解决这些问题。

对于许多患者来说，获得恰当的性教育就能解决他们的性问题。许多机构制作了宣教资料提供给患者或放置在系统康复教育资料册中，作为康复计划的一部分为患者所用[58-61]。患者也可以互联网获取相关信息，例如 www.nih.gov/nia 即美国国家老龄研究所的网站上或其他列举在框 18-7 中的网络资源中[62]。这种关于性主题介绍的作用都较为有限，除非患者愿意讨论个体化的性问题。有些患者支持团体会引导性相关的讨论；但这往往需要一个有经验的组织者，使得讨论更有成效。

框 18-7　患者性教育中的网络资源

- 国家老龄化研究所的晚年性生活：
  www.niapublications.org/agepages/sexuality.asp
- 美国心脏学会：
  http：//www.americanheart.org/presenter.jhtml?identifier= 1200000
- 美国癌症协会：www.cancer.org/docroot/home/index.asp
- 美国国立医学图书馆联机检索系统 +：
  www.nlm.nih.gov/medlineplus/medlineplus.html
- 国家犹太人中心：www.nationaljewish.org
- 梅奥临床医学：性健康：
  www.mayoclinic.com/health/sexual-health/HA00035
- 囊性纤维化世界：www.cfww.org
- 国家老人虐待关怀中心：http：//www.ncea.aoa.gov

信息的局限性

性话题的讨论可能会引入更多的讨论内容。临床医生应该了解相关内容，主要信息来源见框 18-8 所列。首先是让患者关注生殖功能性相关内容，包括性对他们整个人生的影响，理解性同样也影响他们

的思维和感觉，而不仅仅是他或她所做的。这对于经常出现负面情绪和老是关注自己弱点和局限性的肺部疾病的患者特别重要。这些消极情绪源于人们往往把年轻人和有吸引力的人作为性活跃的人的观点。许多患者受困于这样的观点，他们觉得自己太老了，已经没有吸引力或者多病而没了性感觉了。

框 18-8　提供有限的信息

- 性事对一个人的人生很重要
- 老龄化对性功能有可预见性的影响
- 解除性恐惧
- 性爱的生理压力是有限的
- 一些药物可能会损害或帮助性功能
- 性功能障碍可以治疗
- 要与你的伴侣讨论性方面的顾虑
- 解决任何合并症的影响

让患者了解正常老化对性功能的影响很重要，如框 18-2 所示。虽然这方面的知识并不能完全消除患者的顾虑，但通常会减轻由于机体不正常带来的恐惧。这个问题的患者教育资料可在框 18-7 所列的网站找到。

没有真正的壮阳药，有些药物通过治疗原发疾病可以改善性欲和（或）性功能。如有些用于治疗帕金森病的药物可以改善性功能，有些抗抑郁药可以改善性欲[63]。

有些药物可以引起性功能障碍，尤其是男性阳痿。降压药通常是罪魁祸首，但不是所有已知降压药都有这个问题。患者应了解这种副作用，建议他们向自己的医生或临床药师咨询是否有另一种药物可以替代。另一些可能会导致两性性欲下降的药物在表 18-2 中罗列[64, 65]。幸运的是，很少有治疗肺部疾病的药物会抑制性功能，事实上有些药物通过减少劳力性呼吸困难还能提高性功能。另外，慢性肺疾病的男性患者睾酮水平的下降与糖皮质激素的应用和低氧血症有关[66]。

表 18-2 影响性功能的药物

勃起功能障碍	性欲下降
利尿药	降压药
降压药	抗组胺药
抗胆碱能药物	抗精神病药
抗组胺药	镇静剂
抗抑郁药	乙醇
抑制食欲药	抗焦虑药
乙醇	
抗焦虑药	

患者和他们的性伴侣可能会因为害怕做这种强体力活动带来的呼吸加快可能会引起咳嗽或呼吸困难而节制性生活。事实上这种困扰是多余的，尽管呼吸频率会增加，但性生活带来的负荷是有限的，通常情况下这个过程只会持续几分钟[67, 68]。当然，做爱的个人风格是多种多样的。

COPD 患者伴有冠状动脉心脏疾病的比例较高，这并不奇怪，因为两种疾病和吸烟这之间是有关联的。有些患者会担心性生活会使他们陷入心脏病发作风险。Cheitlin 等[68]的研究显示，性生活只增加中等程度的氧耗（3~5 个代谢当量），而且持续时间短暂。这样代谢水平相当于在水平地面上以 3 英里/小时的速度步行或走两段楼梯，加上持续时间只有几分钟。因此，性生活时出现心肌梗死的绝对风险是非常低的[69]。

框 18-9 对于性爱的具体建议

- 身体和情绪上的充分休息
- 隐私保证
- 缓慢渐进
- 选择在"呼吸最佳"的时间段
- 避免"低落"情绪
- 专注
- 避免在饮酒和饱食后
- 使用 O_2 和（或）必要的药物
- 选择较为安全的性爱姿势
- 富于浪漫和创意

具体建议

在进行进更深入的性保健咨询时，可能需要对患者的问题做出具体的建议，从而解决他们的问题或消除某些顾虑。建议形式可以有许多种，可让患者参加肺疾病康复讲座或患者支持组织或患者教育论坛，如美国肺脏协会的呼吸者俱乐部。框 18-9 列出了提高性能力的方法。很多建议都来源于常识，但对于患者和他或她的伴侣来说都是值得反复强调的。这些建议常常能消除伴侣们的疑虑而且也鼓励他们私下进行进一步的讨论。

康复小组建议患者按照预计的时间做爱从而保证"呼吸最佳"的时间段。通常在晨起稍后或下午的前部时间段，就是在早上清理气道分泌物后和下午的疲惫来临之前。另外，老年男性在早上较容易勃起[26]。无论选择何时，都应该在做爱前使用支气管扩张剂且行 O_2 治疗治疗后（如果有医生处方）。建议患者在性生活中做些有创意、浪漫的事情，避免"悲观和沮丧"的思想，这将是很多患者的驱动力，换句话说就是，力求每次性生活都能达到性高潮。需要记住的是触摸的重要性，如拥抱、爱抚以及一起消磨时光[26]。我们建议患者去探索更广义的性行为，"从微笑到性高潮"[70]。

不同的体位是惯有调情方式外的另一种选择[61, 71, 72]。采用女上位，对于男患者来说，代谢消耗更低[67, 68]。假如这样的体位对于伴侣来说太不自然，那么这个建议就不那么重要了。男患者与除其配偶以外的女性发生性关系，而且采用的是男上位的话，那么他消耗的精力是最多的。对于合并有冠状动脉闭塞性疾病患者来说，应该听取医师的合理建议，进行安全的体力活动，这是非常正确的选择。康复团队的作用只是在患者愿意的情况下向其提出建议，必要时改变习惯，并给出不同的建议帮助患者改善性生活。

需要特别注意的是患者在饱餐或喝酒后应避免调情，因为很容易产生疲劳。酒精也有导致男性阳痿的风险，像莎士比亚在《麦克白》中所说的那样，"喝酒…唤醒欲望，但能夺走性能力。"由于尼古丁有收缩血管的作用，可改变复杂的血管机制，而这个机制与阴茎勃起有关，因此吸烟也是导致阳痿的危险因素之一。而通常情况下，医生们劝诫男性患者戒烟是因为吸烟影响他们的肺功能。

强化治疗

假如我们的建议并没有解决患者的问题，那么请参考这条，或者假如我们发现问题具有特殊性，那么需要做出合理的个体化建议，具体请参考框 18-10。参考建议需要对社区资源有所了解。性功能障碍的类型详见框 18-11。

框 18-10　性问题的强化治疗
• 沟通技巧培训
• 婚姻咨询
• 泌尿科 / 妇科咨询
• 心理咨询
• 精神科咨询
• 性功能治疗

框 18-11　性功能障碍
• 勃起功能障碍 / 阳痿
• 早泄
• 性交疼痛
• 阴道痉挛
• 性欲抑制
• 性觉醒抑制
• 性高潮抑制

勃起功能障碍也就是人们常说的阳痿在老年男性中出现较多。据估计，75 岁左右的男性中约有 55% 的人患有阳痿[13]。阳痿的定义是"阴茎不能勃起和（或）不能维持一定时间来满足性生活的需要。[73]"尽管随着年龄的增长，阳痿的发生率也在逐渐增加，但不要认为老年男性出现阳痿是正常事件，而且许多患者的阳痿是可以被治愈的。

勃起是一系列复杂生理反应的结果，所以勃起失败的原因也有很多种[26]。这也就说明适当的诊断和治疗是非常重要的，这通常是从初级保健医生做起[74]。可以选择一些专家来为患者进行进一步的诊治，如内分泌学家、泌尿学家、血管外科医生或性治疗师。研究的纳入人群影响着研究结果，而不同的研究结果有着不同的原因，但大部分研究表明多数阳痿患者都存在器质性病因。可能的器质性病因包括调节功能异常、内分泌异常、神经病和血管紊乱，酒精和尼古丁也属原因之列。

阳痿本身的复杂性需要医生为患者进行一次全面体检并完成完整的病情记录，病历应记载有关性功能异常的详细讨论[14]，还需要进行一些适当的实验室检查，然后根据评价结果选择不同的治疗方式。治疗方式包括为少数性腺功能减退的患者进行睾酮补充治疗，口服药物治疗，海绵窦内注射血管药物，真空收缩器以及阴茎假体植入等[14, 75]。长期 O_2 治疗可以改善低氧血症的 COPD 患者的勃起功能障碍，研究显示在 O_2 治疗的一个月后，42% 的患者在氧合作用得到改善的同时阳痿症状也出现逆转[76]。不管治疗方式是否相同，全面的咨询交流是各个治疗过程的重要组成部分[77]。

在磷酸二酯酶 -5（PDE-5）抑制剂——西地那非上市前，口服药物治疗勃起功能障碍的效果并不可靠，西地那非的上市，在勃起功能障碍的治疗史上具有革命性意义，同时也提高了人们对勃起功能障碍的关注度[78]。像血管扩张剂治疗冠状动脉疾病一样，西地那非很快被临床广泛应用于治疗阳痿。各大报纸、杂志以及脱口秀中都在热议这个药物，它的名气上升很快，在几个月内销售量突飞猛进地增长。

此后的临床经验表明西地那非能将勃起率从 63% 提升到 82%，但存在剂量依赖性[79]。它的药理机制是增加阴茎的血流量、应答性兴奋，不直接作用于阴茎勃起，而且多个研究表明它对多种病因导致的勃起功能障碍有效，其中包括糖尿病[80]。它主要的不良反应是血管扩张、头疼、面部潮红以及血压轻度下降。这此反应对于健康人群来说是可以耐受的，但在同时服用有机硝酸酯类药物的患者中，会出现严重的心血管不良反应，这是因为该药能造成致命性的低血压。美国食品药品监督管理局曾发布过该药导致患有潜在心血管疾病患者死亡的公告。很难判断该药或与之相关频繁的性生活是否在这些不良事件中起主要作用。

现在市售有 3 种 PDE5 抑制剂（西地那非、他达拉非和伐地那非），西地那非的半衰期很短（4 个小时），这是很多患有严重心血管疾病的患者选择它的原因。伐地那非与西地那非的化学结构相似，因此临床适应证也相似。他达拉非的半衰期很长（17.5 个小时），它与西地那非的安全性和有效性相似[81, 82]。

很多研究者认为勃起功能障碍是血管疾病的一个标志，极力主张进行彻底的无症状冠状动脉疾病评估[81]。对于患有心脏病的患者，第二届普林斯顿协商会议出版了勃起功能障碍治疗指导原则[83]。患有充血性心力衰竭的患者经常服用加重勃起功能障碍的药物，因此需要给予特别关注[84]。

西地那非需谨慎用于治疗绝经后妇女的性功能障碍[85]。这个人群的相关研究较少，结论是整体的性功能并没有显著提高，但可改变阴道润滑度以及阴蒂的敏感性。西地那非在绝经后女性的作用仍有待进一步研究。另一方面，在她们的伴侣使用 PDE5 抑制剂后，勃起功能障碍得到了改善，从而使得这

些女性的性功能也得以提升[86, 87]。

勃起功能障碍需引起关注，但女性在性欲和性唤起方面的紊乱也应得到关注。在许多国家，约有 10%~51% 的女性存在性冷淡。需要对她们的性障碍进行整体的评估，也需要对其伴侣进行评估，包括她们的"精神健康、感受、病史以及性生活过程中她们的想法和情感[88]。"许多机构建议开展女性性障碍的评估和治疗，包括女性更年期的影响以及睾酮的治疗[89-91]。

框 18-12 的回顾性研究显示，非器质性病因所导致的性功能异常可发生在任何年龄段并且可通过深入的咨询得以纠正或缓解[26]。患者及其伴侣应该关注性生活中存在的问题，这些问题也可能是其他问题的表现而已[92]。

框 18-12	性问题的非器质性原因

- 性伴侣缺如
- 单调枯燥的性互动
- 婚姻不和谐
- 不合理的性要求
- 害怕性行为失败

夫妻都需要明白的是夜间调情是白天情感的一种延伸。夫妻之间单调而乏味的日常生活与他们的爱情生活是互通的。双方都要明白的是夫妻双方都应该为夫妻关系努力并且对方制造浪漫。患有肺疾病的患者把大部分精力都用在疾病治疗上，从而忽略了个人关系[38]。他们需要明白应该不断的做出努力，从而使自己变得更有魅力，包括衣着、生活态度及为人处事的方式。大多数人喜欢被关注，我们可能需要提醒患者，以往他们是如何做到的。

性别在照护人员与患者关系中的作用

医护人员的性别在一定程度上对医患

关系是有影响的。有时影响不大而且很快就会结束，如照护人员为住院患者提供雾化器。但有时可能会持续一段时间，如肺疾病康复方案或为防止复发而提供家庭保健时。如前所述，我们本身也是有性别区分的，因此不能将性别因素从个人关系中分割。与女患者相比，男照护人员和女照护人员可能在男性患者中的表现差别会更大些，这些差异不能被简单地定义为好或坏。

患者喜欢上他的照护人员是最正常不过的事情，这种情况在男照护人员和女患者之间发生较多[93]。世界上有很多思想、形体以及灵魂都很美丽的人，这也就不难理解为什么患者会对照护人员有好感。这些情感没有对错之分，它们只是很自然地存在着。然而，必须明白如果医患关系的专业性受到了影响，那么我们必须进行妥善处理。

作为照护人员，我们一方面被要求要爱护与关怀患者，另一方面也被期望处理好医患界限，有时两者兼顾是很困难的，我们必须协调好这一对矛盾。要成为合格的照护人员，我们必须关心爱护患者，但同时也一定要防止性相关问题的出现，以防止这些因素阻碍我们成为一名专业的医疗保健人员。

每一位照护人员对患者而言通常是唯一的。Farber 等[94] 指出它的特征是类似于兄弟之间的根深蒂固的情感，而这种情感对建立和维护照护人员与患者之间的关系是有益的。也可以称它为信用关系，也就是说患者相信照护人员将会给予他们最大的帮助[95]。而这种关系对于照护人员而言并不是唯一的，就像其他职业（如牧师、律师、老师以及教练）[93]。所以说这种关系并不对称，患者扮演着依赖而且较脆弱的角色。患者信赖我们，因为他们将个人隐私暴露于我们，我们有义务为其保密。这不仅体现在我们如何对待患者，而且体现在我们如何与患者进行身体接触并维持恰当的关系。

作为照护人员，应正确地喊出他的或她的名字，避免使用熟悉的、存在潜在的人格侮辱的词语。我们也要学会尊重患者的"私人空间"，并学会在恰当的时候用恰当的方式接触患者的身体，不仅是在体检过程中，而且在社会活动中。与患者的身体接触有时是治愈疾病的重要手段，但接触的方式因人而异[26]。照护人员在给情绪低落的患者以安慰和支持时握住他（她）的手，这看似是恰到好处的，但对于其他患者来说，这可能是一种无理的或是侵犯的。所以，应根据常识和患者所需要的安慰方式来选择我们的行为。无论如何，我们都应铭记和患者的关系具有不对称性和信用性，尤其是在性相关情感已开始萌芽时。

性保健中的伦理问题

必须承认，性会对职业关系带来影响，照护人员或患者有关的性察觉或表达可以扰乱和改变职业关系，这涉及医学伦理问题。照护人员可能会无意或有意地牵涉到可能被患者认为"边界冒犯"的情形，这就意味着职业性质的关系已被破坏。Farber 等[94] 定义了患者护理的界限，"患者的信任和富有爱心的医生或照护人员之间的关系应该是相互理解、无多余语言、受身体和情感限制的。"违反这个界限，甚至只是送礼物这样一个行为就可能打乱和破坏一个被信任的提供者为建立患者关系所做的努力[96]。

照护人员或患者都有可能成为"冒犯"者，有时可能是无辜的，而且是微不足道的，如一些不恰当的言语或行为，或不受欢迎的以及短暂的双边冒犯。而这种行为的出现可能会导致更严重的违规行为，这种行为如不予及时纠正会引起关系的破裂，甚至会发生不当行为或不道德的指控。框 18-13 中列举了违反准则的行为[97]。

多数卫生保健专业人员很少或根本没有接受过如何在职业关系中识别、避免或纠正性取向混乱的培训。那些在精神病学和相关专业领域长期从事咨询工作的人是解决这些问题的专家[98]，我们可以从这些致力于肺康复专家那里学到相关知识。

框 18-13　违反准则的行为[97]

- 医患间的馈赠
- 患者或照护人员获取对方家庭电话号码，或其他个人信息
- 患者或照护人员之间存在临床治疗以外的社会学范畴关系
- 患者或照护人员之间互通过多的个人信息

性挑逗

照护人员有时会被患者干扰，他或她可能不知如何应对，除了本能地转身和走掉。这样的挑逗可能是微妙的、无意的，如眨眼、接触、提出要求或其他的一些令护理员不舒服的行为。也可能是非常明显的，如男患者在女照护人员进入他的病房时露出他的生殖器，或女患者穿着暴露或引诱男照护人员。无论这种行为的动机是什么，行为本身会使照护人员与患者之间的关系破裂甚至需要采取其他措施来处理这些问题。

有时照护人员会被患者吸引，这本身并无对错，但照护人员应该明白这种感觉应该被扼杀。情欲流露是很自然的，而且自发的，我们应该明白它是一种很简单的感觉。但是，如果照护人员和患者之间在此基础上有所进展，那么是不适当且无原则的。一名有魅力的患者引诱了一位无自控力的照护人员，那对于彼此来说都将是一场灾难。

照护人员应该尝试分析并解释患者的行为动机。这究竟真的是性欲或身体冲动还是患者太孤单、太压抑，所以渴望被人关注呢？是不是患者想通过不恰当的行为来满足这些需求呢？或许这些行为仅仅是患者个性的一种体现而已，换句话说，他或她可能生来就比较轻浮或喜欢逗弄人。也可能是患者想用这种行为来控制他们与和照护人员之间的关系。在这种情况下，照护人员应该去压抑患者的这种情感，然后静观其变。需要强调的是，这或许是患者照护人员的行为反应，而并不是针对具体那个人的反应。此外，照护人员也应该注意自己的行为，以免引起患者的误解。关于自我反省的一些建议详见框 18-14[97]。

框 18-14　对医患关系边界的自省[94]

- 我对这个患者的治疗方式是否不同我的其他患者？
- 这对我的情绪有什么样的影响？是否影响了我的临床决策？
- 我的行为对患者有益吗？我是否在一定程度上只是为了满足一己私利？
- 如果这个礼物 / 行动会公之于众，或我的同事们知道后，我会感觉轻松吗？

框 18-15　对有引诱行为的患者的反应

- 不要互动
- 确定患者的动机
- 表示不适
- 重申职业关系
- 保留患者的自尊
- 肯定患者的性
- 理解患者的情感需求
- 如有必要，转给其他的护理员

如果可能，照护人员应该去维持关系，除非关系彻底破裂。相关建议见框 18-15[95]。重新确认职业性关系是很重要的。患者的言语或行为有很明显的性暗示的话，那必须去处理，而且必须和患者解

释清楚，这些行为或言语是不会被接受的。在女照护人员进入男患者的病房时，男患者露出他的生殖器，女照护人员应简单并严肃地告诉他赶快遮住，这种行为并不受人待见而且会使照护人员很不舒服。但患者的一些不易察觉的行为有时很难处理，最简单的方法是重申合适的关系，直接指出患者的这些行为会使照护人员犯规，因此是不恰当的。

承认和肯定患者的性来维护患者的自尊心也非常重要。患者可能会因生病，魅力下降而担心照护人员用怜悯或厌恶的眼神看他，照护人员消极的态度会贬低患者的自我价值。照护人员应该关注这些行为的动机而不是这些行为本身。不幸的是，有时职业关系很难修复，以致于彻底破裂。在这种情况下，如果可能的，照护人员应该将患者交给其他人来照顾。照护人员将此种现象向康复小组或管理机构陈述是一个非常明智的选择。

性偏见

性偏见也是一个影响照护人员 - 患者关系的性问题。在讨论肺康复计划的性行为时，照护人员可能会发现其无法接受的患者的性行为或性偏好。比如，如果照护人员是同性恋反对者，那么患者的同性恋偏好可能会激起照护人员的性偏见。在此性偏见的对错不是我们讨论的主题，相反，护理员认识到自己的性偏见并采取措施让它不至于影响职业关系才是重要的。

性别冲突可能影响照护人员 - 患者的关系。男性患者可能会觉得他必须保持强大并表现出无畏于疾病对他的男子气概的影响，因此无法在女照护人员面前坦露他的担忧。有人可能会认为与男照护人员一起会更加放得开，但同样会收到大男子主义的影响。这种障碍似乎在女照护人员 / 女性患者中少见。性别冲突可能与控制感有关，男性患者喜欢一切都在他的掌控中。

要强调的是，针对不同性取向、性观念的患者照护人员要做好情感和态度的准备，掌控好自己的性价值观的同时尊重患者。这里不是对患者的性取向或性行为作价值判断的地方，除非患者的行为对患者或他人有害。应该避免对患者作出评论，同时也不可表现非语言的信息和不赞同态度。照护人员可以不赞同患者的选择，但必须接受，并且无保留的照护他。

性虐待

患者被性虐待可能由照护人员揭示并采取预防措施。尤其是在看护那些需要依赖他人照料和支持的患者，如儿童和老人。法律要求所有的专业卫生保健人员报告涉嫌虐待和冷落事件，并为他们提供法律豁免权。这种被虐待者在肺康复项目中似乎不多，但这取决于项目的性质和年龄层次。

儿童性虐待是美国的一个重要问题，我们必须对某些有虐待意图的行为和体征有充分的认识 [99, 100]。2005 年美国儿科学会临床报告陈述了对儿童性虐待的这些征象 [101]。

虽然性虐待被认为主要发生在儿童，但对于老年患者照护人员也要有意识地考虑患者是否曾遭受过性虐待。最常见的情况是被虐待者总是那些失去配偶的、身体或精神都依赖于另一个人照顾的老年女性。被虐待者通常不愿意谈论虐待事件，这是因为他或她害怕施虐者会发现而且加剧虐待程度。照护人员有义务保护患者免受伤害，因此应熟悉必要的手段以获得保护或寻求适当的专业资源 [102-105]。可以点击 / 访问 www.ncea.aoa.gov 国家老人虐待关怀中心了解相关事宜。

性的相互作用

当患者对照护人员"暗送秋波"时照

护人员通常不知道如何去应对，最初的反应可能是为自己是有吸引力的而感到高兴，但是必须清醒地意识到职责所在。患者的表现似乎是真诚的，但它更多的是移情的表达[95]。这最初是由佛洛伊德定义的一种行为现象，指的是患者把以前的经验、行为和情绪转移到了照护人员身上，视其为父母、配偶、情人、对手或朋友[93]。移情并不一定是病理性的或关于性的，但它可以是两者之一或两者都是。不管它的性质如何，照护人员都必须承认和理解，在移情行为超过了关系的界限时必须及时妥善处理。

患者可能会将对照护人员的感受和对既往与自己保持亲密关系的其他人的感受相混淆。患者可能是因为感觉孤独和没有被爱，而照护人员正在填补那些需要。因为聚焦于患者是照护人员的职业所要求的，帮他或她解决需求和欲望。照护人员要用行动告诉患者，他或她是一个独特的个体，关注他或她是我们的职业内容。患者可能有回应这种关注的欲望，即使这种欲望是被误导的。

反移情是一种照护人员对患者行为的反应方式。通常情况下，反移情可以增进双方关系使相处更和谐，如谈论两人都感兴趣的事情，某种爱好、旅行经验或体育赛事等。但是，关于性的移情和反移情则常常是破坏性的。在这种情况下，照护人员必须意识到双方关系的非对等性，患者是客观的弱者，所以存在性利用的风险。对于这种事情，许多人会说只要双方同意就没问题。然而，照护人员鼓励患者性表达是违反职业信托关系的，双方都可能会承担违背信任带来的严重后果。即使患者继续追求照护人员而且愿意去保持持续的性关系，但由于最初的看护关系基础会阻碍任何真正意义上情感的发生[106]。因此，美国伦理和司法事务以及医学专业委员会已经认定，照护人员和患者之间的性互动，特别是性生活，是不道德的[93, 107, 108]。

结语

性是人类经历的一部分，慢性疾病引起的性缺陷往往因自然老化过程而变得更复杂，慢性疾病患者的康复项目常常会涉及性相关主题。作为健康照护人员有责任了解患者的生活的各个方面，并做好帮助他们的准备。当前，我们必须面对这一挑战，并努力"使他们受人欢迎，因为他们可能包括我们的父母，在未来我们自己也会成为他们。"正如 Comfort 所说[7]。

（宋偲婷 译　韩小彤 校）

参考文献

1. Nici L, Donner C, Wouters E et al: American Thoracic Society/European Respiratory Society Statement on pulmonary rehabilitation, Am J Respir Crit Care Med 173:1390-1413, 2006.
2. Diamond JM: Why is sex fun? The evolution of human sexuality, New York, 1998, Basic Books.
3. Selecky PA: Sexuality and the patient with lung disease. In Casaburi R, Petty TL, editors: Principles and practice of pulmonary rehabilitation, Philadelphia, 1993, WB Saunders, p 382.
4. World Health Organization: Report of a technical consultation on Sexual health: defining sexual health, Geneva, 2005, World Health Organization.
5. Schover LR, Jensen SB: Sexuality and chronic illness: a comprehensive approach, New York, 1988, Guilford Press, p 3.
6. Kaiser FE: Sexuality in the elderly, Urol Clin North Am 23:99-109, 1996.
7. Comfort A, Dial LK: Sexuality and aging, Clin Geriatr Med 7:1, 1991.
8. Thienhaus OJ: Practical overview of sexual function and advancing age, Geriatrics 43:63-67, 1988.
9. Masters WH, Johnson VE: Human sexual response, New York, 1981, Bantam Books.
10. Bellastella A, Esposit D, Conte M et al: Sexuality in aging male, J Endocrinol Invest 28:55-60, 2005.
11. Schow DA, Redmon B, Pryor JL: Male menopause: how to define it, how to treat it, Postgrad Med 101:62-64, 67-68, 71-74, 1997.
12. Araujo AB, Mohr BA, McKinlay JB: Changes in sexual function in middle-aged and older men: longitudinal data from the Massachusetts Male Aging Study, J Am Geriatr Soc 52:1502-1509, 2004.
13. Meston CM: Aging and sexuality, West J Med 167:285-290, 1997.

14. Montague DK, Jarow JP, Broderick GA et al: Chapter 1: the management of erectile dysfunction: an AUA update, J Urol 174:230-239, 2005.

15. Barber HR: Sexuality and the art of arousal in the geriatric woman, Clin Obstet Gynecol 39:970-973, 1996.

16. Gentili A, Mulligan T: Sexual dysfunction in older adults, Clin Geriatr Med 14:383-393, 1998.

17. Women's Health Initiative: Risks and benefits of estrogen plus progestin in healthy postmenopausal women, JAMA 288:321-333, 2002.

18. Goldstein MK, Teng NN: Gynecologic factors in sexual dysfunction of the older woman, Clin Geriatr Med 7:41-61, 1991.

19. Marsiglio W, Donnelly D: Sexual relations in later life: a national study of married persons, J Gerontol 46:s338-s344, 1991.

20. Bretschneider JG, McCoy NL: Sexual interest and behavior in healthy 80- to 102-year-olds, Arch Sex Behav 17:109-129, 1988.

21. Bortz WM II, Wallace DH: Physical fitness, aging, and sexuality, West J Med 170:167-169, 1999.

22. Mulligan T, Retchin SM, Chinchilli VM et al: The role of aging and chronic disease in sexual dysfunction, J Am Geriatr Soc 36:520-524, 1988.

23. Mooradian AD: Geriatric sexuality and chronic diseases, Clin Geriatr Med 7:113-131, 1991.

24. Zeiss RA, Delmonico RL, Zeiss AM et al: Psychologic disorder and sexual dysfunction in elders, Clin Geriatr Med 7:133-151, 1991.

25. Chiechi LM, Granieri M, Lobascio A et al: Sexuality in the climacterium, Clin Exp Obstet Gynecol 24:158-159, 1997.

26. Ebersole P, Hess P: Intimacy, sexuality, and aging. In Ebersole P, Hess P, editors: Toward healthy aging, ed 6, St. Louis, 2004, Mosby.

27. Laumann EO, Paik A, Glassen DB et al: A cross-national study of subjective sexual well-being among older women and men: findings from the Global Study of Sexual Attitudes and Behaviors, Arch Sex Behav 35:145-161, 2006.

28. Kingsberg SA: The impact of aging on sexual function in women and their partners, Arch Sexual Behav 31:431-437, 2002.

29. Davey Smith G, Frankel S et al: Sex and death: are they related? Findings from the Caerphilly Cohort Study, BMJ 315:1641-1644, 1997.

30. Cleare AJ, Wessely SC: Just what the doctor ordered—more alcohol and sex, BMJ 315:1637-1638, 1997.

31. Greeley A: Sex: the Catholic experience, Allen, Tex, 1994, Tabor, p 149.

32. U.S. Bureau of the Census: Statistical abstract of the United States: 1998, ed 118, Washington, DC, 1998, U.S. Bureau of the Census.

33. Holzapfel S: Aging and sexuality, Can Fam Physician 40:748-750, 753-754, 757-758, 1994.

34. Diokno AC, Brown MB, Herzog AR: Sexual function in the elderly, Arch Intern Med 150:197-200, 1990.

35. Richardson JP, Lazur A: Sexuality in the nursing home patient, Am Fam Physician 51:121-124, 1995.

36. McInnes RA: Chronic illness and sexuality, Med J Aust 179:263-266, 2003.

37. Kuyper MB, Wester F: In the shadow: the impact of chronic illness on the patient's partner, Qual Health Res 18:237-253, 1998.

38. Kralik D, Koch T, Telford K: Constructions of sexuality for midlife women living with chronic illness, J Adv Nurs 35:180-187, 2001.

39. Fletcher EC, Martin RJ: Sexual dysfunction and erectile impotence in chronic obstructive pulmonary disease, Chest 81:413-421, 1982.

40. Meyer IH, Sternfels P, Fagan JK et al: Asthma-related limitations in sexual functioning: an important but neglected area of quality of life, Am J Pub Health 92:770-772, 2002.

41. Schonhofer B, von Sydow K, Bucher T et al: Sexuality in patients with noninvasive mechanical ventilation due to chronic respiratory failure, Am J Respir Crit Care Med 164:1612-1617, 2001.

42. Koseoglu N, Koseoglu H, Ceylan E et al: Erectile dysfunction prevalence and sexual function status in patients with chronic obstructive pulmonary disease, J Urol 174:249-252, 2005.

43. Ibanez M, Aguilar JJ, Maderal MA et al: Sexuality in chronic respiratory failure: coincidences and divergences between patient and primary caregiver, Respir Med 95:975-979, 2001.

44. Wise TN: Sexual dysfunction in the medically ill, Psychosomatics 24:787-801, 805, 1983.

45. Bancroft J, Loftus J, Long JS: Distress about sex: a national survey of women in heterosexual relationships, Arch Sex Behav 32:209-211, 2003.

46. Johnson B: Older adults' suggestions for health care providers regarding discussions of sex, Geriatr Nurs 18:65-66, 1997.

47. Drench ME, Losee RH: Sexuality and sexual capacities of elderly people, Rehabil Nurs 21:118-123, 1996.

48. Oregon State University Extension Service: Sex and aging: a game of awareness and interaction [board game], Corvallis, Ore, 1980, Oregon State University. (http://extension.oregonstate.edu/catalog).

49. Schover LR, Jensen SB: Sexuality and chronic illness: a comprehensive approach, New York, 1988, Guilford Press, p 293.

50. Spica MM: Educating the client on the effects of COPD on sexuality: the role of the nurse, Sex Disabil 10:91-101, 1992.

51. Francoeur RT: Sexual components in respiratory care, Respir Manage 18:35-39, 1988.

52. Annon JS: Brief therapy. In Annon JS, editor: The behavioral treatment of sexual problems, Honolulu, Hawaii, 1974, Enabling Systems, p 1.

53. Taylor JF, Rosen RC, Leiblum SR: Self-report assessment of female sexual function: psychometric evaluation of the Brief Index of Sexual Functioning for Women, Arch Sex Behav 23:627-643, 1994.

54. Clayton AH, McGarvey EL, Clavet GJ: The Changes in Sexual Functioning Questionnaire (CSFQ): development, reliability, and validity, Psychopharmacol Bull 33:731-745, 1997.

55. Derogatis LR: The Derogatis Interview for Sexual Functioning (DISF/DISF-SR): an introductory report, J Sex Marital Ther 23:291-304, 1997.

56. Schover LR, Jensen SB: Sexuality and chronic illness: a comprehensive approach, New York, 1988, Guilford Press, p 14.

57. Ende J, Rockwell S, Glasgow M: The sexual history in general medicine practice, Arch Intern Med 144:558-561, 1984.

58. Selecky PA: Sexuality and chronic breathing problems [brochure], Santa Ana, Calif, 1989, American Lung Association of Orange Country.

59. Eckert RC, Bartsch K, Dowell D et al: Being close, Denver, 1984, National Jewish Hospital. Available at www.nationaljewish.org. Retrieved June 10, 2008.

60. Butler RN, Lewis MI: The new love and sex after 60, revised edition, New York, 2002, Ballantine Books.

61. Good JT, Petty TL: Frontline advice for the COPD patient, Denver, 2005, Snowdrift Pulmonary Foundation.

62. National Institute on Aging Information Center: AgePage: sexuality in later life, Bethesda, Md, 2005, National Institute on Aging, National Institutes of Health. Available at www.niapublications.org/engagepages/sexuality.asp. Retrieved June 10, 2008.

63. Yates A, Wolman W: Aphrodisiacs: myth and reality, Med Aspects Hum Sexuality 67:58, 1991.

64. Deamer RL, Thompson JF: The role of medications in geriatric sexual function, Clin Geriatr Med 7:95-111, 1991.

65. Schwarz ER, Rastogi S, Kapar V et al: Erectile dysfunction in heart failure patients, J Am Coll Cardiol 48:1111-1119, 2006.

66. Kamischke A, Kemper DE, Castel MA et al: Testosterone levels in men with chronic obstructive pulmonary disease with or without glucocorticoid therapy, Eur Respir J 11:41-45, 1998.

67. Cheitlin MD, Hutter AM Jr, Brindis RG et al: Use of sildenafil (Viagra) in patients with cardiovascular disease: Technology and Practice Executive Committee, Circulation 99:168-177, 1999.

68. Cheitlin MD: Sexual activity and cardiac risk, Am J Cardiol 96(suppl):24M-28M, 2005.

69. Cheitlin MD: Sexual activity and cardiovascular disease, Am J Cardiol 92(suppl):3M-8M, 2003.

70. Romano MD: Sexuality and the disabled female, Accent Living 18:28, 1973.

71. Sipski ML: Sexuality and individuals with respiratory impairment. In Bach JR, editor: Pulmonary rehabilitation, Philadelphia, 1996, Hanley & Belfus, p 203.

72. Cole SS, Hossler CJ: Intimacy and chronic lung disease. In Fishman AP, editor: Pulmonary rehabilitation, New York, 1996, Marcel Dekker, p 251.

73. NIH Consensus Development Panel on Impotence: NIH consensus conference: impotence, JAMA 270:83-90, 1993.

74. Sadovsky R, Nusbaum M: Sexual health inquiry and support is a primary care priority, J Sex Med 3:3-11, 2006.

75. Montague DK, Barada JH, Belker AM et al: Clinical guidelines panel on erectile dysfunction: summary report on the treatment of organic erectile dysfunction: the American Urological Association, J Urol 156:2007-2011, 1996.

76. Aasebo U, Gyltnes A, Bremnes RM et al: Reversal of sexual impotence in male patients with chronic obstructive pulmonary disease and hypoxemia with long-term oxygen therapy, J Steroid Biochem Mol Biol 46:799-803, 1993.

77. Althof SE, Leiblum SR, Chevret-Measson M et al: Psychological and interpersonal dimensions of sexual function and dysfunction, J Sex Med 2:793-800, 2005.

78. Goldstein I, Lue TF, Padma-Nathan H et al: Oral sildenafil in the treatment of erectile dysfunction: Sildenafil Study Group, N Engl J Med 338:1397-1404; 1998. [Erratum appears in N Engl J Med 1998;339:59.]

79. Sildenafil: an oral drug for impotence. Med Lett Drugs Ther. 1998, 40:51-52.

80. Rendell MS, Rajfer J, Wicker PA et al: Sildenafil for treatment of erectile dysfunction in men with diabetes: a randomized controlled trial: Sildenafil Diabetes Study Group, JAMA 281:421-426, 1999.

81. Jackson G, Rose RC, Kloner RA et al: The second Princeton consensus on sexual dysfunction and cardiac risk: new guidelines for sexual medicine, J Sex Med 3:28-36, 2006.

82. Kloner RA: Cardiovascular effects of the 3 phosphodiesterase-5 inhibitors approved for the treatment of erectile dysfunction, Circulation 110:3149-3155, 2004.

83. Kostis JB, Jackson G, Rosen R et al: Sexual dysfunction and cardiac risk (the Second Princeton Consensus Conference), Am J Cardiol 96:313-321, 2005.

84. Schwarz ER, Rastogi S, Kapur V et al: Erectile dysfunction in heart failure patients, J Am Coll Cardiol 48:1111-1119, 2006.

85. Kaplan SA, Reis RB, Kohn IJ et al: Safety and efficacy of sildenafil in postmenopausal women with sexual dysfunction, Urology 53:481-486, 1999.

86. Fisher WA, Rosen RC, Earley I et al: Sexual experience of female partners of men with erectile dysfunction: the Female Experience of Men's Attitudes to Life Events and Sexuality (FEMALES) Study, J Sex Med 2:675-684, 2005.

87. Goldstein I, Fisher WA, Sand M et al: Women's sexual function improves when partners are administered vardafenil for erectile dysfunction: a prospective, randomized, double-blind, placebo-controlled trial, J Sex Med 2:819-832, 2005.

88. Basson R: Sexual desire and arousal disorders in women, N Engl J Med 354:1497-1506, 2006.

89. Basson R: Clinical updates in women's health care monograph, vol 2, no 2: sexuality and sexual disorders in women, Washington DC, 2003, American College of Obstetricians and Gynecologists, pp 1-94.

90. Blake J, Belisle S, Basson R et al: SOGC clinical practice guideline: Canadian Consensus Conference on Menopause, 2006 update [No. 171], J Obstet Gynecol Can February, S7-S10, 2006. Available at www.sogc.org/jogc/abstracts/200602_SOGCClinicalPracticeGuidelines_1.pdf. Retrieved June 17, 2008.

91. North American Menopause Society: The role of testosterone therapy in postmenopausal women: position statement of the North American Menopause Society, Menopause 12:497-511, 2005.

92. Plaud JJ, Dubbert PM, Holm J et al: Erectile dysfunction in men with chronic medical illness, J Behav Ther Exp Psychiatry 27:11-19, 1996.

93. Gabbard GO, Nadelson CN: Professional boundaries in the physician–patient relationship, JAMA 273-1445-1449, 1995.

94. Farber NJ, Novack DH, O'Brien MK: Love, boundaries, and the patient–physician relationship, Arch Intern Med 157:2291-2294, 1997.

95. Selecky PA: Sexuality in respiratory care. In Pierson DJ, Kacmarek R, editors: Foundations of respiratory care, New York, 1992, Churchill Livingstone, p 1237.

96. Spence S: Patients bearing gifts: are there strings attached? BMJ 331:1527-1529, 2005.

97. Barbour LT: Professional–patient boundaries in palliative care. Fast Fact and Concept #172. End-of-Life/Palliative Education Resource Center. Available at www.eperc.mcw.edu/fastFact/ff_172.htm. Retrieved June 17, 2008.

98. Schafer P: When a client develops an attraction: successful resolution versus boundary violation, J Psych Mental Health Nursing 4:203-211, 1997.

99. AMA issues diagnostic and treatment guidelines on child sexual abuse, Am Fam Physician 47:1519-1520, 1993.

100. Vandeven AM, Newton AW: Update on child physical abuse, sexual abuse, and prevention, Curr Opin Pediatr 18:201-205, 2006.

101. Kellogg N: American Academy of Pediatrics Committee on Child Abuse and Neglect: The evaluation of sexual abuse in children, Pediatrics 116:506-512, 2005.

102. Geroff AJ, Olshaker JS: Elder abuse, Emerg Med Clin N Am 24:491-505, 2006.

103. Schneider DC, Li X: Sexual abuse of vulnerable adults: the medical director's response. J Am Med Dir Assoc 7:442-445, 2006.

104. Aravanis SC, Adelman RD, Breckman R et al: Diagnostic and treatment guidelines on elder abuse and neglect, Arch Fam Med 2:371-388, 1993.

105. Council on Scientific Affairs: Elder abuse and neglect, JAMA 257:966-971, 1987.

106. Kennedy E: Sexual counseling: a practical guide for those who help others, New York, 1989, Continuum, p 63.

107. Sexual misconduct in the practice of medicine. Council on Ethical and Judicial Affairs, American Medical Association, JAMA 266:2741-2745, 1991.

108. American Psychiatric Association: The principles of medical ethics with annotations especially applicable to psychiatry, Washington DC, 1998, American Psychiatric Association.

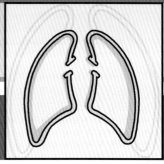

第19章

慢性肺疾病的预防策略

BRIAN W.CARLIN，VIJAY SUBRAMANIAM

专业技能

完成本章学习，读者将了解以下内容：

◆ 熟悉肺部疾病患者管理中不同类型的预防措施（初级预防、二级预防和三级预防）

◆ 熟悉在慢性阻塞性肺疾病出现症状和体征之前鉴别肺功能异常的方法

◆ 叙述减少慢性肺疾病并发症的方法（如戒烟，肺康复，氧疗，疫苗接种和急性加重期的治疗）

慢性阻塞性肺疾病（COPD），包括肺气肿、慢性气管炎和哮喘，其患病率高，居目前美国第四大死亡原因[1]。据估计，在美国有 360 万肺气肿患者，900 万慢性支气管炎患者，至少有 2000 万人患有哮喘。在美国的主要致死原因中，COPD 是唯一一个在过去 20 年里相对增长的死因，达47%。

慢性肺疾病在起病和出现症状之前会有很长一段时间的无症状期。轻度和部分中度慢性肺疾病患者极少出现症状，即使有的话，大多患者也不会因此就医，只有当症状逐渐加重并影响到个人生活时患者才会寻求医疗帮助。这种长时间的无症状期增加了疾病相关的发病率和病死率。对疾病的早期诊断并改变疾病进程的策略对降低发病率和病死率非常重要。

慢性肺疾病的预防是可行的，包括健康促进和疾病管理。健康促进需要患者积极参与治疗计划，疾病管理需要患者和卫生保健部门的共同努力。健康促进和疾病管理相结合可为慢性肺疾病患者提供必要的预防策略，以使患者机体维持在最佳状态。

框 19-1 慢性肺疾病的预防策略

初级预防策略
- 减少或戒除香烟 / 尼古丁
- 健康教育
- 综合的肺康复措施

二级预防策略
- 戒烟
- 对高危人群（如吸烟者）用肺量计监测呼气流速
- 对遗传缺陷综合征患者采用 α1- 抗胰蛋白酶替代疗法
- 综合的肺康复措施
- 营养支持
- 气道廓清

三级预防策略
- 戒烟
- 疫苗接种（肺炎链球菌，流感疫苗）
- 肺康复
- 氧疗（对于低氧血症的患者）
- 营养支持
- 气道廓清
- 急性加重期的治疗（如抗生素）

预防可以从不同阶段开始（初级、二级和三级）。初级预防着重于防止疾病的发生，二级预防着重于疾病早期发现和防止出现疾病症状，三级预防着重于减少与疾病相关的并发症（见框 19-1）。综合性肺康复措施在各级预防中都有体现，主要在三级预防中实施。

初级预防

导致慢性肺疾病的最大危险因素是吸烟，90% 以上的美国 COPD 患者都有吸烟史[2]。如今吸烟率正在下降，但肺部疾病的发病率却仍在不断增长，因为从吸烟开始到疾病症状的出现有一个很长的潜伏期。初级预防策略之一是完全避免吸烟。避免吸烟可以减少慢性肺疾病的整体发病率。

通过努力提倡儿童和青少年远离烟草对慢性肺疾病的预防有巨大的潜力。据报道美国现有百分之二十二的高中生吸烟。尽管大多数青少年吸烟者在成年后会戒烟，但仍必须有一个鼓励戒烟的持续策略。医务人员是社会禁烟运动的重要角色。从小学阶段开始教育是阻止慢性肺疾病发生的最有效方法。

鼓励老年患者或者已有慢性肺疾病的患者戒烟是否重要呢？吸烟相关的肺部改变大多是不可逆转的，尽管戒烟后整体肺功能不会有明显改善，但是肺功能下降的速度可以减慢，甚至接近于因年老引起的下降速度[3]。因此为了降低慢性肺疾病相关的发病率和病死率，戒烟是非常重要的（不论年龄有多大）[4]。

二级预防

二级预防包括疾病的早期发现和症状预防。阻塞性肺疾病的早期发现较为困难，每个人的肺"储备"功能都相当大，通常要到病程发展到相对较晚的时候患者才会出现症状。在患者的症状或功能状态没有或几乎没有变化时，就可以有高达 50% 的肺功能［以肺容量和（或）流速测量］下降。因此早期发现不能仅根据症状的存在和（或）进展。

早期发现应该通过简单的可重复的方法来评估气道功能。临床体格检查对可疑有气道阻塞的患者评估或许是有帮助的。存在哮鸣音或用力呼气时间延长超过 6 秒提示有严重的气道阻塞。这时应该用肺量计来确定气道阻塞的存在。

简易肺量计是评估气道功能的最便捷方式。对于存在肺疾病高危风险的患者（如吸烟），建议采用肺量计作为管理常规的一部分。美国肺健康教育计划建议，任何目前吸烟或者经常暴露于烟草环境、工作场所刺激物的人，以及有慢性咳嗽、喘息、持续性黏痰，或气短症状的人，都应该进行简易肺量计测定。不同时间点的系列流速测定可以用来确定流速下降的速度是否大于平常的下降速度[5]。通过流速测量进行群体筛查或许是有益的，但没有数据支持它用于这样的目的。以强化戒烟的形式提供的干预可以将肺功能持续下降的速度降到最低并改善其功能状态。

肺量计测量的质量控制在基层医疗单位通常存在问题。由于多数咳嗽、咳痰和呼吸困难症状患者最先在社区医生处就诊，因此在基层医疗单位准确进行肺量计测量是非常必要的[6]。在一项涉及 30 家基层医疗机构的研究中[7]，尽管测试使用的设备内置了质量控制装置，只有少数参加评估的患者获得了可以接受的肺功能结果（3.4% 的患者没有接受过任何肺量计测量的培训，13.5% 的患者接受了很少的培训）。另一项研究发现，基层医疗单位中的肺量计测定，影响了医生对气流阻塞的诊断和管理计划，特别是对于中重度阻塞性肺疾病患者[8]。在这种情况下，筛查的有效性和可靠性需要更加全面的评估，以确保检测的准确性。在这个过程中，基层医务人员和肺科专家的紧密合作是很有必要的[9]。

另一项可用于帮助评估吸烟相关肺疾病对个体肺量计测定影响的工具是"肺龄"的估算[10]。肺龄公式是参考线性回归方程和列线图，以肺通气功能来估算肺的年龄（框 19-2）。肺龄可以与个人的生理肺年龄相比较，也可以用于患者咨询过程中，对于鼓励吸烟患者戒烟或许最为有效。

肺功能异常的早期发现有助于鼓励患者戒烟（如果是吸烟患者），通过干预降低其他危险因素（如每年接种流感疫苗），参与综合性肺康复计划。尽管尚未有研究证实这种策略的益处，但这种方法最终能降低罹患慢性肺部疾病高危人群的相关疾病发病率和病死率。

框 19-2	肺龄的估算公式

女性
FEV_1（L）
肺龄 = 3.560H−40.000（Obs FEV_1）−77.280
$FEV_{25\%-75\%}$（L/s）
肺龄 = 2.000H−33.333（Obs $FEV_{25\%-75\%}$）+18.367
男性
FEV_1（L）
肺龄 = 2.870H−31.250（Obs FEV_1）−39.375
$FEV_{25\%-75\%}$（L/s）
肺龄 = 1.044H−22.222（Obs $FEV_{25\%-75\%}$）+ 55.844

$FEV_{25\%-75\%}$，最大呼气中段流速；FEV_1，一秒钟用力呼气量；H，身高（英寸）；Obs，观察值
肺龄的单位为年

三级预防

三级预防的重点是减少病程中的并发症。戒烟、综合性肺康复、氧疗（在存在明显低氧血症时）、肺炎球菌和流感病毒疫苗接种以及防止急性发作，都是对慢性肺疾病患者有帮助的预防策略。

尽管每年有很多吸烟者尝试戒烟，只有约 6% 的人能长期戒烟成功[11]。大部分吸烟者在过去的一年里会拜访他们的家庭医师，而且有很大一部分人在接受医生建议后说他们将戒烟，然而还是有很多人说他们的医生并没有建议他们戒烟。医生在协助患者戒烟的过程中可能会感觉不佳[12]，但是需要记住，医生的建议即使是有限的，也能使每年的戒烟率翻一番。

"5 A's"法是询问患者吸烟习惯的有效方式，也可以帮助患者戒烟。"5 A's"法：问（Ask，在每次患者就诊时询问烟草使用情况），劝告（Aadvise，以同情的方式忠告患者吸烟的危害），评估（Assess，评估患者戒烟的准备情况），帮助（Assist，帮助准备戒烟的患者），安排（Arrange，安排治疗

期间的随访）。对于没有准备戒烟的患者，促使其产生戒烟的动机也很重要，可以使用 "5 R's"：相关性（Relevance，促使患者思考吸烟相关问题），风险（Risks，介绍负面影响），奖励（Rewards，展示戒烟的好处），障碍（Roadblocks，找出戒烟过程中遇到的障碍），重复（Repetition，向患者重复这些信息）[13]。

正如肺部健康研究[3]所揭示的，戒烟可以减缓已确诊慢性肺疾病患者肺功能的下降速度。这项为期 5 年的研究显示，通过综合性性管理，包括尼古丁替代疗法、心理咨询和频繁的随访来评估患者对该方案的依从性，研究中戒烟成患者比继续吸烟患者第一秒用力呼气量（FEV_1）下降速度显著减低。

烟瘾源于血液中尼古丁的作用。血液中尼古丁水平下降导致的戒断症状促使患者继续吸烟。目前有多种尼古丁替代疗法的制剂（如贴片、口香糖、鼻喷剂、含片或者吸入剂）。它们都可以有效地将尼古丁输送到血液并且帮助尼古丁戒除，这些方法有时能使戒烟率倍增[14]。在尼古丁戒除过程中需保持与医生的联系，进行药物剂量和给药途径调整，副作用观察和评估，以及为患者提供持续的支持在这个过程中都很重要。建议在药物治疗开始后的 2 个月内多次就诊。

伐伦克林是一种 $\alpha_4\beta_2$ 烟碱样乙酰胆碱受体部分激动剂 / 拮抗剂，已被批准用于戒烟。伐伦克林是一种口服药物，于戒烟前一周开始服用，逐渐调整至每次 1mg，每日 2 次，持续 12 周。与其他药物和安慰剂相比，伐伦克林已被证实可以显著改善短期和长期的烟草戒断症状[15-18]（见表 19-1）。恶心症状是最常见的不良事件（和停止戒烟的原因），在接受伐伦克林治疗的患者有 30% 的发生率。

还有其他几种药物也可用于辅助戒烟。

在为期 1 年的随访中发现，盐酸安非他酮和去甲替林能使戒断率从 13% 增加到 23%[19]。另有研究发现去甲替林使用 26 周的戒断率能达到 13%[20]。联合治疗可进一步提高戒断率，盐酸安非他酮缓释剂与尼古丁贴片联合治疗与单独的尼古丁贴片或者安慰剂治疗相比，能显著提高长期戒烟率（盐酸安非他酮和尼古丁贴片联合治疗组为 35.5%，安非他酮治疗组为 30.3%，尼古丁贴片治疗组为 16.4%，安慰剂组为 15.6%）。目前还没有关于伐伦克林联合治疗的研究。其他一些药物（如咖啡因、丁螺环酮、司巴丁和美卡拉明）[21]也被用于戒烟治疗，关于它们整体治疗效果的数据不多。

表 19-1　伐伦克林和安非他酮的戒烟率

	伐伦克林组（%）	安慰剂组（%）	安非他酮组（SR）（%）
短期戒烟	44	17.7	29.5
长期戒烟	21.9	8.4	16.1

SR，缓释

大多数社区都有正式的戒烟项目。成功的项目至少需要 4~7 个疗程，2 周一疗程由各种专业人员提供不同的干预措施，以及提供社会支持。介绍与烟草使用和戒烟有关的心理效应是这些项目的重要组成部分[22]。戒烟项目可以是肺康复项目的一部分，也可以是其他社区项目的一部分（如地方呼吸协会或医院）。

戒烟可能是有疾病症状的患者减少并发症最重要的方法[23]。戒烟持续性综合管理（包括教育、心理咨询、用药管理、社会支持）可使 1 年的戒烟率达到 44%。实用戒烟指南已经发布并成为成功项目的核心部分（表 19-2）。许多患者会关注与戒烟有关的体重增加，然而研究显示，戒烟者平均体重增长只有 2.1kg[24]。还应制定教育患者应对副作用的对策。

综合性肺康复能有效地减轻呼吸困难，改善运动耐力，改善健康相关的生活质量，减少 COPD 相关的住院治疗。肺康复项目的内容包括患者评估与评价、肺部疾病的教育、心理干预、缓解呼吸困难的方法，并在指导下进行上、下肢锻炼，以及疗效评价和患者对治疗的长期依从性评估。初期的肺康复是在门诊进行为期 8~12 周，为已确诊的有症状的肺部疾病患者提供有效的治疗。根据循证和实践制定的指南都包含肺康复计划的基本组分和相关益处[25-28]。初始门诊治疗后的后续肺康复益处也已被证实[29, 30]。仍有一些医生不了解肺康复相关的益处或者不认为肺康复是一项重要和有效的治疗，因此没有为有症状的肺疾病患者提供肺康复治疗。

表 19-2   戒烟的主要临床实践指南推荐意见[23]

推荐序号	描述
1	烟草依赖是一种需要反复干预的慢性状态；但有效的治疗可以产生长期甚至永久的戒断。
2	有效的治疗烟草依赖的方法有多种，每一位使用烟草的患者都应该至少接受其中一种治疗： • 对于愿意尝试戒烟的患者应该提供指南中已被确认为有效的治疗 • 对于不愿戒烟的患者应该提供一些增加他们戒烟动机的简单干预措施
3	临床医生及卫生保健服务机构（包括管理者、保险公司、购买者）有必要将每一位烟草使用者进行确认、建档及治疗。
4	简单的烟草依赖治疗是有效的，每一位使用烟草的患者至少应该接受简单的治疗。
5	烟草依赖的咨询干预与有效性之间存在强烈的强度反应关系；涉及人与人接触的治疗（通过个人、团体或者主动电话咨询）始终是有效的，并且效果随着治疗强度的增加而增加（如接触的时间）
6	有三种类型的咨询和行为疗法是特别有效的，应该被用于所有尝试戒烟的患者： • 提供实用的咨询（解决问题 / 技能训练） • 提供社会支持作为治疗的一部分（治疗期间的社会支持） • 保证治疗之外的社会支持（治疗期之外的社会支持）
7	有多种有效的戒烟药物，除非存在禁忌证，这些药物都可用于试图戒烟的患者 • 5 种一线药物被证实能可靠的提高吸烟者的长期戒烟率： 安非他酮缓释片 尼古丁贴片 尼古丁口香糖 尼古丁吸入剂 尼古丁鼻喷剂
8	相比于其他医疗和疾病预防，烟草依赖治疗既有临床效果又具有成本效益；因此，保险公司和保险购买人需明确以下内容： • 所有的保险计划包含可以报销指南中提及的有效的咨询和药物疗法 • 提供烟草依赖治疗的临床医生负责参与此报销，就如他们治疗其他慢性病一样

SR，缓释剂

在 20 世纪 80 年代初进行的两个具有里程碑意义的研究（英国医学研究委员会和夜间氧疗研究）显示，对于静息状态下存在低氧血症的 COPD 患者，氧疗可以减少发病率和提高生存率[31, 32]。还能降低肺动脉压和病死率，提高运动耐量和改善认知功能。因此伴有低氧血症的 COPD 患者应给予长期氧疗（框 19-3）。氧疗对于运动或睡眠期间出现血氧饱和度降低患者的益处目前尚无研究结论，但多数医生也会为这类患者提供氧疗。

可以使用不同的形态的氧气（气体、压缩气体或者液体）和方式（鼻导管、储氧装置、脉冲装置、面罩或经气管装置）进行氧疗。考虑每位患者的活动状态是选择最佳供氧装置的重要因素，首选可较长距离移动的供氧装置。每位患者在使用指定的供氧系统（包括储存装置）时都要进行测试，以确保合适的供氧水平。不同给氧装置的组合取决于患者的临床状态（如在睡眠时使用制氧机，活动时使用液态氧）。图 19-1 是需要氧疗的患者选择供氧系统的策略。

每年有超过 60 万人因 COPD 急性加重（包括因慢性支气管炎或肺炎的急性加重）而住院治疗，相关的病死率也较高。各种类型的机体防御功能破坏可导致下呼吸道疾病的发生，气道上皮的破坏促进细菌的定植，在某些情况下可发生侵袭性感染。其他的机体防御功能异常（包括正常黏液纤毛运动功能的丧失，痰液和免疫球蛋白的异常、口咽和胃分泌物的刺激、有效咳嗽的减少）可促进微生物在气管支气管上的滞留。

框 19-3　长期氧疗的适应证

- 患者的临床情况稳定
- 低氧血症或者血氧饱和度下降的表现：
  - $PaO_2 < 55mmHg$
    或
  - PaO_2 56~59mmHg 和以下一项：
    - 心电图显示肺型 P 波
    - 存在水肿
    - 肺源性心脏病
- 上述表现在患者静息、运动、睡眠状态下发生

PaO_2，动脉血氧分压。注意：可以用 SaO_2（动脉血氧饱和度）88% 或者更低来替代 PaO_2 值

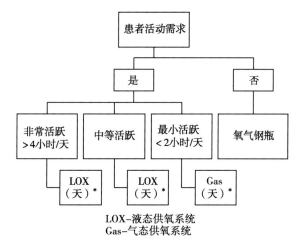

LOX-液态供氧系统
Gas-气态供氧系统

图 19-1　氧气（O_2）输送装置的选择。星号（*）表示采用持续的气流或者带鼻导管的储氧装置。睡眠时可使用通过压缩机产生的持续氧流。实际吸入的氧流量应通过在休息和运动状态下氧流量的滴定来确定。这种滴定调整应该采用患者在实际活动时使用的氧疗设备（例如气态或液态气源、储氧装置等）来完成

病毒感染（如流感病毒 A 和 B，鼻病毒，呼吸道合胞病毒和腺病毒）与 COPD 的急性加重有关。病毒感染通常发生于冬季，通过疫苗接种可以有效地预防流感。这种疫苗是由鸡蛋培育出来的纯化病毒，含有流感病毒 A 和流感病毒 B 的灭活抗原。在接种疫苗后的几周内，患者体内的保护性抗体会升高，但这取决于个人的一般健康状态及免疫状况。因为抗体的应答随着时间而下降，而且从上一年到下一年流感病毒会出现抗原漂移，所以建议疫苗接种每年进行。有一种三价减毒活疫苗可以经鼻喷入，大多流感病毒疫苗通常还是通过肌内注射的方式给予[33]。

对于高感染风险的患者进行疫苗接种是减少流感发病率的有效方法，其有效率在 30%~85% 之间[34, 35]。一项系统性回顾发现，接种灭活疫苗可以降低 COPD 患者急性加重发生率（在疫苗接种后 3 周或更长时间）。同时也发现接种疫苗会有轻微的局部副作用发生[36]。尽管疫苗接种有效且副作用较少，但每年接种疫苗的存在流感感染风险的患者不多。

建议患有慢性肺和（或）心脏疾病、免疫抑制、糖尿病或者肾脏疾病的成年和儿童患者接种流感疫苗。同样也推荐年龄大于 65 岁人士、慢性病治疗机构的患者（包括个人护理院和疗养院）、与高危人群一起生活或照护人员（包括经常与高危人群接触的家庭成员，以及可能将流感病毒传染给高危人群的人员）和卫生保健工作者接种流感疫苗[37]。疫苗接种应在每年秋季进行。副作用通常是轻微的（如出现注射部位的疼痛，发热，乏力，肌痛），疫苗接种的唯一绝对禁忌证就是鸡蛋过敏者。部分人群不能接种减毒活疫苗，如年龄小于 5 岁或者大于 50 岁；患有哮喘、高气道反应性疾病、或者其他慢性肺或心血管疾病者；已知或者疑似有免疫缺陷疾病的人员，或者有其

他潜在疾病的人员。大多数疫苗类型是灭活疫苗。

对于流感病毒感染患者，抗病毒药物（如金刚烷胺和金刚乙胺），在临床症状出现的 48 小时内给药可以减少 50% 的流感病毒 A 感染相关的症状和体征。然而，最新数据显示，美国的流感病毒普遍对这些药物产生了耐药性，因此这些药物不能用于流感病毒 A 的治疗和预防[38]。扎那米韦和奥司他韦已被批准用于流感病毒感染的治疗和预防，它们的使用可以降低病毒传染率和健康人群感染流感后的临床症状持续时间[39, 40]。扎那米韦是通过吸入器给药，因为它有潜在的气道刺激性而不建议有气道疾病（如哮喘）的患者使用。奥司他韦通过口服片剂给药。

肺炎球菌疫苗是另一种对慢性肺部疾病患者普遍推荐的疫苗。这种 23 价疫苗含有 85% 以上的侵袭性肺炎球菌血清型。研究显示成人接种疫苗后侵袭性肺炎球菌感染明显减少[41]。尽管对 COPD 患者疫苗的有效性和保护期还存在一些争议，但疗效接近 65%[42, 43]。另外，肺炎球菌在气道定植已被证实能增加 COPD 患者急性加重的风险。在这些患者中，肺炎球菌抗体的滴度低于经接种的健康成年人。因此可以推测，接种疫苗可以使 COPD 患者受益，因为抗体滴度提高可以降低肺炎球菌定植患者的急性加重发生率[44]。

肺炎球菌疫苗推荐用于所有 65 岁以上的患者，并且推荐肺炎球菌感染后可能产生致命性并发症的高危患者（如无脾或慢性肺部疾病患者）在 6 年后再次接种疫苗[45]。其他的患者是否需要常规再次接种目前还没有定论。再接种的副作用很小，通常是只是注射部位疼痛和硬结。更为严重的局部反应（如皮肤坏死）鲜有报道[46]。

在流感和肺炎球菌感染的高危人群中，

这两种疫苗的总体接种率不高。有报道显示有潜在风险的人群疫苗的接种率低至20%。有必要为医生办公室和医院准备一份精心设计的疫苗接种管理方案，以确保可能从疫苗接种中获益的患者和卫生保健工作者都能真正的接受它。

发现与下呼吸道感染有关（如支气管炎和肺炎）的症状和体征是慢性肺疾病患者疾病管理的一项重要内容。出现气促加重、痰量增加或痰液性状改变时应立即咨询家庭医生。出上述 2 或 3 个症状症状的患者，抗生素使用可使临床状况得到改善[47, 48]。如果出现胸痛、发热、咽痛、肌痛等症状也应引起注意。引起这些症状的其他原因（如心力衰竭、心肌梗死、心律失常和肺栓塞）也应需要考虑，因为很多 COPD 患者存在合并症。慢性支气管炎急性发作和社区获得性肺炎的治疗指南对于这些患者的管理有帮助[49, 50]。

预防急性加重是慢性肺部疾病患者管理的重要组成部分。通过减少急性发作可以降低整体发病率和病死率。有效的预防措施包括药物和非药物干预。药物治疗（包括抗胆碱能药物，β2- 受体激动剂，吸入糖皮质激素）已被证明可以降低急性加重发生率[51-56]。非药物治疗（如肺康复）已被证明可以减少 COPD 因急性加重的住院率[57-59]。

目前正在研究其他的药物干预措施，以降低 COPD 患者急性加重的发生率。其中有一项干预措施是使用药物以增强患者的固有防御机制。有些人对此持怀疑态度，但一项荟萃分析发现这些药物可能对 COPD 急性加重产生积极影响[60]。磷酸二酯酶抑制剂（如茶碱、西洛司特和罗氟司特）也可能有助于降低急性加重的发生率，但是还缺乏确定的证据[61, 62]。

COPD 患者可能会存在胃食管反流。有研究显示，与对照组相比，COPD 患者胃肠道症状增加（如胃灼烧、反流、慢性咳嗽、吞咽困难）[63]。也有研究发现严重 COPD 患者胃食管反流病的发生率增加[64]。尽管胃食管反流对呼吸系统的影响还未知，但疑似存在反流时应及时检查并给予适当的治疗干预。

应与每一位慢性肺疾病患者讨论一般卫生措施。避免与可能患有呼吸系统疾病的人（如医疗机构的人员或儿童）的接触是这些预防措施的重要组成部分。常规洗手是预防感染传播的最重要方法，尤其是在照顾孩子时。握手也是感染传播的潜在因素，尽管不可能每次握手后都洗手，但应采取适当的预防措施。这些措施会在与肺康复相关的教育章节中加以讨论。

慢性病患者管理中所遇到的最主要困难是对医疗方案的依从性问题。即使是最完整的医疗评估和治疗计划，只有当患者依从于医务人员提供的建议时才能有效。医务人员必须认识到，多数患者不会令人满意地遵守医生建议的医疗方案。为提高依从性，患者必须成为评估和治疗的积极参与者。需要不断的评估一个医疗方案的依从性（无论是日常治疗还是急性期治疗，如对慢性肺疾病患者急性加重期使用抗生素、戒烟和锻炼）。最有效的依从性强化干预措施是改善患者的自我管理能力[65]。

其他预防措施

据美国癌症协会（American Cancer Society）统计，每年有超过 21.3 万美国人被诊断为肺癌，而死于肺癌的美国人比结肠癌、乳腺癌和前列腺癌的总和还要多[66]。肺健康研究显示，在中年男性和女性中，即使伴有轻微的气流阻塞，肺癌的死亡人数也超过了 COPD、冠心病或卒中的死亡人数[3]。

手术切除通常是治疗早期肺癌（第 1 阶段）有效手段，5 年存活率约为 70%。不幸的是，大多数肺癌被发现时，只有 25% 是可切除的，这个群体的 5 年生存率只有 14%。由于吸烟与肺癌的发生有很大的关系，因此每一名吸烟者都应戒烟[67]。

早期诊断肺癌可以降低肺癌发病率和病死率。如果在肺癌出现症状以前就可以发现并进行相应的干预（如手术切除），那么肺癌的筛查是可行的。罹患肺癌的风险包括有肺癌家族史，既往有 COPD，吸烟相关癌症史（如肺或者头颈部）、职业暴露（如二氧化硅、重金属、氡和石棉），或者原有肺纤维化病史[68]。在一项研究中，51 例患者有临床症状或职业暴露于铀或石棉，经痰细胞学检查确诊为肺癌，其中 46 例为早期肺癌。预计其中 27 人适合外科手术有 5 年的生存率，全因病死率为 55%[69]。另一项纳入 632 名烟龄大于 40 包 / 年以及 FEV_1 小于预计值 70% 的患者研究中，通过痰细胞学检查筛选出 9 名肺癌（原位癌或者浸润癌）患者[70]。

痰液和支气管肺泡灌洗液细胞学检查是检测肺癌的首选手段。其他的方法也被用于那些有危险因素但没有明显症状的肺癌早期检测（如 CT 扫描）。在一组年龄 50 岁以上的男性吸烟者中，15 例肺癌患者有 14 例通过 CT 检测到处于癌症 1 期，而其中只有 4 例可以在胸片上发现[71]。另一项研究发现，胸部 CT 扫描可帮助检测到相当多的肺癌患者，否则这些患者在无症状时无法被诊断出来[72]。

自发荧光支气管镜检查提供了另一种肺癌早期检测的技术。采用这项技术可使识别中重度支气管内膜发育异常的敏感性提高 89%[73]。新型的生化和免疫技术（如使用单克隆抗体检测小细胞和非小细胞肺癌的痰细胞学标本）可以使肺癌提前数月到数年被发现，比常规的痰细胞学检查要早很多[74]。癌症的血液基因标记物也将被用于肺癌检测，每些技术还需要进行进一步研究，以确定它们在早期检测中的确切作用。目前，推荐对肺癌高危人群每年进行胸片结合痰细胞学检查[75]。有研究正在更全面地评估每年螺旋 CT 扫描与痰液细胞学检查相结合对高危人群的价值[76]。

预防慢性肺部疾病的另一有潜力的方法是从基因层面来诊断肺部疾病。严重吸烟的白人中只有 15%~20% 的人存在症状性肺疾病。不同种族肺疾病的发生率不同（如中国 COPD 的患病率低）[77]。居住在夏威夷的日裔美国人发生气流阻塞和肺疾病的比率明显低于居住在那里的美国白人[78]。也有报道不吸烟家庭的气道阻塞发病率也在增加[79]。Framingham 的研究将 1000 多个家庭里 5000 多名受试者的数据进行分析后显示，遗传基因和其他环境因素决定了戒烟后的 FEV_1 值[80]。一个被提了 30 多年的观点是有些患者相比于其他人在更早的年龄出现气流阻塞，说明遗传因素在症状性疾病的发生中起一定作用[81]。由于女性 COPD 患者病死率的增加，这种遗传差异在评估和管理患者时也应考虑在内。

遗传因素可能在疾病的发生和患者的治疗反应中起到了一定的作用。女性似乎更少受益于尼古丁替代疗法、有更少的生理性成瘾和更大的行为依赖。因此，女性相比于男性可能从戒烟计划中获益更多，包括使用安非他酮和强化咨询。女性也能从长期的戒烟中获得更大的益处（包括 FEV_1 更大的初始上升速度和更慢的年龄相关性下降）[82, 83]。

预防治疗另一需要考虑的是发生骨质疏松症的可能性。女性相比男性发生骨质疏松的风险更高[84]。COPD 患者存在多种危险因素能加速骨质丢失和骨质疏松，这些因素包括吸烟对骨代谢的直接影响、过早绝经、维生素 D 缺乏、长期不运动、长期使用糖皮质激素等[85]。女性 COPD 患者应该进行基础和随访的骨密度扫描。对于那些没有骨质疏松或者骨量减少证据的女性患者，要考虑运动、补充钙和维生素 D。对已确诊骨质疏松症或骨量减少的绝经后女性推荐使用二膦酸盐、雌激素、降钙素、或选择性雌激素受体调节剂，强制戒烟，同时要尽可能避免使用全身性糖皮质激素[86]。

涉及慢性肺部疾病发展的多种因素的综合作用（是否与炎症反应、蛋白酶－抗蛋白酶失衡或各种免疫球蛋白异常有关）还没有从基因的角度被完全确定。通过定位克隆、候选基因或全基因组的筛选，可以早期识别各种遗传缺陷和给予适当的干预措施[87]。

除了上述已经被讨论过的治疗方法，还有一些新疗法正在研究中，并且可能有助于预防 COPD 的进展。在 TORCH（Towards a Revolution in COPD Health）研究中吸入性糖皮质激素能使 3 年相对病死率下降 17%，同时治疗组的 COPD 急性加重发生率下降，生活质量改善[88, 89]。这种治疗与其他治疗方法相结合（如肺康复治疗和戒烟）应该可以使 COPD 发病率和病死率进一步下降。

结语

慢性肺疾病患者的预防可以通过各种干预措施（框 19-4）来进行。采取初级预防策略（如健康促进），二级预防策略（如高危患者肺功能检查、戒烟和肺康复）和三级预防策略（如综合性肺康复、氧疗、流感和肺炎球菌疫苗接种，以及预防急性加重）有助于降低慢性肺部疾病的发病率和病死率[90]。

框 19-4　作为肺康复计划一部分的预防措施

- 戒烟，尼古丁干预（了解尼古丁的成瘾性）
- 环境控制（群体，湿度）
- 正确的洗手方式
- 疫苗接种（流感、肺炎球菌）
- 营养
- 锻炼
- 心理健康
- 了解肺部疾病的病程
- 了解感染的预警症状，预防急性加重
- 了解肺癌的预警症状
- 了解骨质疏松症的危险因素
- 坚持药物治疗、戒烟和锻炼计划

（韩小彤 译　陆志华 校）

参考文献

1. Mannino DM, Homa DM, Akinbami LJ et al: Chronic obstructive disease surveillance–United States, 1971-2000, MMWR Surveill Summ 51:1-16, 2002.
2. U.S. Department of Health and Human Services: Chronic obstructive lung disease: the health consequences of smoking: a report of the Surgeon General (DHHS Publication 84, 2677), Washington DC, 1984, U.S. Office of the Assistant Secretary for Health. Office of Smoking and Health.
3. Anthonisen NR, Connett JE, Kiley JP et al: Effects of smoking intervention and the use of an inhaled anticholinergic bronchodilator on the rate of decline of FEV$_1$: the Lung Health Study, JAMA 272:1497-1505, 1994.
4. Fletcher C, Peto R: The natural history of chronic airflow obstruction, BMJ 1:1645-1648, 1977.
5. National Lung Health Education Program Executive Committee: Strategies in preserving lung health and preventing COPD and associated diseases: the National Lung Health Education Program (NLHEP), Chest 113(suppl):123S-155S, 1998.
6. Hankinson JL: Office spirometry: does poor quality render it impractical? Chest 116:276-277, 1999.
7. Eaton T, Withy S, Garrett JE et al: Spirometry in primary care practice, Chest 116:416-423, 1999.
8. Dales RE, Vandenheen KL, Clinch J et al: Spirometry in the primary care setting, Chest 128:2443-2447, 2005.
9. Lusuardi M, De Benedetto F, Paggiaro P et al: A randomized controlled trial on office spirometry in asthma and COPD in standard general practice, Chest 129:844-852, 2006.
10. Morris JF, Temple W: Spirometric "lung age" estimates for motivating smoking cessation, Prev Med 14:655-662, 1985.
11. Centers for Disease Control and Prevention (CDC): Smoking cessation during previous year among adults–United States 1990 and 1991, MMWR Morb Mortal Wkly Rep 42:504-507, 1993.

12. Russell MAH, Wilson C, Taylor C et al: Effects of general practitioner's advice against smoking, BMJ 2:231-235, 1989.

13. Anderson JE, Jorenby DE, Scott WJ et al: Treating tobacco use and dependence: an evidence-based clinical practice guideline for tobacco cessation, Chest 121:932-941, 2002.

14. Henningfield JE: Nicotine medications for smoking cessation, N Engl J Med 333:1196-1203, 1995.

15. Gonzales D, Rennard SI, Nides M et al: Varenicline Phase 3 Study Group: Varenicline, and $\alpha_4\beta_2$ nicotinic acetylcholine receptor partial agonist vs. sustained-release bupropion and placebo for smoking cessation: a randomized controlled trial, JAMA 296:47-55, 2006.

16. Jorenby DE, Hays JT, Rigotti NA et al: Varenicline Phase 3 Study Group: Efficacy of varenicline, an $\alpha_4\beta_2$ nicotinic acetylcholine receptor partial agonist vs. placebo or sustained-release bupropion for smoking cessation: a randomized controlled trial, JAMA 296:56-63, 2006.

17. Nides M, Oncken C, Gonzales D et al: Smoking cessation with varenicline, a selective $\alpha_4\beta_2$ nicotinic receptor partial agonist, Arch Intern Med 166:1561-1568, 2006.

18. Oncken C, Gonzales D, Nides M et al: Efficacy and safety of the novel selective nicotinic acetylcholine receptor partial agonist, varenicline, for smoking cessation, JAMA 166:1571-1577, 2006.

19. Hurt RD, Sachs DPL, Glover ED et al: A comparison of sustained release bupropion and placebo for smoking cessation, N Engl J Med 337:1195-1202, 1997.

20. Wagena EJ, Knipschild PG, Huibers MJ et al: Efficacy of bupropion and nortriptyline for smoking cessation among people at risk for or with chronic obstructive pulmonary disease, Arch Intern Med 165:2286-2292, 2005.

21. Etter JF: Cytisine for smoking cessation: a literature review and a meta-analysis, Arch Intern Med 166:1553-1559, 2006.

22. Williams JM, Ziedonis D: Addressing tobacco among individuals with a mental illness or addiction, Addict Behav 29:1067-1083, 2004.

23. Fiore MC, Bailey WC, Cohen SC et al: Smoking cessation: clinical practice guideline No. 18 (AHCPR publication 90-0692), Rockville, Md, 1996, Agency for Health Care Policy and Research.

24. Jorenby DE, Leischow SJ, Nides MA et al: A controlled trial of sustained release bupropion, a nicotine patch, or both for smoking cessation, N Engl J Med 340:685-691, 1999.

25. Ries AL, Bauldoff GS, Carlin BW et al: Pulmonary rehabilitation: joint ACCP-AACVPR evidenced based clinical practice guidelines, Chest 131:1S-42S, 2007.

26. Hill NS: Pulmonary rehabilitation, Proc Am Thorac Soc 3:66-74, 2006.

27. Troosters T, Casaburi R, Gosselink R et al: Pulmonary rehabilitation in chronic obstructive pulmonary disease, Am J Respir Crit Care Med 172:19-38, 2005.

28. Nici L, Donner C, Wouters E et al: on behalf of the ATS/ERS Pulmonary Rehabilitation Writing Committee: American Thoracic Society/European Respiratory Society statement on pulmonary rehabilitation, Am J Respir Crit Care Med 1390-1413, 2006.

29. Ries AL, Kaplan RM, Myers R et al: Maintenance after pulmonary rehabilitation in chronic lung disease: a randomized trial, Am J Respir Crit Care Med 167:880-888, 2003.

30. Guell R, Casan P, Belda J et al: Long-term effects of outpatient rehabilitation of COPD: a randomized trial, Chest 117:976-983, 2000.

31. Medical Research Council Working Party: Long-term domiciliary oxygen therapy in chronic hypoxic cor pulmonale complicating chronic bronchitis and emphysema, Lancet 1:1681-1686, 1981.

32. Nocturnal Oxygen Therapy Trial Group: Continuous or nocturnal oxygen therapy in hypoxemic chronic obstructive lung disease: a clinical trial, Ann Intern Med 93:391-398, 1980.

33. Nichol KL, Mendelmann PM, Mallon KP et al: Effectiveness of live, attenuated intranasal influenza virus vaccine in healthy, working adults, JAMA 282:137-144, 1999.

34. Govaert TME, Thijs CTMCN, Masurel N et al: The efficacy of influenza vaccination in elderly individuals: a randomized double-blind placebo-controlled trial, JAMA 272:1661-1665, 1994.

35. Gross PA, Hermogenes AW, Sacks HS et al: The efficacy of influenza vaccine in elderly persons: a meta-analysis and review of the literature, Ann Intern Med 123:518-527, 1995.

36. Poole PJ, Chacko E, Wood-Baker RWB et al: Influenza vaccine for patients with chronic obstructive pulmonary disease, Cochrane Database Syst Rev 1: CD002733, 2006.

37. Smith NA, Bresee JS, Shay DK et al: Advisory Committee on Immunization Practices: Prevention and control of influenza: recommendations of the Advisory Committee on Immunization Practices (ACIP), MMWR Recomm Rep 55(RR-10):1-42, 2006. [Erratum in MMWR Morb Mortal Wkly Rep 2006;55(29):800.]

38. Atkinson WL, Arden NH, Patriarca PA et al: Amantadine prophylaxis during an institutional outbreak of type A influenza, Arch Intern Med 146:1751-1756, 1986.

39. Monto AS, Fleming DM, Henry D et al: Efficacy and safety of the neuraminidase inhibitor zanamavir in the treatment of influenza A and B virus infections, J Infect Dis 180:254-261, 1999.

40. Monto AS, Robinson DP, Herlacher ML et al: Zanamavir in the prevention of influenza among healthy adults, JAMA 282:31-35, 1999.

41. Dear KBG, Andrews RR, Holden J et al: Vaccines for preventing pneumococcal infections in adults [review], Cochrane Database Syst Rev 4: CD000422, 2003.

42. Shapiro ED, Berg AT, Austrian R et al: The protective efficacy of polyvalent pneumococcal polysaccharide vaccine, N Engl J Med 325:1453-1460, 1991.

43. Butler JC, Breiman RF, Campbell JF et al: Pneumococcal polysaccharide vaccine efficacy: an evaluation of current recommendations, JAMA 270:1826-1831, 1993.

44. Bogaert D, van der Valk P, Ramdin R et al: Host—pathogen interaction during pneumococcal infection in patients with chronic obstructive pulmonary disease, Infect Immun 72:818-823, 2004.

45. Harper SA, Fukuda K, Uyeki TM et al: Centers for Disease Control and Prevention (CDC) Advisory Committee on Immunization Practices (ACIP): Prevention and control of influenza: recommendations of the Advisory Committee on Immunization Practices (ACIP), MMWR Recomm Rep 53(RR-6):1-40, 2004. [Erratum in MMWR Recomm Rep 2004;53(32):743; update in MMWR Recomm Rep 2005;54(RR-8):1-40.]

46. Artz AS, Eishler WB, Longo DL: Pneumococcal vaccination and revaccination of older adults, Clin Microbiol Rev 16:303-318, 2003.

47. Anthonisen NR, Manfreda J, Warren CPW et al: Antibiotic therapy in exacerbations of chronic obstructive pulmonary disease, Ann Intern Med 106:196-204, 1987.

48. Saint S, Bent S, Vittinghoff E et al: Antibiotics in chronic obstructive pulmonary disease exacerbations: a meta-analysis, JAMA 273:957-960, 1995.

49. Balter MS, La Forge J, Low DE et al: Chronic Bronchitis Working Group; Canadian Thoracic Society; Canadian Infectious Disease Society: Canadian guidelines for the management of acute exacerbations of chronic bronchitis: executive summary, Can Respir J 10:248-258, 2003.

50. Pauwels PA, Buist AS, Calverley PM et al; GOLD Scientific Committee: Global strategy for the diagnosis, management, and prevention of chronic obstructive pulmonary disease. NHLBI/WHO Global Initiative for Chronic Obstructive Lung Disease (GOLD) workshop summary, Am J Respir Crit Care Med 163:1256-1276.

51. Szafranski W, Cukier A, Ramirez A et al: Efficacy and safety of budesonide/formoterol in the management of chronic obstructive pulmonary disease, Eur Respir J 21:74-81, 2003.

52. Calverley PMA, Pauwels R, Vestbo J et al: TRISTAN Study Group: Combined salmeterol and fluticasone in the treatment of chronic obstructive pulmonary disease: a randomized controlled trial, Lancet 361:449-456, 2003.

53. Casaburi RA, Mahler DA, Jones PW et al: A long-term evaluation of once daily inhaled tiotropium in chronic obstructive pulmonary disease, Eur Respir J 19:217-224, 2002.

54. Burge PS, Calverley PMA, Jones PW et al: Randomised, double blind, placebo controlled study of fluticasone propionate in patients with moderate to severe chronic obstructive pulmonary disease: the ISOLDE Trial, BMJ 320:1297-1303, 2000.

55. Pauwels PA, Lofdahl C, Laitinen LA et al: European Respiratory Society Study on Chronic Obstructive Pulmonary Disease: Long-term management with inhaled budesonide in persons with mild chronic obstructive pulmonary disease who continue smoking, N Engl J Med 340:1948-1953, 1999.

56. Vestbo J, Sorensen T, Lange P et al: Long-term effects of inhaled budesonide in mild and moderate chronic obstructive pulmonary disease: a randomized controlled trial, Lancet 353:1819-1823, 1999.

57. California Pulmonary Rehabilitation Collaborative Group: Effects of pulmonary rehabilitation on dyspnea, quality of life, and health care costs in California, J Cardiopulmonary Rehabil 24:52062, 2004.

58. Griffiths TL, Phillips CJ, Davies S et al: Cost effectiveness of an outpatient multidisciplinary rehabilitation programme, Thorax 56:779-784, 2001.

59. Bourbeau J, Julien M, Maltais F et al: Reduction of hospital utilization in patients with chronic obstructive pulmonary disease: a disease specific self-management intervention, Arch Intern Med 163:585-591, 2003.

60. Stuerer-Stey C, Bachmann LM, Steurer J et al: Oral purified bacterial extracts in chronic bronchitis and COPD: systematic review, Chest 126:1645-55, 2004.

61. Gamble E, Grootendorst DC, Brightling CE et al: Antiinflammatory effects of the phosphodiesterase-4 inhibitor cilomilast in chronic obstructive pulmonary disease, Am J Respir Crit Care Med 168:976-982, 2003.

62. Rabe KF, Bateman ED, O'Donnell D et al: Roflumilast: an oral anti-inflammatory treatment for chronic obstructive pulmonary disease, Lancet 366:563-571, 2005.

63. Casanova C, Baudet JS, del Valle Velasco M et al: Increased gastroesophageal reflux disease in patients with severe COPD, Eur Respir J 841-845, 2004.

64. Mohklesi B, Morris AL, Huang CF et al: Increased prevalence of gastroesophageal reflux symptoms in patients with COPD, Chest 119:1043-1048, 2005.

65. World Health Organization: Adherence to long-term therapies: evidence for action, Annex 1: Behavioral mechanisms explaining adherence. Geneva, 2003, WHO Press, p 143.

66. American Cancer Society: Cancer facts and figures 2007. Atlanta, Ga, 2007, American Cancer Society.

67. Tockman MS, Anthonisen NR, Wright EC et al: Airways obstruction and the risk for lung cancer, Ann Intern Med 106:512, 1987.

68. Saraceno J, Spivack SD: Strategies for early detection of lung cancer, Clin Pulm Med 6:66-72, 1999.

69. Bechtel JJ, Kelley WR, Petty TL et al: Outcome of 51 patients with roentgenographically occult lung cancer detected by sputum cytology testing: a community hospital program, Arch Intern Med 154:975-980, 1994.

70. Kennedy TC, Proudfoot SP, Franklin WA et al: Cytopathological analysis of sputum in patients with airflow obstruction and significant smoking histories, Cancer Res 56:4673-4678, 1996.

71. Kaneko M, Eguchi K, Ohmatsua H et al: Peripheral lung cancer: screening and detection with low-dose spiral CT versus radiography, Radiology 201:798-802, 1996.

72. Herschke CI, McCauley DI, Yankelevitz DF et al: Early Lung Cancer Action Project: overall design and findings from baseline screening, Lancet 354:99-105, 1999.

73. Lam S, Kennedy T, Under M et al: Localization of bronchial intraepithelial neoplastic lesions by fluorescence bronchoscopy, Chest 113:696-702, 1999.

74. Tockman MS, Gupta PK, Myers JD et al: Sensitive and specific monoclonal antibody recognition of human lung cancer antigen on preserved sputum cells: a new approach to early lung cancer detection, J Clin Oncol 6:1685-1693, 1988.

75. Midthun DE, Jett JR: Early detection of lung cancer: today's approach, J Respir Dis 19:59-70, 1998.

76. Saraceno J, Spivack SD: Strategies for early detection of lung cancer, Clin Pulm Med 6:66-72, 1999.

77. Buist AS, Vollmer WM, Wu Y et al: Effects of cigarette smoking on lung function in four population samples in the People's Republic of China: the PRC-US Cardiovascular and Cardiopulmonary Research Group, Am J Respir Crit Care Med 151:1393-1400, 1995.

78. Marcus EB, Buist AS, Curb AJ et al: Correlates of FEV1 and prevalence of pulmonary conditions in Japanese-American men, Am Rev Respir Dis 138:1398-1404, 1988.

79. Higgins M, Keller J: Familial occurrence of chronic respiratory disease and familial resemblance in ventilatory capacity, J Chronic Dis 28:239-251, 1975.

80. Givelber RJ, Couropmitree NN, Gottlieb DJ et al: Segregation analysis of pulmonary function among families in the Framingham Study, Am J Respir Crit Care Med 157:1445-1451, 1998.

81. Burrows B, Knudson RJ, Cline MG et al: Quantitative relationships between cigarette smoking and ventilatory function, Am Rev Respir Dis 115:195-205, 1977.

82. Bohadana A, Nilsson F, Rasmussen T et al: Gender differences in quit rates following smoking cessation with combination nicotine therapy: influence of baseline smoking behavior, Nicotine Tob Res 5:111-116, 2003.

83. Connett JE, Murray RP, Buist AS et al: Changes in smoking status affect women more than men: results of the Lung Health Study, Am J Epidemiol 157:973-979, 2003.

84. NIH Consensus Development Panel on Osteoporosis Prevention, Diagnosis, and Therapy: Osteoporosis prevention, diagnosis, and therapy, JAMA 285:785-795, 2001.

85. Biskobing DM: COPD and osteoporosis, Chest 121:609-20, 2002.

86. Ionescu AA, Schoon E: Osteoporosis in chronic obstructive pulmonary disease, Eur Respir J 22:s46,64s-75s, 2003.

87. Barnes PJ: Molecular genetics of chronic obstructive pulmonary disease, Thorax 54:245-252, 1999.

88. Vestbo J TORCH Study Group: The TORCH (Towards a Revolution in COPD Health) survival study protocol, Eur Respir J 24:206-210, 2004.

89. Calverley PM, Celli B, Anderson JA et al: TORCH Investigators: Salmeterol and fluticasone propionate and survival in chronic obstructive pulmonary disease, N Engl J Med 356:775-789, 2007.

90. Connors GL, Hilling L: Prevention, not just treatment, Respir Care Clin N Am 4:1-12, 1998.

第 20 章

呼吸疾病患者的治疗依从性

ROBERT M.KAPLAN，ANDREW L.RIES

专业技能

完成本章学习，读者将了解以下内容：

◆ 慢性阻塞性肺疾病（COPD）患者治疗依从性差的程度判断

◆ 不同依从行为的区别

◆ COPD 患者特有的药物依从问题

◆ 过度依从和依从不力的定义

◆ 提高 COPD 患者运动依从性的方法

◆ 讨论行为干预对提高依从性的作用

◆ 识别吸烟者戒烟后重新吸烟的问题

◆ 辨别能帮助患者戒烟的网络资源

医疗交流通常以建议和推荐的方式进行，建议患者按处方配药、坚持药物治疗、坚持饮食方案和戒烟[1]。医疗建议大多由非医师的保健专业人员或是非盈利机构（如美国胸科协会）提供，他们按照慢性疾病的管理模式指导患者进行自我管理，医疗记录则作为患者进行自我管理的证据[2]。有的组织提供相关指南，如美国胸科协会推荐慢性支气管炎患者接种流感疫苗和肺炎球菌肺炎疫苗（详见 www.lungusa.org）。依从性差是指患者未能遵从这些建议或指南，这种现象也被称为"不顺从"，两个词的概念是可以互换的。

问题的严重度

大量文献显示，不遵从医疗建议是发生不良事件的主要原因之一。依从性差的发生率在 15% 到 93% 之间，主要取决于患者人群特点，也与所用的依从性的定义有关[3]。有一篇综述指出，治疗的依从性差的患者约占 50%[4]。而另一篇对近 50 年共 569 项研究进行的系统回顾发现，依从性差的平均发生率为 24.8%。在多种慢性疾病中，呼吸道疾病、糖尿病及睡眠紊乱的患者依从率最低[1]。

医生的理解

虽然许多证据表明患者依从性差的现象很普遍，但仍有一些医生没有意识到这个问题。DiMatteo 等[5] 回顾了许多医生对这个问题的认知的研究后发现，他们往往对患者的合作程度估计过高。多项研究表明，医生对患者依从性的评估不准确，并且对患者行为与医生要求的一致性也评估过高[6]。因此，医生预测的患者依从性的准确性值得怀疑[4, 5, 7-9]。

COPD 患者的依从性

近年来 COPD 的诊断和治疗有了很大改进，但许多患者并未能从标准的医疗保健中获得最佳受益。COPD 的治疗十分复杂，往往同时需要多种药物。George 等[10] 的研究发现，在慢性肺部疾病患者中，只有 37% 能够完全遵从他们的治疗方案。然而，COPD 的治疗还包括胸部物理治疗、运动以及建议戒烟等等。许多患者面临着多种治疗的复杂组合，常用药物就包括抗生素、支气管舒张剂、抗炎药等，有些患者还需要氧气治疗。下面我们将主要讨论 COPD 患者对这些治疗的依从性。

药物治疗依从性

在本书的前一版本中，我们查阅了

2000 年之前的研究文章，结果只有几项研究是针对 COPD 治疗依从性问题的，主要是对传统治疗方法的依从性。在当时的研究中，选择的是不同的患者和不同治疗方法，使用的依从性的定义及检测方法也各不相同，所以临床意义并不大。而在后续的研究中，也只有极少的结论可供参阅。表 20-1 是最近的几项研究的概述。

研究讨论了多种不同治疗的依从性。Morrison 等报道了苏格兰患者的氧疗依从性[11]，发现需要 24h 氧疗的 COPD 患者，只有 14% 能够完全依从，他们的平均使用时间是 14.9 小时 / 天，44% 的患者氧疗时间小于 15 小时 / 天。另外还发现这些患者对于其他治疗的依从性也较差。虽然对所有患者都有在 12 个月内进行动脉血气分析要求，但只有约半数患者做了测试。另一项来自英国的研究显示，处方吸氧时间小于 24h，如 15 小时 / 天的患者具有较高的依从性[12]。在丹麦，对氧疗患者的跟踪随访率约为 66%[13]，发现治疗的依从性仍然较低。Neri 等[14] 在意大利进行了超过 1500 例患者的调查，发现 84% 的研究对象有可移动的氧气治疗装置，但只有 40% 的患者会每天使用。

肺部健康研究[15] 对吸入药物治疗的长期依从性进行了评估，这是最早对长期使用的吸入性支气管舒张剂进行评估的研究之一。肺部健康研究是一项大型的临床实验（N=3923），研究了早期 COPD 患者戒烟干预和使用支气管舒张剂治疗的情况。在实验早期，患者自我报告数据显示，约 70% 的患者能依从于治疗方案。在接下去的 18 个月，依从率也仅有轻微下降。除了自我报告，研究者还对在用药罐进行称重，自我报告的可靠性由药罐的残余重量来确认，结果发现 48% 的患者在 1 年内有较好的依从性。依从性差包含药物的过度使用，进一步研究表明过度使用药物的患者也会不如实报告他们的吸烟情况。

表 20-1　自 2005 年以来已发表的关于依从性研究的概述

引文	方案	样本	测量方法	定义	依从性
Arnold，Bruton，and Ellis-Hill（2006）[42]	肺康复	20 例 COPD 患者，年龄 45~85 岁	定性半结构化面谈	无	医生对治疗的热情越高，患者的依从性也越高。社会支持也是依从性重要的预测因素
Lin，Kuna，and Bogen（2006）[22]	长期氧疗	10 例 COPD 患者	氧疗的时间	无	测定氧吸入量比氧消耗量更精确
Cochram，Cecins，and Jenkins（2006）[48]	COPD 康复运动	172 例澳大利亚 COPD 患者	自我报告	每周运动 3~5 次	67% 的患者可以依从运动方案
George et al（2005）[10]	药物治疗	276 例慢性肺疾病患者，平均年龄 71 岁	药物依从性自我报告量表（MARS）	MARS 自我报告依从性好	37% 的患者自我报告依从性很好。1/3 患者使用处方外的辅助或替代药物
Neri et al（2005）[14]	长期氧疗	1504 例意大利 COPD 患者，使用氧疗至少 6 个月	自我报告	无	84% 患者有可移动的氧输送装置，40% 的患者每天使用
Ringbaek（2005）[13]	长期氧疗	8487 例丹麦 COPD 患者	正确的氧疗方法	患者随访	65% 的患者有适当的随访

COPD，慢性阻塞性肺疾病

个性测定不能很好地预测依从性。Powell 开发并报道的用于评估 COPD 药物依从性的量表[16]也不能很好地预测依从性，其是否有临床价值尚不清楚。有多项研究对 COPD 自我管理相关的人口学特征进行了探讨。如肺部健康研究发现，依从性与婚姻、年龄、白种人及是否罹患更严重的疾病有关。依从性好的患者通常较少出现气短、住院及卧病在床的情况[16]。观察使用间歇正压呼吸（intermittent positive pressure breathing，IPPB）进行雾化治疗的依从性的研究发现，只有半数患者依从性是好的，而另一半则不好。多种因素影响依从性预测，包括人种、婚姻、戒烟或戒酒、疾病的严重度等。罹患严重疾病的患者更易对治疗产生依从性[17]。有几项研究对提高治疗依从性的干预措施进行了评价。Solomon

等[18]认为临床药师的指导并不能够提高患者的依从性。

一些被认为能预测依从性的因素通常都预测失败。例如，通常认为大量饮酒者可能对推荐的治疗方案依从性较饮酒量少的患者差。在肺部健康研究中，将酒精消耗量作为戒烟可能的预测因素。结果发现每周饮酒量超过 25 杯并不是戒烟失败的重要预测因素。然而酗酒，即每个月有 1 次或多次饮酒大于等于 8 杯的患者，与戒烟失败的相关性更大[19]。

评估或测量依从性并不集中于一个特定的比例或特定的模式。James 及其同事[20]报道只有半数患者规律服用药物。Corden 及其同事[21]也发现约一半（56%）的患者不能遵从家庭雾化治疗。IPPB 临床实验监控了 IPPB 的实际使用时间，发现只有半数患者能够每天使用雾化器治疗超过25分钟。临床药师的干预对依从性的影响较小[18]，依从性与健康的生活质量相关。圣乔治呼吸问卷（St.George's Respiratory Questionnaire）得分高的患者对雾化治疗的依从性更好[21]。

电子药物监控器可能是提高COPD患者依从性的一种有用的方法。有证据显示测量氧气消耗量并不是评估依从性最精确的指标，通过新方法直接评估氧气吸入量可能更加可靠[22]。一项关于雾化治疗的多中心临床研究对251例COPD患者进行评估，将患者分为干预组和对照组。干预组使用一种称为雾化计时器的电子药物监控器，它能接收药物使用量的准确信息。结果发现干预组患者要比对照组有更好的依从性并能更正确地使用药物[23]。

传统观念中的依从好与不好，指的是患者要么严格遵从、要么不能遵从治疗方案，不再是当前依从性研究的最佳方向。而达到预期结果所需的依从程度，以对处方的遵从为标准或是以最大程度提高生活质量为标准，并随着治疗方法的不同而不同，则是应该考虑的。迄今为止，很少有研究系统地评估患者对COPD治疗方案的依从问题，少量的几篇研究将关注点放在药物治疗和氧疗上。此外，也有几项研究针对能提高COPD患者自身疾病管理能力的干预措施进行了评估。有些文章提供了提高依从性的方法，但均非系统研究。有些哮喘患者错误地停用了吸入激素，仍然使用吸入性支气管舒张剂，是因为他们没有感受到吸入性激素的任何立竿见影的效果。

过度依从

关于依从性的研究大多关注患者是否充分使用了药物，而很少关注过度用药即过度依从。过度依从常见于一些能迅速缓解症状的药物，例如，Chryssidis及其同事[24]报道过使用超过处方剂量的大剂量雾化治疗，如在第1个月的随访中，实际使用的平均剂量是处方剂量的98.5%，第2个月的随访则发现其上升至110.8%。部分患者会使用较处方剂量更多的药物[24]，像COPD这种症状非常明显的疾病，过度使用某种能快速缓解症状的药物也就不足为奇了。

部分患者过度依从的证据来自于最新的关于依从性的研究结果，例如，在一项关于抗高血压药物的临床研究中，患者被要求在随访时携带他们的药物，依从性高的可以接近100%。但受试者之间存在相当大的差异，与依从性差的患者比较，依从性高的受试者能获得更好的临床结果。使用新方法即将微处理器连接到药丸吸塑包装或标准药瓶的瓶盖上，不仅可以估算从包装中取出药丸的数量，还可以明确药物取出的时间。使用这些方法的研究表明，患者在不同的随访周期中常常存在依从性偏差或者药物服用量不稳定的情况，同时也存在过度用药或随访前"突击用药"现象[15, 25]。这些研究表明患者并不一定遵嘱服用药物，并会在随访之前过量服用药物。不稳定的用药量会导致在评估临床试验的药物剂量–效应关系时产生偏差，同时会使药物副作用的检测出现错误[15, 25]。

依从性差的合理性

针对患者不能遵守用药规则的具体原因是存在争议的，这些原因包括患者因素；周围环境因素；医患关系。着眼于患者因素的观点认为，由于患者的个性特征导致其难以遵守医嘱或有意拒绝治疗[4, 20, 23, 26, 27]。但这一观点未得到充分的研究支持。有部分证据表明患者会对医嘱有误解[20]，但很少有证据认为患者故意不遵循医嘱来伤害自己。

以环境因素为主导的观点认为，患者的周围环境，如家庭成员的影响，是否有专人提醒服药或者其他环境刺激都会影响患者的依从性。这一观点的证据表明电话或者家庭成员的提醒都会提高依从性[28]。这种简单的提醒可以是贴在冰箱上的便签或者是定时发出声响的电子提醒设备。

第三种观点强调医患关系对依从性的影响。尽管缺乏相关的证据，但有大量的文献表明，医患之间的信息交流是相对缺乏的[5, 7]。这一观点认为，增加医患之间的交流有助于提高依从性。

针对上述三种观点，我们发现并无证据证明患者个性特征的差异会导致依从性的不同[2, 8, 27]。就环境因素而言，有证据证明提高依从性的某些行为是有价值的[29-31]。但是没有合理的解释说明在使用药物的过程中是否有作用。医患沟通的观点与依从性的关系是最为密切的[32]。实实在在的证据表明，患者经常不能理解医务人员给他们的指令[5]。相应地，医师在治疗的过程中也没有充分了解患者的反应。在接下来的章节我们将更详细地讨论这一问题。

Liang[33] 提出了一系列慢性病患者服药依从性差的原因。通常有"忘记了""药价太高""感觉自己变迟钝了""服药后便秘"或"感觉药物无效"等。患者有时对药物治疗不太感兴趣，觉得药物未能达到预期的效果，或者药物费用的支付有问题。这些患者在决定是否用药时会把各种因素考虑在内。

尽管医师认为患者的理由并不理性，但患者仍然会把自己综合考虑的结果变成最后的决定。Kaplan 和 Simon[34] 认为，患者意识到治疗对他们健康有益时，他们会倾向于遵从医嘱。依从性差往往发生在患者遵医嘱后出现的副作用超过其预期的收益时，患者会因为当前的副作用而不再考虑药物的远期效果。有推论认为，产生短期效果的治疗会比迟发效果的治疗更能激发患者的依从性。可以迅速缓解症状的治疗（如吸入器），会比那些给当前造成不便而有益于将来的治疗（如抗高血压治疗）有更好的依从性。

依从性差的另一个原因是患者经历过药物副作用的困扰，用药增加会导致不适加重[35]。医学研究院估计在美国每年因医疗差错死亡的患者人数达 98 000 人[36]。一份纳入 39 个研究的 meta 分析显示，在美国，住院患者的药物副作用发生率为 6.7%，致死性药物副作用占其中的 0.32%，每年药物副作用发生例数超过 200 万[37]。

有些学者认为依从性差是可以接受的[38]，有时患者即使遵循医嘱也可能达不到预期效果，如果达到预期效果的可能性很低且还有非预期的副作用，那么依从性差则有可能会对健康有利。例如一个患有链球菌性咽炎的患者，治疗 8 天后不再使用抗生素，而医嘱抗生素需要使用 10 天，其会被认为是不遵医嘱。但如果患者认为服药的不便及药物副作用可能超过了疾病发展成风湿热的可能性，那么其决定停药则会被认为是合理的。如果患者达到了预期效果，尽管他的依从性差，这样的依从性差也可以被认为是合理的。虽然结果各不相同，但很多领域的研究都发现遵循医嘱与疾病预后并没有明显的相关性[25]。这里要指出的是，很多关于依从性的文献并没有把疾病的预后考虑在内。

关于药物依从性的建议

我们在回顾用药依从性的相关研究中总结出了一些实用的建议。首先，采取一些措施可以提高药物治疗依从性，如邮件提醒，或者冰箱上的留言贴，或者电话提醒，或者购买电子手表并根据用药时间表让这些设备发出提醒声。

行为约定也可以增加依从性。行为约定可以让患者做某些完成可能性高的事情或活动，如看电视等，根据药物使用情况有规律地进行，并让患者建立关联意识，从而增加药物治疗依从性。

提高服药依从性的第二种方法是增加医患交流。肺康复计划的主要焦点在于教会患者及其家庭成员了解该疾病及治疗方案，同时加强他们与医生之间的交流能力。有多个研究表明患者常常对他们的疾病及药物预期效果不甚了解[39-41]。患者用药后常会出现药物副作用，而医务人员很少提供这方面的信息。医生应该问清楚患者服药后的所有反应及其周围环境中不利于服药的因素，同时了解患者对药物有效/无效原因的看法。一些证据表明医生热情的治疗态度会使患者依从性更好[42]。

最后，有证据表明提高患者参与性的干预措施可以提高依从性，从而影响预后。在一个相关研究中，一组患者得到指导，即告知其在与医务人员交流时他们应该如何提问，而另一组患者进行常规宣教，结果是受到指导的一组患者有预后的较好。分析这些医患之间对话的录音磁带发现实验组从医生口中得到的正确信息是对照组的 2 倍[43]。患者咨询的内容包括相关疾病的概论，诊断及完整有逻辑的治疗指南。医患交流的目的在于明确主要的医学决策及提高患者的决策参与度。其他的慢性疾病也可以借鉴此方法[44, 45]。

运动锻炼的依从性

肺康复计划往往包含锻炼方案。体能训练，如散步，可以帮助患者维持肺功能及增进氧合功能[46]。适当的体能锻炼通常可以提高最大氧耗量和氧耐量、降低心率、提高通气有效性、提高运动耐量。Lacasse 及其同事[47]回顾了 23 个关于肺康复的随机对照研究发现，所有评估生活质量的指标都在锻炼后显著改善，包括运动功能和能力，及呼吸困难程度。一些证据表明以社区为单位的锻炼计划可以显著提高 COPD 患者的运动依从性[48]。

很少有研究是对维持 COPD 患者长期锻炼的影响因素的，而可供参考的心脏康复相关的研究则非常多。一篇回顾分析了 24 个随访超过 12 个月的研究文献发现[49]。锻炼的监督机制、锻炼仪器的可及性、沟通频度、锻炼的具体内容、中强度而非高强度的锻炼方法及维持锻炼的特殊干预措施等都与锻炼能否长期坚持有关。通过努力，那些难以完成任务的患者也取得了一定的成就。例如，Friedman 等人[50]为医学认定为残疾人的患者设计了一套康复方案。它通过个性化的指导及为社区活动如广场散步、爬楼梯、社区设备使用等提供指导的方法，使得患者自我反馈的依从率达到 90%。

锻炼是康复的一部分

一些对照研究显示锻炼计划对 COPD 患者有益处[51]。Cockcroft 等[52]招募了 39 位患者，将其随机分配到为期 6 周的锻炼组或无锻炼干预的对照组中。与对照组相比，2 个月的随访发现锻炼组的患者主观感觉改善，他们的 12 分钟步行距离也是增加的。McGavin 及其同事[53]把 24 位 COPD 患者纳入一个为期 3 个月的实验中。24 位患者随机进入无监督登楼梯组或无锻炼的对照组。3 个月后，锻炼组的 12 位患者自我感觉提高且感觉良好，同时呼吸困难减轻。他们的 12 分钟步行距离及运动平板测力计的最高运动水平等客观指标也有提高。而对照组没有任何改变。Ambrosino 及其同事[54]随机招募了 23 位患者进入为期 1 个月的药物加康复治疗组及 28 位患者进入单独的药物治疗组。结果是实验组的运动耐量提高，并有呼吸形态改善，如呼吸频率下降和潮气量增加。同样的，这些改变在对照组没有出现。

有人认为如果一个 COPD 治疗方案不

包含锻炼相关内容的话，那么这个方案效果有限。Sassi-Dambron 等[55]进行了一项随机临床试验，对一个不包含运动锻炼的改良的呼吸困难应对方案进行实验评估。89 位 COPD 患者分配至 6 周的治疗干预组或 6 周的普通健康教育对照组。治疗干预包括逐步放松肌肉的指导和实践、呼吸练习、踱步、自言自语及情绪控制。结果评估包括：6 分钟步行试验、生活质量、焦虑和抑郁评分，以及 6 种常见的呼吸困难。发现无论是在完成 6 周的干预后，还是随后的 6 个月的随访期末，干预组与对照组没有明显的差异。作者得出的结论是尽管呼吸困难管理是 COPD 管理的重要组成部分，但是需要与肺康复中的其他项目相结合，如有计划的运动锻炼。

我们（Robert M.Kaplan 等）对提高 COPD 患者运动依从性进行了一系列的研究。其中一个是将 119 位 COPD 患者随机分为综合肺康复组或教育对照组。肺康复组患者参与 12 个课程的学习，每个课程 4 小时，8 周内完成。课程内容包括理论教学、身体和呼吸道护理、心理支持和监督下的锻炼。教育对照组患者参加 4 个课程，每个课程 2 小时，每月 2 次。教育课程的主题不包括任何个性化指导或运动锻炼，而主要包括 COPD 的医学知识、药物使用、呼吸技巧及一系列关于吸烟、生活事件、社会支持等的干预。讲座涵盖了医学、药学、呼吸治疗学和营养学。评估时间是患者在研究起始及第 2、6、12、24、36、48 和 60 个月，评估内容包括肺功能、最大运动耐量和耐力、自感呼吸困难症状和自感疲惫症状、步行的自感效率、焦虑（采用流行病学研究中心的抑郁量表测量）和自我幸福感（采用质量评估量表测量）等。

图 20-1 展示的是两组患者纳入研究 1 年后的差异。图中第一部分展示的是运动耐量的改变。肺康复组患者在第 2、6 和

12 个月时运动耐量显著增高。两组之间的呼吸困难程度有明显差异；康复组患者在进行运动平板运动的 2、6 及 12 个月后，呼吸困难较对照组轻。同样，康复组的患者在每个随访期的自感肌肉疲劳程度较对照组更低（如图 20-1 最下方的图）[56]。两组间的肺功能、抑郁程度及生活质量没有差异。然而，两组生活质量都下降了。随访 18 个月后，运动带来的益处有所退步。

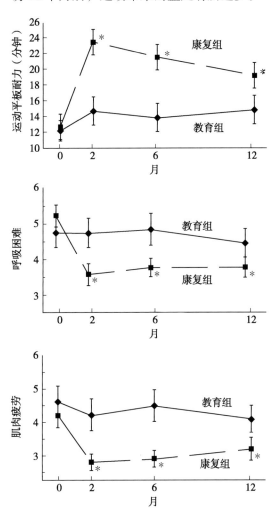

图 20-1　肺康复组（Rehab）和教育组患者的研究起始至第 12 个月随访的运动平板运动耐力试验结果。顶部，运动平板耐力时间。中间，运动结束时的自感呼吸困难程度。下方，运动结束时自感肌肉疲劳程度。*P<0.05；值和误差用均数 ± 标准差表示

我们有理由相信体力活动的依从性与治疗效果之间存在系统相关性。在一项早期的研究中我们发现体力活动依从性的四分位数与以分钟为单位活动耐量之间存在线性关系。这一研究纳入 57 名参与康复项目的中重度 COPD 患者。每名患者都被要求记录活动日志，用来确定肺康复项目中运动部分的自评依从性。研究发现每日依从处方进行每 3 分钟的运动，可以使患者的运动平板耐量提高约 1 分钟（图 20-2）[57]。

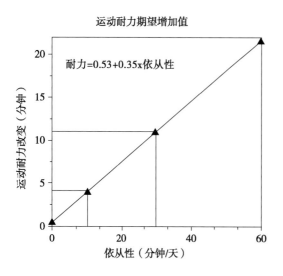

运动耐力期望增加值

耐力 =0.53+0.35x 依从性

图 20-2　依从性的四分位数与运动耐力之间的剂量 – 反应关系。线性回归方程表明每日依从处方进行每 3 分钟的运动，可以使患者的运动平板耐量提高约 1 分钟

在最近的一项研究中，将已完成综合性康复项目的 160 例 COPD 患者，随机分配到康复课程项目组或者常规随访组。研究结果包括生活质量、症状、医疗保健利用、肺功能、心理机能及生存率。所有患者在进行综合康复前及参与项目 8 周后分别进行评估。并分别在接下来的第 6、12 和 24 个月进行再评估[58]。接着，患者进一步被分成常规步行组和非常规步行组。常规步行定义为多半日子或每天都步行；而非常规步行定义为很少或根本不步行。然后进行

核心社会心理评估，包括健康质量（QWB）量表、UCSD 气促问卷和步行的自我效能评估。生活质量评估总结见图 20-3，常规步行组的生活质量评分比非常规步行组更好。非常规步行患者的气促现象较常规步行者更严重[59]。

我们小组已经通过其他证据证明了步行依从性与好的健康状态的相关性。在我们的一项早期研究中，COPD 患者被随机分成五组。第一组通过修正认知 – 行为来改善体力活动的依从性，认知 – 行为修正是将传统行为与认知治疗相结合。目前认为认知 – 行为修正优于单纯认知修正（第二组）和单纯行为修正（第三组）。第四组只是得到关注，而第五组不接受任何治疗。所有的患者在研究起始和指导 12 周后分别进行评估，以患者日记为基础计算累计步行时间。认知 – 行为矫正组患者的累计步行时间明显长于其他各组。体力活动的依从性与研究 12 周之后通过运动平板评估的耐力改变有相关性。而且，这些耐力变化与 QWB 量表的变化相关（图 20-4）。经历了认知或行为干预的三组患者的 QWB 量表结果均得到了改善，而另两组的 QWB 指数结果都有下降[60]。

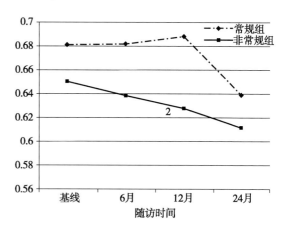

图 20-3　健康质量量表的变化，不包括常规和非常规步行者在康复后及随后 6、12、24 个月随访时的死亡数。得分越高意味着整体健康相关的生活质量越好

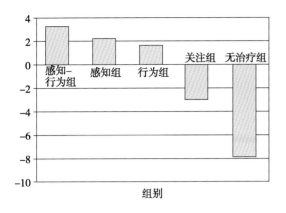

图 20-4　每组患者的健康质量量表的平均变化值（乘以 100）。认知 – 行为，即认知 – 行为修正

干预组

对于患者未能从综合性肺康复中获得长远效益的原因有几种可能的解释，一是认为 – 行为干预如果不配合长期随访或维持课程，比如康复课程，就不足以产生长远改变。也很难去证明戒烟[58]、减肥[59]、锻炼依从性[60]等行为改变的长期维持情况。我们发现患者在治疗期间出现行为改变而在治疗结束后未能维持的情况在不同的行为干预中都会出现[3]，长期行为改变的维护仍然是将来研究的重点。

促进锻炼的建议

也许患者的锻炼依从性是肺康复中最难也是受关注最少的。锻炼会改变患者的生活方式，需要应对不适和改变日常安排。为提高患者对锻炼计划的依从性，我们的建议是：

设定合适目标：目标设定太高，患者会变得沮丧。

进行功能分析：根据患者喜好选择休闲形式，看电视、读小说，或者喝咖啡等，并将此作为锻炼的强化剂，与患者达成共识，只要他完成锻炼课程，就可以做这些让他开心的事情。

运用认知技术：锻炼过程中消极的自言自语可能影响锻炼计划的依从性，教会患者使用积极的语言进行自我鼓励。例如，如果一个患者对自己说"这很痛苦，我无法忍受"，那么积极的处理方法应该是对自己说："尽管很痛，但是我知道这对我来说是有益的"。这些语言需要设计和练习。优化这些语言的方法在其他章节已有所叙述[60]。

戒烟依从性

大量研究证明吸烟与慢阻肺的相关性，成功的戒烟方案能降低这类疾病的发生。轻度气道阻塞的吸烟者有罹患慢阻肺的风险，戒烟意义重大。吸烟也是慢阻肺的成因，主动吸烟会加速疾病的发展进程。吸烟与黏液分泌过多、急性呼吸道疾病、气道反应性变异等有关，同时增加其他原因（包括冠心病）导致死亡的风险。有关吸烟与气道疾病的关系在其他章节已有评述[61]。大量的研究证明，肺功能的损害与吸烟的总持续时间有关[62]。纵向研究亦显示持续吸烟会导致肺功能进行性受损。同时，有证据证明戒烟可以使肺功能得到部分恢复，尤其是及早戒烟的患者[63]。

因此提高戒烟的依从性具有重要意义。大量证据显示，临床医生可以在帮助患者戒烟和维持戒烟行为中发挥关键作用[64]。有些实验性研究已在训练临床医生如何干预戒烟，干预行为包括采集吸烟史、衡量个体化健康风险、制定戒烟日程、开具尼古丁口香糖处方以及随访咨询。在一项研究中，Ockene 及其同事[65]将临床医生分成两组，实验组接受面对面的干预技巧培训，对照组仅学习如何向患者提供戒烟建议。受试的部分患者使用了包括尼古丁口香糖在内的干预措施，而另一部分患者没有任何干预。结果显示无论用或者不用尼古丁口香糖，行为干预都可大大降低患者的吸烟量。而且在 6 个月后的随访中，组间的差异仍然存在。

卫生保健政策和研究机构（AHCPR）发布了戒烟指南[66]。尽管烟草导致的健康问题已经十分明确，但仅有不到一半的临床医生会常规劝说他们的患者戒烟[67]。在劝说戒烟的医生中，大约只有四分之一的医生在简单的告知患者应该戒烟外，会更提供进一步的帮助[67]。成功戒烟最大的问题是复吸，而且非常常见。大部分患者在戒烟后 3 个月内会复吸。戒烟 48 小时的患者中，有近 20% 会在第 1 周重新吸烟，另外又有 13% 的患者在第 2 周复吸[68]，约有 23% 的患者能够坚持 6 个月。接受正规戒烟疗程的患者复吸率会较自行戒烟的低[69]。研究显示，对戒烟犹豫不决的患者更容易放弃戒烟，戒烟过程中偶尔吸了烟的患者较不再吸的患者更容易复吸[69, 70]。应该仔细患者评估戒烟前的准备情况，很多烟民可能处于不愿接受戒烟的"意向前期"心理状态，而那些已经考虑戒烟的患者则更容易接受戒烟[71, 72]。

复吸的最好预测因素可能是患者对自身戒烟的低期望[68, 72]。Shiffman 及其同事[73, 74]利用电子日记来预测复吸及导致复吸的因素，他们发现情绪性因素较饮食相关的因素更容易复吸，精神压力过大或情绪良好时复吸更容易发生。

已有大量关于戒烟技术的文献资料可供参考，AHCPR 吸烟指南也做了很好的总结[66]。自助小组的戒烟效果往往较差[75]。推荐使用自助材料结合辅导干预的方式，电话交流也能对戒烟患者提供有效的帮助。已有一些免费电话接受戒烟咨询，更多关于戒烟的信息可查询 www.helpguide.org/mental/quit_smoking_cessation.htm。有确切证据显示，医生或者其他健康保健工作者通过提供戒烟咨询服务结合药物干预的方式可以帮助患者戒烟[75]，这些干预措施能够显著提高 6 个月和 12 个月的戒烟成功率[76]。增加尼古丁替代疗法也能提高长期坚持率。药物治疗对男性的疗效优于女性，尤其是在联合戒烟咨询的情况下[77]。

AHCPR 对戒烟临床实践指南对美国民众的影响进行了分析研究，这份戒烟指南包含了从最弱的咨询到强化干预 15 个戒烟方案，每一个方案都涉及是否使用尼古丁替代疗法，口香糖或者尼古丁贴片。这项研究假设的前提条件是 75% 的成年吸烟者可获得干预，先前尝试戒烟人群比例一致。模型假设戒烟指南将使 170 万人加入戒烟人群，其中 40% 是自愿戒烟，60% 是因受某种影响而戒烟。该模型还假设 8.8% 的烟民会在没有任何干预下自愿戒烟，10.7% 会在很少的建议下戒烟，12.1% 会在简短的戒烟咨询后戒烟，而 18.7% 的患者会在超过 10 分钟的劝说下同意戒烟。联合使用尼古丁替代治疗会进一步提高指南的影响力。这个项目耗资大约 63 亿美元，平均每人约 32 美元。每个质量调整生命年（QALY）的成本大约是 1915 美元，这一数额远低于其他大多数项目[78]。

可以帮助患者戒烟的可行方法有很多，下面是一些推荐的自助网站：

● www.cancer.org/docroot/PED/content/PED_10_13X_Guide_for_Quitting_Smoking.asp

● www.lungusa.org/site/pp.asp？c=dvLUK9O0E&b=22931

● www.helpguide.org/mental/quit_smoking_cessation.htm

有一项纳入随机临床试验和观察研究的系统回顾性分析总结了自助戒烟方案存在的一些问题，其结论是单独使用自助方案几乎是没有作用的；干预过程中医生与患者的交流很重要；戒烟咨询和药物治疗有助于成功戒烟，可以单独或者联合应用，在使用药物中，联合应用安非他酮效果最好[79]。

美国预防服务工作组建议临床医生采取五步咨询法来指导吸烟依赖患者戒烟。这五步骤被命名为"5-A"行为框架，见表 20-2。

表 20-2 辅助戒烟的 5-A 行为咨询框架

步骤	A	工作
1	问（Ask）	询问吸烟史
2	建议（Advise）	针对个人情况建议戒烟
3	评价（Assess）	评价戒烟意愿
4	辅助（Assist）	辅助戒烟
5	安排（Arrange）	安排随访和支持帮助

结语

COPD 患者治疗方案是综合性，需要使用多种手段，这些手段主要包括多种药物的联合应用、运动锻炼、氧疗、呼吸物理治疗技术和其他一些自我保健方法。要患者遵循这些方法是具有挑战性的。已发表的研究中很少有关于提高 COPD 患者依从性的干预措施的有效性。我们也还不知道过度使用药物与慢阻肺患者不良预后之间的相关性。行为干预可以提高患者对药物、戒烟和运动锻炼的依从性。因此，有必要进行进一步的研究来评价这些干预措施的长期效果。

（关力理　周露茜 译　刘婷婷 校）

参考文献

1. DiMatteo MR: Variations in patients' adherence to medical recommendations: a quantitative review of 50 years of research, Med Care 42:200-209, 2004.
2. Dunbar-Jacob J: Chronic disease: a patient-focused view, J Prof Nurs 21:3-4, 2005.
3. Haynes RB, Taylor DW, Sackett DL: Compliance in health care, Baltimore, 1979, Johns Hopkins University Press.
4. Schlenk EA, Dunbar-Jacob J, Engberg S: Medication non-adherence among older adults: a review of strategies and interventions for improvement, J Gerontol Nurs 30:33-43, 2004.
5. DiMatteo MR, DiNicola DD: Achieving patient compliance: the psychology of the medical practitioner's role, New York, 1982, Pergamon Press.
6. Norell SE: Accuracy of patient interviews and estimates by clinical staff in determining medication compliance, Soc Sci Med [E] 15:57-61, 1981.
7. DiMatteo MR: Evidence-based strategies to foster adherence and improve patient outcomes, JAAPA 17:18-21, 2004.
8. DiMatteo MR, Giordani PJ, Lepper HS et al: Patient adherence and medical treatment outcomes: a meta-analysis, Med Care 40:794-811, 2002.
9. Norell SE: Memory and medication compliance, J Clin Hosp Pharm 10:107-109, 1985.
10. George J, Kong DC, Thoman R et al: Factors associated with medication nonadherence in patients with COPD, Chest 128:3198-3204, 2005.
11. Morrison D, Skwarski K, MacNee W: Review of the prescription of domiciliary long term oxygen therapy in Scotland, Thorax 50:1103-1105, 1995.
12. Restrick LJ, Paul EA, Braid GM et al: Assessment and follow up of patients prescribed long term oxygen treatment, Thorax 48:708-713, 1993.
13. Ringbaek TJ: Continuous oxygen therapy for hypoxic pulmonary disease: guidelines, compliance and effects, Treat Respir Med 4:397-408, 2005.
14. Neri M, Melani AS, Miorelli AM et al: Long-term oxygen therapy in chronic respiratory failure: a Multicenter Italian Study on Oxygen Therapy Adherence (MISOTA), Respir Med 100:795-806, 2006.
15. Rand CS, Nides M, Cowles MK et al: Long-term metered-dose inhaler adherence in a clinical trial: the Lung Health Study Research Group, Am J Respir Crit Care Med 152:580-588, 1995.
16. Powell SG: Medication compliance of patients with COPD, Home Healthcare Nurse 12:44-50, 1994.
17. Turner J, Wright E, Mendella L et al; Predictors of patient adherence to long-term home nebulizer therapy for COPD. The IPPB Study Group: Intermittent Positive Pressure Breathing, Chest 108:394-400, 1995.
18. Solomon DK, Portner TS, Bass GE et al: Clinical and economic outcomes in the hypertension and COPD arms of a multicenter outcomes study, J Am Pharm Assoc (Wash) 38:574-585, 1998.
19. Nides MA, Rakos RF, Gonzales D et al: Predictors of initial smoking cessation and relapse through the first 2 years of the Lung Health Study, J Consult Clin Psychol 63:60-69, 1995.
20. James PN, Anderson JB, Prior JG et al: Patterns of drug taking in patients with chronic airflow obstruction, Postgrad Med J 61:7-10, 1985.
21. Corden ZM, Bosley CM, Rees PJ et al: Home nebulized therapy for patients with COPD: patient compliance with treatment and its relation to quality of life, Chest 112:1278-1282, 1997.

22. Lin SK, Kuna ST, Bogen DK: A novel device for measuring long-term oxygen therapy adherence: a preliminary validation, Respir Care 51:266-271, 2006.

23. Nides MA, Tashkin DP, Simmons MS et al: Improving inhaler adherence in a clinical trial through the use of the nebulizer chronolog, Chest 104:501-507, 1993.

24. Chryssidis E, Frewin DB, Frith PA et al: Compliance with aerosol therapy in chronic obstructive lung disease, N Z Med J 94:375-377, 1981.

25. DiMatteo MR, Haskard KB: Further challenges in adherence research: measurements, methodologies, and mental health care, Med Care 44:297-299, 2006.

26. Chia LR, Schlenk EA, Dunbar-Jacob J: Effect of personal and cultural beliefs on medication adherence in the elderly, Drugs Aging 23:191-202, 2006.

27. Stilley CS, Sereika S, Muldoon MF et al: Psychological and cognitive function: predictors of adherence with cholesterol lowering treatment, Ann Behav Med 27:117-124, 2004.

28. Rigsby MO, Rosen MI, Beauvais JE et al: Cue-dose training with monetary reinforcement: pilot study of an antiretroviral adherence intervention, J Gen Intern Med 15:841-847, 2000.

29. Adherence strategies. Telephone follow-ups improve virologic outcomes. Program could be worked into regular budget, AIDS Alert 21:113-114, 2006.

30. Downer SR, Meara JG, Da Costa AC et al: SMS text messaging improves outpatient attendance, Aust Health Rev 30:389-396, 2006.

31. Wu JY, Leung WY, Chang S et al: Effectiveness of telephone counselling by a pharmacist in reducing mortality in patients receiving polypharmacy: randomised controlled trial, BMJ 333:522, 2006.

32. Johnson MO, Chesney MA, Goldstein RB et al: Positive provider interactions, adherence self-efficacy, and adherence to antiretroviral medications among HIV-infected adults: a mediation model, AIDS Patient Care STDs 20:258-268, 2006.

33. Liang MH: Compliance and quality of life: confessions of a difficult patient, Arthritis Care Res 2:S71-S74, 1989.

34. Kaplan RM, Simon H: Compliance in medical care: reconsideration of self-predictions, Ann Behav Med 12:66-71, 1990.

35. Rains JC, Lipchik GL, Penzien DB: Behavioral facilitation of medical treatment for headache. I. Review of headache treatment compliance, Headache 46:1387-1394, 2006.

36. Richardson WC, Berwick DM, Bisgard JC et al The Institute of Medicine report on medical errors: misunderstanding can do harm. Quality of Health Care in America Committee, MedGenMed 2:E42, 2000.

37. Lazarou J, Pomeranz BH, Corey PN: Incidence of adverse drug reactions in hospitalized patients: a meta-analysis of prospective studies, JAMA 279:1200-1205, 1998.

38. Becker MH: Patient adherence to prescribed therapies, Med Care 23:539-555, 1985.

39. Halm EA, Mora P, Leventhal H: No symptoms, no asthma: the acute episodic disease belief is associated with poor self-management among inner-city adults with persistent asthma, Chest 129:573-580, 2006.

40. Idler E, Leventhal H, McLaughlin J et al: In sickness but not in health: self-ratings, identity, and mortality, J Health Soc Behav 45:336-356, 2004.

41. Kelly K, Leventhal H, Andrykowski M et al: Using the common sense model to understand perceived cancer risk in individuals testing for BRCA1/2 mutations, Psychooncology 14:34-48, 2005.

42. Arnold E, Bruton A, Ellis-Hill C: Adherence to pulmonary rehabilitation: a qualitative study, Respir Med 100:1716-1723, 2006.

43. Greenfield S, Kaplan S, Ware JE Jr: Expanding patient involvement in care: effects on patient outcomes, Ann Intern Med 102:520-528, 1985.

44. Schneider J, Kaplan SH, Greenfield S et al: Better physician–patient relationships are associated with higher reported adherence to antiretroviral therapy in patients with HIV infection, J Gen Intern Med 19:1096-1103, 2004.

45. Belfiglio M, De Berardis G, Franciosi M et al: The relationship between physicians' self-reported target fasting blood glucose levels and metabolic control in type 2 diabetes: the QuED Study Group—quality of care and outcomes in type 2 diabetes, Diabetes Care 24:423-429, 2001.

46. Ries AL: The importance of exercise in pulmonary rehabilitation, Clin Chest Med 15:327-337, 1994.

47. Lacasse Y, Goldstein R, Lasserson TJ et al: Pulmonary rehabilitation for chronic obstructive pulmonary disease, Cochrane Database Syst Rev 4:CD003793, 2006.

48. Cockram J, Cecins N, Jenkins S: Maintaining exercise capacity and quality of life following pulmonary rehabilitation, Respirology 11:98-104, 2006.

49. Simons-Morton DG, Calfas KJ, Oldenburg B et al: Effects of interventions in health care settings on physical activity or cardiorespiratory fitness, Am J Prev Med 15:413-430, 1998.

50. Friedman DB, Williams AN, Levine BD: Compliance and efficacy of cardiac rehabilitation and risk factor modification in the medically indigent, Am J Cardiol 79:281-285, 1997.

51. Resnikoff PM, Ries AL: Maximizing functional capacity: pulmonary rehabilitation and adjunctive measures, Respir Care Clin N Am 4:475-492, 1998.

52. Cockcroft AE, Saunders MJ, Berry G: Randomised controlled trial of rehabilitation in chronic respiratory disability, Thorax 36:200-203, 1981.

53. McGavin CR, Gupta SP, Lloyd EL et al: Physical rehabilitation for the chronic bronchitic: results of a controlled trial of exercises in the home, Thorax 32:307-311, 1977.

54. Ambrosino N, Paggiaro PL, Macchi M et al: A study of short-term effect of rehabilitative therapy in chronic obstructive pulmonary disease, Respiration 41:40-44, 1981.

55. Sassi-Dambron DE, Eakin EG, Ries AL et al: Treatment of dyspnea in COPD: a controlled clinical trial of dyspnea management strategies, Chest 107:724-729, 1995.

56. Ries AL, Kaplan RM, Limberg TM et al: Effects of pulmonary rehabilitation on physiologic and psy-

chosocial outcomes in patients with chronic obstructive pulmonary disease, Ann Intern Med 122:823-832, 1995.

57. Eakin EG, Kaplan RM, Ries AL: Measurement of dyspnoea in chronic obstructive pulmonary disease, Qual Life Res 2:181-191, 1993.

58. Ries AL, Kaplan RM, Myers R et al: Maintenance after pulmonary rehabilitation in chronic lung disease: a randomized trial, Am J Respir Crit Care Med 167:880-888, 2003.

59. Heppner PS, Morgan C, Kaplan RM et al: Regular walking and long-term maintenance of outcomes after pulmonary rehabilitation, J Cardiopulm Rehabil 26:44-53, 2006.

60. Atkins CJ, Kaplan RM, Timms RM et al: Behavioral exercise programs in the management of chronic obstructive pulmonary disease, J Consult Clin Psychol 52:591-603, 1984.

61. Redline S, Tager IB, Speizer FE et al: Longitudinal variability in airway responsiveness in a population-based sample of children and young adults: intrinsic and extrinsic contributing factors, Am Rev Respir Dis 140:172-178, 1989.

62. Dockery DW, Speizer FE, Ferris BG Jr et al: Cumulative and reversible effects of lifetime smoking on simple tests of lung function in adults, Am Rev Respir Dis 137:286-292, 1988.

63. Camilli AE, Burrows B, Knudson RJ et al: Longitudinal changes in forced expiratory volume in one second in adults. Effects of smoking and smoking cessation, Am Rev Respir Dis 135:794-799, 1987.

64. Ockene JK, Zapka JG: Physician-based smoking intervention: a rededication to a five-step strategy to smoking research, Addict Behav 22:835-848, 1997.

65. Ockene JK, Adams A, Pbert L et al: The Physician-Delivered Smoking Intervention Project: factors that determine how much the physician intervenes with smokers, J Gen Intern Med 9:379-384, 1994.

66. Fiore MC: Overview of the Agency for Health Care Policy and Research guideline, Tob Control 7(suppl):S14-S16[discussion S24-S15], 1998.

67. Ockene JK, Aney J, Goldberg RJ et al: A survey of Massachusetts physicians' smoking intervention practices, Am J Prev Med 4:14-20, 1988.

68. Gulliver SB, Hughes JR, Solomon LJ et al: An investigation of self-efficacy, partner support and daily stresses as predictors of relapse to smoking in self-quitters, Addiction 90:767-772, 1995.

69. Brandon TH, Tiffany ST, Obremski KM et al: Postcessation cigarette use: the process of relapse, Addict Behav 15:105-114, 1990.

70. Baer JS, Kamarck T, Lichtenstein E et al: Prediction of smoking relapse: analyses of temptations and transgressions after initial cessation, J Consult Clin Psychol 57:623-627, 1989.

71. Boudreaux E, Carmack CL, Searinci IC et al: Predicting smoking stage of change among a sample of low socioeconomic status, primary care outpatients: replication and extension using decisional balance and self-efficacy theories, Int J Behav Med 5:148-165, 1998.

72. Boudreaux ED, Hunter GC, Bos K et al: Predicting smoking stage of change among emergency department patients and visitors, Acad Emerg Med 13:39-47, 2006.

73. Shiffman S: Reflections on smoking relapse research, Drug Alcohol Rev 25:15-20, 2006.

74. Shiffman S, Scharf DM, Shadel WG et al: Analyzing milestones in smoking cessation: illustration in a nicotine patch trial in adult smokers, J Consult Clin Psychol 74:276-285, 2006.

75. Ranney LM, Melvin CL, Rohweder CL: From guidelines to practice: a process evaluation of the National Partnership to Help Pregnant Smokers Quit, AHIP Cover 46:50-52, 2005.

76. Morgan GD, Noll EL, Orleans CT et al: Reaching midlife and older smokers: tailored interventions for routine medical care, Prev Med 25:346-354, 1996.

77. Perkins KA, Grobe JE, Caggiula A et al: Acute reinforcing effects of low-dose nicotine nasal spray in humans, Pharmacol Biochem Behav 56:235-241, 1997.

78. Cromwell J, Bartosch WJ, Fiore MC et al: Cost-effectiveness of the clinical practice recommendations in the AHCPR guideline for smoking cessation: Agency for Health Care Policy and Research, JAMA 278:1759-1766, 1997.

79. Ranney L, Melvin C, Lux L et al: Systematic review: smoking cessation intervention strategies for adults and adults in special populations, Ann Intern Med 145(11):845-856, 2006.

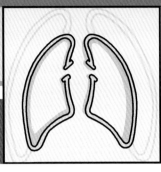

第 21 章

肺康复疗效评价

RICHARD ZUWALLACK

专业技能

完成本章学习，读者将了解以下内容：

◆ 阐释肺康复疗效评价的重要性及其基本理论
◆ 描述常用的肺康复结果评估指标，包括活动能力、呼吸困难、健康相关生活质量（HRQL）、功能状态和营养状况等
◆ 了解各种慢性肺部疾病患者运动试验方法的优缺点，如递增运动试验、耐力运动试验、定时步行测试和加速步行试验
◆ 掌握评估慢性肺疾病呼吸困难程度的两种量表：运动试验呼吸困难评分和日常活动呼吸困难问卷
◆ 了解呼吸评估中健康生活质量量表的概念和基本原理，熟悉肺康复普通仪器与特殊仪器的使用
◆ 了解功能状态和生活质量测定量表，了解严重肺部疾病对日常生活活动的影响
◆ 明确营养和身体成分异常在晚期慢性肺部疾病中的重要性

疗效评价的基本理论

美国胸科协会 / 欧洲呼吸协会的联合声明指出：肺康复目标包括减少症状、优化功能状态、激励患者主动参与和降低医疗成本[1]。疗效评估可用于量化康复和其他领域的效果，用来记录患者在肺康复计划中的收益或评估治疗计划的总体有效性。

慢性肺疾病晚期的呼吸生理性异常通常是不可逆的，但肺康复可以带来可衡量的临床疗效[2]，原因是大部分慢性呼吸道疾病的急性发作与疾病本身没有直接关系，肺康复可能不能增加 COPD 患者的 FEV_1，但它能加强呼吸肌力量和心血管功能，通过提升呼吸肌力量和心脏搏动力而缓解呼吸困难，并改善劳力性呼吸困难时的焦虑。而肺康复的疗效评价则是记录上述指标的变化。

框 21-1 列出了部分肺康复疗效评价的理论基础。鉴于其复杂性，现在还没有单一的评价指标可以很好地反映肺康复干预后患者慢性肺疾病的改善程度。因此目前采用复合指标进行疗效评价。框 21-2 罗列了一些疗效评价指标。

框 21-1　肺康复疗效评价的理论依据

- 减轻呼吸困难和提高生活质量对患者非常重要，在肺康复前后进行比较相对容易，而且这些内容与呼吸生理性指标相关性不大
- 进入肺康复项目时患者症状、运动能力、功能状态以及生活质量各不相同。了解患者的基础状况有利于肺康复团队针对性的康复干预
- 尽管每个患者肺康复计划的干预方案大同小异，但对不同患者来说功能改善的程度差别却很大
- 向患者展示肺康复后改善的客观证据可以激发他们更好地长期坚持肺康复
- 疗效反馈有助于康复项目工作人员维持或调整康复治疗方案，以取得最优疗效
- 肺康复前后疗效评估可为第三方付款人提供肺康复计划有效性的客观依据
- 肺康复疗效评估需要更多更精准的临床研究数据

框 21-2　肺康复疗效评价指标

活动能力的实验室检查
- 递增运动试验
- 耐力运动试验

活动能力的现场试验
- 无观察者指令（自主努力）：6 分钟步行试验
- 有观察者指令：递增和恒定功率加速步行试验

呼吸困难
- 劳力性呼吸困难：视觉模拟评分和 Borg 量表
- 总体呼吸困难：呼吸困难指标和呼吸困难量表

健康相关生活质量问卷调查
- 常规：健康调查简表 36（SF-36）
- 呼吸系统特异性：慢性呼吸道疾病问卷和圣乔治呼吸问卷

功能状态的问卷调查
- 常规：日常生活量表
- 呼吸系统特异性：肺功能状态量表和呼吸困难问卷

营养状况

活动量评估

生存状况

医疗保健

疗效评价可通过三方面进行：患者、肺康复机构和第三方付款人。监测以患者为中心的具体目标有赖于患者积极的反馈，增强患者的治疗积极性并改善疗效。多方评价可为肺康复机构改进服务质量提供依据。疗效提高的客观依据能促使第三方付款人增加肺康复所需的经费。

理论上，肺康复疗效评估的研究需要对患者进行随机分组。但是临床上典型的肺康复计划中列入未经处理或部分处理的对照组是不可行的。因此在没有对照组的情况下，评估记录一些康复前后简单的疗效指标的改变可了解患者个体或整个方案的获益情况。

即使在随机对照临床试验中，肺康复干预显然也不可能对患者实行双盲法。依赖于患者努力相关的疗效评价，如定时步行测试，可能会受到观察者的鼓励的影响[3]。而其他疗效指标，如健康相关生活质量问卷（HRQL）调查可能会因为患者希望取悦于康复工作人员而受主观因素影响。

肺康复所产生的益处仅表现在统计学意义上是不够的，这些变化应给临床带来相应的有效意义[4]。有些观察指标可用于证实肺康复带来的临床意义，如：6 分步行

试验（约 50m）[5]；两种 HRQL 量表，包括慢性呼吸疾病问卷（CRQ）[6] 和圣乔治呼吸问卷（SGRQ）[7]；呼吸困难指数（TDI）[8]。

康复治疗前后的疗效评价较为容易，但长期的疗效评价更有意义。研究显示肺康复带来的益处在康复计划完成后的一年内逐渐衰减[9, 10]。因此，在正式康复方案完成后应持续每间隔数月或数年对患者进行疗效评价。

运动心肺试验

递增运动试验

递增运动试验常在踏车或运动平板上进行，到达患者的最大耐受程度或最快心率预计值的 85% 时停止，这是一个评估患者活动能力的客观的、可重复的测量方法。在此试验中，需常规监测心率、呼吸频率、血压、心电图记录和血氧饱和度。同时通过对呼出气体的分析，可以确定或计算出分钟通气量、氧耗量、二氧化碳产生量、无氧阈和呼吸无效腔。并通过测量患者活动时呼吸困难程度或测试期间大腿疲劳度获取更多的信息。COPD 患者测试过程中运动受限的主要原因是呼吸困难或腿部疲劳。

表 21-1 罗列了部分肺康复和运动训练的随机对照试验研究，体现了递增运动试验的实用性。这些研究发现，在一段时间的运动训练后可显著提升患者运动负荷峰值而对应的氧耗量增加相对较少。如 Ries 等[10] 的综合门诊肺康复与教育的比较研究中，康复组在 2 个月的治疗后最大耗氧量（+0.11L/min；P=0.10）并没有显著地增加，但踏车最大耐受量（约以 1.5 倍代谢量）-基线水平则提高了 33%。同样地，另一项对 COPD 患者进行为期 6 周的监督下的运动训练的随机对照研究结果显示运动训练后的峰值耗氧量（0.92 vs 0.97L/min）没有

显著的变化，但峰值功率却提高了 33%，从 36W 提高至 48W[11]。另外，一项为期 18 个月的医院门诊与家庭肺康复的比较研究显示，医院门诊肺康复项目在 3 个月的运动负荷峰值增加了 20%，但在 12 个月和 18 个月的有效性逐渐下降。与之不同的是，家庭肺康复项目的峰值呈逐渐增加，在 18 个月时才超过基线的 21%[12]。

除了可以量化峰值运动功率的改善，递增运动试验还可用来评估运动训练带来的生理学改变。这通常是通过比较治疗前后相同运动负荷下的变化来获得。Casaburi 等[13] 进行了一项比较中、高等强度的固定踏车运动训练在重度 COPD 患者的生理指标变化的研究。11 名患者被随机分配至高强度运动组，9 名患者被分配到中强度运动组。低运动负荷时两组患者乳酸生成量及其所引起的通气需求均有增高。经过运动训练后只有高强度组呈现出在相同强度的运动后血乳酸水平和分钟通气量均有下降，见图 21-1。此外，分钟通气量减少与乳酸产生量的下降是成正比的。

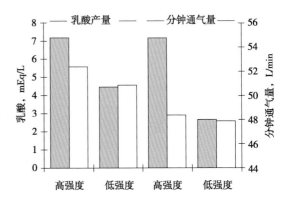

图 21-1 高、低强度运动训练的生理学指标对比。11 名慢性阻塞性肺疾病患者进行了为期 8 周的高强度运动训练，9 名慢性阻塞性肺疾病患者进行了为期 8 周的低强度运动训练。基线数值由阴影栏表示，运动训练后的数值由空白栏表示。在相同的运动功率下测量训练前后的变化，乳酸生成量与分钟通气量在高强度运动训练组中下降的更为明显，表示有更好的康复效果

表 21-1　递增运动试验的肺康复结果评价的研究

研究者	干预方式	增量试验	结果
Casaburi 等 (1991)[13]	8 周的住院康复治疗；低强度运动训练组（n=8），高强度运动训练组（n=11）	踏车	两组的乳酸阈值均较低；高强度运动组有更好的训练效果，表现在相同的运动强度后心率、乳酸水平、V_E、VCO_2 与 V_E/VCO_2 明显下降。
Reardon 等 (1994)[38]	6 周的综合门诊康复组（n=10），对照组（n=10）	运动平板	参与肺康复最大运动强度后无明显改善；但在增量试验中，治疗组的 VAS 呼吸困难评分明显降低
Ries 等 (1995)[10]	8 周的门诊康复（n=57），仅健康教育（n=62）	运动平板	与教育组相比，肺康复组的最大运动负荷与 VO_2 明显提高，最大负荷时呼吸困难及下肢疲劳明显减轻
O'Donnell 等 (1995)[11]	门诊运动训练（n=30），非处理配对对照组	踏车	治疗组显示，在干预后最高运动强度得到提升，呼吸困难与下肢疲劳明显减轻
Strijbos 等 (1996)[12]	门诊康复（n=15）家庭护理康复（n=15），非处理对照组（n=15）	踏车	门诊康复组患者 3 个月时 Wmax 提高 19.8%，然后随着时间的推移，这种改善逐渐减少。家庭护理康复组的 Wmax 随着时间的推移逐渐增加，至 18 个月时与基线相比增加了 20.7%
Wijkstra 等 (1996)[52]	12 周综合家庭康复（n=23），不进行康复（n=15）	踏车	43 名患者中，有 39 名患者由于通气问题而限制他们的运动；与对照组相比，康复组的 Wmax 及最高 VO_2 明显提高，而且在 Wmax 时的呼吸困难明显减轻

VAS，视觉模拟评分；VCO_2，峰值二氧化碳产生量；VE，分钟通气量；VO_2，峰值氧摄取量；Wmax，最大运动功率

研究报告显示递增运动试验能揭示肺康复运动训练取得积极效果的生理基础。但是由于这类运动试验需要一定的专业技能，费用较高，常给患者带来不便，不能广泛使用。

耐力运动试验

在固定踏车或运动平板上进行耐力试验是尽可能久得在恒定的功率上运动。这一功率通常是占最高功率的一个恒定百分比（如 85%），最高功率由递增运动试验所决定。该试验的目的是评估患者在高功率运动中所能持续的时间。由于运动功率是由检查者设定的，所以与自主步行测试（如定时步行试验）相比，去除了自身步行节奏这一个潜在的混杂变量。以这种方式测量肺康复后患者的运动耐力，往往有较大的改善[10, 14, 15]。

Ries 等进行的随机对照研究表明，耐力运动试验可以有效评估运动耐力的改善情况[10]。119 名 COPD 患者随机分配到门诊综合康复组（n=57）与健康教育组（n=62）。患者在运动平板上以 95% 最大运动耐量进行了耐力运动试验。肺康复组与对照组的初始运动耐力时间是相似的，分别为 12.4±8.4 分钟与 11.8±8.0 分钟。图 21-2 显示了研究期间测量结果的变化情况。对照组中，运动平板锻炼的耐力时间基本保持不变。但肺康复数月后，康复组的耐力时间明显增加。肺康复组的患者在 2 个

月随访时，其耐力时间增加了 10.5 分钟，与基线相比增加了 85%。6 个月时，肺康复组的有利影响仍有显著的统计学意义，甚至在 18 个月时有明显的优势。但在此之后，肺康复的有利影响就消失了。

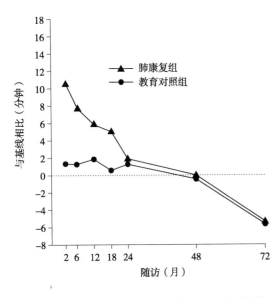

图 21-2 综合肺康复对运动平板运动耐力时间的影响

耐力运动试验还可从生理学指标展示康复治疗后呼吸困难改善和运动能力提升的作用。如 COPD 患者的静态和动态肺过度通气可导致患者呼吸困难并限制了患者的运动[16]。在肺通气功能测定时对患者进行干预（如支气管扩张剂使用或运动训练），干预前后同功率（相同做功或相同时间）运动试验的肺功能可检测出肺容量（如吸气容量）的差异。假设肺总量没有变化，在相同功率或相同时间患者吸气量减少，则表明其呼气末肺容量（或动态肺过度充气）有所增长。在功率相同的耐力试验后测定肺容量，COPD 患者的过度通气在进行肺康复后可减轻。这可能反映了长时间的运动训练使患者在相同作功下呼吸频率降低、通气需求减少，从而患者的呼气时间与肺排空时间增加[17]。

步行试验
定时步行试验

定时步行试验可能是衡量肺康复患者运动能力的最常用的方法。在这个试验中，患者在规定的时间内在走廊或大房间内行走尽可能远距离，规定的时间通常是 6 分钟或 12 分钟[18, 19]。尽管 2 分钟步行试验也被证明是可靠和有效的[20]，但是大多数临床及研究都是使用 6 分钟步行试验。记录患者所步行的距离作为测量的结果。

定时步行试验在肺康复中得以普及可能是由于：①容易管理，不需要特殊的设备以及患者能良好地耐受；②运动的类型和强度与日常活动相关；③可敏感的反映肺康复干预效果；④对 6 分钟步行距离变化多少的临床意义有合理的解释[5]。在一项全国多中心探讨肺减容手术治疗肺气肿疗效的临床研究中强调将步行试验作为主要的结果变量[21]。

步行试验的优点显而易见，但是患者的练习或学习能力的差异，康复工作人员在试验过程中鼓励所产生的积极作用均可能引起试验误差。在 Larson 等进行的研究[22]中，每周对稳定期患者的 12 分钟步行试验进行评估。与第一次步行试验相比，患者在第二次步行时行走距离增加 7%。在第三、四次步行时，行走距离分别再增加了 4% 与 2%。前两次步行试验增加 7% 的步行距离，在国家肺气肿治疗试验这一研究中同样被发现[23]。因此，至少需要两次定时步行试验（两次步行试验之间休息约 15min）来将训练作用的干扰降至最低。工作人员的鼓励可提高 6 分钟步行距离约 30 米[24]。这一提高的步行距离与某些研究中康复干预后的变化没太大差别。因此，工作人员鼓励的标准化也是定时步行试验的必要组成部分。美国胸科学会发表了进行 6 分钟步行试验的指南[25]。框 21-3 中概括的是 6 分钟步行试验的指导方案[26]。

框 21-3　定时步行试验指导方案

器材

距离标志锥和秒表；肺活量计；脉搏血氧仪

禁忌证

存在骨骼肌肉问题，极大影响步行的患者。如瘫痪、疼痛、会导致不能达到最佳步行标准的精神问题；未控制的心绞痛或高血压、低氧血症、近期曾发生心律失常或心肌梗死；可能因体力消耗而加重的其他严重疾病

流程

1. 在第一次步行之前，需要测量与记录患者的呼吸困难评分（10 分 Borg 量表）、血压、脉搏与呼吸频率。此外，在活动前自行按需服用药物如吸入 β 受体激动剂或硝化甘油。对于 COPD 与哮喘患者，使用支气管扩张剂后的肺功能与基线血氧饱和度均应在用药后 15 分钟才能测量

2. 步行试验将在每天大概同一时间进行；如果是餐后，应至少在餐后 2 小时

3. 要求患者在 6 分钟内尽可能多地在步行道中往返行走

4. 步行试验应该在长度至少为 30m 的区域进行，需要记录当时的室温

5. 两次步行期间需要休息至少 15 分钟

6. 向受试者说明实验要点："这个测试的目的是测试你 6 分钟内的最大步行距离。你从起点（标记的一端）开始走，沿着走廊直线走到终点（标记的另一端），然后转身继续走，返回到起点，向后转继续向前走，你要在 6 分钟内尽可能地在起点和终点之间不停往返。允许你中途原地休息，一旦感觉可以，就要继续走。我会告诉你每一分钟和 6 分钟结束的时间。当我说"停止"时，请原地站立。"然后让受试者重复刚刚说明的要点，了解受试者是否能够理解

7. 每个受试者在第一次试验过程中需全程监测血氧饱和度。需要吸氧的患者，在试验过程中仍使用规定流量吸氧。如患者 SpO_2 低于 85%，告知患者停止行走，同时终止该试验。观察患者情况，根据病情可以给患者吸氧，若患者可以耐受，可以允许重新进行该试验

8. 在步行过程中，每隔 30 秒可以鼓励患者，"你做的很好""继续努力坚持下去""你做的真好""真棒"

9. 第一次步行试验，除了受试者需要测量血氧饱和度外，工作人员需要跟在患者背后以免影响他或她的步行，而且只要在鼓励患者的时候才可以面对着患者

10. 需告知受试者第 2、4、6 分钟时间已经过去

11. 虽然 3 次测试距离都有记录，但是选距离最长的一次；也要记录停下来休息的时间

12. 每次完成 6 分钟步行试验后，患者需进行 Borg 呼吸困难评分，并指出步行受限的症状（呼吸困难、下肢痛等）

肺康复干预对定时步行试验较为有效，可能与大多肺康复方案注重于下肢锻炼有关。如图 21-3 所示，对 11 个随机对照试验进行荟萃分析得出了肺康复对步行试验结果的积极影响。在该综述中，6 分钟步行距离在康复后增加了 55.7m。这不仅在统计学上有明显的差异，也超过了 6 分钟步行距离的 54m 最小临床意义变化值[5]。

加速步行试验

10m 加速步行试验[27]主要用于测量慢性肺部疾病患者的运动能力。试验时，患者必须来回走一段 10m 路程，在路程两端分别放置了一个直径为 0.5m 的标记锥。步行的速度是由播放器所重复发出的节奏声决定。患者要求按节奏指令在恒定的速度中行走，到达对面的标志锥后以下一组节奏的声音继续行走。最初两次不同节奏的声音之间的时间间隔是让患者以 0.5m/s 的速度走到对面终点。每分钟的速度通过缩短声音之间的时间来增加。试验的终点是

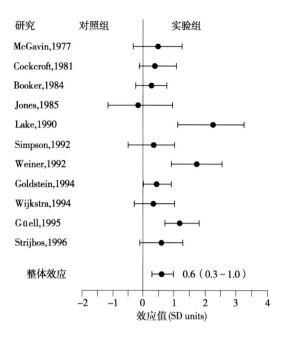

图 21-3 肺康复治疗对步行距离的影响

由患者气喘太严重以致难以跟上所设定的节奏或者是不能在所允许的时间内完成加速试验所决定。总的步行距离（完成加速步行的次数）作为本次试验的结果。

定时步行试验与加速步行试验都用于测量步行距离，但它们的作用略有不同（见表 21-2）。加速步行试验侧重于测量活动能力，而定时步行试验更多表示的是运动耐力。此外，与定时步行试验不同的是加速步行试验不受自身的步行速度影响，因为其步行速度是预先设定的。

表 21-2 时间步行试验和加速步行试验比较

时间步行试验	加速步行试验
在一定"场地"内完成	在一定"场地"内完成
测量步行距离	测量步行距离
在稳定状态下测试运动耐量	通过递增运动方式测试运动能力
自主步行速度明显影响结果	外在控制步行速度，能消除或减少自主步行速度影响

加速步行运动试验与递增功率运动平板试验的最大耗氧量有较好的相关性（r=0.88）[28]。递增加速步行试验和治疗效果相关，在一个 COPD 肺康复随机对照研究中，实验组（基于医院康复组）加速步行试验平均距离比对照组多 88m，比基线高出 46%[29]。

耐力加速步行试验通过恒定速度进行，是对递增加速步行试验的完善和补充。患者首先通过递增加速步行试验测出最大步行速度，以 80% 最大速度的恒定速度在 10 米距离内往返步行[30]。这个试验类似于恒定速度平板和踏车耐力运动试验。经过肺康复训练，加速步行试验步行距离可提高 24%，证明了干预措施的有效性[30]。

呼吸困难评估

呼吸困难或呼吸急促常常是肺病患者活动受限的主要原因，也是影响健康相关生活质量的最重要因素[31, 32]。呼吸困难在 COPD 患者需进行无支撑上肢运动锻炼时较明显，可能是因为这种运动会加重辅助呼吸肌负担[33]。呼吸困难与呼吸生理异常有关，如气道阻塞或肺过度充气[16]。引起呼吸困难的其他因素有恐惧、悲伤、癔症、社会支持和既往生活经验等[34]。另外，临床上要区分呼吸困难和焦虑引起的呼吸急促[35]。

在肺康复疗效评估中，有关呼吸困难的常使用两个评分系统：①劳力性呼吸困难程度：运动试验和时间步行试验时测量；②日常生活总体呼吸困难。

劳力性呼吸困难评分

中等程度呼吸系统疾病患者，活动受限常由呼吸困难或是腿部不适（或者两者都有）所致；重度患者，活动受限主要由呼吸困难引起[36]。劳力性呼吸困难可以采用 10 分或 20 分呼吸评价表，如 Borg 评分[37]

或者采用视觉模拟量表（visual analog scale，VAS）。关于后者，患者需要在 100mm 或 200mm 长直线上指出呼吸困难的程度。直线从底端到顶端的距离代表呼吸困难严重程度，直线一端表示"极度呼吸困难"，另一端表示"无呼吸困难"。

Reardon 等[38]研究发现，肺康复治疗对 COPD 劳力性呼吸困难患者有明显效果，将 COPD 患者随机分为治疗组（6 周门诊康复治疗，n=10）和对照组（6 周肺康复治疗前等待期，n=10），干预前后两组均行运动平板递增负荷试验。在试验过程中，每隔 1 分钟对患者进行 VAS 评分。发现对照组呼吸困难没有改善，而治疗组明显减轻，并且在运动测试一开始就有明显差异，持续到最大运动负荷。研究还发现，患者呼吸困难改善同时分钟通气量也下降，说明呼吸困难的改善不仅是运动训练所引起的通气需求减少（图 21-4）。

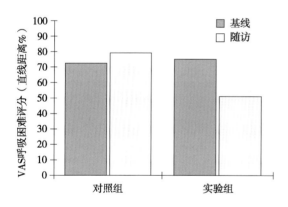

图 21-4　肺康复前后劳力性呼吸困难改变。门诊肺康复治疗患者随机分为治疗组（n=10，6 周肺康复治疗）和对照组（n=10，6 周肺康复治疗前等待期）。规律时间间隔用 VAS 评估呼吸困难程度。直条图代表治疗组和对照组基线和最大运动耐量的 VAS 分数。治疗组和对照组最大活动能力没有明显改变。但是，肺康复治疗组的劳力性呼吸困难 VAS 评分明显下降

O'Donnell 等[11]也对肺康复改善劳力性呼吸困难做了研究，该研究对呼吸困难

和下肢乏力的 COPD 患者进行 6 周的运动训练。干预前呼吸困难是运动受限的主要原因，其次是下肢疲劳。经过 6 周运动训练，与对照组比较，试验组功率试验活动耐量提高，劳力性呼吸困难降低，且最大运动耐量时 10 分 Brog 评分从 5.3 降至 3.8（P<0.001）。实验组标准化功率下分钟通气量也有明显降低（主要是因为呼吸频率较少）。在多元回归分析中，发现呼吸困难的减轻和通气需求量降低有良好的相关性。

日常呼吸困难评分

日常活动引起的呼吸困难可通过调查问卷进行测量。用于评价肺康复治疗的调查问卷有：医学研究会呼吸困难评分量表（Medical Research Council Dyspnea Scale，MRC）；基础呼吸困难指数（Baseline Dyspnea Index，BDI）和变化期呼吸困难指数（Transitional Dyspnea Index，TDI）[39-41]；加利福尼亚大学圣迭戈呼吸困难量表（the University of California，San Diego，Dyspnea Questionnaire）[10]；慢性呼吸困难评分量表（Chronic Respiratory Disease Questionnaire，CRQ）[42]。

改良的医学研究会呼吸困难评分量表（MMRC）需要患者根据自身呼吸困难程度从 0 到 4 选择最相符的分数：

MMRC 0 分：仅在剧烈运动时出现呼吸困难；

MMRC 1 分：在快速步行或爬轻微斜的山坡出现呼吸困难；

MMRC 2 分：因为呼吸困难而走得比同龄人慢，或在正常步行速度下需要停止休息；

MMRC 3 分：走 100m 需要停下来休息或走 1 分钟后需要停下来休息；

MMRC 4 分：因呼吸困难不能离家或穿 / 脱衣服即出现呼吸困难。

要注意的是，改良前的 MRC 量表对于

呼吸困难程度的描述与之相同，但评分为 1 到 5 分，读者需要明确知道所使用的量表分数标准。

BDI 和 TDI 是访谈式问卷调查，用来评估患者日常生活中的呼吸困难程度。整个问卷调查过程需要 3~4 分钟[39]。BDI 包括三个部分：功能障碍、作业量级和努力程度。每部分评分从 0（最严重）到 4 分（没有影响），三部分的总分作为最后分数，0 分（最严重呼吸困难）到 12 分（没有呼吸困难）。TDI 是显示基线的变化，每个模块从 −3 分（严重恶化）到 3 分（明显改善），三部分的总分从 −9 分（因为呼吸困难导致活动明显受限）到 9 分（呼吸困难引起活动受限得到明显改善）

表 21-3 列出 5 个采用 BDI 和 TDI 作为结果指标的肺康复研究，日常活动呼吸困难 TDI 总分改善平均值在 2 至 3 分之间。另一个临床试验，比较 COPD 患者使用异丙托溴铵和沙美特罗这两种支气管舒张剂的疗效，TDI 分数提升分别是 1.18 和 1.07 分[43]。

表 21-3 用问卷法测量随机对照肺康复研究的呼吸困难变化值

研究	治疗干预	呼吸困难治疗措施	结果
Reardon 等（1994）[38]	6 周的 OPR	BDI/TDI	治疗组与对照组（0.2）比较 TDI 显著增加（2.3 个单位）（*P*=0.006）
Goldstein 等（1994）[14]	8 周 IPR 和 16 周的门诊培训	BDI/TDI，CRQ 呼吸困难	TDI 增加 2.7 个单位（*P*=0.005）其中 CRQ 呼吸困难增加了有临床意义的 3 单位（*P*=0.006）
Ries 等（1995）[10]	8 周的 OPR	UCSD 气短问卷	在 2 个月控制测量 OPR（*P*<0.01）改善问卷评分 7 个单位后，在随后的几个月里，获益逐渐减弱
O'Donnell 等（1995）[11]	6 周综合的耐力训练	BDI/TDI	TDI 增加 2.8 个单位（*P*<0.001）
Cambach 等（1997）[15]	3 个月的家庭肺康复	CRQ 呼吸困难	在肺康复后的第 3 个月（+6 单位）和第 6 个月（+5 单位），CRQ 呼吸困难有显著临床意义的改善

BDI，基线呼吸困难指数；CRQ，慢性呼吸疾病问卷；IPR，住院肺康复；OPR，门诊肺康复；TDI，呼吸困难指数；UCSD，University of California，San Diego

圣地亚哥加利福尼亚大学呼吸困难问卷（California，San Diego Shortness of Breath Questionnaire，SOBQ），是该大学肺康复治疗项目组探讨的包括 24 个项目的调查问卷。问卷评估患者 21 项日常生活指标，每一项指标分为 6 个等级。该问卷还包括 3 项其他指标：气促所导致的功能受限、过度疲劳引起的恐惧程度和呼吸困难导致的恐惧程度。Ries 等通过肺功能康复的对照研究证实了该问卷作为疗效评估指标的有效性[10]。肺康复治疗组疗效有显著改善，2 个月内呼吸困难评分降低 7 分，与基线相比改善了 19.6%。对照组则没有这种效果。

CRQ 评分表包括 20 个项目，评估 COPD 患者健康相关生活质量。（后面重点讨论）。CRQ 中呼吸困难相关的有 5 个问题，要求患者列出 5 项引起呼吸困难的活动，每项 1~7 分。这项活动必须是引起呼吸困难、日常发生的、对患者而言很重要的。因此，该评分结果因人而异。

健康相关的生活质量（HRQL）

生活质量是一个比较模糊的概念，指的是个体对他或她自认为重要的生活内容感觉满足和快乐的程度。生活质量可能受与健康无关的因素的影响，如工作满意度、房屋质量、财务安全、家庭和社会的相互作用，以及精神满足[44]。而 HRQL 只关注受健康和不同治疗方案影响的生活满意度[45]。因此，这个测量量表必须量化疾病及其治疗对重要的日常生活活动的影响和患者的幸福感[46]。

因为慢性阻塞性肺病没有标准的药物根治方法，药物治疗往往只能部分缓解症状，所以 HRQL 的改善在评估治疗效果方面有重要的意义。HRQL 测量为一些生理指标如 FEV_1 提供了重要的补充信息等。HRQL 评估的对象是患者个体，因此问题需由患者回答，不能由配偶或肺康复工作人员来回答。问卷调查可以用于大多数疾病状态或呼吸系统疾病，侧重于肺疾病对健康方面的影响。呼吸 HRQL 测量范围包括呼吸道症状（特别是呼吸困难和疲劳），社会功能或角色，情感，对活动的影响，以及疾病对患者的影响和患者对疾病的认知情况。

对患者进行 HRQL 评估通常是非正式的，医护人员使用非结构化问题评估患者的症状、功能限制、参与的社会活动和幸福感。HRQL 常用于评估肺康复临床研究或完成肺康复的患者，结果以总分表示。

理想的肺康复 HRQL 问卷设计应简短易懂，方便使用。它既能区分不同 HRQL 水平的患者个体，又能区分治疗后随着时间推移的微小变化。

下面的讨论涉及三个 HRQL 问卷调查中常用的肺康复评估：慢性呼吸疾病问卷（CRQ）、圣乔治呼吸问卷（SGRQ）和通用的医疗研究结果简表 36（SF-36）。

CRQ

CRQ[41] 是应用最为广泛的肺康复评估 HRQL 问卷。该问卷共有 20 项调查内容，需要约 20 分钟完成。CRQ 分四个主题：呼吸困难、疲劳、情绪和疾病自我控制。呼吸困难有 5 个相关的具体问题。患者必须从列表中的 26 项活动中选出近 2 周与呼吸困难相关性最大的 5 个日常活动。被选的 5 项相关性活动的呼吸困难程度被划分为 7 个等级，从 1（极度的呼吸困难）到 7（没有呼吸困难）。剩下的三个主题通过 15 个问题进行评估，同样分成 7 个等级的评分，得分越高表明健康生活质量受损越少。治疗后平均每问题变化 0.5 以上的改善被认为有临床意义，见图 21-5[47]。

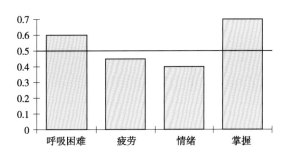

图 21-5 HRQL 在肺康复中的作用。肺康复患者 CRQ 得分变化值减去对照组患者的分值。柱状图表示各主题内问题的平均变量。水平线表示平均变量超过 0.5 具有临床意义

根据患者具体病情选择个体化的呼吸困难相关问题，提高问卷检测 HRQL 变化的能力。这使得这个问卷成为肺康复治疗结果的理想评估工具。允许患者回顾自己之前的调查结果，可能会进一步提高评估的准确性[48]。然而，评估呼吸困难的 5 个

个体特异性问题降低了此问卷的区别能力。如一个有轻度的患者可能会选择慢跑是导致呼吸困难的活动，而一个有严重呼吸系统疾病的患者可能会选择步行。在图 21-5 中展示了 CRQ 问卷在肺康复结果评估中的作用。

早期 CRQ 问卷由医疗人员管理，而目前已有两项经过验证的自我管理量表版本用于临床[49, 50]，这大大促进了 HRQL 评估普及。表 21-4 罗列的肺康复临床对照研究结果是由医疗人员管理的问卷评估所得的[51-54]。

表 21-4　用 CQR 测量的 HRLQ 的肺康复的随机对照研究

研究	康复类型	CRQ* 治疗组的变化
Goldstein 等 (1994)[14]	住院肺康复治疗为 8 周，其次是有监督的门诊培训为 16 周	改善呼吸困难（0.6 个单位，P=0.006），情感（0.4 个单位，P=0.015），精通（0.7 个单位，P=0.0002）域；疲劳变化接近统计意义（0.45，P=0.051）†
Wijkstra 等 (1994)[52]	以家庭为基础的肺康复治疗 12 周	改善呼吸困难（0.9 单位），情感（0.6 个单位），疲劳（0.9 个单位），掌握（0.6 个单位）域（所有，P<0.001）
Cambach 等 (1997)[15]	3 个月的家庭肺康复	改善呼吸困难（1.2 单位），疲劳（1 个单位），情感（0.9 个单位），掌握（0.75 个单位）域 3 个月‡
Bendstrup 等 (1997)[54]	综合门诊肺康复 12 周	改善总 CRQ 评分 0.3 个单位在 6 周，0.4 单位在 12 周，0.6 个单位在 24 周；在 24 周测量的改善有统计学意义
Wedzicha 等 (1998)[29]	8 周综合门诊肺康复；以医院治疗为基础的中度呼吸困难，家庭治疗为基础的重度呼吸困难	给予中度呼吸困难患者以医院为基础的干预，总 CRQ 的得分增加 0.7 单位（P<0.0001）；那些给予家庭肺康复治疗的患者，总的 CRQ 评分增加 0.2，这明显大于其基线水平（P<0.05）与受过呼吸困难患者教育的对照组

CRQ 慢性呼吸疾病问卷

*CRQ 领域的分数表示每个问题的平均改变。每一个问题都在 1~7 的等级上得分。每题 0.5 单位的变化被认为有临床意义

†治疗效果（康复组 CRQ 的变化减去对照组 CRQ 变化）

‡对哮喘和 COPD 患者进行了研究。这些结果来自于慢性阻塞性肺疾病组

SGRQ

SGRQ[7] 是一个有 76 项呼吸相关问题组成的问卷，需要患者自己填写，完成该问卷需花时 15 分钟。该问卷既可用于哮喘也可用于 COPD。它从三个方面测量 HRQL——症状（由呼吸道症状导致的不适）、活动（由于活动能力和机体功能受损产生的影响）和影响（疾病导致的社会心理方面的影响），然后计算总分。SGRQ 个别问题比较主观可能会影响权重。SGRQ 总分在 0（对 HRQL 没有影响）到 100（对 HRQL 影响最大）之间。SGRQ 不包括焦虑或抑郁相关问题，因此需要通过其他问卷来评估这方面内容。

HRQL 是一个多维概念，它受许多因素影响。例如，评估 SGRQ 相关因素[55]的多

元回归分析发现，呼吸困难、抑郁、气喘和 6 分钟步行距离可作为总 SGRQ 评分的预测因子。FEV₁ 在这个模型中没有显著的预测价值。然而，这些因素对 HRQL 的影响只占不到 50%。而呼吸困难是 SGRQ 测量 HRQL 的主要预测因子[31]，如图 21-6 所示。

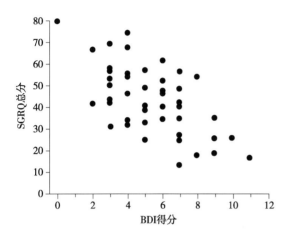

图 21-6　呼吸困难和 HRLQ 之间的关系。BDI，基线呼吸困难指数；SGRQ，圣乔治呼吸问卷

SGRQ 总分下降 4% 及以上的被认为具有临床意义。该问卷有良好的信度和效度，通过 SGRQ 评估，长效支气管舒张剂沙美特罗治疗的 COPD 患者的 HRQL 变化有临床意义已被证实（图 21-7）[56]。通过 SGRQ 评估发现在低氧和高碳酸血症的 COPD 患者使用经鼻间歇性正压通气的有效性[57]。SGRQ 尚未表现出评估由肺康复改善的患者状况的敏感性。例如，Wedzicha 等使用 CRQ 和 SGRQ 作为肺康复治疗有效性评估指标的随机对照研究中[29]，发现 CRQ 能够发现治疗组存在显著改善，而 SGRQ 却不能显示。然而，SGRQ 可成功地用于区分各组患者疾病严重程度。在一个评估长期氧疗效果的研究中[58]，低氧性 COPD 患者的 SGRQ 评分明显高于非低氧的对照组（即生活质量差）。

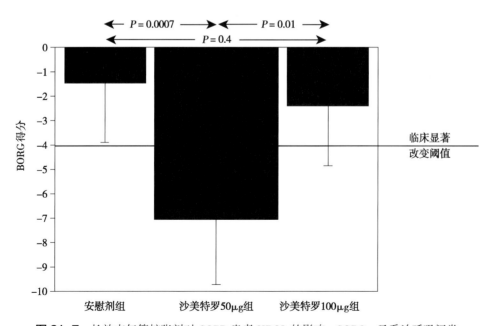

图 21-7　长效支气管扩张剂对 COPD 患者 HRQL 的影响。SGRQ，圣乔治呼吸问卷

SF-36

SF-36 是一份从八个纬度评估 HRQL，共有 36 个问题的自评问卷[59]。通过 5 个尺度对生理功能、躯体、疼痛、社会角色和情绪等 HRQL 指标进行评分，以评定躯体功能受限或残疾情况，得分 100 表示没有受限或残疾。另外还对一般健康状况、活动能力和心理健康状况进行 3 个尺度评分，用来反映双向情感状态（消极或积极），50 分表示没有受限或残疾，50 和 100 分之间表示积极的健康状态。上述两部分分值之和为得分[60]。正常人 SF-36 得分为 50±10 分。SF-36 问卷只需要几分钟即可完成，但需要做大量的计算工作。

HRQL 问卷，如 SF-36 在评估肺康复的效果时其特异性不如呼吸专用量表，如 CRQ。但是，用 SF-36 评估肺康复带来的生活质量的改善是十分敏感[61, 62]。此外，在肺康复的过程中常有并发症发生，SF-36 涉及的健康问题广泛性可以更好的发现并发症。这种方法的不足之处是没有准确界定的有临床意义的改变阈值。然而 SF-36 的变化值与患者预计的健康改变值有相关性[63]。几种问卷量表在躯体功能、社会功能、躯体角色、疼痛、活动能力和一般健康状态等项内容中，与 COPD 严重程度有很好的相关性[64]。至今为止，SF-36 中的呼吸困难相关得分是 COPD 严重度最好的预测因子。[64]

功能状态评估问卷

功能状态是指个人在不受健康问题影响下进行的行为和活动[65]。对晚期肺部疾病患者，功能状态主要与日常生活的活动能力（ADLs）有关[66]。ADLs 满足患者基本的生理、心理、社会或精神需要；满足一般角色的需求；保持健康和良好的状态[67]。在 Leidy 的模式中[68]，功能状态

被认为有四个维度：能力、行为、储备和能力利用度（图 21-8）。活动能力即完成日常活动的最大潜力，类似于氧消耗的峰值；功能表现即日常活动的实际完成量，大多数患者小于活动能力；行为反映的是活动能力；而能力利用度则表示行为接近能力的程度。

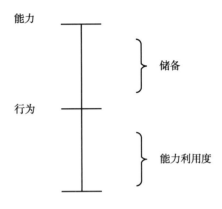

图 21-8　功能状态的组成

ADLs 机体活动的表现形式，分为基础活动和器械辅助活动[69]。基础 ADLs 包括日常自我照顾能力，如吃饭、穿衣、个人卫生、胃肠功能和身体活动能力。尽管很多慢性肺部疾病患者在这些日常活动时会出现呼吸困难，但仍能完成。器械辅助的 ADLs 包含更高等级的项目，以独立应付所处的环境[70]，如烹饪、购物、家庭杂务、步行外出、家务劳动、洗衣服、开车和做园艺。因为这些活动比基础 ADLs 更复杂，消耗的能量更多，所以更容易被呼吸系统疾病所影响。

功能状态和 HRQL 不同。在疾病进程中，HRQL 代表的是期望和现实之间的差别[71]，很大程度反映的是对患者症状和 ADLs 的影响；功能状态是 HRQL 重要的部分。

严重慢性呼吸疾病需要进行肺康复的患者，大多伴有 ADLs 的显著损害。在疾病较轻时，往往只伴有令人不快的症状，

如活动后呼吸困难或疲乏，但活动还是能照常进行的。疾病加重或进行更高能量消耗的活动时，因为症状的限制，不得不减少活动的频度和强度。在疾病的晚期，不得不放弃很多活动。所以患者为了减少不适症状而减少躯体活动是可以理解的。

尽管 HRQL 评估问卷中也有些条目是评估功能状态的，但是 ADLs 问卷能更多地了解发病率等信息。此外，接下来讨论的通用的日常生活拓展活动能力（EADL）量表[72] 和两个呼吸专用问卷，肺功能状态量表（PFSS）[73] 和肺功能状态和呼吸困难问卷（PFSDQ）[74]，主要用于肺康复评价。

EADL 量表

EADL 量表是一包含 22 个项目的问卷，它将 22 项日常生活活动拓展能力分为四个纬度进行评估，包括：①活动能力（外出行走、爬楼梯、上下车、在不平坦的地面上行走、过马路、使用公共交通工具）；②厨房活动（吃、泡热饮、端着热饮在房间内穿行、洗涤、准备零食）；③家庭事务（管理财务、清洗小件衣物、家务活、购物、洗衣全套）；④休闲活动（读报看书、打电话、写信、外出社交、园艺活动、开车）。患者回答能或否。

研究发现，通过 EADL 量表可以区别 COPD 患者是否有氧气吸入依赖，SGRQ 问卷则在该研究中不能区别[75]。EADL 量表得分和气流阻塞的程度、HRQL 和情绪状态都有关。

PFSS 问卷

PFSS 是一包含 56 个项目的自填式问卷，分别评估日常活动 / 社会功能、呼吸困难和精神状态分值和总分，完成时间大概需要 15 分钟。日常活动 / 社会功能评

估的是患者的功能状态，内容包括自我管理、日常活动、家庭事务、购物和准备膳食、出行能力和人际关系。PFSS 评估的活动能力和规定时间内行走距离有密切关联[76]。这是一份不常用的评估问卷，研究发现它能反映肺康复干预的有效性[76, 77]。图 21-9 描述了住院肺康复患者日常活动 / 社会功能对康复干预的反应性。

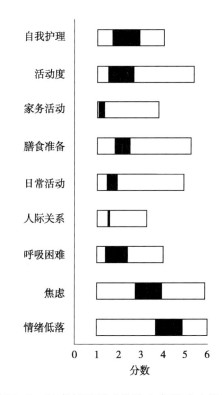

图 21-9　肺康复干预对住院患者活动功能的影响。实心条形图显示的是肺康复患者住院前后的平均分值，左右空心条形图分别显示最小和最大分值

PFSDQ 问卷

PFSDQ 是一包含 164 项目的自填式问卷，完成时间需要 15~20 分钟。分别对功能状态受限和呼吸困难程度进行评估。问卷的评分内容包括自我护理、活动能力、饮食、家庭事务、社会活动和娱乐活动。

研究显示，通过该问卷评估得到的活动能力总分和 FEV_1 的预测值有弱相关性，与运动试验的最大耗氧量中等程度相关[78]。PFSDQ 可以对 COPD 气道阻塞的程度进行分级[79]，也可用于评价药物干预的疗效[80]。

PFSDQ-M 是 PFSDQ 的简化版，包含十个日常活动项目，它们是梳头、穿衣、洗头、洗澡、将手举过头顶、准备膳食、走3.5m、走斜坡、走崎岖的路和爬三阶楼梯。评估这些活动与呼吸困难或疲乏的相关性（不管是否被完成）。

PFSDQ 和 PFSDQ-M 都可以用来评估晚期肺疾病患者的活动受限程度，以及与之相关的呼吸困难。

体力活动的直接测评

肺康复治疗的目标之一就是体力活动的增加。由于 COPD 患者日益增加的健康护理需求以及死亡率同运动水平的低下都有相关性，所以增加体力活动变得愈加重要[81]。使用精密体力活动记录仪对 COPD 患者进行活动监测时发现他们的体力活动极不活跃[82]，尤其是在 COPD 急性加重期后很长一段时间内，其活动都显著下降[83]。目前尚不清楚是否应该将肺康复治疗后的绩效转化为家庭治疗中体力运动的目标。对活动能力的直接测量或许会成为肺康复治疗的一个极有帮助的疗效判定方式，这需要对那些相对便宜和可靠的运动检测器灵敏度进行提升和测试（如计步器对于晚期肺部疾病患者的一些轻微活动的探测不够灵敏）。现阶段需要进一步明确的是直接测量的活动能力的变化代表着什么？这种变化是否有临床上意义？

营养状况

COPD 患者的营养状况异常包括体重的增加或减少以及机体成分的异常。体重可以由理想体重的百分比或身体质量指数（kg/m^2）来评估。COPD 患者中，体重减轻同死亡率增加有关[84]。同时，低体重与时间 - 步行测试的活动能力的下降[85]和增量固定踏车运动中肌肉利用氧的能力降低有关[86]。

机体成分可以通过人体测量法或生物电阻抗分析（测量非脂肪组织）或者双能 X 线吸收法（测量肌肉组织）进行评估。非脂肪组织或者肌肉组织含量的降低，反映了晚期肺疾病对患者周围肌肉组织的影响，而患者体重可能正常[87]。机体成分的改变与时间 - 步行测试中动作障碍和独立于体重的健康生活相关质量（HRQL）低下有关。体重和机体成分改变对 HRQL 的影响见图 21-10。

鉴于营养评估的重要性以及与晚期肺疾病患者的发病率和死亡率的相关性，营养评估应作为肺康复治疗结果的评估内容。COPD 患者营养干预近年来有所进展[88]，有些研究聚焦于通过补充激素来增加肌肉组织[89]。营养缺乏的 COPD 患者服用六个月类固醇制剂，他们的体重指数、肌肉组织、臂围及腿围均有增加，但患者的运动耐力并未得到改善[90]。性腺功能低下的 COPD 患者使用睾酮与负重训练结合疗法后，体重指数及力量均比单独使用效果好[91]。但激素治疗法仍有待进一步探讨。

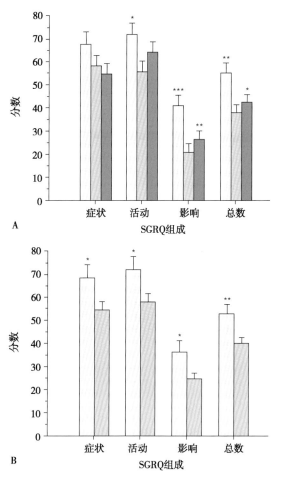

图 21-10　体重（A：空白列，低体重患者；阴影列，正常体重患者；交叉阴影列，超重患者）机体成分（B：空白列，低肌肉含量患者；阴影列，正常肌肉含量患者）和 SGRQ 测得的 HRQL 的关系。*P<0.05，**P<0.01，***P<0.001。SGRQ，圣乔治呼吸问卷

COPD 及病康复多维评价

　　COPD 的客观诊断指标是气流受限程度（肺功能 FEV_1/FVC（用力肺活量）<70%），但是 COPD 患者常常表现出无法通过 FEV_1 改变来解释的系统性症状。如呼吸困难、通过踏车测得的活动能力、6 分钟步行试验或者平均腿围或臂围等，对生存率都比 FEV_1 更有预测价值。原因在于 COPD 是一种系统性疾病，这也是多方位评分能够更好的显示疾病的严重性原因。2004 年 Celli 等提出了使用 BODE 评分系统[92]，该评分采用 4 个方面对患者进行评估：包括体质指数、气道阻塞程度（FEV_1 百分比预测值）、呼吸困难（修改版 MRC 呼吸困难评分）和活动能力（6 分钟步行试验）。4 个方面得分共同构成了综合性 BODE 评分，从 0 分（最差）到 10 分（最好）。他们发现 BODE 评分比 FEV_1 能更好地预测患者死亡风险。随后在退伍军人医院进行的研究测试中，经肺康复项目患者的 BODE 评分显著增加（较基线增加了 19%）[93]。图 21-11 显示的是该研究中肺康复项目对 BODE 指数的影响，发现了 BODE 指数在预测患者肺康复愈后中的价值。

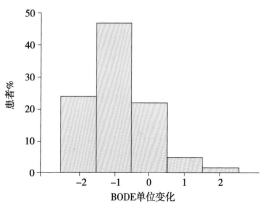

图 21-11　肺康复对 BODE 指数的影响。BODE 指数由体重指数、气道阻塞程度（FEV_1）、呼吸困难及活动能力（6 分钟步行试验）4 部分组成。分数从 0（最差）到 10（最好）

存活情况

　　Ries 等[10]的一项随机对照研究对肺康复干预对长期存活的影响进行了观察（图 21-12）。他们将 COPD 患者随机分配到 8 周的门诊肺康复治疗计划组（N=57）或者仅仅给予教育的对照组（N=62）中。仅进

行教育的对照组患者的 6 年成活率是 56%，干预组患者是 67%，这一差异不存在统计学意义（P=0.3）。

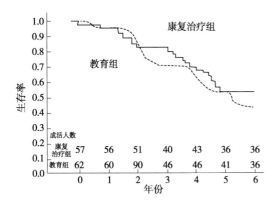

图 21-12　门诊肺康复治疗对患者生存率的影响

健康干预价值

现有的有关患者肺康复治疗干预前后住院天数或急诊就诊次数的比较均为回顾性研究，这些研究往往受均值偏差的影响，如患者通常在疾病恶化后才开始进行肺康复治疗，这样造成医疗资源消耗增加。

Ries 等[10]进行了门诊肺康复治疗患者的随机对照研究，对患者进行了 6 年跟踪随访，让患者报告每年的就医情况。在康复干预前两组患者每年平均住院天数比较无明显差异：康复治疗组 6.4 天，对照组 3.6 天。12 个月后，平均住院天数康复治疗组下降了 2.4 天，而对照组增加了 1.3 天。然而，这一差异没有统计学意义（P=0.2）。

Bourbeau 等[94]对至少一次因为急性加重而住院的 COPD 患者进行 COPD 特异性自我管理干预，并对其有效性进行评估。干预主要包括由熟练的卫生工作者对患者进行综合教育，头两个月内每周对患者进行教育，随后是每月一次的电话随访。发现干预后患者急性加重住院率与对照组相比下降了 39.8%。这表明在肺康复中自我管理教育很有效，与运动锻炼可以起到互补作用。加利福尼亚[95]和美国东北部州[96]的两个没有设置对照组的前后对照发现，上述健康干预能降低急性加重住院率。但这仍需要更多更深入的研究。

观察指标的选择

一个全面的肺康复计划应该包括可以测量的观察指标，观察指标理论上取决于测量目的、项目目标和临床医生在评估指标时的专业知识水平。大多数的临床研究项目都没有进行患者的成本 – 效益分析，而这是多中心对照研究应该做的。BODE 评分由体重指数、气道阻塞程度、呼吸困难和运动耐力组成，已被证明是 COPD 患者的一项有用的观察指标，但不适用于其他疾病患者。

活动能力、呼吸困难和健康相关生活质量的评估对于进行临床决策是合理的，并且对于工作人员来说任务并不繁重。此外，在肺康复项目中，6 分钟步行试验被证明是一个很好的现场测量患者运动功能的指标。同样的，BDI 和 TDI 问卷能够有效地检测肺康复对患者呼吸困难的变化的影响。CRQ 能很好地评价肺康复干预后生活质量的变化情况，并且对项目管理具有很大的促进作用。

需要注意的是，指标的观察和测量要适度，图 21-13[97]中的情况应该避免。

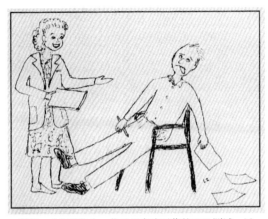

很好，史密斯先生，你已经完成了你的PFTs测试、运动试验，包括两次练习和一次真正的6分钟步行实验，还有SF-36问卷、CRDQ问卷和SGRQ问卷，现在是时候开始你的运动锻炼了。

图 21-13　过多的肺康复评估造成的不良影响

（伍伟良　周露茜 译　陆蓉莉 校）

参考文献

1. Nici L, Donner C, Wouters E et al: American Thoracic Society/European Respiratory Society Statement on Pulmonary Rehabilitation, Am J Respir Crit Care Med 173:1390-1413, 2006.
2. Ries AL, Bauldoff GS, Carlin BW et al: Pulmonary rehabilitation: joint ACCP/AACVPR evidence-based clinical practice guidelines, Chest 131(5 suppl):4S-42S, 2007.
3. Guyatt GH, Pugsley O, Sullivan MJ et al: Effect of encouragement on walking test performance, Thorax 39:818-822, 1984.
4. Juniper EF: Quality of life questionnaires: does statistically significant = clinically important? J Allergy Clin Immunol 102:16-17, 1998.
5. Redelmeier DA, Bayoumi AM, Goldstein RS et al: Interpreting small differences in functional status: the Six Minute Walk Test in chronic lung disease patients, Am J Respir Crit Care Med 155:1278-1282, 1997.
6. Guyatt GH, Townsend M, Pugsley SO et al: Bronchodilators in chronic air-flow limitation, Am Rev Respir Dis 135:1069-1074, 1987.
7. Jones PW, Quirk FH, Baveystock CM et al: A self-complete measure for chronic airflow limitation: the St. George's Respiratory Questionnaire, Am Rev Respir Dis 145:1321-1327, 1992.
8. Witek TJ, Mahler DA: Minimal important difference of the transition dyspnoea index in a multinational clinical trial, Eur Respir J 21:267-272, 2003.
9. Vale F, Reardon JZ, ZuWallack RL: The long-term benefits of outpatient pulmonary rehabilitation on exercise endurance and quality of life, Chest 103:42-45, 1993.
10. Ries AL, Kaplan RM, Limberg TM et al: Effects of pulmonary rehabilitation on physiologic and psychosocial outcomes in patients with chronic obstructive pulmonary disease, Ann Intern Med 122:823-832, 1995.
11. O'Donnell DE, McGuire M, Samis L et al: The impact of exercise reconditioning on breathlessness in severe chronic airflow limitation, Am J Respir Crit Care Med 152:2005-2013, 1995.
12. Strijbos JH, Postma DS, van Altena R et al: A comparison between an outpatient hospital-based pulmonary rehabilitation program and a home-care pulmonary rehabilitation program in patients with COPD, Chest 109:366-372, 1996.
13. Casaburi R, Patessio A, Loli F et al: Reductions in exercise lactic acidosis and ventilation as a result of exercise training in patients with obstructive lung disease, Am Rev Respir Dis 143:9-18, 1991.
14. Normandin EA, McCusker C, Connors M et al: An evaluation of two approaches to exercise conditioning in pulmonary rehabilitaion, Chest 121:1085-1091, 2002.
15. Casaburi R, Kufafka D, Cooper CB et al: Improvement in exercise tolerance with the combination of tiotropium and pulmonary rehabilitaion in patients with COPD, Chest 127:809-817, 2005.
16. O'Donnell DE, Revill SM, Webb KA: Dynamic hyperinflation and exercise intolerance in chronic obstructive pulmonary disease, Am J Respir Crit Care Med 164:770-777, 2001.
17. Porszasz J, Emtner M, Goto S et al: Exercise training decreases ventilatory requirements and exercise-induced hyperinflation at submaximal intensities in patients with COPD, Chest 128:2025-2034, 2005.
18. McGavin CR, Gupta SP, McHardy GJR: Twelve-minute walking test for assessing disability in chronic bronchitis, Br Med J 1:822-823, 1976.
19. Mungall IPF, Hainsworth R: Assessment of respiratory function in patients with chronic obstructive airways disease, Thorax 34:254-258, 1979.
20. Leung ASY, Chan KK, Sykes K et al: Reliability, validity, and responsiveness of a 2-min walk test to assess exercise capacity of COPD patients, Chest 130:119-125, 2006.
21. National Emphysema Treatment Trial Research Group: A randomized trial comparing lung-volume-reduction surgery with medical therapy for severe emphysema, N Engl J Med 348:2059-2073, 2003.
22. Larson JL, Covey MK, Vitalo CA et al: Reliability and validity of the 12-minute distance walk in patients with chronic obstructive pulmonary disease, Nurs Res 45:203-210, 1996.
23. Sciurba F, Criner GJ, Lee SM et al: Six-minute walk distance in chronic obstructive pulmonary disease. reproducibility and effect of walking course layout and length, Am J Respir Crit Care Med 167:1522-1527, 2003.
24. Guyatt GH, Pugsley O, Sullivan MJ et al: Effect of encouragement on walking test performance, Thorax 39:818-822, 1984.
25. American Thoracic Society: Guidelines for the Six-Minute Walk Test, Am J Respir Crit Care Med

166:111-117, 2002.

26. Steele B: Timed walking tests of exercise capacity in chronic cardiopulmonary disease, J Cardiopulm Rehab 16:25-33, 1996.

27. Singh SJ, Morgan MDL, Scott S et al: Development of a shuttle walking test of disability in patients with chronic airways obstruction, Thorax 47:1019-1024, 1992.

28. Singh SJ, Morgan MDL, Hardman AE et al: Comparison of oxygen uptake during a conventional treadmill test and the shuttle walking test in chronic airflow limitation, Eur Respir J 7:2016-2020, 1994.

29. Wedzicha JA, Bestall JC, Garrod R et al: Randomized controlled trial of pulmonary rehabilitation in severe chronic obstructive pulmonary disease patients, stratified with the MRC Dyspnoea Scale, Eur Respir J 12:363-369, 1998.

30. Revill SM, Morgan MDL, Singh SJ et al: The Endurance Shuttle Walk: a new field test for the assessment of endurance capacity in chronic obstructive pulmonary disease, Thorax 54:213-222, 1999.

31. Shoup R, Dalsky G, Warner S et al: Body composition and health-related quality of life in patients with chronic obstructive airways disease, Eur Respir J 10:1576-1580, 1997.

32. Siafakas NM, Schiza S, Xirouhaki N et al: Is dyspnoea the main determinant of quality of life in the failing lung? A review, Eur Respir Rev 7:53-56, 1997.

33. Celli B, Rassulo J, Make B: Dyssynchronous breathing during arm but not leg exercise in patients with chronic airflow obstruction, N Engl J Med 314:1485-1490, 1986.

34. Sweer L, Zwillich CW: Dyspnea in the patient with chronic obstructive pulmonary disease: etiology and management, Clin Chest Med 11:417-439, 1990.

35. Carrieri-Kohlman V, Gormley JM, Douglas MK et al: Differentiation between dyspnea and its affective components, West J Nurs Res 18:626-642, 1996.

36. Simoni P, Foglio K, Zanoni C et al: Symptom limited exercise in COPD: do dyspnea and leg discomfort identify different groups of patients?, Eur Respir J 10:373s, 1997.

37. Borg GAV: Psychophysical bases of perceived exertion, Med Sci Sports Exerc 14:377-381, 1982.

38. Reardon J, Awad E, Normandin E et al: The effect of comprehensive outpatient pulmonary rehabilitation on dyspnea, Chest 105:1046-1052, 1994.

39. Mahler DA, Weinberg DH, Wells CK et al: The measurement of dyspnea: contents, interobserver agreement, and physiologic correlations of two new clinical indexes, Chest 85:751-758, 1984.

40. Mahler DA, Wells CK: Evaluation of clinical methods for rating dyspnea, Chest 93:580-586, 1988.

41. Mahler DA, Tomlinson D, Olmstead EM et al: Changes in dyspnea, health status, and lung function in chronic airway disease, Am J Respir Crit Care Med 151:61-65, 1995.

42. Guyatt GH, Berman LB, Townsend M et al: A measure of quality of life for clinical trials in chronic lung disease, Thorax 42:773-778, 1987.

43. Mahler D, ZuWallack R, Rickard K et al: Effects of salmeterol and ipratropium on dyspnea as measured by the Six Minute Walk and Baseline Dyspnea Index/Transitional Dyspnea Index (BDI/TDI), Am J Respir Crit Care Med 155:A278, 1997.

44. Gill TM, Feinstein AR: A critical appraisal of the quality of quality-of-life measurements, JAMA 272:619-626, 1994.

45. Guyatt GH, Feeny DH, Patrick DL: Measuring health-related quality of life, Ann Intern Med 118:622-629, 1993.

46. Jones PW: Health status: what does it mean for payers and patients? Proc Amer Thor Soc 3:222-226, 2006.

47. Jaeschke R, Singer J, Guyatt GH: Measurement of health status: ascertaining the minimal clinically important difference, Control Clin Trials 10:407-415, 1989.

48. Guyatt GH, Berman LB, Townsend M et al: Should study subjects see their previous responses? J Chronic Dis 38:1003-1007, 1985.

49. Williams JE, Singh SJ, Sewell L et al: Health status measurement: sensitivity of the self-reported Chronic Respiratory Questionnaire (CRQ-SR) in pulmonary rehabilitation, Thorax 58:515-518, 2003.

50. Schunemann HJ, Goldstein R, Mador MJ et al: A randomised trial to evaluate the self-administered standardised chronic respiratory questionnaire, Eur Respir J 25:31-40, 2005.

51. Goldstein RS, Gort EH, Stubbing D et al: Randomised controlled trial of respiratory rehabilitation, Lancet 344:1394-1397, 1994.

52. Wijkstra PJ, Van Altena R, Krann J et al: Quality of life in patients with chronic obstructive pulmonary disease improves after rehabilitation at home, Eur Respir J 7:269-273, 1994.

53. Cambach W, Chadwick-Straver RVM, Wagenaar RC et al: The effects of a community-based pulmonary rehabilitation programme on exercise tolerance and quality of life: a randomized controlled trial, Eur Respir J 10:104-113, 1997.

54. Bendstrup KE, Ingemann Jensen J, Holm S et al: Out-patient rehabilitation improves activities of daily living, quality of life and exercise tolerance in chronic obstructive pulmonary disease, Eur Respir J 10:2801-2806, 1997.

55. Jones PW: Issues concerning health-related quality of life in COPD, Chest 107:187s-192s, 1995.

56. Jones PW, Bosh TK: In association with an international study group: quality of life changes in COPD treated with salmeterol, Am J Respir Crit Care Med 155:1283-1289, 1997.

57. Meecham Jones DJ, Paul EA, Jones PW et al: Nasal pressure support ventilation plus oxygen compared to oxygen therapy alone in hypercapneic COPD, Am J Respir Crit Care Med 152:538-544, 1995.

58. Okubadejo AA, Paul EA, Jones PW et al: Does long-term oxygen therapy affect quality of life in patients with chronic obstructive pulmonary disease and severe hypoxaemia? Eur Respir J 9:2335-2339, 1996.

59. Ware JE: SF-36 health survey manual and interpretation guide, The Health Institute, Boston, 1993, New England Medical Center.

60. Ware JE, Kosinski M, Keller SD: SF-36 Physical & Mental Health Summary Scales: a user's manual, The Health Institute, Boston, 1994, New England Medical Center.

61. Benzo R, Flume PA, Turner D et al: Effect of pulmonary rehabilitation on quality of life in patients with COPD: the use of SF-36 summary scores as outcomes measures, J Cardiopulm Rehab 20:231-234, 2000.

62. Boueri FMV, Bucher-Bartelson BL, Glenn KA et al: Quality of life measured with a generic instrument (Short Form-36) improves following pulmonary rehabilitation in patients with COPD, Chest 119:77-84, 2001.

63. Harper R, Brazier JE, Waterhouse JC et al: Comparison of outcome measures for patients with chronic obstructive pulmonary disease (COPD) in an outpatient setting, Thorax 52:879-887, 1997.

64. Mahler DA, Mackowiak JI: Evaluation of the short-form 36-item questionnaire to measure health-related quality of life in patients with COPD, Chest 107:1585-1589, 1995.

65. Ware JE: SF-36 health survey manual and interpretation guide (Glossary:3). Boston, 1993. The Health Institute, New England Medical Center.

66. Lareau SC, Breslin EH, Meek PM: Functional status instruments: outcome measure in the evaluation of patients with chronic obstructive pulmonary disease, Heart Lung 25:212-224, 1996.

67. Leidy NK: Functional status and the forward progress of merry-go-rounds: toward a coherent analytical framework, Nurs Res 43:196-202, 1994.

68. Leidy NK: Using functional status to assess treatment outcomes, Chest 106:1645-1646, 1994.

69. Guccione AA: Functional assessment. Physical medicine and rehabilitation: assessment and treatment, Philadelphia, 1994, FA Davis, pp 193-208.

70. Spector WD, Katz S, Murphy JB et al: The hierarchical relationship between activities of daily living and instrumental activities of daily living, J Chronic Dis 40:481-489, 1987.

71. Jones PW: Issues concerning health-related quality of life in COPD, Chest 107:187s-193s, 1995.

72. Lincoln NB, Gladman JRF: The extended Activities of Daily Living Scale: a further validation, Disabil Rehabil 14:41-43, 1992.

73. Weaver TE, Narsavage GL: Physiological and psychological variables related to functional status in chronic obstructive pulmonary disease, Nurs Res 41:286-291, 1992.

74. Lareau S, Carrieri-Kohlman V, Janson-Bjerklie Roos P: Development and testing of the Pulmonary Functional Status and Dyspnea Questionnaire (PFSDQ), Heart Lung 23:242-250, 1994.

75. Okubadejo AA, O'shea L, Jones PW et al: Home assessment of activities of daily living in patients with severe chronic obstructive pulmonary disease on long-term oxygen therapy, Eur Respir J 10:1572-1575, 1997.

76. Haggerty MC, Stockdale-Wolley R, ZuWallack R: Functional status in pulmonary rehabilitation participants, J Cardiopulm Rehabil 19:35-42, 1999.

77. Votto J, Bowen J, Scalise P et al: Short-stay comprehensive inpatient pulmonary rehabilitation for advanced chronic obstructive pulmonary disease, Arch Phys Med Rehabil 77:1115-1118, 1996.

78. Lareau SC, Breslin EH, Meek PM: Functional status instruments: outcome measure in the evaluation of patients with chronic obstructive pulmonary disease, Heart Lung 25:212-224, 1996.

79. Lareau SC, Breslin EH, Anholm JD et al: Reduction in arm activities in patients with severe obstructive pulmonary disease, Am Rev Respir Dis 145:A476, 1990.

80. Borson S, McDonald GJ, Gayle T et al: Improvement in mood, physical symptoms, and function with nortriptyline for depression in patients with chronic obstructive pulmonary disease, Psychosomatics 33:190-201, 1992.

81. Garcia-Aymerich J, Lange P, Benet M et al: Regular physical activity reduces hospital admission and mortality in chronic obstructive pulmonary disease: a population based cohort study, Thorax 61:772-778, 2006.

82. Pitta F, Troosters T, Probst VS et al: Characteristics of physical activities in daily life in COPD, Am J Respir Crit Care Med 171:972-977, 2005.

83. Pitta F, Troosters T, Probst VS et al: Physical activity and hospitalization for exacerbation of COPD, Chest 129:536-544, 2006.

84. Gray-Donald K, Gibbons L, Shapiro SH et al: Nutritional status and mortality in chronic obstructive pulmonary disease, Am J Respir Crit Care Med 153:961-966, 1996.

85. Schols AMWJ, Mostert R, Soeters PB et al: Body composition and exercise performance in patients with chronic obstructive pulmonary disease, Thorax 46:695-699, 1991.

86. Palange P, Forte S, Onorati P et al: Effect of reduced body weight on muscle aerobic capacity in patients with COPD, Chest 114:12-18, 1998.

87. Schols AMWJ, Soeters PB, Dingemans AMC et al: Prevalence and characteristics of nutritional depletion in patients with stable COPD eligible for pulmonary rehabilitation, Am Rev Respir Dis 147:1151-1156, 1993.

88. Fitting JW: Nutritional support in chronic obstructive lung disease, Thorax 47:141-143, 1992.

89. Casaburi R, Carithers E, Tosolini J et al: Randomized controlled trial of growth hormone in severe COPD patients undergoing endurance training, Am J Respir Crit Care Med 155:A498, 1997.

90. Ferreira IM, Verreschi IT, Nery LE et al: The influence of 6 months of oral anabolic steroids on body mass and respiratory muscles in undernourished COPD patients, Chest 114:19-28, 1998.

91. Casaburi R, Bhasin S, Cosentino L et al: Effects of testosterone and resistance training in men with chronic obstructive pulmonary disease, Am J Respir Crit Care Med 170:870-878, 2004.

92. Celli BR, Cote CG, Marin JM et al: The body-mass index, airflow obstruction, dyspnea, and exercise capacity index in chronic obstructive pulmonary disease, N Engl J Med 350:1005-1012, 2004.

93. Cote CG, Celli BR: Pulmonary rehabilitation and the BODE Index in COPD. Eur Respir J 26:630-636, 2005.

94. Bourbeau J, Julien M, Maltais F et al: Reduction of hospital utilization in patients with chronic obstructive pulmonary disease: a disease-specific self-management intervention, Arch Intern Med 163:585-591, 2003.

95. California Pulmonary Rehabilitation Collaborative Group: Effects of pulmonary rehabilitation on dyspnea, quality of life, and healthcare costs in California, J Cardiopulm Rehabil 24:52-62, 2004.

96. Raskin J, Spiegler P, McCusker C et al: The effect of pulmonary rehabilitation on healthcare utilization in chronic obstructive pulmonary disease: the Northeast Pulmonary Rehabilitation Consortium, J Cardiopulm Rehabil 26:231-236, 2006.

97. ZuWallack RL: Selection criteria and outcome assessment in pulmonary rehabilitation, Monaldi Arch Chest Dis 53:429-437, 1998.

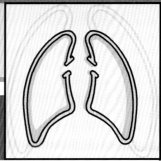

第 22 章

家庭机械通气

专业技能

完成本章学习，读者将了解以下内容：

◆ 了解多种可供慢性呼吸衰竭患者使用的家庭机械通气方法

◆ 能够选择合适的患者实施家庭机械通气治疗

◆ 掌握有创通气（气管切开术后）和无创通气的共同点和不同点，并针对不同的个体选择最佳通气方式

　　家庭机械通气作为慢性呼吸衰竭的治疗手段，已经成为一个备受关注的主题，究其原因如下：患者发生呼吸衰竭后生存率的提高；便携式呼吸机与无创通气呼吸机技术的发展；慢性病患者从医院转移到家庭治疗的财政奖励[1, 2]。许多各种原因的慢性呼吸衰竭患者采用家庭机械通气治疗（框 22-1）。应用家庭机械通气的疾病主要如下四大类：

　　1. 通气中枢受损（如中枢性肺泡低通气）

　　2. 限制性神经肌肉疾病 [如肌肉萎缩症、ALS（肌萎缩性脊髓侧索硬化症）]

　　3. 胸壁疾病（如脊柱后侧凸）

　　4. 肺部疾病 [如慢性阻塞性肺疾病（COPD）]

框 22-1 家庭机械通气的主要适应症
呼吸中枢受损
• 中枢性肺泡低通气
限制性神经肌肉疾病及胸壁疾病
• 脊髓损伤
• 神经或肌肉疾病（如肌肉萎缩症和 ALS）
• 膈神经功能障碍
• 脊柱侧弯
• 胸廓成形术后（肺结核）
肺部疾病
• COPD
• 囊性肺纤维化
• 支气管扩张
ALS，肌萎缩性脊髓侧索硬化症；COPD，慢性阻塞性肺疾病

家庭机械通气的统计学资料

家庭机械通气的使用频率在过去的数十年呈上升趋势，导致这一现象的两个主要原因是从重症监护病房转出的患者数量的增加，以及这些患者都存在尚未完全治愈的慢性呼吸衰竭，所以无创正压通气的使用急剧增加。根据调查性研究估算从1983年到1990年，美国长期机械通气（>3周）患者的人数翻了一倍，约从3/100 000[3]增长到6/100 000[4]。在重症监护病房依靠机械通气存活下来的患者数量的增加导致长期重症照护设备的发展，以减少医疗成本[5]。反过来，这些能出院回家的患者，可能会需要间断性的，或持续使用通气设备。家庭NPPV的增加是家庭机械通气增加的主要原因。据 Adams 等[6]报道，明尼苏达州从1992年到1997年家庭机械通气增长的47%归因于NPPV的增加，其中34%的患者使用通气设备时间小于每天24小时。在法国，关于家庭机械通气的国家数据库显示[7]，NPPV的使用呈指数递增：从1988年500例上升到1998年的4500例，而气管切开正压通气的患者数量依然停留在接近2000个水平。

家庭机械通气的方法

家庭机械通气的方法主要可以分为两类：有创正压通气常通过气管切开管通气（TPPV），以及无创通气，各自又包含几个小类别（框22-2）。有创或无创通气都可以实施间歇通气和持续通气。虽然两种方法所需设备有所不同，但是实施家庭通气成功的患者、家属、照护者的特点都具有相似性。

框 22-2　家庭机械通气技术

有创通气
- 气管切口正压通气
- 膈肌起搏

无创通气
- 负压通气
- 无创正压通气
    - 鼻罩通气
    - 口鼻面罩通气
    - 口含器正压通气
- 身体通气机
    - 箱式通气机
    - 摇摆床
    - 气囊辅助

有创正压通气

家庭有创正压通气常通过气管切开进行，已在许多患者成功实施[8-10]。这种通气方式的益处包括完全控制的机械输入潮气量及方便于从中央气道吸引分泌物。此外，在急性呼吸衰竭发作期间，通气治疗方式可保持不变。

不幸的是，TPPV 可能发生严重的并发症。如留置的气管切开导管对气道的损害，包括坏死、狭窄、出血及气管食管瘘都有报道[11-13]。由于正常的吞咽功能被破坏，发生食物的误吸也时有发生。气道细菌定植及下呼吸道感染的风险也显著增加[14-16]。气管切开导管的使用需要进行气道湿化治疗，增加了日常呼吸照护工作量。由于气管切开患者无法讲话，导致患者的社交和心理幸福感受到损害。虽然有些器材和技术设计能让患者在机械通气时可以说话，但是并不适用于每个患者[17]。

选择 TPPV 而不是 NPPV 的原因包括：①患者延髓功能损伤无法适应无创通气界面形式；②就近卫生保健提供者不熟悉无创通气技术；③患者更喜欢有创这种通气方式[18, 19]。

无创机械通气

NPPV 的使用起源于 20 世纪 50 年代，铁肺使得脊髓灰质炎病死率得到控制[20]。近年来对这项技术的研究有显著上升趋势。无创通气通过三种方式来实施（图 22-1）：①通过一个带或者不带唇型密封片的口含片；②通过口鼻面罩；③通过鼻罩。鼻罩是最受欢迎的连接方式，它基本没有严重的副作用，而且面罩周围的少量漏气并影响有效通气[21]；对于漏气明显影响通气效果的患者，可以采取口鼻面罩，有时会更有效[22, 23]。

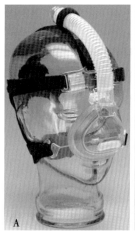
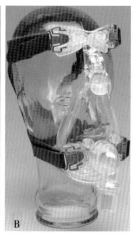
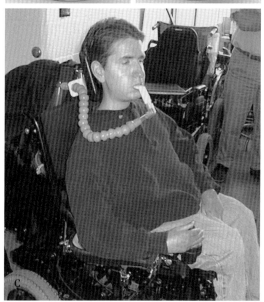

图 22-1 无创正压通气连接界面。A，鼻罩；B，口鼻面罩；C，口含片

实施 NPPV 的呼吸机一般都可设置压力，设置后备通气频率，并且提供压力支持通气而不是预设潮气量。这种呼吸机的优点是可以对面罩漏气进行补偿。当然也有以容积为通气目标并以面罩连接的呼吸机[24, 25]。

面罩型无创通气经常在夜间使用，这样不会干扰患者的活动，如吃饭和说话。在需要吃饭和说话以及戴着个庞大的面罩影响社交舒适性的时候，经口通气可以适用于那些白天需要无创支持的患者[26, 27]。口片装置可以根据需要使用并且允许患者完全控制其呼吸（图 22-2）。另外使用口片通气，患者可以改变呼吸形态，尽可能地增加肺容积[28]（最大吸气能力策略），已被证实能改善肺顺应性和咳嗽功能[29, 30]。

其他形式的无创通气，称之为"身体通气机"，至今已经很少使用。负压通气机如铁肺[31]或胸甲通气机[32]由于其笨重的外形和阻塞性呼吸暂停使得其使用并不普及，应用于夜间通气辅助患者可能由于其人机不同步使得病情恶化[33-35]。另外一个装置，叫做气囊[36, 37]，可用于辅助直立患者的通气，其工作时绑在前腹壁的充气气囊膨胀，压迫腹部横膈膜向上移动引起呼气。气囊放气后横膈膜在重力作用下下降，促使肺扩胀产生吸气。这些设备在脊髓灰质炎流行时盛行过一段时间，但现如今已经很少使用。

通过植入电极对膈肌进行电刺激起搏是一项用于有完整的膈神经，且膈肌在电刺激后有足够的能力维持通气的技术[38, 39]。它是有创通气的一种形式，因为它需要外科手术，且时常需要经气管切开处通气以避免由于人机不同步引起的上气道阻塞。它常用于中枢性肺泡低通气的患者及高位颈髓损伤引起的呼吸肌肉麻痹患者[19, 40]。这一装置需要植入电极和接收器操作，非常昂贵，费用超过 20 万美元。近年来有新的不那么昂贵的植入步进电极线的方法报道[41]。

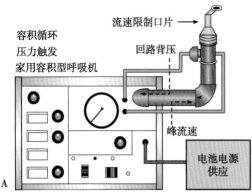

容积循环
压力触发
家用容积型呼吸机

流速限制口片 →

回路背压

峰流速

电池电源供应

A

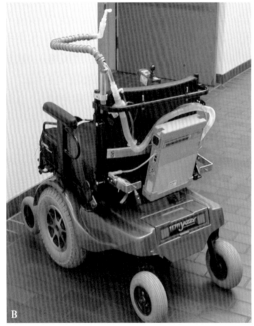

B

图 22-2 口片通气呼吸机（MPV）。A，MPV；B，机动轮椅上的 MPV 装置

分泌物清除

分泌物清除对经气切开或无创家庭机械通气患者十分重要，尤其是那些由于神经肌肉疾病导致咳嗽功能受损的患者。有很多方法可以用来辅助咳嗽和清除分泌物（框 22-3）。这些方法包括对有气管造口的患者使用吸痰管抽吸，手动辅助咳嗽，加

强呼吸，机械辅助咳嗽仪，以及各种胸壁震荡装置。

框 22-3 气道分泌物清除方法
咳嗽辅助
• 手动辅助咳嗽（"quad"咳嗽法）
• 加强呼吸
• 复苏球囊
• 舌咽呼吸
• 使用口含通气机
• 机械咳嗽辅助仪
分泌物松动
• 胸壁震荡
• 肺内叩击通气
• 气道内吸引

手动辅助咳嗽是通过对腹部、胸膜腔以及气道施加一个正压，在气道内产生一个足够大的咳嗽呼气流速。有多种腹部快速冲击技术用来有效清除分泌物[42]。在辅助呼吸之前增加呼吸系统中的气体容积可以增加肺中用于呼气的气体体积，增加肺和胸壁弹性回缩力，这可以增加呼气压力和咳嗽有效性[30]。

一种有效的分泌物管理装置，机械性吸入—呼出辅助咳痰仪（Respironics，Murrysville，Pa）已有 50 多年历史，已被越来越多地用于临床[43, 44]（图 22-3）。辅助咳痰仪由一个电机驱动，可以在气道内产生高达正负 50cmH$_2$O 的压力帮助不能咳嗽的患者清除分泌物。这一装置可以用于气管切开[45]患者，也可以通过面罩以无创的方法实施。辅助咳痰仪模仿主动咳嗽，实质是气道内"抽吸"来移除分泌物。其他非侵入性机械辅助设备包括胸壁振动或气道内振动装置[46]。有报道这些装置对支气管扩张和囊性纤维化患者有效[47]，但是它们在家庭机械通气患者的作用尚不清楚。

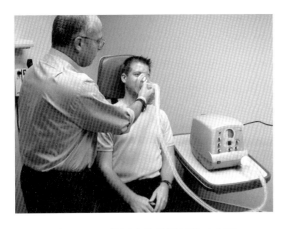

图 22-3 使用中的机械辅助咳痰仪

家庭机械通气患者的选择

入选为家庭机械通气的候选患者来自以下两种途径。一是急性或进展性慢性疾病住院行机械通气并且不能撤离呼吸机的患者，这些患者通常是有创的经气管切开正压机械通气。另一部分患者是慢性进行性神经肌肉疾病或者是慢性呼吸系统疾病，通常从门诊筛选而来实施家庭机械通气，或者先短暂住院以滴定及调节通气参数。这些患者最常采用无创通气。选择用家庭机械通气的患者不仅仅要分析他们的疾病类型及对设备和支持服务的要求，而且还应包括对成功应用家庭机械通气的其他影响因素。必须充分考虑患者的需求和状态，家庭机械通气也可能发生威胁生命的并发症。患者参与长期管理方案的制定对患者的全面管理十分有用。

NPPV 和 TPPV 的选择

需要有创或无创通气支持的患者都存在呼吸衰竭，需要持续或间断通气辅助，间断通气辅助常在夜间使用。进行家庭机械通气的患者主要是高碳酸血症性呼吸衰竭，这些患者在没有辅助通气的情况下往往不能维持有效的通气和气体交换。

具有积极乐观性格的患者更容易从家庭机械通气中获利，积极性高的患者往往容易取得较好疗效，同时家庭成员的积极配合也非常重要[2]。在家庭机械通气环境准备和机械通气过程中经常会碰到这样那样的问题，可能会有很大的压力和挫败感，所以，适应性和有足够的耐心对患者来说也十分重要。

长期家庭机械通气的患者常常伴有其他疾病。如果这些疾病的问题可以在家里处理，并且不必频繁进入医疗机构进行评估或治疗，就不会影响他们接受家庭机械通气。家庭机械通气要求患者的临床和生理学状况足够稳定，并且在非急性治疗机构的环境中至少 1 个月[1, 2]。有些肺部疾病患者气道卫生管理方面的需求增加，如需要频繁气道吸痰，这些患者必须能够通过辅助咳嗽技术或通过气管切开术的气道吸痰来清除其分泌物，才能进入家庭机械通气患者行列。

家庭机械通气需要患者及其家庭成员的接受，而且他们的态度及积极参与很重要[48, 49]。家庭通气的计划及实施过程中可能出现的不足之处必须由患者和家人充分理解。通常情况下，一个或多个家庭成员将承担患者日常护理的部分或全部责职。这可能在家庭内产生重大的心理压力。必须在呼吸机依赖患者从急性护理机构或门诊出院之前对家庭成员进行评估，了解他们接受患者回家治疗的能力。

虽然家庭机械通气通常比在医院的花费少，但大多数第三方承运商只承担规定的耐用医疗设备的费用的 80%，因此患者和家庭可能要承受相当大的资金负担。所以在患者出院前就必须仔细分析支持呼吸机依赖患者的经费来源。

NPPV 的选择

美国胸科医师学会共识推荐了用于家庭机械通气的慢性呼吸衰竭患者 NPPV 的主

要标准，包括限制性肺病、COPD 和其他如表 22-1 所列疾病和症状[50]。患者有低通气相关的症状，如呼吸困难或睡眠呼吸障碍，同时还需满足客观的标准，如肌肉力量减弱或 $PaCO_2$ 增高。此外，要求患者有良好

的延髓功能，以在无创通气期间保护他们的气道，因为增高的口鼻压力可以使分泌物进入气道，增加发生肺炎的风险[51]。患者必须能够自己或通过其他辅助设备来有效清除分泌物[43, 52, 53]。

表 22-1　家庭 NPPV 患者入选标准

限制性胸廓 / 神经肌肉疾病	阻塞性肺疾病
相关疾病	
ALS、肌萎缩、脊髓灰质炎后遗症等	COPD、支气管扩张、囊性纤维化等
症状	
呼吸困难	呼吸困难
睡眠呼吸障碍	睡眠呼吸障碍
打鼾	打鼾
晨起头痛	晨起头痛
频繁夜间觉醒等	频繁夜间觉醒
生理学标准（以下之一）	
$PaCO_2 \geqslant 45mmHg$	$PaCO_2 \geqslant 55mmHg$
夜间血氧饱和度 ≤ 88%，持续 5 分钟	$PaCO_2 \geqslant 54mmHg$ 及睡眠状态夜间血氧饱和度 ≤ 88%，持续 5 分钟
最大吸气压 <60cmH$_2$O	一年内至少两次因为高碳酸血症而住院治疗 $PaCO_2$ 在 50 and 54mmHg 之间
用力肺活量 < 50% 预计值	

ALS，肌萎缩性脊髓侧索硬化症；COPD，慢性阻塞性肺疾病；NPPV，无创正压通气；O$_2$，氧气；$PaCO_2$，肺动脉二氧化碳分压

TPPV 的选择

与 NPPV 不同的是，对于 TPPV 尚未有精确的选择标准，但有一些相关经验可供参考。在医院或一些中间护理机构对 TPPV 患者进行反复撤机尝试后，患者仍脱机困难，说明其仍需要通气支持的[5, 54]。患者因延髓功能障碍没有足够的气道保护能力及分泌物清除能力，则需要从 NPPV 转换为 TPPV，TPPV 能起到气道保护防止分泌物吸入的作用。此外，TPPV 对需要氧气治疗或持续 PEEP 的患者可以提供更可靠的支持。但是对于吸入氧气浓度需求大于 40% 或者

PEEP 大于 10cmH$_2$O 的患者，家庭 TPPV 需要谨慎[1]。

家庭机械通气的费用

需要长期机械通气患者的费用相对较高。Bach 等对院内需要机械通气超过 48 小时的患者的费用进行了研究[55]。他们发现这些患者每次住院的平均费用约是其他住院患者的 8 倍。那些不能撤机需要长期治疗的患者，每月费用可高达 66 000 美元[55]。已经明确的是将长期治疗转移到家庭可以

显著节省成本。据 Lafond 等统计，在家庭治疗的患者的平均每月成本约为 3000 美元[56]。在对伦敦的家庭机械通气和住院治疗费用的比较后，Creese 等[57]发现，将有 24 小时陪护人员的患者从医院转移到家中可以节约近 32% 的开支。美国呼吸治疗协会在 1980 年进行了一项针对 20 个州的医院的调查，长期机械通气患者在医院的费用为 22 569 美元，而在家庭治疗费用仅需 1766 美元[58]。

家庭机械通气患者的主要问题是大多数保险公司仅赔偿家庭治疗所需费用的 80%[56]，这对大部分患者家庭来说是很大的经济负担，从而影响了家庭机械通气的普及。事实是很少有保险公司全额支付那些无法进行日常生活活动的人的全日制护理（"长期看护"）的费用。针对这一问题，英国和法国的经验是通过小型慢性病治疗机构专注于呼吸机辅助的患者[59]。有些州通过地方组织对家庭呼吸机治疗患者进行管理，对资源的利用起到了显著的积极作用[55]。

家庭机械通气的使用依据

神经肌肉疾病是使用家庭机械通气的第一种疾病，这在很大程度上是因为在上个世纪 40-50 年代发生的脊髓灰质炎流行病。以铁肺、摇摆床甚至口片正压通气的无创通气形式首先在医院开始使用，随后转至家庭康复治疗。一项有关 46 年使用无创通气的经验的回顾性研究[60]为我们提供了 560 例脊髓灰质炎后遗症以及其他神经肌肉疾病如杜氏肌营养不良，肌萎缩性侧索硬化和胸壁畸形的数据，此研究显示，在自评生活质量良好的神经肌肉疾病患者中无创通气可以长期进行（几年到几十年）。值得注意的是，接受 NPPV（面罩或口片）的患者较负压通气如铁肺或胸甲需要

转换为气管切开的情况要少一些，而且不适感和自行停止通气后也更不容易出现问题。很明显，采用 TPPV 或 NPPV 的家庭机械通气能使生存率升高[7, 61, 62]。多项研究已经明确，使用家庭无创通气的患者，需要住院治疗的频率和生活质量都有所改善。Leger 等[63]发现，在家庭无创通气开始后的两年或更长时间内，患者的住院天数明显减少。无创家庭通气能改善患者生存率、生活质量及肌萎缩性侧索硬化症患者的认知功能[64-68]。

对于神经肌肉疾病来说，除非是出现延髓功能受累而为了气道保护，或者已经使用足够大的无创通气支持后仍存在高碳酸血症，NPPV 优于 TPPV，其原因是 TPPV 的风险和副作用更多[7, 69, 70]。

TPPV 和无创通气已广泛应用于 COPD 患者。在回顾性队列研究中，TPPV 与长期 O_2 治疗相比较，虽然最初似乎有利于 TPPV，但是长期生存率没有差异[71]。NPPV 已经成为优选的模式，因为 TPPV 存在更多的副作用。一份来自意大利的大型多中心随机研究对 COPD 患者接受无创通气或长期 O_2 治疗进行了比较，发现接受 NPPV 的患者的 $PaCO_2$ 水平和呼吸困难以及生活质量评分都有改善[72, 73]；住院率没有差异；死亡率不作为终点进行研究。在 Meecham-Jones 及其同事的研究调查了使用无创通气的患者的生活质量[74]，与长期 O_2 治疗相比，使用无创通气的 COPD 患者的生活质量改善明显。研究还发现，神经肌肉疾病如杜氏肌营养不良的患者接受无创通气后的生活质量改善情况优于接受无创通气的 COPD 患者。其他研究也发现，COPD 患者对 NPPV 的耐受性较差，并且可能自行停止使用[63]。似乎 COPD 患者对无创通气的依从性不如神经肌肉疾病患者好。其原因尚不清楚，可能与入选研究的 COPD 患者没有高碳酸血症，而 NPPV 对

改善 COPD 患者高碳血症性呼吸衰竭较为有效。

结语

由于医疗费用的限制，越来越多的神经肌肉疾病所致的慢性呼吸衰竭患者将在院外接受治疗，如家中或长期重症护理院或疗养院。有些作者建议，向有些欧洲国家学习，通过将呼吸机依赖患者的家庭治疗区域标准化来降低医疗成本[59, 75]。此外，可为接受较少训练且能照看家庭呼吸机依赖患者的相关人员颁发从业许可证，以提高安全性并节省成本。

很明显，全球家庭机械通气的使用增加显著，很大程度上是因为 NPPV 的使用越来越广泛。对于适合无创通气的患者可以有选择多种方式。统计资料显示，与 TPPV 相比，患者更乐于接受 NPPV，且使用成本低，导致 NPPV 使用率快速上升，且这样的趋势将会得到持续[76, 77]。

（黄蕾 徐诗行 译 魏刚 校）

参考文献

1. Make BJ, Gilmanton ME: Mechanical ventilation in the home, Crit Care Clin N Am 6:785-796, 1990.
2. O'Donohue WJ Jr, Giovannoni RM, Goldberg AI et al: Long-term mechanical ventilation. Guidelines for management in the home and at alternate community sites. Report of the Ad Hoc Committee, Respiratory Care Section, American College of Chest Physicians, Chest 90(1 suppl):1S-37S, 1986.
3. Make B, Gilmartin M: Care of the ventilator-assisted individual in the home and alternative and community sites. In Hodgkin JE, Connors GL, Bell CW, editors: Pulmonary rehabilitation: guidelines to success, Philadelphia, 1993, JB Lippincott, pp 359-391.
4. Milligan S: AARC and Gallup estimate numbers and costs of caring for chronic ventilator patients, AARC Times 15:30-36, 1991.
5. Scheinhorn DJ, Chao DC, Stearn-Hassenpflug M: Liberation from prolonged mechanical ventilation, Crit Care Clin 18:569-595, 2002.
6. Adams AB, Shapiro R, Marini JJ: Changing prevalence of chronically ventilator-assisted individuals in Minn-esota: increases, characteristics, and the use of non-invasive ventilation, Respir Care 43:635-636, 1998.
7. Simonds AK: Home ventilation, Eur Respir J Suppl 47:38s-46s, 2003.
8. Burr BH, Guyer B, Todres ID et al: Home care for children on respirators, N Engl J Med 309:1319-1323, 1983.
9. Make BJ: Long-term management of ventilator-assisted individuals: The Boston University experience, Respir Care 31:303-310, 1986.
10. Splaingard ML, Frates RC Jr, Harrison GM et al: Home positive-pressure ventilation: twenty years' experience, Chest 84:376-382, 1983.
11. Epstein SK: Late complications of tracheostomy, Respir Care 50:542-549, 2005.
12. Durbin CG Jr: Early complications of tracheostomy, Respir Care 50:511-515, 2005.
13. Sue RD, Susanto I: Long-term complications of artificial airways, Clin Chest Med 24:457-471, 2003.
14. Brook I: Role of anaerobic bacteria in infections following tracheostomy, intubation, or the use of ventilatory tubes in children, Ann Otol Rhinol Laryngol 113:830-834, 2004.
15. Jarrett WA, Ribes J, Manaligod JM: Biofilm formation on tracheostomy tubes, Ear Nose Throat J 81:659-661, 2002.
16. Harlid R, Andersson G, Frostell CG et al: Respiratory tract colonization and infection in patients with chronic tracheostomy: a one-year study in patients living at home, Am J Respir Crit Care Med 154:124-129, 1996.
17. Manzano JL, Lubillo S, Henríquez D et al: Verbal communication of ventilator-dependent patients [see comments], Crit Care Med 21:512-517, 1993.
18. Finder JD, Birnkrant D, Carl J et al: Respiratory care of the patient with Duchenne muscular dystrophy: ATS consensus statement, Am J Respir Crit Care Med 170:456-465, 2004.
19. Garrido-Garcia H, Mazaira Alvarez J, Martin Escribano P et al: Treatment of chronic ventilatory failure using a diaphragmatic pacemaker, Spinal Cord 36:310-314, 1998.
20. Hill NS: Clinical applications of body ventilators, Chest 90:897-905, 1986.
21. Meyer TJ, Pressman MR, Benditt J et al: Air leaking through the mouth during nocturnal nasal ventilation: effect on sleep quality, Sleep 20:561-569, 1997.
22. McDermott I, Bach JR, Parker C et al: Custom-fabricated interfaces for intermittent positive pressure ventilation, Int J Prosthodont 2:224-233, 1989.
23. Bach JR, Alba AS: Sleep and nocturnal mouthpiece IPPV efficiency in postpoliomyelitis ventilator users, Chest 106:1705-1710, 1994.
24. Bach JR, Alba AS: Management of chronic alveolar hypoventilation by nasal ventilation, Chest 97:52-57, 1990.
25. Bach JR, Alba A, Mosher R et al: Intermittent positive pressure ventilation via nasal access in the management of respiratory insufficiency, Chest 92:168-170, 1987.
26. Bach JR, Alba AS, Saporito LR: Intermittent positive pressure ventilation via the mouth as an alternative to tracheostomy for 257 ventilator users,

Chest 103:174-182, 1993.

27. Boitano LJ, Benditt JO: An evaluation of home volume ventilators that support open-circuit mouthpiece ventilation, Respir Care 50:1457-1461, 2005.

28. Lechtzin N, Shade D, Clawson L et al: Supramaximal inflation improves lung compliance in subjects with amyotrophic lateral sclerosis, Chest 129:1322-1329, 2006.

29. Bach JR: Mechanical insufflation–exsufflation: comparison of peak expiratory flows with manually assisted and unassisted coughing techniques, Chest 104:1553-1562, 1993.

30. Kang SW, Bach JR: Maximum insufflation capacity: vital capacity and cough flows in neuromuscular disease, Am J Phys Med Rehabil 79:222-227, 2000.

31. Drinker P, Shaw LA: An apparatus for the prolonged administration of artificial respiration, J Clin Invest 7:229-247, 1929.

32. Gilmartin ME: Body ventilators: equipment and techniques, Respir Care Clin N Am 2:195-222, 1996.

33. Levy RD, Bradley TD, Newman SL et al: Negative pressure ventilation: effects on ventilation during sleep in normal subjects, Chest 95:95-99, 1989.

34. Corrado A, Gorini M: Long-term negative pressure ventilation, Respir Care Clin N Am 8:545-557, v-vi, 2002.

35. Bach JR, Penek J: Obstructive sleep apnea complicating negative-pressure ventilatory support in patients with chronic paralytic/restrictive ventilatory dysfunction, Chest 99:1386-1393, 1991.

36. Dettenmeier PA, Jackson NC: Chronic hypoventilation syndrome: treatment with non-invasive mechanical ventilation, AACN Clin Issues Crit Care Nurs 2:415-431, 1991.

37. Miller HJ, Thomas E, Wilmot CB: Pneumobelt use among high quadriplegic population, Arch Phys Med Rehabil 69:369-372, 1988.

38. Glenn WWL, Hogan JF, Loke JS et al: Ventilatory support by pacing of the conditioned diaphragm in quadriplegia, N Engl J Med 310:1150-1155, 1984.

39. Elefteriades JA, Quin JA, Hogan JF et al: Long-term follow-up of pacing of the conditioned diaphragm in quadriplegia, Pacing Clin Electrophysiol 25:897-906, 2002.

40. Chen ML, Tablizo MA, Kun S et al: Diaphragm pacers as a treatment for congenital central hypoventilation syndrome, Expert Rev Med Devices 2:577-585, 2005.

41. DiMarco AF, Onders RP, Ignagni A et al: Phrenic nerve pacing via intramuscular diaphragm electrodes in tetraplegic subjects, Chest 127:671-678, 2005.

42. Bach JR: Pulmonary rehabilitation: the obstructive and paralytic conditions, Philadelphia, 1995, Hanley and Belfus.

43. Hardy KA, Anderson BD: Noninvasive clearance of airway secretions, Respir Care Clin N Am 2:323-345, 1996.

44. Bach JR: Mechanical insufflation/exsufflation: has it come of age? A commentary, Eur Respir J 21:385-386, 2003.

45. Sancho J, Servera E, Vergara P et al: Mechanical insufflation–exsufflation vs. tracheal suctioning via tracheostomy tubes for patients with amyotrophic lateral sclerosis: a pilot study, Am J Phys Med Rehabil 82:750-753, 2003.

46. Chang HK, Farf A: High-frequency ventilation: a review, Respir Physiol 57:135-152, 1984.

47. Arens R, Gozal D, Omlin KJ et al: Comparison of high frequency chest compression and conventional chest physiotherapy in hospitalized patients with cystic fibrosis, Am J Respir Crit Care Med 150:1154-1157, 1994.

48. Gilgoff I, Prentice W, Baydur A: Patient and family participation in the management of respiratory failure in Duchenne's muscular dystrophy, Chest 95:519-524, 1989.

49. Sivak ED, Gibson WT, Hanson MR: Long-term management of respiratory failure in amyotrophic lateral sclerosis, Ann Neurol 12:18-23, 1982.

50. National Association for Medical Direction of Respiratory Care: Clinical indications for noninvasive positive pressure ventilation in chronic respiratory failure due to restrictive lung disease, COPD, and nocturnal hypoventilation: a consensus conference report, Chest 116:521-534, 1999.

51. Bach JR: Amyotrophic lateral sclerosis: prolongation of life by noninvasive respiratory AIDS, Chest 122:92-98, 2002.

52. Bach JR, Smith WH, Michaels J et al: Airway secretion clearance by mechanical exsufflation for post-poliomyelitis ventilator-assisted individuals, Arch Phys Med Rehabil 74:170-177, 1993.

53. Lahrmann H, Wild M, Zdrahal F et al: Expiratory muscle weakness and assisted cough in ALS, Amyotroph Lateral Scler Other Motor Neuron Disord 4:49-51, 2003.

54. Nevins ML, Epstein SK: Weaning from prolonged mechanical ventilation, Clin Chest Med 22:13-33, 2001.

55. Bach JR, Intinola BA, Alba AS et al: The ventilator-assisted individual: cost analysis of institutionalization vs rehabilitation and in-home management, Chest 101:26-29, 1992.

56. Lafond L, Make BJ, Gilmartin ME: Home care costs for ventilator-assisted individuals, Am Rev Respir Dis 137:62, 1988.

57. Creese AL, Fielden R: Hospital or home care for the severely disabled: a cost comparison, Br J Prev Soc Med 31:116-121, 1977.

58. Times A: Association holds press conference on ventilator survey, AAR Times 8:28-31, 1984.

59. Goldberg A: Home care for life-supported persons: is a national approach the answer?, Chest 90:744-748, 1986.

60. Baydur A, Layne E, Aral H et al: Long term non-invasive ventilation in the community for patients with musculoskeletal disorders: 46 year experience and review, Thorax 55:4-11, 2000.

61. Mehta S, Hill NS: Noninvasive ventilation, Am J Respir Crit Care Med 163:540-577, 2001.

62. Simonds AK, Muntoni F, Heather S et al: Impact of nasal ventilation on survival in hypercapnic Duchenne muscular dystrophy, Thorax 53:949-952, 1998.

63. Leger P, Bedicam JM, Cornette A et al: Nasal intermittent positive pressure ventilation: long-term follow-up in patients with severe chronic respiratory insufficiency, Chest 105:100-105, 1994.

64. Aboussouan LS, Khan SU, Meeker DP et al: Effect

of noninvasive positive-pressure ventilation on survival in amyotrophic lateral sclerosis [see comments], Ann Intern Med 127(6):450-453, 1997.

65. Bourke SC, Bullock RE, Williams TL et al: Noninvasive ventilation in ALS: indications and effect on quality of life, Neurology 61:171-177, 2003.

66. Kleopa KA, Sherman M, Neal B et al: Bipap improves survival and rate of pulmonary function decline in patients with ALS, J Neurol Sci 164:82-88, 1999.

67. Lyall RA, Donaldson N, Fleming T et al: A prospective study of quality of life in ALS patients treated with noninvasive ventilation, Neurology 57:153-156, 2001.

68. Pinto AC, Evangelista T, Carvalho M et al: Respiratory assistance with a non-invasive ventilator (Bipap) in MND/ALS patients: survival rates in a controlled trial, J Neurol Sci 129(suppl):19-26, 1995.

69. Bach JR: Noninvasive mechanical ventilation, ed 1, Philadelphia, 2002, Hanley and Belfus.

70. Benditt JO, Boitano L: Respiratory support of individuals with Duchenne muscular dystrophy: toward a standard of care, Phys Med Rehabil Clin N Am 16:1125-1139, xii, 2005.

71. Muir JF: Multicentre study of 259 severe COPD patients with tracheostomy and home mechanical ventilation. In Proceedings of the World Congress on Oxygen Therapy and Pulmonary Rehabilitation, 1987; Denver.

72. Clini E, Sturani C, Rossi A et al: The Italian multicentre study on noninvasive ventilation in chronic obstructive pulmonary disease patients, Eur Respir J 20:529-538, 2002.

73. Vitacca M, Clini E, Pagani M et al: Physiologic effects of early administered mask proportional assist ventilation in patients with chronic obstructive pulmonary disease and acute respiratory failure, Crit Care Med 28:1791-1797, 2000.

74. Meecham Jones DJ, Paul EA, Jones PW et al: Nasal pressure support ventilation plus oxygen compared with oxygen therapy alone in hypercapnic COPD, Am J Respir Crit Care Med 152:538-544, 1995.

75. Gajdos P: The French organisation of mechanical ventilation at home for neuromuscular diseases, Paraplegia 31:147-149, 1993.

76. Bach JR, Campagnolo DI, Hoeman S: Life satisfaction of individuals with Duchenne muscular dystrophy using long-term mechanical ventilatory support, Am J Phys Med Rehabil 70:129-135, 1991.

77. Bach JR, Alba AS: Noninvasive options for ventilatory support of the traumatic high level quadriplegic patient, Chest 98:613-619, 1990.

第23章

肺康复与肺移植

STEVEN D.NATHAN，OKSANA A.SHLOBIN

专业技能

完成本章学习，读者将了解以下内容：

◆ 掌握肺移植的一般适应证和绝对禁忌证
◆ 了解不同肺部疾病实施肺移植的备选流程（包括概述和所有条款）
◆ 阐述肺移植前后肺康复治疗的差异
◆ 了解肺移植术后免疫抑制剂常规用法用量以及免疫抑制剂对肺康复的影响
◆ 熟悉肺移植术后并发症
◆ 描述肺移植术后的结局包括预期生存率、功能概述和生活质量等

人类第一例肺移植于 1963 年由 James Hardy 博士和他的同事们在美国密西西比大学完成[1, 2]。到 1974 年，全世界总共进行了 36 例肺移植手术，由于移植相关的排斥反应，仅有 2 例存活[3]。直到二十世纪八十年代初期环孢霉素的运用才使得实体器官移植再次被尝试，随后的九十年代是肺移植的复苏期，时至当今，肺移植已经成为各种晚期肺部疾病患者治疗的选择之一[4-7]。

肺移植器官分配评分

肺移植的目的是延长受体寿命并提高生活质量。这就要求我们的医生对原发病的病程和预后以及肺移植术后的结局有清晰的认识。很多患者在等待肺移植的过程中死于原发病，基于这种情况，一个专门监管器官分配的组织——美国联合器官网络共享（UNOS）组织——在 2005 年春实施了一个肺源分配的共识，根据需求与结局来实现这种稀缺资源的最大化利用。基

于原发病，这个制度将患者分成 4 个组，综合多个变量因素分别给四个组建立预后模型来评估没有肺移植或者肺移植后 1 年的预后，并结合这些变量来给患者评分。在新的分配制度下，移植或非移植患者的获益由两者间这些预测结果的差异来衡量。根据患者的特征决定肺源的分配，从而平衡等候肺移植的紧迫性[8]。

肺移植的适应证和移植方式见框23-1[1, 8, 9]。

框 23-1　肺移植适应症

单肺移植适应症
- COPD
- α1- 抗胰蛋白酶缺乏诱导的肺气肿
- 各种病因引起的肺纤维化
- 结节病
- 嗜酸性肉芽肿
- 肺淋巴管平滑肌瘤病
- 闭塞性细支气管炎
- 特发性肺动脉高血压 (原发性肺动脉高压)/ 艾森曼格综合征

双肺移植的适应症
- 选择性的 COPD 患者 (如年轻的患者)
- 支气管扩张
- 囊性纤维化
- 双肺脓毒症
- 特发性肺动脉高血压 (原发性肺动脉高压)/ 艾森曼格综合征伴可修复的心脏缺损

心肺联合移植的适应症
- 艾森曼格综合征伴不可修复的心脏缺损或者不可逆转的心力衰竭
- 肺结节病伴有严重的心功能损害

COPD，慢性阻塞性肺疾病

肺移植入选标准

如果患者处于终末期肺疾病阶段并且满足下列的标准，就可以考虑肺移植：

1. 年龄
- 单肺移植：65~70 岁以下。
- 双肺移植：小于 60 岁。
- 心肺联合移植：小于 55 岁。
2. 常规的治疗无效。
3. 预计存活小于 2 到 3 年。
4. 如患者病情太重会影响移植的成功，因此，选择至少在氧疗下可以活动的患者。
5. 患者能够获得社会和心理的支持从而能够坚持完成严格的治疗方案。

肺移植的禁忌证

绝对禁忌证

1. 吸烟患者：戒烟超过 6 个月以上患者才考虑肺移植。
2. 对患者的预后有着很大负面影响的无法纠正的精神和心理疾病。
3. 近期有药物滥用或者嗜酒问题。
4. 即使没有已知的精神问题但不能遵守医疗方案或治疗计划的患者。
5. 近 2 年持续进展的恶性肿瘤（除外基底细胞癌和皮肤鳞状细胞癌），5 年无症状的囊外的肾细胞瘤、2 期或者以上的乳腺癌、Dukes 分期 A 期以上的结肠癌、三期或以上的黑色素瘤。
6. 原发性或转移性的肺部恶性肿瘤。
7. 病态肥胖。
8. 系统性疾病
- 肾功能，肌酐清除率 <50 毫升 / 分钟；
- 肝脏疾病（肝硬化、慢性活动性或慢性持续性肝炎、乙肝、丙肝）；
- 控制不佳的胰岛素依赖型糖尿病或胰岛素依赖型糖尿病伴有终末器官功能障碍。
- 慢性胰腺炎
- 活动性结缔组织疾病
9. HIV 阳性或其他活动性的慢性传

染病。

10. 致残性关节炎或其他限制活动的疾病。

11. 活动性结缔组织病。

相对禁忌证

1. 冠心病或其他心脏疾病。

2. 需要超过两种药物控制血压的全身性高血压病。

3. 严重的右心衰竭。

4. 多重耐药。

5. 胰岛素依赖型糖尿病。

6. 骨质疏松。

7. 影响胸廓活动的严重骨骼肌肉疾病。

8. 营养状况差（体重指数 <17 或 >32）。

9. 控制不佳的癫痫。

10. 类固醇依赖（>20mg/d）。

11. 严重的胸膜疾病或者前胸手术。

12. 真菌或非典型分枝杆菌的定植患者。

移植患者的选择

在肺移植候选人中选择合适的肺移植的时机仍然需要依靠大量的动态变量来决定。需要仔细分析病史和原发病的预后并权衡移植后的预期生存率，而且除了考虑生存率作为肺移植的参考条件外，移植后的生活质量也需要考虑在内，目前已经有多个由不同基础疾病的肺移植接受者验证的工具用来评估移植后生活质量[10-14]。如对于 COPD 患者，以生活质量改变后的生存年来证明肺移植的效果。最后，也需要考虑移植的预期等待时间。最终达到最大限度地保持患者自肺的最好的功能状态，使移植后的新肺获得更大的生存机会并避免在等候移植的过程中死亡的目的。

2006 年国际心肺移植协会（ISHLT）更新了共识，为肺移植提供了操作指南[15]。

推荐意见的更新是根据对不同疾病的新认知和近期所发现的新的预后因素的结果[16]。实际上在美国，这些建议在新的分配制度背景下如何执行仍不确定。值得一提的是，共识给何时实施移植和等待移植提供了参考意见。

COPD

COPD 作为肺移植有生存获益的适应证是有争议的[17]，这可能是由于之前仅仅是根据 FEV_1（第 1 秒用力呼气量）作为移植患者入选标准的缘故[18]。而目前对 FEV_1 有了新的认识，因此，FEV_1 不应该作为唯一标准，而是需要结合其他肺功能指标和临床指标来综合评估。

与死亡率强烈相关的其他临床指标包括主观呼吸困难、低体重、运动耐量、住院次数和肺的形态等[19, 20]。在一项研究中，运用一个简单的量表来进行呼吸困难程度分级，运用该量表预测死亡率比 FEV_1 更加精确[21]。患者如果走 100 码后不得不因呼吸困难而停下来，那么该患者呼吸困难分级为第四级，而这种级别的呼吸困难，患者生存率的中位数大约是 3 年。该生存率可以与肺移植相媲美的（移植后 3 年生存率 61%）。相比之下，那些用 FEV_1（< 35%）作为评价疾病严重度的患者的中位生存时间却是超过 5 年的。

大量的研究表明，体重减轻是 COPD 患者死亡的一个重要的独立因素[22-24]。认为这是与呼吸做功增加相关的高能量代谢和与炎性细胞因子相关的分解代谢增强造成的[25, 26]。

严重的 COPD 患者进食量往往很小，能量的消耗和饮食摄入不匹配，体重指数越低的患者，尤其是小于 $20kg/m^2$ 的患者，死亡的风险越大[27, 28]。

因急性加重而住院的 COPD 患者对后续的死亡率会产生很大的影响。有趣的是，有两个大型研究显示，COPD 患者在住院治疗期间的死亡是很少的，死亡率仅在 8%~11%[29, 30]。在其中一个研究里，入院后一年内的死亡率是 23%，然而，如果患者入住 ICU，一年内的死亡率会增加到 35%。入院时 CO_2 分压超过 50mmHg 的患者，一年内的死亡率是 43%。以上所介绍的 COPD 的一年死亡率都超过了接受肺移植 COPD 患者的死亡率，在肺移植的 COPD 人群中一年死亡率仅为 21%。因此，因病情恶化需要住院治疗的任何 COPD 患者，如果其他条件合适是应该考虑肺移植的。

随着 CAT（计算机轴向断层扫描技术）技术的提高，肺形态的测定可作为预测患者最终的预后指标。在 α_1 胰蛋白酶抑制剂缺乏的患者中，与主观症状、FEV_1、DL_{CO}（CO 弥散量）相比，基于 CAT 测量的肺部形态异常，尤其是在肺上叶的形态异常与患者的生存率有更好的相关性。由 α_1 胰蛋白酶抑制剂缺乏引起的肺气肿患者和吸烟的肺气肿患者相比，他们的疾病过程不同，而且呈现出年轻化、并发疾病少，死亡与原发病的相关性大等特点。因此，对这个人群的研究有助于了解影响 COPD 患者的预后的相关因素。

因为许多预测因子都与 COPD 患者预后相关，建立一个包含这些预测因子的模型与患者的生存率相关性可能会更好。因此，一个包含体重、阻塞程度、呼吸困难分级和运动耐量的评分（BODE 评分）模型正在进行有效性验证[31, 32]。根据这四个预测因子，给患者评分，满分为 10 分。其中 BODE 评分在最高的四分位数（即 7 到 10 分）的患者，52 个月的死亡率高达 80%，这显然比肺移植的预期死亡率更高。BODE 评分在 7 分以下的患者，5 年生存率远远超过 50%，这比肺移植后的 5 年生存率要高。因此对那些不太严重的患者不应该考虑肺移植。在这个研究里，阻塞程度的评

分是基于美国胸科学会的分级标准[33]，因此 FEV_1 小于 35% 的患者都是同一个的阻塞程度分数。在 2006 年的肺移植指南里，肺移植的指标包括[15]：

BODE 评分（体重、阻塞程度、呼吸困难和活动耐量）在 7~10 分或至少伴有以下其中一项[31]：

1. FEV_1 小于 25% 预测值并且 DL_{CO} 小于 20% 预测值，或者是均匀分布型的肺气肿。

2. 伴有因急性高碳酸血症（动脉二氧化碳分压大于等于 55mmHg）住院的病史。

3. 氧疗下仍伴有肺动脉高压或者肺心病，或者两者都有。

在评估 COPD 终末期患者时，要考虑是否有肺减容手术（LVRS）的手术指征[34, 35]。对于接受肺减容手术患者，未来仍然可能需要肺移植。如何将这两个手术很好地衔接呢？医疗从业人员在考虑为患者实施肺减容手术前，要熟悉美国肺气肿治疗试验的入选标准（框 23-2）。根据这

框 23-2　肺减容手术在生理学和形态学上的入选标准和排除标准

入选标准

- FEV_1 在预测值的 15%~45%
- 肺总量 > 预测值的 100%
- 残气量 > 预测值的 150%
- PCO_2 < 60mmHg
- 静息状态吸空气下 PO_2 > 45mmHg
- 6 分钟步行试验 > 459 英尺

排除标准

- FEV_1 在预测值的 15%~20% 并且在 CAT 扫描上显示病变均匀分布或者伴有 DL_{CO} < 预测值的 20%
- FEV_1 < 预测值的 15% 或者 > 预测值的 45%
- 变病均匀分布并且活动耐量 > 预测值的 40%

其中 CAT，计算机轴断层摄影术；DL_{CO}，肺一氧化碳弥散量；FEV_1，第一秒用力呼气容积；LVRS，肺减容手术；PCO_2，二氧化碳分压；PO_2，氧分压

些标准将患者分成五组[35]，第一组患者在前述已经确立，患者 FEV_1 小于预测值的 20% 并且在肺 CAT 的扫描中病变是均匀分布的，或者伴有弥散功能小于预测值的 20%。这些患者肺减容手术后死亡率更高，因此他们伴有的这些特征是肺减容手术所禁忌的。余下的四组患者，通过活动耐受量和 CAT 扫描来确定。第二个高危组由病变均匀分布并且运动耐量好的患者构成，这组患者如接受肺减容手术会增加死亡率。肺部均质性病变伴活动耐量降低或者活动耐量好但病变部位主要在上肺叶的患者构成了余下的两组，这两组患者接受肺减容手术不能提高生存率但可以提高生活质量。最后一组是病变在肺上叶为主且活动耐量较低的患者，是唯一一组被证明肺减容手术能提高他们的生存率。图 23-1 显示的是接受肺减容手术和潜在肺移植可能患者的筛选流程。长期的随访显示，肺减容手术的最长生存可以持续 5 年[36]，对于那些肺减容手术效果不明显的患者，仍然可以考虑实施肺移植手术[37]。

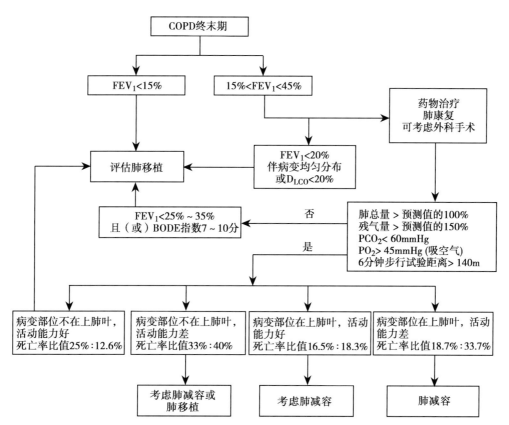

图 23-1　COPD 患者外科手术治疗筛选流程。数据来源于美国 4 个器官共享数据库患者 29 个月随访的资料，并将肺减容手术与保守治疗进行对比。6MW test，6 分钟步行试验；BODE，体重、阻塞程度、呼吸困难程度和运动耐量指数；DL_{CO}，肺一氧化碳弥散量；FEV_1，第 1 秒用力肺少量；MR，死亡率；non upper lobe，无上叶病变；PCO_2，二氧化碳分压；PO_2，氧分压；RV，残气量；TLC，肺总量；UL disease，上叶病变

特发性肺纤维化

肺特发性肺纤维化（idiopathelloc pulmonary fibrosis, IPF），是一种病理特征为普通型间质性肺炎（usual interstitial pneumonia, UIP）的疾病，从被诊断到死亡，平均生存时间大约是 3 年[38-40]。因此，足以解释肺间质纤维化在以往的肺移植等待过程中流失率最高的原因，其死亡率超过 30%。2005 年国际心肺移植协会共识认为即使症状很少的 IPF 患者也应该进行肺移植的评估[15]。很差的预后和在肺移植等候过程中很高的死亡率是提出这个建议的原因所在，这也是为什么在过去的肺移植分配系统中，这些患者在等候过程中被给予 3 个月的优先保障。IPF 患者的生存率表现有年龄依赖性，50~60 岁的患者中位生存时间是 63 个月；小于 50 岁的患者是 116 个月。因此，在肺移植候选人中，IPF 这个亚组患者的预后是优先被考虑的。

值得注意的是，在诊断 IPF 患者时，需识别那些不做肺移植仍可生存 5 到 10 年的预后较好的少数人群。传统上，FVC（用力肺活量）、DL_{CO} 常常被作为衡量是否肺移植的指标。FVC 在 60%~70%，DL_{CO} 在 50%~60% 时，往往被认为肺移植术后预后不良[41]。数据显示，用 FVC 或者其他肺功能指标来判断 IPF 的预后是不够完善的，结果也是不一致的[42]。

IPF 的预后与许多因素相关，包括年龄、性别、吸烟情况、杵状指、FVC 改变情况、DL_{CO}、FEV_1/FVC 比值、各种生物标记物、肺动脉高压、活动后缺氧、外科肺活检提示肺纤维化、CAT 扫描等[43-45]。为了更准确地判断预后，有些因素被纳入了预后模型，其中一个模型的数据是来自于肺移植候选人群。根据在评估期间收集的数据发现，DL_{CO} 不到预测值的 39% 并且 HRCT（高分辨率 CT 扫描）提示纤维化评

分为 2.25 分的患者预测 2 年死亡率有着很高的敏感性和特异性，分别为 82% 和 84%。临床上要运用这个或其他的模型判断患者预后还需要进一步的前瞻性的验证，特别是对这些肺移植候选人群[46-48]。

除临床症状或生理指标外，HRCT 形态学特征也被证实其对预测愈后具有重要意义。除了肺纤维化的程度，HRCT 可对普通型间质性肺炎有无典型的组织学特征进行区分，这样的区分对患者预后的预期更有意义。经组织学确诊且 HRCT 确认的普通型间质性肺炎患者，中位生存时间是 2 年。而那些组织学确诊的普通型间质性肺炎但 HRCT 表现不能确定或是非特异性间质性肺炎（NSIP）的患者，中位生存时间则是 5.76 年[49]。其他的评估，包括肺功能检查、静息状态下的动脉氧分压、6 分钟步行试验时的氧饱和度降低程度等或许能够帮助识别有较好预后的患者。已经证实的是，在 6 分钟步行试验时氧饱和度降低至 89% 及以下的患者四年存活率为 34.5%，而那些高于 89% 的患者四年存活率为 69%[50]。后者的四年存活率远远超过了 IPF 患者接受肺移植后的四年存活率 42%。因此，只要患者在 6 分钟步行试验时氧饱和度能维持在 89% 以上，那么患者的肺移植手术可以延期。

有两项研究显示 IPF 患者 FVC 改善超过 6 个月，约有三分之二患者存活可超过 5 年[51, 52]。在这两项研究中，这样的患者分别只占所有 IPF 患者的 11% 和 19%。这么低的百分比提示我们要考虑在肺移植之前评估 FVC 是否有现实意义。最好的方法是在患者进行肺移植的评估或者等候的同时监测 FVC。如果患者 FVC 有改善，可以不实施或延迟实施肺移植。

在 6 个月随访里，大约有 30% 的 IPF 患者会表现出肺活量持续恶化的情况。这预示着糟糕的预后，他们的中位生存时间不到 2 年。有些患者即使 FVC 降低保持在

基础值的 10% 以内，但其死亡风险仍然是很高的，这一点在之前是认识不足的。在一项关于干扰素 γ-1b 的研究中，患者每三个月进行肺活量测定；研究数据显示患者死亡前并未出现 FVC 显著降低[53]。因此肺功能的稳定并不意味着疾病处于稳定状态，对于这些患者肺移植仍然是最好的选择。

根据已知的信息，国际心肺移植协会建议 IPF 患者在出现下列情况时需进行肺移植：① DL_{CO} 低于预测值的 39%；② 在 6 个月的随访中，FVC 的降低率大于其基础值的 10%；③ 6 分钟步行试验时氧饱和度低于 88%；④ 在 HRCT 上呈现蜂窝样纤维化且纤维化评分大于 2[15]。

非特异性间质性肺炎

非特异性间质性肺炎（nonspecific interstitial pneumonia，NSIP）的病理改变在 1994 年被作为一个独立的疾病种类进行了描述，其预后比 IPF 要好[53]。2005 以前，非特异性间质性肺炎没有被单独列入肺移植的清单里，而是作为 IPF 的一个亚型。最初的报道显示，非特异性间质性肺炎的死亡率只有 11%；后续的报道也证实其存活中位时间大于 5 年甚至是 10 年以上[54]。虽然这个人群总体存活率比肺移植的预计存活率高，但有一小部分人预后不佳，这部分患者最好是进行肺移植。因此，最突出的问题就是怎么去区分有疾病进展和死亡风险高的患者。

在 NSIP，虽然病理检查有时会表现出同质性而限制了这些病例的诊断，但是很明显非特异性间质性肺炎与异质组有关。可以看到这个病理损伤模式与胶原蛋白血管疾病、各种吸入性曝露、可纠正的弥漫性肺泡损伤、普通型间质性肺炎有关[55]。因此这些患者中包含着一些适合肺移植的病例。在被诊断的 UIP 中约 12.5%~25% 的患者同时或单独存在 NSIP[56, 57]。如果两者共存，那么普通型间质性肺炎通常会成为默认的诊断，因为其预后最接近普通型间质性肺炎。

有部分非特异间质性肺炎患者较好有的预后，其中也包括存在细胞变异的患者，有报道显示，他们的五年甚至十年生存率为 100%。不幸的是，变异的发生比纤维化的发生少 3 倍，它可能代表一个不同的疾病，其病程与脱屑性间质性肺炎更接近。非特异间质性肺炎患者 DL_{CO} 小于 35% 或者下降幅度大于 15% 预计值的预后更接近普通型间质性肺炎，中位生存时间约为 2 年。当前国际心肺移植协会建议非特异性间质性肺炎肺移植适应证为：① DL_{CO} 小于 35% 预测值；② 在 6 个月的随访中 FVC 衰减大于等于 10% 或者 DL_{CO} 下降 15%[15]。

囊性纤维化

2006 年达成的共识建议肺囊性纤维化患者肺移植标准包括：① FEV_1 不超过预测值的 30% 或快速下降（尤其是年轻女性患者）；② 肺部疾病恶化需要入住重症监护室；③ 频繁发作的需要抗生素治疗的急性加重；④ 难治性或复发性气胸；⑤ 没有得到控制的栓塞伴反复咯血[15]。

最大的队列研究结果来源于囊性纤维化基金会实施的国家注册登记研究[58-62]，用 FEV_1 作为 2 年愈后预测指标。该研究采用 FEV_1 预测患者愈后的准确性与包含 6 个变量的逻辑回归模型相似[63]。FEV_1 小于 30% 在预测 2 年内死亡的敏感性是 42%，特异性为 95%，阴性预测值为 97%。由此表明如果患者的 FEV_1 持续高于这个水平，肺移植的评估可以推迟。一项评估 5 年生存率的研究建立了由九个变量组成的与患者愈后最相关的预测模型，这些变量包括年龄、FEV_1、性别、年龄相关的体重 z 指数、胰腺功能不全、糖尿病、金黄色葡萄球菌感染、洋葱伯克霍尔德菌感染和每年急性加重的次数。这些变量在 FEV_1 方程中对 5 年生存率的影响显示在表 23-1 中[64]。在美国新的移植分配系统中，所有的患者移植等待时间不需要超过 5 年。这在囊性纤维化患者中尤其如此，他们似乎更能从分配系统中获得肺源。

但在 2006 年肺移植指南中并不包括 FEV_1，而是由以下几点组成：① Ⅰ 型呼吸衰竭；②高碳酸血症；③肺动脉高压[15]。

表 23-1 FEV_1 方程中协变量对 5 年生存率的影响

协变量	FEV_1 生存率方程*
年龄（年）	−0.7
性别（男 =0，女 =1）	−6
FEV_1（%）	1
年龄相关体重 z 指数†	10
胰腺功能不全（有 =1，无 =0）	12
糖尿病（有 =1，无 =0）	−13
金黄色葡萄球菌感染（有 =1，无 =0）	6
洋葱伯克霍尔德菌感染（有 =1，无 =0）	−48
急性发作次数（0~5）	−12

引自 Liou TG, Adler FR, FitzSimmons SC et al: Predictive 5-year survivorship model of cystic fibrosis, Am J Epidemiol 153: 345-352, 2001.

*在 FEV_1 方程中，纵项代表该项变量在 FEV_1 生存率方程中对生存率所造成的影响。例如，当一个囊性纤维化患者伴有糖尿病时，他的生存率应该是 FEV_1 方程中预计生存率再减去 13%。

†以年龄调节后的骨密度监测数据为准

特发性肺动脉高压

● 在肺移植的所有适应证中，特发性肺动脉高血压（Idiopathic pulmonary arterial hypertension，IPAH），以前叫做原发性肺动脉高血压是唯一一个保守治疗有显著效果的疾病。所以当前接受肺移植的 IPAH 患者的数量持续减少。在 1990 年，大约 10.5% 的肺移植是肺动脉高血压的患者，而到 2001 年仅有 3.6%。现有 5 种美国 FDA 批准的治疗 IPAH 的药物（前列环素、波生坦、西地那非、吸入性的万他维和曲前列环素）。前列环素是第一个可用于治疗 IPAH 的药物，于 1995 年获得 FDA 批准。虽然当初只是被用于肺移植前药物，现已经渐渐意识到其在某些病例中的应用可以避免肺移植[65-68]。有间接的证据显示，一些其他药物也可能带来生存优势[69]。目前也有许多新药处于不同的研发阶段，也有联合用药的研究，这可能会进一步降低此类患者肺移植的需求。

在上述治疗方法问世之前，由于 IPAH 患者的中位生存时间只有 2.8 年[70]，做出接受肺移植的决定相对容易。而目前，如果患者出现符合根据纽约心脏协会（NYHA）所做的分型的 Ⅲ 或 Ⅳ 期症状，且血流动力学不稳定需要考虑肺移植的时候，应先给予金标准治疗，即持续静脉注射前列腺素类药物。尽管是否应该在初始阶段就添加其他药物或者联合用药还存在争议，需要更进一步的研究。现在推崇先进行联合用药，通过不同的路径达到治疗的目的，治疗无效则考虑肺移植。考虑到各移植中心肺移植的等待时间，在把患者列入肺移植计划时应该同步启动药物治疗。

药物治疗 3 个月后就可以对患者疗效进行评估。对于经过 3 个月的静脉输入前列环素或曲前列环素治疗后仍存在 NYHA 分型为 Ⅲ 或 Ⅳ 症状的患者，因其 2 年存活率仅为 46%，要保证他们尽快得到肺移植机会。而对于治疗后 NYHA 分型为 Ⅰ 或 Ⅱ 症状的患者，2 年存活率为 93%，他们的肺移植的需求并不迫切，甚至可从肺移植候选列表中移除。

针对 IPAH，2006 年国际心肺移植协会肺移植指南包括以下内容：①尽管经过最大化的药物治疗患者仍存在 NYHA 分型为Ⅲ或Ⅳ的症状；② 6 分钟步行距离低于 350m 或持续性降低；③经静脉输入前列环素类药物治疗无效；④心排指数少于 2L/（min·m²）；⑤右心房压力超过 15mmHg[15]。

艾森曼格综合征

艾森曼格综合征患者是否需要肺移植以及接受肺移植的时机尚有争议。因为艾森曼格综合征患者虽然有与 IPAH 患者相似的肺动脉高压，但他们的预后往往要好于后者[71]。因此，这些患者接受肺移植的获益与风险比并不令人满意。持续静脉输注前列环素可使部分患者得到较好的疗效，并且使得有些原本不能手术的患者变为可能[72]。因此，艾森曼格综合征患者肺移植的需求有可能会进一步降低。回顾以往，这些患者经历了从早期的心肺联合移植到单肺移植联合心脏缺陷修复的变革。现有数据显示，心肺联合移植带来的生存优势最大，尤其是对那些室间隔缺损引起的艾森曼格综合征患者[73]。然而在 2006 年国际心肺移植协会的肺移植指南中没有提到艾森曼综合征[15]。

结节病

继慢性阻塞性肺病之后，结节病是肺移植的第二大适应证。由于大多数结节病患者表现为良性进程，只有 10%~20% 的患者伴有永久性后遗症，因此结节病患者的肺移植只有总肺移植人数的 2.5%。2006 年国际心肺移植协会制定的指南第一次以指南的形式将结节病列为肺移植的适应证进行推荐[15]。

在早期阶段结节病有自发逆转的可能，因此只有四期结节病的患者才考虑肺移植。结节病在这个阶段，肺部影像学特点是纤维化改变、蜂窝状、肺门收缩、大疱、囊肿及气肿[74]。结节病患者在等待移植过程中死亡风险很高，约有 28% 的患者在移植前死亡，与 IPF 患者等待肺移植期间的死亡率接近。结节病患者通常较 IPF 患者更早诊断，而他们却有相近的在肺移植等待过程中的死亡率，表明结节病的患者考虑肺移植的时机可能过晚。在等待肺移植过程中的死亡预测因素包括肺动脉高压、需要氧气治疗以及非裔美国人种族[75, 76]。有少量的研究用肺功能试验来预测结节病患者的死亡风险，其中一个研究显示，FVC 小于 1.5 L 的患者死亡风险最大，对那些最高 FVC 低于这个阈值的患者，死亡的阳性预测值为 46%，阴性预测值为 98%[75]。据统计，等待肺移植的结节病患者平均 FVC 为预测值的 42.6%、FEV_1 为预测值的 36%，因此当 FVC 小于 50% 预测值或 FEV_1 小于 40% 预测值时考虑移植是合理的[77]。

2006 年国际心肺移植协会指南建议当患者治疗后仍处在 NYHA 功能分级的Ⅲ或Ⅳ期时推荐肺移植，该类患者肺移植的适应证包括：①静息状态下低氧血症；②肺动脉高压；和（或）③右心房压力升高超过 15mmHg[15]。

器官捐献者

大多数的实体器官供体是心脏仍在跳动但脑死亡的患者，这些患者在符合脑死亡标准并得到家属的许可的情况下肺和其他器官才可以被采集。在美国，这个过程是由当地器官采集机构来协调完成，器官采集机构的工作人员根据 1993 年器官共享联合网络发表的指南来管理器官捐献过程[78]。在受体端，肺科医生及手术团队决定捐赠器官的可接受性，并做好供体和受体的配型。供体需要符合如下标准：①年龄小于 65 岁；②没有严重的肺部疾病包括哮喘病史；③累计抽烟小于 30 年；④支气管镜检查没有明显的误吸征象；⑤胸部影像学显示肺野清晰；⑥良好的氧合状况（在吸入纯氧的情况下 $PaO_2>300mmHg$）；⑦可接受的肺顺应性[1]。

排除标准包括：病毒感染，如艾滋病毒、脑炎、肝炎等；未治愈的败血症或原发性肺部感染；恶性肿瘤（未转移的脑瘤除外）和新近毒品静脉输入者[79]。

供体和受体的血型和胸廓大小需匹配，但也有胸廓大小略有差异的移植手术在进行。胸廓大小尺寸主要是通过供体和受体的身高来衡量，因为身高是决定肺容积的最主要因素。

肺康复与肺移植

移植手术前的肺康复

大多数移植中心都要求对肺移植候选人在移植前进行全面的肺康复训练[80]。移植前后肺康复的目的不同，但接受肺移植的患者都能从中获益。移植前肺康复的主要目的是在持续严密监测原发病的同时获得心理和社会的支持，使患者保持一个最佳的功能状态[81]。其次是提高移植后的依从性、降低并发症、缩短住院时间，甚至可能降低死亡率。在评估接受肺移植的患者时，有些患者会因为状况不佳而被认为不适合做肺移植，移植前肺康复可以改善这些患者的功能状态，使他们能够成为合格的受体。有些患者在移植等待后期，因其功能状态得到显著的改善而可以推迟移植时间。甚至于有些严重呼吸功能损害的患者，通过肺康复训练，呼吸困难和功能状况都可以得到改善[82, 83]。肺移植术后患者要尽快进行活动并尽可能进行移植后的早期肺康复。手术前患者活动越好，移植后通过肺康复训练迅速恢复的可能性就越大。

有些小规模的研究显示移植前肺康复有助于维持或增加患者的运动能力，运动能力可以通过 6 分钟步行试验来评估[81-86]。此外，一项针对严重肺动脉高压患者实施高强度院内肺康复计划的研究显示，肺康复训练可使此类患者的 6 分钟步行距离显著增加；并很大程度地提高了他们的生活质量评分、世界卫生组织的功能分级、氧耗峰值、无氧阈值和运动负荷能力[86]。而且通过肺康复增加的 6 分钟步行距离比在肺动脉高压药物研究中改善得更显著。由于肺康复前后患者的血流动力学没有显著差异，所以作者推测这样的改变是由于改善了肌肉的新陈代谢和气体交换的效率，并逆转了骨骼肌的萎缩所致。在分子水平上，运动诱导的内皮细胞功能的降低和炎症介质的下降也起着一定的作用。

等待肺移植的患者的原发病各不相同，康复中心应该为他们制定适合各类疾病以及针对个体的康复方案。对患者的初次评估包括骨骼肌的功能评估、如肌力和耐力的分级，通过 6 分钟步行试验判断患者氧合状态和和活动能力[80]。

运动训练是任何肺康复项目的基础，通常涉及以下几个项目，每周 3 次的专注于柔韧性、肌肉伸展、肌力和耐力的训练[80]。运动训练的主要目的是提高骨骼肌的肌力和耐力，也包括膈肌[87]。研究数据显示，肺移植后生存率与呼吸肌肉力量显著相关[84]。次要目标是通过运动训练评估并提高患者的运动能力和治疗的依从性。

肺移植前的患者通常存在严重的肺部基础疾病，需要降低运动训练的强度。对于慢性肺部疾病患者，设置目标心率作为运动强度评价指标是不合适的，因为这些患者通气功能的限制往往先于目标心率出现[80]。患者的训练强度应该接近于他们所能耐受的最大的运动负荷，这个负荷可以通过他们的症状来衡量，包括呼吸困难，全身疲乏，腿部疲劳或头晕等[88]。训练强度以患者有一定程度的呼吸困难，但休息几分钟后可恢复到相对的舒适状态，然后逐渐增加训练强度和持续时间。间歇训练，包括高、低强度训练交替进行，或许可以更有效。总之，训练过程中既要保证患者足够的强度以达到训练效果，又要保证其能安全地耐受预定的工作负荷。

步行运动被认为是优于其他训练方法的康复方式，有些患者需要通过助行器进行，也可以在跑步机上进行，可以促进患者功能状态改善[89]。步行运动与其他不太激烈的训练方式相比，需要更大的呼吸做功和能量消耗。借助助行器或跑步机可以减少呼吸做功，并延长训练时间[90]。

踩车训练适合虚弱患者，与其它有氧运动相比，它可以消除体重的影响，以及由于辅助呼吸肌工作造成的胸廓不稳定的影响。运用踩车扶手可以抬高并稳定胸廓，有助于膈肌的下降，从而降低运动过程中呼吸做功和能量消耗[87]。更虚弱的患者可以使用恢复器自行车，这是一个带自行车踏板的椅子，患者可以舒适地坐椅子上进行踏车活动，这个系统能稳定患者的背部、胸部和手臂，同时可以避免跑步机和踩车训练时发生的等距手臂收缩[87]。

上肢训练的通气需求比下肢训练高，呼吸困难的症状较下肢训练更严重。上肢训练通常被包含在最全面的肺康复训练项目里，主要是由于通过上肢训练可逐渐降低机体的通气和代谢需求[80]。

移植前患者保持训练强度一直到手术前是很重要的，训练最好是在肺康复中心进行，再辅以居家的康复训练。康复训练需持之以恒，肺康复团队应定期对其进行评估，并适当调整训练处方。这样的评估可以了解到患者的依从性、身体状况以及其他可能影响移植的潜在问题。肺康复可为患者提供肺移植和手术后管理的宣教，也可以为患者和家庭成员提供应对终末期肺部疾病的心理支持[91]，并且帮助他们调节手术前的心理和生理压力[80]，同时也为他们提供有关营养、压力调整和放松技术的学习机会。肺移植成功的先决条件之一是患者的依从性，肺康复训练提供了一个理想的能了解患者期望和理解并执行医嘱能力的方法。以往不被重视的社会的、经济的和逻辑上的问题在肺康复过程中也是不可忽略的。所以说，肺康复成员是肺移植团队不可或缺的。在移植手术前，患者可能只有很少的与移植团队互动的机会。因此，假如没有肺康复成员的反馈和介入，很多问题可能被遗漏。通过肺康复团队的介入，患者在肺康复训练过程中，直接与移植中心建立联系，移植前的患者可经常与已经接受移植的患者互动，由此创建了一个非正式的支持网络和指导学习的机会。

移植后肺康复

成功的术后康复在很大程度上取决于很好的参与并完成术前肺康复训练。不遵循肺康复训练计划或对运动有抵触的患者也会在肺移植术后的康复期表现出来。当然这也可能是由于手术麻醉后效应、术后疼痛和术后麻醉药物运用的影响。除了一些难于人为控制的原因，不运动会对肺移植患者肺泡扩张不完全有着很大的影响。

肺移植患者极易并发肺部感染，肺膨胀不全、伴或不伴长期卧床导致的肺不张、分泌物引流不畅都会增加肺部感染的风险。获赠的肺有将误吸物或呼吸机相关性肺炎传递给受者的自然属性，因为这个原因患者经常服用广谱抗生素。其中一个肺部感染的易感因素是去神经的肺源的植入，肺部远端到吻合口的咳嗽反射缺失。因为这个原因，术后呼吸道廓清是至关重要的，同时需要联合使用促进分泌物排泄的设备。同时要鼓励患者主动咳嗽来帮助远端分泌物向大气道移动，一旦分泌物接近吻合口，患者自己内在咳嗽反射会被激活。其他易感染因素包括黏膜纤毛的清除障碍、肺淋巴管的缺失和早期移植后表面活性物质成分的变化，这些都会影响抗菌药物的效能[80, 92]。此外，患者气道产生的无菌分泌物和黏液栓，也可导致肺不张和肺部感染，其原因是移植过程中支气管循环障碍导致支气管局部缺血所致。在极端的情况下，还可能发生气道自限性脱落。

除了感染，肺移植还有多个潜在的并发症，包括原发性移植肺功能丧失、排异和出血。其他器官的并发症也经常接踵而至，如心血管不稳定或肾衰竭。患者不运动的结果是增加移植后相关并发症进入级联恶化反应的风险。药物包括大剂量类固醇和钙调磷酸酶抑制剂（环孢霉素和他克莫司）对于移植患者是不可避免的，因此引起的虚弱进一步加重术后并发症。在更复杂的情况下，需要用到肌肉松弛药物和氨基糖苷类药物，这些药物本身会导致旷日持久的虚弱。在肺移植后，有这样的"洛奇"效应的患者往往需要长期的肺康复和物理治疗。

移植术后早期肺康复的主要目的是减少肺不张和清除气道分泌物[80]。为了实现这些目标，在患者气管插管的情况下就要接受呼气末正压和胸部手动或机械叩击并体位引流[93]。早期下床坐在椅子上有助于减少肺不张和促进胸腔积液的引流。拔管后，可使用诱发性肺量计和内振动排痰装置进一步预防肺不张和增加膈肌肌

力[94]。

术后早期康复还应包括运动范畴、基本的周期活动（例如，坐着到站着，站着到坐着）、有效的呼吸形式、上肢和下肢的肌力训练以及功能活动。患者被确定为稳定状态就可使用恢复器自行车和早期下床活动的锻炼方法。特制的助行器可以用来促进带有胸引管患者做步行训练。在做简单运动时，可同时做上下肢的阻抗运动。对于切口和胸引管引起疼痛的患者需要使用镇痛药物，药物剂量以滴定到达到预定的锻炼目的为宜[95]。

患者出院前要确认其步态是否稳定，下肢力量是否足够完成如移到床上和爬楼梯等独立活动[96]。出院时，教会患者如何记录自己每天的肺活量、监测并发现诸如急性排斥反应和感染等事件[80]。

出院后，患者将继续进行肺康复训练，最大程度地提高他们的肌力和耐力。大多数的机构对于移植后患者使用类似于肺移植前的肺康复疗法。肺移植受者由于长期使用免疫抑制药物有很高的骨质疏松风险[96]。因此，应保持良好的姿势和实施背部保护措施，避免旋转和屈曲，以防止脊柱压缩骨折。有一种改良的上肢训练方案是专为手术后胸壁疼痛患者设计的[80]。肺康复计划提供持续的患者教育，包括健康维护和营养咨询等，帮助早期发现感染和排斥反应，以及发现其他远期移植后并发症，包括药物副作用和移植本身的并发症。

尽管肺移植能显著改善肺功能和气体交换，但心肺运动试验结果往往不理想，O_2 消耗量只有 40% 到 60% 预测值[97]。免疫抑制药物可能在这方面有推波助澜的作用，特别是钙调神经磷酸酶抑制剂，有报道称它能影响线粒体氧化代谢水平[98, 99]。然而，有多个研究显示总体运动耐受性和移植后的生活质量得到了改

善[100]。

虽然只有少数研究关注肺康复对肺移植的影响，但是肺康复已经被普遍接受，它起到了移植前后间桥梁性的作用，并且对受体移植前、后的多个方面都有积极而重大的影响，使他们从中受益。

药物治疗

移植患者的三联免疫抑制药物通常包括钙调磷酸酶抑制剂（环孢素 A 或他克莫司）、嘌呤合成抑制剂（霉酚酸酯或硫唑嘌呤）和糖皮质激素，见表 23-2[101]。

表 23-2　免疫抑制剂

	作用机制	副作用
环孢素 A	钙调磷酸酶阻滞剂（抑制 T 细胞活化）	肾毒性、高血压、神经毒性、多毛症、牙龈增生、肝毒性
他克莫司	钙调磷酸酶阻滞剂（抑制 T 细胞活化）	肾毒性、高血压、神经毒性，糖尿病
霉酚酸酯	嘌呤合成抑制剂（抑制淋巴细胞复制）	白细胞减少症、血小板减少症、胃肠道症状
硫唑嘌呤	嘌呤合成抑制剂（抑制淋巴细胞复制）	血液毒性、脱发、肝毒性、胰腺炎、皮疹、胃肠道症状、致畸性
泼尼松	改变 T 细胞增殖，抑制细胞因子的产生，抑制巨噬细胞的功能	库兴氏综合征、高血压、高血糖、感染、骨质疏松症、白内障、情绪变化
西罗莫司	抑制细胞因子驱动的 T 细胞分化	高甘油三酯血症、高胆固醇血症、皮疹、低血钾、白细胞减少症，血小板减少、胃肠道症状

环孢素 A（环孢菌素，环孢霉素，环孢素）

环孢素 A（CSA）与细胞内的蛋白（亲环蛋白）结合，形成的复合物再与能转录诸如白细胞介素 -2 的 T 细胞细胞因子的钙调神经磷酸酶结合，针对性但可逆的抑制 T 细胞（主要是 CD4+T 细胞）的活化。

CSA 主要的副作用见表 23-2。约三分之一患者发生肾毒性，因 CSA 能引起肾入球小动脉收缩。临床表现为体液潴留、高钾血症、高氯血症并可能伴有肌酐水平升高。它往往与滤过过高有关，减少剂量后其损害是可逆的。慢性 CSA 肾毒性表现为不可逆性的肾小球纤维化。通常在给予 CSA 几天到几个月后，有 50% 的患者发生高血压（收缩压和舒张压都高）。有 30% 的患者发生神经毒性，包括头痛和细微的手震颤，如果不停止用药可能会进一步加重。

CSA 可以引起精神状轻度改变，可能表现为周围神经病变的症状包括麻木、刺痛和灼烧感。也有报道可能引起癫痫发作，尤其在 CSA 联合高剂量的类固醇激素使用时。严重的神经毒性可在磁共振上具有特征性的白质变化，但比较罕见。约有 30% 的患者在脸部、手臂、眉毛和背部出现轻度多毛。10% 的患者发生牙龈增生，有效的口腔卫生可能对抑制牙龈增生有益。肝毒性发生率往往小于 5%，表现特点是胆汁淤积性黄疸。

他克莫司（FK506，普乐可复）

他克莫司的药理性质类似于环孢素 A。与环孢素 A 相同，它与 FK 蛋白结合进而抑制 T 细胞和抑制钙调神经磷酸酶活性。他克莫司的副作用表现为与环孢素 A 类似的肾毒性、神经毒性和高血压。与环孢素 A

不同是它还可以导致糖尿病。他克莫司由肝脏清除，在严重肝功能障碍的患者中药物浓度会迅速升高。有一些数据显示，以他克莫司为基础的治疗方案与环孢霉素的治疗方案相比，急性排斥反应更少，闭塞性细支气管炎综合征发病率更低[102]。

咪唑硫嘌呤（硫唑嘌呤）

硫唑嘌呤（AZA）抑制淋巴细胞的复制功能。它经由肝脏代谢为 6- 巯基嘌呤，进而转化为活性代谢产物硫代肌苷酸。后者抑制 DNA 合成，进而抑制活化的淋巴细胞的细胞分裂。

主要毒副反应包括血液性毒性、暂时性脱发、肝毒性、胰腺炎、皮疹、胃肠道（GI）副作用。血液性毒性表现为所有的骨髓系统都受到抑制，但主要为剂量依赖性白细胞减少症，剂量应调整至维持血白细胞计数 4000~6000 个 /mm^3。肝功能异常可能需要减少剂量或者停药。发生胰腺炎时需停止用药，但炎症仍会持续。皮疹较为罕见，可能是一种药物的过敏反应。胃肠道副作用比较少见，主要是恶心和呕吐。硫唑嘌呤不应与别嘌呤醇联合使用，因为它们的结合后可引起严重的骨髓抑制。硫唑嘌呤可通过透析清除，透析患者应增加剂量。

霉酚酸酯（骁悉）

霉酚酸酯（MMF）通过干扰嘌呤的合成、抗体形成和细胞毒性 T 细胞的产生而抑制后期 T 细胞活化。潜在的毒性包括白细胞减少、血小板减少、胃肠道副作用（如恶心、呕吐、腹泻）。可通过将每日剂量分 3~4 服用来减少胃肠道的副作用，乳化制剂可以减少胃肠道症状的发生。动物实验报告显示，霉酚酸酯具有致畸性，会导致出生缺陷。霉酚酸酯不能经透析清除。

西罗莫司（西罗莫司、雷帕鸣）

西罗莫司与 FK 结合蛋白 12（FKBP12）结合，它们的结合物再与调节蛋白哺乳动物西罗莫司靶蛋白（mTOR）结合，从而抑制后者活化。反过来又抑制细胞因子驱动的 T 细胞分化。尽管蛋白结合相同，西罗莫司和他克莫司可以同时使用。

西罗莫司可导致剂量依赖性的高甘油三酯血症和高胆固醇血症。它也可以抑制骨髓而导致白细胞减少和血小板减少，特别是与霉酚酸酯同时使用时更明显。也有低钾血症、皮疹、恶心、呕吐等的报道。虽然西罗莫司不被认为具有肾毒性，但会增加血清肌酐水平，特别是与环孢素 A 联用时。它常常被当作肾脏保护剂用于中毒性肾损伤患者。也有报道称在各种形式的实体器官移植后患者出现与西罗莫司相关的间质性肺炎。

糖皮质激素（强的松、强的松龙、去氢可的松）

糖皮质激素有多种免疫抑制机制，包括改变 T 细胞增殖、抑制细胞因子的产生（白细胞介素 –2 和白细胞介素 –6）、减弱巨噬细胞功能、降低黏附分子的表达和诱导淋巴细胞凋亡。

它有多种毒性，包括库欣综合征、高血糖和食欲增强、体液潴留、高血压、白内障、情绪改变、念珠菌感染、消化道溃疡、增加感染的风险、白细胞增多、骨骼肌症状和骨质疏松症。由于类固醇药物应用后诸多的副作用，往往需要尽快地降低使用剂量。

药物对肺康复的影响

移植后任何肌肉问题的发生都会影响患者参与肺康复训练，尤其是那些长期住在 ICU 的患者，在 ICU 他们往往要用多种可能诱发肌肉问题的药物。这些药物包括但不限于高剂量的类固醇、麻醉剂和氨基糖苷类抗生素。钙调磷酸酶抑制剂也可能影响细胞线粒体氧化反应水平[98, 99]。也有人认为只需达到了患者的最大耗氧量的 40%~60%，因为这一功能水平完全符合一个正常人的生活需求，并不影响患者参与肺康复。

并发症

原发性移植肺功能障碍

PGD（原发性移植肺功能障碍）是急性肺损伤的表现形式，大约有 10%~25% 的患者在移植后 1 小时到数天内发生[103-105]。PGD 也被称为再灌注肺损伤或肺移植反应，表现为低氧血症和弥漫性移植物浸润。从组织学发现，早期的移植后肺功能障碍以弥漫性肺泡损伤为特征[106]。普遍认为是由缺血再灌注损伤引起血管通透性增加导致的急性肺损伤。有多种因素与 PGD 的高发生率相关联，包括大龄捐赠者、捐赠者氧合功能不良和正性肌力需求高的患者[107]。

对于 PGD 的诊断，之前并没有标准，直到 2006 年的肺移植指南的发布才明确了 PGD 的分级，该共识根据 PGD 的严重程度，按 PaO_2/FiO_2（氧合指数 P/F 比值）划分：0 级，PaO_2/FiO_2 大于 300，无肺水肿的影像学改变；1 级，PaO_2/FiO_2 大于 300，有肺水肿的影像学改变；2 级，PaO_2/FiO_2 在 200 和 300 之间，符合肺水肿的影像学改变；3 级，PaO_2/FiO_2 比值小于 200，符合肺水肿的影像学改变[103]。PGD 的评估需在以下时间点进行：术后立即（T0）、24 小时（T24）、48 小时（T48）和 72 小时（T72）。诊断 PGD 前需排除其他情况，如超急性排斥反应，静脉吻合口梗阻、肺炎和心源性肺水肿等[103]。

对器官共享联合网络的数据库中超过 5500 例患者的回顾分析发现 PGD 发病率约为 10.2%。PGD 的发生对近期死亡率影响极大，PGD 的患者 30 天全因死亡率约为 42.1%，而未发生的患者只有 6.1%[108]。PGD 可能导致气管插管时间延长，增加住 ICU 时间、住院时间和长期残疾风险[109]。在移植后存活至 1 年的患者中，发生过 PGD 的患者的死亡率也比没发生过的要高得多，风险比为 1.35[108]。它的治疗原则是急性肺损伤的支持治疗，包括限制液体摄入和适当利尿[110]。

气道并发症

肺移植术后早期阶段，气道吻合口裂开是肺移植的致命弱点[111]。气道并发症主要包括吻合口裂开、狭窄和支气管软化，发生率在 10%~20%，但相关的死亡率较低[112-117]。经支气管镜评估气道阻塞超过 50% 可以认定为狭窄。支气管软化会引起动态的呼气相的气道塌陷，可在患者自主呼吸时经支气管镜观察到。狭窄的治疗方法包括激光切除和扩张；对于气管软化患者，则往往需要支架植入[118]。

急性排斥反应

急性排斥反应是肺移植术后最常见的并发症之一。它是由 T 细胞介导的针对"非我"抗原的反应，包括 HLA 和非 HLA 蛋白。

急性排斥反应常在移植后 6 天以后才会发生，有 24%~40% 的患者在移植后 1 年仍无排斥反应[119]。移植后最初几个月内急性排斥反应发生的风险最大[119, 120]。高的排斥反应的发生有多种原因引起，包括移植肺持续暴露在环境中和它的血管和淋巴管网系统。

急性排斥反应的临床表现通常是非特异性的，可以从无任何症状到直接出现急性呼吸衰竭。患者可有呼吸急促、氧饱和度降低、发热、白细胞增多或肺活量减少等症状。胸片或 CAT 扫描中浸润影不常见，多见于早期排斥反应[121, 122]。

急性排斥反应通常使用大剂量甲基强的松龙丁二酸钠（甲强龙）进行治疗。早期急性排斥反应对治疗反应迅速，典型表现是临床症状迅速改善，肺功能及影像学检查也有改善。而部分晚期排斥反应患者治疗后的肺功能也能维持在一个较低水平[123]。少数患者则表现为顽固性的排斥反应而需要反复使用糖皮质激素。在这种情况下，可使用其他的治疗方法，包括细胞溶解和全身淋巴结照射；光泳疗法也可能有效[124-126]。大剂量的糖皮质激素的使用可能导致肌病尤其是在患者同时接受氨基糖苷类或麻醉剂时，这可能会影响移植后期肺康复的实施。反复发作的急性排斥反应常伴有闭塞性细支气管炎综合征（BOS），往往演变成慢性排斥反应[127-133]。

慢性排斥反应

越来越多的早期移植成功的患者在后期会受到移植物慢性功能减退的长期影响，这与闭塞性细支气管炎组织学特征有关。病理学上，闭塞性细支气管炎的特征是局部或全气道管腔出现致密的单核细胞炎症[134]。因为经支气管镜活检病理诊断率相对较低，常通过生理学的指标来诊断闭塞性细支气管炎综合征（BOS）。BOS 的特点是持续性的气流受限伴 FEV_1 永久性地持续降低。FEV_1 的下降大于在没有急性排斥反应、感染、支气管狭窄或其他导致肺功能损害情况下的最高值的 20%[135]。BOS 的分期是根据 FEV_1 从基础水平下降的程度来划分的，并按照以下方式进行分期[136]：

0-p（潜在的）期：FEV_1 80%~89% 基础值

Ⅰ 期：FEV_1 65%~79% 的基础值

Ⅱ 期：FEV_1 50%~64% 的基础值

Ⅲ 期：FEV_1 低于 50% 的基础值

BOS 的发生将决定肺移植患者的长期预后，BOS 可以发生在移植后的前几个月的任何时间，如果发展为慢性排斥反应，则五年的累积发生率是 35%~60%[137]。

BOS 的可能危险因素包括急性排斥反应和感染。潜在的风险因素包括胃食管反流、供体特异性人类白细胞抗原抗体、感染尤其是社区获得性呼吸道病毒感染、高龄捐赠者和缺血时间长等等[136, 138-140]。虽然有多个报道称大环内酯类药物、他汀类药物、积极处理胃食管反流包括手术等治疗措施是有效的，但没有有效治愈的方法。也有报道认为改变免疫抑制用药方案，包括实施西罗莫司和吸入环孢素治疗可以延缓病程[141-147]。

感染

感染是肺移植术后短期和长期生存的最大威胁之一。细菌性肺炎、病毒感染（尤其是巨细胞病毒）和真菌感染（尤其是念珠菌和曲霉菌属）在肺移植后很常见。与其他实体器官移植相比，肺移植有更高的感染风险，主要包括下列因素[148]：

● 与外部环境直接接触
● 咳嗽反射减弱
● 黏液纤毛清除功能受损
● 早期表面活性物质的改变
● 缺乏肺淋巴管
● 高水平的免疫抑制
● 移植前供体肺已有感染 / 移植前已有定植

感染高发于移植后的早期，因此，应该尽早地积极调动患者早期活动。拔管后早期应注重肺部的廓清，排痰设备如诱发性肺量计和气道内振动器可以帮助清除气道分泌物和刺激咳嗽。指导患者做从吻合远端失去咳嗽反射的部位向吻合口上方的咳嗽动作。支气管镜可用于清除气道分泌物，必要时可反复进行，分泌物不仅是感染引起，气道血供不良也会引起分泌物增多，在极端情况下感染和气道缺血可以导致支气管上皮细胞脱落。

预防移植后感染相关并发症的方法主要集中在预防性抗菌药物使用上。与其他实体器官移植相比，肺移植预防性应用抗菌药物更积极[149]。除了前面描述的因素外，还会审慎的考虑供体在生命的最后阶段可能有误吸和（或）呼吸机相关性肺炎。因此，应谨记这些危险因素，积极给受体预防性应用广谱全覆盖的抗菌药物。

巨细胞病毒是肺移植受体的常见感染[150]。通常从移植后的几个星期到 1 年内都需要对有感染风险的患者预防巨细胞病毒感染。不同的移植中心预防巨细胞病毒的方案各不相同[151, 152]。在有些机构用的是缬更昔洛韦，移植后第一个月高剂量使用，然后减少剂量至移植后第一年。

移植早期真菌感染病原体大多为念珠菌，后期则以曲霉菌和肺孢子菌多见。预防性抗真菌治疗可单独用药，也可用唑类药物（伏立康唑、伊曲康唑、氟康唑）、克霉唑片剂 / 制霉菌素漱口后吞下和吸入两性霉素 B（通常为 15~25mg，每日 1 或 2 次）联合治疗[153, 154]。

肺移植的预后

据统计，肺移植的预后是 3 个月的存活率 87%，一年的存活率 78%，3 年的存活率 61%，5 年的存活率 49%，10 年的存活率 25%。死亡率在第一年是最高的，并且此后有缓慢的降低[155]。移植后，原发性肺源性高血压患者、囊性纤维化患者和 α1-抗胰蛋白酶缺乏的患者的 10 年生存率最高，

而 COPD 患者和 IPF 患者生存率最低，前一组患者相对于后者更为年轻。肺移植 5 年后，年轻的患者（18~49 岁）比年龄大的患者（50 岁以上）总体上表现得更好。由此可见，年轻患者较年老者从肺移植获益更多，这可能与年龄相关的合并症以及年龄相关的对移植后药物治疗毒副反应的差异有关[155]。

移植后前 30 天主要的致死性并发症是移植物功能衰竭、非巨细胞病毒感染、心血管和技术相关的并发症。在移植后的第一年，急性排斥反应和巨细胞毒感染经常发生，但他们对死亡率都没有太大影响。肺移植一年后，闭塞性细支气管炎综合征是导致患者死亡的主要原因。到移植后的第 5 年，43% 幸存者中至少有 90 天的闭塞性细支气管炎综合征。此外，恶性肿瘤（第一年的幸存者中发生淋巴肿瘤、5 到 7 年的幸存者中发生皮肤癌）和非巨细胞病毒感染对移植后存活一年以上患者的死亡率的影响越来越大[155]。

肺移植后，患者有许多因使用免疫抑制药物引起或加重的合并症。国际心肺移植协会官方发布的成人肺移植和心肺移植的报告[155]证实了高血压和肾功能障碍是最常见的并发症，在移植后第 1 年的发生率分别为 51.3% 和 25.7%，5 年的发生率分别为 85.9% 和 39.4%（有 3.2% 的患者需要慢性透析）。高脂血症和糖尿病也有报道，5 年的发生率分别为 49.3% 和 31.5%。从相同的数据中获得闭塞性细支气管炎综合征肺移植后 5 年内的发生率为 33.5%、5 年后的发生率为 44%。

第一次有关功能状态预后的数据分析是在 1998 年 3 月国际心肺移植协会报告报道的，具有较好的代表性[156]。报道称，在移植后 3 年内，89.6% 的受体没有活动的限制，9.3% 的受体在一定的辅助下能够进行活动，1% 的受体需要完全的辅助。报告

还显示，尽管肺移植改善了功能状态，但只有少数患者（29.1%）在移植后 3 年内能全职工作。在随访中发现大多数患者（54.8%）在第 1 年中需要反复住院，但到了第 3 年需要再住院患者的比率下降到了 38.2%。反复住院最常见原因是感染和排斥反应[156]。而在 2006 年国际心肺移植协会的报道中[155]，上述数据有了很大的下降，在术后 1 年、3 年、5 年、8 年的随访中，有超过 80% 的幸存者报告没有活动限制，约 40% 的幸存者能够全职或兼职工作。

虽然数据有限，但这些研究详细地评估了移植后的肺功能和运动耐受性。对于单肺移植的患者来说，因为自肺对的肺功能的整体影响，肺功能的结果取决于患者的原发病[157]。在阻塞性肺部疾病的患者中，移植后气流受限可能会持续存在，而在限制性肺部疾病的患者中可观察到一定程度的限制性通气。预计 COPD 患者 FEV_1 能上升到预测值的 50% 到 75%，而在肺纤维化患者肺活量通常会提高到预测值的 65%~69%[158, 159]。对单肺移植术后的灌注和通气的评估显示，在肺纤维化患者，移植肺承担了 69%~82% 的通气和 79%~85% 的灌注；而在肺动脉高压患者，在移植 12 周后，移植肺承担了 44%~65% 的通气量和 95%~99% 的灌注量[160]。

采用患者能耐受的最大的恒定功率运动来评估患者肺移植后的心肺功能的几项研究显示，在原发性肺动脉高压采ң联心肺联合移植的患者，气体交换和通气基本上是正常的[161]，最大运动负荷下循环功能虽然有所改善，但仍然受限。有报道显示，单肺和双肺移植术后均表现有运动耐量、最大摄氧量和无氧阈值降低[162]。运动受限往往归因于慢性的肌肉失调，可能是由于长期使用糖皮质激素[163, 164]和环孢霉素[165, 166]，以及肌肉虚弱[167]。已有观察显示单肺、双肺或心肺联合移植的患者在做功能力、氧饱和度、潮气量、分钟通气量峰值上没有显著差异[168]。

越来越多的人对移植后健康相关的生活质量进行了研究。整体的共识是，有显著功能限制的终末期肺病患者的健康相关生活质量能从肺移植中得到改善[169-173]。肺移植的成功在很大程度上逆转了移植前患者的生活质量和运动能力缺乏。肺移植后患者生活质量提高的形式和程度各不相同，这取决于原发的肺部疾病[170]。健康相关的生活质量也取决于感染的发生率、排斥反应发生次数和是否发生 BOS。许多患者会经常出现免疫抑制相关的状态，这会限制移植带来的获益，并可能会随着时间的推移而恶化[172]。总之，肺移植患者虽然必须应对免疫抑制所带来的副作用，但他们对生活质量，包括身体、情感上的幸福感，以及社会和性功能质量却表现出较高的满意度[173]。

结语

这一章主要介绍了肺移植概论，并且根据不同疾病的特异性对肺移植的适应证做了疏理，强调了肺康复在肺移植整个过程中的作用，包括移植前、围术期和移植后期。

（白林富 译　段均 校）

参考文献

1. Trulock EP: Lung transplantation, Am J Respir Crit Care Med 155:789-818, 1997.
2. Blumenstock DA, Lewis C: The first transplantation of the lung in a human revisited, Ann Thorac Surg 56:1423-1425, 1993.

3. Veith FJ, Koerner SK: Problems in the management of human lung transplant patients, Vasc Surg 8:273-282, 1974.

4. Reitz BA, Wallwork JL, Hunt SA et al: Heart—lung transplantation: successful therapies for patients with pulmonary vascular disease, N Engl J Med 306:557-564, 1982.

5. Toronto Lung Transplant Group: Unilateral lung transplant for pulmonary fibrosis, N Engl J Med 314:1140-1145, 1986.

6. Cooper JD, Patterson GA, Grossman A et al: Toronto Lung Transplant Group: Double-lung transplant for advanced chronic obstructive lung disease, Am Rev Respir Dis 139:303-307, 1989.

7. Theodore J, Lweiston N: Lung transplant comes of age, N Engl J Med 322:772-774, 1990.

8. Nathan S: Lung transplant candidate selection and clinical outcomes: strategies for improvement in prioritization, Curr Opin Organ Transplant 10:216-220, 2005.

9. International guidelines for the selection of lung transplant candidates. Joint statement of the American Society for Transplant Physicians (ASTP)/ American Thoracic Society (ATS)/, European Respiratory Society (ERS)/International Society for Heart and Lung Transplantation(ISHLT), Am J Respir Crit Care Med 158:335-339, 1998.

10. Ramsey SD, Patrick DL, Lewis S et al: Improvement in quality of life after lung transplantation: a preliminary study, J Heart Lung Transplant 14:870-877, 1995.

11. Limbos MM, Joyce DP, Chan CK et al: Psychological functioning and quality of life in lung transplant candidates and recipients, Chest 118:408-416, 2000.

12. Stavem K, Bjorruft O, Lund MB et al: Health-related quality of life in lung transplant candidates and recipients, Respiration 67:159-165, 2000.

13. Lanuza DM, Lefaiver C, McCabe M et al: Prospective study of functional status and quality of life before and after lung transplantation, Chest 118:115-122, 2000.

14. TenVergert VM, Essink-Bot ML, Geertsma A et al: The effect of lung transplantation on health-related quality of life: a longitudinal study, Chest 113:358-364, 1998.

15. Orens JB, Estenne M, Arcasoy S et al: International guidelines for the selection of lung transplant candidates: 2006 update—a consensus report from the Pulmonary Scientific Council of the International Society for Heart and Lung Transplant. J Heart Lung Transplant 25:745-755, 2006.

16. International Society for Heart and Lung Transplantation: ISHLT International Registry for Heart and Lung Transplantation. Available at http://www.ishlt.org/registries/slides.asp. Retrieved January 11, 2007.

17. Hosenpud JD, Bennett LE, Keck BM et al: Effect of diagnosis on survival benefit of lung transplantation for end-stage lung disease, Lancet 351:24-27, 1998.

18. Liou TG, Adler FR, Cahill BC et al: Survival effect of lung transplantation among patients with cystic cibrosis, JAMA 286:2683-2689, 2001.

19. Dawkins PA, Dowson LJ, Guest PJ et al: Predictors of mortality in α_1-antitrypsin deficiency, Thorax 58:1020-1026, 2003.

20. Oga T, Nishimura K, Tsukino M et al: Analysis of the factors related to mortality in chronic obstructive pulmonary disease, Am J Respir Crit Care Med 167:544-549, 2003.

21. Nishimura K, Izumi T, Tsukino M et al: Dyspnea is a better predictor of 5-year survival than airway obstruction in patients with COPD, Chest 121:1434-1440, 2002.

22. Schols AM, Slangen J, Volovics L et al: Weight loss is a reversible factor in the prognosis of chronic obstructive pulmonary disease, Am J Respir Crit Care Med 157:1791-1797, 1998.

23. Wilson DO, Rogers RM, Wright E et al: Body weight in chronic obstructive pulmonary disease, Am J Respir Crit Care Med 139:1435-1438, 1989.

24. Gray-Donald K, Gibbons L, Shapiro SH et al: Nutritional status and mortality in chronic obstructive pulmonary disease, Am J Respir Crit Care Med 153:961-966, 1996.

25. Schols AM, Buurman AJ, Staal van den Brekel AJ et al: Evidence for a relation between metabolic derangements and elevated inflammatory mediators in a subset of patients with chronic obstructive pulmonary disease, Thorax 51:819-824, 1996.

26. Di Francia M, Barbier D, Mege JL et al: Tumor necrosis factor α levels and weight loss in chronic obstructive pulmonary disease, Am J Respir Crit Care Med 150:1453-1455, 1994.

27. Schols AM, Slangen J, Volovics L et al: Weight loss is a reversible factor in the prognosis of chronic obstructive pulmonary disease, Am J Respir Crit Care Med 157:1791-1797, 1998.

28. Landbo C, Prescott E, Lange P et al: Prognostic value of nutritional status in chronic obstructive pulmonary disease, Am J Respir Crit Care Med 160:1856-1861, 1999.

29. Connors AF, Dawson NV, Thomas C et al: Outcomes following acute exacerbation of severe chronic obstructive lung disease, Am J Respir Crit Care Med 154:959-967, 1996.

30. Groenewegen KH, Schols AM, Wouters EF: Mortality and mortality-related factors after hospitalization for acute exacerbation of COPD, Chest 124:459-467, 2003.

31. Celli BR, Cote CG, Marin JM et al: The body-mass index, airflow obstruction, dyspnea, and exercise capacity index in chronic obstructive pulmonary disease, N Engl J Med 350:1005-1012, 2004.

32. Cote CG, Gomez NA, Celli BR: Effects of pulmonary rehabilitation on a multivariate disease severity score (BODE) in patients with COPD, Am J Respir Crit Care Med 167:A432, 2003.

33. American Thoracic Society: Lung function testing: selection of reference values and interpretative strategies [American Thoracic Society statement], Am Rev Respir Dis 144:1202-1218, 1991.

34. National Emphysema Treatment Trial Research Group: A randomized trial comparing lung volume reduction surgery with medical therapy for severe emphysema, N Engl J Med 348:2059-2073, 2003.

35. National Emphysema Treatment Trial Research Group: Patients at high risk of death after lung-volume-reduction surgery, N Engl J Med 345:1075-1083, 2001.

36. Nathan SD, Edwards LB, Barnett SD et al: Outcomes of COPD lung transplant recipients after lung volume reduction surgery, Chest 126:1569-1574, 2004.

37. Tutic M, Lardinois D, Imfeld S et al: Lung volume redusction surgery as an alternative or bridging procedure to lung transplantation, Ann Thorac Surg 82:208-213, 2006.

38. Daniil ZD, Gilchrit FC, Nicholson AG et al: A histologic pattern of nonspecific interstitial pneumonia is associated with a better prognosis then usual interstitial pneumonia in patients with cryptogenic fibrosing alveolitis, Am J Respir Crit Care Med 160:899-905, 1999.

39. Bjoraker JA, Ryu JH, Edwin MK et al: Prognostic significance of histopathologic subsets in idiopathic pulmonary fibrosis, Am J Respir Crit Care Med 157:199-203, 1998.

40. Latsi PI, du Bois RM, Nicholson AG et al: Fibrotic idiopathic interstitial pneumonia: the prognostic value of longitudinal functional trends, Am J Respir Crit Care Med 168:531-537, 2003.

41. Noon RA, Garrity ER: Lung transplantation for fibrotic diseases, Am J Med Sci 315:146-154, 1998.

42. Mogulkoc N, Brutsche MH, Bishop PW et al: Pulmonary function in idiopathic pulmonary fibrosis and referral for lung transplantation, Am J Respir Crit Care Med 164:103-108, 2001.

43. Gay SE, Kazerooni EA, Toews GB et al: Idiopathic pulmonary fibrosis: predicting response to therapy and survival, Am J Respir Crit Care Med 157:1063-1072, 1998.

44. Greene KE, King TE, Kuroki Y et al: Serum surfactant proteins-A and -D as biomarkers in idiopathic pulmonary fibrosis, Eur Respir J 19:439-446, 2002.

45. Schwartz DA, Helmers RA, Galvin JR et al: Determinants of survival in idiopathic pulmonary fibrosis, Am J Respir Crit Care Med 149:450-454, 1994.

46. Perez A, Rogers RM, Dauber JH: The prognosis of idiopathic pulmonary fibrosis, Am J Respir Cell Mol Biol 29:S19-S26, 2003.

47. Wells AU, Desai SR, Rubens MB et al: Idiopathic pulmonary fibrosis: a composite index derived from disease extent observed by computed tomography, Am J Respir Crit Care Med 167:962-969, 2003.

48. King TE, Tooze JA, Schwarz MI et al: Predicting survival in idiopathic pulmonary fibrosis, Am J Respir Crit Care Med 164:1171-1181, 2001.

49. Flaherty KR, Thwaite EL, Kazerooni EA et al: Radiological versus histological diagnosis in UIP and NSIP: survival implications, Thorax 58:143-148, 2003.

50. Lama VN, Flaherty KR, Toews GB et al: Prognostic value of desaturation during a 6-Minute Walk Test in idiopathic interstitial pneumonia, Am J Respir Crit Care Med 168:1084-1090, 2003.

51. Collard HR, King TE, Bartelson BB et al: Changes in clinical and physiologic variables predict survival in idiopathic pulmonary fibrosis, Am J Respir Crit Care Med 168:538-542, 2003.

52. Martinez FI, Bradford WZ, Safrin S: Rates and characteristics of death in patients with IPF, Chest 124:117S, 2003.

53. Katzenstein AL, Myers JL: Nonspecific interstitial pneumonia/fibrosis: histologic features and clinical significance, Am J Surg Pathol 18:136-147, 1994.

54. Travis WD, Matsui K, Moss J et al: Idiopathic nonspecific interstitial pneumonia: prognostic significance of cellular and fibrosing patterns, Am J Surg Pathol 24:19-33, 2000.

55. Flaherty KR, Travis WD, Colby TV et al: Histopathologic variability in usual and nonspecific interstitial pneumonias, Am J Respir Crit Care Med 164:1722-1727, 2001.

56. Monaghan H, Wells AU, Colby TV et al: Prognostic implications of histologic patterns in multiple surgical lung biopsies from patients with idiopathic interstitial pneumonias, Chest 125:522-526, 2004.

57. Katzenstein AL, Zisman DA, Litzky LA et al: Usual interstitial pneumonia: histologic study of biopsy and explant specimens, Am J Surg Pathol 26:1567-1577, 2002.

58. Kerem E, Reisman J, Corey M et al: Prediction of mortality in patient with cystic fibrosis, N Engl J Med 326:1187-1191, 1992.

59. Vizza CD, Yusen RD, Lynch JP et al: Outcome of patients with cystic fibrosis awaiting lung transplantation, Am J Respir Crit Care Med 162:819-825, 2000.

60. Tantisira KG, Systrom DM, Ginns LC: An elevated breathing reserve index at the lactate threshold is a predictor of mortality in patients with cystic fibrosis awaiting lung transplantation, Am J Respir Crit Care Med 165:1629-1633, 2002.

61. Sharma R, Florea VG, Bolger AP et al: Wasting as an independent predictor of mortality in patients with cystic fibrosis, Thorax 56:746-750, 2001.

62. Stanchina ML, Tantisira KG, Aquino SL et al: Association of lung perfusion disparity and mortality in patients with cystic fibrosis awaiting lung transplantation J Heart Lung Transplant 21 217-225, 2003.

63. Mayer-Hamblett N, Rosenfeld M, Emerson J et al: Developing cystic fibrosis lung transplant referral criteria using predictors of 2-year mortality, Am J Respir Crit Care Med 166:1550-1555, 2002.

64. Liou TG, Adler FR, FitzSimmons SC et al: Predictive 5-year survivorship model of cystic fibrosis, Am J Epidemiol 153:345-352, 2001.

65. Sitbon O, Humbert M, Nunes H et al: Long-term intravenous epoprostenol infusion in primary pulmonary hypertension, J Am Coll Cardiol 40:780-788, 2002.

66. Kuhn KP, Byrne DW, Arbogast PG et al: Outcome in 91 consecutive patients with pulmonary arterial hypertension receiving epoprostenol, Am J Respir Crit Care Med 167:580-586, 2003.

67. McLaughlin VV, Shillington A, Rich S: Survival in primary pulmonary hypertension, Circulation 106:1477-1482, 2002.

68. Conte JV, Gaine SP, Orens JB et al: The influence of continuous intravenous prostacyclin therapy for primary pulmonary hypertension on the timing

and outcome of transplantation, J Heart Lung Transplant 17:679-685, 1998.

69. McLaughlin V, Sitbon O, Rubin LJ et al: The effect of first-line bosentan on survival of patients with primary pulmonary hypertension, Am J Respir Crit Care Med 167:A442, 2003.

70. D'Alonzo GE, Barst RJ, Ayres SM et al: Survival in patients with primary pulmonary hypertension, Ann Intern Med 115:343-349, 1991.

71. Hopkins WE, Ochoa LL, Richardson GW et al: Comparison of the hemodynamics and survival of adults with severe primary pulmonary hypertension or Eisenmenger syndrome, J Heart Lung Transplant 15:100-105, 1996.

72. Rosenzweig EB, Kerstein D, Barst RJ: Lon-term prostacyclin for pulmonary hypertension with associated congenital heart defects, Circulation 99:1858-1865, 1999.

73. Waddell TK, Bennett L, Kennedy R et al: Heart—lung or lung transplantation for Eisenmengers syndrome, J Heart Lung Transplant 21:731-737, 2002.

74. Statement on sarcoidosis. Joint Statement of the American Thoracic Society (ATS): the European Respiratory Society (ERS) and the World Association of Sarcoidosis and Other Granulomatous Disorders (WASOG) adopted by the ATS Board of Directors and by the ERS Executive Committee, February 1999, Am J Respir Crit Care Med 160:736-755, 1999.

75. Baughman RP, Winget DB, Bowen EH et al: Predicting respiratory failure in sarcoidosis patients, Sarcoidosis Vasc Diffuse Lung Dis 14:154-158, 1997.

76. Shorr AF, Davies DB, Nathan SD: Predicting mortality in patients with sarcoidosis awaiting lung transplantation, Chest 124:922-928, 2003.

77. Shorr AF, Davies DB, Nathan SD: Outcomes for patients with sarcoidosis awaiting lung transplantation, Chest 122:233-238, 2002.

78. United Network for Organ Sharing: Guidelines for multiorgan organ management and procurement. UNOS Update 9:14-15, 1993.

79. Darby JM, Stein K, Grenvik A et al: Approach to management of the heartbeating "brain dead" donor, JAMA 261:2222-2228, 1989.

80. Palmer SM, Tapson VF: Pulmonary rehabilitation in the surgical patient, Respir Care Clin N Am 4:71-83, 1998.

81. Sheldon JB, Carroll BA, Ries AL et al: Pulmonary rehabilitation before lung transplantation, Am Rev Respir Dis 47:A597, 1993.

82. Niederman MS, Clemente PH, Fein AM et al: Benefits of a pulmonary rehabilitation program: improvements are independent of lung function, Chest 99:798-804, 1991.

83. Biggar D: Medium term results of pulmonary rehabilitation before lung transplantation, Am Rev Respir Dis 47:A33, 1993.

84. Nomori H, Kobayashi R, Fuyuno G et al: Preoperative respiratory muscle training: an assessment in thoracic surgery patients with special reference to postoperative pulmonary complications, Chest 105:1782-1788, 1994.

85. Saltin B, Bromqvist G, Mitchell JH et al: Response to exercise after bed rest and after training: a longitudinal study of adoptive changes in oxygen transport and body composition, Circulation 38:1, 1968.

86. Mereles D, Ehlken N, Kreuscher S et al: Exercise and respiratory training improve exercise capacity of life in patients with severe chronic pulmonary hypertension, Circulation 114:1482-1489, 2006.

87. Cahalin LP: Preoperative and postoperative conditioning for lung transplantation and volume-reduction surgery, Crit Care Nurs Clin N Am 8:305-322, 1996.

88. Surgit O, Ersoz G, Gursel Y et al: Effects of exercise training on specific immune parameters in transplant recipients, Transplant Proc 33:3298, 2001.

89. Cooper JD, Trulock EP, Triantafillou AN et al: Bilateral pneumonectomy (volume reduction) for chronic obstructive pulmonary disease, J Thorac Cardiovasc Surg 109:106-116, 1995.

90. Delgado HR, Braun SR, Scatrud JB et al: Chest wall and abdominal motion during exercise in patients with chronic lung disease, Am Rev of Respir Dis 126:200-205, 1982.

91. Resinkoff PM, Ries A: Pulmonary rehabilitation for chronic lung disease, J Heart Lung Transplant 17:643-650, 1998.

92. Downs AM: Physical therapy in lung transplantation, Phys Ther 76:626-642, 1996.

93. Forshag MS, Cooper AD: Postoperative care of the thoracotomy patient, Clin Chest Med 13:33-45, 1992.

94. Barlett RH, Brennon ML, Bazzaniga AB et al: Studies on the pathogenesis and prevention of post-operative pulmonary complications, Surg Gynecol Obstet 137:925-933, 1973.

95. Biggar DG, Mallen J, Trulock EP: Pulmonary rehabilitation before and after transplantation. In Casaburi R, Petty T, editors: Principles and practice of pulmonary rehabilitation, Philadelphia, 1993, WB Saunders, pp 459-469.

96. American Association of Cardiovascular and Pulmonary Rehabilitation: Disease-specific approaches in pulmonary rehabilitation. In Guidelines for pulmonary rehabilitation programs, ed 3, Champaign, Ill, 2004, Human Kinetics, pp 67-92.

97. Howard DK, Iademarco EI, Trulock EP: The role of cardiopulmonary exercise testing in lung and heart—lung transplantation, Clin Chest Med 15:405-420, 1994.

98. Hokanson JF, Mercier JG, Brooks GA: Cyclosporine A decreases rat skeletal muscle mitochondrial respiration in vitro, Am J Respir Crit Care Med 151:1848-1851, 1995.

99. Mercier JG, Hokanson JF, Brooks G: Effects of cyclosporine A on skeletal muscle mitochondrial respiration and endurance time in rats, Am J Respir Crit Care Med 151:1532-1536, 1995.

100. Craven JL, Bright J, Dear CL: Psychiatric, psychosocial and rehabilitative aspects of lung transplantation, Clin Chest Med 11:247-257, 1990.

101. Hertz MI, editor: Manual of lung transplant medical care, ed 2, Minneapolis, Minn, 2001, Fairview Press, pp 22-41.

102. Keenan RJ, Konishi H, Kawai A et al: Clinical trials of tacrolimus versus cyclosporine in lung transplantation, Ann Thorac Surg 60:580-584, 1995.

103. Christie JD, Bavaria JE, Palevsky HI et al: Primary graft failure following lung transplantation, Chest 114:51-60, 1998.

104. Christie JD, Kotloff RM, Pochettino A et al: Clinical risk factors for primary graft failure following lung transplantation, Chest 124:1232-1241, 2003.

105. Christie JD, Sager JS, Kimmel SE et al: Impact of primary graft failure on outcomes following lung transplantation, Chest 127:161-165, 2005.

106. Yousem SA, Duncan SR, Kormos RL et al: Interstitial and airspace granulation tissue reactions in lung transplant recipients, Am J Surg Pathol 16:877-884, 1992.

107. Pilcher DV, Snell GI, Scheinkestel CD et al: High donor age, low donor oxygenation, and high recipient inotrope requirements predict early graft dysfunction in lung transplant recipients, J Heart Lung Transplant 24:1814-1820, 2005.

108. Christie JD, Carby M, Bag R et al: Report of the ISHLT Working Group on Primary Lung Graft Dysfunction. II. Definition [a consensus statement of the International Society for Heart and Lung Transplantation], J Heart Lung Transplant 24(10):1454-1459, 2005.

109. Christie JD, Kotloff RM, Ahya VN et al: The effect of primary graft dysfunction on survival after lung transplantation, Am J Respir Crit Care Med 171:1312-1316, 2005.

110. Date H, Triantafillou AN, Trulock EP et al: Inhaled nitric oxide reduces human allograft dysfunction, J Thorac Cardiovascular Surg 111:913-919, 1996.

111. Veith FJ, Koerner SK: Problems in the management of human lung transplant patients, Vasc Surg 8:273-282, 1974.

112. Shennib H, Massard G: Airway complications in lung transplantation, Ann Thorac Surg 57:506-511, 1994.

113. Griffith BP, Magee MJ, Gonzalez IF et al: Anastomotic pitfalls in lung transplantation, J Thorac Cardiovasc Surg 107:743-754, 1994.

114. Schafers HJ, Haydock DA, Cooper JD: The prevalence and management of bronchial anastomotic complications in lung transplantation, J Thorac Cardiovasc Surg 101:1044-1052, 1991.

115. Patterson GA: Airways complications, Chest Surg Clin N Am 3:157-173, 1993.

116. Cooper JD, Patterson GA, Trulock EP et al: Results of single and bilateral lung transplantation in 131 consecutive recipients, J Thorac Cardiovasc Surg 107:460-471, 1994.

117. Higgins RK, McNeil K, Dennis A et al: Airway stenoses after lung transplantation: management with expanding stents, J Heart Lung Transplant 13:774-778, 1994.

118. Colt H, Janssen JP, Dumon JF et al: Endoscopic management of bronchial stenosis after double lung transplantation, Chest 102:10-16, 1992.

119. Hopkins, PM, Aboyoun CL, Chhajed PN et al: Prospective analysis of 1,235 transbronchial biopsies in lung transplant patients, J Heart Lung Transplant 21:1062-1067, 2002.

120. Baz MA, Layish DT, Govert JA et al: Diagnostic yield of bronchoscopies after isolated lung transplantation, Chest 110:84-88, 1996.

121. Millet B, Higenbottam TW, Flower CD et al: The radiographic appearance of infection and acute rejection of the lung after heart—lung transplantation, Am Rev Respir Dis 140:62-67, 1989.

122. Kundu S, Herman SJ, Larhs A et al: Correlation of chest radiographic findings with biopsy-proven rejection, J Thorac Imaging 14:178-184, 1999.

123. Kesten S, Maidenberg A, Winton T et al: Treatment of presumptive and proven acute rejection following six months of lung transplant survival, Am J Respir Crit Care Med 152:1321-1324, 1995.

124. Valentine VG, Robbins RC, Wehner JH et al: Total lymphoid irradiation for refractory acute rejection in heart—lung and lung allografts, Chest 109:1184-1189, 1996.

125. Andreu G, Achkar A, Couetil JP et al: Extracorporeal photochemotherapy treatment for acute lung rejection episode, J Heart Lung Transplant 14:793-796, 1995.

126. Villanueva J, Bhorade SM, Robinson JA et al: Extracorporeal photophoresis for the treatment of lung allograft rejection, Ann Transplant 5:44-47, 2005.

127. Bando K, Paradis IL, Similo S et al: Obliterative bronchiolitis after lung and heart—lung transplantation: an analysis of risk factors and management, J Thorac Cardiovasc Surg 110:4-13, 1995.

128. Whitehead B, Rees P, Sorensen K et al: Incidence of obliterative bronchiolitis after heart—lung transplant in children, J Heart Lung Transplant 12:903-908, 1993.

129. Girgis RE, Tu I, Berry GJ et al: Risk factors for the development of obliterative bronchiolitis after lung transplantation, J Heart Lung Transplant 15:1200-1208, 1996.

130. Scott JP, Higenbottam TW, Sharples L et al: Risk factors for obliterative bronchiolitis in heart-lung transplant, Transplantation 51:813-817, 1991.

131. Sharples LD, Tamm M, McNeill K et al: Development of bronchiolitis obliterans syndrome in recipients of heart—lung transplantation: early risk factors, Transplantation 61:560-566, 1996.

132. Husain AN, Siddiqui MT, Holmes EW et al: Analysis of risk factors for development of bronchiolitis obliterans syndrome, Am J Respir Crit Care Med 159:829-833, 1999.

133. Kroshus TJ, Kshettry VR, Savik K et al: Risk factors for the development of bronchiolitis obliterans syndrome after lung transplantation, J Thorac Cardiovasc Surg 114:195-202, 1997.

134. Yousem SA, Berry GJ, Cagle PT et al: Revision of the 1990 working formulation for the classification of pulmonary allograft rejection: Lung

Rejection Study Group, J Heart Lung Transplant 15:1-15, 1996.

135. Cooper JD, Billingham M, Egan T et al: A working formulation for the standardization of nomenclature and for clinical staging of chronic dysfunction of the lung allografts, J Heart Lung Transplant 12:713-716, 1993.

136. Estenne M, Maurer JR, Boehler A et al: Bronchiolitis obliterans syndrome 2001: an update of the disgnostic criteria, J Heart Lung Transplant 21:297-310, 2002.

137. Valentine VG, Robbins RC, Berry GJ et al: Actuarial survival of heart–lung and bilateral sequential lung transplant recipients with obliterative bronchiolitis, J Heart Lung Transplant 15:371-383, 1996.

138. Khalifah AP, Hachem RR, Chakinala MM et al: Minimal acute rejection after lung transplantation: a risk of bronchiolitis obliterans syndrome, Am J Transplant 5:2022-2030, 2005.

139. Kumar D, Erdman D, Keshavjee S et al: Clinical impact of community-acquired respiratory viruses on bronchiolitis obliterans after lung transplant, Am J Transplant 5:2031-2036, 2005.

140. Girnita AL, Duquesnoy R, Yousem SA et al: HLA-specific antibodies are risk factors for lymphocytic bronchiolitis and chronic lung allograft dysfunction, Am J Transplant 5:131-138, 2005.

141. Iacono AT, Corcoran TE, Griffith BP et al: Aerosol cyclosporin therapy in lung transplant recipients with bronchiolitis obliterans, Eur Respir J 23:384-390, 2004.

142. Johnson BA, Iacono AT, Zeevi A et al: Statin use is associated with improved function and survival of lung allografts, Am J Respir Crit Care Med 167:1271-1278, 2003.

143. Gerhardt SG, McDyer JF, Girgis RE et al: Maintenance azithromycin therapy for bronchiolitis obliterans syndrome: results of a pilot study, Am J Respir Crit Care Med 168:121-125, 2003.

144. Shitrit D, Bendayan D, Gidon S et al: Long-term azithromycin use for treatment of bronchiolitis obliterans syndrome in lung transplant recipients, J Heart Lung Transplant 24:1440-1443, 2005.

145. Yates B, Murphy DM, Forrest IA et al: Azithromycin reverses airflow obstruction in established bronchiolitis obliterans syndrome, Am J Respir Crit Care Med 172:772-775, 2005.

146. Azzola A, Havryk A, Chhajed P et al: Everolimus and mycophenolate mofetil are potent inhibitors of fibroblast proliferation after lung transplantation. Transplantation 77:275-280, 2004.

147. Dosanjh A, Pirfenidone: Anti-fibrotic agent with a potential therapeutic role in the management of transplantation patients, Eur J Pharmacol 536:219-222, 2006.

148. Dauber JH, Paradis IL, Dummer JS: Infectious complications in pulmonary allograft recipients, Clinics Chest Med 11:291-308, 1990.

149. Maurer JR, Tullis DE, Grossman RF et al: Infectious complications following isolated lung transplantation, Chest 101:1057-1059, 1992.

150. Zamora MR, Davis RD, Leonard C; CMV Advisory Board Expert Committee: Management of cytomegalovirus infection in lung transplant recipients: evidence-based recommendations, Transplantation 80:157-163, 2005.

151. Ruttmann E, Geltner C, Bucher B et al: Combined CMV prophylaxis improves outcome and reduces the risk for bronchiolitis obliterans syndrome (BOS) after lung transplantation, Transplantation 81:1415-1420, 2006.

152. Zamora MR, Nicolls MR, Hodges TN et al: Following universal prophylaxis with intravenous ganciclovir and cytomegalovirus immune globulin, valganciclovir is safe and effective for prevention of CMV infection following lung transplantation, Am J Transplant 4:1635-1642, 2004.

153. Shitrit D, Ollech JE, Ollech A et al: Itraconazole prophylaxis in lung transplant recipients receiving tacrolimus (FK 506): efficacy and drug interaction, J Heart Lung Transplant 24:2148-2152, 2005.

154. Capitano B, Potoski BA, Husain S et al: Intrapulmonary penetration of voriconazole in patients receiving an oral prophylactic regimen, Antimicrob Agents Chemother 50:1878-1880, 2006.

155. Trulock EP, Edwards LB, Taylor DO et al: Registry of the International Society for Heart and Lung Transplantation: Twenty-second official adult lung and heart–lung transplant report–2005, J Heart Lung Transplant 24:956-967, 2005.

156. Hosenpud JD, Bennett LE, Keck BM et al: Registry of the International Society for Heart and Lung Transplantation: fifteenth official report–1998, J Heart Lung Transplant 17:656-668, 1998.

157. Orens J, Martinez F, Becker F et al: Cardiopulmonary exercise testing following lung transplantation for different underlying diseases, Chest 107:144-149, 1995.

158. Mal H, Sleiman C, Jebrak G et al: Functional results of single-lung transplantation for chronic obstructive lung disease, Am J Respir Crit Care Med 149:1476-1481, 1994.

159. Grossman R, Frost A, Zamel N et al: Results of single lung transplantation for bilateral pulmonary fibrosis, N Engl J Med 322:727-733, 1990.

160. Kramer MR, Marshall SE, McDougall IR et al: The distribution of ventilation and perfusion after single-lung transplantation in patients with pulmonary fibrosis and pulmonary hypertension, Transplant Proc 23:1215-1216, 1991.

161. Theodore J, Morris A, Burke C et al: Cardiopulmonary function at maximum tolerable constant work rate exercise following human heart–lung transplant, Chest 93:433-439, 1987.

162. Miyoshi S, Trulock E, Schaefers H et al: Cardiopulmonary exercise testing after single and double lung transplantation, Chest 97:1130-1136, 1990.

163. Williams T, Patterson A, McClean P et al: Maximal exercise testing in single and double lung transplant recipients, Am Rev Respir Dis 145:101-105, 1992.

164. Ross D, Waters P, Mohsenifar Z et al: Hemodynamic responses to exercise after lung transplantation, Chest 103:46-53, 1993.

165. Gibbons W, Levine S, Bryan C et al: Cardiopulmonary exercise responses after single lung

transplant for severe obstructive lung disease, Chest 100:106-111, 1991.

166. Horber FF, Hoppeler H, Scheidegger JR et al: Impact of physical training on the ultrastructure of mid-thigh muscle in normal subjects and in patients treated with glucocorticoids, J Clin Invest 79:1181-1190, 1987.

167. Reinsma GD, ten Hacken NH, Grevink RG et al: Limiting factors of exercise performance 1 year after lung transplant, J Heart Lung Transplant 25:1310-1316, 2006.

168. Schwaiblmair S, Reichenspruner H, Muller C et al: Cardiopulmonary exercise testing before and after lung and heart–lung transplantation, Am J Respir Crit Care Med 159:1277-1283, 1999.

169. Vasiliadis HM, Collet JP, Poirier C: Health-related quality-of-life determinants in lung transplantation, J Heart Lung Transplant 25:226-233, 2006.

170. Gross CR, Raghu G: The cost of lung transplantation and the quality of life post-transplant, Clin Chest Med 18:391-403, 1997.

171. Kugler C, Fischer S, Gottlieb J et al: Health-related quality of life in two hundred-eighty lung transplant recipients, J Heart Lung Transplant 24:2262-2268, 2005.

172. Rodrigue JR, Baz MA, Kanasky WF et al: Does lung transplantation improve health-related quality of life? The University of Florida experience, J Heart Lung Transplant 24:755-763, 2005.

173. Smeritsching B, Jaksch P, Kocher A et al: Quality of life after lung transplantation: a cross-sectional study, J Heart Lung Transplant 24:474-480, 2005.

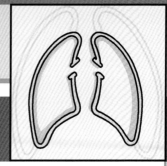

第 24 章

肺康复与肺减容术

MEILAN K.HAN，STEVEN E.GAY，FERANADO J.MARTINEZ

专业技能

完成本章学习，读者将了解以下内容：

◆ 论述肺减容术（LVRS）在肺功能、运动和总体健康的近期和远期效益；

◆ 评估并应用 LVRS 的患者选择标准；

◆ 理解影像学在患者评估中的作用；

◆ 评价术、后肺康复与 LVRS 的联合疗效。

● Cooper 及其同事引领我们进入外科肺减容术（lung volume reduction surgery，LVRS）时代，他们发现，通过胸骨正中开口进行双侧 LVRS，可以显著改善肺功能[1]。但随后，多位研究者指出手术改善肺功能的作用有限[2-4]。美国肺气肿治疗试验（American Emphysema Treatment Trial，NETT）[5, 6] 及其他随机试验[7-9]则为 LVRS 在晚期肺气肿患者的治疗提供了更加明确的认识。本章将对病例报告和随机试验中 LVRS 的结果进行讨论，从而为 LVRS 患者的术前评估及肺康复方案实施提供帮助。

肺减容术后的功能变化

肺功能和运动功能

Cooper 等[1] 的研究显示，通过胸骨正中切口进行双侧 LVRS 术后 6 个月的 1 秒用力呼气量（FEV₁）可升高 82%，但是随后的研究发现，虽然平均通气量的改善有显著性意义，但改善的程度比之前所报道的要低[3]。随机试验结果显示[5, 10]，LVRS 对肺功能的作用业已明确，手术后短期改善通气量比药物治疗更有优势。很少有研究对单侧或双侧手术疗效进行直接比较，一般来说，双侧 LVRS 的短期改善程度更高。一项多中心前瞻性研究比较了胸腔镜（VATS）单侧 LVRS 和双侧 LVRS，发现双侧手术的肺功能改善更加明显[11]。采用激光技术进行的手术结果不如吻合器技术[12]。有研究对 VATS 或胸骨正中切口进行双侧 LVRS 的短期生理学结果进行了比较[13]。NETT 显示，胸骨正中切口或 VATS 进行的双侧 LVRS 的功能性益处没有明显区别[6]。

有报告指出肺通气量测定反应出现显著的异质性[14]。NETT 已对这一结果给予了确认[5, 13]，大部分患者的 FEV_1 发生短期的轻微改善。有趣的是，很多肺通气量略有改善的患者在呼吸窘迫方面有显著的改善，这强调了 FEV_1 作为改善的唯一测量方法的局限性[15]。

对长期功能随访的数据非常有限。Brenner[16] 评估了 LVRS 后 6 个月以上患者的 FEV_1 的变化。发现术后前 6 个月出现最大改善效果的患者的 FEV_1 变化率（0.255 ± 0.057L/ 年）更低。Flahert 等[17] 发现，在双侧 LVRS 后的 3 年内，FEV_1 逐渐降低。另一个研究对 200 例双侧 LVRS 治疗的患者进行了中位时间为 4 年的随访[18]，尽管数据收集不甚完全，但是多数患者在术后 3~5 年肺通气量是改善的。

在相关的研究中，有关运动功能的数据大多是以运动耐力简单测量进行评估的，如定时的步行距离，并且结果是一致的改善[3]。NETT 的研究者[5] 发现，手术治疗使患者 6 分钟步行距离呈现中度改善，而药物治疗的患者则是降低的。有研究发现，最大运动负荷、耗氧量（O_2）和每分钟通气量都有短期提高[3]。最大通气量的改善可通过增加潮气量完成，这会引起呼吸频率有所变化[19]。Benditt 等[20] 报道，相同运动负荷下，患者双侧 LVRS 后运动耐力改善、心率降低。Martinez 等[15] 发现，在相同运动负荷下，呼吸困难的改善与动态过度充气的降低相关性最好。此

外，Tschernko 等[21] 注意到，在 LVRS 后进行运动期间，呼吸做功显著降低。Ferguson 等[22] 的研究发现，亚极量运动负荷，患者潮气量升高、生理无效腔降低。NETT 研究者[5] 发现，LVRS 后患者在吸氧踏车试验中，最大功率升高；而在持续积极药物治疗的患者中，未能达到如此的效果。Dolmage 等[23] 报告，随着分钟通气量和潮气量的升高，峰值耗氧和功率得到改善，此研究确还发现，手术后的肺容积是增加的。NETT 研究者[24] 还发现，在长期随访过程中，与药物治疗患者相比，手术治疗提高了患者吸氧状态下的心肺最大运动功率。

健康状况

多个研究发现，通过医学研究委员会呼吸困难评分和（或）过渡期呼吸困难指数评估的气喘得到短期的改善[25]。NETT 研究者[5] 使用加州大学圣地亚哥气喘问卷对气喘进行了详细的评估，结果发现气喘得到了改善。也有研究对健康状况进行的测量结果发现，与药物治疗相比，手术治疗患者出现显著的益处，但是也有异质性反应发生[26]。通过医学调查结果 – 简表 36 和诺丁汉健康量表评估的研究发现，LVRS 后健康状况是改善的[1, 27]，改善的健康状况内容包括：生命指征、社交功能、身体功能和总体健康水平，以及执行各种功能的能力。

通过特异疾病的评估工具也报告了 LVRS 后的改善，包括慢性呼吸系统问卷[28] 和圣乔治呼吸问卷[29]。一项专注于健康状况的加拿大的对照研究报告，通过慢性呼吸系统问卷评估结果是健康状况改善[8]。同样地，NETT 研究者[5] 报告，在圣乔治呼吸问卷评估中，手术治疗患者的改善比药物治疗患者明显。NETT 研究者还报告，手术治疗患者圣乔治呼吸问卷评估结果也是长期改善的[24]。

患者筛选

临床特征

临床评估应对以肺气肿为主的患者进行[25]。反复出现的呼吸道感染和（或）慢性痰量增多往往提示患者存在原发性呼吸道疾病[30]。临床评估还应鉴别高死亡率或者功能较差的患者，如不稳定性心脏疾病或严重的肺动脉高压。另外，冠状动脉疾病不能列为手术的绝对禁忌证，因为也有成功进行 LVRS 与心脏手术的病例报告[31, 32]。a1- 抗胰蛋白酶缺乏症患者的预后较差[27, 33-36]，但有不一致的研究结果[37]。营养不良，如低体重指数或低非脂肪组织指数的理想体重百分数降低者，与围术期并发症相关[38, 39]。

生理学特征

肺功能测试有助于鉴定最佳适应手术人选[25]。尽管目前有关鉴定更高风险的个人 FEV_1 下限还未达成一致意见，但 NETT 研究者[40]注意到，FEV_1 较低是术后肺部并发症较高的独立预测因子。也有研究显示，FEV_1 严重降低（<500ml）患者出现可接受的结果[41-44]。肺弥散功能（DL_{CO}）降低可升高风险[45-47]，而其他研究没有得出同样的结论[48]。NETT[5, 24]对有极高的手术死亡率风险的两组双侧 LVRS 患者进行了观察，这些患者支气管扩张试验后 FEV_1 不超过预测值 20%、DL_{CO} 不高于预测值 20%，结果是 LVRS 后死亡率比药物治疗的患者要高（优势比 2.98；95% 置信区间 1.3~7.7）。该研究同时显示，较低的 DL_{CO} 与术后肺部并发症的发生独立相关[40]。尽管动脉血气异常已被证明是预后较差的预测因素，NETT 的研究对象有 30% 以上患者存在基线高碳酸血症，他们仍没有将基线动脉血二氧化碳分压增设列为结果较差的预测因素[5]。

手术前运动能力与死亡率相关的数据主要来源于 NETT，吸入 30% 氧气条件下踏车试验达到最大运动负荷作为参照点，他们发现，清晰死亡率阈值是 40% 基线负荷（这与女性患者 25W 和男性患者 40W 的工作负荷对应）[5]。这些阈值结合计算机断层扫描数据，可将非高风险患者分为 4 个不同的类别。

影像学

胸部影像对于进行 LVRS 患者的评估来说非常重要[49]。计算机断层扫描是非常有价值的[50-52]。NETT 研究者[5]强调了肺气肿的异质性的重要性，来自 17 所参与研究的临床中心的放射科医生对从肺尖到肺底分为三部分的非解剖分法，通过目测评分，将高分辨率的计算机断层扫描（HRCT）图像分为上叶为主或非上叶为主的肺气肿[53]。研究者用这种方法，结合氧气治疗下的踏车试验所达到的最大运动负荷，将 CT 影像在评估 LVRS 患者中的作用进行了分类。早期研究发现，出现严重阻塞（$FEV_1 \leq$ 预测值 20%），在 HRCT 上出现弥漫性肺气肿或者 DL_{CO} 小于预测值 20%，患者的手术死亡率风险升高（相对风险 3.9；95% 置信区间 1.9~9.0）[5]。肺气肿以上叶为主、康复后运动耐力较低的患者在 LVRS 后的长期随访中，死亡率风险较低（相对风险 0.57；P=0.01）[24]。而肺气肿不是以上叶为主、康复后运动耐力较高的患者在 LVRS 后的随访期间，死亡率风险升高，但是差异不具统计学意义。肺气肿以上叶为主、康复后运动耐力较高的患者，或者肺气肿不以上叶为主、康复后运动耐力较低的患者死亡风险没有改变[5, 24]。而在不计康复后运动耐力的情况下，单纯同质性肺气肿的 90 天死亡率概率增加（优势比 2.99；P=0.009）[40]。

在已发表的文献中对肺气肿异质性的定

义差异很大[53]。许多研究者用定量 CT 方法来定义疾病的异质性。研究发现，CT 定量值和结果之间有显著相关性[17, 54]。包括肺气肿严重程度以及外周分布[55]的测量，以及对肺气肿病灶的数量和大小的量化[56]。

LVRS 患者肺康复的需求及预后

肺康复在 LVRS 患者的评估和准备过程中发挥着重要的作用。在对照性研究之前，这个观点是从非对照研究中总结得出的。

在许多早期病例报告中，在 LVRS 前进行了肺康复[57]，见表 24-1。Mo 等强调了肺康复的价值[58]，19 例患者在进行肺康复前、后，以及 VATS 双侧 LVRS 后进行了医学结果 - 简表 36 的评估，研究发现评估数据在单纯肺康复前后没有明显变化，而在肺康复结合双侧 LVRS 的评估中，与基线评分相比，评估的 8 个维度中有 4 个出现了显著改善。肺康复能在很大程度上改善这些患者的功能缺陷，LVRS 使患者身体功能、生命体征和社交功能等都有明显改善。

表 24-1 肺康复在肺减容术的需求病例报告和随机研究一览表

文献	康复需求	康复形式
病例系列		
Ojo 等[63]	需要	未确定
Criner 等[64]	需要	8 周门诊项目
Moy 等[58]	需要	至少 6~8 周门诊项目
Nezu 等[65]	不需要；鼓励	至少 1 个月
Cassart 等[66]	不需要	NA
Flaherty 等[67]	需要	未确定
Fujimoto 等[68]	需要	3~4 周的住院康复
Hamacher 等[69]	不需要	NA
Ciccone 等[70]	需要	未确定，中位参与时间：97 天
Ingenito 等[71]	需要	6 周的门诊项目；多中心
对照研究		
Criner 等[59]	需要	8 周的门诊项目，随后进行 3 个月康复或者 LVRS
国家肺气肿治疗试验研究组[5, 72]	需要	三期：①随机化前（6~10 周内进行 16~20 个疗程）；②随机化后（8~9 周内进行 10 个疗程）；③长期维持（试验时间）。受管制，多元，严密监控
Mineo 等[61]	LVRS 组不需要	无
	康复组	3 小时，每周 5 天，共 6 周，多学科
Dolmadge 等[23]；Goldstein 等[8]	需要	6 周门诊项目；多学科
Hillerdal 等[73]	需要	6 周多学科项目
Miller 等[10, 74]	需要	8 周

LVRS，肺减容术；NA，不适用

对照性研究进一步显示了肺康复在LVRS 评估中的作用。Criner 等[59] 比较了为期 8 周的肺康复之后，再继续康复 3 个月或行双侧 LVRS 的两组患者的肺功能结果。发现进行肺康复的患者在运动耐力和健康状况方面有一定的改善，肺通气量变化不大，而 LVRS 组患者则出现了更显著的生理学指标和功能的改善。NETT 的研究进一步明确了 LVRS 之前进行肺康复的重要性，该研究使用严格的肺康复协议流程对患者进行肺康复，分别在随机化分组前，分组后和长期维持后进行训练并评估[60]。患者在分组前进行 16~20 个受监督的疗程，在6~10 周时间内完成，康复内容包括：运动训练、教育、社会心理评估和治疗，营养评估和处理。结果显示不计纳入患者疾病的严重程度，肺康复后运动耐力、呼吸困难和健康状况都有改善，这在之前没有进行过康复干预的患者中尤为明显（图 24-1）。有趣的是，在 NETT 研究中，约有 10% 的患者在完成分组前肺康复后，因健康状况有明显改善而不愿意再参与进一步的研究，

以及承担手术风险[60]。这表示进行肺康复的很多患者有确切的改善。

并不是所有的随机试验都做了术前肺康复（见表 24-1）。Mino 等[61] 的研究是针对 60 例肺气肿患者进行的，评估单纯LVRS 或肺康复结果。17 例双侧 LVRS 和 13例单侧 LVRS 患者与仅进行肺康复治疗的患者比较，发现 6 个月死亡率或后期发病率（>30 天）没有差异。尽管手术治疗患者的总体功能和生理学指标更好，但早期发病率较高。生命体征或机体功能维度的变化很小，作者认为，这可能是由于没有进行术前肺康复。关于肺康复在 LVRS 中的作用目前能给出的推荐意见只能根据不多的已有研究，这里还需更多的设计精良的进一步研究。

在美国，医疗保险和医疗补助服务中心需要根据综合肺康复计划来提供资金给付。可供参考的病例报道和随机试验如表24-1 所示。表 24-2 是根据已有研究的回顾列举的肺康复在 LVRS 患者术前评估、围术期及术后需进行的最佳肺康复干预[62]。

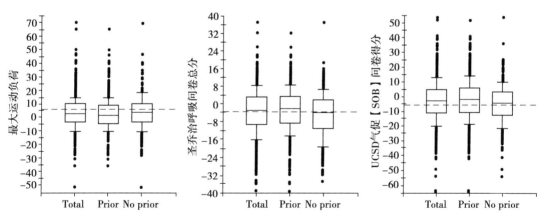

图 24-1　在国家肺气肿治疗研究中，对 1218 例患者进行肺康复干预，比较此前有或没有接受过肺康复干预患者的运动耐力（最大运动负荷）、健康相关生活质量（圣乔治呼吸问卷总分）和呼吸困难［UCSD气促（SOB）问卷得分］变化的箱型图。虚线表示预估的最低临床显著性差异值：最大运动负荷增加5W，圣乔治呼吸问卷总分降低 4 个单位，UCSD 气促问卷得分降低 5 个单位。Total，总体；Prior，此前有肺康复干预；No prior，此前无肺康复干预

表 24-2 肺减容术患者的肺康复干预

阶段	方法	
术前	综合评估	
	运动	
	下肢	
	上肢	6~10 周完成 18~24 个疗程
	强度训练	
	教育	
	社会心理咨询	
	营养咨询	
围术期	早期活动	
	每天 2 次，每周 7 天	
	胸部理疗	
	肺清理	
术后	住院康复（如需要）	
	与术前类似的门诊	

根据参考文献 60 和 62 进行调整

结语

LVRS 患者术前运动受限往往较为严重，肺康复可能是这些患者的一种重要辅助疗法。大多已发表的病例系列报道和随机研究结果显示，术前和术后进行积极的肺康复是有益的。所以对进行 LVRS 术前准备和已接受了 LVRS 的患者，需要进行综合性肺康复干预。

（张鑫 译　郭丰 校）

参考文献

1. Cooper JD, Trulock EP, Triantafillou AN et al: Bilateral pneumectomy (volume reduction) for chronic obstructive pulmonary disease, J Thorac Cardiovasc Surg 109:106-116, 1995.
2. Utz J, Hubmayr R, Deschamps C: Lung volume reduction surgery for emphysema: out on a limb without a NETT, Mayo Clin Proc 73:552-556, 1998.
3. Flaherty KR, Martinez FJ: Lung volume reduction surgery for emphysema, Clin Chest Med 21:819-848, 2000.
4. Benditt J: Surgical therapies for chronic obstructive pulmonary disease, Respir Care 49:53-61, 2004.
5. National Emphysema Treatment Trial Research Group: A randomized trial comparing lung-volume-reduction surgery with medical therapy for severe emphysema, N Engl J Med 348:2059-2073, 2003.
6. National Emphysema Treatment Trial Research Group: Safety and efficacy of median sternotomy versus video-assisted thoracic surgery for lung volume reduction surgery, J Thorac Cardiovasc Surg 127:1350-1360, 2004.
7. Pompeo E, Marino M, Nofroni I et al: Pulmonary Emphysema Research Group: Reduction pneumoplasty versus respiratory rehabilitation in severe emphysema: a randomized study, Ann Thorac Surg 70:948-953[discussion 954], 2000.
8. Goldstein R, Todd T, Guyatt G et al: Influence of lung volume reduction surgery (LVRS) on health related quality of life in patients with chronic obstructive pulmonary disease, Thorax 58:405-410, 2003.
9. Geddes D, Davies M, Koyama H et al: Effect of lung-volume-reduction surgery in patients with severe emphysema, N Engl J Med 343:239-245, 2000.
10. Miller J, Malthaner R, Goldsmith C et al: for the Canadian Lung Volume Reduction Surgery Study: A randomized clinical trial of lung volume reduction surgery versus best medical care for patients with advanced emphysema: a two-year study from Canada, Ann Thorac Surg 81:314-321, 2006.
11. Lowdermilk GA, Keenan RJ, Landreneau RJ et al: Comparison of clinical results for unilateral and bilateral thoracoscopic lung volume reduction, Ann Thorac Surg 69:1670-1674, 2000.
12. McKenna R, Brenner M, Gelb A et al: A randomized, prospective trial of stapled lung reduction

versus laser bullectomy for diffuse emphysema, J Thorac Cardiovasc Surg 111:317-322, 1996.

13. Chang A, Chan K, Martinez F: Lessons from the National Emphysema Treatment Trial, Semin Thorac Cardiovasc Surg 19:172-180, 2007.

14. Kotloff R, Tino G, Bavaria J et al: Bilateral lung volume reduction surgery for advanced emphysema: a comparison of median sternotomy and thoracoscopic approaches, Chest 110:1399-1406, 1996.

15. Martinez F, Montes de Oca M, Whyte R et al: Lung volume reduction improves dyspnea, dynamic hyperinflation and respiratory muscle function, Am J Respir Crit Care Med 155:1984-1990, 1997.

16. Brenner M, McKenna R Jr, Gelb A et al: Rate of FEV1 change following lung volume reduction surgery, Chest 113:652-659, 1998.

17. Flaherty KR, Kazerooni EA, Curtis JL et al: Short-term and long-term outcomes after bilateral lung volume reduction surgery: prediction by quantitative CT, Chest 119:1337-1346, 2001.

18. Yusen R, Lefrak S, Gierada D et al: A prospective evaluation of lung volume reduction surgery in 200 consecutive patients, Chest 123:1026-1037, 2003.

19. Keller C, Ruppel G, Hibbett A et al: Thoracoscopic lung volume reduction surgery reduces dyspnea and improves exercise capacity in patients with emphysema, Am J Respir Crit Care Med 156:60-67, 1997.

20. Benditt JO, Lewis S, Wood DE et al: Lung volume reduction surgery improves maximal O2 consumption, maximal minute ventilation, O2 pulse, and dead space-to-tidal volume ratio during leg cycle ergometry, Am J Respir Crit Care Med 156:561-566, 1997.

21. Tschernko E, Gruber E, Jaksch P et al: Ventilatory mechanics and gas exchange during exercise before and after lung volume reduction surgery, Am J Respir Crit Care Med 158:1424-1431, 1998.

22. Ferguson G, Fernandez E, Zamora M et al: Improved exercise performance following lung volume reduction surgery for emphysema, Am J Respir Crit Care Med 157:1195-1203, 1998.

23. Dolmage T, Waddell T, Maltais F et al: The influence of lung volume reduction surgery on exercise in patients with COPD, Eur Respir J 23:269-274, 2004.

24. Naunheim K, Wood D, Mohsenifar Z et al: Long-term follow-up of patients receiving lung-volume reduction surgery versus medical therapy for severe emphysema by the National Emphysema Treatment Trial Research Group, Ann Thorac Surg 82:431-443, 2006.

25. Martinez F, Chang A: Surgical therapy for chronic obstructive pulmonary disease, Semin Respir Crit Care Med 26:167-191, 2005.

26. Yusen R, Morrow L, Brown K: Health-related quality of life after lung volume reduction surgery, Semin Thorac Cardiovasc Surg 14:403-412, 2002.

27. Cooper JD, Patterson GA, Sundaresan RS et al: Results of 150 consecutive bilateral lung volume reduction procedures in patients with severe emphysema, J Thorac Cardiovasc Surg 112:1319-1329[discussion 1329-1330], 1996.

28. Bagley P, Davis S, O'Shea M et al: Lung volume reduction surgery at a community hospital: program development and outcomes, Chest 111:1552-1559, 1997.

29. Norman M, Hillerdal G, Orre L et al: Improved lung function and quality of life following increased elastic recoil after lung volume reduction surgery in emphysema, Respir Med 92:653-658, 1998.

30. Flaherty K, Kazerooni E, Martinez F: Differential diagnosis of chronic airflow obstruction, J Asthma 37:201-223, 2000.

31. Whyte R, Bria W, Martinez F et al: Combined lung volume reduction surgery and mitral valve reconstruction, Ann Thorac Surg 66:1414-1416, 1998.

32. Schmid R, Stammberger U, Hillinger S et al: Lung volume reduction surgery combined with cardiac interventions, Eur J Cardiothorac Surg 15:585-591, 1999.

33. Teschler H, Thompson A, Stamatis G: Short- and long-term functional results after lung volume reduction surgery for severe emphysema, Eur Respir J 13:919-925, 1999.

34. Stoller J, Gildea T, Ries A et al: for the National Emphysema Treatment Trial Research Group: Lung volume reduction surgery in patients with emphysema and α-1 antitrypsin deficiency, Ann Thorac Surg 83:241-251, 2007.

35. Cassina P, Teschler H, Konietzko N et al: Two-year results after lung volume reduction surgery in α-1 antitrypsin deficiency versus smoker's emphysema, Eur Respir J 12:1028-1032, 1998.

36. Gelb A, McKenna R, Brenner M et al: Lung function after bilateral lower lobe lung volume reduction surgery for α1-antitrypsin emphysema, Eur Respir J 14:928-933, 1999.

37. Tutic M, Bloch K, Lardinois D et al: Long-term results after lung volume reduction surgery in patients with α-1 antitrypsin deficiency, J Thorac Cardiovasc Surg 128:408-413, 2004.

38. Mazolewski P, Turner J, Baker M et al: The impact of nutritional status on the outcome of lung volume reduction surgery: a prospective study, Chest 116:693-696, 1999.

39. Nezu K, Yoshikawa M, Yoneda T et al: The effect of nutritional status on morbidity in COPD patients undergoing bilateral lung reduction surgery, Thorac Cardiovasc Surg 49:216-220, 2001.

40. Naunheim K, Wood D, Krasna M et al: for the National Emphysema Treatment Trial Research Group: Predictors of operative mortality and cardiopulmonary morbidity in the National Emphysema Treatment Trial, J Thorac Cardiovasc Surg 131:43-53, 2006.

41. Eugene J, Dajee A, Kayaleh R et al: Reduction pneumoplasty for patients with a forced expiratory volume in 1 second of 500 milliliters or less, Ann Thorac Surg 63:186-192, 1997.

42. Argenziano M, Moazami N, Thomashow B et al: Extended indications for lung volume reduction surgery in advanced emphysema, Ann Thorac Surg 62:1588-1597, 1996.

43. McKenna RJ Jr, Brenner M, Fischel RJ et al: Patient selection criteria for lung volume reduction surgery, J Thorac Cardiovasc Surg 114:957-964[discussion 964-967], 1997.

44. Naunheim K, Hazelrigg S, Kaiser L et al: Risk analysis for thoracoscopic lung volume reduction: a

multi-institutional experience, Eur J Cardiothorac Surg 17:673-679, 2000.

45. Brenner M, Kayaleh R, Milne E et al: Thoracoscopic laser ablation of pulmonary bullae: radiographic selection and treatment response, J Thorac Cardiovasc Surg 107:883-890, 1994.

46. Keenan R, Landrenau R, Sciurba F et al: Unilateral thoracoscopic surgical approach for diffuse emphysema, J Thorac Cardiovasc Surg 111:308-316, 1996.

47. Hazelrigg S, Boley T, Henkle J et al: Thoracoscopic laser bullectomy: a prospective study with three-month results, J Thorac Cardiovasc Surg 112:319-327, 1996.

48. McKenna R Jr, Brenner M, Fischel R et al: Patient selection criteria for lung volume reduction surgery, J Thorac Cardiovasc Surg 114:957-967, 1997.

49. Gierada D: Radiologic assessment of emphysema for lung volume reduction surgery, Semin Thorac Cardiovasc Surg 14:381-390, 2002.

50. Kazerooni E: Radiologic evaluation of emphysema for lung volume reduction surgery, Clin Chest Med 20:845-861, 1999.

51. Goldin J: Quantitative CT of the lung, Radiol Clin North Am 40:45-58, 2002.

52. Madani A, Keyzer C, Gevenois PA: Quantitative computed tomography assessment of lung structure and function in pulmonary emphysema, Eur Respir J 18:720-730, 2001.

53. Sciurba F: Preoperative predictors of outcome following lung volume reduction surgery, Thorax 57(suppl II):ii47-ii52, 2002.

54. Gierada DS, Slone RM, Bae KT et al: Pulmonary emphysema: comparison of preoperative quantitative CT and physiologic index values with clinical outcome after lung-volume reduction surgery, Radiology 205:235-242, 1997.

55. Nakano Y, Coxson HO, Bosan S et al: Core to rind distribution of severe emphysema predicts outcome of lung volume reduction surgery, Am J Respir Crit Care Med 164:2195-2199, 2001.

56. Coxson H, Whittall K, Nakano Y et al: Selection of patients for lung volume reduction surgery using a power law analysis of the computed tomographic scan, Thorax 58:510-514, 2003.

57. Cooper J, Trulock E, Triantafillou A et al: Bilateral pneumectomy (volume reduction) for chronic obstructive pulmonary disease, J Thorac Cardiovasc Surg 109:106-116, 1995.

58. Moy M, Ingenito E, Mentzer S et al: Health-related quality of life improves following pulmonary rehabilitation and lung volume reduction surgery, Chest 115:383-389, 1999.

59. Criner G, Cordova F, Furukawa S et al: Prospective randomized trial comparing bilateral lung volume reduction surgery to pulmonary rehabilitation in severe chronic obstructive pulmonary disease, Am J Respir Crit Care Med 160:2018-2027, 1999.

60. Ries A, Make B, Lee S et al. for the National Emphysema Treatment Trial Research Group: The effects of pulmonary rehabilitation in the National Emphysema Treatment Trial, Chest 128:3799-3809, 2005.

61. Mineo T, Ambrogi V, Pompeo E et al: Impact of lung volume reduction surgery versus rehabilitation on quality of life, Eur Respir J 23:275-280, 2004.

62. Bartels M, Kim H, Whiteson J et al: Pulmonary rehabilitation in patients undergoing lung-volume reduction surgery, Arch Phys Med Rehabil 87(supp. 1):S84-S88, 2006.

63. Ojo T, Martinez F, Paine RIII et al: Lung volume reduction surgery alters management of pulmonary nodules in patients with severe COPD, Chest 112:1494-1500, 1997.

64. Criner G, Cordova F, Leyenson V et al: Effect of lung volume reduction surgery on diaphragm strength, Am J Respir Crit Care Med 157:1578-1585, 1998.

65. Nezu K, Yoshikawa M, Yoneda T et al: The change in body composition after bilateral lung volume reduction surgery for underweight patients with severe emphysema, Lung 178:381-389, 2000.

66. Cassart M, Hamacher J, Verbandt Y et al: Effects of lung volume reduction surgery for emphysema on diaphragm dimensions and configuration, Am J Respir Crit Care 163:1171-1175, 2001.

67. Flaherty K, Kazerooni E, Curtis J et al: Short-term and long-term outcomes after bilateral lung volume reduction surgery: prediction by quantitative CT, Chest 119:1337-1346, 2001.

68. Fujimoto T, Teschler H, Hillejan L et al: Long-term results of lung volume reduction surgery, Eur J Cardiothorac Surg 21:483-488, 2002.

69. Hamacher J, Buchi S, Georgescu C et al: Improved quality of life after lung volume reduction surgery, Eur Respir J 19:54-60, 2002.

70. Ciccone A, Meyers B, Guthrie T et al: Long-term outcome of bilateral lung volume reduction in 250 consecutive patients with emphysema, J Thorac Cardiovasc Surg 125:513-525, 2003.

71. Ingenito E, Loring S, Moy M et al: Physiological characterization of variability in response to lung volume reduction surgery, J Appl Physiol 94:20-30, 2003.

72. National Emphysema Treatment Trial Research Group: Rationale and design of the National Emphysema Treatment Trial: a prospective randomized trial of lung volume reduction surgery, Chest 116:1750-1761, 1999.

73. Hillerdal G, Lofdahl C, Strom K et al. Swedish VOLREM Group: Comparison of lung volume reduction surgery and physical training on health status and physiologic outcomes: a randomized controlled clinical trial, Chest 128:3489-3499, 2005.

74. Miller J, Berger R, Malthaner R et al: Lung volume reduction surgery vs medical treatment: for patients with advanced emphysema, Chest 127:1166-1177, 2005.

第25章

晚期肺病患者的临终关怀和伦理困惑

JOHN E.HEFFNER，J.RANDALL

专业技能

完成本章学习，读者将了解以下内容：

- ◆ 了解晚期肺病患者呼吸衰竭时从气管插管和机械通气中获益的预测难度
- ◆ 认识制订临终治疗计划的意义，帮助患者做出临终关怀决策
- ◆ 探究当前推广使用的对晚期肺部疾病患进一步治疗的不足之处
- ◆ 列出临终治疗对严重肺部疾病患者的益处
- ◆ 选择需要制订临终治疗计划的患者
- ◆ 为慢性肺部疾病患者提供一个与其家属及医生讨论预留终末期医疗指示框架

在晚期肺部疾病患者的治疗过程中，经常会出现伦理上的困惑。无论基础肺部疾病的性质如何，大多数慢性呼吸道疾病患者都会经历缓慢的疾病进展过程，此过程常伴有肺功能的急性恶化。每次肺功能失代偿都会对生命支持干预（例如插管和机械通气）的合理性提出质疑。对有些患者，生命支持治疗可以延长存活时间并恢复到身体机能的基础水平。但对于另一些患者，插管和机械通气会导致患者活动受限，或者在疾病的终末阶段发生呼吸衰竭时延长死亡过程。为了帮助患者决定生命支持治疗的可接受性，临床医生经常被要求估计患者的生存率和预后情况。

不幸的是，临床医生在预测慢性肺病患者急性呼衰预后上的能力是有限的[1]。多项研究表明，因呼吸道疾病急性加重的慢性阻塞性肺病（COPD）患者，出院后的总生存率为66%至94%[2-4]。院内需要辅助通气的COPD患者出院后生存率较低，是60%至74%[5-8]。虽然总体患者短期生存良好，但这些患者的中位生存时间只有2

年，并且有 50% 的患者在 6 个月内需重新住院[9]。

目前还没有临床指标（包括极度异常的血气结果或者入院时患者存在的共存因素）来准确地识别医院内治疗失败[1]或者存活但器官功能低下和生活质量下降的患者。也鲜有数据来表明需要住院治疗的 COPD 以外的严重肺病患者的生存率或预后情况[10]。

可以根据年龄、氧气使用情况、生理学指标、运动能力和肺气肿分布对患有严重肺气肿的患者进行分类，以确定死亡风险增加的患者[11]。应用一种简单的分级方式和生活质量评价方法[12]，BODE（体重、阻塞、呼吸困难和运动）指数，提高了我们识别 COPD 患者对以上所有因素和呼吸相关因素导致死亡风险增加的能力[13]。然而，对于识别未来 6 个月患者的死亡风险的能力仍然十分有限。因此，根据预测的结果选择患者来为其制订临终治疗计划是有疑议的。也因此，为了临终治疗计划的有效性，尚需更大样本量的针对中重度肺部疾病患者研究来证实。

在缺乏准确预测工具的情况下，晚期肺病患者的治疗存在伦理困境和治疗要点。伦理困境通常集中在停止或撤回生命支持治疗的相关决定上，例如心肺复苏、人工气道和机械通气。治疗要点包括对患者在其疾病的终末阶段经历严重不适时有效的姑息治疗和社会支持。COPD 目前是第四大致死原因[14]，但是，针对于此类慢性肺病的临终患者的伦理困境和独特的管理需求的经验性调查研究很少。因此，专家小组关于 COPD 的临床实践指南中并没有与临终关怀相关的内容[15]，而只有小部分调查数据的有限信息[16]。这种忽视的重要性是严重的，与其他呼吸道疾病如肺癌相比，COPD 患者的临终关怀通常做得很差[17, 18]。本章总结了慢性肺病患者治疗中存在的伦

理问题，推荐参与肺康复项目及其他院外相关项目，以帮助这些患者准备以及渡过他们的终末期。

制订临终治疗计划的原因

相当多的伦理、社会和法律支持允许患者拒绝接受生命维持医疗，即使这样的决定将导致他们死亡[19, 20]。在美国大多数司法管辖区，生前遗嘱和长效的医疗保健授权书是在患者丧失行为能力时传达其治疗意愿的公认文书。这些文件解释了大多数晚期肺病患者希望即使在失去决策能力之后也能执行自己先前的临终决定。参加肺康复患者的问卷调查表明，超过 80% 的患者有意愿直接与医生沟通或通过其指定的替代决策者与医生沟通，做出关于气管插管和机械通气相关的决定[21]。

患者权益要求治疗人员向其提供个体化的临床状况，并协助晚期肺病患者做出就其生活目标和的价值观临终决策。不幸的是，大多数相关研究表明，需长期内科治疗的慢性疾病患者中，只有不到 15% 的老年患者和他们的医生讨论了临终治疗[21-26]。同样，只有 19% 到 32% 的晚期肺病患者与其医生讨论了不同临床状况下合适的生命支持治疗[21, 27]，以及只有 15% 的患者参与讨论了关于生命支持治疗的种类[21]。尽管大多数慢性肺病患者对是否接受气管插管和机械通气提出了自己的意愿，但只有不到 15% 的患者真正相信他们的医生理解了他们的意愿[21]。

患者需要来自其治疗人员的医疗信息来制定其临终治疗计划，这也强调了医患沟通的重要性。患者常常会高估生命维持治疗的价值[28]。

在老年患者面对心肺复苏后生存可能时，他们经常改变接受生命维持治疗的意愿[29, 30]。因为生存率降低以及基础或预后

呼吸功能低下，慢性肺病患者同样表现出较低的接受气管插管和机械通气的意愿[21]。遗憾的是，晚期肺病患者比癌症患者更缺乏疾病、治疗、预后和制订临终治疗计划的相关教育[31]。框 25-1 列举了许多 COPD 患者希望了解的相关知识。

晚期肺病患者有更多的机会进行临终决策，如果他们对生命维持干预的性质及其在不同临床状况下的成功率有准确的了解的话，就更有利于他们做出合适的决策。因为该决策需要根据每个患者的独特健康情况来制定，所以医生和其他治疗人员掌握患者的状况越多，越有利于他们向患者告知。帮助患者制订维持或撤离生命维持医疗的决定应该签订书面知情同意书。

框 25-1	COPD 患者希望与医生讨论的临终关怀相关的交流要点

- 疾病发展和诊治过程的详细信息
- 可用治疗在改善症状、生活质量和延长寿命中的作用和局限性
- 预后的存活率和生活质量
- 死亡过程可能的情形，以及如何在临终时控制症状
- 未来可能需要的医疗和 COPD 急性加重期的临终治疗计划

引自 CURTIS 及其同事[31]

制订临终治疗计划的障碍

不确定为什么鲜有慢性疾病患者与他们的医生讨论临终问题。医生似乎在等待患者要求关于临终治疗的信息，以此作为患者在情感上已准备好讨论这些问题的证据[21]。而大部分患者没有表现出主动性，他们在等待医生提出临终治疗计划[21]。由此导致的沟通"僵持"使患者无法了解生命支持治疗的价值。

我们目前对于严重 COPD 患者在制订临终治疗计划时面临的问题的了解十分有限[17, 18, 27, 32]。患者表现出他们倾向于"集中精力活着而不是谈论死亡"，也不是缺乏确定性的"病危时医生将提供怎样的医疗救助"，以及如果他们采取预设医疗指示后对"放弃"的害怕[33-36]。其他如患者患有抑郁，也妨碍沟通[37, 38]。这些因素对患者与医生的影响存在很大差异，需要有针对性地对不同患者进行个体化交流[27]。

虽然存在障碍，但多项研究表明大多数患者能够接受制订临终治疗计划[21, 23-25, 39, 40]。在晚期肺病患者中，渴望得到预设指示信息的达 89%，并且能对生命支持治疗的性质和价值进行阐述的是 69%[21]。在针对临终计划的讨论进行后，患者往往对讨论的质量有较高的评价[38]。

有一些因素会成为医生去发起临终相关问题的讨论障碍，首先是医生时间有限[27, 41]，医生会认为"患者的疾病还没那么严重"[27]，以及他们认为患者已经有了对生命终止方式的想法[42-44]。医生的后一种想法是具有风险性的假设。多项研究表明，由于医生的假设是基于他们对患者生活质量的认知，医生容易低估患者对高级生命支持的兴趣[45, 46]。此外，患者对自身生活质量的评估与生命维持治疗的选择无关[37]。所以，医生需要审视自己的假设，并直接向患者了解其治疗意向，这一点非常重要[47]。另一个障碍是，有些医生在讨论临终关怀时会感觉不适[48]。研究表明，感觉不适的肺科医生在面临与患者讨论临终决策时，可能有推迟与 COPD 患者讨论的倾向[48]。还有就是时间不足、医生担心患者还没有准备好讨论临终问题[27]。

肺康复在临终治疗计划中的作用

由医生来倡导患者－医生讨论并制订临终治疗计划的效果并不尽如人意。SUPPORT（Study to Understand Prognoses and Preferences for Outcomes and Risks of Treatments，了解所选治疗的风险及预后的研究）调查发现[44]，住院患者中，由医生发起临终治疗计划讨论并没有起到很好的作用。后面的研究发现医疗中心试图改变临终治疗文化理念的努力有助于促进医患沟通[49]，但该研究也局限于住院患者，且没有探讨医生教育对患者临终治疗计划中医患沟通的影响。其他针对普通患者的研究，政策干预、电子医疗记录中的计算机提示和医生教育等在促进沟通和提高预设指标的完成率方面也只取得很小的成功[24, 49-65]。

增进院外患者临终治疗计划制订的讨论是可行的，因为大多数晚期肺病患者更倾向于在稳定期进行这方面的讨论[21]。而在需要进行生命支持时，只有19%的慢性肺病患者倾向于推迟临终治疗计划的执行而选择急诊住院[21]。

遗憾的是，观察性研究显示大多数临终计划是在患者失去决策能力的疾病危重时才被提及[49, 66, 67]。只有20%患者有机会参与在病历上书写拒绝抢救措施的决策过程[68]。

医生拖延发起临终计划讨论的状态影响了慢性肺部疾病患者对制定临终治疗计划的兴趣，使他们对主动与医生讨论这些问题产生顾虑。针对医生的行为研究表明，患者对特定治疗的期望和要求对医生治疗策略的改变有着很大的影响[69]。

建立一个有医生和非医务人员共同参与的团队可以成功地发起临终治疗计划讨论[36, 70]。Rabow及其同事[70]表现，提供教育和支持服务的咨询小组能被严重疾病患者及其家人所接受。

肺康复项目可为晚期肺病患者提供了一个多学科团队，这个团队可以为疾病相关性问题提供相关教育和支持。患者参与肺康复项目，就有机会获悉制订临终治疗计划的重要性，以及与医生讨论临终问题的重要性。这种形式的成功取决于患者参与肺康复项目的意愿，并对制订临终治疗计划的认可，以及他们对从非医生宣教者处获得这些信息的信任程度。

一项针对参与肺康复项目的中晚期肺病患者对制订临终治疗计划的调查发现，除了医生之外，患者认为肺康复宣教者和律师是预留医疗指示信息的主要来源，肺康复宣教者和医生是生命支持治疗信息的首要来源[21]。对各种信息的接受度为促进肺康复课程的发展提供了一个机会，让患者做好与医生进行讨论的准备，并在知情的情况下进行临终治疗计划的制订。

针对肺康复中临终治疗计划课程的有效性的研究很少，一项针对晚期慢性肺病患者进行的简短的预留医疗指示教育干预的研究显示，教育可以增加完成书面预设指示患者的比例，从34%增至86%，主动与医生进行讨论患者的数量增加幅度较小，由22%增至58%，只有44%的患者相信他们的临终愿望会得到医生的理解，需要考虑研究中的教育干预是短暂的，并且也没有对患者是否完成预留计划进行后续监测。研究结果支持临终教育应包含在肺康复项目中，应强调家庭医生参与患者治疗的重要性。需要进一步评估肺康复中临终治疗计划不同教育方法的优势。

虽然，肺康复项目可以帮助晚期肺部疾病患者获得临终计划相关信息，但是大多数项目并不提供临终教育的机会。一项调查研究显示，美国只有不到10%的肺康复项目提供临终信息[71]。有超过70%的非医生主导的康复项目表示愿意将此类教育纳入他们的课程中[71]。有些项目负责人表示不愿意开展临终治疗计划讨论，因为他们认为临终计划会让患者感到不安或压抑。

有些研究已经探讨了制订临终治疗计划的心理影响。这些研究显示，讨论临终问题并不会导致患者出现抑郁症、过度焦虑或绝望[68, 72-75]。在与医生进行临终讨论的老年患者中，焦虑和抑郁评分是减少的[75]。生活不能自理、成为家庭的负担是老年患者和慢性疾病患者最担心的问题。通过帮助患者控制健康状况并避免死前长期患病，讨论临终治疗计划可能减少患者的焦虑和抑郁[76]。

针对临终治疗计划对晚期肺部疾病患者的心理影响尚无广泛的研究，现有的数据显示，参加肺康复的晚期肺病患者中，超过88%的患者有兴趣更多的了解临终治疗计划[22]。几乎所有（>99%）患者表示，临终问题的讨论会引起焦虑，但不是不可接受的[21]。

肺康复中的临终治疗计划课程

上述讨论表明，晚期肺病患者希望更多地了解临终治疗计划，以便有效地参与临终决策。然而，目前患者并不经常与医生讨论临终治疗计划，而且他们了解自身呼吸道疾病临终问题等信息的来源也很有限。以前的研究显示，肺康复中的临终治疗计划课程有助于患者做出有效的临终决策。此外，肺康复可以为晚期肺病患者提供他们寻求的持续的临终关怀[36, 77]。

不幸的是，迄今为止，关于临终治疗计划的患者正式教育课程尚未开发和验证。如果设计这样的课程，它应包含一些要素，这些要素能帮助康复医生筛选需要进行临终治疗计划的患者，为他们提供相关信息，并让他们参与临终决策。

临终治疗计划患者的选择

虽然大多数患者希望他们的治疗者发起有关临终治疗的讨论，但有小部分患者并不希望如此[21, 78-80]。在一项对晚期肺部疾病患者的调查中，4%的患者表示他们宁愿治疗者做出所有的临终决策，而他们自己并不愿参与决策过程[21]。同样，虽然大多数患者认为临终讨论不会引起过度的焦虑，但1%的患者表示这种讨论会让他们过度焦虑[21]。此外，某些族群也不愿参与临终问题的讨论。墨裔美籍、韩裔美籍和纳瓦霍人不太愿意做自己生命支持与否的决策[78, 81]。随着族群成员不断融入主流文化，他们对参与临终计划的接受度也在逐渐提高[81]。肺康复中关于临终计划的教育项目应尊重不愿意参与的患者。

邀请患者参加宣教会议，而不透露计划的具体内容，这是一种选择患者进行临终治疗讨论的可接受的方式。可以在讨论医疗保健计划的其他部分（如疫苗接种、体检和疾病预防活动）时介绍临终治疗主题。以原理和问题的形式提出适当的邀请："慢性肺部疾病患者可能会出现需要生命支持治疗（如机械通气）的呼吸道并发症。对于医生而言，重要的是要了解你在不同情况下对延长生命治疗的态度和信念。你是否愿意参加一个能在病危情况下帮你做决定的宣教项目？"在"祈祷最好的结果，做最坏的打算"的情况下，这个项目还有助于为临终治疗计划讨论建立模式[33]。

在他们通过肺康复项目了解更多肺部疾病知识和进行性加重可能性的时候，原先不愿意参与的患者可能会改变观点。随着患者的信任和接受度的逐渐增加，可以定期邀请肺康复计划中的患者，这样患者会更容易接受临终治疗计划。有些在讨论生命维持治疗时感觉焦虑的患者仍然希望在阅读临终计划相关材料后进行这样的讨论[21, 25]。作为一种替代方法，可以用问卷调查的方式筛选进行进一步讨论的患者[38]。

肺康复项目还可以发现住院风险增加的COPD患者，以及可能会临终讨论的特别受益患者[82]。相关标准是：患者FEV_1（第1

秒呼气量）小于预计的 30%；一年内一次或多次因 COPD 急性发作住院治疗；合并有心力衰竭或肺癌；高龄者；单独生活；抑郁；越来越依赖家庭照顾者[82]。此外，BODE 指数[13]或生活质量指标[12]（住院和全因死亡率的预测因子）也可用于患者选择。

帮助患者作出有效的临终决策

临终治疗计划的一项重要内容是完成一份书面文件，其目的是在患者失去决策能力或不能表达想法时指导治疗。照顾者根据患者的意愿在不同临床情况下为其进行治疗。可以用医疗授权书指定一名医疗代理人，代理人可以代表患者意愿进行决策。

不幸的是，书面临终治疗计划的落实只取得了很小的进步[83]。如前所述，只有一小部分慢性疾病[23-25, 39]和晚期肺部疾病患者完成这些文件[21]。而且在出现危重疾病状况时，经管医生往往不知道有正式的预设指示存在而不能遵循书面指示[44, 84, 85]。此外，完成书面预设指示的患者往往不能完全理解文件的内容和意义[86]，而代理决策者通常也不能对患者的临终愿望完全理解[87]。种种不足让人担心，在临终时，书面预设指示在支持患者自主性方面几乎没有用处[88, 89]。

尽管预设指示已被推广作为指导患者临终关怀的工具，但大多数患者希望其代理人和医生在其出现不同临床状况时灵活应用，必要时否决预设指示[90, 91]。因此，在进行预设指示讨论时要向患者说明其可能面临不同临终状况，让患者在不同情况发生时预先进行治疗选择，设定在哪些情况下实施他们的预设指示。如果不进行进一步的讨论，医生可能就了解不到患者对有些状况有否决预设指示的意愿，而临床问题变化在疾病发展中在所难免，也包括临终阶段[92]。

书面文本似乎总是不足以准确和全面描述所有可能的临床情况下患者的意愿，这些努力旨在帮助患者书写有效的书面预设指示。我们提倡临终计划通过讨论产生，通过讨论能让我们了解患者如何看待临终治疗计划，并且参与扩展计划[93]。

扩展临终治疗计划的定义

在患者不能再参与医疗决策时，照顾者有将书面预设指示视为指导选择生命维持干预方式的操作工具的倾向。而从患者的角度来看，预设指示只是其实现其临终目标的众多资源之一。这些目标拓展了呼吸衰竭期间患者在特定的生命支持性干预之间进行选择。临终患者的目标主要集中在准备死亡，实现生命的可控性，以及加强与朋友、家人的关系等方面[93]。

因此，从患者的角度来看，临终治疗计划的目的主要是在社会心理上的，而非接受或拒绝具体的干预措施。在患者终末期，临终治疗计划的由医生-患者的沟通转变为患者家庭成员间的沟通，主要围绕停止或继续生命维持干预。患者家属间的沟通有助于加强家庭关系，并在患者临终其间取得互相支持。

肺康复或其他相关组织机构的教育工作者可以通过关心临终晚期肺病患者帮助增进患者的家庭关系，邀请家庭成员参与临终治疗计划制订，可以促进患者与家庭成员之间关于患者肺部疾病预后和最终治疗选择决策的沟通。教育者需知晓要与患者和家庭成员讨论所需的资料，并为其提供其健康状况和疾病进展过程中与呼吸问题相关的信息。教育者还应回应患者的问题和担忧，或指导患者获取合适的姑息性治疗资源。参与肺康复项目期间，教育者可以持续关注患者的临终治疗计划，并完成书面文本，以确保指示准确反映患者的选择、生命价值和人生追求[93]。

在这个模型中，临终决策的持续沟通才是临终治疗计划的目的，而不是书面预设指示本身。

这样做的目的是尽量满足患者各方面的需求，包括了解疾病预后，了解死于晚期肺部疾病的感觉，可能的死亡过程，增进家庭成员之间的关系以及接受符合患者意愿的临终治疗[31, 47]。加入肺康复项目可以帮助患者发起与其家庭成员间的临终治疗计划的讨论，并提供沟通所需要的合适的环境。

预设指示以外的患者临终支持需求

晚期肺病患者都会经历呼吸状况逐渐恶化的过程。最终，此前缓解病情的治疗措施将会失效，患者将经历持续性的呼吸窘迫。如果患者在这种情况下选择放弃使用机械通气等生命支持手段，他们的医生并不会放弃对他们的治疗，而会提供减轻临终前的痛苦的行之有效的姑息治疗[94]。许多肺康复中心会告知患者其疾病的自然进展过程[71]。但是，大多数中心没有针对临终阶段呼吸困难的姑息治疗和社区资源的可及性及有效性的宣教，而肺部疾病患者通常会在死亡过程中经历窒息的痛苦和无法言喻的恐惧，因为严重的呼吸困难是患者由于任何原因死亡时最常见的症状[95]。在 SUPPORT 调查中，几乎所有的 COPD 患者在临终前的最后几天都经历了呼吸困难[96]。晚期肺部疾病患者对持续性呼吸困难有切身感受。

为了解决这些问题，医生、护士和肺康复教育者都需要提高与患者就临终关怀问题进行沟通的能力。Curtis 和同事做了相关的调查，从患者及其家属的角度来看，要做好优质临终治疗希望医生具备（框 25-2）所示的技能[35, 47]。在 12 个技能中，沟通、情感支持和可及性被认为是最具价值的。这些技能也适用于肺康复教育者。在一项随机对照研究中，肿瘤专家在参加了为期 3 天的沟通技巧培训课程后，与患者有效沟通能力有所提高，因此，这样的

活动值得推广[97]。也提倡肺康复教育者可以为临终治疗计划开展类似的培训活动。

> **框 25-2　患者希望医生能提供的最重要的临终治疗沟通相关内容**
>
> - 可及性和持续性
> - 团队协作和沟通
> - 与患者有效沟通
> - 患者教育
> - 家庭成员参与
> - 沟通能力
> - 疼痛和症状管理
> - 情感支持
> - 个体化
> - 关注患者的价值观
> - 尊重和谦逊
> - 支持患者的决策

供晚期肺病患者的社区资源不及终末期恶性肿瘤患者的资源那么完善，但是一些医疗体系中已有姑息治疗小组，而且数量和能力正在迅速增长[98]。姑息治疗的目的是尽量帮助患者及其家属预防和减轻痛苦，优化生活质量[99]。姑息治疗拓展了传统的疾病 – 治疗模式，更多地着眼于提高生活质量、优化功能、帮助决策和为个人成长提供机会[99]。医生、护士和肺康复项目应为能从姑息治疗服务和教育中受益的患者提供帮助，并将社区现有的姑息治疗资源告知患者。

对于晚期肺部疾病的临终患者，姑息治疗可以代替住院治疗。国家临床医生组织修订了非癌症患者临终关怀和服务指南[100]。这些指南阐明了要准确预测晚期 COPD 患者预后的难度，明确了为这些患者提供临终关怀和服务的合理性（框 25-3）[100]。指南认为可以利用肺康复教育计划，根据社区资源为患者及其家属提供帮助。这些指南可以帮助解决以下问题：

即与肺癌患者相比，COPD 患者更可能死在重症监护室，而且往往在使用呼吸机后，而不是接受姑息治疗服务[17, 101]。

框 25-3 临终服务患者选择

I. 慢性肺病严重程度

　　A. 静息呼吸困难；支气管扩张剂使用无效或疗效不佳，肺功能进行性降低，如在由病床移动到椅子时、疲劳或咳嗽时症状加重。支气管扩张剂使用后 FEV_1 大于 30% 预测值，这条可作为客观性辅助证据，但如果不可及，则不需要

　　B. 肺部疾病进展

　　　　1. 因肺部感染和（或）呼吸衰竭而急诊和住院治疗的次数增加

　　　　2. 系列检查中 FEV_1 减少大于 40 毫升/年，可作为客观性辅助证据，但如果不可及，则不需要

II. 存在肺心病和右心衰竭

　　A. 发生在晚期肺部疾病，排队原发或继发性左心病变或心脏瓣膜病变

　　B. 肺心病诊断可通过以下方式

　　　　1. 超声心动图

　　　　2. 心电图

　　　　3. 胸片

　　　　4. 右心衰竭的体征

III. 静息状态下缺氧或者需要氧气治疗

　　A. $PO_2 \leqslant 55mmHg$

　　B. 氧气治疗下氧饱和度 $\leqslant 88\%$

IV. 高碳酸血症：

　　A. $PCO_2 \geqslant 50 mmHg$

V. 前 6 个月体重进行性降低 10% 以上

VI. 已知严重慢性阻塞性肺疾病患者，休息状态下心动过速，大于 100/分钟

FEV_1，1 秒内的用力呼气量；PCO_2，二氧化碳分压。PO_2；氧分压

护士、社会工作者和肺康复教育者最主要的功能是将患者与他们的医生联系起来，从而促进患者与医生进行临终治疗计划的讨论，这也是患者所期盼的。由于在进行临终讨论时存在较多的与患者、医生相关的障碍，所以中间联系人应致力于促进这一重要讨论[47]。临终关怀和服务指南可以引导患者对临终讨论提出要求，在患者做好准备并且希望进行讨论时引起医生的关注。

结语

可以通过患者反复斟酌选择的预设指示来优化晚期肺部疾病患者的临终治疗，然而，预设指示本身无法全面地表达所有医疗情况下患者的偏好。指示应作为患者、家属和医护人员之间持续沟通的组成部分，促进大家对患者价值观和人生追求的理解。有了这种理解，患者在临终时实现愿望的可能性就越大，他们的死亡就越能获得家庭成员的支持，增进家庭成员之间的关系，使得临终治疗计划得到有序执行。在肺部临床实践和肺康复项目中，关于生命支持性干预和临终问题的宣教，既可引导患者接受姑息治疗服务，也可以加大临终治疗计划对晚期肺病患者的作用。

（江叶　葛慧青 译　段开亮 校）

参考文献

1. Heffner JE: Chronic obstructive pulmonary disease: ethical considerations of care, Clin Pulm Med 3:1-8, 1996.
2. Warren PM, Flenley DC, Millar JS et al: Respiratory failure revisited: acute exacerbations of chronic bronchitis between 1961-68 and 1970-76, Lancet 1:467-470, 1980.
3. Bone RC, Pierce AK, Johnson RL: Controlled oxygen administration in acute respiratory failure in chronic obstructive pulmonary disease: a reappraisal, Am Rev Respir Dis 65:896-902, 1978.
4. Martin TR, Lewis SW, Albert RK: The prognosis of patients with chronic obstructive pulmonary disease after hospitalization for acute respiratory failure, Chest 82:310-314, 1982.
5. Portier F, Defouilloy C, Muir JF: Determinants of immediate survival among chronic respiratory insufficiency patients admitted to an intensive care unit for acute respiratory failure, Chest 101:204-210, 1992.
6. Rieves RD, Bass D, Carter RR et al: Severe COPD and acute respiratory failure: correlates for survival at the time of tracheal intubation, Chest 104:854-860, 1993.

7. Menzies R, Gibbons W, Goldberg P: Determinants of weaning and survival among patients with COPD who require mechanical ventilation for acute respiratory failure, Chest 95:398-405, 1989.

8. Gillepsie DJ, Marsh MM, Divertie MB et al: Clinical outcome of respiratory failure in patients requiring prolonged (>24 hours) mechanical ventilation, Chest 90:364-369, 1986.

9. Connors AF, Dawson NV, Thomas C et al: Outcomes following acute exacerbations of severe chronic obstructive lung disease: the SUPPORT investigators, Am J Respir Crit Care Med 154:959-967, 1996.

10. Noble PW: Idiopathic pulmonary fibrosis: natural history and prognosis, Clin Chest Med 27(1 supp 1):S11-S16 v, 2006.

11. Martinez FJ, Foster G, Curtis JL et al: Predictors of mortality in patients with emphysema and severe airflow obstruction, Am J Respir Crit Care Med 173:1326-1334, 2006.

12. Fan VS, Curtis JR, Tu SP et al: Using quality of life to predict hospitalization and mortality in patients with obstructive lung diseases, Chest 122:429-436, 2002.

13. Celli BR, Cote CG, Marin JM et al: The body-mass index, airflow obstruction, dyspnea, and exercise capacity index in chronic obstructive pulmonary disease, N Engl J Med 350:1005-1012, 2004.

14. Mannino DM: COPD: epidemiology, prevalence, morbidity and mortality, and disease heterogeneity, Chest 121(5 suppl):121S-126S, 2002.

15. Pauwels RA, Buist AS, Calverley PM et al: GOLD Scientific Committee: Global strategy for the diagnosis, management, and prevention of chronic obstructive pulmonary disease: NHLBI/WHO Global Initiative for Chronic Obstructive Lung Disease (GOLD) workshop summary, Am J Respir Crit Care Med 163:1256-1276, 2001.

16. American Thoracic Society/European Respiratory Society Task Force: Standards for the diagnosis and management of patients with COPD [Internet], version 1.2. New York, 2004, American Thoracic Society. Available at http://www.thoracic.org/sections/copd. Retrieved October 11, 2006.

17. Claessens MT, Lynn J, Zhong Z et al: Dying with lung cancer or chronic obstructive pulmonary disease: insights from SUPPORT. Study to Understand Prognoses and Preferences for Outcomes and Risks of Treatments. J Am Geriatr Soc 48(5 suppl):S146-S153, 2000.

18. Gore JM, Brophy CJ, Greenstone MA: How well do we care for patients with end stage chronic obstructive pulmonary disease (COPD)? A comparison of palliative care and quality of life in COPD and lung cancer, Thorax 55:1000-1006, 2000.

19. President's Commission for the Study of Ethical Problems in Medicine and Biomedical and Behavioral Research: Deciding to forgo life-sustaining treatment: a report on the ethical, medical, and legal issues in treatment decisions, Washington DC, 1983, U.S. Government Printing Office.

20. Lanken PN, Ahlheit BD, Crawford S et al: Withholding and withdrawing life-sustaining therapy, Am Rev Respir Dis 144:726-731, 1991.

21. Heffner JE, Fahy B, Hilling L et al: Attitudes regarding advance directives among patients in pulmonary rehabilitation, Am J Respir Crit Care Med 154:1735-1740, 1996.

22. Emanuel LL, Emanuel EJ, Stoeckle JD et al: Advance directives: stability of patients' treatment choices, Arch Intern Med 154:209-217, 1994.

23. La Puma J, Orentlicher D, Moss R: Advance directives on admission: clinical implications and analysis of the Patient Self-determination Act of 1990, JAMA 266:402-405, 1991.

24. Rubin SM, Strull WM, Fialkow MF et al: Increasing the completion of the durable power of attorney for health care: a randomized, controlled trial, JAMA 271:209-212, 1994.

25. Virmani J, Schneiderman LJ, Kaplan RM: Relationship of advance directives to physician–patient communication, Arch Intern Med 142:909-913, 1994.

26. Lo B, McLeod GA, Saika G: Patient attitudes to discussing life-sustaining treatment, Am J Med 146:1613-1615, 1986.

27. Knauft E, Nielsen EL, Engelberg RA et al: Barriers and facilitators to end-of-life care communication for patients with COPD, Chest 127:2188-2196, 2005.

28. Miller DL, Jahnigen DW, Gorbien MJ et al: Cardiopulmonary resuscitation: how useful? Attitudes and knowledge of an elderly population, Arch Intern Med 152:578-582, 1992.

29. Murphy DJ, Burrows D, Santilli S et al: The influence of the probability of survival on patients' preferences regarding cardiopulmonary resuscitation, N Engl J Med 330:545-549, 1994.

30. Frankl D, Oye RK, Bellamy PE: Attitudes of hospitalized patients toward life support: a survey of 200 hospitalized medical patients, Am J Med 86:645-648, 1989.

31. Curtis JR, Wenrich MD, Carline JD et al: Patients' perspectives on physician skill in end-of-life care: differences between patients with COPD, cancer, and AIDS, Chest 122:356-362, 2002.

32. Edmonds P, Karlsen S, Khan S et al: A comparison of the palliative care needs of patients dying from chronic respiratory diseases and lung cancer, Palliat Med 15:287-295, 2001.

33. Back AL, Arnold RM, Quill TE: Hope for the best, and prepare for the worst, Ann Intern Med 138:439-443, 2003.

34. Hofmann JC, Wenger NS, Davis RB et al: Patient preferences for communication with physicians about end-of-life decisions. SUPPORT Investigators. Study to Understand Prognoses and Preference for Outcomes and Risks of Treatment, Ann Intern Med 127:1-12, 1997.

35. Curtis JR, Wenrich MD, Carline JD et al: Understanding physicians' skills at providing end-of-life care perspectives of patients, families, and health care workers, J Gen Intern Med 16:41-49, 2001.

36. Carline JD, Curtis JR, Wenrich MD et al: Physicians' interactions with health care teams and systems in the care of dying patients: perspectives of dying patients, family members, and health care professionals, J Pain Symptom Manage 25:19-28, 2003.

37. Stapleton RD, Nielsen EL, Engelberg RA et al: Association of depression and life-sustaining treatment preferences in patients with COPD, Chest 127:328-334, 2005.

38. Curtis JR, Engelberg RA, Nielsen EL et al: Patient—physician communication about end-of-life care for patients with severe COPD, Eur Respir J 24:200-205, 2004.

39. Emanuel LL, Barry MJ, Stoekle JD et al: Advance directives for medical care: a case for greater use, N Engl J Med 324:889-895, 1991.

40. Guthrie SJ, Hill KM, Muers ME: Living with severe COPD: a qualitative exploration of the experience of patients in Leeds, Respir Med 95:196-204, 2001.

41. Wolf SM, Boyle P, Callahan D et al: Sources of concern about the Patient Self-determination Act, N Engl J Med 325:1666-1671, 1991.

42. Lo B: "Do not resuscitate" decisions: a prospective study at three teaching hospitals, Arch Intern Med 145:1115, 1985.

43. Uhlmann RF, Pearlman RA, Cain KC: Physicians' and spouses' predictions of elderly patients' resuscitation preferences, J Gerontol 43:115-121, 1988.

44. A controlled trial to improve care for seriously ill hospitalized patients: the Study to Understand Prognoses and Preferences for Outcomes and Risks of Treatments (SUPPORT). The SUPPORT Principal Investigators, JAMA 274:1591-1598, 1995.

45. Sprangers MA, Aaronson NK: The role of health care providers and significant others in evaluating the quality of life of patients with chronic disease: a review, J Clin Epidemiol 45:743-760, 1992.

46. Wilson KA, Dowling AJ, Abdolell M et al: Perception of quality of life by patients, partners and treating physicians, Qual Life Res 9:1041-1052, 2000.

47. Curtis JR, Engelberg RA, Wenrich MD et al: Communication about palliative care for patients with chronic obstructive pulmonary disease, J Palliat Care 21:157-164, 2005.

48. Sullivan KE, Hébert PC, Logan J et al: What do physicians tell patients with end-stage COPD about intubation and mechanical ventilation? Chest 109:258-264, 1996.

49. Reilly BM, Wagner M, Magnussen R et al: Promoting inpatient directives about life-sustaining treatments in a community hospital: results of a 3-year time-series intervention trial, Arch Intern Med 155:2317-2323, 1995.

50. Hanson LC, Tulsky JA, Danis M: Can clinical interventions change care at the end of life? Ann Intern Med 126:381-388, 1997.

51. Cohen-Mansfield J, Rabinovich BA, Lipson S et al: The decision to execute a durable power of attorney for health care and preferences regarding the utilization of life-sustaining treatments in nursing home residents, Arch Intern Med 151:289-294, 1991.

52. Hare J, Nelson C: Will outpatients complete living wills? A comparison of two interventions, J Gen Intern Med 6:41-46, 1991.

53. Sachs G, Stocking C, Miles S: Empowerment of the older patient? A randomized, controlled trial to increase discussion and use of advance directives, J Am Geriatr Soc 40:269-273, 1992.

54. High D: Advance directives and the elderly: a study of interventional strategies to increase their use, Gerontologist 33:342-349, 1993.

55. Holley JL, Nespor S, Rault R: The effects of providing chronic hemodialysis patients written material on advance directives, Am J Kidney Dis 22:413-418, 1993.

56. Luptak MK, Boult C: A method for increasing elders use of advance directives, Gerontologist 34:409-412, 1994.

57. Markson LJ, Fanale J, Steel K et al: Implementing advance directives in the primary care setting, Arch Intern Med 154:2321-2327, 1994.

58. Cuglian AM, Miller T, Sobal J: Factors promoting completion of advance directives in the hospital, Arch Intern Med 155:1893-1898, 1995.

59. Silverman HJ, Tuma P, Schaeffer MH et al: Implementation of the Patient Self-determination Act in a hospital setting, Arch Intern Med 155:502-510, 1995.

60. Duffield P, Podzamsky JE: The completion of advance directives in primary care, J Fam Pract 42:378-384, 1996.

61. Meier DE, Fuss BR, O'Rourke D et al: Marked improvement in recognition and completion of health care proxies: a randomized controlled trial of counseling by hospital patient representatives, Arch Intern Med 156:1227-1232, 1996.

62. Meier DE, Gold G, Mertz K et al: Enhancement of proxy appointment for older persons: physician counseling in the ambulatory setting, J Am Geriatr Soc 44:37-43, 1996.

63. Sulmasy DP, Song KY, Marx ES et al: Strategies to promote the use of advance directives in a residency outpatient practice, J Gen Intern Med 11:657-663, 1996.

64. Landry FJ, Kroenke K, Lucas C et al: Increasing the use of advance directives in medical outpatients, J Gen Intern Med 12:412-415, 1997.

65. Richter KP, Langel S, Fawcett SB et al: Promoting the use of advance directives: an empirical study, Arch Fam Med 64:609-615, 1995.

66. Quill TE, Bennett NM: The effects of a hospital policy and state legislation on resuscitation orders for geriatric patients, Arch Intern Med 15:569-572, 1992.

67. Cohen-Mansfield J, Droge JA, Billig N: The utilization of the durable power of attorney for health care among hospitalized elderly patients, J Am Geriatr Soc 39:1174-1178, 1991.

68. Stolman CJ, Gregory JJ, Dunn D et al: Evaluation of the do not resuscitate orders at a community hospital, Arch Intern Med 149:1851-1856, 1989.

69. Maly RC, Abrahamse AF, Hirsch SH et al: What influences physician practice behavior? An interview study of physicians who received consultative geriatric assessment recommendations, Arch Fam Med 5:448-454, 1996.

70. Rabow MW, Petersen J, Schanche K et al: The comprehensive care team: a description of a controlled trial of care at the beginning of the end of life, J Palliat Med 6:489-499, 2003.

71. Heffner JE, Fahy B, Barbieri C: Advance directive education during pulmonary rehabilitation, Chest 109:373-379, 1996.

72. Bedell SE, Delbanco TL: Choices about cardiopulmonary resuscitation in the hospital: when do physicians talk with patients? N Engl J Med 310:1089-1093, 1984.

73. Reilly BM, Magnussen CR, Ross J et al: Can we talk? Inpatient discussions about advance directives in a community hospital, Arch Intern Med 154:2299-2308, 1994.

74. Pfeifer MP, Sidorov JE, Smith AC et al: Discussion of end of life medical care by primary care physicians and patients: a multicenter study using qualitative interviews, J Gen Intern Med 9:82-88, 1994.

75. Kellogg FR, Crain M, Corwin J et al: Life-sustaining interventions in frail elderly persons: talking about choices, Arch Intern Med 152:2317-2320, 1992.

76. Reid DW, Ziegler M: Validity and stability of a new desired control measure pertaining to psychological adjustment of the elderly, J Gerontol 35:395-402, 1980.

77. Steinhauser KE, Christakis NA, Clipp EC et al: Factors considered important at the end of life by patients, family, physicians, and other care providers, JAMA 284:2476-2482, 2000.

78. Carrese JA, Rhodes LA: Western bioethics on the Navajo reservation, JAMA 274:826-829, 1995.

79. Jones I, Kirby A, Ormiston P et al: The needs of patients dying of chronic obstructive pulmonary disease in the community, Fam Pract 21:310-313, 2004.

80. Fried TR, Bradley EH, O'Leary J: Prognosis communication in serious illness: perceptions of older patients, caregivers, and clinicians, J Am Geriatr Soc 51:1398-403, 2003.

81. Blackhall LJ, Murphy ST, Frank G et al: Ethnicity and attitudes toward patient autonomy, JAMA 274:820-825, 1995.

82. Hansen-Flaschen J: Chronic obstructive pulmonary disease: the last year of life, Respir Care 49:90-97, 2004.

83. Miles SH, Koepp R, Weber EP: Advance end-of-life treatment planning: a research review, Arch Intern Med 156:1062-1068, 1996.

84. Teno J, Lynn J, Wenger N et al: Advance directives for seriously ill hospitalized patients: effectiveness with the Patient Self-determination Act and the SUPPORT intervention, J Am Geriatr Soc 45:500-507, 1997.

85. Phillips RS, Wenger NS, Teno J et al: Choices of seriously ill patients about cardiopulmonary resuscitation: correlates and outcomes, Am J Med 100:128-137, 1996.

86. Jacobson JA, White BE, Battin MP et al: Patients' understanding and use of advance directives, West J Med 160:232-236, 1994.

87. Hare J, Pratt C, Nelson C: Agreement between patients and their self-selected surrogates on difficult medical decisions, Arch Intern Med 152:1049-1054, 1992.

88. Tonelli MR: Pulling the plug on living wills: a critical analysis of advance directives, Chest 110:816-822, 1996.

89. Heffner JE: End-of-life ethical decisions, Semin Respir Crit Care Med 19:271-282, 1998.

90. Seghal A, Galbraith A, Chesney M et al: How strictly do dialysis patients want their advance directives followed? JAMA 267:59-63, 1992.

91. Mazur DJ, Hickman DH: Patients' preferences for risk disclosure and role in decision making for invasive medical procedures, J Gen Intern Med 12:114-117, 1997.

92. Teno JM, Hakim RB, Knaus WA et al: Preferences for cardiopulmonary resuscitation: physician—patient agreement and hospital resource use, J Gen Intern Med 10:179-186, 1995.

93. Martin DK, Thiel EC, Singer PA: A new model of advance care planning, Arch Intern Med 159:86-92, 1999.

94. Youngner SJ, Lewandowsky W, McClish DK et al: "Do not resuscitate" orders: incidence and implications in a medical intensive care unit, JAMA 253:54-57, 1985.

95. Rousseau P: Nonpain symptom management in terminal care, Clin Geriatr Med 12:313-327, 1996.

96. Lynn J, Teno JM, Phillips RS et al: Perceptions by family members of the dying experience of older and seriously ill patients. SUPPORT Investigators. Study to Understand Prognoses and Preferences for Outcomes and Risks of Treatments [see comments], Ann Intern Med 126:97-106, 1997.

97. Fallowfield L, Jenkins V, Farewell V et al: Efficacy of a cancer research UK communication skills training model for oncologists: a randomised controlled trial, Lancet 359:650-656, 2002.

98. Morrison RS, Maroney-Galin C, Kralovec PD et al: The growth of palliative care programs in United States hospitals, J Palliat Med 8:1127-1134, 2005.

99. National Consensus Project for Quality Palliative Care: Clinical practice guidelines for quality palliative care: executive summary, J Palliat Med 7:611-627, 2004.

100. Stuart B, Alexander C, Arenella C et al: Medical guidelines for determining prognosis in selected non-cancer diseases, ed 2, Arlington, Va, 1996, National Hospice and Palliative Care Organization.

101. Au DH, Udris EM, Fihn SD et al: Differences in health care utilization at the end of life among patients with chronic obstructive pulmonary disease and patients with lung cancer, Arch Intern Med 166:326-331, 2006.

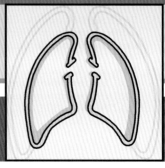

第 26 章

肺部疾病患者的社会和娱乐支持

JAMES J.BARNETT，MARY BURNS

专业技能

完成本章学习，读者将了解以下内容：
◆ 了解如何建立一个呼吸促进俱乐部
◆ 知道如何鼓励患者积极参与
◆ 能为患者安排社交活动
◆ 知道如何增加体育运动次数
◆ 能够策划一次集会或其他大型活动
◆ 知道如何为患者安排休闲活动

呼吸功能障碍患者的标准治疗包含肺康复（PR）[1-4]。许多研究显示，肺康复能给患者带来许多好处，包括运动耐力增强、疾病症状减少和生活质量改善[3-5]。遗憾的是，相关研究显示，肺康复开始后 1 年左右这些益处开始逐渐减弱[5]。加强社会和娱乐支持可以减少这种情况的发生，我们知道，肺部疾病患者常有孤独、焦虑和自卑等感觉，而通过参与社会和娱乐支持系统的相关活动可以减少上述感觉，提高患者主观能动性，从而使肺康复的益处延续。

建立患者支持小组

肺部疾病患者社会和娱乐支持系统建立后，需要定期举行小组会议。需要招募医院的医生[6]或肺康复主管参与，这有助于该小组获得医院行政管理部门的支持和协作。美国胸科协会也可建立肺康复支持小组，通常称为"呼吸促进俱乐部"（BBC）。

地点

接下来要为 BBC 活动寻找一个合适的会议场所。如果医院没有场地，可以联系本地的美国胸科协会分会、YMCA（基督教青年会）或 YWCA（基督教女青年会）、教堂礼堂、社区中心、VFW（美国海外退伍军人）大厅、休闲小屋、带宴会厅的本地餐馆或老年中心等。对于刚成立的小型支持小组，也可以选择在医生的候诊室，但这只是一个临时的解决方案，BBC 最终将成为大组，一个办公室的有限空间将无法容纳众多成员。

考虑到这个群体往往有活动受限，不要选择在有下坡的、剧院梯度式座位的场地举行会议，由于患者要走上下坡道路，可能会导致出入不便。确保会议地点容易寻找也是很重要的。会议地点要有停车场，可以通过以下方式解决这个问题：比如在会议当天为 BBC 会员开放专用停车位，提供代客泊车、停车场班车、招募公车服务等。

也可向医院社会服务部或市政厅寻求帮助。

可以以美国胸科协会本地分会的名义在本地报纸上刊登会议通知。也可以让本地的家庭护理公司联系患者并告知与小组活动有关的信息，加强宣传以扩大 BBC 规模。

会议时间

接下来要考虑的是会议的具体日期和时间。大多数 BBC 每月聚会一次，有些则每周聚会一次。考虑到天气情况，有些 BBC 可能会在夏季或冬季最寒冷的那几个月暂停会议。然而，一旦正式确定会议时间，支持小组可能不希望日程存在任何中断。最好不要把会议安排在周一和周五。因为周一有时是法定节日，如果将会议安排在这两天，可能会给正在长周末中的工作人员、演讲者和与会者带来不便。

呼吸系统疾病患者常有晨起困难，并且不愿在夜间开车；因此，会议最好在中午进行。

在会议中安排一个专题讲座。安排讲座在下午两点之前结束，让忙碌的医生既可以参与群组谈论，又可以及时返回办公室，保证下午的日常诊疗工作。在讲座前后为相互交流留出允许的时间。对于活动期间的餐饮，如果会议在医院举行，可以安排自助午餐。也可以提供午餐盒饭，或患者自带三明治。也可以小组提供饮料，而会员们自带小吃。每年要有 1~2 次提供三餐的活动。

首次会议

提前为首次会议进行适当的宣传，为会议准备留出充足的时间。如果前期已进行过肺康复项目活动，那么参与者当然是受邀人，也可以邀请活跃成员协助规划和主办活动。活动通知中需明确标注"同样欢迎患者配偶或朋友参与"的字样。医院新闻简讯、本地报纸和美国胸科协会地方分会可以协助宣传此类活动；本地广播电台和电视台可以播放免费公共服务公告；也可以在医生办公室张贴活动传单，以帮助宣传此类活动。向医院公共关系部寻求帮助、许可和建议，这通常是明智之举。因为这个部门在今后能为活动提供巨大帮助，而以上举动又是一个与之建立密切关系的好时机。

在条件允许的情况下，要为第一次会议创造热烈良好的氛围。准备一些气球、彩色的餐巾，并在茶点上动动脑筋。在入口处放几把椅子和一张桌子，桌子上应有签字笔、姓名标签和马克笔。可任用有兴趣的 PR 前期参与者或支持小组核心人员作为接待人员，确保每位到场者填写个人信息并佩戴姓名标牌。其他人可以代表官方以主人的身份热情欢迎来宾，并帮助他们入座。还应确保活动志愿者佩戴姓名标牌或官方徽章。要为所有来宾营造一个温暖、热情的氛围，以使新老来宾互相了解，增进友谊。

如果尚未建立 BBC 或 PR 项目，那么就在第一次活动之后举行 BBC 会议。让参与患者对相关活动有所期待，以更积极地参与，并更多地了解与呼吸疾病有关的问题。如果患者参与未来会议的计划和制定，他们会觉得自己是新事物的一部分。

第一个演讲者的发言应能激发团体的兴趣和热情。包含"新"的演讲主题通常更吸引人。哮喘、用药以及如何应对压力是呼吸障碍患者较为感兴趣的话题。

准备一个录音机或摄像机记录嘉宾的演讲。可以考虑邀请一个患者负责记录这一过程。这可成为支持小组图书馆中的第一个馆藏。记录视频可以供错过会议的、在家中的或希望重听演讲的患者观看，还有助于回顾总结。务必要准备一个相机，拍摄照片来记录这个特殊的时刻。对摄影感兴趣并愿意在这方面提供帮助的患者可以承担此任。

向抽出宝贵时间进行演讲的嘉宾致谢。请 1~2 名患者写一篇简短的感谢信。

每月一次的患者会议是 PR 项目中连续性治疗的重要组成部分，对尚未建立 PR 项目的小组也非常有意义。呼吸系统疾病患者通常渴望相关知识、帮助和其他病友的同情。虽然 BBC 不能替代 PR，但它确实有助于满足患者们的需求，直到 PR 项目正式建立。届时它将成为推荐资源，还能在更新知识的同时为患者提供社会和娱乐支持。

电话委员会

在 BBC 首次会议中，可以安排几位患者给支持小组其他成员打电话，使那些活动受限的患者，也能够通过这种方式得到帮助。这是增加小组凝聚力的好方法，也是非常重要的，还能让不便出门的患者参与到小组活动中。

如果首次会议是新成立 PR 项目的首批参与者发起，则可从其中邀请一名志愿者作为电话呼叫者。随着小组成员不断增多，可以任命一名主席，电话呼叫者可以向其汇报。如有可能，每个电话呼叫者负责的患者限制为 10 人。随着小组的成长，可以任命小组组长，电话呼叫者向其汇报，然后组长再向主席汇报。

应在活动的前几天打电话，鼓励患者参加并获知具体的参会人数。大多数患者会喜欢接到电话通知，尤其是关注会议的人。随着关系进展，呼叫列表上的有些患者可能喜欢互相电话联系，尤其是在家疗养而无法出门的患者。

呼叫者应将一个家庭中的出席人数、疾病或任何对 PR 工作人员有帮助的特殊信息告知电话委员会主席。收集完该月会议的所有信息后，主席应电话联系 PR 的工作人员进行报告。就是说，每月只要给工作人员打一个电话，他们就能知晓整个活动的规模，因此这个电话委员会是非常重要的。它有助于忙碌的工作人员与支持小组成员花最少的时间保持密切的联系。

患者理事会

患者理事会（BOD）旨在监督 BBC 的运作，可以通过多种方式建立 BOD。如果小组规模较小，可考虑邀请每个小组成员参加初始的规划会议，并在会上讨论和分派职责。

如果小组的规模较大且建设良好，可以投票选举理事会成员。另一个方式是邀请志愿者任理事会成员。

许多人会心怀感激并询问是否可以帮忙做些事情。

由于任职人员可能没有足够的精力和健康状态来完成相关的工作。应确保工作量适度，并且他们可以随时卸任。可以考虑每个主要职位同时任命两人，比如患者当选时，其配偶则会自动当选作为候补。这也可以减少患者的工作量和对完成职位任务的关注度，还能鼓励健康配偶（通常是）的参与 BBC 活动。健康配偶可以成为 BOD 的核心成员，并且允许其竞选职位。这个过程可以增进配偶之间的感情，并扩大核心工作小组。即使在任期结束后，BOD 的成员也将成为 BBC 和 PR 项目最强有力的倡导和支持者。

理事会职位

呼吸尚未严重受限的中度肺部疾病患者，刚退休不久的患者常有为活动提供帮助意愿。他们可以在行政助理的岗位上发挥有效的作用，比如有计算机技能者。他们可以将所有相关信息建立数据库，如生日、毕业时间、地址、电话号码以及其他适用的信息。

理事会主要职位主席、副主席、秘书和财务主任。电话委员会主席必须为理事会成员，其职责我们已经在前文讨论。另一个重要成员将负责记录并跟进成员的生日并寄送生日贺卡，并负责为每月的演讲者准备一封简短的感谢信。图书管理员可以为希望借阅医疗书籍、光盘（CD）和录像带等资料的组织成员提供帮助。

历史记录员负责以剪贴簿和图片的形式记录小组的发展历程。喜欢为节日和特殊活动提供装饰服务的成员应当选艺术和工艺职位。如小组决定举办一个年度节日聚会，他就可以提供帮助并负责落实。

小组中愿意担任编辑职位的成员，可以向所有成员发布每月的 BBC 活动传单或简报。社交主席可以帮助策划和组织小组活动。所有社交主席都能如其所愿且尽可能多地得到委员会中其他成员的协助。如果有更多的人渴望参与，请为他们想一个称谓，如"代表"。积极参与的人越多，他们就会获得越多的乐趣，这个组织也会越活跃。医护专业人员或 PR 工作人员则可作为顾问参加 BOD 会议。

组织名称

鼓励患者为小组取一个有特殊意义的名称。一个可以激发集体忠诚度的名称是众望所归。

相比某一个人或 BOD 选择的组织名称，通过投票和建议选择的名称更好。可以为录用名称的取名者颁发一些奖品以资鼓励。

资金

资金是 BBC 开展活动的一大阻力，因为其目标是接纳每一个成员，而不是考虑收入。每月 BBC 会议的抽奖活动很有趣，但这也需要筹集费用。抽奖券是比较便宜的，例如可以是一美元一张。抽奖奖品可以包括自制物品或自家种植的水果、蔬菜。家庭护理公司会乐意赞助奖品，如餐厅餐券或一张礼品卡。鼓励小组成员参与，这种活动不需要很多钱，但有助于促进小组成员的互动。

可以在年度节日聚会上筹集活动资金。根据小组具体情况，可以考虑准备烘焙食品桌、白色大象桌和其他工艺品，出售相应物品获得活动资金，有一些奖品的抽奖可能会让活动更成功。

一些特殊奖品可以是手工制作的、小组成员捐赠的东西，或本地餐馆的晚餐券。本地商店有时会捐赠礼品篮或礼品券，或下一次免费郊游。

社交活动

BOD 还需要策划和组织其他活动包括社交活动。常由理事会主席负责策划，需要小组中多位人士参与其中。

节日

每年必须举办一次节日聚会。如果小组的经费充足，可以准备免费午餐或茶点。最好由小组成员投票决定是否收费。举办节日聚会的地点可以与会议地点相同。如果小组人数众多，可以选择一家本地酒店宴会厅。

一定要对场地进行装饰，使其成为一个特殊活动。提前安排一个本地的高中合唱团，与小组成员一起演唱节日颂歌。带一个 CD 播放器播放歌曲，并请一名小提琴演奏者根据大家的要求在桌边移动演奏。邀请客座嘉宾进行演讲。这也是 PR 协调员或医生嘉奖患者 BOD 和委员会辛勤工作并给予小赞赏的好时机，让他们自我感觉良好且特别。尝试让一名患者配偶打扮成圣诞老人并传递糖果手杖。虽然患者打扮成这样可能会更加有趣，但胡子可能会导致患者产生呼吸不适。准备一个大大的装饰盒，必要时用于收集玩具和礼物。全程拍照并制成相册集。

野炊

夏季野炊是另一受欢迎的活动形式，而且容易组织。可以烧烤热狗和汉堡，接受氧疗的患者也可以参与，只要他们愿意（图 26-1）。在本地寻找一个有停车场和厕所的公园。了解希望参加的人数，包括家庭成员。在折扣店购买纸碟、餐巾、调味品、软饮料和其他用品可以减少开支。可向参与者收取少量现金以支付汉堡、热狗和其他食品的费用。患者可自带菜肴或甜点；还可向本地的家庭护理公司申请主菜和调味品的赞助。患者有机会互相交流并更好地了解彼此，对每个人而来说都会是有趣的一天。带一个 CD 播放器播放音乐；玩宾戈游戏并提供一些小奖品。必须用相机记录这伟大的一天。

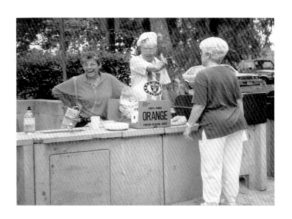

图 26-1　在工作人员的帮助下，患者逐渐获得了信心，而且做得越来越好。虽然在吸氧，但他们开心的烘烤热狗和汉堡，很是有趣

其他活动的组织和落实

如果患者希望尝试其他活动，可安排一些容易组织的活动并为其做好交通安排。例如一个小组午餐会议，然后看一场电影，可以在一个本地的剧场餐馆、戏剧院甚至马戏团中将活动延续到下午。提前安排购票，但要自行解决交通。下述各项适用于所有活动：

- 提前安排和计划，这是最需要强调的。
- 收集患者们的意见与建议。
- 安排对体能要求较低的活动。
- 以轻松有趣为活动目标，如安排带午餐的音乐会，而不是需要走很多路的博物馆之旅。
- 准备一个登记表，在安排活动之前，征得感兴趣患者的同意。
- 将吸氧或使用拐杖患者的座位安排在最后面。

● 尽量减少楼梯上下，厕所尽量位于显眼处。

● 提前预订以获得最佳的座位。

● 团体票通常是有折扣的，尤其是残疾人、老年人的票或提前购买时。

● 申请整片的座位区，以便让小组中的成员都坐在一起。

● 申请提前就座，以避免排队和入口拥挤。

● 活动前电话提醒参加者。可以让一名志愿者协助此事。

退款条例

对于一个成员容易生病的活动小组，退款需求经常发生，但有时候有难度，最好是劝阻不舒适患者不要出席此次活动，小组成员在短途旅行时的安全很重要。如果无法退款，个人可取消参与该活动并用已支付的费用选择其他替代活动。尝试准备一个备用列表，如果确实无法退款，建议把门票捐赠给无法支付费用或想要试新的患者。

团体长途旅行

尝试组织患者团体长途旅行时有诸多可能性。

团体长途旅行应考虑的医院规程和患者的吸氧需求。

医院规程

● 征得主管医生和医院管理人员的许可。

● 法务部门可能会要求患者签署书面知情同意书并获得医生的批准函。

● 澄清员工责任保险的医院政策。

吸氧需求

● 了解患者的吸氧需求。

● 记录每名患者所用吸氧装置的类型。

● 确保每名患者的氧气供应足以持续到旅行结束，包括往返到家的交通时间。

● 允许使用半满的氧气瓶。

● 考虑行程的海拔是否需要增加额外的氧气供应。

● 联系氧气供应商，他们可能愿意为旅行者捐赠氧气或额外的氧气瓶。

● 对于长途旅行，务必确保抵达后患者房中有备用氧气，需提前订购，可请氧气供应商协助此事。

● 确保准备额外的氧气管、连接器、扳钳和血氧仪。

便携式供氧设施已经可及。可选择具有脉冲剂量供氧功能的 Inogen One（Inogen，Goleta，Calif）和 AirSepLifeStyle 及 AirSepFreeStyle（后者重量仅 2kg；AirSep，Buffalo，NY），这些压缩容器已经被批准用于航空旅行。Eclipse（SeQual Technologies，San Diego，Calif）是另一种便携式氧气压缩容器，其优点是具有持续气流（高达 3l/min）和脉冲剂量技术。重约 7.9kg，可装载在推轮上，容易转运。这个器也已经被批准用于航空旅行。

在安排航空行程时，需先咨询航空公司允许哪些便携式氧气压缩容器登机。

交通
大巴汽车

● 与经营者商量具体要求，比如找一个不吸烟、乐意帮助患者并会搬行李的司机，车辆要带洗手间，备有上下巴士用的台阶，以及准时出发。

● 准备一张列出所有患者的姓名清单，启程前和回程时确保每名患者都已上车。

● 始终将患者权益放在第一位。让吸氧者或缺陷最严重者先上车。

● 在长途旅行过程中为大家提供饮料和零食，门票中应包含这些费用。

● 在白天出行。

● 到达和离开集合大巴的交通需患者自行安排。

● 费用应已包含司机的小费。

● 与资深巴士司机保持良好关系。

● 请旅游公司安排行程，比如预订酒店，旅行途中需停车吃午餐，让患者可以下车伸展腿脚。大型旅游公司旅行巴士的条件一般较好，这一点非常重要。

● 确保旅游公司旅行巴士条件良好；检查该公司巴士的保养计划表。此外，旅游公司可能会有患者感兴趣的其他旅行线路。如果多次与同一家旅游公司合作，他们可以更加了解团队及团队的需求，从而有利于愉快出行。

轮船

坐船沿短河巡游或进行海港游充满乐趣。

● 要确保安全上下船只。

● 登船时的斜坡可能会较长或较陡，要多加小心。

● 如果可能，预订主甲板上的座位，避免需要攀爬陡峭楼梯而至的上甲板。

游轮

现在许多旅行社可以承接长途团体游轮业务[7]，见图 26-2 和图 26-3。但是，请记住以下几点：

● PR 工作人员负责保管患者的随身物品。

● 提前确认是否可以携带吸氧装置上游轮。

● 提前联系供应商并确认游轮上的供氧方式。

● 提前 1 年开始计划，并充分考虑天气情况。利用这个机会激励患者制定定期锻炼计划，从而增强体质。

● 其他旅行详情，请详见第 29 章。

成为一个好客户，感谢为完成此次旅行而付出额外努力的所有人，如果能收到一封简短的感谢信，他们会十分高兴和欢迎预定下一次旅行。

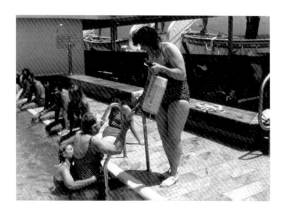

图 26-2　在游轮游泳池中边吸氧边游泳，这是患者 20 年来第一次游泳

完成 PR 项目后，许多患者会想要尝试长途旅行。虽然 PR 项目包含旅行课程，但打算自行安排的患者仍需要咨询相关人士，PR 工作人员往往能为他们提供需要的知识和技能指导。

鼓励患者参与

本章主要讨论患者的社会和娱乐支持，了解这些支持对患者的重要很是关键。社会和娱乐支持的目的是帮助患者积极参与社会活动并更好地适应和融入其中。在为患者提供承担社会责任的机会的同时还需为其提供社会支持。在帮助别人的过程中，患者将不断进步，改变总是在接受他人帮助的状态。要尽可能寻找患者作为志愿者，这是他们的治疗的一部分。

在 PR 课程的第一天，邀请几名已完成 PR 课程的患者来欢迎新的学员，请他们把 PR 丰富的生活经历告诉新成员。鼓励他们偶尔回到课堂中，为新一期课程接受者提供支持和帮助。在课程的最后一天，可以邀请他们来欢迎新近完成课程的患者加入 BBC，为后来者奉上写有他们姓名的邀请函邀请他们参加下一次的 BBC 会议。

在结业当天，可为他们颁发一个成就证书，并合影留念。

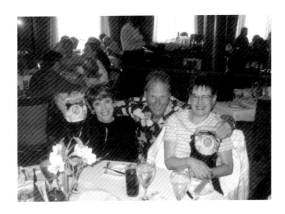

图 26-3　享受游轮上美食的同时随身携带便捷的吸氧装置的病患者

为他们制定锻炼方案，并鼓励他们加入健身项目。随时解答他们的问题，鼓励独立完成任务。结业当天请大家吃一次家常便饭，或者让每个成员带他们最喜欢的小吃。给他们送一个蛋糕并说上"祝贺你！"，尽量表现得平易近人，让患者感觉舒适并想要成为其中的一份子。

提前邀请患者在 BBC 会议上帮忙做其他工作，如当主持人、录制讲座、拍摄照片、帮助抽奖以及给演讲者写感谢信等。

有些患者愿意参与研究项目，这让他们认为自己对科学有益，感觉在接受帮助的同时还能帮助受呼吸疾病困扰的其他人，尽管他们参与的研究项目可能只是本地大学进行的小型研究。如果附近的教学医院有肺病专科，可以询问他们是否有 BBC 成员可能成为志愿者的研究项目。如果有许多志愿患者愿意参与研究，医院中的医生应该会很开心，还可以让医生在 BBC 会议中进行演讲，以此作为回报。

鼓励患者在社交活动中参与体力活动

社会支持系统如此努力的原因之一是

为了让患者保持活力，并在 PR 结束之后仍保持身体健康。社会和身体支持往往是相互关联的，医务人员证实，这些支持项目的成功部分源于这些环节中的参与群体的社会化。

除了健身锻炼课程之外，还有其他许多活动可供患者参与。确认活动场所是否可以进行健身锻炼课程很重要。

联系本地 YMCA 或 YWCA，请他们空出泳池的外侧泳道，让吸氧的患者可以戴着 50 英尺的氧气管游泳而不会被缠绕。适合关节炎患者的低强度运动也适合肺病患者。社区学校已开始为肺病患者提供课程，比如水中健美操等；也可以说服本地高中为呼吸受损患者提供合适的慢舞课程。是的，吸氧患者可以跳舞。

对患者而言，参加所有集体课程比单独行动更易做到。可以建立步行俱乐部，俱乐部成员在午餐或茶点后一起散步，每周一次。在地图中标出本地公园、购物中心和步行街的位置和各个点之间的距离。联系商场经营者，希望他们可以在商场为步行俱乐部做些安排。这样就能同时宣传商城和俱乐部，一举两得。有时商场可以在商店开门前一小时为俱乐部开放，规划一条步行路线。俱乐部可以制作一些患者可自行填写的卡片，在患者完成设定步行距离后将卡片放入荣誉系统中，然后通过多种方式展示，比如在 PR 健身房的墙上做一个"荣誉榜"并贴上患者姓名和照片。

有个主意值得推广，筹划一个模拟穿越美国的计划，患者每步行 15 或 30 分钟等于 1 英里，骑自行车也行，将完成的距离画在一张大地图上，里程可以按月累积直到完成穿越。这样一个精心设计的项目，往往是小组成员乐于接受的，也确实能提高他们的活动能力。

呼吸联谊活动

呼吸联谊活动是 BBC 的年终活动,在过去 20 年里,加州托兰斯的 PEP 先驱者每年都会发起一次这样的活动,见图 26-4。患者及其家庭成员或朋友和来自州立医院和肺康复项目的医务人员在南加州聚在一起,度过有趣、友好和受教育的一天。其他地方也有举办类似的活动,如比利时的 Dr.Freddy Smeets 在当地的城堡举办了这样的集会,也取得了同样的成功。

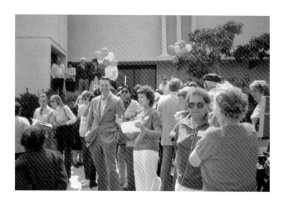

图 26-4　Dr.Tom Petty 和 Mary Burns 与患者及其朋友们一起参加 PEP 先驱者呼吸大会

邀请著名的呼吸专家进行演讲往往是活动的亮点,可以要求每位发言者在其演讲中增加一些患者喜闻乐见的内容以活跃气氛,让每个参与者在活动结束后仍保持高昂的精神,意犹未尽。

集会通常还会包含一些体育活动。托兰斯的集会会有速度竞赛,而其他地区可能是 1 公里或 1 英里步行。什么是速度竞赛呢?这是一个短距离的步行比赛,任何人都可轻松完成,可能在医院停车场或草坪上进行。每个参与者自己估计轻松地走完这段距离并无明显呼吸急促所需的时间,最接近预计时间的三个人就是胜利者。因为距离很短,预计可精确到百分之一秒,用官方比赛用的跑步秒表来记录时间。任

何人都有领先的潜力,包括大多数有残疾的患者,每个人都能获得参赛证书。

这样的集会可以邀请 200 或 300 人参加,任何大型活动都需要提前安排,以确保一切都顺利。

这样的集会往往地提前 9 个月 ~1 年来筹划,并制订行动时间表。

● 将集会计划告知 PR 医疗主任和医院公共关系部。

● 获得他们的参与和支持。

日期

确定日期时,避免与其他活动(比如呼吸协会的年会和国庆节等节日)起冲突。

● 还要考虑天气的变化。

● 要考虑参加医生的时间日程。

地点

● 找一个容易到达的地方,空间应足以容纳预期参加的人数。

● 确保数量充足的卫生间、厨房设施、音响系统和停车位。

● 尽量争取免费场所,医院礼堂是不错的选择,只要座椅数量足以供患者就坐并进行交流。有时文化艺术中心或公共礼堂可以为非营利组织免费或以最低的费用预留场地。记住剧院的座位不适合此类活动。

主题

● 选一个吸引人的主题,例如"活出健康""先驱日""春天的气息"。

● 任命一人负责装饰并以主题为指南。

● 邀请演讲者进行与主题有关的演讲。

演讲者

PR 的医疗主任可以作为主持人并介绍与会者。

● 除了电话联系演讲者,还要做一份邀请信,强调会议日期、时间、主题和演讲的时间长度。

● 大多数本地医生都会乐意花时间来演讲。

● 如果演讲者是全国著名的专家，或者来自其他地区，应为其报销所需的费用。

请供应商出资

需要由供应商资助活动开销和支付演讲者报酬。

● 一些大型公司往往有此类活动的教育资预算。

● 联系患者所用药物生产企业的所有医药代表。

● 联系所有本地的家庭护理公司以及氧气供应商提供氧气，让需要的患者知道有可用氧气后感觉放心。

● 联系医院呼吸科，咨询他们购买药品的公司的名称。

● 可以向每家公司申请的赞助资金额度将取决于预计活动的规模。

● 有些供应商会解释其活动预算的限制或建议一个合理的金额。因为他们有一个年度预算，所以重要的是要尽早得到他们的承诺。

● 通常需要寄送正式的信件以说明活动详情并提供税务号。

活动前 6 个月

食物

● 如果活动将在医院举行，首先要了解餐饮部门的规定，并请他们帮助准备食物或请他们推荐合适的餐饮供应商。

● 确定所需的费用。

● 如果医院提议用外部来源的食物，最简单的是盒饭。

● 为素食者准备合适午餐。

● 为限盐患者提供低盐或无盐饮食。

● 在大型折扣商店购买软饮料和瓶装水可以降低成本。

● 记得为早到的志愿者准备一些零食。

费用

● 费用应包括：会议筹备、专家演讲费、参会者的食物和饮料。

● 为志愿者提供的免费午餐。

● 装饰和娱乐所需的少量费用。

● 参照参会供应商的承诺资金，避免透支。

● 如果所有参与者免费参会，每人每天的最终费用估计是 8 或 9 美元。

信件

● 给辖区内的所有 PR 项目寄送一封活动邀请信，说明活动计划和具体日期、演讲嘉宾以及每张票的大概费用。

● 建议他们联系本地家庭护理公司或医药代表，获得资助来支付公共汽车或午餐费。

● 给医院公共关系部门和其他想要参加活动的人寄送信件邀请信。

● 也要寄送邀请信给该辖区的所有医生。

娱乐

● 征求本地医院志愿组织的建议。

● 邀请小丑出席或进行其他可行的娱乐活动形式。

● 寻找其他本地机构中有相关才能的志愿者。

● 安排小丑迎接到达的巴士和汽车，营造一个节日的氛围。

● 钢琴演奏作为背景音乐或安排有音乐或喜剧天赋的患者进行表演也是很有意义的。

● 记住，目的是让活动充满乐趣。

寻求志愿者帮助

● 提早向本地医院的志愿部门提出申请。

● 联系本地的呼吸治疗院校或护理学校。他们可能希望将参与纳入课程的一部分，这也有助于将来更多的互动。

● 不要忘记邀请患者及其家属参与。他

们参与的越多，就会玩得越开心且越有创造性，并最终将此次聚会变成一场盛会。

奖品

● 如果某些参与者来自其他区域，可以准备一份连锁餐馆而非本地餐馆的双人晚餐。

● 向所有大型连锁餐厅寄送捐赠礼券的邀请信函。

● 礼品篮是不错的奖品。

● 除了资金支持以外，供应商通常还能提供奖品。

设备

● 为所需的一切物品列一个详细清单。

● 记录每个物品的订购日期和收货日期。

● 物品准备，比如充气球的氦气，来自本地高中的比赛计时器，亚麻制品和钢琴。

活动前 1~2 个月

● 加强宣传。

● 向所有参与的医院寄送信件。

● 估计每个活动项目中的参加人数，不要忘记添加供应商和志愿者。

● 让每个小组动态跟进自己的患者。

● 收到付款后，立即寄送入场抽奖券与姓名标签，以节省时间和避免聚会当天的混乱。

● 标注赞助商所需展示桌的数量。

● 提醒供氧公司提供氧气。

活动前 2~3 天

● 确认所有未回复的小组中的参加人数。

● 将最终的人数告知餐饮服务商。

● 仔细检查清单。

● 把任务指配给每个人，以避免临时混乱。

● 为最后几天的活动制定详细的时间表。

这份时间表看上去十分繁琐，但这对此类活动的顺利举行至关重要。这样，经过较长时间的筹备，可以让活动更加有序进行。

结论

为肺部疾病患者提供社会和娱乐支持很重要，我们已经看到了这些支持对患者的直接影响。支持小组帮助患者改善运动耐力、生活自理能力，以及增加社交参与度。通过与其他患者的交流，他们能了解到更多不同类型的便携式吸氧系统和其他疗法，从而使他们更愿意参与运动并拥有更好的生活质量。通过沟通交流，他们可以学习到更多的自身疾病的应对方法，发现更多机会。社会和娱乐支持应该是治疗肺部疾病患者的重要组成部分，而不应再被视为是奢侈品。

到目前为止，我们已经建立了许多致力于促进 COPD 患者健康的各种组织。例如国家肺气肿 /COPD 协会（NECA）、肺气肿生存权益基金会（EFFORTS），国家家庭吸氧患者协会（NHOPA）、呼吸教育和研究基金会（PERF）及美国 COPD 联盟，它们负责策划了 2003 年 11 月在华盛顿特区举行的首次国家 COPD 大会。这次会议聚集了 COPD 管理、教学、科研、患者宣传和公共政策等各个领域的领导者。COPD 核心小组于 2003 年 3 月正式启动，COPD 核心小组促使美国国会为开放了 COPD 公共平台，让民众对美国 COPD 联盟已认识到的关键问题引起关注。

如今，肺疾病患者可以获得更多的信息，过着更丰富多彩的生活，并拥有比以往任何时候都更多的资源。在过去几十年中，肺康复已经从一种鲜少被接受的治疗方式变为慢性肺部疾病患者的标准治疗。

（江叶　葛慧青 译　胡占升 校）

参考文献

1. California Thoracic Society: Position paper: the principles of pulmonary rehabilitation, Tustin, Calif, 1998, California Thoracic Society.
2. Nici L, Donner C, Wouters E et al: ATS/ERS Pulmonary Rehabilitation Writing Committee: ATS/ERS statement on pulmonary rehabilitation, Am J Respir Crit Care Med 173:1390-1413, 2006.
3. Ries AL: Position paper of the American Association of Cardiovascular and Pulmonary rehabilitation: scientific basis of pulmonary rehabilitation, J Cardiopulm Rehabil 10:418, 1990.
4. Ries AL, Bauldoff GS, Carlin BW et al: Pulmonary rehabilitation: joint ACCP/AACVPR evidence-based clinical practice guidelines, Chest 131(5 suppl):4S-42S, 2007.
5. Ries AL, Kaplan RM, Limberg TM et al: Effects of pulmonary rehabilitation on physiologic and psychosocial outcomes in patients with chronic obstructive pulmonary disease, Ann Intern Med 122:823-834, 1995.
6. Burns MR: Travel with oxygen. In Tiep BL, editor: Portable oxygen including oxygen conserving devices, Spring Valley, NY, 1991, Futura Press, pp 421-436.
7. Burns M: Cruising with COPD, Am J Nurs 87:479-482, 1987.

第 27 章

肺部疾病患者的睡眠障碍

DANNIEL O.RODENSTENIN

专业技能

完成本章学习，读者将了解以下内容：
- 了解正常的睡眠过程
- 熟悉睡眠对机体各系统，尤其是呼吸系统的生理作用
- 理解睡眠姿势对肺部疾病患者的特殊作用
- 识别影响肺部疾病患者的一些睡眠相关疾病

　　和正常人相同，肺部疾病的患者每天至少有一次睡眠，这原本是非常普通和理所当然的，但对于慢性呼吸道疾病患者来说则不是那么容易，随着肺部疾病的进展，正常的睡眠往往难以保证。

　　肺部疾病患者经历的睡眠问题可归因为两个方面。首先，睡眠可能对原本存在的肺部疾病产生不良影响。其次，睡眠可能导致肺部疾病患者与睡眠相关的功能失调。本章将回顾与睡眠相关的基本概念，阐述睡眠对机体的生理影响，尤其是对存在肺部疾病患者的影响，描述呼吸系统疾病患者的睡眠相关疾病。肺部疾病患者若

与睡眠障碍并存，两者相互作用影响可能导致严重并发症，甚至死亡。

睡眠

基本概念

　　很难确切描述睡眠的生理功能，在保持清醒并活动数小时后，机体会感觉到疲劳和困倦，保持觉醒状态变得越来越困难，机体随即进入与觉醒不同的一种生理状态，即睡眠。觉醒和睡眠最明显的不同在于睡眠时机体和外界环境"分隔开了"。对于正在睡眠的机体，通常会忽略来自外界的刺

激（如听觉、视觉和触觉），但这种忽略是相对的（例如更强的外部刺激可导致睡眠的终止）且自发可逆：在睡眠几个小时后，机体会变得清醒，倦意消失。

人体的觉醒和睡眠呈规律性转变，深夜睡意最浓且通常进入睡眠状态，在中午时分也会出现较明显的睡意。相对于深夜而言，中午的睡意通常较浅，因此许多人会睡一小段时间，即午睡，也有许多人常常忽视中午的睡意，尤其是在发达国家。

睡眠常被认为是一种受中枢神经系统控制的生理状态。通过表面电极记录大脑皮层的脑电活动可以发现，睡眠时的脑电波特征与清醒时比较频率变慢、电压幅度增加。脑电图显示幅度越高、频率越慢时，表示睡眠的深度越深（意味着机体对外界刺激的反应性越低）。睡眠加深时，除了脑电图幅度增加及频率减慢外，眼球在闭合的眼睑后缓慢移动，所有骨骼肌张力也逐渐降低。这样的睡眠保持一段时间后，会出现一个新的睡眠期：脑电波显示频率更快、振幅更低，就像觉醒时的脑电波；此时眼球活动快且协调；肌肉张力几乎消失，就像瘫痪了一样。该时相被定义为快动眼睡眠期（REM），而其他睡眠时相被称为非快动眼睡眠期。根据脑电波的振幅和频率，非快动眼睡眠期常被分为 1~4 期[1]。做梦通常发生于快动眼睡眠期。

正常睡眠的构成和年龄密切相关。健康成人，睡眠过程经历从非快动眼睡眠 1 期到 4 期，随后进入快动眼睡眠期。该过程持续时间 60~90 分钟，被称为一个睡眠周期。一晚上通常有 4~7 个睡眠周期。在前半夜，非快动眼睡眠 3 期和 4 期所占时间较长，而在后半夜快动眼睡眠期所占时间较长（图 27-1）。婴幼儿的快动眼睡眠期相对较多，随着年龄的增长逐渐减少；然而在 50~60 岁，非快动眼睡眠 3 期和 4 期几乎完全消失。

睡眠机制

睡眠其实是一个主动而非被动的、精力依赖的过程。睡眠过程依赖于对大脑神经电活动的主动抑制。主动抑制作用最初由位于视前区和低位脑干网状结构内的神经细胞发起，它们的作用主要是抑制维持机体处于清醒状态的网状结构及脑干其他区域的兴奋性。不同于非快动眼睡眠期，快动眼睡眠期似有一个特殊的神经细胞控制，有猜想认为，机体处于持续清醒状态时，促进睡眠的物质不断增加，直至机体进入睡眠状态。引起机体睡意的神经化学物质和细胞因子已被发现，乙酰胆碱可促使机体处于觉醒和快动眼睡眠期，而去甲肾上腺素、组胺、5- 羟色胺在清醒时的水平很高。食欲肽可能是维持机体清醒的关键因素，而食欲肽的缺乏与快动眼睡眠障碍（被称为嗜睡症）密切相关。大脑腹外侧视前区神经元分泌的 γ- 氨基丁酸和丙氨酸能促进非快动眼睡眠的发生。一些非神经物质可能也有促进睡眠的作用，如腺苷、白细胞介素 -1β、肿瘤坏死因子 -α、前列腺素 D2 和生长激素等[2]。

睡眠对生理的影响

与对外部刺激的反应性改变一样，对"内部"（本体感觉）刺激的反应性也会改变。而且睡眠会影响身体各个系统的生理功能。例如，和觉醒、静息、仰卧位相比，睡眠时心率下降约 5~10 次 / 分钟。同样的，血压会降低约 10mmHg[3]。肾脏功能在睡眠状态会发生变化：肾小球滤过率、尿量和钠排泄降低，钠与水的吸收增加[4]。睡眠开始时唾液分泌停止，且睡眠过程中吞咽功能消失。胃肠道的蠕动在睡眠过程中减缓，并且在不同胃肠道段存在差异，和食管相比，结肠的运动降低得更为明显。内分泌系统功能和睡眠及昼夜节律密切相关，例如，生长激素分泌高峰出现在睡眠过程

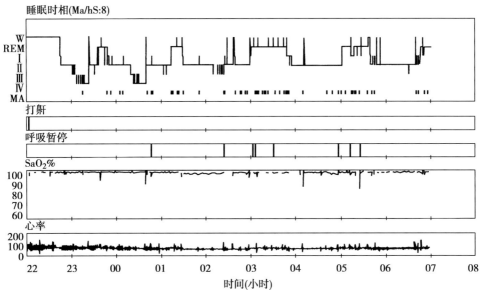

图 27-1 健康女性的睡眠监测示意图。横轴为时间（小时）。监测图从 22：00 开始，于 08：00 结束。图表的分辨率为 30 秒。图表上方为检查日期（右侧）、检查者的质量指数（BMI）（居中，单位为 kg/m²）和每小时睡眠过程中的微觉醒指数（Ma/hS）。自上而下，第一个图反映的是睡眠结构图（警觉状态示意图）。每条竖线代表在 30 秒内发生的微觉醒。第二个图反映的是鼾症的发生，竖线的高度表示 30 秒内记录到的打鼾次数。第三个图描记的是呼吸暂停，竖线表示 30 秒内至少发生了一次呼吸暂停。第四个图记录的是经皮监测的动脉血氧饱和度。每条竖线的高度表示 30 秒内测得的所有饱和度的平均值 ±2 标准偏差。饱和度的刻度范围为 60%~100%。最后一个图记录的是心率，刻度范围为 0~200 次 / 分钟。图中，每条竖线的高度都表示 30 秒内所有测得值的平均值 ±2 标准偏差。根据记录可知，这位健康女性入睡前等待时间（记录开始到第一次睡眠）大约 45 分钟。整个晚上有 5 个睡眠周期（一个睡眠周期包括一个非快动眼睡眠期和其后的一个快动眼睡眠期）。可以看到有不时短暂的觉醒（回到清醒）和一些微觉醒发生。同样可以看到在前半夜以 3 期和 4 期非快动眼睡眠为主，而后半夜以快动眼睡眠为主。没有鼾症且仅有少量呼吸暂停发生。整晚氧饱和度都处于较高水平。睡眠过程中心率及心率变异性降低。Ⅰ、Ⅱ、Ⅲ 和 Ⅳ，非快动眼睡眠或慢波睡眠的时期；MA，微觉醒；REM，快动眼睡眠；W，觉醒

的前期，与 3 期和 4 期非快动眼睡眠同步[5]，每日分泌的生长激素有 80% 发生在该时段。皮质醇分泌的高峰也在夜间，准确地说通常在清晨。然而，皮质醇的分泌似乎和睡眠无关，即使在白天睡觉，夜间保持清醒的状态下，皮质醇分泌仍会在清晨出现高峰[5]。催乳素在睡眠时分泌显著增加，而促甲状腺激素水平在睡眠时降低。

睡眠对呼吸的影响

与清醒仰卧时的基础值相比，睡眠后的分钟通气量降低约 10%~15%[6]。引起降低的原因主要是因为潮气量下降，而平均呼吸频率在清醒和睡眠时大致相似[7]。在非快动眼睡眠期，尤其是 3 期和 4 期非快动眼睡眠期，呼吸频率的变异度明显降低。相比之下，快动眼睡眠期的呼吸频率更不规则，潮气量的变化也增大，而这可能和梦境有关（相对普遍的观点，但尚缺乏有力证据）。

睡眠过程中动脉血气也会发生变化。动脉血二氧化碳分压（$PaCO_2$）上升

3~8mmHg，动脉血氧分压（PaO_2）降低2~5mmHg[8]。导致这种变化的机制较为复杂，这里只做简要的叙述。呼吸运动主要由代谢控制和随意控制两种方式进行调节，代谢控制通过对呼吸运动的调节维持$PaCO_2$相对稳定。通过调节呼吸，机体内产生的CO_2和排出的CO_2达到相对平衡，因此$PaCO_2$只会在正常值（通常为39mmHg）附近小范围的变化。而随意控制被认为是一种级别高于代谢控制的呼吸调节方式。如在演讲或歌唱时，呼吸频率降低至4~5次/分钟以维持足够长的呼气时间（用于演讲或发声的时间），这将导致CO_2积蓄且$PaCO_2$上升，此时代谢调节不再起作用，取而代之的是随意调节。睡眠时，由于随意调节受到抑制，影响呼吸的方式主要是代谢调节，因此睡眠过程中的呼吸驱动降低。CO_2的阈值与随意控制对觉醒刺激反应有关，至少部分取决于觉醒状态的刺激。因此，这种觉醒刺激的"撤退"将导致通气的减少，CO_2的阈值增加，睡眠时CO_2阈值大约为42~45mmHg[9]。

与随意调节及呼吸驱动降低相同，睡眠过程中代谢调节对于高碳酸血症和低氧血症的敏感性也同样降低[10, 11]。与清醒时相比，阻力负荷增加对呼吸的反应性降低，这种改变可产生极为重要的生理影响（详见睡眠呼吸暂停章节）。这意味着在睡眠过程中，当$PaCO_2$上升或PaO_2降低时，呼吸调节中枢反应性下降，因此出现外界刺激时通气量增加较为有限，不能充分纠正机体的高碳酸血症和低氧血症。同样的，与清醒时相比，气道阻力增加时，由于睡眠过程中的呼吸调节功能降低，通气量将会降低。而在清醒状态，呼吸驱动增加以维持通气量。

通气过程依赖于一系列骨骼肌的收缩，这些与呼吸相关的肌肉被认为是呼吸泵。其中包括了膈肌（主要呼吸肌）、肋间肌、斜角肌（辅助呼吸肌）以及分布于上呼吸道从鼻腔到声门的一系列肌肉。每一次吸气，这些呼吸肌肉将逐序激活，首先是鼻腔扩大，然后是膈肌和肋间肌兴奋。睡眠时，所有上呼吸道的骨骼肌兴奋性降低。鼻翼处骨骼肌（吸气时可以扩大鼻腔直径，轻微降低鼻腔阻力）的兴奋性降低不会产生重要影响。然而咽壁周围骨骼肌兴奋性降低可导致气道阻力明显增加[12]。事实上，咽部是上气道中唯一一处缺乏钢性或半钢性结构的部位。鼻腔有骨性结构，喉部有软骨结构，但是咽部却仅仅是由肌肉组成。因为缺乏支撑，睡眠时肌肉张力降低时，咽壁将变得松软，咽部横径及前后径均缩短，横切表面积减小。气流通过咽部时，阻力增加。根据力学原理，有多种因素会影响气流阻力，其中最为重要的是管径。因为阻力的大小与管道半径的四次方成反比，与管道的长度成正比。也就是说，如果管道长度翻倍，阻力随之翻倍，而如果管道半径减半，则阻力增加16倍。睡眠时由于肌肉张力降低导致咽部横截面积的较少，可能导致呼吸道阻力增加300%~400%[13]。

阻力的增加将导致通气减少。正常情况下，即使在睡眠过程中，反射性调节仍然会对阻力的变化做出反应（这种调节弱于清醒时），并尽可能调节呼吸肌肉维持通气量。这会引起胸腔内负压增加，负压通过气道传导打开气道（鼻或口腔）。实际上，吸气相时的负压是产生吸气气流的动力。然而，由于咽部结构不稳定，增加的负压不一定对吸入外界气体有帮助，反而可能通过对咽壁的吸引导致咽部表面积进一步减小，阻力进一步增加。在健康机体，可能在睡眠相关低通气和$PaCO_2$上升、PaO_2降低之间出现新的平衡。

睡眠时肌张力降低的现象同样可在呼吸肌上观察到，但膈肌除外，由于膈肌和心肌有相同的特征，在睡眠过程中仍不会停止活动。而肋间肌、斜角肌和胸大肌在睡眠过程中的活动是降低的[14]。这可能对通气产生重要影响。膈肌作为主要的吸气肌，收缩时可使胸廓下部全方位扩张。横膈穹顶下降可增加胸腔的竖直长度。由于肋骨的特殊结构，膈肌的垂直肋纤维对下游肋骨的牵拉可引起胸腔横径和前后径增加。后者的作用是通过增加腹腔内压（膈肌穹窿下降的结果）向外推动下游肋骨（下游肋骨内是腹腔而不是肺）。胸腔内径的增加使胸腔内负压增大[15]。胸腔内负压会对上游肋骨产生向内的牵拉，使胸腔横径和前后径减小，这与膈肌收缩时增加胸腔容积的作用恰恰相反，而影响空气进入肺内。因此应避免上胸部辅助呼吸肌（斜角肌和肋间肌）同时收缩。

在快动眼睡眠期辅助呼吸肌活性消失时，膈肌成为唯一的呼吸肌，因此呼吸泵的总体机械效率降低。然而对于健康个体来说，由于上下胸腔紧密协调潮气量仍能维持在正常水平。而对于患者来说，上下胸腔的协调性下降可以产生不良影响，后面将做进一步讨论。

在气道分泌物增多和（或）气道清除能力下降时，分泌物在支气管树内积聚，刺激气道内的感觉感受器诱发咳嗽反射，咳嗽过程如下：呼气肌肉快速地收缩对抗关闭的声门，随后声门快速开放产生一个快速的呼气气流。睡眠过程中，咳嗽反射受到抑制，只有在分泌物的量到达一定程度时才可能诱发咳嗽。咳嗽只能在睡眠中断时发生。图 27-2 简述了睡眠对呼吸的主要影响。

睡眠障碍

睡眠障碍对患者清醒状态造成一系列影响。换句话说，发生睡眠异常后可对清醒时产生影响。有些人的睡眠障碍可能对生活质量影响不大，而对有些人则可能改变其生活方式。睡眠异常表现为：异常的睡眠时间、异常的睡眠连续性和异常的睡眠结构。

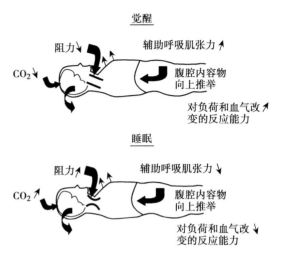

图 27-2 睡眠对呼吸影响示意图。详见睡眠对呼吸的影响章节

正常的睡眠时间因人而异，平均每天睡眠 8 小时左右。有些健康人功能状况良好，每天仅需 3~4 小时的睡眠，而另外一些人可能需要 10 小时左右的睡眠，如果没有达到所需的睡眠时间（睡眠剥夺），最常见的影响是在随后的 24 小时周期内嗜睡感增加。偶尔的睡眠不足，这种嗜睡感增加的程度有限，通常容易耐受。但是，如果睡眠时间显著减少持续一段时间，嗜睡感增强，尤其是在久坐或活动量不大时，不及时改变或处理可能产生严重后果。

对于有些患者，即使睡眠持续时间是足够的，由于睡眠不连续性（睡眠碎片），睡眠的作用也会受到影响。睡眠不连续是指睡眠过程中频繁出现完全觉醒或觉醒反应。觉醒反应是指睡眠过程中，出现短持续时间（2~15 秒）的清醒特征的脑电图，穿插于睡眠期（即之前和之后为睡眠特征的脑电图）。正常人每小时睡眠过程中有 10 次左右睡眠觉醒[16]。有人认为睡眠中的觉醒极为重要。它可以保证睡眠过程中的体位改变以避免长时间压迫产生压疮。当睡眠异常分散，每小时超过 20~25 次觉醒时，可能对白天的生活产生极为不利的影响[17]。

最后一种睡眠障碍是丧失正常的睡眠结构。这意味着深层次的非快动眼睡眠期（阶段 3 和 4）减少或消失，快动眼睡眠期减少或消失；或是另外一种形式，快动眼睡眠过多，原有快动眼时期发生于非快动眼睡眠期之后的模式改变。这种形式的睡眠障碍有两重性，它可能几乎不影响生活，也可能导致白天出现严重的嗜睡。

睡眠障碍的长期影响主要表现为持续性注意力下降、短期记忆力下降、攻击性和对立性、抑郁和冷漠、认知功能障碍为特征的社会心理问题[18]。这些症状极其严重时，可能被误认为是早期痴呆。失去正常睡眠结构后伴随的睡眠不足和睡眠碎片化造成的影响是长期且严重的，困倦程度极其严重时，清醒过程中可能出现间断短时（持续 2~5 秒）的典型睡眠脑电图改变，被称为"微睡眠期"。清醒的每一分钟都是会发生几秒钟微睡眠，机体无法保持完全警觉和清醒。

到目前为止，困倦或无法保持完全清醒的问题已引起普遍关注。另有许多人存在入睡困难，但是一旦睡着就没问题了。这种状态被称为失眠，失眠包括两种基本类型：主观性失眠（患者认为他们没有睡觉，其实睡眠时间是正常的）和客观的失眠（入睡时间少，在大部分睡眠时间内保持清醒）。失眠在某些状况下是正常的，如情绪激动、悲伤、考试前、旅行等等。但许多人失眠长达几个月或几年，他们渴望足够的睡眠却不能。这些患者白天和晚上均不能获得足够睡眠，但一般情况下白天不会感到嗜睡。有些人称失眠为"过度觉醒"。失眠很常见，尤其是老年人更容易出

现，他们通常习惯在白天小憩片刻，但这会消耗他们的总睡眠时间，因此无法拥有整夜的睡眠时间。这不是真正意义上的失眠，因为他们 24 小时内总的睡眠时间是正常的。但是这样可能导致不良情况发生，有时也被视为失眠，本章结尾处将对此进行讨论。

呼吸疾病患者的睡眠

慢性阻塞性肺病

慢性支气管炎和肺气肿患者在睡眠过程中可能面临严峻挑战。由于各种之前已描述过的原因，这些患者白天的氧饱和处于正常临界状态，而夜间氧饱和度会出现严重降低，这一现象并不少见。这些患者存在和正常机体睡眠时通气量降低的相同的原因：睡眠期间呼吸驱动抑制，上气道阻力增加，呼吸中枢对高碳酸血症、低氧血症和呼吸阻力负荷的反应性降低，呼吸肌肉活动度降低。同时，慢性阻塞性肺病（COPD）患者还存在其他影响呼吸的因素[19]。

机体氧气的运输主要是通过与红细胞内的血红蛋白结合的方式。PaO_2 反映了血液中物理溶解氧气分子的量，它将影响血红蛋白结合氧气的多少。血红蛋白最大程度结合氧气时，被认为血红蛋白被完全氧合，即 100% 氧合。低水平的 PaO_2 导致血红蛋白氧合程度降低，但它们之间的关系并非呈直线。在氧饱和度处于高位时（大于 90%），两者关系接近；PaO_2 的明显变化只能引起氧饱和度的较小改变。PaO_2 的显著降低不会出现氧饱和度的明显改变。在氧饱和度 90% 水平时（此时 PaO_2 大致为 60mmHg），两者之间的关系出现拐点并陡峭起来。在此水平以下，PaO_2 较小的改变会引起氧饱和度的明显变化。COPD 患者在清醒时 PaO_2 水平接近 60mmHg，而睡觉过

程中由于 PaO_2 下降可能会引起氧饱和度的显著降低。而这些患者睡觉时因为通气降低会导致 PaO_2 下降 5mmHg 左右，这时由于 PaO_2 处于氧解离曲线陡直段，PaO_2 的轻度降低可能引起氧饱和度降低 5% 至 10%，即夜间饱和度可能接近 80% 水平。

COPD 患者存在明显气流受阻时，其生理无效腔通常增加。睡眠时由于潮气量降低而无效腔通气量无明显改变，无效腔量和潮气量的比值增加，通气和气体交换效率降低。即使对于健康机体，这也会导致 PaO_2 下降，而对于 COPD 患者，此时 PaO_2 处于氧解离曲线陡直段，睡眠过程中氧饱和度会大幅降低。

COPD 患者存在肺气肿时，肺过度充气的发生极为常见。肺过度充气是以肺总量增加为特征，并伴随有胸壁力学的显著改变。该类患者平卧时，膈肌相对扁平，以胸式呼吸为主。由于膈肌肋部纤维功能丧失，膈肌在呼吸过程中的效力降低。久而久之，患者在清醒时必须更多地依靠辅助呼吸肌来维持足够的通气量。然而在睡眠时，这些辅助呼吸肌的活动处于抑制状态，尤其是在快动眼睡眠期，患者将完全依靠低效的膈肌进行呼吸，导致快动眼睡眠期患者通气显著降低，再结合之前所提到的相关因素，患者在快动眼睡眠期氧饱和度将出现明显的降低（下降到 60% 或更低水平）。与此同时，高碳酸血症的发生和加重可增进患者的觉醒状态。

由于呼吸中枢的反应性降低，睡眠时出现的低氧血症和高碳酸血症可造成严重不良后果。缺氧不再是有效刺激因素，此类患者即使在严重低氧血症时仍然可以继续睡眠。虽然缺氧会引起心率增加（以维持氧输送到外周组织）、肺动脉压力增加和其他各种影响心血管功能的症状。但是这些情况通常会被患者所忽视，直到病程进展

到晚期出现肺心病症状。

如果 COPD 患者存在肥胖情况会更严重。肥胖患者（特别是腹型肥胖患者）卧位时，腹腔内容物将向头侧压迫，推动膈肌向胸腔移动，导致胸腔容积减小，功能残气量和补呼气量降低。这样，一方面功能残气量降低；另外一方面重力依赖肺区的小气道陷闭影响通气，而此区域内通常具有更多的血流灌注。加剧了通气 - 血流灌注比例失调。这可能是造成患者 PaO_2 降低的最主要原因[19]。

除了上述影响睡眠的因素以外，COPD 患者睡眠的连续性和持续时间也存在问题。慢性支气管炎的特点是支气管黏液分泌增加，支气管清除机制受损。因此，这些患者经常在夜间醒来，以咳出积累的黏液（这可能需要 30~60 分钟），随后可能出现入睡困难。事实上，咳嗽可能导致呼吸短促，患者夜间可能需要药物吸入治疗。如果上述情况发生在睡眠 4 小时以后，由于之前的睡眠可能使患者睡意减退，入睡更成问题。因此可能造成患者夜间待在床上的时间很长，但患者总体的睡眠时间仍然减少的现象。图 27-3 是一位 COPD 患者的多导睡眠监测图。

某些药物的应用对这些患者的睡眠可能产生不良影响。例如入睡前使用 β_2 受体激动剂可能会出现心动过速和心律紊乱，从而影响患者入睡。茶碱衍生物也可以削弱睡眠，增加睡眠潜伏期（从关灯到睡眠的第一分钟）和降低睡眠效率（总睡眠时间占在床上时间的比例）。

COPD 患者和其他人群一样存在睡眠中的通气改变。由于疾病的特殊性，COPD 患者更容易在夜间出现通气水平的降低，也不能保障足够的睡眠时间和睡眠质量，随之而来的是患者极易在白天出现嗜睡症状。

BMI: 33.63　　　　　　　　　时间：11-07-96

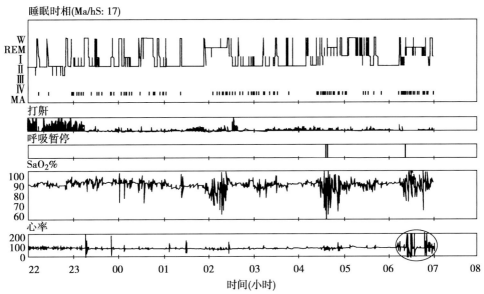

图 27-3　一位中度肥胖 COPD 患者的多导睡眠图。缩写和符号意思请参考图 27-1。注意睡眠过程没有过度分散（觉醒指数，每小时 17），仅有几分钟非快动眼 3 期睡眠，没有非快动眼 4 期睡眠

限制性通气功能障碍
肺外疾病

肺外疾病导致的呼吸衰竭，患者往往有基本正常肺部状况，这些患者没有气流受阻或肺实质异常，但无法正常呼吸。导致无法呼吸的原因可能是：骨骼异常，最常见的是脊柱畸形；肌肉病变，包括呼吸肌（所有的肌病，如杜氏肌营养不良症）；中枢神经系统病变（如脊髓性肌萎缩或脊髓灰质炎）；外周神经病变（如特发性膈肌麻痹）；神经肌肉接头病变（如重症肌无力）；或在胸膜病变（如结核扩展到胸膜，继发性胸膜纤维化）等。

这些患者出现睡眠相关的呼吸衰竭的主要机制是呼吸肌肌力减弱或有效性降低[20]。如在脊柱畸形患者，膈肌可能是正常的，但存在和胸腔的连接异常，结果是膈肌收缩产生吸气动作的效率降低。杜氏肌营养不良患者的主要问题是肌肉无力，收缩效能下降。不管上述何种原因，其结果都是通气不足，而睡眠时由于肌肉活动降低将进一步加重低通气。由于患者睡眠时存在低通气，而在进入快动眼睡眠时，作为"必不可少"的辅助呼吸肌活动消失，将会进一步加重通气不足。因此在清晨醒来时，由于存在高碳酸血症患者通常感到头痛。这些患者夜间可能发生极其严重的低氧血症，氧饱和度降低至60%以下。夜间血氧饱和度异常可能是疾病进展的第一个表现，因此持续监测对这些患者是有价值的。

在疾病进展过程中，快动眼睡眠期首先减少是极为常见的。在患者进入快动眼睡眠，通气急剧下降，1~2分钟后，患者觉醒，随后进入非快动眼睡眠。最初，3期和4期非快动眼睡眠受影响较小，但随后也会减少甚至完全消失。睡眠过程被局限于1期和2期非快动眼睡眠，伴随几分钟的快动眼睡眠。

患者通常抱怨嗜睡、晨起头痛、注意力分散，甚至夜间醒来时出现严重的呼吸困难。然而除非被问到，他们通常不会因

为上述问题主动就诊。如果是孩子，他们在学校的表现变差，可能变得好斗。白天需要小睡可能是严重睡眠相关呼吸衰竭的首发症状，本身就预示着疾病的进展并逐步出现明显的白天呼吸衰竭。图 27-4 为一位严重脊柱畸形患者的多导睡眠图。

限制性肺病

早期肺纤维化及其他限制性肺疾病患者，其睡眠问题往往与常人无异，通常要到疾病进展至白天出现低氧血症，即 PaO_2 低于 60mmHg 才会引起重视。在此水平，由于血红蛋白的氧解离曲线的特性，睡眠时的通气进一步降低会导致夜间血氧饱和度显著下降。此时患者的 $PaCO_2$ 往往能维持在正常或正常略低水平[20]。

哮喘

睡眠在夜间哮喘患者是否存在特异性尚有争议。夜间哮喘发作的特点是清晨出现的气促和喘息，患者通常被憋醒，数分钟后或有时是在咳出气道内浓痰后缓解。在哮喘发作变得频繁时，可能会损害总的睡眠时间（即导致睡眠剥夺），出现白天嗜睡，患者保持完全清醒和注意力集中的能力降低，认知功能变差。大量相关研究显示，夜间哮喘和控制不佳的支气管哮喘的夜间表现相同。但是，也要注意夜间哮喘发作可能是哮喘控制不佳的最初表现，如果确实如此就需要对治疗药物进行调整。夜间哮喘症状也有可能是服药依从性不佳，这是一种发生在慢性疾病如哮喘患者的常见情况。诊治患者过程中应关注细节，因为夜间发作的信息常常被遗漏[21]。

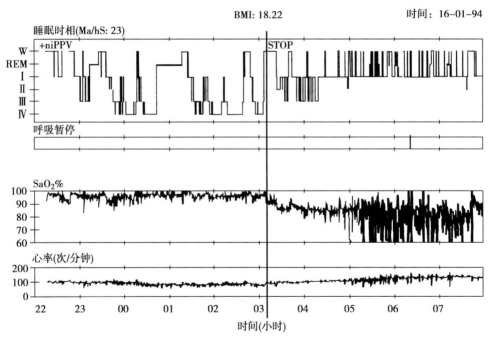

图 27-4   一位重度脊柱畸形和呼吸衰竭患者的多导睡眠图。缩写和符号意思请参考图 27-1（MAs 在此记录上没有显示）。在前半夜，患者通过无创呼吸机控制模式辅助通气，连接方式是鼻面罩。03：00 治疗中断，患者继续睡觉，自主呼吸正常。在无创通气期间，睡眠监测无异常，血氧饱和度保持在 95% 以上，心率降低。治疗中断后，睡眠变得支离破碎，4 期非快眼动睡眠消失，快动眼睡眠只有几分钟，血氧饱和度几乎都在 85% 以下（经常低于 60%），心率增加超过 100 次 / 分钟

可能影响肺部疾病患者睡眠的一些疾病

睡眠相关的疾病数量和种类很多。有些睡眠紊乱和肺部疾病患者之间的相互作用可能产生严重不良后果，值得关注。

夜间肌阵挛和周期性肢体运动

夜间肌阵挛或夜间不宁腿综合征是中老年人常见的症状。每 20~30 秒重复的下肢肌肉收缩并产生腿部痉挛。这种重复的肌肉收缩相对集中在 30 分钟 ~1 小时或更长时间内发生，每天晚上可能会出现 2~3 次。尽管少数患者在清醒时也会出现上述情况，但更多的时候还是发生于睡眠期间。由于夜间肌肉抽搐，患者清醒后会抱怨腿"疲劳"，此外还可能引起白天嗜睡。原因是下肢肌肉的每次收缩可能（但不一定）引起患者睡眠中的短暂觉醒。因此，患者表现为睡眠障碍，白天嗜睡，进一步可能因此出现其他心理社会问题。如果夜间肌阵挛发生于严重肺部疾病的患者，由于其本身就存在睡眠质量下降或持续时间不足，则原有的白天症状将进一步加重。

有些患者可能会感到非常需要移动、站起来和行走，特别是在晚上清醒时间，这称为不宁腿综合征，或周期性肢体运动障碍。此种状态可能引起患者烦恼，通常给予解释安慰即可，但也可能扰乱患者的社会生活，必要时需要药物治疗。

阻塞性睡眠呼吸暂停综合征

阻塞性睡眠呼吸暂停的特征在于在睡眠期间多次发生完全或几乎完全的上气道阻塞。由于吸气负压增加引起咽壁向内塌陷，可出现无效吸气。无效呼吸 10~60 秒后，低氧血症和高碳酸血症发生，机体出现以下反应：从睡眠中觉醒，咽部打开，恢复呼吸，以纠正低氧血症和高碳酸血症。这样单一睡眠事件对患者来说关系并不大，但如果是长年累月的夜间每小时发作 20~70 次则问题重大，这样的病理状况被定义为阻塞性睡眠呼吸暂停综合征[22]。图 27-5 为一位该类患者的多导睡眠图。

临床有许多现象与呼吸暂停 - 觉醒机制相关，如心率下降，在呼吸暂停期间，心率下降的部分原因和肺膨胀幅度减小有关，觉醒之后，因为交感神经兴奋性（包括神经和激素）增加，心率加快。在有些患者，可出现典型的心动过缓 - 心动过速模式，这可以在动态心电图监测上追踪到。同样的，由于肺泡缺氧可导致肺血管收缩和肺动脉压力增加。动脉血压在呼吸暂停期间可能降低，但是在觉醒后由于交感神经兴奋使动脉压增加[23]。肾功能也可发生改变，阻塞性睡眠呼吸暂停的患者夜间尿量增多而白天尿量减少，昼夜尿量出现反转，影响的机制尚未不清楚，而夜尿增多可能会被误诊为早期前列腺疾病[24]。打鼾时发出极大的噪音会对床上伴侣造成影响和干扰。

阻塞性睡眠呼吸暂停患者有全面的睡眠障碍的临床表现：睡眠不足、白天嗜睡、早晨头痛、早上睡醉（他们需要一些时间退出睡眠状态和达到警觉）、智力衰退、个性变化和记忆障碍。男性患者常常出现阳痿。这种疾病在成年人群的患病率约为 1%~5%，其中 1% 的患者病情严重需要治疗。阻塞性睡眠呼吸暂停高发因素包括男性、肥胖和下颌短小。典型的患者是 50 多岁、体重超重、有很长的鼾症病史的男性。但是，体型瘦弱和女性患者也不罕见。阻塞性睡眠呼吸暂停大多与咽部横截面积减少有关，可能和咽侧壁上的附着脂肪增多相关，清醒时可通过咽部扩张肌（主要是颏舌肌）活动增加达到平衡。这些扩张肌肉的活动在睡眠时降低，咽部结构缩窄，导致咽部气流阻力增高，吸气肌肉收缩程度和吸气负压增加，进一步增加咽部软组织塌陷，最终导致完全或接近完全的咽闭塞和通气暂停[25]。研究已指出阻塞性睡眠呼吸暂停是高血压、中风和死亡率增加的严重危险因素[26-28]。此外，阻塞性睡眠呼吸暂停患者的机动车事故风险增加了3倍。

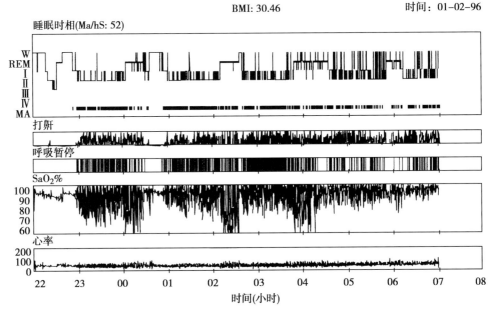

图27-5   阻塞性睡眠呼吸暂停综合征患者的多导睡眠图。缩写和符号意思请参考图27-1。注意，睡眠异常分散（每小时睡眠52次觉醒，接近每分钟1次觉醒），并且3期和4期非快动眼睡眠几乎消失。频繁打鼾并整晚持续。呼吸暂停频繁发生，夜间四分之一呼吸频率降低。呼吸暂停导致氧饱和度明显下降并心率改变。对于这位中度肥胖患者（BMI 30.46kg/m²）来说，快动眼睡眠期常伴有氧合下降

阻塞性睡眠呼吸暂停的主要治疗是在睡眠期间使用持续的气道正压（CPAP），通常通过鼻罩实现（nCPAP）。CPAP可逆转疾病各个方面，这些患者的生存也可接近正常。

在儿童中也可以看到不同形式阻塞性睡眠呼吸暂停，在睡眠期间引起咽部阻塞的主要原因是增大的扁桃体（在该年龄组中常见）。对该疾病的在儿童的了解和研究不如成人充分，但最近的数据显示，在儿童是较为常见的。在儿童，主要症状是白天躁动和激动（这可能被误认为多动症）、夜间打鼾、学校表现下降和身高增加缓慢导致身材矮小。对儿童患者的主要治疗手段是扁桃体摘除术。

部分具有严重阻塞性睡眠呼吸暂停患者伴有右心衰竭、踝部水肿和肺动脉高压。这些患者往往是阻塞性睡眠呼吸暂停综合征和肺部疾病共存，最常见的是COPD，这是特别可怕的疾病组合。在由于肺部疾病清醒时PaO₂水平较低的患者中，睡眠相关的呼吸暂停可导致PaO₂（由于肺血管收缩导致肺动脉压力升高）和动脉血氧饱和度的严重下降。在肺功能受损患者的觉醒反应期间，呼吸暂停引起的高碳酸血症在自主呼吸下不容易校正，尤其是在患者由于通气减少已经存在慢性日间高碳酸血症时。这最终会导致右心衰竭和呼吸功能不全的加重[29]。

其他类型的睡眠呼吸暂停

针对睡眠障碍的研究显示，呼吸暂停不一定是由上气道阻塞引起，但发生的概率明显低于阻塞性睡眠呼吸暂停。患者只是停止呼吸一段时间（通常 10~60 秒），然后恢复呼吸，一般没有打鼾。上述症状可导致呼吸衰竭，需要使用无创通气进行治疗。翁丁咒语综合征是一种中枢性呼吸暂停综合征，这是一种发生于儿童的罕见遗传性疾病，也可以是成人的获得性疾病。在患有严重心力衰竭的患者中可以看到更加频繁的中枢性呼吸暂停，呼吸幅度逐渐降低直到其最终停止 10~20 秒，再逐渐增加到达到最大值，然后开始新一轮降低过程。这被称为潮式呼吸，并且还可能伴随于一些神经系统病变，例如中风后。

在有些患者，中枢性呼吸暂停和阻塞性呼吸暂停共存。但在使用正压通气治疗之后，阻塞因素对呼吸暂停的影响可以消失。

肥胖低通气综合征

伴有慢性通气不足的严重肥胖（BMI>30kg/m^2）被定义为肥胖低通气综合征，其特征是存在无法解释的白天高碳酸血症。随着发达国家肥胖人口的增加，肥胖低通气综合征的发病率也在同步增加。有些肥胖患者的症状和严重睡眠呼吸暂停综合征合并右心衰竭患者相似，经过短时间的辅助机械通气治疗，可回复到简单的阻塞性睡眠呼吸暂停。但也有许多患者，仍然存在长期低通气，这可能是由于呼吸中枢对 CO_2 的低反应，也可能是对 CO_2 异常缺乏反应。肥胖低通气综合征似乎对无创性夜间辅助机械通气反应良好，无论是使用容控或压控通气[30]。

对患有肺部疾病患者睡眠障碍的诊断

应定期询问患有肺部疾病的患者睡眠质量和睡眠障碍的症状，特别是当他们的状态发生明显变化且不能被其他原因解释时。在怀疑患者睡眠质量差或者病情出现无法解释的快速恶化时，夜间血氧监测是极为重要的初始筛选方法。如果血氧监测结果正常，则不存在和睡眠相关的呼吸障碍，除非患者在晚上没有入睡（这并不少见），这通常需要重复监测血氧（它很容易获得，几乎没有成本，设备是可靠的）。在患者出现典型和睡眠相关异常结果时，可以得出患者睡眠障碍的结论。怀疑患者存在或观察到非典型的异常结果时，可在睡眠中心进行全夜多导睡眠监测检查。这对于 COPD 患者不是必需的，但对于有肺外源性的限制性疾病患者是有价值的。

对患有肺部疾病的患者的治疗

正如我们所看到的，睡眠对于严重呼吸系统疾病患者来说是一个巨大的挑战。睡眠问题加重了呼吸系统疾病的不良后果，揭示了机体保持正常血气水平的自适应机制的脆弱性。现有的治疗方案是否足以帮助这些患者获得好的睡眠？答案是对一些患者是肯定的，对另外一些患者是否定的。

为限制性肺外疾病患者和睡眠相关的通气不足患者在睡眠期间提供通气辅助是可以获益的（见图 27-4）。这种辅助可以是非侵入性正压通气或侵入性（通常经由气管切开术）机械通气的形式。辅助通气可帮助患者正常睡眠，并使睡眠期间的呼吸正常化，完全恢复夜间和白天血气正常，减少住院需要，提高生活质量和存活时间[31]。

相反，在稳定 COPD 发生睡眠相关氧饱和度下降的患者似乎不能从通气辅助中

受益。对于需要长期氧气治疗（>5 小时 /
天）患者，夜间最好要给予氧气吸入，因
为睡眠时是气体交换效率最低的时候，尽
管这些患者的睡眠持续时间可能相对正常，
白天和睡眠障碍相关的症状可能不多。另
外需要特别注意的事项是：有些可能导致
睡眠障碍的药物的给药时间、夜间分泌物
的管理和使用长效支气管扩张剂控制夜间
气短等等。在哮喘患者中，更好地控制疾
病本身可以改善睡眠，随访时的夜间发作
信息可作为次级治疗的有用指征。

　　在合并多种疾病的患者中，充分治疗
原发疾病通常是有效的，因为似乎存在相
互协同的治疗作用，如在睡眠障碍合并呼
吸道疾病的患者。

　　最后，要谨慎使用催眠药。催眠和镇
静药物是最受欢迎的药物之一，患者时常
会过度使用。对于呼吸系统疾病患者，催
眠药物常常存在副作用，有时会危及这些
患者在睡眠期间的呼吸功能。催眠药和镇
静剂会减少分钟通气、上气道肌肉的张力、
大脑的觉醒阈值和咳嗽反射阈值。这些效
应将加重呼吸道疾病患者睡眠相关风险。
在使用催眠药后，因患者沉睡而发生呼吸
衰竭的情况并不罕见。而 COPD 的患者往往
有过多的黏液分泌，需要夜间清醒和排痰。
患者常常会抱怨在半夜醒来后难以继续入
睡，这可能和失眠及安眠药治疗不足有关。
在严重呼吸系统疾病的患者应谨慎使用催
眠药和镇静剂。酒精有类似的效果，同样
也应该在这些患者中避免使用。

结语

　　人类离不开睡眠。但对于患有呼吸系
统疾病的患者，睡眠有时是一个危险的时
期。在需要睡眠和需要呼吸之间的脆弱平
衡改变时，异常呼吸和异常睡眠或将发生。
这将导致白天症状的出现，与呼吸道疾病

的症状一起极大地影响患者享受生活的能
力。重视这些影响因素是极为重要的，不
仅可避免对患者的损害，而且可以认识疾
病的发展阶段：由于呼吸功能衰竭不能提
供睡眠时足够的通气，患者出现睡眠障碍。
因此，有必要为患者提供最佳治疗方案，
而睡眠相关症状的改善是干预成功的最好
指标。

（段开亮 译　黄蕾 校）

参考文献

1. Rechtschaffen A, Kales A: A manual of standardised terminology, techniques, and scoring system for sleep stages of human subjects (publication No. 204), Washington DC, 1968, National Institutes of Health.
2. Kapsimalis F, Richardson G, Opp MR et al: Cytokines and normal sleep, Curr Opin Pulm Med 5:11-16, 2005.
3. Khatri IM, Fries ED: Haemodynamic changes during sleep, J Appl Physiol 22:867-873, 1967.
4. Koopman MG, Koomen GCM, Krediet RT et al: Circadian rhythm of glomerular filtration rate in normal individuals, Clin Sci 77:105-111, 1989.
5. Van Cauter E, Plat L, Copinschi G: Interrelations between sleep and the somatotropic axis, Sleep 21:553-556, 1998.
6. Krieger J: Breathing during sleep in normal subjects. In Kryger MH, Roth T, Dement WC, editors: Principles and practice of sleep medicine, Philadelphia, 1994, WB Saunders, p 217.
7. Stradling JR, Chadwick GA, Frew AJ: Changes in ventilation and its components in normal subjects during sleep, Thorax 40:364-370, 1985.
8. Bulow K: Respiration and wakefulness in man, Acta Physiol Scand 59(Suppl 209):1-110, 1963.
9. Colrain IM, Trinder J, Fraser G: Ventilation during sleep onset in young adult females, Sleep 13:491-501, 1990.
10. Gleeson K, Zwillich CW, White DP: Chemosensitivity and the ventilatory response to airflow obstruction during sleep, J Appl Physiol 67:1630-1637, 1989.
11. Douglas NJ, White DP, Weil JV: Hypoxic ventilatory response decreases during sleep in normal men, Am Rev Respir Dis 125:286-289, 1982.
12. Remmers JE, Sauerland WJ, Anch AM: Pathogenesis of upper airway occlusion during sleep, J Appl Physiol 44:931-938, 1978.
13. Hudgel DW, Hendrickx C, Hamilton HB: Characteristics of the upper airway pressure–flow relationship during sleep, J Appl Physiol 64:1930-1935, 1988.
14. Smith PE, Edwards RH, Calverley PM: Ventilation and breathing pattern during sleep in Duchenne muscular dystrophy, Chest 96:1346-1351, 1989.

15. De Troyer A, Estenne M: Coordination between rib cage muscles and diaphragm during quiet breathing in humans, J Appl Physiol 57:899-906, 1984.

16. Collard P, Dury M, Delguste P et al: Movement arousals and sleep-related disordered breathing in adults, Am J Respir Crit Care Med 154:454-459, 1996.

17. Roehrs T, Merlotti L, Petrucelli N et al: Experimental sleep fragmentation, Sleep 17:438-443, 1994.

18. Engelman H, Joffe D: Neuropsychological function in obstructive sleep apnoea, Sleep Med Rev 31:59-78, 1999.

19. Folgering H, Vos P: Sleep and breathing in chronic obstructive pulmonary disease, Eur Respir Monograph 10:303-323, 1998.

20. Shneerson J: Sleep in neuromuscular and thoracic cage disorders, Eur Respir Monograph 10:324-344, 1998.

21. Fitzpatrick MF, Jokic R: Nocturnal asthma, Eur Respir Monograph 10:285-302, 1998.

22. Krieger J: Clinical presentations of sleep apnoea, Eur Respir Monograph 10:75-105, 1998.

23. Hedner J, Grote L: Cardiovascular consequences of obstructive sleep apnoea, Eur Respir Monograph 10:227-265, 1998.

24. Rodenstein DO, d'Odemont JP, Pieters T et al: Diurnal and nocturnal diuresis and natriuresis in obstructive sleep apnea: effects of nasal continuous positive airway pressure therapy, Am Rev Respir Dis 145:1367-1371, 1992.

25. Deegan PC, McNicholas WT: Pathophysiology of obstructive sleep apnoea, Eur Respir Monograph 10:28-62, 1998.

26. Yaggi HK, Concato J, Kernan WN et al: Obstructive sleep apnea as a risk factor for stroke and death, N Engl J Med 353:2034-2041, 2005.

27. Becker HF, Jerrentrup A, Ploch T et al: Effect of nasal continuous positive pressure treatment on blood pressure in patients with obstructive sleep apnea, Circulation 107:68-73, 2003.

28. Marin JM, Carrizo SJ, Vicente E et al: Long-term cardiovascular outcomes in men with obstructive sleep apnoea–hypopnoea with or without treatment with continuous positive airway pressure: an observational study, Lancet 365:1046-1053, 2005.

29. Chaouat A, Weitzenblum E, Krieger J et al: Association of chronic obstructive pulmonary disease and obstructive sleep apnea syndrome, Am J Respir Crit Care Med 151:82-86, 1995.

30. Olson AL, Zwillich C: The obesity hypoventilation syndrome, Am J Med 118:948-956, 2005.

31. Hill NS: Noninvasive positive pressure ventilation in neuromuscular disease: enough is enough! Chest 105:337-338, 1994.

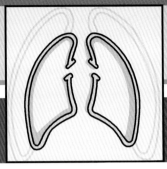

第28章

家庭呼吸治疗

SUSAN L.McINTURFF

专业技能：

完成本章学习，读者将了解以下内容：

◆ 了解健康关怀由医疗机构转为家庭的原因
◆ 选择能从家庭呼吸治疗获益的患者；
◆ 叙述呼吸治疗师在家庭呼吸治疗中的作用
◆ 了解常用家庭呼吸治疗相关器械
◆ 理解合适的家庭氧疗装置选择的重要性
◆ 了解家庭氧疗报销相关的医疗保险规则
◆ 了解家庭呼吸治疗计划从急性期、随访以及撤离居家治疗的整个过程

全面的患者医疗管理涉及诊所医生、医院和肺康复机构，持续的服务由多学科组成的综合康复团队提供，内容包括全面肺康复计划、医生治疗计划和出院计划。家庭呼吸治疗是肺部疾病患者短期或长期治疗的基础组成部分。本章内容主要介绍呼吸治疗在肺部疾病患者家庭医疗中的作用和运作方式。

家庭呼吸治疗：现状与展望

2003年的资料显示，慢性阻塞性肺疾病（COPD）患者的死亡率在美国排名第四，虽然自1999年起总死亡率呈缓慢下降趋势，但女性患者的死亡率在持续上升[1]。据估计，在2003年已有超过1200万美国人被诊断COPD[2]。肺炎和流感成为美国第

7 大死因[1]。在随后的 25 年，美国 65 岁以上老年人口预计达目前的 2 倍，增长最快的是 85 岁以上人口，且人均预期寿命持续延长[3]。这方面的医疗资源消耗非常巨大，老龄人口的医疗保健支出增长率几乎是总体通货膨胀增长率的 2 倍[4, 5]。

管理式医疗的出现和报销政策的不断变化改变了以往依据于临床诊断的医疗报销形式，使医疗服务提供者想方设法寻找降低医疗成本的途径。医院尽可能地缩短患者住院时间，但对于有些患者来说，由于其疾病的严重性，往往有持续的医疗需求，尤其是那些需要高技术支持患者，如有创机械通气支持，有些患者需要几个月甚至更长的时间来进行治疗。生存期延长的慢性肺部疾病和重大疾病如急性呼吸衰竭现在也非常多见[6]。

这些尚未治愈的患者从急诊医疗机构出院后，他们需要的持续医疗使得院后医疗或家庭医疗的需求大大增加。研究数据显示，如果患者筛选合适，家庭治疗能替代医院治疗，并且是安全可行的。也就是说，在传统模式中需住院治疗的患者，在现行模式中可居家治疗[7, 8]。因此，当前家庭健康服务的就业增长持续超过几乎所有其他医疗卫生服务类型[4]。

一个组织良好的家庭治疗方案能提供患者几乎所有健康问题的持续治疗，以及大部分的急诊或普通医疗机构可提供的物理治疗。静脉注射治疗、伤口护理、氧疗和雾化疗法，有创和无创机械通气都能在患者家中实施。家庭治疗还包括进行持续的健康评估，患者的教育和培训。患者在肺康复项目中学到的技能可以在家庭治疗中进行并强化。对于许多患者来说，好的家庭治疗计划对他们的生活质量和长期生存至关重要。

本章将描述如何为呼吸系统疾病患者制定综合的家庭治疗计划，探讨家庭治疗团队成员职责和分工，介绍常见的家庭医疗设备（HME）类型，以及家庭治疗费用报销问题。本章还将就家庭治疗计划中的家访、护理计划制定和中止进行讨论。

家庭治疗的优势

制订门诊治疗计划的目的是为患者提供院外医疗服务。家庭治疗使患者在自己家中就可以舒适便利的享受这些医疗服务，这也是最经济的医疗服务[7-9]。家庭治疗提供持续治疗和评估，及早发现紧急问题，减少患者住院治疗和门急诊就诊。护士或呼吸治疗师（RT）在家访时评估患者病情，如发现患者咳嗽加重，新发咳脓性痰，肺部出现异常呼吸音和发烧时，报告患者的家庭医生，医生可能会给患者抗生素治疗或提出门诊就诊建议。随访还能了解患者对治疗的反应和用药的依从性。

家庭环境可以提高患者的学习能力和自我存在感，而在医院环境中两者都会被削弱。在家里患者往往更愿意配合治疗计划，尤其在他们觉得有自主性并因此获益时[10]。框 28-1 总结了家庭治疗的优点。

框 28-1 　家庭护理的优点
提高患者生活质量
经济实惠
帮助患者建立自我管理和独立自主的信心
可以持续监测患者对治疗的反应
减少患者门 / 急诊就诊和住院治疗机会
降低院内感染风险
促进患者心理健康和社会独立性
改编自 McInturff SL, O'Donohue WJ: Respiratory care in the home and alternate sites. In Burton GC, Hodgkin JE, Ward JJ, editors: Respiratory care: a guide to clinical practice, ed 4, Philadelphia, 1997, Lippincott.

家庭治疗适应证

家庭治疗适用于多种疾病，大多数是有肺部疾病的老年人。截止 1999 年，美国有慢性疾病且需要辅助服务的人数达 680 万[5]。据估计，从医院出院的患者中，44% 的患者仍然需要出院后的医疗或护理，而这些服务家人通常无法提供[9]。有超过三分之一的 65 岁及以上居家人口活动受限，这些人群中约有 20% 的人口有功能性和器质性的疾病，基本生活能力受损[9]。在 2000 年，约有 140 万医疗保险受益人在接受家庭健康护理辅助服务[6]。

框 28-2 适合家庭治疗的患者人选
新诊断疾病患者需要教育和培训 患者有意愿在家治疗，尤其是终末期患者 反复住院患者 患者有足够的家人、照顾者和经济基础 存在器质性功能障碍患者： •因呼吸困难日常活动受限 •行走困难 •视觉、语言或听力障碍 功能性疾病患者： •认知障碍 •日常生活无法自理 •无法遵医嘱服药和其他治疗方法 需要使用医疗设备、需要监测和维护患者
ADLs，日常活动 改编自 McInturff SL, O'Donohue WJ: Respiratory care in the home and alternate sites. In Burton GC, Hodgkin JE, Ward JJ, editors: Respiratory care: a guide to clinical practice, ed 4, Philadelphia, 1997, Lippincott.

2000 年的统计数据显示，出院后需要家庭治疗的肺炎和 COPD 患者位居前十[11]。有 2070 万美国人罹患哮喘，并且患病率和死亡率仍在增加[2]。据统计，多达 5% 的成年人患有阻塞性睡眠呼吸障碍[12]；有超过 4000 万的美国人可能是睡眠障碍相关慢性疾病患者[10]。这些患者很多都是同时患

有多种疾病，需要短期或长期的家庭治疗；当然单纯依靠诊断不足于判断患者是否合适家庭治疗。框 28-2 罗列了适合家庭治疗的患者人选。

家庭治疗服务的实施

家庭治疗包含许多元素，提供服务者众多。

家庭治疗团队

多学科团队合作可以提高医疗质量，提高患者满意度[9, 10, 13]。家庭治疗团队提供患者从医院向家庭医疗照护转变的持续系列治疗。团队人员包括：

- 患者
- 患者的家属
- 其他照顾者
- 患者的医生
- 医院出院计划制定者
- 家庭健康机构，包括护理、物理、职业和语言治疗，以及社会服务人士
- 医院呼吸治疗师
- 家庭呼吸治疗师
- 家庭医疗器械（HME）提供者
- 保险公司的客服经理或其他人员
- 肺康复工作人员

团队的每个成员都分别有功能和目标，如出院计划制定者协调其他团队成员的准备活动；保险经理对患者所需卫生服务相应的保险受益提供指导；肺康复工作人员提供患者需要的、正在进行的康复服务的类型以及出院后计划的建议；HME 公司提供患者在家需要的设备和相关服务。团队成员分工合作，帮助患者实现出院计划中确定的目标。

患者出院后即进入家庭治疗程序，出院计划将根据患者的实际情况由团队人员进行调整，以满足患者不断变化的需求。

医院工作人员将撤离患者家庭治疗团队，但会有新的成员加入，如透析治疗患者需要居家透析护士的参与，肺癌终末期患者需要临终关怀护士，或临终关怀志愿者协调员加入团队。团队内成员将不断变化以适应患者在家庭治疗期间的需要。

家用医疗设备供应商

医生确定患者需要 HME 后，转诊推荐人（出院计划制订者或肺康复工作人员）将联系 HME 供应商安排交付设备。转诊推荐人必须准备好向 HME 供应商提供具体信息；表 28-1 罗列了订购家用医疗设备时所需要的信息。

为患者选择 HME 供应商时必须考虑内容（如果患者尚未选择）[14]：

● 公司是否为患者所在地区提供服务？

● 公司是否有患者需要的设备？

● 公司是否还同时经营患者需要的其他用品或消耗品？

● 公司能否为患者提供该设备保险账单？

● 公司能否提供 24 小时紧急服务？

● 公司能否在周末交付设备？

● 公司是否收取交付费用？非计划性或非工作时间交付呢？

● 公司团队是否有呼吸治疗师或护士？

HME 供应商可以根据转诊负责人提供的信息来确定患者需要的设备。如转诊负责人申请了在校儿童的吸引器，HME 供应商获知患者需要上学的信息后为孩子提供一个小型并带电池供电的仪器，而不是重型固定的吸引器。如医生需要特定的设备，如液态供氧系统（LOX）而不是制氧机，则供应商不能为了降低成本而替换成其他类型的氧气设备。

表 28-1 订购家用医疗设备时所需的信息

患者信息	账单信息	设备信息
姓名	基本医疗保险营运商	所需设备，如果订购家庭氧疗设备则包括便携性要求。
通信地址	保险单号码	使用频率
邮件地址	组群号码	使用时间
电话号码	账单地址	需要的药物
出生日期	账单电话	过敏史
社会保障号	联系人	检验结果（如：吸入空气条件下的血气分析或血氧监测结果）
身高	次级健康保险营运商	交货地址
体重	保单号码	交货日期，大致时间（如适用）
直系亲属	账单地址	
订货医生	账单电话	
主治医生	联系人	
主要诊断		
次要诊断		

HME 供应商应及时交付设备，如新出院的患者订购的氧气设备应在规定的数小时内交付。通常在患者到家之前他所需要的氧气设备已经到位，而便携式供氧装置可能需要送到住院病房以便患者转运途中使用。供应商还需为患者解决再充气服务。

对于租用设备，HME 供应商负责根据制造商推荐的时限，或者根据需要对所有设备进行终身免费维护和保养。如为患者自行或从健康保险公司购买设备，则供应商应告知患者设备的维护、保修以及是否需要签署服务合同，许多健康保险公司支付服务合同以及购买设备的维修服务。

根据订购的呼吸设备类型，HME 提供商应派遣经过专门培训的工程师来交付和设置设备[11, 15]。这种做法因供应商而异，通常是由工程师设置并指导患者使用氧气设备和压缩机雾化器。少数公司也让工程师设置持续气道正压通气（CPAP）或呼吸暂停监测仪。

呼吸治疗师在家庭治疗的作用

家庭呼吸治疗师的主要职责是患者教育和培训[9, 16]。大多数家庭呼吸治疗师由 HME 供应商雇用，教患者如何正确和安全地使用医生指定的呼吸治疗设备。向患者提供的教育和培训通常不是"一次性"服务，而是只要患者有需要就得持续提供。如一位使用家庭氧气设备的患者，在初始设置期间接受仪器使用培训，但是后来发现他或她忘记怎样清洁制氧机上的过滤器了，呼吸治疗师就要对患者进行重新培训，并且指导患者在碰到使用疑问时可查阅使用说明书。也许在几个月后，患者改用液态供氧系统，则需要呼吸治疗师指导患者如何使用液态供氧系统。

呼吸治疗师还需为家庭治疗团队的其他成员提供教育培训。使用有创机械通气的患者可能配有护理人员，则需要对其进

行有关呼吸机护理的指导。家庭保健护士可能需要如何根据脉搏血氧饱和度来正确滴定氧气流量的指导，患者的配偶可能需要正确补充便携式液氧罐的技术的培训。

呼吸治疗师还需训练患者和护理人员执行各种呼吸治疗程序。许多治疗程序类与在医疗机构中的做法相同。在执行治疗操作和重复使用通常被认为是"一次性的"的物品（例如药物喷雾器和吸引导管）时，使用清洁技术而不是无菌技术[17]。框 28-3 罗列了在家庭治疗环境中进行的部分呼吸治疗流程。

呼吸治疗师的责任还包括评估[16]。呼吸治疗师需要对家庭治疗的各个方面进行评估。如患者使用医疗设备或执行呼吸治疗流程的依从性，家庭氧疗的依从性，有新发频繁咳嗽的患者进行体格检查。家庭呼吸治疗师必须掌握良好的评估技能。

框28-3	由家庭呼吸治疗师指导的呼吸治疗流程
气切导管或造口护理
经口或气管内吸痰
呼吸机管理
氧疗
药物雾化
峰流量监测
感染控制实施
基本评估（心率、血压、在某些情况下的胸部听诊、皮肤颜色）
气道廓清技术，体位引流和排痰
呼吸训练，体能保持

家访

在工程师交付设备的 48 小时内，接到转诊通知的家庭呼吸治疗师通常需要联系患者并对设备进行设置。初次联系通常通过电话来评估患者对设备的了解程度，并且预约家访时间。首次家访内容包括：首先评估设备是否合适，并确定其是否能满足患者的需要。然后评估患者对相关设备

的认知和操作能力。首次家访往往还需要评估和训练患者进行相关的护理操作，如经口或经气管吸痰，雾化治疗等，以及确定患者的整体医疗状态。评估重点内容如下：

- 患者评估，包括相关的病史、症状和有否学习障碍
- 体格检查，包括功能状态
- 评估患者的生活环境
- 评估心理社会问题
- 照顾者参与
- 需要辅助服务（如家庭医疗服务机构）
- 设备需求
- 经济状况

患者评估

患者评估可以通过与患者或其家庭成员交谈了解患者的医疗状况、诊断、主诉和既往病史，这些信息也可以从医疗记录中获得。患者评估还包括患者的吸烟状态和其他肺部疾病危险因素的存在与否[9, 10, 18, 19]。还应了解患者流感和肺炎球菌肺炎的免疫接种情况[20]。另外还有患者的症状，是否使用处方和非处方药品，中草药和膳食补充剂，酒精和烟草使用情况都需再一一确认[16, 17]。

肺部疾病常可导致营养不良和脱水，因此需要对患者的营养状况进行评估[21]。患者目前的饮食和饮食习惯以及他们在膳食方面的任何问题是我们需要了解的。鼻导管吸氧的患者通常出现嗅觉和味觉下降，加上老年患者容易出现的味觉迟钝，使他们食欲减退进而发生营养不良[22]。

体格检查

体格检查包括常规生命体征等，主要有：

- 血压
- 心率
- 呼吸频率
- 呼吸音
- 身高和体重
- 体温
- 有否发绀和杵状指
- 有否外周水肿
- 一般情况
- 通过血气或脉搏血氧饱和度测定血氧水平（遵医嘱）

体格检查还应该评估患者是否存在器质性或功能性障碍。老年患者常常因感官受损而使生活自理能力受限[22]。颜色辨别能力减退的患者难以分辨有色药丸。65岁或以上老年人中近一半的男性和三分之一的女性有听力下降[5]，导致他们的言语感知能力和理解能力下降，影响他们对各种指导的理解。老年人的总体感觉减弱导致平衡协调能力受损，触觉减退，痛觉降低。

居住环境评估

在评估患者家庭环境时首先必须确定的是患者是否愿意允许家庭保健提供者进入家庭。有些患者不认为他们需要家庭治疗服务或不喜欢外人进入他们的家，而患者有权拒绝这些服务。

家庭环境必须合适并有利于患者照顾，如家里需要有足够的接线为所有需要电源的 HME 供电。家庭环境必须保障患者不存在火灾、安全或健康风险；为了提高居家治疗的安全性和便利性可能需要进行适当更改[23, 24]。住所是单层或两层？患者活动的空间需求？有否设备安置问题？

对于哮喘患者，则需对居家环境中可能引起哮喘发作的过敏源和刺激物进行评估。尘螨、霉菌、香烟烟雾、宠物皮屑和家用清洁剂都有可能导致哮喘发作，需要注意。

空间必须足以放置所有必要的设备和用品，并且必须有设施可以根据需要清洁设备。厨房或洗衣房可能用于设备清洁。

食品柜不仅用于存储食品，还可用于放置吸氧管和吸痰管。

此外，还需要考虑家庭的地理位置，因为需要 HME 的患者可能居住在 HME 公司或家庭卫生机构不提供服务的区域。他们可能住在偏远地区，医疗服务在那里很不方便，所以需要进行特别安排，如临时安置在另一个住所或护理机构，直到患者不再需要家庭治疗服务。

理想状态是在患者转出医院或康复机构前即对患者住所进行评估，但往往不易实现。家庭保健机构或 HME 机构的工作人员可以在初始家访时评估存在的问题，通过家庭治疗人员、患者和医生一起努力来解决这些问题，使家庭治疗方案顺利实施。

社会心理评估

心理社会状况可以极大地影响家庭治疗计划的实施是否成功[9, 10, 13, 25, 26]。框 28-4 列举了需要评估的心理社会方面内容。

框 28-4 心理社会方面需要评估的内容
患者对疾病的认知和承受力
抑郁
家庭状况，家庭成员
工作经历
文化程度，语言障碍
宗教信仰
患者或家人有无酗酒，药瘾
支持系统的可用性、能力和参与护理计划的意愿
财力
家庭暴力，虐待儿童

看护参与者

无法自理医疗护理内容的患者需要其他人的帮助，家庭成员是患者看护的主力军，承担长期家庭治疗 80%~90% 的工作量[2]。从市场角度来看，家庭看护需占患者所有医疗支出的 20% 左右[27]。家庭看护人员包括：

- 直系和旁系亲属
- 朋友
- 家庭保健护士
- 家庭健康助手或家务劳动者
- 私人聘请的看护人
- 志愿者（如临终关怀护士）

根据患者需要的护理类型及工作量，必须保证人力充足。如接受机械通气的四肢瘫痪患者需要 24 小时的看护和备用的护理人员，以防有人不能工作时可以顶替他（她）的班次。只在洗澡时需要帮助的患者则只需每周三次家庭健康助手的帮助。家人和朋友常用于照料生活，如帮助患者烹饪和清洁，当然他们也经常被用来为高技术支持患者提供护理。

此外，还需对看护人员进行全面的评估，以确定他们是否适合看护患者。他们也必须接受身体和功能评估。无论是患者的妻子还是家庭保健护士，如果背部有健康问题，就不能协助床上翻身；手部患有关节炎的看护人员可能无法转动或更换氧气瓶上的调节器；视力不佳的看护人员可能无法阅读处方标签或区分不同的药物。

辅助服务的需要

患者需要转诊家庭治疗一经确定，就应选择参与家庭治疗团队成员。而家庭健康机构往往雇有各种医疗专业人员，能满足各种患者的看护和家访需求。在制定出院计划过程中或在 RT 或护士的初次家访中，就可以确定患者是否需要物理治疗师或职业治疗师的服务。治疗师往往需要进一步评估已制定的锻炼计划的有效性，并为患者提供储存体能的培训。他们可以帮助患者进行日常活动，以及训练轮椅的使用。

患者不仅需要护士的家访，还需要由家庭健康助理帮助其洗澡，或者需要家政工作者帮助烹饪和清洁。心理社会评估可能发现患者和家人正处于家庭治疗适应期，家庭健康机构的社会工作者的家访对此会有所帮助。框 28-5 罗列了家庭健康机构通常拥有的医疗专家。

框 28-5	家庭健康机构雇佣的医疗专家
注册护士	
物理治疗师	
授权执业护士	
职业治疗师	
呼吸治疗师 *	
语言治疗师	
护理助手	
社会工作者	
*呼吸治疗师（RT）不常受雇于家庭健康机构，因为在许多健康保险，特别是医疗保险中，不直接对 RT 服务提供支付。家庭健康机构通常在间接费用中支付 RT 工资。RT 提供的服务通常包括在家庭健康机构与管理式医疗组织的合作合同中	

设备需求

急、慢性肺部疾病患者是使用 HME 最大人群之一，此类 HME 通常包含耐用设施。患者的医生根据其身体状况和需要可开具一件或多件设备处方，从助步器、浴室安全设施、营养支持装置、氧疗设备、到雾化装置或有创机械通气。表 28-2 罗列了一些家用的 HME 种类。

在患者需要设备时，HME 提供者的选择很重要。不同的 HME 公司提供不同的服务，有些公司专注于呼吸治疗设备，而有些公司则主要提供耐用设施。一些公司的工作人员中有呼吸治疗师，而另一些公司可能使用经过专门训练的工程师来设置呼吸治疗设备。

财务事宜

人们常常认为只要医生开具家庭治疗设备或服务，则患者的医疗保险必定覆盖，但事实并非如此。所以必须事先确定患者的医疗保险是否覆盖计划中的服务或设备。如医疗保险是联邦政府资助的 65 岁以上人群的保险，有 440 个具体标准，患者必须符合这些标准才能报销氧气治疗设备费用。某些设备不被医疗保险覆盖，如浴室安全设备。如果患者符合特定标准，Medicare 医疗保险和许多其他健康保险涵盖治疗阻塞性睡眠呼吸暂停的设备。有些保险计划对于特定的服务或设备有"上限"。保险报销范围并不是一成不变的，患者需要了解他们的保险计划覆盖哪些服务和设备，HME 公司也需要了解最新的报销规则。

不要想当然地认为患者愿意或能够支付健康保险不覆盖的医疗设备或服务所产

表 28-2　常用家用医疗设备种类

呼吸治疗设备	耐用医疗设备
氧疗设备：固定式，便携式和移动式	助行器：双拐，助行器，手杖
气雾治疗设备：药物，大容量喷雾器，加湿器	轮椅：标准，轻巧，靠背，定制
通气辅助设备：有创和无创呼吸机，CPAP 和 BiPAP，IPPB 设备	医用床和相关辅助设备：牵引装置，吊架，预防褥疮的气垫设备
家用诊断和监测设备：血氧仪，睡眠记录仪，基本肺量测定装置	浴室安全辅助设备：洗脸池，浴缸或淋浴椅，浴盆转换台，抓斗，手持淋浴附件

BiPAP，双水平正压通气；CPAP，持续气道正压；IPPB，间歇性正压呼吸；O₂，氧气

生的款项，要考虑患者需自付额度的多少，有时自付金额可能高达总费用的 50%。许多健康保险计划（包括 Medicare 医疗保险）需要自付 20% 的门槛费用。根据所需设备或服务的类型和数量，患者的自付部分可能是巨大的，这在很多时候会成为问题。

家庭治疗计划

首次家访进行的所有评估的目的是制定家庭治疗计划，该计划是患者家庭治疗需求的综合蓝图，它确定了满足这些需求所需的服务内容以及预期成果。患者的临床数据和设备状况监测将反馈给主诊医生。

敏度 (acuity) 得分评估是帮助家庭治疗计划进展的工具[28]。它使用加权标准对患者进行分类和比较。患者的"得分"将决定随访护理的类型，如使用一种敏度评分模型，较高的分值表示患者的依从性差，病情不稳定，并且对如何使用家庭治疗设备的理解令人不满意。该患者比低得分的患者需要更多的监测和随访。表 28-3 显示的是敏度评分的示例。

随访

家庭治疗团队的成员需要根据患者的家庭治疗计划和敏度分值定期随访。尤其是家庭呼吸治疗师，将跟踪患者的治疗目标，并根据需要调整这些目标。如对于一位新接受的氧疗患者，呼吸治疗师可能需要每天随访，以在不同活动状态下滴定吸氧流量。完成滴定后，可以减少随访频度至每月一次，监测患者的运动耐力改善情况。敏度评分在每次随访时进行，以了解患者状况，然后根据患者病情、心理社会状态、预后、设备需求和未达到的目标来修改家庭治疗计划[10, 29, 30]。

新科技的发展使得远程监控并进行后续治疗成为可能[31]。计算机和视频电话允许患者测量生命体征并将此信息传送给服务提供者。家用氧气供应商也可通过计算机远程监测氧气设备，随时检查容量、使用时间和其他设备参数；此类远程监控的优点是通过更严格的设备维护来改善患者治疗。也可以减少设备故障和空罐事件的相关投诉。

表 28-3 敏度评分示例*

评估参数点值（分值 1~5）	最好的情况，需要很少或不需要监护和干预 =1 分	情况令人满意，但需要监护和干预 =3 分	最坏的情况，需要密切监护和干预 =5 分
患者疾病状态	病情稳定	近期加重，无需住院	病情复杂，不稳定
活动能力	无或轻度受限	中度受限，需要协助	重度受损，所有活动需要协助
照护者需求	无需	间断需要照护	需要 24 小时不间断照护
物理环境	安全，清洁，舒适	安全，需要少量调整	不满意，需要大量调整
设备需求	低技术，单件（雾化器，氧气）	低技术，多件（雾化器 + 氧气，CPAP+ 氧气）	高技术（高流量氧疗，窒息监测器，呼吸机）
认知基础	理解力好，能遵照说明熟练操作	良好的理解力，经多次培训后能熟练操作	理解力差，不能遵照说明操作，需要协助

CPAP，持续气道正压；O_2，氧气

评分意义：6~13 分：1 个月后再评估，然后每季度评估；14~24 分：随访 2~4 周重后再评估，然后根据需要每月或每季度评估；25~30 分：1 周内随访（如有需要可以更快），然后根据需要在 2~4 周内再评估，然后每月再评估

家庭治疗服务中止

大多数患者的家庭呼吸治疗服务最终都会中止。能否中止需要评估以下几个方面：

- 与基础状况或治疗开始时相比，患者状态或诊断的变化
- 患者对其所需治疗的管理能力
- 患者家庭对其所需治疗的管理能力
- 患者独立日常活动能力
- 患者的敏度分数
- 患者是否需要继续使用设备

家庭治疗计划是用来确定与患者治疗相关的具体目标的，这些目标达到以后，患者就可能不再需要呼吸治疗师的服务。但设备服务仍需持续，只要患者继续使用呼吸相关的 HME。

家用呼吸治疗设备

如前所述，家庭治疗计划的重要组成包括医疗设备的提供。HME 的技术和性能在近 20 年来已得到很大的提高，包括重症医疗所需的仪器设备，如有创和无创通气支持设备、静脉输液泵、肠内外营养治疗或诊断测试仪等等，在家庭治疗中已十分常见。但如何在第三方付款人指定的范围内选择能满足患者医疗需要的最适仪器是当前面临的挑战。

氧疗设备

已有研究证明，长期氧疗可降低患者死亡率、减少呼吸困难、增加日常生活活动能力、改善睡眠质量和认知功能[18, 32]。COPD 患者和慢性低氧血症患者是使用 HME 的最大人群之一。

用于家庭氧疗的设备包括：

- 高压钢瓶
- 制氧机
- 液态供氧系统

以及临时或便携式氧气家庭氧疗系统：

- 小型高压氧气瓶
- 小型液态供氧系统

高压钢瓶

在高压状态下装载气态 O_2 的无缝钢或铝制成的钢瓶，是最经典和最可靠的 O_2 存储方法。O_2 被以 15 169~16 548kPa 的压力压缩到各种型号的钢瓶中。钢瓶越大，在 15 169kPa 的填充压力下可以装载更多体积（L）的 O_2。家用最常见的尺寸是 H 或 K 罐，容量为 6910L；E 罐容量为 623L；以及 D 罐，容量为 368L。

高压氧气钢瓶的优点：不需要外部电源；在系统不使用时 O_2 不会丢失；可以用于为其他呼吸设备供应动力，如雾化器、空氧混合器或呼吸机。其缺点是：每种钢瓶的容量是固定的，需要频繁更换和重新填充；钢瓶重，不易移动；高压氧气瓶存在安全风险，必须正确固定；并且在打开阀门和改变调节器时需要一定的力量。

因氧气装罐量的限制，压缩氧气钢瓶很少用作患者的主要氧气源，如在使用 H 或 K 罐时，患者吸入 2L/min（lpm）的连续氧疗，氧气会在 3 天内耗尽。因此，这些储氧罐常被用作氧疗的备用气源，在主要气源失效的情况下使用。

制氧机

制氧机是能从室内空气中分离出氧气的电动装置，形状见图 28-1。制氧机利用沸石分子筛吸收氮气原理制氧。将吸入机器的室内空气加压至 27.6~69.0kPa，压缩后气体通过筛床时氮气被沸石吸收，剩余的氧气被收集，浓缩，并通过流量计，然后输出。制氧机能提供高达 6L/min 85% 或更高浓度的氧气。一般情况下流速越低，O_2 浓度越高。许多制氧机可监测氧气浓度，在氧气浓度下降到可接受的水平以下时警告用户。

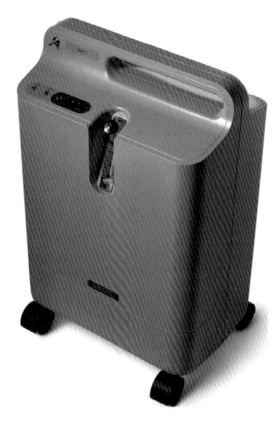

图 28-1 制氧机：Respironics（Murrysville, Pa.）

制氧机作为居家氧疗仪具有诸多优点：首先其不需要再补充而能持续输出氧气；维护适当即可连续运行，因此可以最小程度的中断连续供氧；外表美观；操作简便。制氧机使用转轮，重约 22.5kg，可在家中方便各处移动。

制氧机也有若干缺点：需要电源，每小时的耗电因型号不同而异，可高达 450 W，任何原因的断电使其不得使用，如果患者居住在频繁停电的地区，则成问题。高功率耗电会增加电费，对于某些患者来说，这部分支出是昂贵的。有些公用电力公司会对使用电动生命支持装置（例如制氧机）的患者提供特殊方案和低价电。制氧机产生的噪音在 50~60 分贝范围内，会使患者及家人受到干扰，特别是在夜间。制氧机还产生一定的热量排到房间中。由

于制氧机是低压供氧，它们不能用于为其他设备供能，如喷射雾化器或空氧混合器。制氧机也是一个复杂的设备，需要定期维护以保证最佳性能。需要每周清洁进气过滤器，如果使用加湿器，则还需要清洁和消毒加湿器。患者还需要根据供货商的要求定时更换氧气管和吸氧管。HME 供应商负责根据厂家的建议对仪器进行预防性维护。

近年来新技术的发展为患者提供了更多便利。特殊设计的制氧机可以为小型压缩氧气钢瓶充气[33]。供患者活动时使用。为了防止产热过大，钢瓶充气过程宜缓慢，这关系到用氧安全。患者需要了解，由于充气过程缓慢，充满钢瓶需要较长时间，使用小型钢瓶前要早作准备。钢瓶充气时间与其大小有关，有些需要长达 8 小时的充气。

使用电池供电的制氧机是近几年的新技术，制氧机体积很小，装有轮子和"行李托架式手柄"，使于使用者随身携带。但是由于电池时长的限制和最大氧气流量不高，只适用于氧气需求较小的患者。这样的制氧机确实能为需要走动的氧疗患者提供方便。

液态氧系统

在家中提供连续氧疗的第三种方法是液态氧系统（LOX）。氧气以 –273°F（–182.9℃）下的液体形态储存在特制的容器中，该容器实际是一较为复杂的保温瓶。在这些被称为杜瓦瓶的容器中氧气以液态存在，通过容器的加热盘管来控制液态氧的蒸发速度，以提供适量的气态氧用于治疗。

LOX 的主要优点是便携。小型、轻质的便携式液氧容器（见图 28-2）可以通过较大型的固定液氧杜瓦瓶补充。装有 0.45~0.9kg 的液氧的便携式液氧容器，重约 4.5~5.4kg，可以持续以 2L/min 的流速提供

氧气 8 小时。便携式液氧容器可以不限次数的反复补充液氧，补充过程可以由患者完成。

此外，LOX 系统供氧流量可高达 15L/min，且不需要电力供能。较大的固定液氧罐需要由供应商来填充，它可以在 2L/min 流量下，提供持续大约 1 周连续不断的氧气。液氧罐可以放置在带轮底座上，以便在房间移动。

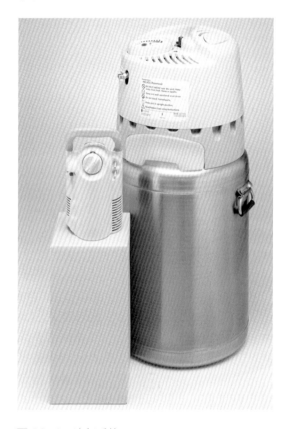

图 28-2　液氧系统

LOX 系统噪音小，只在液态氧蒸发时产生很低的嘶嘶声。但是这种蒸发的原理是 LOX 使用的最大问题所在，液氧罐并不能长时间保持氧气处于液体状态。正常情况下，氧气的蒸发量根据治疗的需要而调控。但是，在系统不使用时，氧气也会自然蒸发。房间内的温度增高和便携式罐的移动也会增加氧气的蒸发。一段时间不用

的 LOX 可以因蒸发损失而消耗殆尽。便携式液氧罐也是如此，前一天晚上填充满的氧气，第二天可能就仅剩无几了。

LOX 系统的另一个缺点是处于液态的氧温度极低，需要特殊处理。工程人员在填充固定罐时必须佩戴手套和护目镜，以防液氧与皮肤接触时发生灼伤。与其他氧气输送系统相比，HME 供应商提供和使用的液氧罐成本更高。有些患者填充操作有困难，有些不喜欢填充过程产生的噪声。患者还需要学会处理填充时可能发生的问题，如便携式和固定式容器联接处的冻结或小容器的过度填充和未充满。

LOX 低损耗容器是一种绝缘性较强的 LOX 罐，可以减少固定 LOX 罐普遍存在的蒸发损耗，主要用于为便携式 LOX 罐充氧。低损耗 LOX 容器常配有一个容量指示器，但没有流量控制阀，如果需要可以单独配置。家庭氧气供应商经常将低损耗 LOX 罐与制氧机结合提供给患者，制氧机作为其固定供氧系统，低损耗 LOX 容器则用来填充便携式 LOX 罐。这种组合不仅减少了公司为补充固定的 LOX 罐或提供充满的压缩气瓶所需的运输次数，并可为患者提供便捷。

便携式或可移动氧气设备

许多需要氧疗的患者因为离不开氧气而不得不被困在家里，小型压缩氧气瓶和便携式 LOX 罐可以为他们提供便利，让其能离开固定的氧气源数小时成为可能，但哪个更好则因人而异。

我们有必要为便携式氧气系统进行分类[34]。移动式氧气设备大小和重量都需足够小，以便患者能够通过轮车移动它。而便携式氧气系统则往往更小、更轻，以便通过肩带或背包随身携带。框 28-6 介绍了为患者选择最合适的供氧系统的建议标准，选择最合适的设备往往需要一些时间，要根据患者的活动范围来决定他们所需要的

设备。患者首次订购的供氧设备，随着时间的推移往往不再适合或需要增加移动性，家庭呼吸治疗师应该在随访患者时识别其需求的变化。

储氧吸氧装置

储氧吸氧装置在院外氧疗中使用非常普遍，这些装置通过被动储存、电动或气动技术储存氧气，以延长液态或气态氧气罐的使用时间。可以节约成本，并为患者提供更多选择[34]。

储氧装置可以减少氧气的使用量，其带有储氧空间，氧源提供的持续氧气流在患者的呼气相流入储氧器，在下一次吸气开始时就有较高浓度的氧气输出，图 28-3 是较为常用的悬挂式储氧导管。该套管可以比使用普通导管所需的流速低得多的流速达到较好的氧疗效果。如储氧装置流速 0.5L/min 的氧气输出通常可以与鼻套管 2L/min 的输出的氧疗效果相当（假设需氧量不变）。另一种储氧套管是胡须型导管，主要缺点是不美观，较少有患者选择使用。储氧装置是一次性器材，需要定期更换。

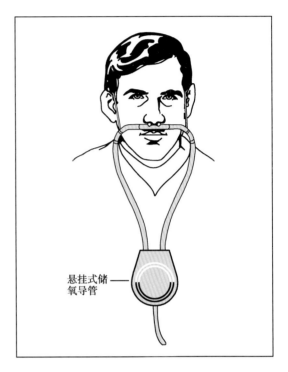

悬挂式储氧导管

图 28-3 储氧鼻导管

现在电动和气动氧气储存装置使用较为广泛，这些装置仅在吸气初期提供氧气脉冲式输出。研究显示这些装置能将氧气的用量减少至 50%～85%[35]。脉冲式恒定输出装置可用于固定式、便携式和移动式氧疗系统，液氧或压缩氧气均可用。

使用脉冲－氧气储存装置的缺点是由于它是按需输出，所以如果呼吸发生中断（如在睡眠期间），氧气将停止输出。另外需要考虑的是在患者运动期间氧需求增大时，氧输出能否满足患者的需要。因此，在选购脉冲－氧气保存装置时，需监测患者静息和运动状态下的氧饱和度，它应该能满足患者的活动期间的生理和活动需求[35, 36]。

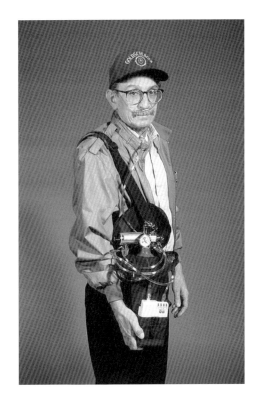

图 28-4 移动氧气存储装置

储氧吸氧装置被广泛应用于需延长持续供氧时间移动氧气系统。储氧装置与小铝圆罐（如 B、M6 或 ML6 氧罐）配合组成一个轻量级移动系统，使供氧时间能持续维持 10 小时或更长（图 28-4）。使用这样的系统可大大增加了患者的自由活动度。但是这些设备往往昂贵，许多保险公司不予报销。HME 供应商通过这些仪器的推广使用发现，无论是对于患者还是他们本身都有益处。因为活动频繁的患者消耗氧气较多，需要更多的氧气递送。而使用储氧装置，可以让患者保持活动并且节约氧气，从而减少递送频率，这对氧气供应商来说是有利的。

经气管供氧系统

为了增进需要持续氧疗患者的依从性，从 20 世纪 80 年代开始出现经气管供氧系统。使用传统鼻套管氧疗的患者，由于鼻孔或耳朵周围的不适或他们感到受限或不方便，不愿意佩戴鼻套管；也有患者拒绝在公共场合使用氧疗；在睡眠期间也难以将鼻塞保持在适当位置，导致氧疗中断和浓度稀释。

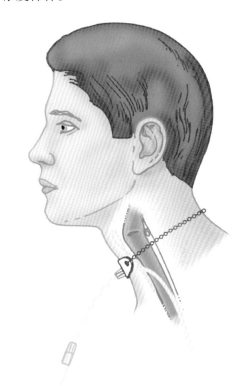

图 28-5 经气管氧气导管

经气管给氧系统是一种有创的氧气输送方法。将一硅胶导管（长约 20cm，直径 3mm）插入到环甲膜和胸骨柄之间的气管中（图 28-5）。经气管导管绕过了大部分的解剖学死腔（如口、鼻、咽喉部），可以减少达到目标氧合所需的氧气量。研究发现，即使是持续的，其流量也只是常规鼻套管的 50%[35]。

经气管导管氧气治疗虽然有益于节约氧气和美观，但存在较多不足。主要问题包括造口部位感染、造口维护、意外导管移位、扭结和导管内粘液栓形成，以及可能发生皮下气肿，声音嘶哑和局部不适[36]。使用时谨慎的患者选择，教育培训和合适的监护可以显著降低这些问题的发生率。

旅行氧疗

许多使用氧气的患者常常感到自己被拴在氧气罐上，不能离开自己的房子。前面介绍了几种便携和移动式供氧系统，允许患者离开房间，但是如果患者想要旅行怎么办？事实上携氧气长途旅行是可行的，乘坐自驾汽车、火车、公共汽车和商业航空旅行，氧疗患者都可以完成。只是，在旅行前需要周密计划，必须考虑一些细节，以确保安全和旅行顺利（详见本书第 29 章）。

健康人在 2440~3050m 的海拔高度可以维持 50~60mmHg 的动脉血氧分压（PaO_2）。正常 PaO_2 为 60mmHg 的 COPD 患者，在同样海拔高度 PaO_2 水平仅可维持在 30mmHg 左右[37]。因此，在进行航空旅行之前，仔细评估患者的健康状况并确定禁忌证是十分重要的[38]。低氧血症的正常反应首先是增加通气量，但对于严重肺部疾病的患者，增加通气量可能是困难或无法达到的，发生由于患者不能代偿而导致的血氧水平下降。

飞行中氧疗可以帮助患者应对这种急性高度应激。大多数航空公司可以向需要氧疗的患者提供每分钟 2~4L 的氧气。航空公司不允许患者携带他们自己的压缩或液态氧气登机，但允许其将空氧气瓶作为行李携带。FAA 法规于 2005 年 8 月批准在飞行中使用其认可的便携式制氧机（如 Inogen One 和 AirSep 的 LifeStyle 制氧机）。由于航空公司不能提供用于机场航站楼的氧气，因此建议患者携带陪同人员帮助携氧，以便在患者登机后将氧气设备带回家。同时也建议在患者旅行目的地机场准备好氧气。对于需要使用氧气的患者，航空公司要求有医生提供的医疗证明，并提前 2 周通知。该项服务的费用需患者自付。患者的氧气供应商可以对患者登机前需要的氧气和旅行目的地使用的氧气设备进行安排。

公共汽车或火车上是可以携带氧气。灰狗公共汽车公司允许患者在其车上携带便携式氧气容器，但不能携带固定式供氧容器。为了让患者在到达的公共汽车站和最终目的地时能获得氧气，需要事先安排，预定出行时要先了解他们有关携氧旅行的政策。美国铁路公司允许患者携带固定的液氧罐或制氧机，但是必须乘坐禁烟列车车厢。如果携带液氧出行，则需要事先安排，以在目的地能获得氧气罐填充。

乘坐自驾汽车旅行是患者轻松出行的一种方法。可以在家人的协助下非常小心的将液氧罐放入汽车中并通过安全带固定到汽车的后座上。途中填充便携式罐前，必须将固定氧罐从车上移下，并且两者都必须始终保持直立，因翻倒会导致液氧排出，造成安全隐患。氧气供应商应为患者提供旅途中可填充固定罐的供应商信息。要注意不同供应商使用的设备可能不同，液氧系统也不是都兼容，在出行之前应提前联系落实。患者还必须持有氧气供应商的处方副本，否则其他供应商不能合法地提供氧气。

方便氧疗患者旅行的资源十分丰富。网站 "Breathin 的简单旅行指南" 就是这样一个面向氧气供应商和患者的综合指南，访问 www.breathineasy.com 即可获得，此互联网站由美国呼吸治疗协会专门为氧疗患者的出行而开发。

气溶胶治疗设备

许多慢性肺病患者出院后治疗计划中都包括药物吸入治疗。通常有几种类型：定量吸入器（metered dose inhaler，MDI），干粉吸入器（dry-powder inhalers，DPIs），压缩气体喷雾器和大容量雾化器。

定量剂量吸入器

定量吸入器（MDI）是一种经济、方便和常用的药物吸入器。其小巧的外观和使用容易使其成为首选。是上学、工作或离开家并需要使用药物吸入的患者的理想选择。

掌握 MDI 使用技术非常重要。患者需要在吸气开始时比较缓慢地吸气，这对于有些患者来说是有难度的，如呼吸短促的患者。带单向阀门的储雾罐可以使患者更好地吸入定量药物，因此特别推荐老年人和低龄儿童使用，尤其是在吸入皮质类固醇时[39]。

干粉吸入器

干粉吸入器（DPI）使用越来越广泛，是常用的吸入器之一。与有助推剂的液体药物不同，DPI 是呼吸驱动的，药物粉末被破碎成小颗粒后被患者吸入[40]。使用 DPI 的主要问题是患者必须有足够的吸气能力来驱动药物输出。如果患者同时使用两种类型的吸入器，他或她必须记住不同的呼吸动作[41]。

压缩机雾化器

在患者不适合使用 MDI 时，压缩机雾化器是患者使用吸入药物简单、经济的选择。压缩机雾化器是一种小型，无油的机器，其输出大约 10L/min 的气体流量来驱动药物雾化器。压缩机雾化器通常由电力供电，价格稍贵一些的也可以电池驱动。电池驱动的压缩机可以被插入点烟器插座或依靠它们自己的内置电池运行。许多保险公司不覆盖电池驱动的压缩机雾化器的费用，如果需要使用需事先联系核实并让患者知晓。

温和雾化治疗

温和雾化治疗最常用于因痰液清除需要而气管切开术或喉部切除的家庭治疗患者。这种类型的装置由电动高输出的压缩机来驱动大容量雾化器。气溶胶通过一次性使用的大口径螺纹管输送至患者端，这种装置可以加热也可以在室温下使用。

在医院，大容量雾化器常由氧气夹带室内空气驱动，而在家庭呼吸中，氧气是从雾化器的出口处被输入回路，因为医院可以使用 15L/min 的氧气来驱动雾化器，在家庭治疗中难以获得流量 15L/min 的氧气设备。对于患者来说，设置和维护高输出压缩机的雾化器装置较为容易，使用过程中必须要做好设备清洁和感染控制。

气道廓清装置

气道廓清装置是需要痰液廓清治疗的患者的辅助治疗之一。吸引器最常用，用于口腔和气管内吸引。吸引器有置于患者床边的重型电动式和小巧的电池驱动式两种。电池驱动的吸引器在患者离家上学、工作和娱乐活动时使用，也可作为电源故障时后备设备。

患者尚在医院时就要教会其和看护进行吸引操作，设备及配件的清洁处理，家庭治疗患者的吸引导管通常是重复使用的，这与医院内处置不同[42]。

机械叩击振动仪也是家庭呼吸治疗中常用的气道廓清装置，有电动和手动之分，可进行的胸壁外叩击和振动。需要教会患者和看护适当的定位技术以有效清除呼吸道分泌物。全胸或背心式振动仪是近几年的气道廓清装置，将背心或绑带穿戴在患者身上进行振动，非常适合支气管扩张和囊性纤维化患者的气道廓清[43]。

手动咳嗽辅助装置，如振动阀，机械呼出阀以及呼气正压治疗，也越来越多的用于家庭治疗。教会患者使用这些装置是出院计划的一部分，家庭呼吸治疗师在家访期间还需对患者的使用技术和依从性评估，必要时进行重复训练。

通气辅助装置

HME 技术的发展使慢性呼吸功能不全患者的家庭治疗成为可能，这些设备被制成"用户友好型"，家庭呼吸治疗师的职责是教会患者或其他工作人员来使用呼吸辅助设备，并且看护好患者。

间歇正压通气

间歇性正压通气在家庭呼吸治疗中占有一定地位，它主要用于改善呼吸肌无力患者的肺膨胀，以及在其他措施无效时帮助气道分泌物的清除[44]。家庭中使用间歇正压通气的主要问题是其需要 345kPa 的压缩空气源来驱动，而通过高输出压缩机的噪音很大。

持续气道正压和双水平正压通气治疗

除家庭氧疗之外，持续气道正压通气（CPAP）和双水平正压通气（BiPAP）治疗也是常用的 HME。在过去，它主要用于治疗阻塞性睡眠呼吸暂停综合征，即在睡眠期间患者的气道闭合，导致打鼾、低氧和睡眠中断等症状。阻塞性睡眠呼吸暂停综合征患者往往伴有白天极度嗜睡、高血压和心律失常。普通人群中睡眠呼吸暂停的发生率高达 10%，与未诊断和未治疗的睡眠紊乱一样非常普遍。

CPAP 治疗是通过涡轮机将加压气流输送到患者鼻罩端（偶尔也用全脸面罩）。图 28-6 内有常用的 CPAP 面罩的展示。利用加压到 5~15cmH$_2$O 或更高压力水平的空气来打开睡眠期间关闭的气道。双水平正压治疗则是以相同的方式工作，分别在吸气相与呼气相为患者提供较高压力和较低压力。有些不能耐受 CPAP 的患者，双水平正压通气可以使患者在呼气更轻松。对于阻塞性睡眠呼吸暂停患者的治疗，往往首先 CPAP 和双水平治疗，比较而言，外科治疗、减肥、口腔用具等方法则疗效有限。

使用 CPAP 或双水平治疗的最大问题是患者的依从性，治疗初期患者往往需要几个星期来适应，并且许多患者难以忍受面罩绑在脸上。选择合适的面罩和保持耐心是确保患者治疗成功的关键。有研究发现使用加温湿化可以提高无创正压通气的依从性[45]。

家庭机械通气

虽然家庭呼吸机辅助通气较为复杂，但这一领域正在迅速发展，许多需要呼吸辅助的患者不再需要留在医院或长期护理机构。因此，讨论家庭呼吸治疗这一主题必须包含辅助通气的使用和患者管理。做好患者的选择、培训和随访对于家用呼吸机项目的成功十分重要[46, 47]。相关的具体内容请参阅本书第 22 章。

诊断和监测设备
脉搏血氧饱和度

脉搏血氧仪在家庭呼吸治疗中应用非常普遍。脉搏血氧仪可进行氧饱和的间断、持续监测，并利用监测结果进行给氧滴定。随着科技的发展，新型的脉搏血氧仪可由电池供电，便携式脉氧仪使得监测更便捷，使用该仪器需要医生处方[48]。

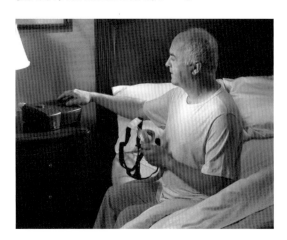

图 28-6　持续气道正压呼吸机和面罩

脉搏血氧仪使用方便，但其有不足之处。呼吸治疗师和患者都应该知道，在某些条件下脉搏血氧仪读数可能不准确。如，探测部位的血流灌注不佳时可能使读数低于实际值，这种情况常在手足较凉的老年患者或外周循环差的糖尿病患者身上发生。保持患者的手温暖或使用耳垂或前额探头可能获得更准确的读数。

频繁的改变探测部位是不可取的，可能会使血氧仪无法正常工作，或者心率读数不准确。另外，环境光线过强也会干扰传感器的功能而无法获取读数；在滴定患者户外活动时的氧气需要量时，要避免阳光直射于计数面上。电池电量过低也可造成仪器读数偏低。

家用脉搏血氧仪的最大问题之一是患者以及家人对它的依赖，有时氧饱和度的瞬时变化，可使患者及其家人陷入恐慌。因此，应该让他们了解，血氧测量读数只是患者病情变化的一个参数，应与患者的其他状况（如心率、呼吸频率和肤色）结合使用。另外，很少有医疗保险覆盖血氧仪的费用。

睡眠监测设备

便携式睡眠监测仪正越来越多地被用于疑是阻塞性睡眠呼吸暂停患者的诊断，为许多原本需要在睡眠中心进行多导睡眠监测的患者提供了方便。

便携式睡眠监测装置通过检测患者鼻气流、鼾声、氧饱和度、心率和躯体位移来提供诊断依据。便携式睡眠监测仪不记录神经系统数据，不用于诊断阻塞性睡眠呼吸暂停以外的其他类型的睡眠障碍。除此之外，auto-CPAP 和 auto-BiPAP 呼吸机可用于滴定阻塞性睡眠呼吸暂停治疗所需压力；已有患者使用自动滴定装置作为 CPAP 治疗仪器。

报销事宜

本章前面已多次提及医疗保险和报销覆盖事宜。如果家庭治疗计划中所所需设备或服务不能报销就无法保证计划的顺利实施。因此，在制订家庭治疗计划前，就应了解报销的相关事宜。许多患者及家人很少愿意或能够接受自己承担 HME 和家庭治疗的服务费用。有些患者及家人发现在他们不符合医疗保险的家庭氧疗标准相关费用他必须自己支付时，就会拒绝该氧疗设备。有些严重阻塞性睡眠呼吸暂停的患者需要 CPAP 呼吸机治疗，但在他们发现自己的健康保险没有覆盖该医疗设备时，患者也可能拒绝治疗，即使他们知道自己的呼吸暂停是很危险的。

对于家庭治疗患者协调员、家庭治疗提供者和患者来说，了解报销事宜和流程都是很重要的。管理式医疗、医疗保险、健康维护组织和服务提供者等等名称、信息，确实令人迷惑，特别是对于我们的患者来说。

医疗保险

医疗保险（Medicare），是全美统一的联邦政府医疗保险补助，最为普及。医疗保险受益人包括年满 65 岁及以上的老人，虽未满 65 岁但 100% 残障并持续 2 年及以上者。（这就是为什么 30 岁的四肢瘫痪接受机械通气的患者可以由医疗保险覆盖）。医疗保险由两部分组成：A 部分，由工资税资助，主要支付住院费用、专业护理费用、家庭健康和临终关怀费用；B 部分由受益人自愿支付的针对 A 部分的补充，需每月要缴保费，主要支付医生服务、门诊检验费用和 HME 费用等。

医疗保险对诸如氧疗设备、医院病床和电动轮椅等项目有特殊的支付规定。有时医生认为患者需要某种设施或服务，并不意味着被医疗保险能覆盖支付。医疗保险不包括有些常用的项目，如扶手和其他浴室安全辅助设备。

医疗补助

医疗补助由美国联邦和州政府共同设立，用于低收入家庭的医疗保险补助计划。它为低收入的母亲和儿童提供门急诊医疗服务支付、使用健康保险服务和长期护理的非老年残疾人的服务支付，还作为低收入老年人的医疗保险补充。与医疗保险一样，医疗补助有特定的支付范围，不会因为医生认为需要而支付所有服务。

私人商业保险

私人商业健康保险是家庭医疗服务的另一个报销来源。雇主常将其作为员工福利计划的组成部分，消费者也可以自行购买，总之保险费由受益人支付。不同类型的商业保险计划的福利和保险范围各不相同。多数是遵循医疗保险的标准来制定覆盖范围；但对每个受益人的覆盖比率又有不同，因此在提供服务前核实覆盖范围至关重要。

管理式医疗

管理式医疗是通过严格规范卫生保健资源的使用来控制卫生保健的费用，改变医疗管理方式。有些管理式医疗组织直接提供医疗服务，而有些管理式医疗组织与医疗保健服务提供商签订合同，以大幅度降低的费用来获得服务。这样的服务有些需要预授权，有些需要主治医生为患者需要的所有服务"把关"。管理式医疗运作方式较为复杂，患者、转诊协调人和服务提供者都应事先了解覆盖比率事宜。

需要的医疗文件

包含在患者健康保险计划内的医疗设备或服务处方，并不能保证自动纳入报销范围。如"家庭氧疗流速 2L/min 必要时"的处方就不符合条件，尽管医疗保险报销范围包括家庭氧疗服务。第三方付款，特别是医疗保险，需要提供服务在医疗上是必要和合理的证明。保险公司只支付有证明的患者医疗需要的服务，而不是为了方便患者或家庭，也不一定是患者或医生可能期望的服务。

需要提供的医疗文件内容包括：
- 诊断

- 预后
- 使用时间
- 身高体重
- 服务地点
- 医学测试的结果（如睡眠分析、血气或血氧测定）
- 治疗目标
- 不成功的其他治疗

医生在撰写处方或完成医疗证明文件时必须简明扼要，并且应避免诸如"必要时"或"紧急情况使用"等词语，医疗保险或医疗补助都不会以此提供医疗设备或服务的支付。应该指示特定的使用时间，如"睡眠期间"或"运动／锻炼期间"。

家庭氧疗设备的报销比其他类型的家庭呼吸治疗设备更复杂。医疗保险有非常具体和严格的覆盖标准。还要求患者的医生出具医疗必要性的特殊证明，以证明患者符合这些标准。框 28-7 是医疗保险对家庭氧疗的报销标准。

呼吸治疗服务的报销

本章对家庭治疗团队和团队中的各种专业人员提供的服务进行了深入的讨论。医疗保险和其他保险公司大多将护理服务，理疗、职业治疗师和言语治疗师的服务以及社会工作者、家庭健康助理和其他有酬的照顾者作为保险福利的组成部分。

遗憾的是，由呼吸治疗师提供的家庭医疗服务尚不被医疗保险或许多其他保险计划所覆盖。医疗补助计划对呼吸治疗师费用的报销范围因州而异，即便在报销范围之内也有诸多条件限制。管理式医疗模式大多支付家庭呼吸治疗师服务，其通过医疗设备供应商与家庭保健机构签订合同，呼吸治疗服务被纳入个人管理式医疗计划的范畴。此外，HME 供应商大多会聘请呼吸治疗师来作为其团队成员，为肺部疾病患者提供监测和管理服务。

| 框 28-7 | 医疗保险对家庭氧疗的报销标准 |

A. 连续长期氧疗

1. $PaO_2 \leqslant 55mmHg$ 或 $SaO_2 \leqslant 88\%$，或

2. PaO_2 56mmHg～59mmHg 或 SaO_2 89% 并伴有：
   a. 由于充血性心力衰竭引起的水肿，或
   b. 肺动脉高压或肺心病证据，或
   c. 血细胞比容升高 ≥ 56

3. ABGs 或可靠的 SpO_2 值

4. 门诊的慢性病稳定状态患者、或从医疗机构出院 2 天内的 ABGs 或 SpO_2

5. 在初次附合标准后 3 个月需重复评估 ABGs 或 SpO_2
   a. 初始 $PaO_2 \geqslant 56mmHg$ 或 SaO_2 89%，或
   b. 医生的初始评估需要的时间是 1～3 个月

6. 医生完成医疗必需证明和氧疗处方

7. 氧疗处方改变时，更改医疗必要性文件（如流量、使用时间及设备变更等）

B. 锻炼时氧疗

1. 运动期间 $SaO_2 \leqslant 88\%$ 或 $PaO_2 \leqslant 55mmHg$，而休息 $PaO_2 \geqslant 56mmHg$ 或 $SaO_2 \geqslant 89\%$ 且

2. 有运动时给氧能改善患者低氧血症症状的证据

C. 夜间氧疗

1. 睡眠期间 $SaO_2 \leqslant 88\%$ 或 $PaO_2 \leqslant 56mmHg$，白天 $SaO_2 \geqslant 89\%$ 或 $PaO_2 \geqslant 56mmHg$，或

2. 睡眠时 PaO_2 下降 >10mmHg 或 >5% 并伴有睡不安稳、失眠或由夜间低氧血症引起的其他身体或精神障碍。

ABGs，动脉血气；O_2，氧；PaO_2，氧分压；SaO_2，动脉血氧饱和度百分比

结语

随着全球人口老龄化的增长，家庭治疗服务的需求和价值也日益增加。加上科学技术的进步，各种适合家庭治疗的设施不断研发，曾经被认为是必须在医院进行的诊疗技术现在在家庭治疗中应用已十分常见，进一步促进了家庭治疗服务的发展。

报销相关事宜始终是家庭治疗服务提供者和患者所需要面临的挑战。因此必须废除陈旧和不合当下实际的承保付款条款，并取而代之为能准确反映患者需求的处方和提供全方位的家庭治疗服务的付款规则。明确"恰当的处方和提供家庭治疗服务"与昂贵的机构护理相比的优越性。家庭治疗在其他许多方面已经被普遍认可为优于机构医疗护理形式。

公共和私人医疗保健政策制定者不应再忽视高质量家庭治疗为国家的卫生保健系统提供的巨大的好处和价值。我们正面临人口老龄化的社会，如果没有家庭治疗，大家都选择机构医疗护理形式，整个社会的需求将会让我们不堪重负。

（陆蓉莉 译　王吉梅 校）

参考文献

1. Hoyert D, Heron M, Murphy S et al: Deaths: final data for 2003, Hyattsville, Md, 2003, National Center for Health Statistics, Centers for Disease Control and Prevention, U.S. Department of Health and Human Services.

2. National Center for Health Statistics: Fast stats A to Z; chronic obstructive pulmonary disease, data for the year 2003, Hyattsville, Md, 2003, Centers for Disease Control and Prevention, U.S. Department of Health and Human Services. Available at www.cdc.gov/nchs/fastats/copd.htm. Retrieved October 2007.

3. U.S. Census Bureau News: Dramatic Changes in U.S. aging highlighted in new census: NIH report, Hyattsville, Md, 2006, Centers for Disease Control, U.S. Department of Health and Human Services.

4. Centers for Disease Control and Prevention: Health, United States, 2005, with chartbook on trends in the health of Americans, Hyattsville, Md, 2005, Centers for Disease Control and Prevention, U.S. Department of Health and Human Services.

5. Federal Interagency Forum on Aging-Related Statistics: Older Americans 2004: key indicators of well-being, Washington DC, 2004, U.S. Government Printing Office.

6. Garland A, Dawson N, Altmann I et al: Outcomes up to 5 years after severe, acute respiratory failure, Chest 126:1897-1904, 2004.

7. Leff B, Burton L, Mader S et al: Hospital at home: feasibility and outcomes of a program to provide hospital-level care at home for acutely ill older patients, Ann Intern Med 143:798-808, 2005.

8. Ram F, Wedzicha J, Wright J et al: Hospital at home for patients with acute exacerbations of chronic obstructive pulmonary disease: systematic review of evidence, BMJ 329:315, 2004.

9. Spratt G, Petty T: Partnering for optimal respiratory home care: physicians working with respiratory therapists to optimally meet respiratory home care needs, Respir Care 46:475-488, 2001.

10. Make B: Chronic obstructive pulmonary disease: developing comprehensive management, Respir Care 48:1225-1237, 2003.

11. National Center for Health Statistics: Home health care patients: data from the 2000 National Home Care and Hospice Survey, Hyattsville, Md, 2004, Centers for Disease Control and Prevention, U.S. Department of Health and Human Services.

12. Caples S, Gami A, Somers V: Obstructive sleep apnea, Ann Intern Med 142:187-197, 2005.

13. Respiratory Home Care Focus Group: AARC clinical practice guideline: discharge planning for the respiratory care patient, Respir Care 40:1308-1312, 1995.

14. Hoisington E, Miller D, Adams C et al: Impact of a program to provide patients with comparative information about providers of durable medical equipment for home respiratory care, Respir Care 49:1309-1315, 2004.

15. Malloy N: Home care 101: tips for ensuring properly trained HME delivery personnel, Adv Manage Respir Care November:26, 1998.

16. American Association for Respiratory Care: Position statement on home respiratory care services, Irving, Tex, 2000, American Association for Respiratory Care.

17. McInturff SL: Proceed with caution, Adv Manage Respir Care 1999; October:24.

18. Lenfant C, Khaltaev N et al: Global strategy for the diagnosis, management, and prevention of chronic obstructive pulmonary disease, executive summary, Bethesda, Md, 2005, National Heart, Lung, and Blood Institute and Geneva, Switzerland, World Health Organization.

19. Marlow S, Stoller J: Smoking cessation, Respir Care 48:1238-1254, 2003.

20. Harper SA, Fukuda K, Uyeki TM et al: Advisory Committee on Immunization Practices (ACIP), Centers for Disease Control and Prevention (CDC): Prevention and control of influenza: recommendations of the Advisory Committee on Immunization Practices (ACIP), MMWR Recomm Rep 54(RR-8):1-40, 2005.

21. Peters J: Nutritional assessment of patients with respiratory disease. In Wilkins R, Krider S, Sheldon R, editors: Clinical assessment in respiratory care, ed 4, St. Louis, 2000, Mosby.

22. Larsen PD, Hazen SE, Hoot Martin JL: Assessment and management of sensory loss in elderly patients, AORN J 65:432, 1997.

23. Salmen J: The do-able renewable home: making your home fit your needs, Washington DC, 1985, Consumer Affairs, Program Department, American Association of Retired Persons.

24. U.S. Consumer Product Safety Commission: Safety for older consumers home safety checklist (document 701), Washington DC, Office of Information and Public Affairs.

25. McInturff S: Assessment of the home care patient. In Wilkins R, Krider S, Sheldon R, editors: Clinical assessment in respiratory care, ed 4, St. Louis, 2000, Mosby.

26. Tangalos E, Bignotti D, Evans J et al: Geriatric patient reference guide, ed 7, American Board of Family Practice, MDchoice.com, 2006.

27. Lim J, Zebrack B: Caring for family members with chronic physical illness: a critical review of caregiver literature. Health Quality Life Outcomes 2:50, 2004.

28. Koens J: Respiratory report card: acuity scoring for home oxygen care scores one for patient assessment, Adv Manage Respir Care 5:63, 1999.

29. Dunne PJ, McInturff SL: The home visit. In Dunne PJ, McInturff SL, editors: Respiratory home care: the essentials, Philadelphia, 1998, FA, Davis.

30. Gourley D: Care planning, AARC Home Care Bull March/April:3, 1999.

31. Belda T: Computers in patient education and monitoring, Respir Care 49:480-487, 2004.

32. Criner G: Effects of long-term oxygen therapy on mortality and morbidity, Respir Care 45:105-118, 2000.

33. Cuvelier A, Nuir J, Chakroun N et al: Refillable oxygen cylinders may be an alternative for ambulatory oxygen therapy in COPD, Chest 122:451-456, 2002.

34. McInturff SL, O'Donohue WJ: Respiratory care in the home and alternate sites. In Burton GC, Hodgkin JE, Ward JJ, editors: Respiratory care: a guide to clinical practice, ed 4, Philadelphia, 1997, Lippincott.

35. McCoy R: Oxygen-conserving techniques and devices, Respir Care 45:95-103, 2000.

36. Sclafani J: Pulse oxygen delivery systems: which system is best for which patient? AARC Times October:12, 1998.

37. Gong H: Advising pulmonary patients about commercial air travel, J Respir Dis 2:484, 1990.

38. Stoller J: Patient information: supplemental oxygen on commercial air carriers. In Rose BD, editor: UpToDate [Internet], version 14.1, Wellesley, Mass, 2006, UpToDate. Available at www.uptodate.com. Retrieved October 2007.

39. National Asthma Education and Prevention Program: Expert Panel Report 3 (EPR-3): Guidelines for the Diagnosis and Management of Asthma-Summary Report 2007, J Allergy Clin Immunol 120:S94-S138, 2007.

40. Geller D: Comparing clinical features of the nebulizer, metered-does inhaler, and dry powder inhaler, Respir Care 50:1313-1321, 2005.

41. Hess D: Metered dose inhalers and dry powder inhalers in aerosol therapy, Respir Care 50:1376-1383, 2005.

42. Home Care Focus Group: AARC clinical practice guideline: suctioning of the patient in the home care setting, Respir Care 1:99, 1996.

43. Wagener J, Headley A: Cystic fibrosis: current trends in respiratory care, Respir Care 48:234-245, 2003.

44. Aerosol Therapy Guidelines Committee: Clinical practice guideline: intermittent positive pressure breathing—2003 revision and update, Respir Care 48:540-546, 2003.

45. Neill A, Wai H, Bannan S et al: Humidified nasal continuous positive airway pressure in obstructive sleep apnoea, Eur Respir J 22:258-262, 2003.
46. Make BJ, Hill NS, Goldberg Al et al: Mechanical ventilation beyond the intensive care unit, Chest 5:289s, 1998.
47. Home Care Focus Group: AARC clinical practice guideline: invasive mechanical ventilation in the home, Respir Care 40:1313, 1995.
48. Bartow S: Home care oximetry: a practice under scrutiny, AARC Times 24:51-55, 2000.

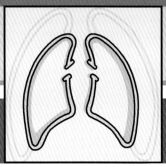

第 29 章

呼吸系统疾病患者的旅行

BRUCE P.KRIEGER

专业技能

完成本章学习，读者将了解以下内容：

◆ 描述海拔相关性低氧血症的原因
◆ 评估飞行过程中患者是否需要吸氧
◆ 为技术依赖型患者制定一个安全的旅行计划

　　随着空中和海上旅行的急剧增加，美国的国内外航空旅客已超过 5 亿，海上豪华邮轮旅客也达数百万之多[1]。这些旅客中包括了慢性肺部疾病患者，他们中的许多人需要特殊的治疗设备，如药物、吸氧（O_2）和机械通气等。这些患者不愿意旅行往往是因为治疗得不到保证，正如一个 O_2 依赖的患者说过，宁愿被拴在一个罐上而不是和其他人一样被链接到一个锚上[2]。随着技术的进步，轻便的供 O_2 系统和便携式呼吸机投入使用，使患者能够更自由地体验有意义的旅行。轻便的 O_2 压缩器和呼吸机已能方便地被安装在客舱和酒店客房[3]。使得肺康复计划强调的尽可能维持正常生活方式的目的得于实现[4]，包括患者的休闲旅行和商务旅行。

　　技术依赖型肺部疾病患者旅行需要解决许多麻烦问题。由于低压缺氧和其他不利环境变化的出现，航空旅行者会暴露于生理性不适合环境[1]。旅游行业不得不进行相应调整，提供必要的设施适应乘客的需要，目的是为公众提供安全的交通，同时提供性价比合理的高标准的服务[5]。本章探讨低压性缺氧对健康个体和心肺疾病患者的生理性影响。强调旅行者的旅行前全面评价，并就如何在旅行期间获得适当的医疗支持提出建议。

低压缺氧的影响

生理机制

由于在飞行过程中会出现低压缺氧，乘飞机旅行会对心、肺疾病患者造成影响。低压缺氧的原因可通过肺泡气体方程来理解（框 29-1）[6]。肺泡氧分压（PAO_2）与大气压力（P_B）直接相关。PAO_2 决定了基于患者的肺泡 – 动脉氧分压差 [P（A-a）O_2] 的动脉氧分压（PaO_2）。肺部疾病患者的 P（A-a）O_2 常常增加，导致 O_2 张力异常。如在海拔 8000 英尺（等同于位于爱达荷州太阳谷[7]，或商用飞机允许的最低 P_B（564mmHg），健康人的 PaO_2 约为 60mmHg，这对应于动脉血氧饱和度（SaO_2）约为 90 %（图 29-1）。然而，在 P（A-a）O_2 为 20mmHg 的患者中，预测 PaO_2 为约 50mmHg，相应的 SaO_2 为 85 %。在氧合血红蛋白解离曲线的这个范围内，PaO_2 的少量变化可以造成 SaO_2 和氧气输出量（$\dot{D}o_2$）的明显降低（框 29-2）。

框 29-1　肺泡气体方程
$PAO_2 = (P_B - PH_2O)\ FIO_2 - (PaCO_2/R)$
FIO_2，吸入气氧（O_2）浓度（%）；$PaCO_2$，动脉二氧化碳分压（以 mmHg 计）；PAO_2，肺泡氧分压（以 mmHg 计）；P_B，大气压；PH_2O，水蒸气压（47mmHg）；R，呼吸交换系数（二氧化碳产生 / 氧消耗）

框 29-2　方程 $\dot{D}o_2$
$\dot{D}o_2 = CO \times CaO_2$
$\dot{D}o_2$，氧（O_2）输出量；CO，心输出量（心率 × 每搏输出量）；CaO_2，动脉氧含量（Hgb × 1.34 × SaO_2 + [0.0031] [PaO_2]）；Hgb，血红蛋白（以克% 计）；SaO_2，动脉血氧饱和度；PaO_2，动脉血氧分压（以 mmHg 计）

我们居住的海平面上空气的最高限度等于 1 个大气压（P_B）绝对值，相当于 760mmHg 或 14.70 磅 / 平方英尺。随着海拔增加，P_B 降低，吸入气氧分压（PIO_2）降低。海拔每升高 1000 英尺，PIO_2 下降约 5mmHg[8]。表 29-1 显示不同海拔高度的气体压力。如客舱高度是保持在 5000 和 8000 英尺之间，新墨西哥圣达菲游客则相当于置身于 10 000 英尺的高度。图 29-2 中罗列了一些常被访问的中高等海拔地区。在人类可获得极限生存气体的最高海拔山峰珠穆朗玛峰上，PIO_2 仅为海平面的三分之一左右，此时 PIO_2 43mmHg，PaO_2 28mmHg，其对应的 SaO_2 为 70% 即使在极端低碳酸血症下（呼气末二氧化碳，7.5mmHg）[9]。

表 29-1　不同海拔高度环境的气体压力

海拔（英尺）	环境压力			
	ATA	psi	B_P	PIO_2
0	1	14.70	760	150
5000	0.83	12.19	630	122
6000	0.8	11.76	608	118
8000	0.74	10.91	564	109
10 000	0.69	10.12	523	100
12 000	0.64	9.34	483	92

在中或高海拔环境中，吸入气体的密度降低，被认为是高海拔环境呼出气气流加快的原因[10]。然而，根据 Boyle 定律（P × V = K，其中 P = 压力，V = 体积，K = 常数），气体密度降低可能与封闭性气体膨胀有关。在 5000 英尺海拔高度，封闭性气体体积估计比海平面约增加 20%，而在 8000 英尺高度时，约增加 40%。有人报导一位巨大支气管肺囊肿患者在飞机上经历了致命的空气栓塞[11]。作者认为是囊肿扩大并破裂，如 Boyle 定律所预测的，气体会

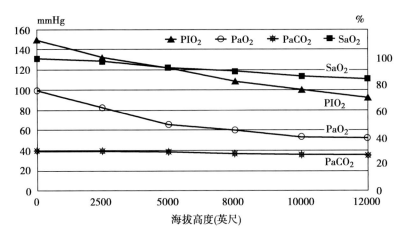

图 29-1　海拔升高时的动脉气体分压. 吸入氧分压（PIO_2）、动脉氧分压（PaO_2）和二氧化碳动脉分压（$PaCO_2$）以 mmHg 为测量单位（左侧纵轴）。动脉氧饱和度百分比（SaO_2）以百分比表示（右侧纵轴）

进入循环系统。航空记录中的气压伤害非常罕见，但有其他空气栓塞和气胸的案例报道[12, 13]。

低压缺氧的急性心肺反应

健康个体

"缺氧"和"低氧血症"两个词经常会互换使用，但在生理学上它们有明显区别[14, 15]。了解这种区别对于理解机体如何快速适应低压缺氧是十分有用的。低氧血症的定义是血液氧合减少，可通过 PaO_2 或 SaO_2 评估了解；而缺氧的定义是输送给组织的 DO_2 量减少。心功能完善的患者，低氧血症可以发生在没有缺氧的情况下（在中、高海拔地区）。正如在 DO_2 方程中可以看到（见框 29-2），O_2 含量的减少会导致动脉 SaO_2 降低。而 DO_2 可以通过心输出量（CO）的代偿性增加来维持。

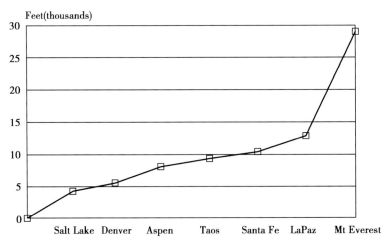

图 29-2　热门旅游地的海拔高度。飞机的舱内气压约等于丹佛和阿斯彭的海拔高度气压（5000 至 8000 英尺）

随着 PaO_2 降低至小于 60mmHg，外周血的低氧刺激位于颈动脉体中的化学感受器，可引起过度换气[16-18]。潮气量的增加引起分钟通气量的增加要比由于呼吸频率的变化引起的分钟通气量的增加更明显[19]。这会导致低碳酸血症和呼吸性碱中毒，可部分抑制缺氧驱动[10, 16]，但也会引起 PAO_2 升高，继而 PaO_2 升高。此外，即使在慢性阻塞性肺病（COPD）患者中，P（A-a）O_2 梯度也会变小[19, 20]。

对低压缺氧的急性通气反应会因摄入酒精而减弱。Roeggla 等[21] 发现，在 5061 英尺海拔高，健康个体摄入相当于 1L 的啤酒时，PaO_2 或 $PaCO_2$ 没有显著的变化。然而，当这 10 个志愿者在 9840 英尺的高度饮用相同量的酒精时，PaO_2 的中位数从 69.0mmHg 降至 64.0mmHg（$P<0.01$），$PaCO_2$ 的中位数从 32.5mmHg 增加至 34.0mmHg（$P<0.01$）。这种对低压缺氧急性效应的钝化反应类似于个体摄入地西泮时的现象[21]。尽管这在健康个体中可能无害，但对于患有氧合功能下降疾病的患者可能会产生更大的影响。

在过度通气不能避免 SaO_2 和动脉血氧含量的进一步减少时，心血管系统可通过增加心输出量（CO）来满足机体的氧气需求，并且保持 DO_2。一项早期研究[22] 发现低氧血症诱导的 CO 增加是由于反射性心动过速，而每搏输出量没有变化。然而，我们的实验是在缺氧、低碳酸血症状态下进行的，使用无创方法测定每搏输出量、CO、潮气量和 SaO_2，结果发现，10 名健康男性在吸入低于大气含氧量的 O_2 后，心率、每搏输出量和 CO 均有有统计学意义的增加[23]。

肺部疾病患者

研究者对就诊的 COPD 患者如何适应海拔高度改变进行了研究。Graham 等[19] 发现非低氧血症性 COPD 男性患者的平均一秒用力肺活量（FEV_1）/用力肺活量（FVC）比率为 43%，平均 FEV_1 为 1.27 升，相当于在 8000 英尺的高度静息状态下和运动时，并将这些变化与海平面上的相同程度的活动进行比较（图 29-3）。患者主诉有轻度疲劳和失眠。结果是静息状态的分钟通气量在海平面和高海拔间没有变化，而运动时高海拔时显著增加（增加 17% 以上，$P<0.05$）。PaO_2 在高海拔处显著降低，但这仅在运动时达到统计学显著性。有趣的是，因为低碳酸血症，P（A-a）O_2 梯度在高海拔处变窄。在高海拔处休息状态或运动时，

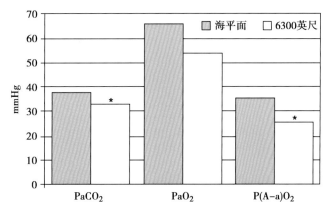

图 29-3　8 个 COPD 患者静息状态下海平面与 6300 英尺海拔高度的动脉血气值。*$P <0.05$ 与海平面上的测量值相比。$PaCO_2$，二氧化碳的动脉分压；PaO_2，动脉氧分压；P（A-a）O_2，肺泡 - 动脉氧梯度

呼吸频率、脉搏和无效腔通气比值（无效腔量 / 潮气量）没有显著变化。即使 COPD 患者的 PaO_2 低至 40mmHg[20, 24]，呼吸困难并不明显。受试者没有出现呼吸困难的一种解释可能是他们适应了他们在海平面上经常经历的低氧血症，尤其是在睡眠期间。

Graham 等[19]的心血管系统对海拔高度的反应的研究结果与 Berg 等的研究结果相似[25]。后者将 18 名非缺氧性 COPD 男性（平均 PaO_2 72mmHg；平均 FEV_1 0.97 L）置身于 8000 英尺海拔高度，在此高度下受试者的平均 PaO_2 为 47mmHg。吸入空气条件下，在海平面和 8000 英尺海拔高度之间未发现受试者的动脉血压、心率、心脏异常搏动或奇脉等有显著变化。直到开始氧气吸入之后出现受试者脉压下低、血压下降，并且奇脉减少。这可能是由于吸 O_2 使呼吸做功减少，进而减少了胸内压力的波动。由于此研究没有监测氧合指标，故无法与 Graham 等[19]的研究结果进行比较。也有其他研究显示，患者自诉在高海拔时"更容易呼吸"，这可能是因为高处气体密度较低[26]。

低氧血症引起的毛细血管前血管收缩会导致肺动脉压急剧增加[27]，而 CO 的代偿性增加会增加这样的效应，加上原发性肺动脉高压患者也会有这种反应[28]。因此，患者肺动脉高压上升至中等高度时可能导致肺血管阻力增加，引起右心脏压力的急性改变，可能产生致命性危害。此外，肺动脉压的上升可能会引起卵圆孔的突然开放，导致急性右向左分流，造成恶性低氧血症[29, 30]。

理论上，低气压引起的低氧血症和与之相关的过度通气以及 CO 的代偿性增加会诱发易感人群出现心肌缺血。然而，一项对科罗拉多州 Vail（8200 英尺）的近 100 名游客（平均年龄 70 岁）的研究发现，受试者的心电图并没有显示心肌缺血的征象[31]。但是，那些容易发生心律失常的受试者在中等海拔高度时心律失常发生率增加[32]。

低压缺氧对睡眠的影响

在 19 世纪，登山者在海拔低于 12000 英尺时注意到了陈 – 施氏呼吸[33]。陈 – 施氏呼吸是由渐进性、重复性的渐强和渐弱的呼吸模式组成，其中呼吸过度和呼吸急促之后常伴有呼吸困难、呼吸不足，并且通常会出现短暂的呼吸暂停。这一呼吸模式在整个夜间反复出现[34]。陈 – 施氏呼吸的过度通气期，往往有 SpO_2 降低的表现。这种夜间去饱和被认为是急性高山病的基本机制，25% 的到达中度海拔高度的旅行者都曾经历过[35]。乙酰唑胺通过诱导代谢性酸中毒和代偿性过度换气能缓和周期性呼吸期期间的 O_2 去饱和[36]。所以当旅行至达 8000 英尺或更高的海拔时[37, 38]，建议使用乙酰唑胺预防急性高山病。替代性预防制剂有地塞米松、长效茶碱或银杏制剂等。

空中旅行

飞机客舱环境

公众普遍会认为民航飞机机舱内维持着海平面压力水平，这是错误的[16, 18, 20, 39-41]。实际上，民航飞机机舱内的气压与飞机高度相关，高度范围是 20 000~40 000 英尺。机舱压力通过一系列出口阀来调节的，出口阀将机舱压力保持在比外部环境大 7.5~8.7psi；不同类型的飞机实际压力有所差异。如 L-1011 飞机环境压力和机舱之间的差值约为 8.4psi[8]。在 40 000 英尺的高度，外部 P_B 为 2.72psi（140mmHg）[39]。那么客舱压力约为 11.12psi（8.4+2.72psi），等于约 575mmHg 或科罗拉多州阿斯彭同等的海拔高度（见图 29-2）。在该高度下，PIO_2 约为 110mmHg（见图 29-1），其对应的健康个体的 PaO_2 约为 60mmHg。

Cottrell[8] 观察了 204 架民用飞机的客

舱压力，计算得出平均客舱压力相当于海拔高度为 6214 英尺的压力，最大为 8915 英尺高度压力。旧式飞机（平均相当于 7004 英尺高度）较新式飞机（平均相当于 5280 英尺高度）高，观察期间巡航高度范围是 10 000~60 000 英尺。最大气压差（10.7psi）是通过退役的超音速康科德，这是在高巡航高度（＞ 40 000 英尺）所必需的。根据联邦航空局（FAA）的要求，除非需要临时改道以避免恶劣天气，机舱海拔高度压力应保持在小于相当于 8000 英尺高度压力水平[18]。如前文适应低压缺氧部分所述，在高海拔时气流阻力略微降低，从而导致受试者呼气峰流速的增加[10]。客舱其他条件因素也可能会导致肺部疾病患者的状况加重[15, 42]。如客舱湿度和温度通常较低，这可能会导致气道内分泌物粘稠而且痰液无法咳出。此外，如果机舱内允许吸烟，一氧化碳的再循环[43]，可能会引起患者氧合血红蛋白解离曲线中的陡峭部分的 O_2 去饱和[17]。Boyle 定律[44]预测，肺大泡疾病患者长时间身处高海拔会产生的极度低压状态（抵抗 × 顺应性），使得肺大泡膨胀程度加重。如果肺泡过度膨胀，可能会压迫到相邻肺组织[45]并使膈肌功能减弱从而进一步损害肺功能[46]。

为了省燃料，新式飞机机舱内空气使用内循环模式。尽管这并非是患有肺部疾病的患者病情加重唯一的原因，但是这种封闭环境可以促进患者暴露于不同的病原体，如非典型细菌、病毒和肉芽肿性有机体。曾有国际长途航班上乘客和机组人员因机上传播而感染多重耐药性结核分枝杆菌案例的报导[47]。

在飞机飞行中，患者长时间不动会增加深静脉血栓形成的发生和随后的肺血栓性疾病的风险[48, 49]。有下船和长途旅行后几天内发生肺栓塞的病例报导，这在患有肺部疾病患者的旅行中尤其重要，由于年龄较大和慢性疾病状态，这些患者更易出现高凝状态。然而，低压性缺氧似乎不会像在低压舱中模拟长时间空中旅行的健康受试者中所发现的那样呈现血栓形成前期状态[50]。一份航空公司飞行期间发生的猝死的报告显示，18% 是由肺血栓栓塞性疾病引起的[48]。有深静脉血栓形成病史且年龄大于 40 岁的妇女风险较高[48]。相对于空中旅行者的数量，肺栓塞的发生率并不高。有人研究了肺栓塞的发生与飞行距离的相关性，发现飞行距离小于 3100 英里，每百万名乘客中只有 0.01 个病例；飞行距离超过 3100 英里时，每百万名乘客中有 1.5 例；在飞行超过 6，200 英里时，升高至 4.8 例[51]。

飞行中的医疗事件

由于航空公司只需报告飞行中的死亡事件，报告内飞行中医疗紧急给客人的数量可能被低估的[52]。来自西雅图塔科马机场的统计数据表明，医疗事件的发生率为每 39 600 名入境旅客有 1 次[53]，而外国承运人报告的事件为每 13 000~21 000 名乘客中有 1 人[54]。然而，对于报告给航空公司预检的残疾患者，飞行期间发生医疗事件的概率为每 350 名乘客 1 次[54]。虽然发病率似乎很低，但从入境到西雅图塔科马机场的航班中，每天至少有两次紧急呼叫，美国国内航空公司每年约发生 3000 次飞行中医疗紧急事件[55]。

在飞行中最常见的呼吸道主诉是呼吸困难，这在患有阻塞性肺病的乘客中更频繁[55]。统计数据显示，心血管、神经系统和胃肠道的问题比呼吸道疾病更常见[18, 54-57]。民航飞机报告的最常见的死亡原因是心脏病，这些乘客往往没有已知的心脏病史。估计发生率是每 300 万 ~1000 万名乘客中有 1 人[52, 54]。

飞行前的医疗评估

尽管呼吸道疾病在飞行中医疗事件的

发生与其他疾病相比并不是最多的，但肺部疾病患者是飞行前医疗评估的主要人群[15]。1991 年，一项针对 233 名乘客 3 个月时长的飞行前评估调查发现，18% 的乘客有肺器质性疾病的诊断，包括 COPD（39%）、肺癌（7%）、肺移植前（2%）和其他呼吸道疾病（20%）[18]。飞行前评估的常规方法是让乘客完成相当于登机道条件和距离的行走，确定其是否可以沿着登机道走到飞机的入口处[40, 58]。然后再评估生理和临床参数，包括低氧血症或高碳酸血症、最小体能消耗下的呼吸困难程度、异常肺功能测试、肺动脉高压或不稳定的心脏状况，以确定乘客是否适合飞行[5, 24]。低压缺氧是飞行中主要的应激反应的根源，所以飞行前评估对氧合功能方面比较重视[8, 15, 58]。那么，什么样的乘客需要进行飞行前氧合功能评估呢？建议是预计在海拔 5000~8000 英尺高度时 PaO_2 值小于 50mmHg 的患者。对于步行能力尚好的非高碳酸血 COPD 患者，如果在 1 个大气压下 PaO_2 大于或等于 72mmHg，应该是能安全地乘坐民航飞机飞行[59]。然而，对于有心脏病、贫血、活动性支气管痉挛、肺动脉高压或大疱性肺疾病等并发症的 COPD 患者，即使患者 PaO_2 为 72 mmHg 或更高，也需要进一步评估[15]。另外，患有活动性鼻窦炎或中耳炎的患者可能因无法平衡内耳，而有不适感[44]。如 Boyle 定律所预测，近期接受过腹部手术的患者，如果胃肠道胀气气体膨胀则有伤口开裂的可能，所以会出现非常危险的情况[5, 44]。类似地，在 3 周内进行胸外科手术或气胸的患者在飞行时也可能有危险[5]。

自 20 世纪 80 年代以来，多项研究集中在预测飞行中的氧合情况，其中之一是 Schwartz 等[20]的研究，在这项研究中，研究者首先测定了 13 例 COPD 患者 1 个大气压水平下休息状态的动脉血气，然后在海拔 5412 和 7380 英尺高度的非加压舱飞行时再

次测量动脉血气。此外，他们在 1 个大气压水平下休息状态或轻微运动时吸入 17.2% 的 O_2 混合气体。所有患者的 FEV_1/FVC 小于或等于 50%，没有限制性肺病、缺血性心脏病或脑血管疾病的证据。他们在 1 个大气压水平下休息状态的 PaO_2 值大于或等于 55mmHg。在海拔 5412 英尺高度时 PaO_2 由海平面的 68.0 ± 0.3mmHg（平均值 ±1 标准差）下降到 51.0 ± 9.1mmHg，在 7380 英尺时进一步下降到 44.7 ± 8.7mmHg。在飞行之前的几周海平面下测量的 PaO_2 和飞行中测量的 PaO_2 之间只有很弱的相关性，而在起飞后 2 小时内测量的 PaO_2 对于估计飞行中 PaO_2 具有更好的预测价值。此研究中呼吸 17.2% 的吸入氧浓度（FIO_2）气体的患者显示与在 5412 英尺飞行时的 PaO_2 有较强的相关性（52.5 ± 9.6 相对于 51.0 ± 9.1mmHg）。在随后给编辑部的信中，同一作者建议在 1 个大气压呼吸 15% O_2 的 FIO_2 可以预测客舱高度为 8000 英尺的飞行氧合情况[62]。

就在 Schwartz 等[20]发表了非加压舱飞行氧合评估的数据后，Gong[24]提出了"低氧高空模拟试验"（HAST），方法是海平面环境吸入低氧混合气体模拟不同海拔高度状态并进行氧合指标的评估[59]。这个术语后来被改为"高空模拟试验"，以更好地向患者及其家属描述该试验的目的[15]。HAST 比较容易实施，只需要预混合的低氧（O_2 加氮气）气体混合器（或 O_2 混合器）、脉搏冲血氧计（或动脉血气体分析仪）、心电图机和鼻夹及吸气口片（或无效腔量尽可能小的紧密贴合面罩）等器械。通过吸入较低浓度的 O_2（表 29-2），模拟低压缺氧。先吸低浓度氧气 15 分钟，如果受试者情况稳定，则让受试者在一定空间内行走，模拟在机舱内移动[15, 20, 59]。来自澳大利亚的一个研究[63]提供了 HAST 的准确性的证据，他们同时测试了受试者在高空低压舱内和 HAST 的氧合参数，发现 HAST 在模拟 6000

和 8000 英尺海拔高度时能够精确预测低压性低氧血症，并且发现无论是健康人还是 COPD 患者均在 5 分钟内达到稳态。他们还注意到轻度活动会引起 PaO_2 的显著降低，因此证明了在 HAST 期间模拟行走在 HAST 中的必要性。值得注意的是，HAST 不能实现高空中舱内的其他条件变化，如较低的空气密度、较低的 PB 和降低的湿度[15]。

表 29-2　高空模拟试验

模拟高度		
英尺	米	FIO_2（%）
0	0	20.9
5000	1524	17.1
8000	2438	15.1
10000	3048	13.9

FIO_2= 吸氧分数

有研究者通过制定回归方程，评估低压舱内 COPD 患者来预测高空中的 PaO_2[40, 64]。Dillard 等[65] 建议将 FEV_1 结合到这些方程中以提高准确性，也有人认为这样没有必要，而且既增加不便又增加费用[66]。这些回归方程如框 29-3 所列。如前所述，处于稳定状态并且 PaO_2 大于或等于 72mmHg 的 COPD 患者不需要进行这样的筛选，除非患者存在其他伴随状况。HAST 测试优于预测方程[15, 58]，原因是前者：①允许患者主观体验低氧血症的感觉；②监测氧合过程中允许患者轻微活动，如在机舱内走动，更符合实际情景；③允许不考虑肺部疾病的原因或伴随疾病（心脏，血液，脑血管或心理）是否对患者在模拟客舱环境的主观和客观反应产生影响的情况下评估患者。HAST 过程中还可调整氧气供应以满足患者在低氧条件下的需要。

框 29-3　回归方程预测高海拔空的 PaO_2

慢性阻塞性肺疾病患者：
a. 22.8 - 2.74x + 0.68y
b. 0.453y +（0.386）（FEV_1% 预测值）+2.44
限制性肺部疾病患者：
a. 25.0 - 3.12x + 0.62y

PaO_2，动脉氧分压；x，海拔高度（千英尺）；y，PaO_2（毫米汞柱）；FEV_1% 预测值，1 秒用力呼气量（相对于预计的正常值）

研究显示，在 15% FIO_2 的封闭环境中，以 2L/min 的速度补充氧气，可以使 SpO_2 恢复到患者在海平面环境呼吸空气（FIO_2 = 21%）时的 SpO_2 值[67, 68]。研究将被研究者分成三组，每组 10 例，包括健康人、限制性肺部疾病患者和阻塞性肺部疾病患者。只有两名患者在海平面静息时 SpO_2 低于 92%，并且这两名患者都是阻塞性肺部疾病的住院患者。该研究还对于那些必须安排飞行又不能进行 HAST 的患者需要补充多少氧气来保证飞行过程中有足够的氧合的指南。

因为缺氧对其他生理状况也会产生不利影响，对旅行者的筛查还需要详细的病史，尤其是针对可能存在的心血管问题和贫血（特别是镰状细胞病和镰状细胞 β- 地中海贫血）的患者[69]。近期发生过脑梗死的患者，由于脑缺氧，神经功能的损伤可能会恶化。此外，对于 2 周内发生过以下心脏状况的患者应该考虑为空中旅行的禁忌者：心肌梗死、血管成形术、冠状动脉内支架置入术、心绞痛、失代偿的心力衰竭、控制不佳的心律失常或冠状动脉搭桥术（3 周）[70]。有趣的是，机场的安检装置对植入起搏器或心脏除颤器没有显示出任何影响[70]。如前所述，根据 Boyle 定律[11]，因为封闭的气体有潜在扩张性，近期进行过胸外科手术、有过气胸或巨大支气管源性囊肿[5]，是飞行的相对禁忌证。

肺部疾病患者的飞行计划

对于需要辅助吸氧的空中旅行患者，起飞前就应做好准备工作[2, 71]。大部分国内和国际航空公司允许在航班上使用氧气，但也有小型航空公司不接受需要吸氧乘客乘坐他们的飞机[2, 15]。2005 年 8 月起美国联邦航空局（FAA）规定，美国国内航空公司不能允许乘客在飞机上使用自带的氧气罐。大多数但不是所有的航空公司，要求飞机能为乘客提供面罩或套管 2 至 8L/min 流量的氧气[2, 58, 71]。有些航空公司直接联系患者的医生，而另一些航空公司则只需要一份病情说明书。机上吸氧的费用根据航段的长短不同。此外，航空公司不提供登机前的氧气，所以对于在静息状态需要吸氧的患者，或在高海拔的机场，则必须事先安排好氧气供应。需要吸氧的患者，如在航段之间或地面转运过程（如使用轮椅），也需要在起飞之前进行安排。相关出版物列出了航空公司之间政策的差异，要注意的是这些政策经常变动[24, 61, 71-73]。对于美国国内航线，需要旅行者提前至少 48 小时联系航空公司进行安排，而国际航线则需要在旅行前 1 周就进行联系。

理想情况下，登机前需要做好的其他准备包括座位应选择在飞机的前部或靠近洗手间，优先选择直飞航班，这样不仅方便而且可以减少按段收氧气费的额外成本。此外，建议在正常工作时间内旅行，以防任何设备故障或出现由于飞行计划变化而需要做出的改变[2, 71]。

然而，在与航空公司接触之前，患者应该由他们的医生进行详细评估。可以根据以前的经验，或可能需要 HAST 或其他氧气要求的估计给予建议。医生应向患者提供他或她的病史、用药要求、氧气要求，旅行稳定性等病史摘要，以及在紧急情况下可以联系的途中和目的地医生名单[15, 71]。此外，机场要有紧急医生安排，他们的名字和电话号码由旅行社在旅行前提供。有些旅行社可以为有医疗问题的患者做特别安排，尤其是对于国际旅行者，这是有帮助的[2]。

任何旅行时需要使用氧气的患者都需要有一个能够在设备和药物方面提供帮助的陪伴人员。有些国际航空公司要求购买额外的座位来代替氧气的费用。大多数运输商只允许作为行李携带空的氧气罐，主要是由于飞行中与氧气相关的灾害，使得这些限制越来越严格。患者应携带所有药物上飞机，并且在行李中重复包装[58, 71]。此外，他们应该带胶带、剪刀、额外的管道、插管和适配器，特别是如果他们使用的是节氧装置[15]。除了药物，旅行者应该有所有医疗信息和处置建议的书面文件，他们的陪伴人员需要熟知所有这一切。

出发当天患者应该在登机前保持良好的休息，并进行简单的评估，如不过度进食、避免镇静剂、酒精、咖啡因（可能引起利尿）和着装是否合适。此外，在超过 1~2 小时的航班上，患者应站起来，定期活动他们的腿部肌肉，以避免形成深静脉血栓的风险。如果飞行时间超过 6~8 小时，建议乘客穿戴弹力袜或使用低分子肝素，特别是对于有静脉血栓栓塞疾病危险因素乘客。尚没有证据表明阿司匹林能降低这种情况下的风险[70]。

这些安排大多数需要由旅客方来组织安排。因此，需要旅客有携带氧气旅行的经验或相关知识，或者是在这方面有丰富经的旅行社。大多数旅行者应该购买额外的旅行取消保险和医疗航空运输保险，特别是在国外旅行。整个过程看似艰难，但如果是由有经验的旅行者来做这些安排可以相对方便一些[2]。

旅行中医疗设备的携带和医疗保健的法律观念

任何承运人都要确保为乘客提供安全

的旅行。因此，航空承运人拒绝他们认为不适合乘飞机旅行的乘客是有道理的[5]。

一旦有乘客在飞行中发病，航空司乘人员常常向任何可能在该航班上乐善好施的医生寻求帮助[54, 61]。一项对 577 名飞行中死亡者的调查发现，在 43% 的病例中，航班上的医生提供了医疗援助[52]。然而，一项对 42 名医生对飞行中紧急情况作出反应的调查发现，他们对此项志愿服务有一定程度的保留，主要是因为医生认为紧急救治在他们的专业领域之外[74]，其次是因为医学法律，不同国家之间差别很大[54]。如在英国和美国的法律制度中，医生没有向陌生人提供援助的法律义务，而一些欧洲国家则认为，即使该医生不具备"合格"的资质提供所需的医疗服务，如果他没有及时提供援助也属于犯罪行为。而且，即使具备合格资质的医生也可能不知道在高海拔可能影响诊断和治疗的各种生理变化[54]。此外，如此前报道过的伦敦法律纠纷事件那样，关于医生是否应该就给予的服务获得报酬尚无共识[75]。许多医生认为，他们的服务没有得到承认，而且没有人努力帮助他们处理自己的矛盾情绪，特别是当乘客在急救中死亡时[54, 61, 76]。也有人说医生每天都在面临着困难的决策，应该在心理上有应对这种压力的能力[15]。

1986 年以来，FAA 要求美国国内航空公司备有包括血压计、听诊器、口咽气道和各种药物（肾上腺素、苯海拉明、50% 葡萄糖和硝酸甘油片）的医疗设施以及说明书[55]。许多主要的国内航空公司现在配备了心脏除颤器，并训练他们的员工正确使用它们，以及基础生命支持和高级生命支持方法。虽然 FAA 并无此要求，这些变化也得到记者们广泛报道，设备的普及有助于提高救助水平。这种设备造成了有利或是有害的影响尚未确定[54, 55]。这与在飞行中发生致命紧急医疗事件的极低的发生率有关[52, 55]。

科技依赖的肺疾患者的海平面旅行

邮轮

邮轮行业至今没有统一的政策，大多数邮轮线路允许患者自己带上自己的设备，包括氧气罐，而不收取费用[71]。参加国际航行的患者可以租用氧气罐，这通常需在出发前 4 周以上提前提出要求。允许患者携带自己的设备解决了旅行用氧的一个问题，但这些患者经常需要飞往邮轮，因此仍然需要解决航空用氧问题。如果患者在行程中需要连续补充氧气或便携式氧气，则需要预先安排适当的设备来补充他们的氧气罐。因此，患者需要联系他或她的氧气供应商并提供旅行的线路，以确保船停靠岸边时氧气供应商能够及时提供氧气以填充氧气罐[2]。

患者在预订邮轮时需要与其旅行社密切合作，发送详细信函到邮轮公司，确认邮轮的日期和目的地、客舱号码、需要携带的设备、此类设备的电气要求、是否需要使用的轮椅，以及可能需要的任何电气设备（如雾化器、持续气道正压通气机、振动器或抽吸装置）的电源[2]。此外，考虑周全的旅行社还需要了解邮轮在这次航行前是否有刷新过船舱或铺上新地毯，因为这可能会对患者产生不利影响。乘客应该准备一份包含本地氧气供应商姓名和电话号码的文件，以便进一步详细说明并要求确认所有安排已经完成。

海上旅行不会遇到低压缺氧的问题，因为旅行是在海平面的。但可能发生晕船，这可能会对患者的整体医疗状态产生不利影响。可以采取适当的措施来防止这种情况的发生。然而，用于预防晕船的许多药物有心血管和干燥的副作用，需要在出发前与患者的医生进行讨论。患者还应要求船舶的电梯附近和非吸烟区域的舱室。大多数大型游轮都有医疗人员在船上提供帮助。然而，大多数运营商是国外的，因此医疗保健人员的专业水平以及所携带的医疗设备的质量存在差异[77]。最近，邮轮航线已经开始与医疗咨询团队合作，可以通过卫星接入以帮助诊断和治疗患者。如果患者能提供他们的病史、用药和建议的摘要，这将变得更加容易。

美国海岸警卫队有一个危险材料管理条例（202-267-1577），同时交通部也根据 DOT-E 9856（202-366-4535）条例进行管理，规定了航海用氧气的具体事宜[71]。

私家汽车

需要吸氧和其他医疗技术支持的患者经常会选择私家车或休闲车辆旅行[15]。大容量的储氧罐可以固定在后座或经过适当改造的私家车或休闲车上。在后者，也可以使用氧气压缩机，但建议备用便携式供氧系统以在万一发生车辆故障或事故时使用。患者需要与氧气供应商作出安排以便在整个旅程中获得氧气填充。因此，旅行应在正常的营业时间完成[2]。此外，当患者及其同伴将氧气罐放置在车辆的后备箱或后部时，需要警告他们不要让其过热，并确保易燃材料不会接近。氧气压缩机不仅在休闲车辆上方便携带，也可以移到大多数汽车旅馆和酒店房间。如果患者需要到更高的海拔旅行，需要对氧气流量进行调整，则需要在出发前听取他们的医生的建议。

公共汽车和火车

大多数长途巴士运输商和商业铁路允许乘客使用自己的便携式氧气罐旅行，而且经常使用氧气罐进行长途旅行[71]。与其他交通形式一样，在出发前需要与承运人作出安排。此外，应事先寻找在公共汽车或火车的非吸烟区域的座位。每位承运人对于可以装载多少氧气罐作为行李有一定限制。建议给旅客提供额外的备用氧气，并且让他或她熟悉如何使用并维护这些设施（如果出现意外问题）。

使用先进的医疗技术出行

越来越多的患者在家中连续或夜间使用便携式呼吸机。越来越多的患者依赖于完全或部分的无创机械通气[3]。与便携式氧气的要求类似，关于在飞机和船舶上使用呼吸机的政策随每位承运人而不同。通常，允许便携式呼吸机在飞行中使用，但必须能够安置在旅行者前面的座位下方，由电池供电[71, 78]。有些欧洲航空公司有电源可供连接使用，但即使如此，仍需要有备用电池，特别是对于依赖辅助通气患者。类似地，无创呼吸机支持装置，如双水平气道正压力装置，也需要电适配器或电池。有研究发现，呼吸机的输出潮气量和流速的准确度，包括连续气道正压通气量，可能会在高海拔因低 P_B 而改变[79]。高海拔较低的气体密度会改变呼吸机进行压力计算的能力。因此，在空中飞行之前需要考虑这种问题并做好调整。同样地，如 Boyle 定律所示，气管插管或气管切开管的充气气囊在飞机飞行中会扩张，这可能会对患者造成危害，替代方法是使用盐水来代替空气充盈气囊[80]。

已有使用民用飞机将晚期肺疾病患者转运到有肺移植或肺血栓内切除术能力的医疗中心的报道[80, 81]。这种飞行需要飞机上有 6~9 个座位，以便患者的床可以放在座位上方，并且为随行的医务人员（通常是重症护理护士和医生）提供足够的空间[80]。由于飞行中 P_B 较低，如果患者的血流动力学状态难于维持，则需要通过电池供电的注射泵调节静脉输液，以确保药物正确输送。此外，吸入的 FIO_2 在飞行前或飞行期间需要根据 SpO_2 或呼气末 CO_2 监测结果进行调整。有些航空承运人不允许在机上使用抽吸设备，因为它可能干扰飞机导航系统，这需要引起注意。此外，需要进行详细的计算，以便携带足够的氧气，特别是在较长的航班上。即使这些复杂的患者可以安全地经民用飞机运输[80, 81]，但在可行的情况下仍然建议使用合格的空中救护服务来转运这些患者。

（张芳芳 译　区泳儿　周露茜 校）

参考文献

1. Harding RM, Mills FJ: Medical aspects of airline operations. I. Health and hygiene, BMJ 286:2049-2051, 1983.
2. Petersen P: Good if not great travel with oxygen, Charlotte, NC, 1996, Raven.
3. Make J, Hill NS, Goldberg AI et al: Mechanical ventilation beyond the intensive care unit, Chest 113(suppl):289S-344S, 1998.
4. Rodrigues JC, Ilowite JS: Pulmonary rehabilitation in the elderly patient, Clin Chest Med 14:429-436, 1993.
5. Mills FJ, Harding RM: Fitness to travel by air. I. Physiological considerations, BMJ 286:1269-1271, 1983.
6. Weinberger SE: Principals of pulmonary medicine, Philadelphia, Pa, 1992, WB Saunders, p 16.
7. Hultgren H: High altitude medicine, Stanford, Calif, 1997, Hultgren Publications, Section 3, p 9.
8. Cottrell JJ: Altitude exposure during aircraft flight: flying higher, Chest 92:81-84, 1988.
9. West J, Hackett P, Maret K et al: Pulmonary gas exchange on the summit of Mt. Everest, J Appl Physiol 55:678-687, 1983.
10. Coates G, Gray G, Mansell A et al: Changes in lung volume, lung density, and distribution of ventilation during hypobaric decompression, J Appl Physiol 46:752-755, 1979.
11. Zaugg M, Kaplan V, Widmer U et al: Fatal air embolism in an airplane passenger with a giant intrapulmonary bronchogenic cyst, Am J Respir Crit Care Med 157:1686-1689, 1998.
12. Neidmart P, Suter PM: Pulmonary bulla and sudden death in a young aeroplane passenger, Intensive Care Med 11:45-47, 1985.
13. Gil HS, Stetz FK, Chong K et al: Nonresolving spontaneous pneumothorax in a 38-year-old woman, Chest 110:835-837, 1996.
14. Block ER: In: Fishman AP, ed. Update: pulmonary diseases and disorders, New York, 1982, McGraw-Hill, pp 349-365.
15. Krieger BP: Travel for the technology-dependent patient with lung disease, Clin Pulm Med 2:1-29, 1995.
16. Lenfant C, Sullivan K: Adaptation to high altitude, N Engl J Med 284:1298-1309, 1971.
17. Harding RM, Mills FJ: Problems of altitude. I. Hypoxia and hyperventilation, BMJ 286:1408-1410, 1983.
18. Gong H: Air travel and oxygen therapy in cardiopulmonary patients, Chest 101:1104-1113, 1992.
19. Graham WGB, Houston CS: Short-term adaptation to moderate altitude: patients with obstructive lung disease, JAMA 240:1491-1494, 1978.
20. Schwartz JS, Bencowitz H, Moser KM: Air travel hypoxemia with chronic obstructive pulmonary disease, Ann Intern Med 100:473-477, 1984.
21. Roeggla G, Roeggla H, Roeggla M et al: Effect of alcohol on acute ventilatory adaptation to mild hypoxia at moderate altitude, Ann Intern Med 122:925-927, 1995.
22. Phillips BA, McConnell JW, Smith MD: The effects of hypoxemia on cardiac output: a dose—response curve, Chest 93:471-475, 1988.
23. Sackner MA, Hoffman RA, Stroh D et al: Thoracocardiography. 1. Noninvasive measurement of changes in stroke volume comparison to thermodilution, Chest 99:613-622, 1991.
24. Gong H: Advising COPD patients about commercial air travel, J Respir Dis 5:28-39, 1984.
25. Berg BW, Dillard TA, Derderian SS et al: Hemodynamic effects of altitude exposure and oxygen administration in chronic obstructive pulmonary disease, Am J Med 94:407-412, 1993.
26. Christopherson JK, Hlasita MD: Pulmonary gas exchange during altered gas density breathing, J Appl Physiol 52:221-225, 1982.
27. Marshall C, Marshall B: Site and sensitivity of hypoxia pulmonary vasoconstriction, J Appl Physiol 55:711-716, 1983.
28. Hultgren H: High altitude medicine, Stanford, Calif, 1997, Hultgren Publications, p 475.
29. Wilmshurst PT, Byrne JC, Webb-Peploe MM: Relation between interstitial shunts and decompression sickness in divers, Lancet 2:1302-1306, 1989.
30. Moon RE, Camporesi EM, Kisslo JA: Patent foramen ovale and decompression sickness in divers, Lancet 1:513-514, 1989.
31. Yaron M, Alexander J, Hultgren H: Low risk of myocardial ischemia in the elderly at moderate altitude, J Wilderness Med 6:20-28, 1995.
32. Hultgren H: High altitude medicine, Stanford, Calif, 1997, Hultgren Publications, p 429.
33. Mosso A: Life of man on the high alps, London, 1989, Fisher Unwin, p 44.
34. West JB, Peters RM, Aksner G et al: Nocturnal periodic-breathing at altitudes of 6,300 and 8,050 m, J Appl Physiol 61:280-287, 1986.
35. Honigman B, Theis MK, Koziol-McLain J et al: Acute mountain sickness in a general tourist population at moderate altitudes, Ann Intern Med 118:587-592, 1993.
36. Larson EB, Roach RC, Schoene RB: Acute mountain sickness and acetazolamide: clinical efficiency and effect on ventilation, JAMA 248:328-332, 1982.
37. Cain SM, Dunn JE: Low doses of acetazolamide to aid accommodation of men to altitude, J Appl Physiol 21:1195-2000, 1966.
38. Birmingham Medical Research Expeditionary Society Mountain Sickness Group: Acetazolamide in the control of acute mountain sickness, Lancet 1:180-183, 1981.
39. Liebman J, Lucas R, Moss A et al: Airline travel for children with chronic pulmonary disease, Pediatrics 57:408-410, 1976.

40. Shillito FH, Tomashefski JF, Ashe WF: The exposure of ambulatory patients to moderate altitudes, Aerosp Med 34:850-857, 1963.

41. Gong H: Air travel and patients with chronic obstructive pulmonary disease [editorial], Ann Intern Med 100:595-597, 1984.

42. Latimer KM, O'Byrne PM, Morris MM et al: Bronchoconstriction stimulated by airway cooling, Ann Rev Respir Dis 128:440-443, 1983.

43. Mattson ME, Boyd G, Byar D et al: Passive smoking on commercial airline flights, JAMA 261:867-872, 1989.

44. de la, Hoz RE, Krieger BP: In Rom WN, editor: Dysbarism, ed 3, Philadelphia, 1998, Lippincott-Raven, pp 1359-1375.

45. Wade JF, Mortenson R, Irvin CG: Physiologic evaluation of bullous emphysema, Chest 100:1151-1154, 1991.

46. Travaline JM, Addonizio P, Criner GJ: Effect of bullectomy on diaphragm strength, Am J Respir Crit Care Med 152:1697-1701, 1995.

47. Kenyon TA, Valway SE, Ihle WW et al: Transmission of multidrug-resistant *Mycobacterium tuberculosis* during a long airplane flight, N Engl J Med 334:933-938, 1996.

48. Cruickshank J, Gorlin R, Jennett B: Air travel and thrombotic episodes: the economy class syndrome, Lancet 2:497-498, 1988.

49. Ferrari E, Chevallier T, Chapelier A et al: Travel as a risk factor for venous thromboembolic disease: a case–control study, Chest 115:440-444, 1999.

50. Toff WD, Jones CI, Ford I et al: Effect of hypobaric hypoxia, simulating conditions during long-haul air travel on coagulation, fibrinolysis, platelet function, and endothelial function, JAMA 295:2251-2261, 2006.

51. Lapostolle F, Surget V, Borrin SW et al: Severe pulmonary associated with air travel, N Engl J Med 345:779-783, 2001.

52. Cummins RO, Chapman PJC, Chamberlain DA et al: In-flight deaths during commercial air travel: how big is the problem? JAMA 259:1983-1988, 1988.

53. Cummins RO, Schubach JA: Frequency and types of medical emergencies among commercial air travelers, JAMA 261:1295-1299, 1989.

54. Mills FJ, Harding RM: Medical emergencies in the air. I. Incidence and legal aspects, BMJ 286:1131-1132, 1983.

55. Cottrell JJ, Callaghan JT, Kohn GM et al: Inflight emergencies: one year of experience with the enhanced medical kit, JAMA 262:1653-1656, 1989.

56. Speizer C, Rennie CJ III, Breton H: Prevalence of in-flight medical emergencies on commercial airlines, Ann Emerg Med 18:26-29, 1989.

57. Skjenna OW, Evans JF, Moore MS et al: Helping patients travel by air, CMAJ 144:287-293, 1991.

58. Krieger BP: Oxygen in the air, Emerg Med 29:77-82, 1997.

59. Gong H, Tashkin DP, Lee EY et al: Hypoxia–altitude simulation test, Am Rev Respir Dis 130:980-986, 1984.

60. Bjorkman BA, Selecky PA: High-altitude simulation at rest and exercise to determine oxygen therapy needs in hypoxemic patients during airplane travel: a community hospital experience [abstract], Chest 94(suppl):31S, 1988.

61. AMA Commission on Emergency Medical Service: Medical aspects of transportation aboard commercial aircraft, JAMA 247:1007-1011, 1982.

62. Schwartz J: Hypoxemia during air travel [letter], Ann Intern Med 112:147-148, 1990.

63. Naughton MT, Rochford PD, Pretto JJ et al: Is normobaric simulation of hypobaric hypoxia accurate in chronic airflow limitation? Am J Respir Crit Care Med 152:1956-1960, 1995.

64. Dillard TA, Berg BW, Rajagopal KR et al: Hypoxemia during air travel in patients with chronic obstructive pulmonary disease, Ann Intern Med 111:362-367, 1989.

65. Dillard TA, Rosenberg AP, Berg BW: Hypoxemia during altitude exposure: a meta-analysis of chronic obstructive pulmonary disease, Chest 103:422-425, 1993.

66. Apte NM, Karnad DR: Altitude hypoxemia and the arterial-to-alveolar oxygen ratio [letter], Ann Intern Med 112:547-548, 1990.

67. Cramer D, Ward S, Geddes P: Assessment of oxygen supplementation during air travel, Thorax 51:202-203, 1996.

68. Kelly PT, Swanney MP, Seccombe LM et al: Air travel hypoxemia vs the hypoxia inhalation test in passengers with COPD, Chest 133:920-926, 2008.

69. Green RL, Huntsman RG, Serjeant GR: Sickle-cell and altitude, BMJ 4:593-595, 1971.

70. Possick SE, Barry M: Evaluation and management of the cardiovascular patient embarking on air-travel, Ann Intern Med 141:148-154, 2004.

71. Stoller JK: Travel for the technology-dependent individual, Respir Care 39:347-362, 1994.

72. Gong H: Air travel and altitude in hypoxemic patients, Pulm Perspect 6:8-12, 1989.

73. American Association for Respiratory Care (AARC): Requirements for traveling with oxygen, Dallas, Tex, 1992, AARC.

74. Hays MB: Physicians and airline medical emergencies, Aviat Space Environ Med 48:468-470, 1977.

75. Goldsmith C: Is there a doctor on the plane? Yes, if he can bring his bill pad, Wall Street Journal, October 8, 1998:B1.

76. Wakeford R: Death in the clouds, BMJ 293:1642-1643, 1986.

77. Perrin W: Cruise ships and medical care, Condé Nast Traveler 1994;December:37-46.

78. Lifecare: Heading south this winter? Tips for traveling with a ventilator. In Alert: new ideas in respiratory care, Lafayette, Colo, November/December 1993, Lifecare.

79. Fromm R, Varon J, Lechin AE et al: CPAP machine performance and altitude, Chest 108:1577-1580, 1995.

80. Wachtel AS, Allen HN, Lewis HI: Aeromedical transport of the mechanically ventilated patients, J Intensive Care Med 12:310-315, 1997.

81. Kramer MR, Jakobson DJ, Springer C et al: The safety of air transportation of patient with advanced lung disease: experience with 21 patients requiring lung transplantation or pulmonary thromboendarterectomy, Chest 12:310-315, 1995.

第30章

肺康复项目管理

专业技能

完成本章学习，读者将了解以下内容：

◆ 肺康复的主要议题

◆ 描述肺康复的核心内容

◆ 列举 COPD 及需要肺康复的其他适应证

◆ 阐述肺康复项目的目标、持续改进以及愿景

◆ 了解可用于肺康复的医疗经费来源及其在肺康复中的作用

◆ 记录肺康复的过程、疗效及所需费用

肺康复项目主管首先需了解肺康复机构的使命、愿景和价值观，服务范畴和肺康复项目相关的客户（如患者、家属、医务工作者和其他相关部门）。康复项目管理包括各种信息和数据的管理，评估机构和工作人员的绩效，监管和认证机构和支付系统。由于美国医疗保险政策及第三方支付的限制，康复相关的收费总是比较困难。

概况

肺康复范畴

自从 1974 年美国胸科医师协会（ACCP）提出肺康复概念、2007 年与美国心血管和肺康复协会（AACVPR）联合颁布以循证为基础的肺康复临床实践指南以来，接受肺康复的患者人数越来越多，并且取得了疗效[1-6]。框 30-1 罗列的是以循证为

基础的肺康复发展的过程。通过世界各国的政府机构、临床工作者的坚持不懈的努力，肺康复将成为 21 世纪慢性肺部疾病患者的临床管理、健康维持和疾病预防的重要组成部分。

　　根据已经出版的指南和联合声明，全面的肺康复计划应包含：患者的评估、教育和训练，运动疗法，心理干预，长期依从性的促进，以及每项内容的评估及效果评价。建立每项内容的患者目标并持续巩固。肺康复不是一个单纯的运动项目或教育项目，而是一个个体化的、多学科参与的综合项目，通过评估、患者教育、运动、心理干预和长期依从的促进以满足肺部疾病患者的各种特定需求。

　　COPD 患者是肺康复的主要受益人群[7]，当前肺康复的适用范围已扩展到其他慢性肺疾病的患者[1, 2, 4, 5, 8]。吸烟是 COPD 患者最常见的致病因素，鼓励和支持戒烟在肺康复中至关重要。对危险因素的了解以及识别高危人群同样应成为肺康复项目的重要内容。尽管神经肌肉疾病胸廓疾病是不能治愈的，但支持疗法可以改善患者生活质量。在各种慢性疾病患者的支持疗法中肺康复都应是不可缺少的组成部分[9]。肺康复对囊性纤维化患者极为有益。框 30-2 列举了肺康复的适应证，对这些患者传统治疗以外的延续治疗给康复专家带来了挑战。

　　肺康复对患者的评估、运动训练、心理干预及依从性促进的综合措施都是相同的。但每一患者的康复计划必须个体化，以满足具体患者的不同需求，所以需要根据病情特点进行肺康复计划设计。创新的

措施也亟待开发，以面对非传统性疾病的挑战。慢性肺部疾病的管理需贯穿患者的整个生存时期，肺康复必须成为慢性肺疾病患者的管理措施中的一个组成部分，以早期识别和进行干预[10-12]。

框 30-1	以循证为基础的肺康复发展的过程

1974 ACCP 提出肺康复定义

1981 ATS：肺康复的财务预算

1990 AACVPR 具有理论依据的肺康复意见书

1993 AACVPR 第一份肺康复指南

1994 国立健康研究院（NIH）工作坊总结：肺康复新定义

1997 ACCP/AACVPR 肺康复指导小组：循证医学指南

1997 ERS 工作小组报告：COPD 患者肺康复入选标准

1998 AACVPR：肺康复指南第二版

1999 ATS：肺康复的官方声明

2000 AARC：肺康复临床实践指南

2001 GOLD 成立，由 NHLBI、NIH、USA 和 WHO 组成

2001 BTS 肺康复规范（肺康复亚组）

2002 AARC：肺康复临床实践指南

2004 AACVPR：肺康复指南第三版

2004 ATS/ERS COPD 患者的诊断和管理标准

2005 GOLD 工作报告：每年更新

2006 ATS/ERS 肺康复声明

2007 ACCP/ASCVPR 联合发布以循证医学为基础的肺康复临床实践指南

AACVPR，美国心血管和肺康复协会；AARC，美国呼吸治疗协会；ACCP，美国胸科医师协会；ATS，美国胸科协会；COPD，慢性阻塞性肺疾病；ERS，欧洲胸科协会；GOLD，全球 COPD 倡议；NHLBL，国家心、肺、血液病研究院；NIH，国立健康研究院；RP，肺康复

框 30-2	传统和非传统的肺康复适应证

阻塞性疾病
- 哮喘
- 喘息性支气管炎
- 慢性支气管炎
- 肺气肿
- 慢性阻塞性肺病
- 支气管扩张
- 囊性纤维化
- 闭塞性细支气管炎

限制性疾病
- 肺间质纤维化
- 风湿性肺疾病
- 胶原 – 血管疾病导致的肺部疾患
- 职业性肺病
- 环境因素导致的肺疾病
- 结节病
- 脊柱侧弯
- 脊椎炎
- 帕金森病
- 脊髓灰质炎综合征
- 脊髓侧索硬化
- 膈肌病变
- 多发性硬化

其他疾病
- 尼古丁成瘾
- 肺癌
- 原发性肺动脉高压
- 胸部手术
- 肺移植术前 / 术后
- 肺减容术 – 术前 / 术后
- 机械通气依赖
- 小儿肺部疾病
- 肥胖症
- 睡眠呼吸暂停
- 原发性肺结核

中，并非所有成员均需要对患者进行评估，但如果患者表现了某方面功能的下降，相关的专家即会对其进行干预。多学科团队的构成取决于患者的需求和可利用的资源，团队中的每个成员均应具备评估、训练、评价、记录和给予适宜的居家建议的能力。肺康复项目是否成功取决于团队成员的才能和努力，肺康复是团队运作而不是个人行为。

框 30-3	肺康复项目跨学科团队的组成*

患者
全科医生
医疗主管
项目组织者
呼吸治疗师 / 技师
注册或持执照的职业治疗护士
物理治疗师
职业治疗师
运动生理学家
营养师
社会工作者
临床心理学家
精神病学家
牧师或教士
言语治疗师
娱乐治疗师
肺功能技师
志愿者
居家照顾者
商业代表
职业康复顾问

*在对患者进行评估后方可决定需要哪类专业人员，并不一定需要上述所有种类的专业人员

组织机构

多学科团队

肺康复得益于多学科专家的共同努力，不同专业的成员应用自己的专业特长对患者进行评估、治疗和随访[1]。框 30-3 列举了所有相关的专科及成员。在肺康复项目

项目主管

肺康复的项目由指定的行政管理人员负责。项目负责人应具备丰富的临床经验，并具备肺部疾病的诊疗专长。项目负责人必须对肺康复的目标充分理解，并在医疗主管的指导下执行方案。项目主管的职责

在于项目的进程、管理、运作、教育和研究。项目主管是联系起团队的一根纽带，患者治疗项目的辅助者、领导者、教育者和沟通者。

医疗主管

肺康复的医疗主管应是持有执照的呼吸专科医生，并且对慢性肺部疾病的诊治有浓厚的兴趣。在医疗机构中，医疗主管，作为医务人员的代表，有责任遵循联邦、州政府的政策以及联合委员会（TJC）的要求。医疗主管应通过评估、患者教育和运动训练来随时调整项目中应包含的具体措施。

医疗主管负责向项目主管提供专业的医疗建议。医疗主管的呼吸专科背景在肺康复项目中的每个环节都至关重要。医疗主管应对项目的目标、目的、各项要求、过程和流程进行评估和认定，是康复项目应包含的措施的决策者。医疗主管应参与到患者的诊断和损伤程度的判断。医疗主管应对当前最前沿的指南充分了解，并促使项目中的成员将指南中的更新内容纳入到项目中。在患者开始进行康复时，医疗主管就应对康复项目中的具体措施做好改进的充分准备，因为患者的医疗情况随时可出现变化，而医疗状况的变化可能阻碍肺康复项目的持续实施。

由于肺康复适应证已扩展至非 COPD 类的疾病（见框 30-2），肺康复项目团队中医疗主管的作用愈来愈重要。如间质性肺病的患者在运动中可能需要高流量的氧疗；囊性纤维化的患者应尽量避免感染性事件的发生。在肺康复应用于非传统类的疾病的情况下，医疗主管应与其他成员紧密协作，建立合适的规范和流程。医疗主管应积极参与肺康复项目的质量改进。

医疗主管不仅是肺康复患者教育的重要资源，同时也是项目中其他成员继续教育的导师。医学生、住院医师和胸科医生应在医疗主管的监管下积极地参与到肺康复项目中。医疗主管应是临床研究执行者，并且是医院、社区肺康复的倡导者。医疗主管应与政府和私人保险机构其同努力，提高对肺康复的支付额度。

信息和数据管理

数据管理

数据记录有三个作用：医疗信息、费用及支付和为项目提供可持续的管理措施的改进的信息。医疗信息和账单信息通常被重点关注，而管理措施的改进则往往被忽略。质量改进（QI）措施被认为是"数据驱动的"。这个词指的是数据是论点的支持依据。如何知道我们做得好与不好？质量改进的决策是根据知识、确认的事实、数据和对统计学分析的理解而作的。数据常被用来证明问题是否存在，如客户投诉医生在从事康复项目时的问题，数据可用来判断投诉的真实性。这种方法便于管理者来关注被证实的问题，这些问题的发生率往往比其他问题的发生率更高。数据的重要性还在于评价实施改进前后的差别，数据可以说明问题是否存在以及证实改进的效果。

患者医疗记录

医疗信息的技术发展十分迅速，其最终目标是确保患者安全和改进医疗质量。计算机系统的应用很大程度上减少了错误的发生和效率的提高。

在肺康复项目中患者信息的记录需要具体、简洁、重点突出并且应用标准术语。手写和计算机生成的病历促使了患者信息的准确性。每个机构都有医疗记录的管理制度[14, 15]，病案管理部门备有详尽的说明。医疗记录能改善项目中各专科人员的沟通和患者治疗方案的延续。肺康复资料的记录是唯一能说明对机构为患者提供了适宜的康复措施，且这些措施是根据标准执行的。不管病历书写有多麻烦，我们都必须做，病历要写得尽量简洁明了容易被阅读。患者的康复病历是重要的医疗文书，在法庭上具有法律效力。

康复病程录是与肺疾病患者有关的医学事实和批判性思维的储存库，必须简洁，它是一种患者状况和相关医务人员之间的媒介。病程录必须具有可读性、容易被理解、完整、精确，用黑色墨水书写。多学科病程录必须足够灵活，以逻辑地体现治疗期间发生的事情，记录治疗期间发生的一系列事项在案并全面问责，要有详尽的记录者信息和记录时间。多学科团队成员应熟悉医疗机构标准化的计算机信息系统，获得并整合患者的各种信息，使医疗文书更有效率。

计算机化的信息系统减少了手工采集、书写的麻烦，节约了各科成员的时间，使他们有更多时间来照顾患者。手写的医疗记录，只能是一个人在一个位置，在一个时间点，容易表达不清，有时难以辨认，数据采集耗时耗力。医疗文书由各自为政的手写过渡到自动化跨学科的文档系统是一项伟大的举措，通过计算机开发的虚拟病历系统省时省力，且信息全面。

目前有三种病历记录方法：传统方法、问题导向记录法（POMR）和计算机记录法[14]。

传统方法

传统记录（方块图或溯源记录）被分为几个特定部分，包括入院单、医嘱单、病程录、病史和体格检查、药疗单、检查报告、诊疗计划和出院小结。这种记录格式简单易行，但是在监测具体问题/事件时比较困难。

问题导向记录法

POMR，在 Weed 系统发明后被认可。

POMR 用于系统的收集临床数据，整合评估内容和选择/确定一种治疗方案，以及对原有计划的变更。POMR 由四部分组成：数据库、问题清单、过程记录和计划。不同机构的记录格式略有不同。在肺康复的 POMR 中，数据库的内容包括既往史、多学科人员完成的综合评估和检验结果。数据库是设计个体化患者项目的基础。问题清单是动态的，被删掉的和新增的均要注明。目标和结局是基于问题清单产生的，并且被过程记录所支持。过程记录中的病程记录可以用 SOAP 的格式进行编辑，内容包括主观、客观、评估和计划。

SOAP 病程记录较为简洁，主观信息来自于接受肺康复的患者、家庭成员和其他相关人员。客观信息来自于真实地记录和整理多学科成员的评估，观察和检查结果。评估是评判性的分析主观、客观资料的结果。行动计划包括治疗和解决这一问题的步骤，实施该计划的具体措施。并评估治疗反应，进一步修改治疗计划。

医疗记录需要团队成员的批判性思维[16]。批判性思维是有针对性的判断调节过程。这样的思维是根据循证医学证据、环境因素、理念、方法和标准来进行的。将来患者的医疗记录将成为治疗方案，临床路径，因为医疗记录是高质量数据的基础。精确、细致的医疗记录是不可磨灭的证据，具有法律效应。

项目运行

规范和流程

肺康复的规范和流程是项目实施的具体要求，团队的成员必须掌握。它对肺康复项目所提供的服务、流程进行了详尽的描述，并得到联合委员会的认可。框 30-4 是一个肺康复项目建设内容表。

| 框 30-4 | 肺康复项目建设内容表 |

组织结构
　肺康复服务
　组织计划
服务范畴
　服务范畴和人员计划
　行政规范和操作流程
　信息管理 / 病历
　预算
　患者的权利
　机构使命、愿景和价值观
　肺康复的使命和价值
　美国残疾人法案
　宣传教育
　安全性
　流行病学、概况、定义及原则
　项目说明
　有关吸烟的规定
　项目管理 / 转诊
　患者评估标准和选择
　患者的目标
　运动计划
　运动器械的安全指南
　氧疗指征；滴定和氧疗对照表
　突发事件的管理
　家庭运动处方
　记录文书
　出院标准
　长期依从性
　预后
　维持性的运动项目
　门诊患者安全 / 突发事件管理
　工作人员守则
　患者 / 家庭成员培训 / 教育
　团队工作人员教育能力的培训
　国家制订的定义和指南
　•ACCP/AACVPR 循证医学指南
　•lNIH 定义
　•ATS 声明
　•医疗保险手册

设备的清洁
空间、设施要求
户外设施及服务
入职培训
　入职培训规范
　着装要求
　运动教练入职培训
　各专业治疗师的入职培训
　志愿者培训及清单
培训方案
　员工培训规划
　员工培训计划
　培训记录表
　员式技能 / 能力
　运动专家的技能 / 评估
　多学科团队人员的技能 / 评估
注册 / 中介 / 合同 / 学生
　临聘 / 正式员工人事政策
　临聘 / 正式员工定位政策
　员工合同政策
　临聘 / 正式员工能力评估报告
　呼吸科学生的轮转职责和目标
　呼吸专科医生的轮转职责和目标
绩效改进
　CQI 计划
　绩效改进
工作职责
　项目主管职责
　肺康复呼吸治疗师 Ⅱ~ Ⅳ职责
　运动专家职责
　医疗主管职责
　多学科团队成员职责
　•物理治疗师
　•营养师
　•药师
　•社会工作者
　志愿者职责
员工会议纪要
　服务规范

*AACVPR，美国心血管和肺康复协会；ACCP 美国胸科医师协会；ATS 美国胸科协会；CQI，持续质量改进；NIH 国立健康研究院

选址、设施、设备和人员配备

肺康复项目通常在医院里进行，可在院内呼吸治疗科、康复科、心血管和康复科开设或由上述科室联合开设。联合科室可增加项目的多样性和满足多专科患者的需要，并且可能增加收益降低人员成本。除了医院内的肺康复项目，也可以开设门诊项目和综合性康复机构，场地选择根据患者的便利性，环境的安全性，和医疗、急诊机构的布局决定。框 30-5 列出了可能进行肺康复的场地。

设施和设备的选择必须符合州政府的安全标准。框 30-6 列举了肺康复所需的基本设施[1]。除了合理的设施和设备，成功的肺康复项目都需要多学科成员的合作，以及充满信心，以热情和积极向上的态度来达到肺康复的目标。

肺康复项目通常以小组或一对一的形式进行。AACVPR 的最低人员配置要求是：1 名医生，1 名护士，肺康复主管，至少 1 位肺康复专家（也可以是项目主管）。治疗性运动项目中，每 4 位患者至少要有 1 名肺康复专家。严重肺部疾患患者可能需要一对一的人员配备。对于教育项目，每 8 位患者可共用 1 位专业人员，除非患者需要一对一的教育才能有效。每个机构应确认当地是否有支持肺康复的支付系统的覆盖，以支付人员费用并且得到报销。

质控

认证机构、TJC、支付单位（医疗保险、蓝十字会）、供应商负责对结果进行记录。专业的记录方式有助于用大家所接受的、标准化的工具对结局进行评价。参见第 21 章，其对肺康复评价的工具进行了具体的阐述。

目标管理

目标管理是一种记录的形式（见框 30-7）。参与目标管理和对临床结果的跟踪（TJC 要求）是成功的项目管理所必需的[17]。目标管理和质量改进密不可分。在过去，目标管理更多的是依赖于专家的主观鉴定，如今，照护的目标管理可以通过可测量的反映过程 - 照护的绩效指标来衡量[18]。目标管理的特点是成果的卓越性是可分等级的，具有可被证明、可及和可重复的特点，并且需要预先设定标准。是从客观的、可重复和可预测的数据中衍生出来的。因此，绩效水平高的照护提供者才有资格参与卓越性分级。目标管理是组织高效运行的标志。肺康复项目的目标管理目的是实现经济有效的管理和最佳的实践，并使患者获得更好的生活质量。

框 30-5　肺康复的场地选择

住院病区
　急重症住院期间
过渡病房
康复医院
门诊
医院的门诊部
　医生办公室
　门诊部门
　护理机构
　亚急性医疗机构
　长期照护机构
综合康复门诊
　共享康复项目（如心脏康复）
其他选择
　门店
　居家
　健身房或水疗中心
　保健中心
　老年活动中心
　当地高中或社区学院
　成人教育中心
　宗教场所
　俱乐部的会议厅

框 30-6　肺康复项目的基本设施

地理位置

宽敞的停车场，有残障车道

有电梯通道

没有安全隐患

项目实施场所

有饮水 / 饮料区域，便于取用

卫生间（有残疾人专用间，呼救系统）

教室：包括教室面积、环境和通道是否合理

运动设施：空间，通风，安全

临床评估的区域

ADL 设施：教授下厨、上床等，评估 / 训练

患者日常生活中能力

服务场所管理

患者资料的保密

患者隐私

向患者介绍《权利法案》

急救设备：（包括氧源；转运设备；简易呼吸器，

急救箱，支气管扩张药物，标准除颤设备或

AED）

氧源，转运设备和用具，血氧饱和度监测设备

设备的存储空间

洗手设施：抗菌 / 无水皂

环境事务

灯光，室内温度，通风

去除化学性物质的味道，如香水味等

危险物品的储存、放置符合要求

ADL，日常生活评分；AED，自动体外除颤

框 30-7　目标管理内容

- 确定目标管理启动流程
- 充分理解目标管理流程
- 确定目标责任制管理项目范围
- 选择常用的相关的测量数据
- 根据测量数据研究找出最佳的方法
- 判断该方法是否合适并采用与否
- 根据循证医学证据制定新的实施计划
- 评估新方法是否可行以及效果

医学编码

出于对质量理解的要求，必须理解编码的意义。医学编码起源于 19 世纪 50 年代。肺康复中医学编码的重要性始于转诊诊所，止于肺康复治疗的账单结算。医学编码是用一些数字代码对医疗诊断、治疗手段、手术以及疾病的症状、体征、疾病特有表现、药物的毒副作用、外科手术的并发症等进行编码。国际疾病分类（ICD）是疾病诊断的标准编码标准，被流行病学和健康管理所应用，如用于人群健康状况的评价，对发病率、流行情况和其他健康问题的监测。ICD 编码对于质量回顾具有重要意义，对于目标管理的评价、医学统计数据的收集、医疗费用的报销和门诊服务的支付提供了重要的依据。美国医院协会是美国唯一的官方的临床代码信息交流的平台[19-22]。ICD 第 9 版临床修订版（ICD-9-CM）和常用临床操作规范编码系统（HCPCS）用于汇报门诊的流程和医师服务（Ⅰ级证据：当前程序术语［CPT］编码和Ⅱ级国家编码）。

在将来，编码的应用还将面临更多的变化。ICD-9-CM 已用于诊断和机构流程报告近 20 年。指南、标准的选择、以公众政策为导向的医学术语的改进在美国从未停止过。目前的 ICD-9-CM 将患者进行比较广的分类，这种分类方法已经不能匹配已改进的指南或对患者的结局或目标进行评估的需要。应国际的条约，美国从 1999 年已开始应用世界卫生组织发布的 ICD-10 进行编码，并从死亡证明中对死亡率进行定义。自 20 世纪 90 年代起，ICD-10 的编码标准已经在全世界大多数国家实施。

临床分类的修订是为了发病率描述。ICD-10-CM，正在取代书籍来对疾病进行报道。新版本对上千个编码进行了修订，医保中心和补助系统开发了 ICD 的医疗操作流程的编码系统（PCS）。PCS 对人体的

各个系统、手术名称、身体部位、医疗途径和设备进行编码。这些新编码与美国医学会的操作流程术语编码并不相同，新编码（CMS）引入了医学和其他学科的内容。新的汇报系统，ICD-10-CM 和 ICD-10-PCS要求医生、其他健康提供者接受正规的培训，以跟上卫生信息技术迅速发展的脚步。新的编码系统的优势在于：对新的流程有精确的定价；误编码的几率小，故可以降低拒付的比例；新流程的价值更易被人理解；疾病管理得到了改善；卫生保健预后更易理解。这些新的编码将会影响转诊的诊断，支付编码近年来已被肺康复项目所应用。

机构和个人绩效评估

运行绩效评估

肺康复的主管经常会面临复杂的决策和行动。如何得知一个管理者或一个科室表现是否良好，答案在于监测和测量运行绩效和改进服务的水平。健康型组织表现为质量、服务、成本、财政管理、组织的成长和内部绩效改进等方面的平衡，使得它们走在这个产业的前沿。平衡的、努力的组织促使内部每位员工在工作中有主人翁责任感，并会想尽一切办法排除困难和阻碍。管理过程中，最难的是团队的凝聚力，凝聚力高的团队是团队内所有人都在向共同的方向努力。项目负责人可以采用多种方式来评价部门的绩效，生产力和运行成本往往是两个主要的评估指标，但这种以点概面的方式，将部门的努力方向集中于一个绩效指标，可能会导致不平衡，绩效不良和运行失败的发生，需要引起注意。

肺康复主管和医院的管理者的决策很容易使部门的目标较为单一，可能导致运行不协调。这种不协调常导致部门的绩效下降。随之而来的便是部门和系统难以达到战略目标和机构的目标。这种结果可导致工作人员努力方向不一致，服务对象的失望情绪，系统的支出增加，而绩效下降。

"平衡计分卡"的概念最早是 Robert Kaplan 和 David Norton 在一项针对 12 家高绩效的私人企业的研究后于 1990 年提出的[23, 24]。其结果显示成功企业的管理不能仅依靠经济指标来进行，而是应着力于改善产品、改进服务超过顾客的预期，并且能分享创新成果。这种尝试对于以服务为中心的组织机构非常重要，可以改进以顾客为中心的服务。平衡计分卡除了包括经济指标外，还包括患者满意度，内部运营的改善情况，以及组织的学习、领导以及创新潜力等信息。

肺康复部门可以在医院系统的总策略下运行，部门的绩效与医院的政策相协调可以更好地完成任务。共同建立的可测量的绩效指标，可以使员工的努力和机构的战略相一致，增强了主人翁责任感。

时间标准和生产力

时间标准和生产力指标可以帮助管理者确定员工的需求、提供康复服务所需的成本、设定合理的康复项目维持阶段的自付费用，以及与第三方支付部门的沟通。

相对价值单位（relative value unit，RVU）是一种计算成本的方法，是一种重要的管理工具，既可进行标准分析，也可进行单元间的临床产出以及成本分析。RVU 最初是用于医师的支付，后来被应用于整个卫生系统的各个领域。肺康复主管可以通过分析 RVU 来进行计划制定、资源分配、预算、支出分析、审核和维护合同，以及每个康复程序的收益分析。

RVUs 可用于确定合适的工作人员数量、维持成本和效益的平衡，以保证肺康复项目的运行。RVUs 较以单纯计算项目的产出能力和支出为方法的评价每项程序及收费的方法更为全面。RVUs 还考虑到了为患者服务所付出但是并未计费的时间标准，如在 6 分钟步行试验中患者可能出现缺氧而需要更高流量的氧疗，则需要更换氧疗设施；患者治疗的支持系统，例如清洁康复教室，预约器械设备等；员工的教育和培训以及质量改进。框 30-8 列举了非计费的时间单位。

RVUs 是较传统的肺康复患者计费方式及收费项目更客观的、更量化的方法。RVU 成本分析为肺康复项目管理者提供了用以分析花费、控制成本，和确定人员数量的数据。虽然当前标准的肺康复的 RVU 程序尚未建立，但我们可借鉴呼吸治疗的标准程序。美国呼吸治疗协会已发布了急症医院的统一报告手册，此手册对肺康复项目主管来说有很好的参考价值[25]。

框 30-8	肺康复不可计费的时间项目

- 健身教室 / 教室的建立和清洁
- 收费
- 患者随访
- 医师出诊
- 项目管理
- 项目调查
- 新患者的注册
- 团队协商
- 居家建议书的书写
- 肺移植的术前项目
- 支持团体
- 相关游戏的参与
- 在职的培训
- 员工会议
- 质量改进
- 研究
- 未列举的：见治疗师的建议

RVUs 帮助管理者根据需求来确定工作人员的多少。肺康复的管理者必须以肺康复治疗师完成一个流程的劳动强度来计算工作指标。一个流程计算单位相当于在治疗师指导下运动 60 分钟，也可以相当于除外 6 分钟步行试验外的历时 90~120 分钟的肺康复的评估。这种方法并不能精确反映每一位治疗师的工作量，因为有时治疗师对患者的评估可能需要额外多花费 30 至 60 分钟。患者需求的数量需根据 RVUs 而定，不能仅仅根据流程 / 活动的完成情况。计费的服务项目根据诊断代码或住院天数。这些信息有用，但是不能像 RVUs 一样可以标记每项工作的强度。对于向肺康复患者提供的临床、非临床的支持系统的统计必须是可溯源的，而 RVUs 是可以满足这个要求的工具。RVUs 还可以检验工作人员质量改进的成效。医院的管理者根据目标的效率来评价产出。肺康复部门应了解达标率以理解顶层管理对员工的预期。时间标准的发展是应肺康复的过程管理以及 RVUs 的需求而产生的，目的是使肺康复的管理更好地迈入 21 世纪。

经济效益

财务或者产出指标无疑是最常用的评价绩效的指标[28-34]。很多部门追踪多个财务数据，包括直接消耗、每个流程的费用、工作量以及工时数。这些指标经常与战略性组织的指标结合使用，如为达到系统层面的目标，营业收入和营业毛利，或实施一项有收益的策略以增加营业收入。多数管理者会采用具体的目标和监测方法来分析绩效的走势（如总病例数，门诊、住院患者量）。财务指标属于评价结局的指标，在活动进行之后获得，因此是测量已经发生的事件（单患者的费用支出下降，产出增加）。因此，经济绩效是效果的评价，是依赖于其他记分卡类型的指标的。此外，患者满意度或不良的系统运行也会对经济指标产生重大影响，可能表现在转诊、患者数量等方面。表 30-1 是肺康复运行的财务指标举例。

项目管理者往往不能及时获得部门净收入的信息，因为付费部门的支付时间并不统一，此过程常需要历时 4~6 个月。管理者必须充分了解患者"市场"，绝大多数进行肺康复的患者均可享受医疗保险，但其他支付方式也是管理者必须熟知的重要内容 。

顾客服务

顾客的观点指的是患者、家属和医生对肺康复部门的看法，常用术语是客户满意度，但需要改变为具体的战略目标，如新的计划必须包括提高新参加项目客户的满意度战略，或展现提高客户满意度的实际方法，部门应该更多关注具体问题和客户（如医生）。表 30-2 显示的是客户服务目标计划书样本。

表 30-1　是肺康复运行的财务指标举例

绩效目标计划	评价指标	战略计划
2008 年运营预算	K，LGA	↑
实现共同付费项目维持所需员工名额	LGA，K	实现整个系统的运营预算
从固定成本过渡到变量成本	DPR，K	
2008 年增加 4 个项目来增加运营收入	LGA	↓

DPR，每日报表；K，双周报表；LGA，总账

表 30-2　客户服务目标计划书

绩效目标计划	评价指标	战略计划
提升 ICU/ 普通病区医生、患者 / 家属对服务满意度	IQ 检查报告或直接采访部门主管或医生	提高客户忠诚度，增加客户总体满意度
开发肺康复儿童运动解决方案	准备新标示、新设备	

ICU，重症监护室；QI，质量改进

改进内部运行机制

如何让内部运作更好地进行？最关键的是要理解部门的使命或者设置此部门的初衷，对于任何部门都一样。肺康复部门应在提供康复服务时追求卓越，如改善监测机制，包括对质量指标进行持续评价、增加服务项目，减少急诊和再次入院次数以及住院时间，提高生活质量，确定有助于实现战略计划的指标。表 30-3 展示的是如何改进内部运行机制。

区分先行指标和结局指标的不同是非常重要的。这种区别就好比因 – 果关系，结局指标通常是在行动之后产生的，因其测量的是已发生的事件（例如：单次费用的降低，产出增加），经济指标指的通常是结局指标。先行指标，则是直接导致结果的指标（如指导员工对 95% 的患者进行氧气滴定后，单次费用下降了）。表 30-4 是肺康复项目创新和继续教育的绩效改进计划。

表 30-3　改进内部运行机制

绩效目标计划	评价指标	战略计划
修订工作职责，建立临床路径	工作职责完成情况年末评估并公示	加强临床路径建设，提高员工的责任心，经济奖励
审核、评估完善临床记录	利用数据库	强化临床服务和记录
增加服务对象的范围，住院患者增加需肺移植的患者	增加对住院患者的访视	加强临床服务，对需肺移植的患者进行早期临床管理
回顾 / 修订肺动脉高压患者的路径	修订现有的路径	

表 30-4　创新肺康复项目和继续教育绩效改进计划

绩效目标	评价指标	战略计划
寻求氧疗替代方式，保证肺动脉高压患者在运动中的氧需求	临床应用；流程	加强临床服务
回顾 / 修订肺康复运动计划	新修订的计划书	
鼓励员工通过运动项目的认证	2007 年新增 2 名通过认证的员工	被康复界认可，在行业中立足
持续进行肺康复相关研究	当年至少 3 篇摘要、文章或做年度研究报告	

质量和绩效改进

质量和绩效的改进对肺康复部门的管理十分重要。肺康复部门需持续努力以达到"做得更好、更快并且花费更少"的目的，并必须把这些改变融入日常工作中。

质量

"质量"通常指的是水平的高低或绩效的好坏[28, 35, 36]。这些观察到的质量特性是可以测量的，对顾客来说至关重要。绩效、成本、和所提供的服务是质量的三要素。在描述产品质量的时候，绩效和成本是优势指标；而在描述例如医疗服务时则"服务"是主要的指标。

质量的内涵可被细化成为各项性能指标。肺康复的质量也是如此。哪些数据可用来描述服务质量呢？服务开始的时间？转诊的时间间隔？训练期间 Borg 指数或 6 分钟步行试验步行距离的改善率？可见有多种质量问题可以被评价，但是还需建立预期的改进目标和分级，并对服务质量、绩效水平进行定义。因此，我们可以定义和评价质量，了解质量的好坏。

绩效的改进

绩效改进（performance improvement, PI）是一个根据原定目标进行持续评价并不断微调措施以改进服务的过程[37]。PI 有赖于严密的监测，监测数据可为部门内部提供溯源和趋势分析的依据，并且可供外部团队使用并提供问责。绩效监测为部门提供了可靠的数据处理的依据，并为部门绩效的评价不断提供数据。这种方法能帮助部门更好地了解、调整和进行目标管理，从而获得更佳的绩效。年度技术演示就是一个绩效改进的过程展现，有助于肺康复团队回顾、学习提高、探索循证学证据为依据的新的治疗手段[38]。其目的是培养团队成员的判断性思维能力。图 30-1 是年度绩效改进技能演示清单示例。

质量改进的基础

持续进行质量和绩效改进的肺康复项目在竞争中具有优势，这种优势源于对质量、绩效改进措施的执行和营造不断创新的氛围。有创新意识的员工在工作中充满自信，并不断寻求解决方案，从而提供高质量的康复服务。能保持高绩效的工作基于员工对质量、绩效改进的理解和应用。质量改进是以改善客户体验为中心的，需要良好的组织安排，合作和数据统计分析[28, 39, 40]。

确定质量和绩效的特性

质量改进的核心在于"谁的观点起决定作用"，事实是顾客的观点（需求）必须放在管理的首位。顾客统指接受我们产品或服务的个体或群体，肺康复的顾客可以是患者，家庭成员或医生们，但是，患者是"终极"顾客。医师和其他医务人员可以

肺康复技能演示

姓名 ＿＿＿＿＿＿＿＿＿＿＿＿＿＿＿＿＿＿＿＿＿＿＿＿＿＿＿＿＿　日期 ＿＿＿＿＿＿＿＿＿＿＿＿

临床技能（技术演示当天填写）

技术=已掌握的技能

a. 能叙述不同的肺动脉高压的药物，并说出主要作用　＿＿＿＿＿＿

b. 知晓肺康复治疗中的需要改进的技能　＿＿＿＿＿＿

c. 理解"其他系统"累及对结节病患者的影响，肺康复对结节病患者的作用机制　＿＿＿＿＿＿

d. 认识ACCP/AACVPR的循证指南对肺康复进展的作用，如何使肺康复措施符合国家标准　＿＿＿＿＿＿

e. 知晓最新的治疗特发性肺间质纤维化的药物　＿＿＿＿＿＿

操作技能（技术演示当天填写）

f. 正确的上肢活动和坐姿演示　＿＿＿＿＿＿

g. 正确的动态血压监测袖带位置及松紧度调整　＿＿＿＿＿＿

h. 调整助步器正确高度，在运动记录表上记录　＿＿＿＿＿＿

i. 能表述注册前流程/知晓文字表达，并掌握文件应用　＿＿＿＿＿＿

图 30-1　年度绩效改进技能演示清单示例

被称之为"中间顾客"：这些顾客依靠我们的服务来提供其他方面的服务。许多肺康复的质量改进重点是向"中间顾客"提供高质量的服务。

顾客通常能发现肺康复部门能改进的机会。有些问题往往长期存在，会限制部门扩大其影响力。有些是已做过尝试但仍未解决的问题，有些问题需要多学科共同努力来解决。

顾客作为服务需求方直接或间接决定服务的质量。以 Borg 指数或 6 分钟步行试验为例，患者关注的是呼吸困难的程度、舒适度、生活质量有否改善；转诊的医师关注的是患者的 6 分钟步行距离的进步；而

保险公司则更多关注项目实施后患者需要急诊就诊的次数或住院的次数。了解终极和中间顾客的需求有助于更好地理解提高服务质量的意义所在。

质量改进小组

肺康复团队的所有成员均应积极参与质量和绩效改进。管理团队负责项目的目标的传达，提供改进过程中的指导和支持。同时管理者通常有更多的机会获得存在的问题，因此他们可以在质量改进过程中为团队提供指导。管理团队有责任帮助人们习惯于持续的质量改进，对"质量"进行定义，提供质量改进中的工具等等。

任何需要超过一个人完成的工作都称之为团队。与其他部门的成员合作是超越部门界限的最好方法，团队成员都必须具有主人翁责任感。团队成员是过程的经历者，因此他们更有资格指出过程中的问题和提出改进意见。团队成员需要负责定义问题，制订会议的日程和内容，运作规则，和运作流程图，也称甘特图。流程图标示每一步骤的时间安排、目标，起到了提示作用。

质量改进在实际工作中的应用

持续 QI 的重点是团队成员的参与。为使团队成员能接受 QI/PI 方案，领导必须首先表现出对 QI/PI 持久的、由衷的热情，领导的投入是成功的关键。QI/PI 过程中需避免抱怨，而专注于改进的过程，这意味着团队成员应在项目中发挥主人翁作用。团队所有成员应理解并执行 QI/PI 的规则（要求），应在工作职责中有所体现。制订不同层次员工的工作职责应对 QI/PI 作详细的描述。部门可以根据员工的工作职责和绩效水平来调整质量改进的级别。例如，新进的员工刚从当地的呼吸治疗学校毕业，对质量改进的知识知之甚少，并且对质量改进的价值及其对组织的重要性并不理解。因此对这位新进员工的质量改进的理解就与一线的主管级别的工作人员不同。一段时间之后这位员工将对质量改进的方法和原理更熟悉。框 30-9 是肺康复项目不同级别员工 PI 相关工作职责。

临床进阶制度：工作职责

肺康复的管理者是通过工作人员的临床进阶如临床实践能力、领导力、专业成长和对组织的贡献来鉴定和奖励肺康复员工的[41, 42]。护理、呼吸治疗团队应用临床进阶制度已有许多年。肺康复团队也应采用一种专门用于肺康复团队的改进的方案。优秀员工的保留和寻求是肺康复项目得于生存并扩大的关键。通过临床进阶制度可以识别优秀员工，并从经济上补偿其卓越的临床技能。制定工作职责是起点，工作职责是建立在更好的临床技能、更高的职能预期、允许员工设定和达到目标的基础之上的，要求其对绩效有高度的责任感。

框 30-9　肺康复项目不同级别员工相关工作职责

肺康复治疗师 1（初级）：了解 QI/PI 的基本过程，可列出部门内主要的评价指标

肺康复治疗师 2 级：了解 QI/PI 的价值，质量改进使用的工具，部门内追踪的绩效指标

肺康复治疗师 3 级：了解 QI/PI 的价值，质量改进使用的工具和绩效指标。主动参与团队质量改进

高级肺康复治疗师（4 级）：知晓质量改进的完整过程。主动参与并领导多个部门 / 机构中的质量改进项目

PI，绩效改进；QI，质量改进

标准制定和认证

标准制定和认证机构提供指导信息供医疗机构制订持续改进规范（标准）参考，以提高患者照护水平。这些规范（标准）大多着眼于提供基本的照护水平，或防止照护中出现问题。目前临床中已有多个国家

级或国际组织（或团体）致力于患者安全和照护质量的改进，这超出本章的内容。这里只针对于肺康复项目进行阐述。

联合委员会

联合委员会，简称 TJC，是最有影响力的认证机构。TJC 的前身是医院认证联合委员会（JCAHO）1951 年由美国外科医生协会、美国医院协会和美国医科协会组建。1999 年，TJC 主办了世界级的研讨会[41]，主题是通过认证来改进全球的医疗质量，提出美国，乃至全世界有责任致力于通过比较数据、认证和颁布证书来促进组织内部的质量管理和外部的目标管理。

TJC 是个独立的、非盈利性组织，"其目的是通过提供医疗服务的认证和相关的支持，使医疗机构绩效改进服务以持续地改善医疗安全和质量"。TJC 制定的标准大多是根据美国多数医疗机构数据。TJC 评估了将近 17，000 所医疗机构的医疗质量和安全。为获得和维持其认证状态，医疗机构必须经过 TJC 的团队成员系统、全面的实地审查，并每三年进行一次。复审的目的是保证被评估机构在患者照护方面质量，认证的结果显示医疗机构达到 TJC 的标准的程度[37]。

患者安全在 TJC 的标准中占据重要地位[43]。主要是因为患者安全相关问题在医疗机构中普遍存在。肺康复部门应用 TJC 认证来指导部门的绩效改进。框 30–10 列举了可用于肺康复项目的国家级的患者安全目标。

为了更好地满足顾客和机构的需求，TJC 的论证过程是持续调整的。作为这种调整的一部分，TJC 在不断变换论证方式。TJC 建立了一系列的核心绩效评估方法，以更好地评估机构内部的运行情况[44, 45]。TJC 论证要求机构进行周期性的绩效审核，这种审核过程重点在于建立合适的绩效评估指标。此外，TJC 十分重视患者安全和质量改进的审核。肺康复部门应在质量改进过程中使用新的绩效评估指标。

框 30–10　适用于肺康复的 TJC 患者安全目标：2003—2008

2003 国家患者安全目标
目标 1 提高患者识别准确性
目标 1A 至少使用两个患者标识符（无论是患者取血样本或药物或血液制品管理
目标 2 提高医务人员之间沟通的有效性
目标 2A 口头或电话医嘱需要由执行人完整复述给医嘱开具人以进行验证
目标 2B 规范机构使用的缩略词和符号，内容包括在用的和不可使用的
目标 6 提高临床报警系统的有效性
目标 6A 定期对报警系统进行测试和预防性维护
目标 6B 确保激活警报的设置合适，报警声音需要范围内能听到，并能盖过噪音。

2004 国家患者安全目标
目标 7 降低医源性感染风险
目标 7A 遵从 CDC 手卫生指南

2005 国家患者安全目标
目标 2C 测量、评估、如果可能及时报告测试结果并采取合适的改善行动，从业者符合相关要求照顾者
目标 8A 从 2005 年起，截止 2006 年 1 月全面实施，能获取完整的患者治疗过程记录和药物清单，并核对机构提供的药物清单与患者用药是否相符
目标 8B 能为患者提供医疗机构内部或外部转诊时需要的完整的药物治疗清单
目标 9A 减少患者因跌倒产生伤害的风险。定期反复评估每个患者的跌倒风险，包括药物治疗方案相关的潜在风险，并积极处理已意识的风险

2006 国家患者安全目标
目标 8B 也要为出院患者提供完整的药物清单
目标 13 鼓励患者积极参与自我照顾作为患者安全策略
目标 13A 告知患者及其家属什么是安全隐患，鼓励报告并处理之
目标 15 识别高安全风险患者人群

2007 国家患者安全目标

框 30-10	适用于肺康复的 TJC 患者安全目标：2003—2008（续）

目标 8B 除了为患者提供医疗机构内部或外部转诊时需要的完整的药物治疗清单，出院时还需提供完整的所需设施和行为清单，如门诊，生活辅助，行为保健，危重病医院，疾病专科护理，家庭护理，医院，长期照护，门诊手术室

目标 13A 解告知患者及其家属什么是安全隐患，鼓励报告并处理之。在门诊，生活辅助，行为保健，危重病医院，疾病专科护理，家庭护理，医院，长期照护，门诊手术室

目标 15 识别高安全风险患者人群

目标 15B 识别与长期氧疗相关的风险如家庭火灾。肺康复计划应包含加强居家氧疗安全意识，对氧气钢瓶的放置进行加固

2008 国家患者安全目标

目标 7A 遵从 WTO 或 CDC 手卫生指南。无论是门诊，辅助生活，行为保健，危重病医院，疾病专科护理，家庭护理，医院，实验室，长期照护，门诊手术室

目标 16 患者情况变化时提高识别和响应能力

目标 16A 准备一个或数个受过特殊训练的备用人员，在医护人员需要的时候直接可以提供额外援助（on call），如在患者病情恶化时

CDC，疾病预防控制中心；O_2，氧气；WHO，世界卫生组织

框 30-11	TJC 疾病认证项目和参与肺康复的要求

肺减容术

提供或促进临床护理：如何参与 PR

绩效测量：PR 结果

支持自我管理：PR 患者培训 / 教育

项目管理：角色

医疗信息管理

COPD

员工教育需求

肺活量仪使用

戒烟

降低风险因素

COPD 患者自我管理教育

协调管理

移植中心

组织领导

选择、管理患者和活体供者，尊重患者和捐赠者的权利

协调护理，包括移植前、移植后

工作人员资格

员工的能力和培训

信息管理

标准化的绩效测评和数据提交

绩效评估和改进

COPD，慢性阻塞性肺疾病；LVRS，肺减容手术

TJC 设置了不同疾病的认证项目，这些项目设置了不同疾病论证标准、临床实践指南应用、并评估实施情况。TJC 认证的与肺康复有关的项目有：慢性阻塞性肺病[46]，肺减容术[47]，移植中心（针对肺移植）[48]。每个认证项目有自己特异性标准，标准中有应用肺康复的要求，以及需要提供预后数据，见框 30-11。

美国心肺康复协会认证项目

美国心肺康复协会（AACVPR）成员推动了国家级肺康复项目认证程序的建立[1]。肺康复项目的国家认证主要参考下列文件：

● 第 3 版 AACVPR 肺康复项目指南[1]。

● AACVPR 肺康复从业人员临床能力指南[42]。

● AACVPR 结局审查委员会：审核心、肺功能在肺康复后改变[49]。

1998 年秋天 TJC 进行了首批项目的认证，共有 291 个医疗机构申请审核，其中包括心脏康复和肺康复项目，根据国家项目监督管理委员会的建议 AACVPR 董事会在 1999 年通过了 254 个项目的认证。2007年，有 91 个项目得到认证许可，275 个项目通过了复审。2008 年又有 125 个项目申请认证，480 个项目申请复审。项目的

认证以年度为单位，复审则是每 3 年进行一次。

AACVPR 成员和其他专业人员对所认证的 PR 项目的反馈是积极正面的，AACVPR 对 PR 项目的认证已有明确条款。

费用支付

肺康复主管需要熟悉各种肺康复相关的报销政策，这些政策是依据于循证医学的。他们需要成为这方面的专家，熟知报销中的各种术语，知晓哪些是可收费的服务，是否需要向保险公司提前申请，以及如何根据要求进行运作。掌握各种类型的保险机制是主管必备的技能。另一个肺康复主管需要谁是医疗保险承包商（MAC），并且要了解 MAC 是否在当地设置分支机构（LCD）覆盖 PR 项目的费用支付。如果 MAC 在当地没有 LCD，那么肺康复项目又如何支付[50]。

医疗机构的合同协调员或承包部门应该知晓所提供的肺康复服务，以便在进行合同商榷时考虑 PR 的需要。由管理办公室负责报销相关问题和政策变更等事宜的告知。

肺康复的工作人员应隶属于州或国家的肺康复组织，以保持项目在不断变换的报销政策下得到支付。2008 年 7 月 15 日，国家颁布了法律，规定肺康复属于医疗保险支付项目。需要肺康复的慢性肺疾病患者因此法律条文而受益。

历史追溯

追溯历史，对于医疗保险的需求起源于依靠工资来维持生活以及支付医疗服务的费用家庭的经济来源的中断。疾病是导致家庭经济来源中断从而造成家庭经济困难的主要原因之一。对医疗保险的需求在美国是全民问题，从 20 世纪初以来，医疗服务费用的增加使整个社会的负担加重，医疗保险政策一直是政客们头疼和争论的焦点。在医疗保险（Medicare）和医疗补助（Medicaid）政策颁布之前，医疗服务的费用都是由个人或私人商业保险来支付。20 世纪初，一些州开始实施公司法对员工进行赔偿，至 20 世纪 20 年代，共有 42 个州实施了公司法。当初是用现金补偿员工因疾病或工伤导致的工时减少，随后则是保险公司支付医疗和康复服务的费用。

医疗保险和医疗补助项目已经经历了半个多世纪的发展，起源于西奥多·罗斯福的公麋党时代，它首次推行了国民健康保险的理念。1935 年社会保障法获得通过，1949 年引入了推行综合性及普及性医疗保健的议案。1949 年至 1965 年间对国民健康保险的一些形式进行整改，最后在肯尼迪和约翰逊政府的主导下，医疗保险和医疗补助法获得通过。政府程序和社会政策之间的复杂性在健康保险领域是显而易见的。

医疗保健经费的来源

在美国，医疗保健服务的经费来源于三种基本途径：①联邦和州政府医疗保险项目[51-53]；②民间医疗保险项目；③个人缴纳。对不同赔偿来源的详细说明见框 30-12。医疗服务费用由第三方支付者或患者支付，第三方支付者通常是商业保险公司。因此接受医疗服务的患者是第一支付方，第二方是医疗服务的提供者，支付医疗服务费用的组织是第三方（图 30-2）。

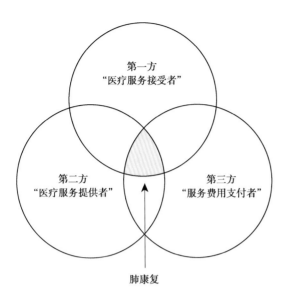

买了医疗保险的非承保范围的老年人员的联邦医疗保险项目。医疗保险法案列于社会保障法的第 18 条。医疗保险在 1966 年实行时，该项目覆盖 65 岁及以上人员。1972 年项目覆盖范围扩展到享有社会保障或铁路退休伤残补助金至少 24 个月的人员，终末期肾病患者，以及一些非承保范围内的老年人员。医疗保险设计者的初衷是为老年人和残障人员提供帮助以减少他们支出的医疗服务费用。由于医疗服务的多样性，许多医疗服务未被包含在支付范围之内，医疗保险用来分担投保人的这些医疗费用。

图 30-2 使用保险公司认可的 PR 术语，PR 项目往往涉及第一、第二和第三方支付，每一方对 PR 项目的支付机制都不相同，了解各方的特性对成功获得支付十分有用

框 30-12	医疗保健经费的来源

民间医疗保险项目
- 私人 / 商业的医疗保险
- 健康管理组织
- 补充医疗保险 / 差额医疗保险

联邦和州政府的医疗保险项目
- 医疗保险
- 医疗补助
- 希尔伯顿项目
- 综合康复门诊
- 退伍军人健康管理计划
- 军队文职人员医疗保障计划 / 退休军人医疗保险（TRICARE）
- 联邦雇员健康福利计划（FEHB）

意外保险项目
- 工伤赔偿，与工作事故相关

联邦和州政府医疗保险项目

医疗保险

医疗保险是由美国国会于 1965 年设立的一项针对 65 岁及以上人员、65 岁以下的残障人员、终末期肾病患者，以及一些购

医疗保险的覆盖范围

医疗保险的覆盖范围包括：A 部分（医院），B 部分（医疗），C 部分（医疗保险获利计划，如健康维护和优先医疗服务提供者组织[54]），D 部分（医疗保险处方用药）。

医疗保险 A 部分（住院保险）覆盖患者住院治疗费用和专业护理费用（不包括维持性治疗或长期照护）。它也包括临终关怀和部分家庭健康护理。必须满足一定条件才能获得这些福利。2008 年 7 月法律通过肺康复作为医疗保险项目，覆盖全国的肺康复的医疗保险政策即将实施。

医疗保险 B 部分（补充性医疗保险）覆盖门诊医生和护理服务。它也覆盖一些 A 部分未包括的其他医疗服务，如某些物理和职业治疗师服务和家庭健康护理。

医疗保险赔付程序

医疗保险赔付过程由非政府、私立的组织或机构（如商业保险公司）和作为医疗服务提供者（如医院和医生）与联邦政府之间的财务代理人进行操作。这些处理医疗保险 A 部分和 B 部分索赔的私立承包商被称为中介。直到现在，财务中介还在为医疗服务机构处理包括住院患者服务、专

业护理、家庭保健机构、临终关怀的 A 部分索赔，以及门诊患者的包含肺康复在内的 B 部分索赔。医疗保险营运商支付医生和医疗提供者服务的 B 部分索赔，包括耐用性医疗设备和救护服务。2003 年，医疗保险现代化法案要求"改革医疗保险合同"，就是整合 A 部分和 B 部分按服务收费成为被称为医疗保险管理承包商（MACs）的新实体[55]。整合的目的是将原本分散的信息集中管理，建立平台更好地将综合治疗提供给医疗保险受益人。并对所有的索赔管理合同都进行公开竞争。这样可以增加责任心并更加高效的提供服务，同时提高 CMS 谈判能力以奖励执行良好的医疗保险营运商。MACs 成立后，对医疗服务提供者来说只需单一联系其即可解决所有问题。

综合康复门诊

综合门诊康复机构（CORF）是一类经医疗保险认证的卫生保健机构，其定义是：

> 一类非住院医疗机构，为受伤、残疾或老弱病残者提供诊断、治疗、门诊康复性服务而建立和营运的康复机构，具有固定场所，并在医生的监管之下（联邦法规第 42 章：第 485 条 51 款）[56]。

要求 CORFs 至少提供物理治疗和社会服务，并雇佣一名医疗主任并与其保持联络。附加 CORF 服务包括：职业治疗，言语–语言病理学，呼吸治疗，心理干预，矫形器和假肢安装服务，护理服务，药品、生物制品，耐用医疗设备，等等。在联邦法规中，呼吸治疗服务的定义是"为心肺功能不全或异常患者提供评估、诊断评价、治疗、管理和监测的服务"（第 410 条 100 款 3e 项）。

民间医疗保险项目

私人医疗保险项目

私人医疗保险项目是从个人到团体的商业保险公司介导的重大疾病相关的财务风险再分配方法，支付前面所列保险不覆盖的医疗费用。保险被用来保护人们免受经济困境，高比例的私人保险由现任或前任雇主或单位投保。

管理式医疗保险

美国管理式医疗保险[57-60]的概念是从私营部门发展而来的，可以追溯到 20 世纪 20 年代后期。在 20 世纪 30 年代至 60 年代，几家主要的预支付式公司开始形成并在吸引参保顾客方面取得了空前的成功。在 70 年代早期，预支付式公司被称作健康维护组织（HMO），以强调健康促进和预防的重要性，使 HMOs 更加具有吸引力。随着国会在 1973 年通过了 HMO 法案（PL 93-222），管理式医疗保险迅速增长。立法委为 HMOs 的发展提供了拨款和贷款。为了有资格获得资金，HMO 必须提供具体的基础服务，并以"社区"卫生保健开支为基础收取保费。

管理式医疗的名称一直被沿用，但不是所有的管理式医疗计划都是相同的。基于风险的管理式医疗就是组织按预设的预付费为特定的群体提供或根据合同提供多个特定领域的医疗保健服务。另外，管理式医疗组织（MCOs）根据预设的保费提供服务并将承担财务风险。MCOs 因此会采用多种成本控制技术。

MCOs 有两种主要形式：HMOs 和优先提供者组织（PPOs）。HMO 是一种通过指定的医疗供应商为参保人员提供综合性医疗的预付费保健计划。HMOs 将保险公司和医疗供应商整合成一个整体。参保人员选择一名初级保健医生（即像一名守门人）来协调他们的医疗需要。PPOs 是一种由受益人雇主为其购买的结合了健康福利计划和健康保险公司的健康保险的组织。通常，PPOs 为受益人使用非 PPO 供应商提供了灵活性。作为这种自由选择的交换，需要为非 PPO 供应商的医疗承担更多的自付费用和（或）共同支付费用。管理式医疗的第三种形式是专项提供者组织，是一种具有 HMO 特征的 PPO 变化形式。保险受益人只能使用特定的医疗供应商和医院，专有提供者组织也会像 HMOs 一样采用守门人策略来授权专业服务。表 30-6 显示了 2008 年美国国家管理式医疗保险参保人数。

文档

肺康复索赔是一个动态的过程，监管随时可能会出现变化。为了优化肺康复的回报，行政主管必须熟悉机构的营业部门和合约部门，因为关于合约和索赔的谈判是在这些部门完成的[61]。肺康复团队必须邀请一名营业代表和机构合约专家参与。这些部门间的联络能够扩展肺康复团队的知识面，面对不断变化的从管理式医疗到医疗保险领域的索赔过程。在美国，肺康复机构提供的服务与获得的付费往往是不一致的，我们应知道哪些是医疗保险覆盖的，哪些又是不覆盖的。因为其他第三方支付者需遵从医疗保险制定的规则，清楚地了解医疗保险的规则是非常必要的。

患者的理赔账单、医疗记录、康复项目文档出现人为错误时将使索赔成为噩梦。第三方支付者拒绝理赔的理由可能会是项目文档，收费部门电子账单，或病案室病历完整性等方面的技术性错误。文档记录不存在金标准，但有一些指南可以遵从。有些第三方支付者针对肺康复服务的索赔制定了政策说明。行政主管必须清楚在他们国家或者他们的医疗保险管理签约者是否存在类似文件。如果不存在这样的文件，需与其他地方项目行政主管的合作将会提供肺康复的专业知识，协助第三方支付者制定这样的文件，帮助制定标准。掌握当前第三方支付者关于跨学科医疗部门如呼吸治疗、物理治疗、职业治疗服务的索赔指南，对理解当前索赔趋势是有帮助的，同时这些学科的改变也会影响肺康复项的收入。

医疗保险文档要求

医疗保险要求文档能够反映跨学科团队的执业范围、资质、专业知识范围内的个体化、专业化需求评估。患者的初始评估必须找出存在的问题，根据循证医学制定具体的治疗计划，设立具体的目标。所有的文档必须体现专业干预的临床合理性，反映医疗的必要性，并追踪结果。结果分析的文档必须包含跨学科团队成员的批判性思维。跨学科团队在批判性思维中使用的认知技能包括理解、分析、评价、推理、说明和自我调整。自我调整就是肺康复团队成员准确、有效、及时地适应肺康复临床实践变化的能力。肺康复团队必须持续地评估质量改进成果和循证结果以针对患者的需求改变肺康复治疗。框 30-13 列出了肺康复治疗文档的要求。

框 30-13　肺康复治疗文档要求

- 需要医生的治疗医嘱
- 文档必须个体化和显示医疗的必要性
- 符合州和联邦法规的在实践范围内的跨学科团队工作
- 初始评估必须明确存在的问题
- 治疗计划必须具体化和体现需要干预的技术水平
- 目标必须具体化以促进康复、恢复功能，也是可测量的
- 治疗必须是合理的、必须的，和以临床为基础的诊断和操作
- 治疗的安全性与有效性需要由专业团体诊断和循证的认可

文档必须依据账单明细（UB-04）记录治疗的日期与持续时间，也必须涉及患者的预后。文档必须包含以下内容：治疗必须有医生的医嘱；符合保险服务和政策效益；合乎肺疾病诊断和（或）治疗的理由和需要；与患者诊断与症状的性质和严重性相一致；合理的步骤／方法、数量、频度、治疗周期；被专业团体认可的治疗安全性与有效性；具有一定的复杂性，因此只能由熟练的医生提供服务；依据州和联邦法规由有资质的医务人员提供服务；肺康复服务不能超越患者的特定肺康复需求，必须促进康复、恢复功能、确保受疾病或损伤影响的安全性，预期在合理和公认的可预见时期内患者状态有可测量的改善，展示切实的改进。为了在医疗保险指南框架内优化项目的赔偿，清楚了解不属于保险覆盖的内容也是非常重要的。不被保险覆盖的服务不应被列入患者的 UB-04 计费程序或文档中。框 30-14 列出了医疗保险不覆盖的服务。

医疗保险拒绝赔付的理由可能如下方所列：提供给患者的服务不属于保险覆盖范围；预期不经治疗性干预，患者能自行恢复到其以前的功能状态；为了维持慢性基础疾病的治疗；只是为了保持一个功能水平的治疗；患者具有急性和（或）不稳定性疾病；由于精神或生理的限制患者无法参与肺康复；吸烟患者；文档不支持的可测量的获益；患者不能或不愿从治疗中获益。

物理治疗学界已经采用被医疗保险认可的文档语言，称之为功能评估测量（FAMs）、功能独立性测量（FIMs）[62] 和世界卫生组织国际功能分类（ICF），用于精确记录专业的治疗干预。文档的具体内容包含物理辅助和提示的等级。物理辅助级别被分为独立、部分依赖和完全依赖三种：

框 30-14	医疗保险不覆盖的服务

- 非个体化的治疗、教育和培训
- 常规的心理筛查和（或）常规的心理治疗
- 在职业、理疗和呼吸治疗与护理间重复服务
- 超出患者实际需求的治疗
- 常规性、非技术性和（或）维持性治疗
- 对慢性基础疾病的重复性服务
- 患者迈向目标的平台期
- 无法维持效果
- 无总体改善
- 普通锻炼
- 患者的康复潜力差
- 缺乏诊断的显著客观证据，存在治疗合理性和必要性问题
- 常规复诊
- 观看影片或视频，听录音带，完成计算机程序
- 任何有监督的或独立的技术指导
- 锻炼设备或用品
- 为了放松的生物反馈治疗
- 营养咨询
- 社会性服务
- 团队和（或）家庭会议
- 书写文档花费的时间
- 出院小结
- 教育材料如书籍

独立患者（I）是指不需要适应性装置 - 如墙壁、栏杆、助步车、拐杖等就能够独立、安全活动的患者。

部分依赖患者（Mod I 或 MI）是指借助适应性装置 - 如助步车、拐杖等能够独立行动的患者。这类患者住院期间不能同时进行物理治疗和肺康复治疗。

此级别又有以下分类：

备用辅助或装备（SBA 或 s/u），指如果有人提供所需的设施就能完成训练或任务的患者。

监管（S），指能够根据指令 100% 完成训练任务但需要监护其安全性的患者。

接触保护辅助（CGA），指需要近距离、亲身接触以保证安全性的患者。

手持辅助（HHA），指需要很少的支持即可保持平衡和安全的患者。

最小辅助（Min A），指能完成 75%-99% 任务的患者，代表患者付出的努力。这表示治疗师的辅助占 25%。

中等辅助（Mod A），指患者能完成 50%-74% 的任务。这表明治疗师的辅助占到 50%。这种状态的住院患者可以同时进行物理治疗与肺康复的协同治疗。举一个例子就是肺移植术后患者完成手术后在 ICU 进行的治疗。

完全依赖：

最大辅助（Max A），指患者能完成 25%~49% 的任务。这表明治疗师的辅助占到 75%。这种状态的住院患者也可以同时进行物理治疗与肺康复的协同治疗。

依赖（Dep 或 D），指患者仅能完成小于 25% 的任务。在这种状态下患者无法挪动，也无法站立和支撑体重。实际上是治疗师移动患者，比如在床上翻身。这个级别的治疗经常见于气管插管患者，患者无法进行肺康复锻炼，但肺康复治疗师可以在呼吸技巧、情绪控制等方面做些工作。

双人辅助（2A），指需要两人进行物理辅助以保证行动安全性的患者。

物理治疗文档的其他内容包括提示。提示分为言语提示和触觉提示。言语提示（VC）包括以下内容：最小言语提示（Min VC）是指患者完成任务过程中需要小于 25% 时间的言语提示。举例就是一位患者经过数个监护下锻炼疗程后，能够在 Min VC 下进行热身运动。中等言语提示（Mod VC）指患者完成任务过程中需要小于 25%~49% 时间的言语提示。最大言语提示（Max VC）指患者完成任务过程中需要大于 50% 时间的言语提示。新进行肺康复锻炼的患者在最初几个疗程大多需要 Max VC。触觉提示指需要接触身体或者触碰某个身体部位才能进行训练并完成一定任务。其他用于物理治疗文档的缩写包括：适应装置（AD），泛指用于行动辅助的装置如助步车、拐杖、轮子助行器（RW）、直拐杖（SPC）和四支点拐杖（QC）等。

医疗保险机构能理解这种用于记录治疗师干预技术等级的术语，肺康复学界也必须使用这种术语进行记录，并在宣教和需要提示的治疗性锻炼中注明物理辅助等级。

UB-04

肺康复的计费账单必须符合医疗保险指南：账单需要列出服务日期、税收代码、当前程序术语代码和计量单位，每项收费的治疗步骤或方式必须按日期和计量单位需符合每日的治疗记录文档。患者的账单按照 UB-04 清单的形式以电子方式递交[63]。

结语

本章的目的是为建立项目管理过程以及学习和了解医疗保健财务和最终的肺康复保险索赔提供一个总体框架。我们正面临着慢性肺疾病的发病率和病死率升高的挑战，这要求肺康复的行政管理者和医疗管理部门为患者治疗和项目成果建立权威性标准，这是取得长期成功的基础。

肺康复专家始终在为我们服务的患者群体提供循证医学指导下的肺康复临床治疗。肺康复的准入范围必须扩展到传统 COPD 项目以外，包括"其他"慢性肺疾病。为了取得人力和经济的全球性影响，疾病预防必须被整合入综合性肺康复计划的各个部分。这些基本组成包括评估、患者培训/教育、训练、心理干预和长期随访。各国同道的合作将会为肺康复带来新的能量和美好前景。

慢性肺疾病的人力和财力耗费是巨大的。为了减轻这种负担，肺康复必须成为慢性肺疾病处置和预防的"标准治疗"，而不只是一种"替代治疗"。美国医疗保险在持续发展中，医疗卫生花费的增加已经成为社会问题，并引起了巨大的政治争议。医疗卫生资金的来源在最近几个世纪已经发生变化。

准确记录结果、基准测试和保险赔付文档的要求永不为过。电子商务的高速发展将把肺康复项目文档记录带到新的阶段，通过互联网的虚拟病历也将实现。必须与全球同道合作以改进肺疾病患者的处置标准，将差异转化为优势。循证医学指导下的肺康复必须成为肺医疗健康网络的标准。肺康复项目的工作重点必须从治疗转向预防，最终改善患者生活质量和国家经济。

（齐小玖　陆志华 译　胡占升 校）

参考文献

1. American Association of Cardiovascular and Pulmonary Rehabilitation: Guidelines for pulmonary rehabilitation programs, ed 3, Champaign, Ill, 2004, Human Kinetics.
2. Ries AL, Bauldoff GS, Carlin BW et al: Pulmonary rehabilitation: Joint ACCP/AACVPR evidence-based clinical practice guidelines, Chest 131:4-42, 2007.
3. American Association for Respiratory Care: AARC clinical practice guidelines: pulmonary rehabilitation, Respir Care 47:617-625, 2002.
4. Fishman AP, editor: Lung biology in health and disease, Vol 91: Pulmonary rehabilitation, New York, 1996, Marcel Dekker.
5. Nici L, Donner C, Wouters E et al: American Thoracic Society/European Respiratory Society statement on pulmonary rehabilitation, Am J Respir Crit Care Med 173:1390-1413, 2006.
6. Troosters T, Casaburi R, Gosselink R et al: Pulmonary rehabilitation in chronic obstructive pulmonary disease, Am J Respir Crit Care Med 172:19-38, 2005.
7. Donner CF, Muir JF; Rehabilitation and Chronic Care Scientific Group of the European Respiratory Society: Selection criteria and programmes for pulmonary rehabilitation in COPD patients, Eur Respir J 10:744-757, 1997.
8. Donner CF, Ambrosino N, Goldstein RS, editors: Part 4: Delivering pulmonary rehabilitation: specific problems. In Pulmonary rehabilitation, New York, 2005, Oxford University Press, pp 247-352.
9. Hodson ME, Gyi KM, Elkin SL: Rehabilitation of patients with cystic fibrosis. In Donner CF, Ambrosino N, Goldstein RS, editors: Pulmonary rehabilitation, New York, 2005, Oxford University Press, pp 288-296.
10. National Lung Health Education Program Executive Committee: Strategies in preserving lung health and preventing COPD and associated diseases: the National Lung Health Education Program (NLHEP), Chest 113(suppl):123S-155S, 1998.
11. Connors GL, Hilling L: Prevention, not just treatment, Respir Care Clin N Am 4:1-12, 1998.
12. Morris JF, Temple W: Spirometric "lung age" estimates for motivating smoking cessation, Prev Med 14:655-662, 1985.
13. American Association of Cardiovascular and Pulmonary Rehabilitation: AACVPR Pulmonary Rehabilitation Medical Directors Newsletter, Summer 2007, Chicago, Ill, 2007, AACVPR. Available at www.aacvpr.org. Retrieved July 2007.
14. Wilkins RL: Patient safety, communication, and recordkeeping. In Wilkins RL, Stoller JK, Kacmarek, editors: Egan's fundamental of respiratory care, ed 9, St. Louis, Mo, 2009, Mosby-Elsevier, pp 35-52.
15. Mussa CC, Langsam Y: Management and processing of respiratory care information in respiratory care departments, Respir Care 52:730-739, 2007.
16. Des Jardins T, Burton GG: Recording skills: the basis for data collection, organization, assessment skills (critical thinking), and treatment plans. In Clinical manifestations and assessment of respiratory disease, ed 3, St. Louis Mosby, pp 141-151.
17. Goodfellow LT: Using and developing clinical practice guidelines, respiratory care protocols. And critical pathways. In: Mishoe SC, Welch MA, editors: Critical thinking in respiratory care: a problem-based learning approach, New York, 2002, McGraw-Hill, pp 159-180.
18. Weissman NW, Allison JJ, Kiefe CL et al: Achievable benchmarks of care: the ABCs of benchmarking, J Eval Clin Pract 5:269-281, 1999.
19. AHA Central Office: American Hospital Association coding. Available at http://www.ahacentraloffice.org/ahacentraloffice/html/hcpcs.html. Retrieved March 2008.
20. National Association for Medical Direction of Respiratory Care (NAMDRC): Coding and reimbursement. Available at http://www.namdrc.org/coding.html. Retrieved March 2008.
21. American Hospital Association: Health information technology. Available at http://www.aha.org/aha_app/issues/HIT/news-hit.jsp. Retrieved March 2008.
22. American Hospital Association: Coding. Available at http://www.ahacentraloffice.org/ahacentraloffice/html/hcpcs.html. Retrieved March 2008.
23. Kaplan RS, Norton DP: The balanced scorecard: measures that drive performance, Harvard Business Review, 1992, January-February, pp 71-79.
24. Kaplan RS, Norton DP: The balanced scorecard, Boston, Mass, 1996, Harvard Business School Press.

25. American Association for Respiratory Care: Uniform reporting manual for acute care hospitals, Irving, Tex, 2004, American Association for Respiratory Care. Available at http://www.aarc.org/media_center/press_releases/urm_04.asp. Retrieved March 2008.

26. Glass KP, Anderson JR: Relative value units and cost analysis, part 3 of 4, J Med Pract Manage 18(2):66-70, 2002.

27. Wright J: Time and resource management. In Mishoe SC, Welch MA, editors: Critical thinking in respiratory care: a problem-based learning approach, New York, 2002, McGraw-Hill, pp 281-312.

28. James B: Quality management in health care delivery, Chicago, Ill, 1989, Hospital Research and Education Trust.

29. Griffits TL, Bourbeau J: The economics of pulmonary rehabilitation and self-management education for patients with chronic obstructive pulmonary disease. In: Donner CF, Ambrosino N, Goldstein RS, editors: Pulmonary rehabilitation, New York, 2005, Oxford University Press, pp 164-172.

30. Ries AL: Effects of pulmonary rehabilitation on dyspnea, quality of life, and healthcare costs in California, J Cardiopulm Rehab 24:52-62, 2004.

31. Goldstein RS, Gort EH, Guyatt GH et al: Economic analysis of respiratory rehabilitation, Chest 112:370-379, 1997.

32. Reina-Rosenbaum R, Bach JR, Penek J: The costs/benefits of outpatient-based pulmonary rehabilitation, Arch Phys Med Rehabil 78:240-244, 1997.

33. Griffiths TL, Phillips CJ, Davies S et al: Cost effectiveness of an outpatient multidisciplinary pulmonary rehabilitation programme, Thorax 56:779-784, 2001.

34. Monninkhof E, Valk PVD, Schermer T et al: Economic evaluation of a comprehensive self-management programme in patients with COPD, Chron Respir Dis 1:7-16, 2004.

35. Webster's II New Riverside University Dictionary, ed 3, Boston, 1994, Houghton Mifflin.

36. Malinowski TP: Quality and performance improvement in respiratory care, Respir Care Clin N Am 10:235-251, 2004.

37. Executive Learning: Continual improvement principles: an introduction to concepts and tools for healthcare leaders, Brentwood, Tenn, 1993, Executive Learning, p 7-7.

38. Hess DR: What is evidence-based medicine and why should I care? Respir Care 49:730-741, 2004.

39. Schunemann HJ, ZuWallack R: Evaluation of impairment and disability and outcome measures for rehabilitation. In: Donner CF, Ambrosino N, Goldstein RS, eds. Pulmonary Rehabilitation, Oxford University Press Inc., New York, NY, 2005;150-163.

40. Goldstein RS, ZuWallack R: Long-term compliance after chronic obstructive pulmonary disease rehabilitation. In: Donner CF, Ambrosino N, Goldstein RS, editors. Pulmonary rehabilitation, New York, 2005, Oxford University Press, pp 369-376.

41. Frymyer T, Trevino M, Weinstein G: The clinical ladder: a key element in recruitment, professional development, retention and work force planning, Abstr Respir Care 48:1060, 2003.

42. Nici L, Limberg T, Hilling L et al: Clinical competency guidelines for pulmonary rehabilitation professionals: AACVPR position statement, J Cardiopulm Rehabil 27:355-358, 2007.

43. The Joint Commission: 2008 national patient safety goals. Available at http://www.jcaho.org/Patient Safety/NationalPatientSafetyGoals/. Retrieved March 2008.

44. The Joint Commission on Accreditation of Healthcare Organizations: Information on final specifications for national implementation of hospital core measures. http://www.jcaho.org/pms/core+measures/information+on+final+specifications.htm. Retrieved August 25, 2003.

45. The Joint Commission on Accreditation of Healthcare Organizations: Core measure set for public comment. http://www.jcaho.org/pms/core+measures/core+measure+sets.htm. Retrieved August 25, 2003.

46. The Joint Commission: Chronic obstructive pulmonary disease certification. Available at www.jcaho.org/CertificationPrograms/COPD. Retrieved March 2008.

47. The Joint Commission: Lung volume reduction surgery certification program. Available at http://www.jcaho.org/CertificationPrograms/LungVolumeReductionSurgery/. Retrieved March 2008.

48. The Joint Commission: Transplant Center Certification Program. Available at http://www.jcaho.org/CertificationPrograms/TransplantCenter Certification. Retrieved March 2008.

49. AACVPR Outcomes Committee: Outcome measurement in cardiac and pulmonary rehabilitation, J Cardiopulm Rehabil 15:394-405, 1995.

50. Centers for Medicare and Medicaid Services: Available at http://www.cms.hhs.gov/. Retrieved March 2008.

51. U.S. Department of Veterans Affairs: Health care—Veterans Health Administration home. Available at http://www1.va.gov/health/index.asp. Retrieved March 2008.

52. TRICARE Management Activity, Military Health System: TRICARE information: the history of CHAMPUS and its evolving role in TRICARE. Available at http://www.tricare.osd.mil. Retrieved March 2008.

53. TRICARE Management Activity, Military Health System: What is TRICARE? Available at http://www.tricare.mil/mybenefit/ProfileFilter.do;jsessionid=LvXY9wLnQwbRHjTppQFTJzqGkFqh74XQ3-B14bdyw01nJgJwQSkWR!-1344581246?puri=%2Fhome%2Foverview%2FWhatIsTRICARE. Retrieved March 2008.

54. Centers for Medicare & Medicaid Services, U.S. Department of Health and Human Services: Medicare Managed Care Manual. Available at http://www.cms.hhs.gov/Transmittals/Downloads/R4MCM.pdf. Retrieved March 2008.

55. Centers for Medicare & Medicaid Services, U.S. Department of Health and Human Services: Medicare Contracting Reform: Part A/Part B Medicare administrative contractor. Available at http://www.cms.hhs.gov/MedicareContractingReform/

07_PartAandPartBMedicareAdministrativeContra ctor.asp. Retrieved March 2008.

56. Centers for Medicare & Medicaid Services, U.S. Department of Health and Human Services: Comprehensive outpatient rehabilitation facility: rules and regulations, Fed Regist 47:56282, 1982. Available at http://www.cms.hhs.gov/CertificationandComplianc/17_CORFs.asp. Retrieved March 2008.

57. Iglehart J: The American health care system: Medicare, N Engl J Med 340:327-332, 1999.

58. Ellis RP, McGurie TG: Insurance principles and the design of prospective payment systems, J Health Econ 7:215, 1988.

59. U.S. Department of Veterans Affairs: Veterans Health Administration home. Available at http://www1.va.gov/health/index.asp. Retrieved March

2008; TRICARE Management Activity, Military Health System: TRICARE information. Available at http://www.tricare.mil. Retrieved March 2008.

60. Henry J. Kaiser Family Foundation, Kaiser Commission on Medicaid Basics: Medicaid: a primer, an introduction and overview, Washington DC, 1999, Kaiser Commission.

61. Limberg T: How does pulmonary rehabilitation survive in a managed care market? Respir Care Clin N Am 4:1, 1998.

62. World Health Organization: International Classification of Functioning and Disability and Health. ICF. Geneva: WHO; 2001.

63. Medicare Learning Network: Uniform billing (UB-04) implementation—UB-92 Replacement. Available at http://www.cms.hhs.gov/MLNMattersArticles/downloads/MM5072.pdf. Retrieved March 2008.

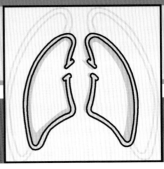

第31章

非慢性阻塞性肺病患者的肺康复

CAROLYN L.ROCESTER

专业技能

完成本章学习，读者将了解以下内容：

◆ 了解非慢性阻塞性肺病（COPD）患者进行肺康复的基本原理；

◆ 根据生理学原理预测 COPD 以外其他呼吸功能受损患者肺康复的获益情况；

◆ 回顾现有的理论证据来支持肺康复在不同疾病中的应用；

◆ 更好地理解肺康复手段的基本原理，以及肺康复所面临的新挑战。

肺康复（pulmonary rehabilitation，PR）是对有症状、经常出现日常活动减少的慢性呼吸系统疾病患者进行的依据于循证的、多学科的综合干预。对于患者而言，肺康复的目的是稳定或者逆转疾病的全身性表现，减少症状、改善功能状态、提高患者依从性和降低医疗费用[1]。戒烟、优化药物治疗、免疫接种、全面的肺康复（包括运动训练、宣教、呼吸训练和社会心理疏导），可提高 COPD 患者的运动耐力，减少呼吸困难和疲劳，提高生活质量（QOL），并可减少患者的医疗费用[1-3]。肺康复是 COPD 患者综合治疗的一个重要组成部分[4]。

COPD 患者进行肺康复的成功使得人们对"肺康复应用于 COPD 之外的呼吸系统疾病患者是否也具有好处"这一问题产生兴趣。过去资料显示，从科研和临床应用效果来看，肺康复应用于其他呼吸系统疾病不如应用于 COPD 患者效果显著。因此，医护工作者、第三方机构及非 COPD 患者本身通常对进行肺康复持怀疑态度，以至于很多可能通过肺康复受益的患者都未听说过肺康复，更不用说实施。而近年来进行的几项研究结果支持在非 COPD 患者应用肺康复，并且目前没有研究确切表明肺康复对这些患者没有任何益处。因此，在公认的肺康复在 COPD 患者的应用基础上，那些有症状的慢性呼吸系统疾病患者越来越多地被推荐进行肺康复，无论患者接受何种药物治疗。这样，从过去几乎专为 COPD 患者设置的肺康复面临着新的挑战，也就是如何纳入那些非 COPD 的患者。本章回顾了目前关于肺康复的基本原理及益处、对非 COPD 的呼吸系统疾病患者进行肺康复时需要关注的问题。

非 COPD 患者进行肺康复的基本原理

早期怀疑肺康复是否可以使 COPD 患者获益是因为肺康复本身并不能改善肺功能、以及对处于疾病晚期的患者无法进行足够强度的运动来增加运动耐力或有氧运动有关。研究发现，所有年龄段的 COPD 患者，包括肺功能严重受损患者，均可在由低到高强度的运动训练中获益[1-3, 5, 6]。大量的研究阐明了肺康复能使 COPD 患者获益是有科学依据的，但对肺功能的改善作用则十分微小。除了气道和肺实质的结构和功能改变外，COPD 患者通常会有全身炎症反应[7]、骨骼肌功能障碍[8]。与骨骼和心脏的损伤一样，COPD 主要影响[9]的是患者的运动耐力、症状、参与日常生活活动的能力（ADLs）和生活质量[1, 2, 8, 10, 11]。COPD 患者在实施运动训练、营养干预和社会心理疏导等肺康复措施后，可稳定或改善大部分疾病的全身性表现[1, 2, 8]。综合宣教、呼吸训练、步行训练、减少做功、辅助氧疗、自我管理的疾病干预策略[12]有助于稳定和减少疾病相关的通气限制[3]。

因此有理由相信，除了 COPD，其他呼吸系统疾病包括哮喘、囊性纤维化（CF）、非囊性纤维化的支气管扩张、间质性肺疾病（ILD，包括成人呼吸窘迫综合征治愈患者）、胸壁限制性疾病、与肥胖相关的呼吸

系统疾病、肺血管疾病、肺癌和某些神经肌肉疾病的患者，都可能从肺康复中获益（框 31-1）。与 COPD 患者一样，这些疾病的患者也通常表现为呼吸困难、疲劳、运动不耐受、功能不全导致生活不能自理、焦虑或（和）抑郁、社交孤立、无法参与娱乐或进行工作。这些症状的出现受多种因素影响，且在不同疾病下各不相同的。非 COPD 的呼吸疾病患者活动受限的主要原因是骨骼肌功能障碍。COPD 患者骨骼肌功能障碍的主要原因是功能失调、全身炎症反应、营养不良、高龄、贫血和低氧血症等，上述问题能通过肺康复得到改善，肺康复还能改善 COPD 患者的其他全身性表现。而在非 COPD 的呼吸系统疾病患者中也经常出现上述问题。此外，药物治疗，如类固醇（其通常用于哮喘、囊性纤维化和间质性肺疾病患者中），可能导致肌病，加重骨骼肌无力和功能障碍。因此，COPD 患者进行肺康复的科学理论依据同样适用于非 COPD 的呼吸系统疾病患者。

此外，提高用药依从性、氧疗、无创通气、胸部物理治疗；对自适应／辅助性设备（如助行器、穿袜器、厕所／浴缸设备）的使用进行培训；准备肺移植的患者进行培训和宣教；聆听回答患者疑问、行为矫正、建立患者和医务工作者间伙伴关系等肺康复相关干预都可以在日常门诊条件下完成。维持参与肺康复的患者与多学科的医务工作者之间长期、规律的联系有助于提高肺康复疗效。

将 COPD 和各种非 COPD 患者纳入同一肺康复研究项目结果显示，非 COPD 患者在运动耐量[13-16]和生活质量[14, 16]方面获得很大的益处，与单纯 COPD 患者所获得的结果相当。如 Foster 等[13]的研究，包括了间质性肺疾病、肺纤维化、支气管扩张、胸廓限制性疾病和神经肌肉疾病。和 Ferreira 等[14]的研究，一项为期 8 周的多

框 31-1	可进行肺康复的呼吸系统疾病

COPD 以外的气道阻塞性疾病

哮喘

囊性纤维化

其他原因导致的弥漫性支气管扩张

限制性通气功能障碍相关的呼吸系统疾病

间质性肺病 / 肺纤维化

- 特发性（如 UIP 和 NSIP）
- 结节病
- 胶原血管病
- 慢性过敏性肺炎
- 石棉肺（或其他职业暴露）
- ARDS 后综合征患者
- 其他

胸壁限制性疾病

- 胸廓成形术后
- 脊椎后凸或后侧凸

肥胖相关的呼吸系统疾病

出现呼吸系统表现的神经肌肉疾病

肺血管疾病

特发性肺动脉高压

继发性肺动脉高压

肺癌

术前短期干预

治疗（手术、化疗、放疗）后干预

ARDS，成人呼吸窘迫综合征；COPD，慢性阻塞性肺病；NSIP，非特异性间质性肺炎；UIP，普通型间质性肺炎

中心门诊、住院的肺康复项目，纳入了 309 例 COPD 和 113 例非 COPD 患者进行治疗效果评估。非 COPD 患者包括：哮喘（n=27）、肺纤维化或其他 ILD（n=44），胸廓限制性疾病（n=14），支气管扩张（n=12），肺动脉高压（n=5），膈肌麻痹（n=5），需要进行肺切除术的患者（n=4），以及气管软化（n=2）。非 COPD 和 COPD 患者在运动耐量［通过 6 分钟步行试验（6MWT）进行评估］[17] 和健康相关生活质量［通过慢性呼吸系统疾病问卷（CRQ）］[18] 同样显著改善。Foster 等[13] 的研究也显示，非 COPD 患者组和 COPD 患者组的获益不存在显著性差异。尽管由于有些非 COPD 疾病的总病例数较少，无法进行亚组分析来证明其可以从肺康复中获得更多或者更少的益处。但是美国胸科学会 / 欧洲呼吸学会的肺康复联合声明[1]，以及美国胸内科医师学会 / 美国心血管和肺康复协会的肺康复循证指南[3] 都提出，在现有知识的基础上，应推荐非 COPD 疾病患者进行肺康复。因此，强烈推荐非 COPD 的呼吸疾病患者进行肺康复。在以下的讨论将对支持该理论以及肺康复对非 COPD 疾病患者益处的研究进行介绍。

总则和挑战

目前没有针对非 COPD 呼吸系统疾病患者进行肺康复的正式指南，应用于这些患者的肺康复方法和内容与 COPD 患者相同。为了给不同种类的呼吸系统疾病患者提供安全有效的肺康复，治疗师必须熟悉这些疾病的解剖、生理改变和临床特征，以及其所对应的治疗措施。这就需要为临床经验仅限于照护 COPD 患者的医护人员进行宣教、提供阅读材料。一个理想的多学科肺康复团队应当包括物理治疗师或运动生理学家、护士、呼吸治疗师、作业治疗师、营养师、药理学家、心理学家和专门的医疗主管。而且肺康复工作人员与患者之间密切配合非常关键。必须考虑如何将非 COPD 患者（通常都是单个或几位患者）融入到正在进行肺康复的 COPD 患者中。如后面将要讨论的，围绕人员需求、后勤保障、时间安排和患者安全，以及拓展教育和书面材料的书写等问题。除了包含肺康复常规内容外（取决于患者人群），还应针对不同疾病进行针对性的干预，如框 31-2 所示。要注意的是，不同疾病患者可能对不符合其情况的宣教或运动训练混淆，需要避免。

框 31-2　对纳入的非 COPD 患者的宣教主题

- 峰流速监测
- 支气管廓清疗法 / 胸部理疗技术
- 适应 / 辅助性设备的使用
- 无创通气（如 CPAP、BiPAP）
- 气管切开的护理
- 家庭机械通气
- 预留医疗指示 / 临终关怀
- 社区资源，援助团体，长期护理机构
- 免疫抑制药物治疗（或者其他特殊的药物治疗）
- 血管扩张剂 / 抗肿瘤治疗
- 肺移植
- 胸外科术后恢复和术后并发症的防治（如早期活动的重要性，诱发性肺量计的使用，辅助咳嗽）

BiPAP，双相气道正压通气；CPAP，持续气道正压通气

针对非 COPD 患者的最佳运动训练策略尚无定论。所以设置个性化并附合患者实际情况的目标非常关键，有些非传统的目标有助于维持患者功能，可能还需要专门的设备。而且不能确定那些常规用于评估运动耐力、症状和健康状况，以及明确的运动处方，测定 COPD 患者结果的测试和工具，对非 COPD 呼吸系统疾病患者合适[1, 2]，或对康复干预的有效性和（或）对变化的敏感性具有可比性。但是，只要有可能，都应将适合年龄和疾病的方法应用于不同疾病的 PR 项目中。所以设置一个个性化并附合患者实际情况的肺康复计划非常重要。

COPD 以外的气流受阻性疾病

在针对小儿的研究中，已经有很多有意义的关于哮喘和囊性纤维化进行肺康复或运动训练的临床数据，本书有章节专门针对小儿肺康复进行详细讨论（见第 33

章）。由于哮喘和囊性纤维化的患者可能进行成人肺康复，所以也值得在这里进行讨论。

哮喘

哮喘症状能完全控制、肺功能正常或仅在疾病发作时肺功能轻度受损的患者；尽管接受药物治疗或出现类固醇肌病，但其他方面健康且没有出现明显功能失调和不稳定症状的患者均不需要进行肺康复。而对于严重哮喘，呼吸困难持续存在、合理的药物治疗后仍活动受限，疾病发作导致功能下降，以及可从全面肺宣教中获益的患者，应考虑进行肺康复[19]。哮喘患者运动受限可能是由于气道阻力增加、动态肺过度通气（特别是出现了气道结构性永久气流阻塞）、功能失调、焦虑或类固醇肌病导致[20-22]。与没有哮喘的人相比，有些患者在进行运动时的自我感觉不良[23]。要特别注意哮喘患者运动诱导的支气管痉挛的发生[22]。在开始肺康复前进行心肺功能运动试验（CPET）对于鉴别患者运动不耐受的原因很有用，并可以针对存在的具体问题制定运动处方。在运动训练开始前应当鉴别患者是否存在运动相关支气管痉挛（EIB）。如条件不允许进行 CPET，应考虑在测试运动耐力试验［如 6 分钟步行试验或者增量往返步行试验（ISWT）］前后测量呼吸峰流速[24]。尽管这并不会改变运动训练的结果，但对于运动训练开始前的支气管扩张剂的使用有指导意义。

健康状况 / 健康相关生活质量和其他一些指标也可用于评估哮喘患者肺康复的效果，但如何准确的量化这些指标还没有严谨的研究数据可以参考。目前常用于哮喘患者康复评估的工具包括医学结局研究简表（SF-36）[25, 26]、Juniper 哮喘生活质量量表[25]、CRQ[27]、儿科哮喘生活质量量表[28]和圣乔治呼吸问卷（SGRQ）[26]。在

老年人中进行的一项调查发现，哮喘患者健康相关生活质量较低，SF-36 和 SGRQ 健康状况评估得分较低[26]。评估哮喘患者肺康复效果的最佳方法还不明确，不同年龄层的患者评估方法也不一样。

物理康复已在哮喘患者中大量进行，包含多种运动类型，如不同运动强度、频率和疗程的骑行[29]、步行、跑步[30]、游泳[30, 31]、瑜伽[32]和篮球[28]。尽管目前仍缺乏大型的随机对照试验，但是在儿童[28, 29, 31, 33, 34]和成人[20, 27, 30, 35-37]哮喘中进行的研究一致表明，单独或与肺康复同时进行的负荷运动物理训练[35]，能改善患者运动耐力和（或）有氧阈［最大耗氧量（VO_2max）和（或）无氧阈改善[27-29, 31, 33-36]］，降低通气量。现有的随机对照试验证明，训练组和对照组间的运动耐量有显著性差异[28, 29]。如一项随机对照试验是为期 6 周的骑行训练，纳入了16 例轻、中度哮喘的青少年患者，结果显示，训练组患者的 VO_2max 增加 18%，而没有进行骑行训练的对照组受试者为 9%（$P<0.05$），训练组中的最大携氧能力增加32%，而对照组增加 12%（$P<0.05$）[29]。同样地，在 Cochrabe 等[35]进行的研究中，年轻的成年哮喘患者随机接受多种方式运动训练，VO_2max 提高 5ml/（kg·min），对照受试者中没有出现变化。有两项研究指出重度哮喘的患者可能从物理训练中得到最大程度的改善[30, 33]。另外，哮喘患者的物理训练可减轻症状，如减轻呼吸困难[27, 30, 35, 36, 38]，改善生活质量[27]。另有期数据显示可以减少哮喘急性发作的次数[30, 38]。运动训练之后肺功能的显著改变或者 EIB 的降低还未被证明具有一致性。在哮喘患者中，最佳的运动训练方案、各种肺康复干预的影响/作用，以及量化肺康复效果的最佳方法仍需继续探索。

哮喘患者进行肺康复训练前要进行热身，评估 EIB，康复环境中的温、湿度控制也非常重要。进行哮喘患者肺康复预后评估时，除了常规评估内容，还需包括所需费用、学校/工作缺席情况、用药依从性以及有无 EIB[39]。

囊性纤维化

与哮喘患者相同，CF 患者存在各种不同程度的呼吸系统症状、运动耐量下降、QOL 降低，也会有不同频率和严重程度的急性加重，这不仅导致症状恶化、痰液产生增加，也会降低功能状态（尤其是当患者需要住院时）。与年龄、性别相匹配的健康对照组相比，CF 患者常有最大运动耐量降低[40, 41]，肌力下降[42]，静息状态耗能增加，无氧代谢能力[43]降低，有严重肺损伤的患者工作能力下降[44]。除了已知的骨骼肌功能障碍，CF 的运动能力下降可能与气道阻力增加、动态过度充气（及其形成的呼吸肌力学缺陷，以及呼吸的弹性负荷增加），或者血液循环受限（包括肺动脉高压）[41, 45, 46]，骨质减少和肥大性骨病（可能影响关节灵活性）[46]有关。据报道，22% 到 55% 的 CF 患者运动耐受性下降与 EIB 有关[46]。有研究显示营养不良与运动耐力受损相关，且独立于肺功能的下降[41]。

尽管运动耐量是随着肺功能下降的加剧而减弱的，但静息肺功能并不能可靠地预测患者对运动的反应。鉴于运动损伤的可能原因有多种，同时无法通过静息参数预测运动能力，因此，CPET 是评估运动耐力并明确 CF 患者的 PR 运动处方的理想方法[46]。对运动能力下降的评定，不仅可以了解 PR 能否让患者受益，而且对为患者设计合适的训练方案，预测患者愈后也非常重要，因为 CF 患者的低运动耐力与工作和学习障碍[47]以及长期低生存率相关[41, 45, 48]。有研究显示，最大 VO_2 随着时间下降的速率越快，8 年预测死亡率越高[49]。在无法获得 CPET 数据，或者患者不能耐受 CPET 时，可使用 6MWT[50] 或者改良版的往返步行试验[51, 52] 来测量 PR 前后的运动耐力。鉴于 CF 患者的步行耐力可能保持正常，但最大运动耐力基线降低，最佳方案可能是使用改良 SWT（一种使用增量运动负荷的测试）。目前尚无哪种测试对 CF 患者在运动训练 /PR 后的变化更为敏感的研究数据。

CF 也与健康相关的 QOL 障碍有关[53]。在年轻的 CF 患者中，应考虑使用适合于儿童和青少年结果评估工具，如包括反映学校的出勤率、友情、自我价值、外貌形象、爱情、运动和日常活动能力的内容[54]。幸福质量量表，CRQ，囊性纤维化量表等[55-58] 工具可用患者健康状况 /QOL 评估，CF 成人患者的呼吸困难可用 Borg 呼吸困难量表进行评估[59]。

无论是短期、非随机、无对照的研究还是随机对照研究都显示，跑步、游泳、远足 /爬山和自行车等有氧运动训练可改善 CF 儿童和青少年患者的运动耐力[43, 54, 56, 60-62]。从轻到中度的 CF 患者到肺功能严重下降的患者，都能从运动训练获益[63]。有些研究发现，在受监督情况下进行训练的患者可得到更好的效果[55, 64]。Moorcroft 等[65] 的随机对照研究则显示，与没有进行训练的对照组相比，进行为期 1 年以上、没有监督、在家进行上下肢运动（根据个人喜好）的 CF 成年患者的血乳酸浓度和相同恒定活动量（推荐训练量）下的心率也有所降低（表明出现训练效果）。这种益处是从未受监督的在家训练的干预中得到的，训练效果比短期（如几周）或在机构训练要好，重要的是，这对于患者来说更加可行。

对于 CF 患者运动训练的最佳方法仍不明确。与 COPD 患者一样，CF 患者的肌肉强度 / 阻力训练可改善肌肉大小、肌力[43, 55, 66] 和肌肉质量[43]。一项比较了 67 例 CF 儿童和青少年患者进行为期 12 个月的家庭有氧台阶运动和上肢力量训练的随机对照研究显示，这两种干预都能改善上肢力量和总体力活动能力（瓦特）[55]。到目前为止尚没有在 CF 患者中比较有氧和力量训练以及这两者结合的临床研究。吸气肌训练（IMT）可改善吸气肌的肌力和耐力[67-69]，有可能[67, 68] 会引起总体力活动能力的提高。有些研究，如那些长期运动训练（例如 1~3 年）的研究显示，随着训练时间延长，运动训练与肺功能之间有很好的相关性[64, 65, 70-72]，其机制目前仍不明确。对于血氧饱和度降低的患者，吸氧可优化运动训练的效果[45]。

运动训练可使 CF 患者症状减少[70]，幸福感提高（通过幸福质量量表进行测量）[43, 60, 73]，这与携氧能力改善有关[43]。补充结构性卡路里可改善患者营养状况。

大部分针对 CF 患者的运动训练的研究是在家中或者在受监督的环境中进行，与综合性 PR 项目，常规用于 COPD 患者的项目不同相似。因此，目前不可能在 CF 患者得出运动训练 PR 本身作为一种单独的干预的结论。同时，由于现有研究中很少有 CF 患者呼吸困难、QOL、保健资源使用或生存率的系统评估，运动训练或 PR 对它们的影响也未知。

CF 患者 PR 需要关注的内容还包括：有必要评估和监测患者 EIB；严格保持环境卫生和适当的运动设备间距，以避免患者间病原微生物的传播（如洋葱伯克霍尔德菌）[60]，减少感染风险。由于 CF 患者体内钠和氯化物丢失较多，尤其是在炎热的运动环境中，而且他们对体液损失也不敏感，没有口渴感，因此，鼓励患者摄入液体不可忽视，可以是富含电解质的液体[41, 46, 54, 56]。在运动训练过程中，适量的卡路里摄入也非常重要[54, 74]。对患者进行最佳气道廓清 /分泌物清除方法的训练也很有必要。

非囊性纤维化性支气管扩张

一项为期 8 周、医院门诊综合性 PR 的随机对照研究对 32 例非 CF 成人弥漫性支气管扩张患者的康复结果进行评估[75]。患者被随机分为接受 PR 加上目标 30% 最大吸气负压的 IMT 训练和 PR 加上假 IMT 和无干预 3 组[75]。PR 运动训练包括在 80% 峰值心率下进行 45 分钟的有氧运动，每周 3 次，共进行 8 周。PR 包括综合性肺康复宣教。PR 使得运动耐力（通过 85% 峰值基线 VO_2 下的平板运动耐受时间评估；PR- 假 IMT 组升高 17%，PR-IMT 组升高 20.6%）和总体运动耐力（通过 ISWT 评估；PR-IMT 组比基线增加 124.5m）呈现显著升高[75]。与假 IMT 组相比，增加 IMT 部分的训练使得最大吸气压提高并且在训练 3 个月之后的运动耐量增加。此外，与无干预组相比，PR 后患者 QOL（通过 SGRQ 评分进行测量）出现显著的提高，痰液量没有显著变化。另一项研究也证明了 PR 能改善支气管扩张患者的运动耐量[76]。尽管需要更多的研究来证实这些研究结果，但推荐非 CF 的弥漫性支气管扩张患者进行 PR 应该是合理。

限制性通气功能障碍相关的呼吸系统疾病

间质性肺病 / 肺纤维化

间质性肺病（interstitial lung disease，ILD）是一种临床和病理异质性疾病，其以不同程度的肺实质炎症和纤维化为特征。肺纤维化以及肺功能严重紊乱是各种 ILD 的最终结果。由于药物治疗的效果通常都比较有限，很多患者最终需要肺移植。严重的劳累型呼吸困难、咳嗽和运动耐受性差，是 ILD 的特征性表现[77, 78]。引起 ILD 患者运动不耐受的原因，包括肺顺应性下降为主的呼吸力学改变[79, 80]，呼吸驱动变化[80]和气体交换障碍（弥散功能障碍，死腔增加和通气血流比改变）。ILD 患者往往存在严重的运动性低氧，特别是那些出现中到重度疾病损害的患者[80-83]。运动性低氧的 ILD 患者表现为运动时呼气气流受限[79]。出现毛细血管破坏的中 - 重度 ILD 患者也可能出现静息和（或）运动诱发的肺动脉高压，有些可能会出现[81]静息时左心室射血分数降低[84]，最终往往因心脏、循环系统异常而限制患者活动。总之，ILD 会引起通气受限[80, 82]，储备降低，峰流量降低，和最大运动耐力降低[77, 80]。与 COPD 患者类似，静息肺功能并不能预测间质性肺病患者的运动耐量[80, 82]。此外，在没有出现严重肺功能障碍患者中，最大 VO_2 也可能下降。ILD 患者也经常出现内环境的紊乱和营养失调，在那些因腿部疲劳导致的运动受限患者通常合并有呼吸困难[78, 79]。

研究发现，很多特发性肺纤维化（idiopathic pulmonary fibrothersis，IPF）患者有明显的股四头肌无力，股四头肌肌力是预测这些患者运动耐力的独立预测因素[85]。此外，一项针对肺移植后患者的研究显示，移植后患者肺功能会有所改善（甚至达到正常标准），但运动受限和功能障碍往往依然存在[86]。这些研究结果表明，IPF 患者可能出现骨骼肌功能障碍。导致 ILD 与 COPD 患者发生骨骼肌功能障碍的原因是否相同尚不确定，肌肉功能也受类固醇相关肌病的影响。行走耐力是移植后生存率和移植预后的重要预测因子[87]。ILD/ 肺纤维化患者的生活质量显著下降[88-91]，且药物治疗效果通常有限。美国胸科协会 / 欧洲呼吸协会作出的 IPF 诊疗共识指出，应鼓励特发性肺纤维化患者参与物理康复项目[92]。以上所述为 ILD 患者肺康复干预治疗提供了理论依据。

由于引起 ILD 患者运动受限的原因很多，因此，如果允许，做 CPET 对评估患者运动受限、指导肺康复运动处方制定很有帮助[93]。6MWT 和 ISWT 也可用于 ILD 患者运动耐力测定[93-96]。这些现场的运动能力测定可用于测量基础运动耐量，指导制定运动处方，以及患者 PR 后运动耐力改善程度的评估。

多种健康状况 /QOL 问卷（针对特种疾病的，最初设计用于 COPD 患者）成功用在了 ILD 患者的评估。Chang 等[89]对 50 例不同类型的 ILD 患者进行了 SF-36、幸福质量量表、CRQ 和 SFRQ 评估，得分情况与患者运动受限和呼吸困难相关。在该研究中，SF-36 和 SFRQ 得分与机体功能障碍程度的相关性最好[89]，其他的研究发现，这些评分对量化 ILD 患者的 QOL 很有帮助[90, 91, 97]。世界卫生组织 QOL 量表是一种包含 100 个普遍性问题的健康状况量表，对量化 ILD 患者的生存质量非常有用[87, 98]。目前对何种健康状况测量工具能最敏感的测量 ILD 患者肺康复后 QOL 的变化仍未知。Borg 呼吸困难量表、呼吸困难基础指数 / 呼吸困难过渡期指数、医学研究委员会和视觉模拟呼吸困难量表已被用于测量呼吸困难[91, 97, 99]，但它们在评估 ILD 患者进行的肺康复对 QOL 的影响方面需要进一步验证。

目前尚缺乏针对 ILD 相关的大型随机对照研究，在 Foster 等[13]针对 32 例患者的研究中，其中 10 例为肺纤维化胸患者，结果显示这些患者运动耐力的提高与 COPD 患者相似。几项小型研究确认，肺康复对于 ILD 患者来说确实有益。在 Ferreira 等[14]针对 113 例非 COPD 呼吸系统疾病患者研究中，44 例为肺纤维化、结节病、石棉肺、隐匿性机化性肺炎、嗜酸性肉芽肿、Churg-Strauss 综合征、过敏性肺炎、淋巴管平滑肌瘤和由成人呼吸窘迫综合征造成的 ILD 的患者，他们在为期 8 周的门诊 PR 干预后，6MWT 和 QOL（根据 CRQ 得分）有显著的

改善。在 Jastrzebski 等[99]的研究中，31 例不同类型的 ILD 患者，在 PR 之后，呼吸困难严重程度降低（Borg 呼吸困难量表），QOL 提高（包括活动量增加、影响因素改善、SGRQ 的总得分，以及 SF-36 中物理因素的改善）。同样地，Naji 团队[95]对 46 例限制性肺病患者（35 例 ILD 和 11 例限制性胸壁疾病）康复训练的研究中，8 周的门诊肺康复使患者平板运动时间（平均增量，10.2 ± 7.4 分钟）和 ISWT 步行距离（平均增量：27.2 ± 75.9 米）都有提高。同时，呼吸困难、QOL 和抑郁（分别通过 CRQ，SGRQ 和医院焦虑和抑郁量表评估）有显著改善。一年后随访发现，患者的平板运动耐力依旧有改善，同时住院天数康复训练前是每年 13.5 ± 13.1 天，康复训练后是 10.4 ± 9.7 天，有显著减少。但是纳入该研究的患者有三分之一无法完成肺康复计划，如此高的提前终止率的原因有待明确。

ILD 患者的最佳运动训练方案和肺康复内容尚无定论。需要注意的是，在运动训练过程中应维持足量的氧供，因为改善氧合功能有助于提高 ILD 患者的运动能力[83, 100]。没有数据显示氧气治疗对 ILD 患者肺康复疗效的影响。有些患者运动过程中需要吸入高浓度的氧气，甚至是通过非重复呼吸面罩提供 100% 的氧气，以在运动过程中维持血氧饱和度高于 88%。

对 ILD 患者进行肺康复宣教非常重要，告知症状控制方法（包括缩唇呼吸、调整呼吸形式改善呼吸困难、有效咳嗽和扩胸改善胸壁顺应性）、节省体能的技巧、减少呼吸做功的体位、吸氧的重要性和好处、放松的技巧、应用如瑜伽、跆拳道等休闲疗法。其他重要的宣教内容还包括：药物治疗的风险和益处，营养的重要性，肺移植的术前准备和术后恢复。关注任何可能影响运动过程的患者安全、与 ILD 相关的骨科或其他全身性问题（如类风湿性关节炎

患者中的关节受累情况，或者结节病患者的心脏或神经受累情况）。由于肺纤维化所致呼吸衰竭而需要机械通气的患者愈后较差[101]，在肺康复过程中也应对终末期事宜有所关注。

限制性胸壁疾病

限制性胸壁疾病，如脊柱侧弯、脊柱后侧弯或胸廓成形术后胸壁改变的患者，在肺功能测试中通常表现为限制性通气功能障碍（胸部畸形造成），并有进展性呼吸困难和运动功能障碍存在。随着呼吸功能受损的加重，患者可出现呼吸衰竭。

肺康复在限制性胸壁疾病患者作用相关研究很少，几项小型的研究显示肺康复干预对这类患者有好处。如对 34 例特发性脊柱侧弯的青少年患者进行为期 4 个月的运动训练项目后，患者肺功能［用力肺活量，1 秒用力呼气量（FEV_1），最大吸气量和补呼气量］与运动耐力（通过 6MWT 进行测量）都有改善[102]。在 32 例因肺结核后行胸廓成形术后的限制性胸壁疾病患者中进行了为期 9 周的门诊肺康复，6MWT（42m；$P<0.01$）、日常活动评分和呼吸困难（通过医学研究委员会呼吸困难量表和过渡期呼吸困难指数进行测量）改善的程度与 32 例年龄和 FEV_1 相似的 COPD 患者相当[94]。在 Foste 等[13]和 Ferreira 等[14]的研究中，限制性胸壁疾病患者在肺康复干预后得到改善。需要注意的是，有夜间肺泡低通气伴夜间氧饱和度下降和（或）睡眠中断的限制性胸壁疾病患者，氧饱和度下降也会在运动过程中出现。有研究显示，1 周的夜间无创正压机械通气（NIPPV）不仅可以减轻夜间的氧饱和度下降，而且能提高患者白天的运动耐力，如 6MWT[103]。限制性胸壁疾病患者夜间或者肺康复运动训练过程中使用 NIPPV 的效果需要进一步探索。但是，NIPPV 的宣教应纳入此类患者的康复计划，因为很多患者在病程中可能需要进行 NIPPV。

肥胖相关的呼吸系统疾病

肥胖在全球范围内的发病率和死亡率都很高。病态性肥胖患者，包括那些血碳酸正常的患者（即单纯性肥胖症患者，二氧化碳分压和呼吸驱动正常）和肥胖性低通气综合征患者，肺功能测试时常有限制性通气功能障碍，并存在换气功能障碍[104, 105]或阻塞性睡眠呼吸暂停。即使没有合并其他呼吸系统疾病，肥胖患者通常都有呼吸困难、运动耐力下降、生活质量降低[106, 107]。引起肥胖人群运动不耐受性的原因有许多，包括已知的肺功能降低、呼吸系统顺应性降低、血氧不足、呼吸功增加、运动时心肺反应加剧、呼吸肌力降低等[104, 105]。肺动脉高压和其他心肺异常（如高血压、心舒张功能不全、心肌缺血、跛行或微血管疾病），以及骨骼肌肉功能障碍通常也会导致运动功能的下降。

肥胖患者的运动耐力受损会导致社交、娱乐或工作的参与度降低，并可能导致执行日常生活活动的能力降低，并发功能失调、焦虑症和抑郁症。减肥可能改善肺功能、运动耐力和睡眠呼吸障碍[108-110]。运动训练和营养干预可加快体重下降，并提高运动耐力。使用 NIPPV 的肥胖患者，需要进行训练、宣教和答疑，以提高患者舒适度以及对 NIPPV 的依从性。完善的肺康复计划包含运动训练、肺宣教（包括对 NIPPV 的训练）、营养干预（体重减少策略），和社会心理支持［以辅助处理焦虑症和（或）抑郁症，并促进行为改变］可以改善患者的症状。

有小型研究证明了严重肥胖相关呼吸系统疾病患者进行肺康复的好处。一项对 12 例近期发生过呼吸衰竭的严重肥胖（平

均身体质量指数为 $54kg/m^2$）的住院患者进行肺康复（平均住院时间为 33 天）的研究中，发现肺康复干预后患者运动能力、移动能力、灵活性、和自理能力（通过功能独立性测量评分进行评估[111]）都有改善[112]。在另一项 46 例存在阻塞性睡眠呼吸暂停的肥胖患者的研究中，进行为期 8 周的肺康复后，患者体重明显降低，步行耐力，健康状况（通过 SF-36 进行评估），和睡眠质量（通过睡眠功能结果问卷进行测量[113]）[114] 都有提高。尽管这是几个小型的非对照研究，但其结果表明对肥胖相关呼吸系统疾病患者进行 PR 具有益处。PR 在减轻病态肥胖患者呼吸困难或疲劳症状中的潜在益处没有得到测试，同时，设计用于其他慢性呼吸系统疾病的健康状况问卷对肥胖相关呼吸系统疾病患者的有效性仍需再进行检测。这类患者进行 PR 需要测量的内容包括：评估疾病的稳定性［特别是在肺动脉高压、失代偿性肺心病和（或）呼吸衰竭患者中］，对 NIPPV 的耐受情况，体重减少，持续的营养干预，认知或神经精神系统功能，以及生存率。目前对于这些内容没有研究结论。肥胖相关呼吸系统功能紊乱，以及并发其他肺病的患者（如 COPD 或 ILD），进行 PR 的结果也未知。

对于肥胖相关呼吸系统疾病患者，尤其是那些严重病态肥胖症或运动能力严重受损的患者来说，运动训练的安全性需要特别关注。而肥胖症较轻的患者可进行 CPET 或进行现场试验，如 6MWT 或 ISWT。极重度肥胖患者以及运动能力受损的患者不能像其他患者一样进行常规的肺康复运动评估试验。为了确保安全性，在开始运动训练之前进行心功能评估（包括药物负荷试验和超声心动图）是非常有必要的，这可避免意外的心脏缺血、心律失常、或昏厥（可能与肥胖低通气综合征相关的酸碱平衡改变有关）。进行物理康复评估是必要的，

可以降低运动训练中对肌肉骨骼造成损伤的风险。要注意肺康复过程中使用的运动设备的体重限制，有些患者可能需要专门的设备（包括电梯、床、轮椅、洗脸台或助行器）。必须考虑是否有足够的工作人员来保证严重功能降低的肥胖患者康复过程中的安全，避免患者跌倒或者工作人员受伤。住院 PR 项目中有多学科的肺康复小组和专门的设备，非常适合有严重功能障碍的肥胖患者，特别是对于那些出现多种合并症和（或）需要特殊护理的患者。

肺动脉高压

长期以来肺动脉高压（pulmonary hypertension，PH）一直被认为是进行肺康复的禁忌证，因为担心在运动过程中出现高血流量相关的剪切应力诱发循环衰竭或者导致 PH 进一步升高的风险[115, 116]。然而，随着能够改善重度 PH 患者运动耐力[117-120]，提高生存率[117] 的新型药物疗法的出现，以及在 PH 患者肺移植前进行 PR 准备手术，使得人们对该问题进行重新思考。与 COPD 患者相似，PH 患者（由于原发性或继发性原因造成）会出现运动不耐受和[77, 93, 121] 呼吸困难[93]，以及健康相关生存质量的下降[122]。PH 患者的运动不耐受由多种因素引起，在一定程度上取决于患者是原发性 PH 还是继发性 PH。继发性 PH 患者往往取决于基础病因（如肥胖低通气综合征或者晚期 ILD 或终末期 COPD）。除了肺实质疾病造成的力学或气体交换异常，PH 患者的运动功能障碍由高肺血管阻力所致，其限制心输出量的随运动量增加而增加，而增加心输出量是保障运动过程中代谢的提高所必需的。肺血管疾病患者运动测试时通常表现为：峰值耗氧量降低、做功增加、指脉氧饱和度降低、通气量增加以排出二氧化碳排出（分钟通气量和二氧化碳产量的比

值：$\dot{V}_E/\dot{V}CO_2$）、无效腔/潮气量比值升高、肺泡-动脉氧分压差升高、或运动所致的氧饱和度下降[123]和氧气输送异常、分钟通气量升高、浅快呼吸。有时，还会在低强度活动下出现乳酸酸中毒[77, 93]。这些紊乱一般都与劳累型呼吸困难、非典型性胸痛有关。重度患者，由于循环衰竭[124]或心律失常，可能出现头晕、昏厥前期或明显的晕厥。出现这些症状的患者倾向于减少活动量，反过来可能导致进一步虚弱。而活动耐量下降与原发性肺动脉高压患者生存率降低有关[121]。

PH患者运动耐量的最佳评估方法值得探讨。静息肺动脉压通常不能预测运动耐量。由于运动受限可由多种原因导致，CPET可能是鉴定各种功能障碍的原因、制定合适肺康复处方的最佳方式，但前提是PH已得到最优治疗并通过药物治疗得到控制。患者有运动所致的昏厥或室性心律失常时应避免使用增量CPET。CPET不安全或者不可用时，6MWT可作为检测PH患者运动耐力的方法[93, 121]。6MWT的距离与纽约心脏协会（NYHA）的功能等级，PH患者的指脉氧饱和度，VE/VCO2斜率相关[121]。6MWT在检测由血管扩张剂所致的运动耐力变化方面也比较敏感，并且还与原发性肺动脉高压患者的生存率有关[121]。在Miyamoto等的研究中[121]，6MWT距离小于332m的患者的生存率低于可以步行更远距离的患者。6MWT过程中氧饱和度下降也是这类患者预后较差的预测因子[125, 126]。

多项研究表明，PH患者的QOL降低[127-129]，特别是那些NYHA功能等级较差[130, 131]，以及出现药物治疗副作用的患者[132]。与运动耐力相同，PH患者药物治疗后，QOL得到改善[128, 132-135]。已证明对PH患者有意义的健康状况测量方法包括SF-36、SGRQ和明尼苏达心脏功能不全问卷[127, 129, 131]。在PH患者中，认知缺陷、焦虑症和抑郁症也非常常见[127, 136]。需要注意的是，QOL得分与静息状态下血流动力学相关性差[129, 131]。因此，QOL应用作该疾病治疗干预的独立结果测评。QOL得分与运动耐力（6MWT和功能分级）的相关性较好（WHO或NYHA）[129, 131]。

一项小型的前瞻性随机对照研究评估了PH患者进行PR干预的益处[137]。因不同原因导致功能障碍的中度PH患者（平均肺动脉压为50±15mmHg）30例，平均6MWT距离为420~430m，已进行最优药物治疗，随机分为接受为期15周的PR或继续药物和咨询教育两组[137]。PR干预包括：每天10~25分钟的低负荷运动（WL）和间歇性踏车运动试验（在到达到峰值VO2时60%~80%基线CPET心率水平，交替进行0.5分钟的低WL和1分钟的高WL）；以及每周3次的低强度自由重量训练和每周5次的呼吸训练。训练强度根据耐受程度而增加，但需避免最大心率超过120次/分钟。训练时给予氧疗以维持动脉氧饱和度高于88%。随后进行为期12周的门诊治疗随访，PR组患者进行个体化训练，并在家中进行踏车运动，要求患者每天运动15~30分钟，每周运动5天，每周步行2次，并至少每隔一天进行15~30分钟的负重和呼吸训练。每隔2周，肺康复工作人员通过电话联系患者。结果显示，进行PR的患者在6MWT距离、峰值VO2、无氧阈值、WHO功能分级方面得到显著改善，同时SF-36问卷QOL改善[137]。但Borg呼吸困难量表得分没有显著改变。总得来说这一运动方案的耐受性良好，除了有两次患者骑车运动后出现头昏现象外没有其他的不良事件发生。该项目的居家部分患者总体依从性较好。在初期被随机分到对照组随后进行PR的患者，他们在PR后的改善与实验组患者的效果相当。这一研究证明，在用适当的筛选条件选出来的中度PH患者提供PR是可行的。同时，PR 也可使这类患者的运动耐力和 QOL 出现显著改善。PH 患者最佳运动训练项目和方法，以及能敏感监测肺康复效果的方法需进一步探索，另外，这样的 PR 项目能否在更大型的患者群体和等待肺移植的更严重 PH 患者实施仍需更多验证。

保持 PH 患者 PR 训练期间的安全十分重要。然而，没有此类患者最安全的运动训练方法的指南，除了之前提及的研究（如间歇性踏车运动训练可作为运动项目的一部分，其强度是峰值心率不超过 120 次 / 分）之外，专家指出，应避免高强度的有氧运动和其他可能导致胸内压升高的运动（如高强度的阻力运动或仰卧起坐或蹲起立），减少降低前负荷和循环衰竭的风险[138]，特别是等待肺移植的严重 PH 患者。提倡在平地步行或者低强度步行或者自行车运动、伸展运动。目前没有神经肌肉电刺激的作用的相关研究。凝血功能障碍的患者必须注意避免跌倒；接受持续静脉内血管扩张剂疗法的患者，在运动过程中，不得中断治疗。需维持动脉血氧饱和度高于 90%，避免缺氧性肺血管收缩，因为缺氧性血管收缩可能会在运动过程中增加肺血管阻力。建议有心律失常史的患者，在运动过程中进行遥测监护。必须对存在运动诱发性高血压或低血压的患者进行监测，如果患者有头晕、胸痛或昏厥前期表现时必须停止运动。PH 患者宣教重点在于：血管扩张剂 / 抗增殖治疗和抗凝治疗的益处和风险，肺移植术前准备和术后 PR 相关事宜。

肺癌

肺癌患者在接受各种肺癌治疗前或治疗后都是 PR 目标人群。有些患者，无论是否伴有 COPD，都有机会进行手术切除，但他们可能变得较为虚弱。由于术前运动耐受性是预测外科手术结果的因素之一，术

前 PR 也可能改善这些患者的预后[139]。PR 也需向患者宣教有关术后症状和护理策略（如诱导性肺量器使用，支气管分泌物清除技术，控制性咳嗽，以及其他可能降低术后并发症风险的方法）。

考虑术前进行 PR 的肺癌患者，医护人员要对 PR 可能的益处和因 PR 而延后手术可能带来的危害进行全面考量。对肺癌患者手术前短期并有效的 PR 的时长和方法尚不明确，也没有相关的随机对照研究结论可以参考，但是 Wall[140] 发现，与没有进行运动训练的非小细胞肺癌患者相比，进行术前运动训练的此类患者术后恢复状况更好。该研究没有评估患者的运动耐力、呼吸困难和 QOL 相关内容。Sekine 团队[141] 对 22 例术前进行 2 周强化肺康复训练的 COPD 合并肺癌患者和此前没有进行术前 PR 的一组患者进行比较。发现尽管进行 PR 的患者的基础 FEV_1 和用力肺活量较低，但是住院时间短，且实际（与预测值相比）术后 FEV_1 结果比对照组的好。该研究也没有对术后运动耐力提高、症状减轻、和 QOL 进行评估。然而，该小型研究表明，术前进行短时间的 PR 可能对维持术后的肺功能并减少术后并发症有帮助，但是该研究结果有待随机对照研究的确认。事实上这类研究很难进行，因为患者和医护工作者对可能通过手术切除并治愈的肺癌患者推迟手术持保留态度。目前来看，相对于延迟 2~3 周手术让患者接受 PR 可能引起的癌症扩散风险，术前 PR 的益处仍有待确定。

值得注意的是，肺癌治疗之后运动耐力通常都会受损[142]。运动训练可改善运动耐力，提高其他类型癌症患者的幸福感[143]，因此，常常通过肺康复对癌症患者进行干预。目前相关的现有数据很少，Spruit 等的一项小型研究对 10 例肺癌治疗［手术、化疗和（或）放疗］后肺功能和运动耐力严重受损的患者，进行了 8 周的住院

多学科 PR[144]。PR 项目包括日常步行、体操和踏车运动，运动强度在可耐受情况下逐渐增加。与基线数据相比，患者的运动耐力（145m，增加 43.2%；P=0.02）和峰值运动耐力（26W，增加 34.4%；P=0.0078）有显著的改善。但仍需更大型的随机对照试验来确认这些研究结果，并评估 PR 对这些患者的其他方面的影响，如症状、幸福感、QOL、ADLs 能力、医疗资源的使用及生存率等。

必须确定进行运动训练的肺癌患者没有出现转移性病变（如脑或骨转移），这些可能会影响运动训练的安全性（如发生跌倒、癫痫或骨折等风险）。事实上，有些肺癌患者无法参与传统的运动训练。有趣的是，一项病例研究发现，对下肢进行为期4 周的神经肌肉电刺激（肌肉训练的一种方法，其不需要进行传统运动），可使晚期肺癌脑和骨转移患者的 6MWT 和 QOL（通过 SF-36 问卷进行评估）得到改善。因此，肺癌患者进行 PR，可考虑使用维持功能性能力的其他新型策略[145]。

PR 项目（特别是住院项目）可使重度疾患者、长期依赖于呼吸机的肺癌患者（这些患者本来需要住院）回归到正常的家庭生活中，使患者的 QOL 得到改善。在这种情况下，PR 的目标不一定是传统的运动训练，而是培训患者及其家庭成员使用适应性 / 辅助设备，减少生活依赖，提高 ADLs，维持必要的活动能力。同时培训患者控制症状、应激、焦虑和抑郁等能力，必要时还需对气管造口术后护理和家用机械通气设备使用进行培训。因此，需扩大 PR 的范围，为重度疾患者提供 PR。

神经肌肉疾病

各种神经肌肉疾病的患者，包括脑卒中、帕金森病、脊髓灰质炎后综合征、肌肉萎缩症、多发性硬化、重大疾病相关的

神经病和肌病的幸存者、格林 - 巴利综合征和其他肌肉疾病、腓骨肌萎缩症、肌萎缩性脊髓侧索硬化症、脊髓损伤、神经肌肉结合疾病和膈肌麻痹患者，都可能出现呼吸功能紊乱，尤其是在出现呼吸肌无力和（或）呼吸中枢驱动问题时，或者胸壁顺应性降低时[146-148]。除了肺功能紊乱之外（大多为限制性通气障碍），神经肌肉疾病患者常常会出现吞咽障碍及误吸，呼吸道分泌物清除困难，睡眠性呼吸障碍（肺泡通气不足或阻塞性睡眠呼吸暂停），气体交换障碍，和呼吸控制障碍[148, 149]。不同形式的神经肌肉疾病的呼吸系统改变特点在其他章节已有描述[146, 147]。根据疾病的性质和严重程度不同，这些疾病本身和外周肌肉功能的异常，可导致明显的运动功能障碍以致于影响日常生活活动、白天倦怠和 QOL 降低[150]。神经肌肉疾病患者的久坐不动可引起继发性功能失调[151]。

迄今为止，对神经肌肉疾病的肺康复研究主要集中在呼吸策略、无创性通气和分泌物清除技术等方面[152]。综合的 PR 项目可改善某些神经肌肉疾病患者的功能状态[153]。患者可能从肢体或者呼吸肌的运动训练中得益，以抵消功能失调所致的肌力或耐力的降低。在 Foster 等[13] 及 Ferreira 等[14] 进行的研究中，部分神经肌肉疾病患者通过 PR 得到功能的改善。在一项针对帕金森病患者的小型非对照研究中，患者 6MWT、呼吸困难和肺功能等方面有所改善[154]。同时，有许多研究通过体育活动结合不同运动训练策略来维持神经肌肉疾病患者的最佳功能和 QOL，没有对呼吸功能障碍进行特别的关注和描述[153, 155-157]。有多项小型试验显示，在不同康复环境下，让多发性硬化[158-161]、帕金森病[162-164]、脑卒中[165]、脊椎灰质炎后综合征[166]、肌肉疾病[167-171] 和肌萎缩性脊髓侧索硬化症[172-174] 等患者进行有氧或强化训练是

有益的。吸气肌训练也可改善神经肌肉疾病患者的肺功能、咳嗽能力和呼吸困难症状[175-180]。除了运动训练之外，PR 可能对于神经肌肉疾病患者（特别是那些残疾程度较高，无法进行传统运动训练的人）有益，通过使用适应性 / 辅助设备方面的培训，使患者能够维持功能的独立性，并在自己家中生活。PR 住院项目，可帮助患者适应 PR 内容和环境，可对患者进行有创或无创呼吸机使用的培训，学习咳嗽技术，使用呼吸训练器[181, 182]。研究显示，NIPPV 可提高神经肌肉疾病导致的肺功能障碍患者功能独立性[183]，延长生存时间[184]。住院呼吸衰竭患者，在逐渐撤离机械通气时也可进行 PR。总之，综合 PR 项目可改善部分神经肌肉疾病所致的呼吸功能障碍患者功能。但是，到目前为止仍缺乏针对传统综合 PR 项目（包括运动训练，肺宣教和自我管理训练，以及社会心理支持）对神经肌肉疾病患者运动耐受性、症状、QOL、医疗资源使用或生存率等方面的随机对照临床研究结论。

当前对神经肌肉疾病患者进行 PR 运动训练的安全性存在争议，需根据疾病的性质和严重程度进行个体化的考量，尚无相关的运动训练指南。此类患者 PR 的目标是维持和（或）改善肌肉条件，以使患者的 ADLs 能力得到最大程度的提高，并避免过度的肌肉疲劳、炎症或可能恶化肌肉功能的损伤。此类患者进行高强度的肌力训练可能会出现肌肉损伤[185]。所以，需要对不同疾病各类神经肌肉疾病患者有益而无害的运动量和运动类型以及 PR 后的健康状况做进一步的研究。

结语

PR 可提高慢性呼吸系统疾病患者的运动耐力，减轻症状，提高生活质量，是一种有效的干预手段。有研究显示，对于非 COPD 患者提供 PR 的科学基础和原理与 COPD 患者类似，而且 PR 在非 COPD 患者的收益也是相似的，因此 COPD 患者 PR 的核心技术可用于非 COPD 患者，但是需要根据不同疾病的病理生理状态和临床表现、患者安全和患者需求进行个体化的目标设定，寻找合适的方法。对于非 COPD 疾病患者 PR 的最佳运动训练策略、症状和健康状况评估工具以及结局的评价标准，尚需要更多的临床研究来揭示。

（魏刚　张鑫 译　夏金根 校）

参考文献

1. Nici L, Donner C, Wouters E et al: American Thoracic Society/European Respiratory Society statement on pulmonary rehabilitation, Am J Respir Crit Care Med 173:1390-1413, 2006.
2. Troosters T, Casaburi R, Gosselink R et al: Pulmonary rehabilitation in chronic obstructive pulmonary disease: state of the art, Am J Respir Crit Care Med 172:19-38, 2005.
3. Ries A Bauldoff GS, Carlin BW et al: Pulmonary rehabilitation: joint ACCP/AACVPR evidence-based clinical practice guidelines, Chest 131(suppl):4S-42S, 2007.
4. Rabe KF, Hurd S, Anzueto A et al: Global strategy for the diagnosis, management, and prevention of chronic obstructive pulmonary disease: GOLD executive summary, Am J Respir Crit Care Med 176:532-535, 2007.
5. Bourjeily G, Rochester CL: Exercise training in chronic obstructive pulmonary disease, Clin Chest Med 21:763-781, 2000.
6. Puhan MA, Busching G, Schunemann HJ et al: Interval versus continuous high-intensity exercise in chronic obstructive pulmonary disease, Ann Intern Med 145:816-825, 2006.
7. Remels AH, Gosker HR, van der Velden J et al: Systemic inflammation and skeletal muscle dysfunction in chronic obstructive pulmonary disease: state of the art and novel insights in regulation of muscle plasticity, Clin Chest Med 28:537-552, 2007.
8. American Thoracic Society/European Respiratory Society: Skeletal muscle dysfunction in chronic obstructive pulmonary disease, Am J Respir Crit Care Med 159:S1-S40, 1999.
9. Stone AC, Nici L: Other systemic manifestations of chronic obstructive pulmonary disease, Clin Chest Med 28:553-557, 2007.
10. Gosselink R, Troosters T, Decramer M: Peripheral muscle weakness contributes to exercise limitation in COPD, Am J Respir Crit Care Med 153:976-980, 1996.

11. Hamilton AL, Killian KJ, Summers E et al: Muscle strength, symptom intensity, and exercise capacity in patients with cardiorespiratory disorders, Am J Respir Crit Care Med 152:2021-2031, 1995.

12. Bourbeau J, Julien M, Maltais F et al: Reduction of hospital utilization in patients with chronic obstructive pulmonary disease: a disease-specific self-management intervention, Arch Intern Med 163:585-591, 2003.

13. Foster S, Thomas HM: Pulmonary rehabilitation in lung disease other than chronic obstructive pulmonary disease, Am Rev Respir Dis 141:601-604, 1990.

14. Ferreira G, Feuerman M, Spiegler P: Results of an 8-week, outpatient pulmonary rehabilitation program on patients with and without chronic obstructive pulmonary disease, J Cardiopulm Rehabil 26:54-60, 2006.

15. Smidt N, de Vet HCW, Bouter LM et al: Effectiveness of exercise therapy: a best-evidence summary of systematic reviews, Austr J Physiother 51:71-85, 2005.

16. Congleton J, Bott J, Hindell A et al: Comparison of outcome of pulmonary rehabilitation in obstructive lung disease, interstitial lung disease and chest wall disease, Thorax 52(6S)Supplement6:p11A, 1997.

17. American Thoracic Society: ATS statement: guidelines for the Six-Minute Walk Test, Am J Respir Crit Care Med 166:111-117, 2002.

18. Guyatt GH, Berman LB, Townsend M et al: A measure of quality of life for clinical trials in chronic lung disease, Thorax 42:773-778, 1987.

19. Chung KF: Unmet needs in adult asthma, Clin Exp Allergy 30(suppl 1):66-69, 2000.

20. Clark CJ: The role of physical training in asthma. In Casaburi R, Petty T, editors: Principles and practice of pulmonary rehabilitation, Philadelphia, 1993, WB Saunders, pp 424-437.

21. Folgering H, van Herwaarden C: Pulmonary rehabilitation in asthma and COPD: physiological basics, Respir Med 87(suppl B):41-44, 1993.

22. Satta A: Exercise training in asthma, J Sports Med Phys Fitness 40:277-283, 2000.

23. Kitsantas A, Zimmerman BJ: Self-efficacy, activity participation, and physical fitness of asthmatic and nonasthmatic adolescent girls, J Asthma 37:163-174, 2000.

24. Singh SJ, Morgan MD, Hardman AE et al: Development of a shuttle walking test of disability in patients with chronic airways obstruction, Thorax 47:1019-1024, 1992.

25. Carlin BW: Outcome measurement in pulmonary rehabilitation, Respir Care Clin N Am 4:113-127, 1998.

26. Dyer CAE, Hill SL, Stockley et al: Quality of life in elderly subjects with a diagnostic label of asthma from general practice registers, Eur Respir J 14:39-45, 1999.

27. Cambach W, Wagenaar RC, Koelman TW et al: The long-term effects of pulmonary rehabilitation in patients with asthma and chronic obstructive pulmonary disease: a research synthesis, Arch Phys Med Rehabil 80:103-111, 1999.

28. Basaran S, Guler-Uysal F, Ergen N et al: Effects of physical exercise on quality of life, exercise capacity and pulmonary function in children with asthma, J Rehabil Med 38:130-135, 2006.

29. Counil FP, Varray A, Matecki S et al: Training of aerobic and anaerobic fitness in children with asthma, J Pediatr 142:179-184, 2003.

30. Emtner M, Herala M, Stalenheim G: High-intensity physical training in adults with asthma: A 10 week rehabilitation program, Chest 109:323-330, 1996.

31. Matsumoto I, Araki H, Odajima H et al: Effects of swimming training on aerobic capacity and exercise induced bronchoconstriction in children with bronchial asthma, Thorax 54:196-201, 1999.

32. Ernst E: Breathing techniques: adjunctive treatment modalities for asthma? A systematic review, Eur Respir J 15:969-972, 2000.

33. Neder JA, Nery LE, Silva AC et al: Short term effects of aerobic training in the clinical management of moderate to severe asthma in children, Thorax 54:202-206, 1999.

34. Ram FS, Robinson SM, Black PN: Effects of physical training in asthma: a systematic review, Br J Sports Med 34:162-167, 2000.

35. Cochrane LM, Clark CJ: Benefits and problems of a physical training programme for asthmatic patients, Thorax 45:345-351, 1990.

36. Emtner M, Finne M, Stalenheim G: High-intensity physical training in adults with asthma: a comparison between training on land and in water, Scand J Rehab Med 30:201-209, 1998.

37. Hallstrand TS, Bates PW, Schoene RB: Aerobic conditioning in mild asthma decreases the hyperpnea of exercise and improves exercise and ventilatory capacity, Chest 118:1460-1469, 2000.

38. Emtner M, Finne M, Stalenheim G: A 3-year follow up of asthmatic patients participating in a 10-week rehabilitation training program with emphasis on physical training, Arch Phys Med Rehabil 79:539-544, 1998.

39. Carroll N, Sly P: Exercise training as an adjunct to asthma management? Thorax 54:190-191, 1999.

40. Freeman W, Stableforth DE, Cayton RM et al: Endurance exercise capacity in adults with cystic fibrosis, Respir Med 87:541-549, 1993.

41. Orenstein DM, Noyes BE: Cystic fibrosis. In: Casaburi R, Petty TL, editors: Principles and practice of pulmonary rehabilitation, Philadelphia, 1993, WB Saunders, pp 439-458.

42. Sahlberg ME, Svantesson U, Magnusson Thomas EML et al: Muscular strength and function in patients with cystic fibrosis, Chest 127:1587-1592, 2005.

43. Selvadurai HC, Blimkie CJ, Meyers N et al: Randomized controlled study of in-hospital exercise training programs in children with cystic fibrosis, Pediatr Pulmonol 33:194-200, 2002.

44. Alison JA, Regnis JA, Donnelly PM et al: Evaluation of supported upper limb exercise capacity in patients with cystic fibrosis, Am J Respir Crit Care Med 156:1541-1548, 1997.

45. McKone EF, Barry SC, FitzGerald MX et al: The role of supplemental oxygen during submaximal

exercise in patients with cystic fibrosis, Eur Respir J 20:134-142, 2002.

46. Boas SR: Exercise recommendations for individuals with cystic fibrosis, Sports Med 24:17-37, 1997.

47. Frangiolas DD, Holloway CL, Vedal S et al: Role of exercise and lung function in predicting work status in cystic fibrosis, Am J Respir Crit Care Med 167:150-157, 2003.

48. Nixon PA, Orenstein DM, Kelsey SF et al: The prognostic value of exercise testing in patients with cystic fibrosis, New Engl J Med 327:1785-1788, 1992.

49. Pianosi P, LeBlanc J, Almudevar A: Peak oxygen uptake and mortality in children with cystic fibrosis, Thorax 60:50-54, 2005.

50. Chetta A, Pisi G, Zanini A et al: Six-minute walking test in cystic fibrosis adults with mild to moderate lung disease: a comparison to healthy subjects, Respir Med 95:986-991, 2001.

51. Bradley J, Howard J, Wallace E et al: Reliability, repeatability, and sensitivity of the modified shuttle test in adult cystic fibrosis, Chest 117:1666-1671, 2000.

52. Bradley J, Howard J, Wallace E et al: Validity of a modified shuttle test in adult cystic fibrosis, Thorax 54:437-439, 1999.

53. De Jong W, Kaptein AA, van der Schans CP et al: Quality of life in patients with cystic fibrosis, Pediatr Pulmonol 23:95-100, 1997.

54. Gulmans VA, de Meer K, Brackel HJ et al: Outpatient exercise training in children with cystic fibrosis: physiological effects, perceived competence, and acceptability, Pediatr Pulmonol 28:39-46, 1999.

55. Orenstein DM, Hovell MF, Mulvihill M et al: Strength vs. aerobic training in children with cystic fibrosis: a randomized controlled trial, Chest 126:1204-1214, 2004.

56. Nixon PA: Role of exercise in the evaluation and management of pulmonary disease in children and youth, Med Sci Sports Exerc 28:414-420, 1996.

57. Rickert KA, Bartlett SJ, Boyle MP et al: The association between depression, lung function and health-related quality of life among adults with cystic fibrosis, Chest 132:231-237, 2007.

58. Hogg M, Braithwaite M, Barley M et al: Work disability in adults with cystic fibrosis and its relationship to quality of life, J Cyst Fibros 6:223-227, 2007.

59. Moorcroft AJ, Dodd ME, Webb AK: Exercise limitations and training for patients with cystic fibrosis, Disabil Rehabil 20:247-253, 1998.

60. Blau H, Mussaffi-Georgi H, Fink G et al: Effects of an intensive 4-week summer camp on cystic fibrosis: pulmonary function, exercise tolerance and nutrition, Chest 121:1117-1122, 2002.

61. O'Neill PA, Dodd ME, Abbott JV et al: The benefits of exercise and reduction of breathlessness in cystic fibrosis, Br J Dis Chest 81:62-69, 1987.

62. Bradley J, Moran F: Physical training for cystic fibrosis, Cochrane Database Syst Rev 2:CD002768, 2002.

63. De Jong W, Grevink RG, Roorda RJ et al: Effect of a home exercise training program in patients with cystic fibrosis, Chest 105:463-468, 1994.

64. Orenstein DM, Higgins LW: Update on the role of exercise in cystic fibrosis, Curr Opin Pulm Med 11:519-523, 2005.

65. Moorcroft AJ, Dodd ME, Morris J et al: Individualised unsupervised exercise training in adults with cystic fibrosis: a 1 year randomized controlled trial, Thorax 59:1074-1080, 2004.

66. Strauss GD, Osher A, Wang C-I et al: Variable weight training in cystic fibrosis, Chest 92:273-276, 1987.

67. De Jong, W, van Aalderen WM, Kraan J et al: Inspiratory muscle training in patients with cystic fibrosis, Respir Med 95:31-36, 2001.

68. Sawyer EH, Clanton TL: Improved pulmonary function and exercise tolerance with inspiratory muscle conditioning in children with cystic fibrosis, Chest 104:1490-1497, 1993.

69. Enright S, Chatham K, Ionescu AA et al: Inspiratory muscle training improves lung function and exercise capacity in adults with cystic fibrosis, Chest 126:405-411, 2004.

70. Schneiderman-Walker J, Pollock SL, Corey M et al: A randomized controlled trial of a 3-year home exercise program in cystic fibrosis, J Pediatr 136:304-310, 2000.

71. Stanghelle JK, Skyberg D, Haanaes OC: Eight year follow-up of pulmonary function and oxygen uptake during exercise in 16-year old males with cystic fibrosis, Acta Pediatr 81:527-531, 1992.

72. Nikolaizik WH, Simon H-U, Iseli P et al: Effect of 3 weeks' rehabilitation on neutrophil surface antigens and lung function in cystic fibrosis, Eur Respir J 15:942-948, 2000.

73. Klijn PHC, Oudshoorn A, van der Ent CK et al: Effects of anaerobic training in children with cystic fibrosis, Chest 125:1299-1305, 2004.

74. Heijerman HGM: Chronic obstructive lung disease and respiratory muscle function: the role of nutrition and exercise training in cystic fibrosis, Respir Med 87(suppl B):49-51, 1993.

75. Newall C, Stockley RA, Hill SL: Exercise training and inspiratory muscle training in patients with bronchiectasis, Thorax 60:943-948, 2005.

76. Bradley J, Moran F: Pulmonary rehabilitation improves exercise tolerance in patients with bronchiectasis, Austr J Physiother 52:65, 2006.

77. Wasserman K, Hansen JE, Sue DY et al: Pathophysiology of disorders limiting exercise. In Principles of exercise testing and interpretation, ed 3, Philadelphia, 1999, Lippincott Williams & Wilkins, pp 95-114.

78. O'Donnell DE, Chau LKL, Webb KA: Qualitative aspects of exertional dyspnea in patients with interstitial lung disease, J Appl Physiol 84:2000-2009, 1998.

79. Marciniuk DD, Sridhar G, Clemens RE et al: Lung volumes and expiratory flow limitation during exercise in interstitial lung disease, J Appl Physiol 77:963-973, 1994.

80. Markovitz GH, Cooper CB: Exercise and interstitial lung disease, Curr Opin Pulm Med 4:272-280, 1998.

81. Hsia CC: Cardiopulmonary limitations to exercise in restrictive lung disease, Med Sci Sports Exerc 31(1 suppl):S28-S32, 1999.

82. Hansen JE, Wasserman K: Pathophysiology of activity limitation in patients with interstitial lung disease, Chest 109:1566-1576, 1996.

83. Harris-Eze AO, Sridhar G, Clemens RE et al: Oxygen improves maximal exercise performance in interstitial lung disease, Am J Respir Crit Care Med 150:1616-1622, 1994.

84. Kaltreider NL, McCann WS: Respiratory response during exercise in pulmonary fibrosis and emphysema, J Clin Invest 16:23-40, 1937.

85. Nishiyama O, Taniguchi H, Kondoh Y et al: Quadriceps weakness is related to exercise capacity in idiopathic pulmonary fibrosis, Chest 127:2028-2033, 2005.

86. Reinsma GD, ten Hacken NH, Grevink RG et al: Limiting factors of exercise performance 1 year after lung transplantation, J Heart Lung Transplant 25:1310-1316, 2006.

87. Kadikar A, Maurer J, Kesten S: The Six-Minute Walk Test: a guide to assessment for lung transplantation, J Heart Lung Transplant 16:313-319, 1997.

88. DeVries J, Kessels BLJ, Drent M: Quality of life of idiopathic pulmonary fibrosis patients, Eur Respir J 17:954-961, 2001.

89. Chang JA, Curtis JR, Patrick DL et al: Assessment of health-related quality of life in patients with interstitial lung disease, Chest 116:1175-1182, 1999.

90. Martinez TY, Pereira CA, dos Santos ML et al: Evaluation of the short form 36 item questionnaire to measure health-related quality of life in patients with idiopathic pulmonary fibrosis, Chest 117:1627-1632, 2000.

91. Khanna D, Clements PJ, Furst DE et al: Correlation of the degree of dyspnea with health-related quality of life, functional abilities, and diffusing capacity for carbon monoxide in patients with systemic sclerosis and active alveolitis, Arthritis Rheum 52:592-600, 2005.

92. American Thoracic Society: Idiopathic pulmonary fibrosis: diagnosis and treatment. International consensus statement. American Thoracic Society (ATS), and the European Respiratory Society (ERS), Am J Respir Crit Care Med 161:646-664, 2000.

93. Palange P, Ward SA, Carlsen K-H et al: ERS Task Force recommendations on the use of exercise testing in clinical practice, Eur Respir J 29:185-209, 2007.

94. Ando M, Mori A, Esaki H et al: The effect of pulmonary rehabilitation in patients with post-tuberculosis lung disorder, Chest 123:1988-1995, 2003.

95. Naji NA, Connor MC, Donnelly SC et al: Effectiveness of pulmonary rehabilitation in restrictive lung disease, J Cardiopulm Rehabil 26:237-243, 2006.

96. Moloney ED, Clayton N, Mukherjee DK et al: The shuttle walk test in idiopathic pulmonary fibrosis, Respir Med 97:682-687, 2003.

97. Beretta L, Santaniello A, Lemos A et al: Validity of the Saint George's Respiratory Questionnaire in the evaluation of health-related quality of life in patients with interstitial lung disease secondary to systemic sclerosis, Rheumatology 46:296-301, 2007.

98. De Vries J, Seebregts A, Drent M: Assessing health status and quality of life in idiopathic pulmonary fibrosis: which measure should be used? Respir Med 94:273-278, 2000.

99. Jastrzebski D, Gumola A, Gawlik R et al: Dyspnea and quality of life in patients with pulmonary fibrosis after six weeks of respiratory rehabilitation, J Physiol Pharmacol 57(suppl 4):139-148, 2006.

100. Anderson SD, Bye PT: Exercise testing in the evaluation of diffuse interstitial lung disease, Aust N Z J Med 14(5 suppl 3):762-768, 1984.

101. Fumeaux T, Rothmeier C, Jolliet P: Outcome of mechanical ventilation for acute respiratory failure in patients with pulmonary fibrosis, Intensive Care Med 27:1868-1874, 2001.

102. Dos Santos Alves VL, Stirbulov R, Avanzi O: Impact of a physical rehabilitation program on the respiratory function of adolescents with idiopathic scoliosis, Chest 130:500-505, 2006.

103. Fuschillo S, De Felice A, Gaudiosi C et al: Nocturnal mechanical ventilation improves exercise capacity in kyphoscoliotic patients with respiratory impairment, Monaldi Arch Chest Dis 59:281-286, 2003.

104. Mohsenin V, Gee JBL: Effect of obesity on the respiratory system and pathophysiology of sleep apnea, Curr Pulmonol 14:179-197, 1993.

105. Rochester DF: Obesity and pulmonary function. In Alpert MA, Alexander JK, editors: The heart and lung in obesity, New York, 1998, Futura Publishing, pp 109-131.

106. Teixeira CA, Dos Santos JE, Silva GA et al: Prevalence of and the potential pathophysiological mechanisms involved in dyspnea in individuals with class II or III obesity, J Bras Pneumol 33:28-35, 2007.

107. Hopman WM, Berger C, Joseph L et al: The association between body mass index and health-related quality of life: data from CaMos, a stratified population study, Qual Life Res 16(10):1595-1603, 2007.

108. Sugerman HJ, Fairman RP, Baron PL et al: Gastric surgery for respiratory insufficiency of obesity, Chest 90:81-86, 1986.

109. Hakala K, Mustajoki P, Aittomaki J et al: Improved gas exchange during exercise after weight loss in morbid obesity, Clin Physiol 16:229-238, 1996.

110. Olsen EJ, Moore WR, Morgenthaler TI et al: Obstructive sleep apnea hypopnea syndrome, Mayo Clin Proc 78:1545-1552, 2003.

111. Granger CV, Hamilton BB, Linacre JM et al: Performance profiles of the functional independence measure, Am J Phys Med Rehabil 72:84-89, 1993.

112. Whittaker LA, Rochester CL: Functional outcome of inpatient pulmonary rehabilitation for patients with severe obesity [abstract], Am J Respir Crit Care Med 161:A495, 2000.

113. Devine EB, Hakim Z, Green J: A systematic review of patient-reported outcome instruments measuring sleep dysfunction in adults, Pharmacoeconomics 23:889-912, 2005.

114. Knipper J, Nielsen K, Lane-Gipson N et al: Outcomes of pulmonary rehabilitation in obstructive sleep apnea [abstract], Am J Respir Crit Care Med 161:A496, 2000.

115. Badesch DB, Abman SH, Ahearn GS et al: Medical therapy for pulmonary arterial hypertension: ACCP evidence-based clinical practice guidelines, Chest 126:35S-62S, 2004.

116. Gaine SP, Rubin LJ: Primary pulmonary hypertension, Lancet 352:719-725, 1998.

117. Badesch DB, Abman SH, Simonneau G et al: Medical therapy for pulmonary arterial hypertension: updated ACCP evidence-based clinical practice guidelines, Chest 131:1917-1928, 2007.

118. Palevsky HI: Therapeutic options for severe pulmonary hypertension, Clin Chest Med 18:595-609, 1997.

119. Nagaya N, Shimizu Y, Satoh T et al: Oral beraprost sodium improves exercise capacity and ventilatory efficiency in patients with primary or thromboembolic pulmonary hypertension, Heart 87:340-345, 2002.

120. Riley MS, Pórszász J, Engelen MP et al: Responses to constant work rate bicycle ergometry exercise in primary pulmonary hypertension: the effect of inhaled nitric oxide, J Am Coll Cardiol 36:547-556, 2000.

121. Miyamoto S, Nagaya N, Satoh T et al: Clinical correlates and prognostic significance of Six-Minute Walk Test in patients with primary pulmonary hypertension: comparison with cardiopulmonary exercise testing, Am J Respir Crit Care Med 161:487-492, 2000.

122. Archibald CJ, Augger WR, Fedullo PF et al: Long-term outcome after pulmonary thromboendarterectomy, Am J Respir Crit Care Med 160:523-528, 1999.

123. Markowitz DH, Systrom DM: Diagnosis of pulmonary vascular limit to exercise by cardiopulmonary exercise testing, J Heart Lung Transplant 23:88-95, 2004.

124. Matthay RA, Matthay MA: Pulmonary thromboembolism and other pulmonary vascular diseases. In George RB, Light RW, Matthay MA et al, editors: Chest medicine: essentials of pulmonary and critical care medicine, ed 2, Baltimore, 1990, Williams & Wilkins, pp 249-276.

125. Wensel R, Opitz CF, Anker SD et al: Assessment of survival in patients with primary pulmonary hypertension: importance of cardiopulmonary exercise testing, Circulation 106:319-324, 2002.

126. Paciocco G, Martinez FJ, Bossone E et al: Oxygen desaturation on the Six-Minute Walk Test and mortality in untreated primary pulmonary hypertension, Eur Respir J 17:647-652, 2001.

127. White J, Hopkins RO, Glissmeyer EW et al: Cognitive, emotional, and quality of life outcomes in patients with pulmonary arterial hypertension, Respir Res 7:55-64, 2006.

128. Shafazand S, Goldstein MK, Doyle RL et al: Health-related quality of life in patients with pulmonary arterial hypertension, Chest 126: 1452-1459, 2004.

129. Taichman DB, Shin J, Hud L et al: Health-related quality of life in patients with pulmonary arterial hypertension, Respir Res 6:92-101, 2005.

130. Frank H, Miczoch J, Huber K et al: The effect of anticoagulant therapy in primary and anorectic drug-induced pulmonary hypertension, Chest 112:714-721, 1997.

131. Chua R, Keogh AM, Byth K et al: Comparison and validation of three measures of quality of life in patients with pulmonary hypertension, Int Med J 36:705-710, 2006.

132. Anderson RB, Hollenberg NK, Williams GS: Physical symptoms distress index, Arch Intern Med 159:693-700, 1999.

133. Mikhail G, Prasad SK, Li W et al: Clinical and haemodynamic effects of sildenafil in pulmonary hypertension: acute and mid-term effects, Eur Heart J 25:431-436, 2004.

134. Olschewski J, Simonneau G, Galie N et al: Inhaled iloprost for severe pulmonary hypertension, N Engl J Med 347:322-329, 2002.

135. Testa MA, Turner RR, Simonson DC et al: Quality of life and calcium channel blockers with nifedipine GITS versus amlodipine in hypertensisive patients in Spain, J Hypertension 16:1839-1847, 1998.

136. Lowe B, Grafe K, Ufer C et al: Anxiety and depression in patients with pulmonary hypertension, Psychosom Med 66:831-836, 2004.

137. Mereles D, Ehlken N, Kreuscher S et al: Exercise and respiratory training improve exercise capacity and quality of life in patients with severe chronic pulmonary hypertension, Circulation 114:1482-1489, 2006.

138. Crouch R, MacIntyre NR: Pulmonary rehabilitation of the patient with nonobstructive lung disease, Respir Care Clin N Am 4:59-70, 1998.

139. Schuurmans MM, Diacon AH, Bolliger CT: Functional evaluation before lung resection, Clin Chest Med 23:159-172, 2002.

140. Wall LM: Changes in hope and power in lung cancer patients who exercise, Nurs Sci Q 13:234-242, 2000.

141. Sekine Y, Chiyo M, Iwata T et al: Perioperative rehabilitation and physiotherapy for lung cancer patients with chronic obstructive pulmonary disease, Jpn J Thorac Cardiovasc Surg 53:237-243, 2005.

142. Bobbio A, Chetta A, Carbognani P et al: Changes in pulmonary function test and cardiopulmonary exercise capacity in COPD patients after lobar pulmonary resection, Eur J Cardiothorac Surg 28:754-758, 2005.

143. Horowitz MB, Littenberg B, Mahler DA: Dyspnea ratings for prescribing exercise intensity in patients with COPD, Chest 109:1169-1175, 1996.

144. Spruit MA, Janssen PP, Willemsen SCP et al: Exercise capacity before and after an 8-week multidisciplinary inpatient pulmonary rehabilitation program in lung cancer patients: a pilot study, Lung Cancer 52:257-260, 2006.

145. Crevenna R, Marosi C, Schmidinger M et al: Neuromuscular electrical stimulation for a patient with metastatic lung cancer—a case report, Supportive Care Cancer 14:970-973, 2006.

146. Hill NS, Lynch JP: Pulmonary complications of neuromuscular diseases, Semin Respir Crit Care Med 23:189-314, 2002.

147. Respiratory dysfunction in neuromuscular disease, Clin Chest Med 15:607-795, 1994.

148. Aboussouan LS: Respiratory disorders in neurologic diseases, Cleve Clin J Med 72:511-520, 2005.

149. Piper A: Sleep abnormalities associated with neuromuscular disease: pathophysiology and evaluation, Semin Respir Crit Care Med 23:211-219, 2002.

150. Sabate M, Rodriguez M, Mendez E et al: Obstructive and restrictive pulmonary dysfunction increases disability in Parkinson disease, Arch Phys Med Rehabil 77:29-34, 1996.

151. Stanghelle JK, Festvag L, Aksnes AK: Pulmonary function and symptom-limited exercise stress testing in subjects with late sequelae of poliomyelitis, Scand J Rehabil Med 25:125-129, 1993.

152. Kang S-C: Pulmonary rehabilitation in patients with neuromuscular disease, Yonsei Med J 47:307-314, 2006.

153. Shneerson JM: Rehabilitation in neuromuscular disorders and thoracic wall deformities, Monaldi Arch Chest Dis 53:415-418, 1998.

154. Koseoglu F, Inan L, Ozel S et al: The effects of a pulmonary rehabilitation program on pulmonary function tests and exercise tolerance in patients with Parkinson's disease, Funct Neurol 12:319-325, 1997.

155. Fowler WM: Consensus conference summary: role of physical activity and exercise training in neuromuscular diseases, Am J Phys Med Rehabil 81(suppl):S187-S195, 2002.

156. Kilmer DD: Response to resistive strengthening exercise training in humans with neuromuscular disease, Am J Phys Med Rehabil 81(suppl):S121-S126, 2002.

157. Eldar R, Marineek C: Physical activity for elderly persons with neurological impairment: a review, Scand J Rehabil Med 32:99-103, 2000.

158. Reitberg MB, Brooks D, Uitdehaag BM et al: Exercise therapy for multiple sclerosis, Cochrane Database Syst Rev 1:CD003980, 2005.

159. White LJ, Dressemdorfer RH: Exercise and multiple sclerosis, Sports Med 34:1077-1100, 2004.

160. Surakka J, Romberg A, Ruutiainen J et al: Effects of aerobic and strength exercise on motor fatigue in men and women with multiple sclerosis: a randomized controlled trial, Clin Rehabil 18:637-646, 2004.

161. Romberg A, Virtanen A, Ruutiainen J et al: Effects of a 6-month exercise program on patients with multiple sclerosis, a randomized study, Neurology 63:2034-2038, 2004.

162. de Goede CJT, Keus SHJ, Kwakkel G et al: The effects of physical therapy in Parkinson's disease: a research synthesis, Arch Phys Med Rehabil 82:509-515, 2001.

163. Bergen JL, Toole T, Elliott RG et al: Aerobic exercise intervention improves aerobic capacity and movement initiation in Parkinson's disease patients, Neurorehabilitation 17:161-168, 2002.

164. Baatile J, Langbein WE, Weaver F et al: Effect of exercise on perceived quality of life in individuals with Parkinson's disease, J Rehabil Res Dev 37:529-534, 2000.

165. Ouellette MM, LeBrasseur NK, Bean JF et al: High-intensity resistance training improves muscle strength, self-reported function, and disability in long-term stroke survivors, Stroke 35:1404-1409, 2004.

166. Chan KM, Amirjani N, Sumrain M et al: Randomized controlled trial of strength training in post-polio patients, Muscle Nerve 27:332-338, 2003.

167. Alexanderson H, Lundberg IE: The role of exercise in the rehabilitation of idiopathic inflammatory myopathies, Curr Opin Rheumatol 17:164-171, 2005.

168. Alexanderson H, Dastmalchi M, Esbjornsson-Liljedahl M et al: Benefits of intensive resistance training in patients with chronic polymyositis or dermatomyositis, Arthritis Rheum 57:768-777, 2007.

169. Jeppesen TD, Schwartz M, Olsen DB et al: Aerobic training is safe and improves exercise capacity in patients with mitochondrial myopathy, Brain 129:3402-3412, 2006.

170. Phillips BA, Mastaglia FL: Exercise therapy in patients with myopathy, Curr Opin Neurol 13:547-552, 2000.

171. Orngreen MC, Olsen DB, Vissing J: Aerobic training in patients with myotonic dystrophy type I. Ann Neurol 57:754-757, 2005.

172. Drory VE, Goltsman E, Goldman Reznik J et al: The value of muscle exercise in patients with amyotrophic lateral sclerosis, J Neurol Sci 191:133-137, 2001.

173. Bello-Haas VD, Kloos FJM, Scheirbecker J et al: A randomized controlled trial of resistance exercise in individuals with ALS, Neurology 68:2003-2007, 2007.

174. Morris ME, Perry A, Bilney B et al: Outcomes of physical therapy, speech pathology, and occupational therapy for people with motor neuron disease: a systematic review, Neurorehabil Neurol Repair 20:424-434, 2006.

175. Inzelberg R, Peleg N, Nisipeanu P et al: Inspiratory muscle training and the perception of dyspnea in Parkinson's disease, Can J Neurol Sci 32:213-217, 2005.

176. McCool FD, Tzelepis GE: Inspiratory muscle training in the patient with neuromuscular disease, Phys Ther 75:1006-1014, 1995.

177. Gosselink R, Kovacs l, Ketelaer P et al: Respiratory muscle weakness and respiratory muscle training in severely disabled multiple sclerosis patients, Arch Phys Med Rehabil 81:747-751, 2000.

178. Gross D, Meiner Z: The effect of ventilatory muscle training on respiratory function and capacity in ambulatory and bed-ridden patients with neuromuscular disease, Monaldi Arch Chest Dis 48:322-326, 1993.

179. Koessler W, Wanke T, Winkler G et al: 2 years' experience with inspiratory muscle training in patients with neuromuscular disorders, Chest 120:765-769, 2001.

180. Wanke T, Toifl Kate, Merkle M et al: Inspiratory muscle training in patients with Duchenne muscular dystrophy, Chest 105:475-482, 1994.

181. Chatwin M, Ross E, Hart N et al: Cough augmentation with mechanical insufflation/exsufflation in patients with neuromuscular weakness, Eur Respir J 21:502-508, 2003.

182. Winck JC, Goncalves MR, Lourenco C et al: Effects of mechanical insufflation–exsufflation on respiratory parameters for patients with chronic airway secretion encumbrance, Chest 126:774-780, 2004.

183. Baydur A, Layne E, Aral H et al: Long term non-invasive ventilation in the community for patients with musculoskeletal disorders: 46 year experi-ence and review, Thorax 55:4-11, 2000.

184. Nugent A-M, Smith IE, Shneerson JM: Domiciliary-assisted ventilation in patients with myotonic dystrophy, Chest 121:459-464, 2002.

185. Kilmer DD, Aitkens SG, Wright NC et al: Response to high-intensity eccentric muscle con-tractions in persons with myopathic disease, Muscle Nerve 24:1181-1187, 2001.

第 32 章

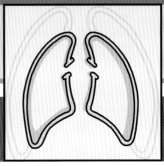

肺高压和运动

SHELLEY SHAPIRO，GLENNA L.TRAIGER

专业技能

完成本章学习，读者将了解以下内容：

◆ 肺高压和肺动脉高压的区别

◆ 肺动脉高压的分类、病原学、流行病学及治疗

◆ 指导肺动脉高压患者进行 6 分钟步行试验、运动心肺试验、运动平板试验和肺功能检查

◆ 为肺动脉高压患者提供运动处方并针对运动过程中的风险及益处进行宣教

◆ 了解肺康复治疗对肺高压的作用

背景

肺动脉高压（pulmonary arterial hypertension，PAH）是指平均肺动脉压力超过 25mmHg。肺动脉高压常由肺血管床异常所致，而左心充盈压正常。病理过程是肺循环小动脉平滑肌细胞和血管内膜不断增生，最终导致肺动脉高压的发生。这种病理变化是持续且不可逆转的，临床治疗可以延缓疾病进展速度。血管管腔随着时间的推移逐渐闭塞及微血栓形成导致血管床损失，血管床减少及血管阻力增加引起右心室负荷升高，最终出现右心衰竭和心输出量降低。图 32-1 阐述了这个逐渐变化的过程以及随之而来的血流动力学改变，血管改变在早期只影响高水平活动时的心功能，但随着疾病的进展最终在静息时也有影响。

肺动脉高压应与由于左心疾病引起的肺高压相区分，如左心衰竭和左侧心脏瓣膜病引起的肺高压。左心房压力增加及代偿性变化（如肺动脉血管收缩）引起的心衰导致左心疾病发生。降低左心房压力，肺高压可显著缓解，同时呼吸困难及运动耐量也能得到改善。因此左心疾病导致的肺高压在管理和治疗上不同于肺血管床病变引起的肺动脉高压。对左心疾病导致的肺高压患者如何进行治疗和制定锻炼计划，将不在本章讨论。

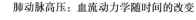

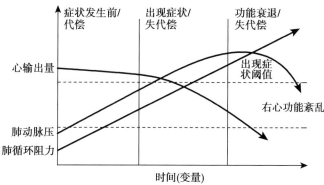

图 32-1　肺动脉高压患者肺血管壁的组织学和血流动力学变化示意图

世界卫生组织（WHO）根据病因对肺高压进行了分类[1]，见框 32-1。WHO 分类中，Ⅰ组患者主要包括由于肺动脉疾病引起的肺动脉高压，以及与肺动脉高压治疗方案相同的一系列疾病。特发性肺动脉高压的发病率约为百万分之 1~2[2]。特发性肺动脉高压可以是偶发的也可以是家族遗传的。肺动脉高压也可能是由其他全身性疾病所引起，常见的是结缔组织疾病如硬皮病、系统性红斑狼疮、混合性结缔组织病、风湿性关节炎等。

有研究通过对 791 例硬皮病或混合性结缔组织病患者进行超声心动图检查，估计肺动脉高压的发病率为 26.7%[3]。肝脏疾病也可导致肺血管异常出现肺动脉高压，称为"门脉性肺动脉高压"。肝脏移植术后患者中约有 5%~10% 存在肺动脉高压[4]。200 例人类免疫缺陷病毒感染患者中，约有 1 人存在肺高压，但尚不明确其致病原因是与人类免疫缺陷病毒本身还是其他病毒相关[5]。药物和毒品同样可以引起肺动脉高压，特别是某

些减肥药、苯丙胺类兴奋剂。先天性心脏病患者（心内分流）往往存在肺高压。根据美国国家健康研究所（NIH）数据显示，1985 年以来特发性肺动脉高压患者（之前被称为原发性肺动脉高压）在缺乏有效治疗时的生存率极低，尤其是出现右心衰竭后[6]。根据 NIH 资料[6]，肺高压及右心衰（纽约心脏协会等级Ⅳ）患者 6 个月生存率大约为 50%。随着对肺高压临床症状、体征的认识加深，临床治疗方案也在不断改进中，患者的发病率和生存率都得到较大改善[7]。

图 32-2 为未经治疗的特发性肺动脉高压患者及 WHO 分类为Ⅰ组肺高压患者的生存百分比。统计资料显示，患者的预后差异较大，部分患者对治疗反应差，疾病很快出现恶化；而另外一部分患者的治疗效果较好，他们的平均寿命可得到较大延长。这很大可能是与基础疾病有关，而不是肺动脉高压本身所致。结缔组织疾病，尤其是硬皮病导致的肺动脉高压，预后最差，病情进展后迅速恶化。

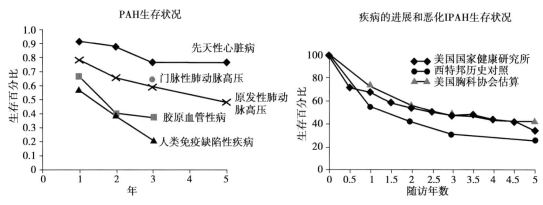

图 32-2 未经治疗的特发性肺动脉高压及其他 WHO 分类为Ⅰ组肺高压患者生存状况。IPAH，特发性肺动脉高压；PAH，肺动脉高压

框 32-1　世界卫生组织（WHO）肺高压分类

Ⅰ组：肺动脉高压
特发性肺动脉高压
家族性肺动脉高压
与下列疾病相关的肺动脉高压
• 胶原性血管病
• 先天性体循环向肺循环分流（大、小、修复后、未修复）
• 门静脉高压
• 人类免疫缺陷性病毒感染
• 药物及毒品
• 其他（糖原贮积病、戈谢病、遗传出血性毛细血管扩张、血红蛋白病、骨髓增生性疾病、脾切除术）
与静脉或毛细血管显著异常相关的肺动脉高压
• 肺静脉闭塞性疾病
• 肺毛细血管瘤
Ⅱ组：肺静脉高压
左心房或左心室疾病
左心心脏瓣膜病
Ⅲ组：与肺疾病和（或）低氧血症相关的肺高压
慢性阻塞性肺病
间质性肺病
睡眠呼吸障碍
肺泡通气低
长期处于高海拔地区
Ⅳ组：与慢性血栓和（或）栓塞疾病相关的肺高压

肺动脉近端血栓栓塞
肺动脉远端血栓栓塞
非血栓性肺栓塞（肿瘤、寄生虫、异物）
Ⅴ组：其他
结节病，朗格汉斯细胞组织细胞增生症，淋巴管瘤病，肺血管受压（腺病，肿瘤，纤维性纵隔炎）
结节病、组织细胞增生病、淋巴管瘤病、肺血管受压（淋巴结肿大、肿瘤、纤维性纵隔炎）

对于 WHO 分类为Ⅰ组的肺高压患者，即肺动脉高压患者，其治疗措施相似。而对 WHO 分类为Ⅲ到Ⅴ组肺高压患者应如何治疗，目前尚缺乏有效的证据支持。反复肺栓塞患者（慢性血栓性肺高压）可能存在肺动脉病变并表现出对治疗有反应。既往无静脉栓塞病史的急性肺栓塞患者，两年内肺动脉高压的累积发生率为 3.8%[8]。对于肺高压合并结节病、间质性肺病、慢性阻塞性肺病、肥胖低通气等患者是否需要治疗及如何治疗，目前仍存在争议且是研究的热点。对于结节病、间质性肺病、镰状细胞病及其他恶性血液系统疾病，我们的观点是应治疗可导致右心衰和心功能下降的肺高压。研究数据[9]显示结节病对于治疗具有较大的反应性，这成为支持上述观点的理论基础。在许多情况下，肺动脉

高压的治疗被视作肺移植前的过渡，特别是对于目前没有其他有效治疗方法的间质性肺病患者。除了间质性肺病，肺高压的进展标志着临床快速恶化和死亡。

在 1994 年之前，除了极少数患者对钙通道阻滞剂治疗有所反应外，没有药物可用于治疗肺动脉高压[10]。直到 1994 年发现前列环素（Flolan）可有效延长生命、提高患者运动能力和存活率[11]。随后有一系列的药物问世，2001 年第一个口服类内皮素受体阻断剂，波生坦（Tracleer）被批准用于临床[12]。曲前列环素（Remodulin）被首先批准皮下注射使用，随后又被批准静脉内使用[13]。西地那非（Revatio）在 2005 年被批准使用[14]。伊洛前列素（Ventavis）作为一种吸入用前列环素，于 2006 年被批准用于临床[15]。安贝生坦作为选择性内皮素受体阻滞剂，于最近被批准用于临床[16]。此外还有一些药物正在进行临床研究，包括他达拉非（Cialis）和实验性的口服及吸入的曲前列环素。伊马替尼（Gleevec）可阻止血小板生长因子，作为肺高压新的治疗方法目前也在研究中[17]。最近，临床正在进行单盲和开放性试验研究多种药物联合治疗肺高压的有效性。可用于治疗肺高压的药物在不断增多。通过对肺动脉高压的治疗可以延长患者的生存时间并提高活动能力。大多数关于药物的临床试验显示，通过 12~16 周药物治疗后，患者的平均肺动脉压平均可降低 5mmHg。美国食品和药物管理局通过观察 6 分钟步行试验（6MWT）距离来评估药物的有效性。上述大多数药物进行 12 周的安慰剂对照试验后，和安慰剂组比较，治疗组 6MWT 步行距离能增加 20~60m。虽然这种改变不明显，但行走距离的增加和血流动力学改善被当作患者病情显著改善的指标。根据生存及功能状态的长期研究数据显示，通过治疗患者存活时间延长，尤其是和美国国家卫生研究所的历史数据做比较时。治疗后患者右心衰竭和心输出量降低得到缓解，生存时间延长，进一步需将更多精力放在改善生活质量和功能状态上。

运动试验的种类和作用

运动试验可用于肺高压患者的诊断、评估预后和治疗效果。肺高压患者最初在静息时并无症状，仅在运动时出现临床症状。由于肺高压的体格检查及最初症状不明显，经常出现漏诊。诊断测试主要用于明确相关症状的病因。运动试验作为一种非侵袭性的方法已广泛用于临床，其作用包括监测功能状况、评估治疗效果以及评估是否需要增加治疗剂量。

和其他慢性疾病一样，肺高压患者活动受限，为减少临床症状患者会不自觉的减少活动并逐渐适应这种状况。患者通常很难自己意识到自主活动意愿降低并低估其活动能力受限程度。与患者共同生活的家庭成员可能对患者日常活动水平提供更准确的描述。运动试验可对患者活动能力做出定量评估，并可证实患者及其家属的描述是否准确。

除了正式运动试验以外，还需要为患者设置运动目标（例如走一段楼梯或围绕居住地走一段距离）并以此作为标识。通过定期完成上述任务，可监测患者完成运动任务的难易程度的变化。而观察到的结果可用于进一步的临床评估。这种方法也可以鼓励患者坚持进行相对费力的活动并使患者在锻炼或活动中受益。

根据不同运动水平时的症状进行功能分级是另外一种评估患者功能状态的方法。世界卫生组织根据纽约心脏协会的功能分级修正了肺动脉高压患者功能分级（表 32-1）。Ⅰ级为无症状，Ⅳ级为在静息时仍有症状。研究发现功能分级与临床预后相关，也被用于评估治疗反应性（临床治疗和药物试验）。每次评估患者时应计算功能等级级别以判断患者病情变化和治疗效果。

表 32-1 **肺动脉高压患者功能分级*：预后评估**

I 级	体力活动不受限
	普通活动时无呼吸困难、疲劳、胸痛及眩晕感症状
II 级	轻度活动受限
	普通活动时可出现明显呼吸困难、疲劳、胸痛及眩晕感症状
III 级	显著活动受限
	轻微活动时可出现明显呼吸困难、疲劳、胸痛及眩晕感症状
IV 级	任何活动均会出现明显症状
	右心衰症状
	静息时可能也会出现呼吸困难或疲劳，任何活动均可加重症状

改编自 Rich S，Executive summary from the World Congress on Primary PulmonaryHypertension，1998.
参见 http：//www.who.int/ncd/cvd/pph.html.

*美国纽约心脏协会 / 世界卫生组织修正

　　值得一提的是，目前针对运动在肺高压患者的作用、具体处方及安全性方面的研究十分有限[18]。因此下面将要提到的运动策略是根据我们治疗肺高压患者的经验制定的，需要进一步的研究论证各种康复方案对肺高压患者的效果及其安全性。在过去没有药物治疗的年代，由于担心晕厥和猝死，不建议肺高压患者进行运动锻炼。随着治疗方法的改进，患者病情得到改善并有活动的意愿，同时，为了维持器官功能，患者也需要进行运动。我们应提供安全、有效的方法以达到上述目的。

6 分钟步行试验

　　6 分钟步行试验（6MWT）[19]是运动受限患者的亚极量运动试验。对于心肺功能受限的患者，如心脏衰竭、肺高压，它

是一种安全、有效的测量方法，可作为预测死亡率的替代指标，还可为肺动脉高压药物治疗提供基础依据。6MWT 执行极为简便，仅需秒表、一段 30~35m 有足够转身空间的平直通道。为确保结果的可重复性和准确性，应注意 6MWT 过程采取相同的执行方式并注意以下细节（见第 12 章）：

● 设置试验标准流程，患者每次试验都应该严格遵循流程。

● 测试前患者不应接受任何训练，因为各种鼓励或挫折可能导致不同的试验结果。

● 测试应在相同地点进行，患者需要转身的位置应做出明确标识。不同的地面状况可能影响测试结果。

● 测试过程中，应每隔 2 分钟提醒患者时间，鼓励患者尽其所能步行更长的距离。

● 测试前让患者休息是极为重要的，尤其是测试区距离病房或等待区较远时。

● 最后，计算步行的总长度，并根据 Borg 指数评估患者呼吸困难程度。测试前后记录患者的生命体征（心率\血压及血氧饱和度），以评估患者心率、血压对运动的反应并筛查氧合降低情况。

　　患者理解程度、配合度、测试时的鞋子等一系列因素都可能影响测试结果，测试地面状况也可能影响步行的困难程度。患者骨骼肌肉问题引起的疼痛可能比肺高压的症状对测试结果的影响更大。

　　吸氧患者进行测试时应由他人协助推送或携带储氧钢瓶，以避免额外的做功影响测试结果。然而，这类患者在测试时是否自己推钢瓶仍存在争议，有人认为这样不能准确评估日常情况下患者的功能状态，故建议评估患者状况时应该考虑这方面的影响。

　　在肺功能室，通常在氧饱和度降低到 88% 以下时终止步行试验。而在 6MWT，

常是根据患者出现临床症状如气短、头晕、疲劳时终止试验，而氧饱和度下降不作为提前终止试验的指标。尤其是在肺高压可能是卵圆孔未闭引起时，运动时卵圆孔开放，心房水平出现右向左分流。其他一些先天性心脏病患者可能同样存在心脏内右向左分流。上述情况下出现的氧饱和度下降与肺部疾病患者氧气交换能力不足导致的低氧血症意义不同。患者在日常活动中不会常规测量氧饱和度，也不会因为氧饱和度降低而停止活动，他们停止活动主要是因为感到气短和头晕。这就是肺高压患者进行 6MWT 过程中选择出现症状而不是某一特定的氧饱和度作为终止指征的原因。试验过程中氧饱和度降低的现象已引起研究人员的关注，希望能够通过进一步研究对试验过程中维持可接受的最低氧饱和度所需要的氧气进行量化。尽管不同患者之间存在一定差异，但美国胸科协会肺动脉高压指南建议患者的氧饱和度应始终维持在 90% 以上[20]。

没有研究数据显示，未经治疗肺动脉高压的患者 6MWT 距离会改进，因此它成为评价治疗反应或其他非药物干预的有效的测试方法[21]。对原发性肺动脉高压（现称为特发性肺动脉高压）患者的研究显示，6MWT 距离低于 332 米和存活率降低相关。6MWT 同心肺运动试验时的最大摄氧量（$\dot{V}O_2max$）和功能状态也具有相关性[21]。

在我们诊所，患者每次就诊都会由经过培训的护士指导完成 6MWT。步行试验结果与生命体征、用药资料一起整合在护理记录中，就诊时会对其进行评估和分析，在调整治疗时也会使用曲线图记录并监测步行试验的结果变化。虽然 6MWT 结果的轻微变化并不需要立即调整，但持续的步行距离降低提示需要对治疗方案进行调整并分析是否存在可逆因素。这也是需要做一些其他检查的信号，如使用超声心动图或右心导管来重新评估病情。

运动心肺试验：CPET 气体交换

运动心肺试验（cardiopulmonary exercise testing，CPET）是一种基于不同运动级别的量化运动试验。与冠状动脉疾病患者进行的观察心率、血压和心电图等生理参数的常规运动试验不同，CPET 还监测通气标记物、耗氧量和二氧化碳生成量。有些医疗中心使用动脉导管监测乳酸产生量、动脉血气分析，也可测量 pH。大多数中心不是根据血气分析获得临床信息，而是使用外周氧饱和度监测，既安全又简单、无创，它在踏车和跑步机上均可使用。可以根据患者运动能力选择不同的运动方案。针对肺高压患者，标准的踏车试验是以 10~15 瓦特/分钟的速度持续增加运动负荷，理想的运动时间长度是 10 分钟左右，既有足够长的时间让机体对运动做出反应并测量最大摄氧量和无氧阈，又可避免时间过长导致肌肉疲劳。该试验的优点在于可量化患者努力运动的水平，并与相同年龄、性别、身高和体重的健康个体比较。还可以通过测量运动时每分钟通气量与二氧化碳生成量的比值（$\dot{V}_E/\dot{V}CO_2$）、心率、血压及其他通气参数评估通气及心血管系统对运动的影响。检查过程中需要时刻监测吸入和呼出气、血压、心率、心电图和运动负荷，因此所需设备较为复杂。CPET 可以在踏车或跑步机上进行，踏车较为多见。运动过程中所测得的各种参数和计算所得的指标，将和休息时的数据、无氧阈、运动峰值一起以图表的形式呈现。图 32-3 为一位未治疗的房间隔缺损导致肺动脉高压Ⅲ级患者的运动心肺试验结果。她的最大摄氧量仅仅是预计值的 31%，与其临床症状吻合。她的 $\dot{V}_E/\dot{V}CO_2$ 比值超过正常预计值大约 25。结合患者相对正常的肺功能（数据未显示），进一步提示可能存在肺血管疾病可能。

运动心肺试验九宫图

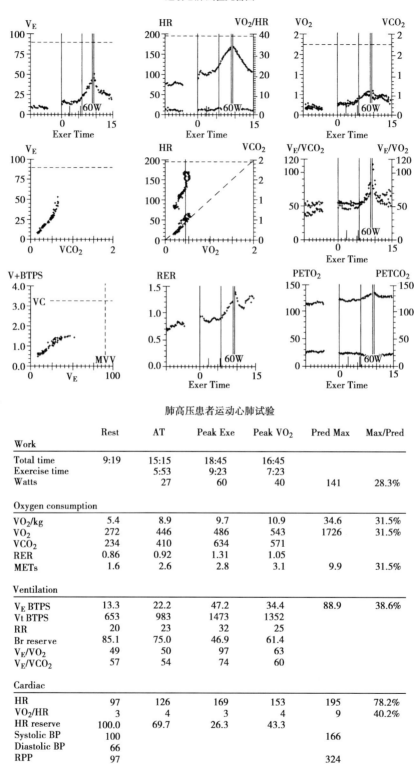

肺高压患者运动心肺试验

	Rest	AT	Peak Exe	Peak VO$_2$	Pred Max	Max/Pred
Work						
Total time	9:19	15:15	18:45	16:45		
Exercise time		5:53	9:23	7:23		
Watts		27	60	40	141	28.3%
Oxygen consumption						
VO$_2$/kg	5.4	8.9	9.7	10.9	34.6	31.5%
VO$_2$	272	446	486	543	1726	31.5%
VCO$_2$	234	410	634	571		
RER	0.86	0.92	1.31	1.05		
METs	1.6	2.6	2.8	3.1	9.9	31.5%
Ventilation						
V$_E$ BTPS	13.3	22.2	47.2	34.4	88.9	38.6%
Vt BTPS	653	983	1473	1352		
RR	20	23	32	25		
Br reserve	85.1	75.0	46.9	61.4		
V$_E$/VO$_2$	49	50	97	63		
V$_E$/VCO$_2$	57	54	74	60		
Cardiac						
HR	97	126	169	153	195	78.2%
VO$_2$/HR	3	4	3	4	9	40.2%
HR reserve	100.0	69.7	26.3	43.3		
Systolic BP	100				166	
Diastolic BP	66					
RPP	97				324	

图 32-3 一位未经治疗的肺动脉高压患者运动心肺试验过程中监测和测量的参数。试验时选择踏车试验。BP，血压；HR，心率；METS，代谢当量；PETCO$_2$ 呼末二氧化碳分压；REP，呼吸商；RPP，心率和血压乘积；RR 呼吸频率；V̇CO$_2$，二氧化碳生成量；V$_E$，分钟通气量；V̇O$_2$，摄氧量

由于 CPET 实验室之间存在差异，实验结果有时也会不同。配置良好的实验室，有精良的设备，训练有素的实验人员，以及标准操作流程，试验结果往往具有良好的重复性，更能反映疾病的原因和病情的严重程度。而实验条件或管理不尽如人意的实验室则会存在问题，因此说 CPET 报告质量存在实验室依赖性。运动过程中气体交换参数往往被用作肺动脉高压新疗法多中心研究的终止参数。在一项针对贝前列环素的多中心研究中，有详尽的心肺运动试验流程，每个实验室的技术是经过验证的，每个患者的测试都在一周内重复进行。一个中心实验室负责监测及计算结果汇总[21]。尽管药物本身尚未被批准用于临床，但该研究数据显示运动心肺试验评估患者的有效性及可重复性。相比之下，在另外一种药物西他生坦用于治疗肺动脉高压的研究中，各中心研究结果的差异导致原有试验方案被迫放弃，并将 6MWT 试验作为研究的终止参数。

研究显示即使存在严重肺动脉高压，进行 CPET 也是安全的[23-25]。文献证明 CPET 在诊断和判断心衰和肺高压都具有较高的价值。对于心衰患者，最大摄氧量或最大氧耗量被用于判断是否需要心脏移植。与右心导管测量相比，CPET 对于生存率的预测价值更高[23]。而对于肺移植术则更多的根据氧饱和度的降低和 6MWT 距离来进行评估。和心衰患者相比，相同试验负荷下肺动脉高压患者的呼吸困难表现的更明显，用于反应呼吸效率的 $\dot{V}E/\dot{V}CO_2$ 降低得更显著[25]。CPET 过程中测得的最大摄氧量可用于判断肺动脉高压患者生存时间[24]。肺动脉高压患者最大摄氧量明显降低，运动负荷和无氧阈降低，$\dot{V}E/\dot{V}CO_2$ 增高的肺动脉高压患者，经药物有效治疗后上述参数会改善。

平板试验

有些肺动脉高压中心主张使用一种改良的平板运动试验，通过检测运动时间来衡量治疗反应。其优势在于与 6MWT 相比更能提供可测量的负荷。但是需要额外的设备和经过严格培训的人员。对于那些因气促需停止运动的患者来说平板试验的应用尤为困难。在临床工作中，协调好常规就诊与平板试验可能更困难。

肺功能检查

由肺动脉病变导致的肺高压患者如特发性肺动脉高压其肺组织和气道可能是正常的，但这类患者肺功能检查结果往往存在与其诊断相符的异常[25]，这些异常包括用力肺活量、一秒钟用力呼气容积和肺容量降低，提示存在限制性改变[26]。一氧化碳弥散（DL_{CO}）常出现中度下降，且比用力肺活量降低更为显著，常低于 80% 预计值。与肺动脉疾病不同，结缔组织疾病和肺部疾病导致的肺动脉高压患者，肺功能改变以气道和肺组织异常为基础。在患者合并有肺疾病时，DL_{CO} 不成比例的降低提示肺间质疾病与肺血管疾病不均衡。

肺高压患者训练目的

肺高压患者病程初期静息时呼吸功能正常，仅在通气需求增加时出现症状。随着时间推移，由于右心室功能下降和右心室后负荷增加，心输出量越来越低，在低强度活动时也会出现呼吸困难，随着右心衰的进展，呼吸也进一步受限。这与运动减少和功能失调相关，类似于慢性心衰和肺部疾病时肌肉的减少。功能失调和肌肉萎缩加重进一步限制活动，患者无法完成日常活动。形成恶性循环：活动降低导致功能失调，而功能失调进一步降低活动能力，最终在低运动负荷时出现严重呼吸困难。运动训练是肺康复的一种方法，有助于维持机体活动能力。肺高压患者通常没有呼吸中枢改变，也没有气道病变，治疗方法与慢性阻塞性肺病（例如 COPD、哮喘、肺气肿）可用呼吸药物治疗不同。呼吸训练可改善呼吸困难，慢性阻塞性肺疾病患者的焦虑控制疗法对肺高压患者同样有效。

运动风险

为肺高压患者提出运动建议时，应提供详细的运动处方，并全程监测患者的运动表现。当肺高压情况恶化时，患者增加的心输出量或增加其氧气消耗的能力受限，在患者心输出量增加超过极限时就会出现晕厥和病情恶化。运动心肺试验结果可作为调整运动处方的依据。肺动脉高压患者最大摄氧量和无氧阈降低，且通常在试验早期就出现，这提示肺动脉高压患者运动时没有足够的氧气提供给肌肉以满足新陈代谢需要。在制定运动处方时，应考虑无氧阈当时的代谢当量（METs）、心率及血压的反应。上述方法可以帮助设定合适的运动量及强度，以避免超过患者运动能力。但这仅是估算方法和指导意见，患者运动时的环境和身体状况可能和评估时存在差异。例如，患者可能存在液体负荷过大导致右心衰恶化，运动耐量就明显下降，有时即使运动时不存在上述情况，患者生理状况不佳也可能导致运动能力低于评估时的水平。

对于每一位患者，要为其设置安全活动范围。独自游泳、徒步远行和攀岩都存在一定危险性，尤其是在该终止运动时得不到帮助。有一个很有说服力的例子，有一位患者决定步行去游览科罗拉多大峡谷。在徒步走出峡谷过程中，运动负荷明显增加，患者几近晕厥而无法走出峡谷。与他在一起的人没有意识到他的状况并正确处理，而是不断鼓励他继续向前。最终患者虽然获得了帮助，但潜在的危险是一目了

然的。持续的运动以及中途不能停下休息的运动都有潜在的风险，患者可能因为不能调整状态，而导致临床症状出现。高强度爆发类竞技性活动，例如壁球或水球，对不能良好调节运动负荷和热身的患者来说存在潜在风险。肺高压患者运动时不能耐受过高的温度。由于负荷量增加导致血管舒张及心输出量增加，但由于不能转化为运动能量，增加的心输出量被浪费于灌注皮肤和散热。血压的下降可导致明显的头晕。因此建议患者在较高温度下运动时应降低运动负荷和目标值。同样应该禁忌高海拔环境的运动。尽管肺高压患者在静息状态的氧饱和度是相对正常的，但高海拔的氧分压较低可能导致低氧血症发生。此时的运动耐受性降低，患者应该知晓其在高海拔时运动能力是降低的。患者在高海拔地区锻炼时出现明显症状甚至晕厥的现象并不罕见。对于需要在高海拔地区居住较长时间的患者，我们通常建议在高空模拟试验下运动，以判断在高海拔地区运动时是否需要提供额外氧气吸入以改善患者机体的功能状态。

运动和肺康复的益处

对于慢性心力衰竭患者，肌肉功能和质量进行性下降可引起运动困难和日常活动能力障碍。还可导致生活质量降低和自理能力丧失。除了全身性虚弱外，病情恶化的 PAH 患者还可能存在呼吸肌功能障碍[27]，导致呼吸做功增加并引起呼吸困难。整体肌肉功能降低也会导致能量使用效率低下，同样的活动强度需要机体更多做功。肌肉功能和质量的保护和运动训练一样可以改善运动能力和生活质量，这已在心衰患者的治疗过程[28]和对慢性重度肺高压患者的相关研究中[18]得到证实。研究使用交叉设计方式对正规锻炼和呼吸训练的效果

进行测试，住院患者接受为期 3 周的培训和辅导，并对随后的家庭康复过程进行 12 周的随访。结果是经过锻炼可改善 WHO 功能等级、生命质量评分和氧耗。6MWT 距离明显改善（111M），这与其他药物研究中取得的效果是相同的（甚至更好）。病情改善时对运动方案进行相应调整，总体保持心率在进行运动心肺试验时的 60%~80%。这项研究证实了肺高压患者运动的安全性和有效性。虽然这是证明肺高压患者运动训练和肺康复有效的第一个研究，但是在肺部疾病、慢性阻塞性肺病、心脏衰竭等患者存在类似病例的研究中支持上述观点。

　　因此我们鼓励患者通过有计划的步行、跑步机或固定自行车等方式进行持续的体能训练。必要的监督有助于运动和肺康复训练的完成，尤其是那些需要持续监测及康复锻炼并存在懈怠情绪的患者。在美国，由于不同的地区肺康复项目开展情况和保险支付状况存在差异，会影响康复锻炼的正规进行。许多非医疗项目不支持患者使用氧气，因此患者需要做出临时应对。CPET 结果可对运动处方中的心率和运动量提供依据。就拿步行计划来说，如果持续执行，也是可以改善肺高压患者的功能状态。可在步行计划中添加一段楼梯以提供一个低量级的阻力训练，这在平地行走时是不能达到的。

结语

　　肺动脉高压患者存在明显的运动受限。目前的治疗方法可以改善患者功能状态和生存时间。运动试验是用于诊断肺高压、测量活动受限程度、评估治疗的有效性的辅助手段。运动训练是肺康复的组成部分，可用于延缓甚至逆转肌肉萎缩和这一慢性疾病的恶化。特定条件下的康复锻炼是安全有益的。肺康复项目对肺动脉高压患者

是有益的，应具备完整的流程并严密监护，但实行时可能存在一些难度。

（段开亮 译　黄蕾 校）

参考文献

1. Galiè N, Rubin LJ: Proceedings of the 3rd World Symposium on Pulmonary Arterial Hypertension. Venice, Italy, June 23-25, 2003, J Am Coll Cardiol 43(12 suppl 1):1S-90S, 2004.
2. Rich S, Chomka E, Hasara L et al: The prevalence of pulmonary hypertension in the United States: adult population estimates obtained from measurements of chest roentgenograms from the NHANES II survey, Chest 96:236-241, 1989.
3. Wigley FM, Lima JA, Mayes M et al: The prevalence of undiagnosed pulmonary arterial hypertension in subjects with connective tissue disease at the secondary health care level of community-based rheumatologists (the UNCOVER Study), Arthritis Rheum 52:2125-2132, 2005.
4. Kuo PC, Plotkin JS, Gaine S, et al: Portopulmonary hypertension and the liver transplant candidate, Transplantation 67:1087-1093, 1999.
5. Mesa RA, Edell ES, Dunn WF et al: Human immunodeficiency virus infection and pulmonary hypertension: two new cases and a review of 86 reported cases. Mayo Clin Proc 73:37-45, 1998.
6. D'Alonzo GE, Barst RJ, Ayres SM et al: Survival in patients with primary pulmonary hypertension: results of a national prospective registry, Ann Intern Med 115:343-349, 1991.
7. McLaughlin VV, Presberg KW, Doyle RL et al: Prognosis of pulmonary arterial hypertension: ACCP evidence-based clinical practice guidelines, Chest 126(1 suppl):78S-92S, 2004.
8. Pengo V, Lensing AW, Prins MH et al: Incidence of chronic thromboembolic pulmonary hypertension after pulmonary embolism, N Engl J Med 350:2257-2264, 2004.
9. Barst RJ, Ratner SJ: Sarcoidosis and reactive pulmonary hypertension, Arch Intern Med 145:2112-2114, 1985.
10. Rich S, Brundage BH: High-dose calcium channel-blocking therapy for primary pulmonary hypertension: evidence for long-term reduction in pulmonary arterial pressure and regression of right ventricular hypertrophy, Circulation 76:135-141, 1987.
11. Rubin LJ: Treatment of primary pulmonary hypertension with continuous intravenous prostacyclin (epoprostenol), Ann Intern Med 112:485-491, 1990.
12. Rubin LJ, Badesch DB, Barst RJ et al: Bosentan therapy for pulmonary arterial hypertension, N Engl J Med 346:896-903, 2002.
13. Simonneau G, Barst RJ, Galiè N et al: Continuous subcutaneous infusion of treprostinil a prostacyclin analogue, in patients with pulmonary arterial hypertension, Am J Respir Crit Care Med 165:800-804, 2002.

14. Galiè N, Ghofrani HA, Torbicki A et al: Sildenafil citrate therapy for pulmonary arterial hypertension, N Engl J Med 353:2148-2157, 2005.

15. Olschewski H, Simonneau G, Galiè N et al: Inhaled iloprost for severe pulmonary hypertension, N Engl J Med 347:322-329, 2002.

16. Galiè N, Badesch D, Oudiz R et al: Ambrisentan therapy for pulmonary arterial hypertension, J Am Coll Cardiol 46:529-535, 2005.

17. Ghofrani HA, Seeger W, Grimminger F: Imatinib for the treatment of pulmonary arterial hypertension, N Engl J Med 353:1412-1413, 2005.

18. Mereles D, Ehlken N, Kreuscher S et al: Exercise and respiratory training improve exercise capacity and quality of life in patients with severe chronic pulmonary hypertension, Circulation 114:1482-1489, 2006.

19. Meyer FJ, Lossnitzer D, Kristen AV et al: Respiratory muscle dysfunction in idiopathic pulmonary arterial hypertension, Eur Respir J 25:125-130, 2005.

20. Badesch DB, Abman SH, Ahearn GS et al: Medical therapy for PAH, Chest 126:35s-62s, 2004.

21. Helman DL Jr, Brown AW, Jackson JL et al: Analyzing the short-term effect of placebo therapy in pulmonary arterial hypertension: potential implications for the design of future clinical trials, Chest 132:764-772, 2007.

22. Miyamoto S, Nagaya N, Satoh T et al: Clinical correlates and prognostic significance of Six-Minute Walk Test in patients with primary pulmonary hypertension: comparison with cardiopulmonary exercise testing, Am J Respir Crit Care Med 161:487-492, 2000.

23. Barst RJ, McGoon M, McLaughlin V et al: Beraprost therapy for pulmonary arterial hypertension, J Am Coll Cardiol 41:2119-2125, 2003.

24. Myers J, Gullestad L, Vagelos R et al: Clinical, hemodynamic, and cardiopulmonary exercise test determinants of survival in patients referred for evaluation of heart failure, Ann Intern Med 129:286-293, 1998.

25. Deboeck G, Niset G, Lamotte M et al: Exercise testing in pulmonary arterial hypertension and in chronic heart failure, Eur Respir J 23:747-751, 2004.

26. Sun XG, Hansen JE, Oudiz RJ et al: Pulmonary function in primary pulmonary hypertension, J Am Coll Cardiol 41:1028-1035, 2003.

27. Wensel R, Opitz CF, Anker SD et al: Assessment of survival in patients with primary pulmonary hypertension: importance of cardiopulmonary exercise testing, Circulation 106:319-324, 2002.

28. Jonsdottir S, Andersen KK, Sigurosson AF et al: The effect of physical training in chronic heart failure, Eur J Heart Fail 8:97-101, 2006.

第 33 章

小儿肺部疾病的康复治疗

CHRISTOPHER L.CARROLL

专业技能

完成本章学习，读者将了解以下内容：

◆ 不同疾病的病理生理及对康复的影响；

◆ 将康复的定义和理论应用于肺部疾病的小儿；

◆ 讨论个体成长和发展需要克服的障碍，并提出至少一项克服这些障碍的策略；

◆ 讨论在这些患者中制定运动处方的注意事项。

儿科患者

有关患肺部疾病小儿患者的康复治疗指南很少，部分是由于接受小儿肺康复服务的人群多元化所致。随着小儿肺科和重症监护的进步，越来越多的曾经无法存活的孩子需要康复治疗。目前对这些孩子的康复目标尚没有很好地建立，也很少有循证医学支持的治疗策略。在成人，肺康复的目的是减轻症状、优化功能状态，并通过多学科、以患者为中心的方法提高在患者评估、运动训练、教育、营养干预以及心理社会方面的参与度。本章内容主要是根据小儿特点对成人肺康复原则进行了修改，并已经应用于小儿肺部疾病患者中[1-6]。

小儿患者的康复具有挑战性。由于孩子的年龄和发育水平的特殊性，小儿患者的康复与成人有所不同。在康复过程儿童患者更需要鼓励和支持，好在孩子们通常有强烈的加入游戏活动、体育活动和其他活动的愿望，这可以成为儿童患者的强大动力。如果将康复计划设计得既有趣又有益时，小儿康复将会更容易成功。

| 框 33-1 | 小儿肺康复的推荐目标[2-6] |

社会心理方面
- 提高自尊心
- 使患者或家庭 / 照护者能够独立进行康复治疗
- 尽可能减少疾病对患者 / 家庭 / 照护者的日常生活和生活方式的影响
- 减少呼吸困难症状
- 教导患者在安全玩与运动时的自我监控技能
- 减少患者和家庭 / 照护者对参与游戏活动和锻炼的恐惧感
- 教导患者自主进行缩唇呼吸
- 允许孩子参与同伴的游戏活动

医疗方面
- 提高分泌物廓清技术
- 改善通气血流比值
- 提高有效咳嗽技术和呼吸控制技术
- 在可能的情况下，帮助患者实现正常的生长发育
- 教授独立和安全 / 有效的家庭吸痰技术
- 减少急性加重，支气管痉挛和住院事件的发生
- 教会患者独立实施气道廓清技术

认知方面
- 提高对疾病的认知
- 识别病情恶化的症状和体征，并制定恰当的治疗措施
- 指导药物的正确管理和使用
- 提高治疗方案的依从性
- 教授家庭 / 照护者实施安全有效的家庭手控通气技术
- 提高对改善气流的技术的认识和应用
- 教授患者 / 家庭 / 照顾者进行有效独立咳嗽或辅助咳嗽
- 提高对放松技术的认识并有效实施

运动方面
- 增加活动水平和活动耐力
- 改善躯干的运动范围和效率
- 减少在特定活动中气促症状
- 提高 6 分钟步行试验的行走距离
- 改善活动过程中的心率反应、呼吸频率、自觉劳累分级以及呼吸困难程度

儿科患者的康复非常有意义。一般情况下，儿童比成人有更大的康复潜力。因为肺的发育可以持续到青年期，有些慢性肺部疾病患者可以随着年龄的增长而改善。即使是随着时间推移肺功能逐渐下降的疾病，也可以比成人有更大的治愈能力。无论是身体上还是情感上，小儿患者的康复能力有时强得令人难以置信。这些患者的成功康复可以为其带来终生的健康和幸福。

本章的讨论将重点关注哮喘、囊性纤维化（CF）、支气管肺发育不良（BPD）和神经肌肉疾病的康复。肥胖会对小儿肺部疾病产生深远的影响，也会在本章中讨论。主要是描述每一种疾病的临床概况、病理生理学，以及定义小儿肺患者群的康复理论与实践。通过儿科肺康复，使孩子最大程度地得到其医疗、心理、情绪、社会、发展和职业水平的恢复（框 33-1）[2-6]。根据疾病严重性，氧合、因分泌物和肌肉功能受损引起的通气限制，对运动的反应以及运动试验处方等也会在此讨论。

哮喘

哮喘是最常见的儿童慢性疾病[7, 8]。在美国，每年儿童哮喘患病率在 4% 到 8% 之间，同时哮喘占所有儿科门诊的 6% 到 10%[9]。

在美国和世界范围内，哮喘住院量也在增加[7, 8]。目前，哮喘是导致工作和学校缺勤的最常见原因，是许多儿童医院最常见的入院诊断，以及进入儿科重症病房最常见的原因。

临床特点

哮喘的主要特点是可逆性呼吸道阻塞[7]。这种阻塞是由气道炎症、支气管平滑肌肥大和黏液阻塞引起的。即使在无症状期炎症也同样存在[7]。缓慢的病程发展

可引起持续或反复发作的症状、气道高反应和不可逆气流阻塞的进展[7]。患者可能出现喘息、气短、胸闷、咳嗽等症状，并可能进展为支气管痉挛而需要急救或住院。这些症状可能导致患者生活质量显著下降，即使是在"轻症"儿童也会如此。

气道慢性炎症不仅只是引起平滑肌收缩，并且已被公认在哮喘的发病机制中起到关键作用[7-14]。这种炎症过程使已存在的高反应性气道对刺激更加敏感，如吸入过敏源、环境因素和病毒感染等。为了治疗这种潜在炎症，抗炎药物如吸入糖皮质激素和白三烯受体拮抗剂，已成为持续性哮喘患者门诊治疗的主要治疗方法[7-14]。

框 33-2　哮喘康复：教育的目标[2, 15]

建立伙伴关系

哮喘的自我管理教育

　讲授哮喘的基本情况

　　• 哮喘气道与正常气道的不同

　　• 哮喘发作时气道发生了什么

　药物的作用

　　• 药物如何发挥作用（长效制剂和短效快速缓解制剂）

　　• 长效制剂的重要性，以及短效快速缓解制剂不能达到预期效果的原因

　技术

　　• 吸入器的使用

　　• 储雾器 / 储雾罐的使用

　　• 症状的监测、峰流量的监测以及症状恶化时早期征象识别

　环境控制措施

　　• 识别和避免吸入环境中有害物质

　何时以及如何采取急救行为

　　• 对哮喘病情加重作出应对

共同制定治疗目标

　• 制定哮喘的书面治疗计划，以帮助患者管理病情急性加重

哮喘是一种广谱疾病，有不同的亚型或表型。个体之间对治疗的反应不同，因此，维持治疗和康复方案需要个体化。2007 年，美国国家哮喘教育和预防项目更新了哮喘诊断和治疗指南[15]。指南采用临床症状和肺功能对哮喘严重程度和哮喘控制进行分级，并通过这些分级确定治疗计划。这些指南鼓励在疾病发作期和缓解期量身制定个性化的哮喘管理计划[15]。

康复方案

儿童哮喘康复方案的目标是尽可能让孩子有一个正常的生活，尽可能减少症状，且对日常作息影响最小，即最小的康复治疗副作用。孩子的运动方案和体力活动不应因疾病而受到限制，治疗时间应调整以便让孩子充分参与到校园生活和游戏活动中。

哮喘的康复方案提倡以提高自我管理能力和改善生活质量为宗旨。患者和照护者的教育是实现自我管理的一种方法。推荐的教育目标见框 33-2[2, 15]。孩子应该学会评估自己的呼吸状态。

呼气峰流量的测量有助于评估急性加重时的呼吸状态。而无症状儿童常规测定呼气峰流量是没有用的[16, 17]。自我管理中最关键的也是最难把控的环节是康复动机和治疗计划的依从性。建立个体化的及双方都能接受的康复目标可以增加患者的依从性。然而，哮喘的发作性以及长期相对稳定的特征，不利于患者对治疗计划的依从。

哮喘控制不佳时会影响个人和家庭的日常生活，学习和工作会被耽误，家庭的状态也会发生改变。患者和家庭将经历恐惧、沮丧和愤怒。哮喘患儿可能认为他们不能在竞技运动中和其他儿童竞争，或者可能需要通过避免剧烈运动来适应疾病。这样的状态可能影响他们的自尊，以至于出现静止和退化状态。

框 33-3	哮喘患儿的运动处方[19]

概述

- 根据美国儿科学会儿童运动参与指南＊：在适当的药物治疗和教育下，只有患重度哮喘的运动员才需要调整他们参与的活动

运动前

- 热身
  - 保持低到中等强度，在数分钟内心率增加小于最大预测值的 75%
  - 避免间歇性冲刺运动
- 运动前用药
  - 如，在开始热身前 10 分钟通过大容量储雾器使用 200μg 沙丁胺醇或等量类似药物
  - 长效支气管扩张剂对可能也是有用的

首选的运动项目

- 游泳（但注意可能存在对氯过敏）
- 骑自行车
- 步行
- 其他有氧活动（如跑步和玩游戏）
- 竞技性运动（如足球和篮球）

监测

- 鼓励孩子"倾听自己的身体"，学习如何监测他们自己的心率、劳累性呼吸困难和哮喘的症状
- 备有进一步的"抢救"药品
- 鼓励孩子在高强度竞技体育（例如，篮球）中适当休息

禁忌证

- 常规推荐（如发烧头痛，特别是呼吸道感染）

＊American Academy of Pediatrics Committee on Sports Medicine and Fitness: Medical conditions affecting sports participation, Pediatrics 94: 757-760, 1994.

运动方案

哮喘患儿往往没有同龄人活跃[18]。部分原因是由于人们认为哮喘患儿无法正常参加体育活动或运动。父母们可能会因为关注运动时增加的症状而阻止孩子参加体力活动。孩子也可能因为这个原因而避免运动。然而，多项研究发现，轻、中度哮喘儿童可以参加运动[19, 20]。药物治疗能够且应该作出调整来控制运动相关的症状。此外，越来越多的证据表明，体能锻炼可以改善有些哮喘患儿的肺功能和哮喘症状，从而减少住院次数和上课缺勤的天数[20]。运动训练对中、重度哮喘的肥胖儿童特别有益，这些患儿更倾向于久坐。因此，推荐哮喘患儿进行规律的体育锻炼[20, 21]。

然而，在哮喘患儿开始制定运动方案时就应该注意。运动可以引起 70% 到 90% 的哮喘患者出现支气管痉挛的症状[2, 20]。这些症状包括咳嗽、喘息、呼吸困难、胸闷和运动能力下降。使用支气管扩张剂进行预治疗，如短效沙丁胺醇或长效福莫特罗，可以防止大多上述症状的出现[19, 21, 22]。持续存在运动相关性症状的儿童，也可加用维持性抗炎药物[22]。

运动类型可以根据孩子的兴趣并同时兼顾避免哮喘诱发因素来量身定制（框 33-3）[19]。运动相关性症状的发展与运动类型、持续时间和强度及运动环境有关。在寒冷、干燥的空气中锻炼，往往比在温暖潮湿的空气中更易出现问题[15, 23, 24]。有相当多的证据表明，在室内游泳池，吸入的空气潮湿温暖，诱发哮喘可能性较小。但是，也有许多患哮喘的专业运动员获得了成功，如冰上曲棍球和田径运动员。因此，通过适当的教育和医疗管理，几乎所有的哮喘患儿都可以参与运动训练。

囊性纤维化

临床特征

CF 是白色人种最常见的遗传性疾病，每 2500 名活胎中就有 1 名，美国每年有约 1000 个新诊病例[25-28]。CF 是由 CF 跨膜电导受体基因缺陷引起，进而导致上皮细胞的氯离子转运障碍，这导致了多个器官系

统的变化。CF 的总体预后与患者的肺和营养状况最相关[26-28]。CF 患儿气道中有异常黏稠的黏液分泌物，导致气道阻塞和黏液栓塞。容易发生呼吸道感染和炎症，反过来又导致更多的黏液分泌。其他重要的并发症还包括骨质疏松症、营养不良 / 生长发育不良和糖尿病。

营养支持和肺康复是 CF 维持治疗的基础。虽然这些患儿的肺功能会随时间推移而下降，但成功的康复方案已有改善预后的效果，包括患者的生存率[29]。抗炎药物、抗生素、胰腺替代酶、气道廓清技术、运动和营养补充在治疗中十分重要[28]。改善黏液清除的方法也被认为在优化呼吸状态和减少肺部疾病进展中必不可少。各种治疗方法都是为了减少气道炎症、稀释分泌物和治疗感染。这些治疗包括气道廓清技术、吸入抗生素和人脱氧核糖核酸酶等[28-35]。

气道廓清技术

气道廓清是 CF 患儿康复方案的重要组成部分[3-4, 26, 36-38]。改善气道廓清能力的技术可以提高分泌物移动、气体交换和肺功能指标如肺总量和功能残气量[29-35]。气道廓清技术包括体位引流、叩击、振动和胸廓摇晃等。这些技术被称为胸部物理治疗，是 CF 患者气道廓清的"金标准"[37, 38]。气道廓清技术见框 33-4 所列[29-35]。

为患者选择最佳的气道廓清技术对整体治疗方案的成功是非常重要的。制定一个个性化的气道廓清方案需要考虑许多因素，如病史、临床表现、病情严重程度、设备的成本和疗效、可获得的援助、患者和家庭的参与、认知水平、年龄和时间限制[37]。患者可以从由多学科组成的 CF 治疗团队共同制定的联合治疗方案中获益。气道廓清技术必须至少每天实施一次，并应在急性加重时增加频率[28]。

框 33-4　气道廓清技术[29-35]

辅助技术

手动辅助咳嗽[31-32]

- 在用力吸气和关闭声门后用双手压上腹部以提供辅助压力
- 通常不能很好耐受，对胸壁硬化患儿无效

非辅助技术

用力呼气技术（也称为"哈气"）[33]

- 在中 - 低的肺容积时，开放声门，做 1~2 次强制呼气，紧接着进行放松呼吸
- 较单纯咳嗽有更好的气道廓清效果

自然引流[34]

- 使外周气道的分泌物向中央气道转移
- 首先在低潮气量下呼吸以便"扯开"痰液
- 然后在低 - 中量潮气量下呼吸，以便在中等规模的气道中"收集"痰液
- 最后在中 - 高量潮气量下呼吸，以便从中央气道"排除"痰液；然后咳出

设施

呼气相正压物理治疗

- 通过面罩给予正压通气（5~20cmH$_2$O）

震荡型设备

- 通过排痰哒（flutter）呼气可以使气道产生震荡
- 肺内叩击，通过口含嘴产生小而高频（200~300 次 / 分）的脉冲加上气溶胶
- 高频胸壁振荡：通过背心将高频振荡应用于外胸壁

机械性吸 - 呼技术

- 在气道开放期间应用 1~3 秒负压

运动方案

运动训练已被证明对 CF 患者有益，它可以提高有氧耐力、减缓肺功能下降速度、提高生活质量，并可能延长寿命[39]。一个理想的康复方案包括气道廓清、耐力运动、柔韧性训练、体位练习和负重训练[4, 28]。运动作为气道廓清的一种辅助手段是有益的，并且是提高患者自尊、耐力和柔韧性，建立或维持肌肉质量，减缓骨质疏松症进程的有效方法[3-5, 40]。一个标准的运动处方

见框 33-5，包括方式［设备或实施的运动形式（如散步、骑自行车或打篮球）］、持续时间（运动时间长度）、频率（每天或每周的次数）和强度（锻炼的水平，通常通过心率或耗氧量测定而决定）[26-28, 41, 42]。

| 框 33-5 | 推荐的囊性纤维化患儿运动处方 |

方式

- 三轮车、自行车、游泳、网球、蟹式足球、篮球、轮椅篮球、健美操、慢跑、跑步、散步、爬山、独轮车竞速、越野滑雪、滑冰、举重、弹力带运动、踏板操、雪鞋步行等

频率

- 每周 4~5 次；在某些情况下，有的患者只能进行短时间练习（每次连续时间 <5~10 分钟；每天 1~3 次，然后增加持续时间）

持续时间

- 连续 20~30 分钟的"有氧"活动（如果未经训练练过，可能需要 6~8 周才能达此水平）

强度

- 心率范围，运动耐量试验时的峰值的 70%~85%
- Borg 自感运动强度量表的 11~15 分（6~20 分的量表）或 3~5 分（0~10 分的量表）
- 呼吸困难指数评分在 0~1 分（8 秒钟呼吸次数 15 次时，分值是 0~4 分）

注意事项

- 在任何运动方案开始前进行全面体检（包括休息时、活动时和恢复时的氧饱和度）
- 按照医生的医嘱给予氧气吸入（根据运动耐量试验的结果确定）
- 所有的运动 / 游戏都不应引起任何疼痛
- 评估突然发生的肋骨疼痛 / 酸痛（即使伴随咳嗽）
- 允许额外液体摄入来增加体液，以及额外热量摄入来进行营养支持
- 如果有糖尿病，监测血糖水平
- 避免高温、极端温度和高污染时段
- 注意活动 / 游戏水平的下降
- 如果之前有症状提示，应在运动前使用定量吸入器
- 气道廓清方案应纳入治疗方案
- 练习正确的洗手法（2 分钟）和设备清洁
- 注意患者呼吸困难或呼吸急促加重的主诉

开始实施运动方案前应对患者进行全面的评估[3, 5, 26, 28]。监测 CF 患者休息和运动时的 SpO_2 来评估低氧血症[26]。评估体位、柔韧性和力量的骨骼肌肉检查对于了解患者的个体化需求很重要[3]。功能评估如 6 分钟步行试验，有标准化和可重复性的特点，是评估常规活动时的 SpO_2 和血流动力学反应的很好的临床工具[26]。通过这些评估可以为家庭健身方案患者使用氧气及吸氧量的建议。在定时步行试验中监测心率、呼吸频率、血压和自感运动强度，有助于临床医生为患者制定运动处方。自感运动强度是对做功量的主观衡量[5, 41]。其评分范围可以从 6~20（评估自感用力度），也可以从 0~10（评估呼吸困难），是通过估计做功水平来衡量运动强度。儿童或青少年可能无法通过脉搏测定来确定目标心率，通过使用与运动强度（如心脏速率）监测相关的简单量表，可能更容易让他们理解。步行试验测量期间咳嗽的次数和咳出分泌物的量有助于评估气道廓清方案的效果，以及患者在运动中如何管理分泌物。所有这些信息将有助于制定家庭运动方案的强度。在运动前使用支气管扩张剂对于改善气道高反应性患者的气流可能有用[26]。

注意事项

有些担忧可能会影响 CF 患儿成功完成康复方案，如人们经常会担忧症状的加重，那么，运动前使用支气管扩张剂和气道廓清技术有助于缓解症状。担心运动后体重下降是常见减少运动的借口，因为体重对于 CF 患儿很重要。因此，适当的营养、热量摄入和补充是 CF 患者运动方案的基础，同时需增加酶类和营养物质摄入[28]。对合并有糖尿病的 CF 患儿，密切监测血糖非常重要，但是糖尿病并不妨碍 CF 患儿锻炼。骨质疏松是由于 CF 营养不良引起，容易导

致患儿骨折，是运动前需考虑的另一个重要问题。目前已经证明运动可以改善骨质疏松。总而言之，运动对 CF 患儿带来的潜在益处大于上述诸多顾虑。

肥胖

肥胖在美国是一个日益严重的问题。根据美国健康和营养调查（1999—2002）的数据，有 31% 的美国儿童存在超重风险（BMI>85%），已经存在超重（BMI>95%）的是 16%[43]。儿童肥胖的发病率在稳步上升[43-46]。儿童肥胖可导致显著的肺部问题，损害肺功能，加重慢性肺部疾病的症状。此外，儿童和成人肥胖之间有很强的相关性，肥胖将使这些儿童终生疾病发病率和早期死亡率风险显著增加。

临床特点

肥胖会对呼吸系统疾病患儿造成不利影响。与非肥胖儿童相比，肥胖儿童的静态肺容量、功能残气量和胸壁顺应性都会降低。呼吸做功基线也较非肥胖者提高，通气功能正常。肥胖对肺功能的不利影响可能在减肥后逆转[47]。

阻塞性睡眠呼吸暂停是肥胖的常见症状，睡眠时出现部分或完全呼吸道阻塞，导致缺氧、觉醒和睡眠障碍。孩子睡眠中断可引起白天嗜睡、乏力、晨起头痛、行为问题和学习成绩差等症状。如不治疗，阻塞性睡眠呼吸暂停会导致危及生命的严重心肺问题，如肺动脉高压和肺心病[47]。当孩子出现严重打鼾、睡眠期间明确的气道阻塞或呼吸暂停、晨起头痛、晨间恶心/呕吐或白天过度嗜睡等症状提示出现阻塞性睡眠呼吸暂停时，应转诊到儿童肺科进行睡眠监测。理想的治疗方法是减肥，然而由于减肥计划的成功率很低，扁桃体切除术、腺样体切除术或两者

同时进行是可选择的治疗手段。睡眠时使用持续正压通气也可预防气道阻塞和改善症状。

肥胖低通气综合征的特征是在排除其他通气不足原因的情况下肥胖和高碳酸血症合并存在。对成人患者来说该病已经相当熟悉，但是随着儿童肥胖日益增多，也出现了这种疾病的个案报道。这些患者可以出现与阻塞性睡眠呼吸暂停患者相似的症状，包括白天过度嗜睡和疲劳。血气分析可表现出代谢性碱中毒，这是与通气不足相关的慢性高碳酸血症的代偿相关。瘦体激素可能对该疾病有疗效，但是目前还没证实。该疾病的治疗方法包括体重减轻和睡眠时使用持续气道正压通气。

伴随着肥胖，儿童哮喘的患病率也在增加。因为这些增加是伴随而来的，所以有些人联想到两者间的关系。然而，把哮喘和肥胖联系起来是存在争议的[48-56]。虽然一些临床医生认为肥胖可能促进哮喘的发展，但它与哮喘相关的客观指标的关联并不一致。瘦体激素是一种由脂肪细胞产生的蛋白质，它与肥胖相关的通气不足和儿童哮喘之间有相关性[55, 56]。已经进行的研究显示结论是相反的，有些认为哮喘和肥胖独立相关[48, 49]，有些认为它们之间没有相关性[50, 51]。虽然肥胖与增加哮喘和喘息主观症状[54]、增加药物使用[54]、增加哮喘的住院次数和住院时间等有关，但是肥胖本身与气道高反应性以及哮喘的特征性表现之间没有关联[53]。

运动方案

定期运动和生活方式改变是儿童有效减肥的基础。有些研究已经证明结构化运动方案（如鼓励"自由发挥"）对减肥是无效的[57, 58]。体重较重的儿童倾向于选择室内活动或久坐以避免不良情况发生。结构

化运动方案对减肥更有效，但如果只制定大强度的有氧运动可能导致受伤或依从性差。在一个结构化多学科的运动方案内逐步增加锻炼量对于鼓励依从性和避免伤害更有效。

　　然而，很少有研究中心报告在治疗中 - 重度儿童肥胖症方面取得了成功[58, 59]。Epstein 等[59]发现改变生活方式联合运动对于维持体重减轻方面比单独饮食或单独锻炼更有效。在这项对肥胖女孩的研究中，虽然短期减肥效果没有差异，但在运动之外接受改变生活方式方案的儿童更能够维持体重的减轻。Nemet 等[58]也发现联合包括饮食、行为和身体活动干预的结构化多学科的减肥计划能有效地带来儿童短期和长期减肥效果。

　　限制热量摄入在儿童减肥计划中是有争议的。尽管这种方法在开始时会成功，但是有些临床医生认为热量限制可能导致长期依从性差。如果限制热量，则应伴以运动和日常身体活动的逐渐增加，以及与之一致的行为改变如营养及健康教育。

　　挑选适合肥胖儿童的体力活动类型对于医生和患者来说似乎较为困难。有些作者建议根据肥胖程度制定运动类型。Sothern 提出的方案就是一个例子[57]。在他的结构化运动方案中，严重肥胖儿童（体重＞理想男孩体重的 200%；BMI>97%）每周由训练有素的专业运动人员进行监督。建议这样的患者应进行不负重的有氧运动，包括游泳、自行车、手臂训练、坐式（椅子）健身操、坐式 / 卧式循环训练法。肥胖儿童（体重是理想男孩体重的 150% ~200%；BMI>95% ~97%）建议主要进行非承重式有氧活动，如游泳、骑自行车、力量和有氧运动训练交替进行、手臂训练，间歇步行（逐渐延长步行距离，减少停靠次数）。超重儿童（体重是理想男孩体重的 100% ~150%；

BMI> 85% ~95%）可以进行负重的有氧活动，如轻快步行、在跑步机或爬楼梯上锻炼、跳绳、跳舞、徒步旅行或溜冰。应鼓励超重儿童参与体育运动，并为他们提供良好的结构化运动的机会。

支气管肺发育不良

　　支气管肺发育不良（bronchopulmonary dysplasia，BPD）是一种与早产相关的慢性肺部疾病。这种疾病最先在 1966 年由 Northway 在一组继发性肺损伤的新生儿中进行了描述[60]。目前认为包括肺未发育成熟、高 O_2 浓度和高气道压力的正压通气等综合因素都有助于 BPD 的发生。随着产科学和新生儿学的发展以及表面活性剂的发现和使用，BPD 的发病率明显下降。然而，BPD 仍然是早产儿疾病发病率和死亡率的重要原因。

医学特点

　　临床上，BPD 以呼吸急促、窘迫、湿啰音、喘息、低氧血症和高碳酸血症为特征。在解剖上表现为肺泡隔膜纤维化、间质性水肿和肺泡基底膜增厚等肺泡结构异常[61]。气道黏膜增生进一步减少小气道管径，同时黏液的过量产生也损害了黏膜纤毛运输功能。大气道通常也会受累，表现为气管软化或支气管软化。该病通常伴有肺动脉高压，严重患者可能发生肺心病。

　　上述解剖异常可带来显著的生理学影响[61]。肺实质和气道受损可导致慢性呼吸道疾病。肺纤维化和间质水肿可降低肺顺应性。气道管腔变窄和过多的黏液可增加气流阻力。这些综合因素也严重影响患儿的生长和发育。

　　BPD 的严重程度差异很大，有些发育良好的婴儿仅需要最小氧气治疗，而存在慢性呼吸衰竭者却需要依赖于通过气管切开进行机械通气。氧疗可用来避免慢性缺氧所致的肺动脉高压和肺心病带来的长期后果。氧合可以通过脉搏血氧饱和度进行监测，特别是在睡眠和喂养期间，因为此时孩子更容易发生低氧血症。可利用利尿药、支气管扩张剂和抗炎药物来降低气道阻力和呼吸做功[60]。在大气道受累或有显著肺功能受损的儿童中，可使用呼气末正压来防止气道塌陷，尤其是在呼气相。

受 BPD 影响严重的儿童，需要通过气管切开行长期机械通气，他们的长期预后取决于肺康复、感染预防和营养支持的水平。常规胸部物理治疗和提高纤毛黏液清除功能的技术对维持呼吸道通畅很重要。这些技术类似于那些用于 CF 患儿中的技术（见框 33-4）。病毒性呼吸道感染，特别是秋冬季节的流感和呼吸道合胞病毒对 BPD 患儿可能是灾难性的，这时免疫接种显得很重要。充足的营养对于生长、改善肌肉强度以及脱离呼吸机很重要。这些儿童的基础热量需求量很高，估计比健康儿童要高出 25%~50%[6]，因为他们的呼吸做功增加。营养不足往往是由于需求增加导致的，并可能因为潜在喂养障碍，以及与气管插管相关的进食困难和为治疗儿童慢性肺疾病而实施的液体限制而加剧。此时可能需要通过胃造瘘管提供肠内喂养来补充摄入量和提供足够的热量。

身体康复

BPD 患儿有多种多样的临床需求，需要多学科团队的管理以促进他们的生长和发育。这些跨学科的目标需要团队的床边合作。言语病理学家和呼吸治疗师共同努力，帮助孩子学会气管切开术后的发声。言语治疗师和职业治疗师应共同制定喂养计划来帮助克服因长期气管插管导致的孩子进食厌恶情绪。儿童生活专家和物理治疗师共同制定一系列游戏活动方案来解决运动障碍问题。物理治疗师和呼吸治疗师采用物理治疗方法，使孩子尽可能的移动，并在活动期间对患者进行监测。上述治疗的目的有两个：一是防止神经系统或肺部的进一步损害；二是促进生长和发育。

BPD 患者的长期预后是难以预测的。已从 BPD 恢复的儿童的肺功能可以在很多年后都存在异常[61]。高反应性气道疾病是 BDP 的常见合并症，它也显著影响着 BPD 儿童的生活质量，导致频繁的症状发作和病情加重。然而，许多 BPD 儿童通常能够参与正常的活动，即使是受影响最严重的孩子也有恢复的潜力。Buschbacher[62] 的一项研究发现，70%~80% 的存在呼吸机依赖的 BPD 患者可以脱机。即使不能脱机拔管，呼吸机支持力度通常也能降低，这些孩子可以学习说话和经口进食，并与他们所处的环境进行有意义的互动。

在减少通气支持过程中，必须仔细观察患儿状态。不能耐受脱机时可以在许多细节上体现出来：经口进食减少，体重增加减缓或体重减轻，或社交互动改变。儿童和家庭的需求决定了脱机目标。有时，即使是短时间的脱离机械通气也可以对一个家庭的生活产生很大的积极影响。

对这些孩子的理想目标是安全出院回家。对于有些孩子来说，这意味着要在通气支持下出院回家。而对于有些孩子，出院回家并不是最佳选择，需要考虑长期护理机构。无论身处何地，每个孩子都应该有一个能够使他们发挥自身潜力的治疗方案或环境。

运动方案

BPD 患儿的康复方案可以促进其生长发育，减少脱离机械通气所需的时间，缩短出院过程[63]。可以针对特定运动障碍或发育迟缓区域来制定治疗计划。对于婴儿和儿童来说，玩耍也属于运动疗法。治疗性游戏课程，包括与职业、身体和言语治疗相关的跨学科的教学课程，都是康复的重要组成部分。这些孩子需要一切机会去探索并与他们所处环境和其他人互动，而不是规定具体着力于消除身体运动障碍的活动。应通过简化治疗所需的设备，尽可能让孩子们动起来。如能耐受，可使用轻便式呼吸机，以便于这些活动开展，并提供更有效的游戏疗法。

接受呼吸支持的儿童在活动或紧张时需要仔细监测。二氧化碳（CO_2）、氧饱和度、呼吸频率和心率的可接受范围应根据个体状态进行设置。因为有些儿童在休息时会出现呼吸和心率升高，所以教科书中提到的活动指南给出的数据范围可能不适用于这些患者。在体育活动期间必须保护气管切开管，并且要监测儿童低氧血症和呼吸窘迫等症状。氧饱和度的测量必须与临床评估相结合。有些儿童可能还需要监测运动前后呼气末 CO_2 水平。如果需要，可在活动量增加时增加通气支持水平。甚至于那些不再需要氧疗的患者也应该在运动期间监测缺氧状况。

神经肌肉疾病

医学特点

神经肌肉疾病、退行性肌肉疾病和累及胸壁的麻痹综合征可以通过限制自主呼吸、潮气量以及损伤吸气和呼气期间肌肉运动的协调性来降低肺功能[4, 64-66]。这种受限可以是缓慢并进行性的，如杜氏肌营养不良（Duchenne muscular dystrophy），或者是突然性的，如创伤性事故。脑性麻痹、肌营养不良和唐氏综合征是对肺部造成长期影响的骨骼肌受损性疾病的实例[36]。肌无力、肌力不平衡或肌张力改变（脑性麻痹情况下的高张力或唐氏综合征情况下的低张力）可导致胸廓脊柱侧凸改变，进一步限制空间运动[36, 65]。这些患者的肺康复方案应注重增强胸廓和肩胛带肌肉的运动和协调[25]。通过徒手技术或通过移动和清除分泌物的设备来促进分泌物排出，增强咳嗽效果，对于维持患者气道通畅和预防肺部并发症也是至关重要的[36]。

杜氏肌营养不良

杜氏肌营养不良（Duchenne muscular dystrophy，DMD）是一种发生在男孩中的遗传性疾病，特点是肌肉控制、肌张力和功能进行性丧失[64, 65, 67]。咳嗽和有效清除分泌物的能力受损[5, 26, 64, 68]。肺功能受损引起呼吸窘迫最终呼吸衰竭是 DMD 患者死亡的主要原因，预防感染和分泌物潴留是避免肺功能进一步损害的关键[65, 69, 70]。教会父母、照护人员和患者识别呼吸系统衰退的症状和体征对于延缓肺部损害也很重要[5]。睡眠模式、逼真的噩梦或梦境、早晨头痛、混乱或疲劳程度的增加等任何变化都可能是二氧化碳潴留的症状并需要医疗干预。超过 90% 的 DMD 患者可发生心肌损害[65]。应注意在对该患者群体实施运动方案之前要对其心脏和呼吸系统进行全面评估。

运动方案

改善和维持呼吸肌功能的锻炼是神经肌肉疾病患者运动方案的主要组成部分[5, 25]。锻炼可从简单的膈式呼吸以及结合或不结合手法辅助的呼吸堆叠开始。吸气肌肉训练也可以在改善呼吸肌肉的力量和耐力方面发挥作用[71]。然而，吸气肌肉训练的效果受限于疾病进展和使用的训练方案类型。Wanke 等[72]发现吸气肌肉训练在疾病早期是最有效的。已证实标准胸部物理治疗、呼吸练习和间歇正压呼吸也能改善 DMD 患者的肺功能和膈式呼吸方式。

个体化治疗计划以及对计划的持续再评估对满足患者需求非常重要。个体的疾病严重程度和进展程度将限制运动方案的进程。功能活动如步行可能最初是康复方案的一部分，但随着孩子病情进展到坐轮椅，治疗方案的目标将更多地转向保持姿势、柔韧性和增强咳嗽[67]。当肌肉强度降低时，推荐使用腹部黏合剂[25]。活动水平下降、呼吸短促增加或劳累的主诉都是患者疲劳的信号。在退行性疾病中，这不是理想的结果。应让家人、照护人员和患者警惕这些信号，减缓甚至停止肺康复方案，并与治疗团队联系寻求帮助。

脊柱侧凸

大多数脊柱侧凸是特发性的，但也有可能是肌肉无力、肌张力不平衡和去神经支配引起的脊柱畸形[5, 25, 64]。根据患者年龄、侧凸严重程度、畸形的进展性质和潜在病因，脊柱侧凸的治疗范围可从保守观察到外科手术干预[64]。运动在治疗脊柱侧凸中的作用存在争议。临床上普遍认为功能失调和相关的进行性肌无力是导致脊柱侧凸患者肺功能受损的原因之一。有些研究发现运动对脊柱侧凸没有益处，而有的则认为运动可改善患者肺功能，稳定病情[73, 74]。

在为脊柱侧凸患者制定方案时，应考虑肺功能和肺部并发症的风险[5, 64]。有效的咳嗽、足够的气体流量和通气量是限制性肺病患者治疗计划的关键组成部分[5]。教会患者改善通气和扩张胸部的体位以及加强和提高呼吸肌肉耐力的方法将有助于分泌物移动、咳嗽和预防肺不张[25]。呼吸堆叠能够增加咳嗽效果，增强胸壁运动和调节能力，在制订计划时都不应被忽视。由于胸廓角度变化导致的呼吸肌长度 – 张力关系改变，患者的呼吸形式在休息和运动期间却是浅快的。由于呼吸系统的异常，心率在静息时也可能升高。具体计划还应包括教患者识别疲劳和活动下降的症状和体征。

结语

肺部疾病的儿科患者对康复的需求在日益增长中。然而，目前有关这些患儿的治疗指南尚不完善，循证支持的治疗策略不多。需要肺康复的孩子有着与成人患者不同的医疗问题和特点，并且他们的疾病和身心发展也是独特的。目前用于成年患者的肺康复目标和技术可能对儿童患者也适用。重要的是，患儿康复的成功可以为其带来健康幸福的一生。

（刘婷婷 译　霍雅婷　周露茜 校）

参考文献

1. American Association of Cardiovascular and Pulmonary Rehabilitation: Guidelines for pulmonary rehabilitation programs, ed 3, Champaign, Ill, 2004, Human Kinetics.
2. Magee C: Asthma. In Campbell SK, Vander Linden DW, Palisano RJ, editors: Physical therapy for children, Philadelphia, 1995, WB Saunders.
3. Tecklin JS: Physical therapy for children with chronic lung disease. Phys Ther 61:1774-1782, 1981.
4. Watchie J: Cardiopulmonary physical therapy: a clinical manual, Philadelphia, 1995, WB Saunders.
5. Dean E, Frownfelter D: Chronic primary cardiopulmonary dysfunction. In Frownfelter DL, Dean E,

editors: Principles and practice of cardiopulmonary physical therapy, ed 3, Chicago, 1996, Mosby-Year Book.

6. Kelly M: Children with ventilator dependence. In Campbell SK, Vander Linden DW, Palisano RJ, editors: Physical therapy for children, Philadelphia, 1995, WB Saunders.

7. Werner HA: Status asthmaticus in children, Chest 119:1913-1929, 2001.

8. DeNicola LK, Monem GF, Gayle MO et al: Treatment of critical status asthmaticus in children, Pediatr Clin North Am 41:1293-1324, 1994.

9. Mannino DM, Homa DM, Akinbami LJ et al: Surveillance for asthma—United States, 1980-1999, MMWR Surveill Summ 51:1-13, 2002.

10. Suissa S, Ernst P: Inhaled corticosteroids: impact on asthma morbidity and mortality, J Allergy Clin Immunol 107:937-944, 2001.

11. Suissa S, Ernst P, Kezouh A: Regular use of inhaled corticosteroids and the long term prevention of hospitalization for asthma, Thorax 57:880-884, 2002.

12. Eisner MD, Lieu TA, Chi F et al: Beta aAgonists, inhaled steroids, and the risk of intensive care unit admission for asthma, Eur Respir J 17:233-240, 2001.

13. Sin DD, Man J, Sharpe H et al: Pharmacological management to reduce exacerbations in adults with asthma: a systematic review and meta-analysis, JAMA 292:367-376, 2004.

14. Boushey HA: Effects of inhaled corticosteroids on the consequences of asthma, J Allergy Clin Immunol 102:S5-S16, 1998.

15. National Asthma Education and Prevention Program. Expert Panel Report 3 (EPR-3): guidelines for the diagnosis and management of asthma-summary report 2007, J Allergy Clin Immunol 120:S94-S138, 2007.

16. Reddel HK, Vincent SD, Civitico J: The need for standardization of peak flow charts, Thorax 60:164-167, 2005.

17. Kamps AW, Roorda RJ, Brand PL: Peak flow diaries in childhood asthma are unreliable, Thorax 56:180-182, 2001.

18. Lang DM, Butz AM, Duggan AK et al: Physical activity in urban school-aged children with asthma, Pediatrics 113:e341-e346, 2004.

19. Welsh L, Kemp JG, Roberts RGD: Effects of physical conditioning on children and adolescents with asthma, Sports Med 35:127-141, 2005.

20. Carroll N, Sly P: Exercise training as an adjunct to asthma management? Thorax 54:190-191, 1999.

21. Ram FS, Robinson SM, Black PN: Effects of physical training in asthma: a systematic review, Br J Sports Med 34:162-167, 2000.

22. National Heart, Lung and Blood Institute: Practical guide for the diagnosis and management of asthma (NIH publication No. 97-4053), Bethesda, 1997, National Heart, Lung and Blood Institute.

23. Fitch KD, Morton AR: Specificity of exercise in exercise induced asthma, BMJ 4:577-581, 1971.

24. Inbar O, Dotan R, Dlin RA et al: Breathing dry or humid air and exercise-induced asthma during swimming, Eur J Appl Physiol 44:43-50, 1980.

25. DeCesare JA, Graybill-Tucker CA, Gould AL: Physical therapy for the child with respiratory dysfunction. In Irwin S, Tecklin J, editors: Cardiopulmonary physical therapy, ed 3, St. Louis, 1995, Mosby-Year Book.

26. Nixon PA: Cystic fibrosis. In ACSM's exercise management for persons with chronic diseases and disabilities, Champaign, Ill, 1997, Human Kinetics.

27. Orenstein DM, Nixon PA: Patients with cystic fibrosis. In Franklin BA, Gordon S, Timmis GC, editors: Exercise in modern medicine, Baltimore, 1989, Williams & Wilkins.

28. Orenstein DM, Noyes BE: Cystic fibrosis. In Casaburi R, Petty TL, editors: Principles and practice of pulmonary rehabilitation, Philadelphia, 1993, WB Saunders.

29. McCool FD, Rosen MJ: Nonpharmacologic airway clearance therapies: ACCP evidence-based clinical guidelines, Chest 129:250S-259S, 2006.

30. Suri R: The use of human deoxyribonuclease (rhDNase) in the management of cystic fibrosis, Biodrugs 19:135-144, 2005.

31. Braun SR, Giovannoni R, O'Connor M: Improving the cough in patients with spinal cord injury, Am J Phys Med 63:1-10, 1982.

32. Bach JR, Smith WH, Michaels J et al: Airway secretion clearance by mechanical exsufflation for post-poliomyelitis ventilator-assisted individuals, Arch Phys Med Rehabil 74:170-177, 1993.

33. Sutton PP, Parker RA, Webber BA et al: Assessment of the forced expiration technique, postural drainage and directed coughing in chest physiotherapy, Eur J Respir Dis 64:62-68, 1983.

34. Miller S, Hall DO, Clayton CB et al: Chest physiotherapy in cystic fibrosis: a comparative study of autogenic drainage and the active cycle of breathing techniques with postural drainage, Thorax 50:165-169, 1995.

35. Elkins MR, Jones A, van der Schans C: Positive expiratory pressure physiotherapy for airway clearance in people with cystic fibrosis, Cochrane Database Syst Rev 1:CD003147, 2004.

36. Moerchen VA, Crane LD: The neonatal and pediatric patient. In Frownfelter DL, Dean E, editors: Principles and practice of cardiopulmonary physical therapy, ed 3, Chicago, 1996, Mosby-Year Book.

37. Hardy KA: A review of airway clearance: new techniques, indications, and recommendations, Respir Care 39:440-452, 1994.

38. Downs AM: Physiological basis for airway clearance techniques. In Frownfelter DL, Dean E, editors: Principles and practice of cardiopulmonary physical therapy, ed 3, Chicago, 1996, Mosby-Year Book.

39. Orenstein DM, Higgins LW: Update on the role of exercise in cystic fibrosis, Curr Opin Pulm Med 11:519-523, 2005.

40. Bachrach LK: Osteopenia in cystic fibrosis: symposium session, Pediatr Pulm Suppl 14:200-201, 1997.

41. Downs AM: Clinical application of airway clearance techniques. In Frownfelter DL, Dean E, editors: Principles and practice of cardiopulmonary physical therapy. ed 3, Chicago, 1996, Mosby-Year Book.
42. Temes WC: Cardiac rehabilitation. In Hillegass EA, Sadowsky HS, editors: Essentials of cardiopulmonary physical therapy, Philadelphia, 1994, WB Saunders.
43. Hedley AA, Ogden CL, Johnson CL et al: Prevalence of overweight and obesity among US children, adolescents, and adults, 1999-2002, JAMA 291: 2847-2850, 2004.
44. Flegal KM, Ogden CL, Wei R et al: Prevalence of overweight in US children: comparison of US growth charts from the Centers for Disease Control and Prevention with other reference values for body mass index, Am J Clin Nutr 73:1086-1093, 2001.
45. Troiano RP, Flegal KM, Kuczmarski RJ et al: Overweight prevalence and trends for children and adolescents: the National Health and Nutrition Examination Surveys, 1963 to 1991, Arch Pediatr Adolesc Med 149:1085-1091, 1995.
46. Strauss RS, Pollack HA: Epidemic increase in childhood overweight, 1986-1998, JAMA 286: 2845-2848, 2001.
47. Deane S, Thomson A: Obesity and the pulmonologist, Arch Dis Child 91:188-191, 2006.
48. von Mutius E, Schwartz J, Neas LM et al: Relation of body mass index and atopy in children: the National Health and Nutrition Examination III, Thorax 56:835-838, 2001.
49. Shaheen SO, Sterne JAC, Montgomery SM et al: Birth weight, body mass index and asthma in young adults, Thorax 54:396-402, 1999.
50. To T, Vydykhan TN, Dell S et al: Is obesity associated with asthma in young children? J Pediatr 144:162-168, 2004.
51. Tantisira KG, Litonjua AA, Weiss ST et al: Association of body mass with pulmonary function in the childhood asthma management program, Thorax 58:1036-1041, 2003.
52. Conway B, Rene A: Obesity as a disease: no lightweight matter, Obes Rev 5:145-151, 2004.
53. Schacter LM, Salome CM, Peat JK et al: Obesity is a risk factor for asthma but not for airway hyperresponsiveness, Thorax 56:4-8, 2001.
54. Belamarich PF, Luder E, Kattan M et al: Do obese inner-city children with asthma have more symptoms than nonobese children with asthma? Pediatrics 106:1436-1441, 2001.
55. Phipps PR, Starritt E, Caterson I et al: Association of serum leptin with hypoventilation in human obesity, Thorax 57:75-76, 2002.
56. Guler N, Kirerleri E, Ones U et al: Leptin: does it have any role in childhood asthma? J Allergy Clin Immunol 114:254-259, 2004.
57. Sothern MS: Exercise as a modality in the treatment of childhood obesity, Pediatr Clin North Am 48:995-1015, 2001.
58. Nemet D, Barkan S, Epstein Y et al: Short- and long-term beneficial effects of a combined dietary—behavioral—physical activity intervention for the treatment of childhood obesity, Pediatrics 115:e443-e449, 2005.
59. Epstein LH, Wing RR, Penner BC et al: Effect of diet and controlled exercise on weight-loss in obese children, J Pediatr 7:358-361, 1985.
60. Barrington KJ, Finer N: Treatment of bronchopulmonary dysplasia: a review. Clin Perinatol 25: 177-197, 1998.
61. Boyle K, Baker V, Cassaday C: Neonatal pulmonary disorders. In Barhart S, Czervinske M, editors: Perinatal and pediatric respiratory care, Philadelphia, 1995, WB Saunders.
62. Buschbacher R: Outcomes and problems in pediatric pulmonary rehabilitation, Am J Phys Med Rehabil 74:287-293, 1995.
63. Buschbacher R, Tsangaris M, Shay T: Rehab and bronchopulmonary dysplasias, J Respir Care Pract 9:75-77, 1996.
64. Clough P: Restrictive lung dysfunction. In Hillegass EA, Sadowsky HS, editors: Essentials of cardiopulmonary physical therapy, Philadelphia, 1994, WB Saunders.
65. Bach JR: Neuromuscular and skeletal disorders leading to global alveolar hypoventilation. In Bach JR, editor: Pulmonary rehabilitation: the obstructive and paralytic conditions, Philadelphia, 1996, Hanley & Belfus.
66. Adkins HV: Improvement of breathing ability in children with respiratory muscle paralysis, Phys Ther 48:577-581, 1968.
67. Bach JR: Pulmonary rehabilitation in musculoskeletal disorders. In Fishman AP, editor: Pulmonary rehabilitation, New York, 1996, Marcel Dekker.
68. Bach JR: Conventional approaches to managing neuromuscular ventilatory failure. In Bach JR, editor: Pulmonary rehabilitation: the obstructive and paralytic conditions, Philadelphia, 1996, Hanley & Belfus.
69. Bach JR, Ishikawa Y, Kim H: Prevention of pulmonary morbidity for patients with Duchenne muscular dystrophy, Chest 112:1024-1028, 1997.
70. De Troyer A, Estenne M: Neuromuscular disorders. In Fishman AP, ed: Pulmonary rehabilitation, New York, 1996, Marcel Dekker.
71. McCool FD, Tzelepis GE: Inspiratory muscle training in the patient with neuromuscular disease, Phys Ther 75:1006-1014, 1995.
72. Wanke T, Toifl K, Merkle M et al: Inspiratory muscle training in patients with Duchenne muscular dystrophy, Chest 105:475-482, 1994.
73. Weiss HR, Lohschmidt K, el-Obeidi N et al: Preliminary results and worst-case analysis of inpatient scoliosis rehabilitation, Pediatr Rehabil 1:35-40, 1997.
74. dos Santos Alves VL, Stirbulov R, Avanzi O: Impact of a physical rehabilitation program on the respiratory function of adolescents with idiopathic scoliosis, Chest 130:500-505, 2006.

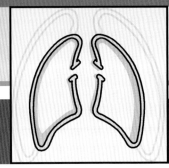

第 34 章

肺康复的益处和未来

JOHN E.HODGKIN

专业技能

完成本章学习，读者将了解以下内容：

◆ 描述参加肺康复项目患者的收益
◆ 讨论各项肺康复措施对慢性肺部疾病患者的好处
◆ 列出肺康复中仍需解决和澄清的问题

如前面的章节所强调，肺康复需要应用多种个体化治疗模式和管理系统，帮助患者达到并维持最佳功能状态。框 34-1 概括了肺康复方案的各项措施。慢性肺部疾病患者在采用这些康复措施后可以享有更愉快的生活的研究报道已持续超过 50 年之久[1-6]。而在过去的 15 年里，针对肺康复优势的多数研究是将参与者随机分配到肺康复组和对照组中。本章参考了早期和近期的研究，重点讨论肺康复方案的整体效益，各种治疗措施的益处以及肺康复的未来。

肺康复的益处

慢性阻塞性肺病全球倡议（GOLD）对肺康复的一系列好处进行了报道[1]。表 34-1 描述了在 GOLD 指南中使用的循证医学等级，框 34-2 阐述了肺康复在 COPD 中的益处。早期的观察性研究报道了肺康复减少患者呼吸系统症状、逆转焦虑和抑郁、并提高了对自身状态的可控感等好处[7-9]。几乎所有的研究结果都显示肺康复在增强日常生活能力[10-18]，提高运动能力[19-57]，改善生活质量[10-18, 31, 34, 35, 46, 49-58]和减少呼吸困难[31, 33, 45-47, 51, 59-61]等方面的益处。有些患者可以回归并继续有偿工作[10, 13, 32, 33, 35, 52, 62-65]，但有些患者常常是在他们的功能严重受损不能进行常规工作后才开始肺康复的。

框 34-1　肺康复包含内容

一般措施：
- 患者和家庭教育
- 适当的营养，包括体重控制
- 避免吸烟和吸入其他刺激物
- 避免感染（例如，免疫）
- 良好的环境
- 适当补水

药物措施
- 支气管扩张剂
- 祛痰剂
- 抗菌药物
- 糖皮质激素
- 色甘酸钠 / 尼多酸钠
- 白三烯拮抗剂 / 抑制剂
- 利尿剂
- 精神类药物

呼吸治疗
- 雾化治疗
- 氧疗
- 家庭呼吸机的使用

物理治疗方式
- 放松训练
- 呼吸锻炼
- 胸部叩击和体位引流
- 咳嗽咳痰训练
- 运动训练

作业治疗
- 评估日常生活中的活动情况
- 体能保存策略
- 心理社会康复

职业康复

科技的进步使我们对慢性呼吸系统疾病的全身效应和在肺康复过程中的改变都有了更深的理解[2]。2006 年的一篇 meta 分析概述了已发表的关于肺康复方案的 31 篇随机对照研究[66]。这些从 20 世纪 90 年代开始发表的重要的随机对照研究，已经明确了肺康复的价值。自从美国胸科协会在 1981 年发表了第一份支持肺康复的官方文件以来，肺康复的科学研究已经走过了几十年[67]。

早期的研究发现实施肺康复方案可减少住院需求，提示肺康复措施可能可以减少医疗费用[8, 15, 17, 63, 64, 68-77]。而近期的研究则已得出了肺康复措施具有经济效益的结论[6, 78, 79]。

正常人群第一秒用力呼气容积（FEV_1）每年大约减少 20~30ml[80, 81]，而 COPD 患者的 FEV_1 每年可以减少高达 40~80ml[76, 82-88]。有关肺康复的研究显示，肺康复并不能显著缓解 COPD 患者 FEV_1 的减少，但通过肺康复的一些具体措施（包括药物的使用，运动训练和氧疗）能减少肺动态过度充气[3, 89]。

目前没有明确的证据证明肺康复治疗可以提高 COPD 患者的生存率，而氧疗可以显著提高严重低氧血症患者的生存率是明确的[90, 91]，大多数人认为除氧疗之外的其他康复措施并不能延长这些患者的寿命。仅有少量文章表示肺康复可以提高生存率[13, 74, 76, 92-98]。

早期的随机对照研究在 119 个 COPD 患者中比较了肺康复方案和分组教育方案的效果[31]。肺康复方案组的 6 年生存率较仅仅实施教育的对照组略有改善，分别为 67% 和 56%。然而这个差异没有统计学意义，可能是因为缺少检验效能，即缺乏足够的样本量以表现出显著的生存优势。

表 34-1 证据等级描述

证据分类	证据来源	定义
A	随机对照试验：大样本数据	证据来源于设计严谨的随机对照研究，并取得一致的研究结果才被推荐：A 级证据需要足够数量的研究和足够数量的受试人群
B	随机对照试验：有限的数据	证据来源于有限的患者量的研究，或是来源于随机对照试验的后续研究或亚组分析或随机对照试验的荟萃分析。B 级证据只有少数的随机试验，样本量小，不能完全代表目标人群，或部分结果不一致
C	非随机试验：观察性研究	证据来源于非对照或非随机试验，或是观察性研究的结果
D	专家组共识	这一级别的证据通常只用于指南认为有价值但是临床文献认为没有归类于其他更高级别的证据。专家共识是基于那些尚不满足上述标准的临床经验或认识

框 34-2 慢性阻塞性肺病患者肺康复的好处

提高运动能力（证据 A）
减轻呼吸困难症状（证据 A）
提高生活质量（证据 A）
减少住院次数和住院天数（证据 A）
减少与 COPD 相关的焦虑和抑郁（证据 A）
上肢肌力和耐力训练以改善手臂功能（证据 B）
获得的益处不局限于训练时期，往往能持续更长时间（证据 B）
改善生存率（证据 B）
呼吸肌的锻炼是有益的，尤其是联合一般运动训练（证据 C）
心理干预是有帮助的（证据 C）

一篇关于肺康复的综述指出，为了最终明确肺康复是否会影响整个疾病的病程和生存率，我们需要一个大规模多中心的随机研究，治疗组和对照组至少需要纳入 750~1000 名患者，需要至少 3 年的随访[3]。由于目前肺康复已经成为 COPD 患者的标准治疗，所以这个研究是否能开展值得怀疑。需要指出的是，GOLD 报告[1]肺康复能提高 COPD 患者的生存率（见框 34-2）。但是，2007 年由美国胸科医师学会和美国心血管和肺康复协会的肺康复循证医学临床操作指南[6]得出的结论与之相反，认为无明确证据证实肺康复能提高 COPD 患者的生存率。

我们已经概述了影响 COPD 患者生存率的因素[99]。COPD 的临床表现与 FEV_1 并不一致，如呼吸困难加重，运动能力下降，外周肌肉无力以及营养不良等。这些症状都已被证实比 FEV_1 更能预测患者死亡率[100]。如果要达到显著延长寿命的目的，符合逻辑的做法是遵循本书讨论的肺康复原则，应在疾病早期实施肺康复而不是等到疾病发展到严重得不可逆的状态时才介入。

美国胸科医师学会和美国心血管和肺康复协会联合委员会在 1997 年发布了首个肺康复循证医学指南[5]。该指南回顾了这一领域的主要研究，2007 年，这两个组织又联合发布了更新报告[6]。

各项肺康复措施的功效

一般治疗

大多数专业人士认为 COPD 患者是实施肺康复方案的主要人群[2, 3, 5, 6]，同时也有越来越多的研究显示其他原因引起的肺功能不全患者也可以从肺康复方案中获益[101-104]。

尽管很难评估患者教育对肺康复总体效果的直接贡献[1, 4]，但是告知病情和治疗计划是肺康复过程不可缺少的一部分[105-107]。目前已经制定了肺康复相关的知识测试题并通过了验证[108]。在教学方式上，自我管理教育形式已经取代了说教式的授课[2]。观察发现通过互动和小规模指导的方式来提高知识和技能是最有效的[109]。帮助患者戒烟的宣教也是极其重要的[1]。通过患者教育可以帮助其了解和应对病情变化[110]。

大多数肺康复方案的初步评估都包含营养和饮食方式的评估。COPD 患者低体重和死亡率的增加密切相关[111-113]。低体重的慢性呼吸疾病患者宜长期高蛋白食谱联合少食多餐[114]。

加强营养可以提高 COPD 患者的运动能力[115]，同时低体重患者还要结合运动锻炼来帮助增加非脂肪组织和体重[116, 117]。营养干预对于 COPD 的门诊患者通常效果不佳[118]；但是，研究发现营养不良的 COPD 患者体重增加后，生存率也随之提高[112, 119]。营养支持可以为患者功能状态方面带来更大的运动训练效果[115, 117]，也可以提高其生活质量[117]。在有肺部疾病的肥胖患者中，营养教育和限制热量摄入可以在减肥的同时提高功能状态和生活质量[2, 120, 121]。恰当的营养有助于患者抵抗呼吸道感染[122]，有助于严重营养不良患者恢复其对低氧血症[123]和高碳酸血症[124]的反应。研究显示当今对营养支持的作用尚未完全明了，有待于今后进一步的研究[112, 125, 126]。

戒烟有助于实现主观和客观指标的改善，戒烟可以增进胃口，减轻呼吸困难，减少咳嗽咳痰，改善肺功能[127, 128]。肺健康研究[129]证明与继续吸烟的人相比，戒烟可以使有轻微气道阻塞患者的 FEV_1 得到

改善，且 FEV_1 下降的速度变慢。吸烟会增加流行性感冒的风险[130]。1989 年有研究发现戒烟可以增加 COPD 患者的生存率[95]，并通过长期随访参与肺健康研究的受试者验证了这一结论[131]。

GOLD 报告[1]指出，戒烟是一种最有效也最有经济效益的干预措施，可以使民众减少患 COPD 的风险并阻止 COPD 进展。目前没有证据说明吸烟者从肺康复中获得的益处较不吸烟者少[1, 4]，有些数据显示持续吸烟者完成肺康复方案的可能性更小[132]。因此，参加肺康复计划的吸烟者都应得到戒烟所需要的支持。

推荐慢性肺疾病的患者每年接种流感疫苗[1]。GOLD 报告也推荐 65 岁及以上的 COPD 患者，以及小于 65 岁但伴有 FEV_1 小于 40% 预计值的患者使用肺炎球菌多聚糖疫苗接种[1]。目前认为，65 岁以上患者在初次接种肺炎球菌疫苗五年后，应该重复接种[133]。

药物治疗

几乎所有的患者都从持续药物治疗中获益，但也要注意，所有的药物都有副作用，如果使用不当会导致患者病情恶化。支气管扩张剂不仅能帮助缓解支气管痉挛，也可以加强痰液清除，减轻呼吸困难，改善运动耐量[134-137]。抗菌药物可以限制因细菌性呼吸系统感染引起的气道炎症和刺激。糖皮质激素可以减轻气道炎症反应和过敏反应，还有助于支气管扩张剂发挥作用。两种非甾体类抗炎药物，色甘酸钠和尼多考米钠雾化吸入，以及口服的白三烯受体拮抗剂，都可以减少支气管哮喘患者激素的使用量。利尿剂对于左心室失代偿和肺心病引起的液体潴留有益。正确使用精神类药物可以显著改善部分 COPD 患者有效工作的能力。合成类固醇用于 COPD

患者可以提高肌肉强度[138]但不改善运动耐力[3, 139, 140]。近期的一项研究报道了在COPD患者中联合吸入沙美特罗和氟替卡松（与安慰剂组或单独使用沙美特罗和氟替卡松组作比较）可以改善健康状况和肺活量测定值，并且显著提高生存率[141, 142]，值得关注。

呼吸治疗技术

雾化治疗

目前已有多种不同的器材用于雾化吸入支气管扩张剂、糖皮质激素、非甾体类抗炎药、化痰药和抗菌药物。吸入支气管扩张剂和抗炎药物可以带来巨大的好处，而支持后三种药物雾化的证据比较少。比起口服摄入或胃肠外用药相比，雾化吸入等量的拟交感神经药物可以产生更快的支气管扩张效果，全身副作用更少。在肺康复过程中吸入噻托溴铵较没有吸入的患者有更大的益处[137]。吸入糖皮质激素可以产生显著的抗炎效果并明显减少糖皮质激素的全身副作用。

氧气治疗

氧气治疗可以明显减轻严重低氧血症的不良反应，如COPD患者的肺动脉高压，红细胞增多症，神经心理障碍等。尤其是如果患者在呼吸室内空气的情况下氧分压 ≤ 55mmHg（氧饱和度 ≤ 88%）或 <60mmHg（氧饱和度 <90%）并且有红细胞增多症或右心功能障碍。在平稳期持续氧疗与仅在夜间氧疗相比能显著延长寿命[90, 91]。严重低氧血症患者运动试验时接受氧气吸入，可以显著提高他们的运动耐量[19, 143-147]。氧疗也能提高最大运动量水平，甚至对那些在运动中并未出现低氧血症的患者也有效[148-152]。尽管氧疗在运动耐量改善方面得到了一致的论证，但是多项针对在运动训练中提供氧疗以增加运动耐量的研究却发现，氧疗并不能为康复锻炼带来更多的益处[3, 153-155]。很显然，运动锻炼中的氧疗适用于那些在静息时存在严重低氧血症而符合氧气使用标准的患者[90, 91]。

GOLD报告指出，在运动前或运动后短暂使用氧气对缓解症状没有好处[1]。对于那些只在睡眠状态下发生低氧血症的COPD患者，氧疗的重要性尚未得到证实。很显然，有阻塞性睡眠呼吸暂停的患者除了使用气道正压以外，可能还需要氧疗。有严重低氧血症的患者接受氧疗后，生存率与有相似程度肺损伤（如FEV_1）但没有低氧血症的患者接近（图34-1）[97]。

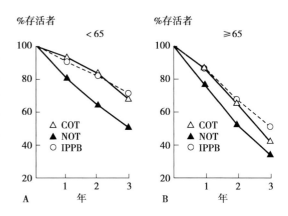

图34-1 美国国立卫生研究院的间歇正压呼吸（IPPB）和夜间氧疗（NOTT）生存率比较。所有患者的基础 FEV_1 均小于30%预测值。A，数据来自于试验初期年龄小于65岁的患者。B，年龄大于等于65岁的患者。○（IPPB），接受IPPB患者；△（COT），接受持续氧疗的低氧血症患者（COT）；▲（NOT），接受12小时夜间氧疗的低氧血症患者

辅助机械通气

尽管间歇正压呼吸（intermittent positive-pressure breathing，IPPB）多年来一直被用于治疗肺部疾病患者，但没有证据表明在慢性肺部疾病的门诊患者中，IPPB比更便宜、简单的雾化治疗，如定量吸入器或压缩气雾化器更有优势。美国心肺和血液研究所发起的研究对比了COPD门诊患者使用IPPB和压缩气雾化器的效

果，发现两组患者的发病率和死亡率没有差别[156]。这个对 985 例患者的评估没有显示定期使用 IPPB 对门诊 COPD 患者有任何作用。

肺康复联合夜间无创正压通气（NPPV）可以提高严重 COPD 患者运动耐量和生活质量[157]。有一项正在进行的研究试图评估 NPPV 在运动训练中通过减轻呼吸肌负荷可能产生的好处；但是，这种治疗需要大量的人力投入，目前并不推荐使用[3]。

物理治疗

放松练习、呼吸锻炼、咳嗽训练、胸部叩击和体位引流及运动锻炼都是物理治疗方式。目前这些治疗大都是由其他专业人员（如呼吸治疗师和护士）而不是物理治疗师来完成。

放松练习

放松技术，如生物反馈或听舒缓的音乐，可以帮助焦虑患者减轻恐惧和压力，对于那些具高度恐惧和高度焦虑性格的患者可能是有效的[158, 159]。但这些简单的干预措施的长期效果并没有得到证实[160]。一些放松练习，如先收缩然后放松骨骼肌肉群，可以帮助减少 COPD 患者的呼吸困难和焦虑[161]。其他已得到证实的好处还包括减慢呼吸频率和心率，也可以减少机体氧耗[162, 163]。

呼吸锻炼

通过延长呼气时间（用或不用缩唇呼吸）来减慢呼吸频率可以帮助 COPD 患者控制呼吸困难，改善通气，增加潮气量，减慢呼吸频率，减小肺泡动脉氧分压差[164-169]。一项针对 COPD 患者使用缩唇呼吸的研究显示其可以减慢呼吸频率，减轻呼吸困难和降低动脉二氧化碳分压，同时增加静息状态下的潮气量和氧饱和度[170]。这样的呼吸形式不仅可以缓解呼

吸困难还可以提高运动能力和日常生活能力[170-173]。缩唇呼吸的好处通常在医务人员指导前就有患者发现并采用。一个早期的研究报道了腹式呼吸的好处[174]，但是最近的研究不支持在 COPD 患者中使用这个方法[175-177]。

已有报道在正常二氧化碳分压的状态下主动过度通气[178-182]，并增加呼吸阻力负荷[183]，可以提高呼吸肌力和耐力。有些研究显示，对于初始吸气肌力差的 COPD 患者，进行吸气肌锻炼可以提高其运动能力[181-186]。但是这个方法在改善症状和功能受限方面的疗效并不明确[4, 186]。在提高 COPD 患者生活质量或功能方面，吸气肌肉训练不如常规的运动锻炼来得有效[3]。当前的研究认为，在全身运动锻炼中常规增加吸气肌肉训练并不合理[6]。

咳嗽训练、胸部叩击和体位引流

教导患者如何正确咳嗽可以产生更有效的排痰效果。推荐采用用力呼气的咳嗽技术来提高排痰效果[187, 188]，以及体位引流联合胸部叩击振动来帮助阻塞气道清除分泌物。目前提倡气道分泌物清除困难的患者辅助应用呼气相正压治疗[189, 190]。已有研究显示，联合体位引流、叩击和用力呼气可以增加气道分泌物清除但不能改善 COPD 和支气管扩张患者的肺功能[191]；平稳期患者没有必要常规使用这些方法[2]。

运动锻炼

运动锻炼在所有肺康复方案中都是极其重要的一部分。很多研究报道了在完成诸如散步，骑自行车和游泳等运动锻炼之后，患者运动水平得到增强[19-48]。大量研究显示，将提高机械效率、提高肌肉力量[40]和氧化能力[39, 192]以及调整呼吸形式[193, 194]来减少动态过度充气[195]等方法相结合可提高运动耐量[2]。COPD 患者从运动中获得的益处包括增加最大运动耐量，

提高氧气摄取量，延长亚极量运动试验中的耐受时间，增加功能性步行距离，以及提高外周肌肉和呼吸肌肉力量[4]。

运动锻炼最大的好处之一是使患者在一定氧耗下做更多的功，患者变得更有效率，肌肉力量和耐力的增强使他们能够完成更多工作。因此，患者可以更好地耐受日常活动。尽管运动训练在改善肺功能方面疗效并不佳，但是它可以改善睡眠、胃口和对呼吸困难的耐受性[193]。COPD 患者可以按占最大运动强度一定比例运动量进行锻炼，有研究显示他们实际能完成的运动量往往比预期的要高[28, 42, 196, 197]。对那些可以做相对高强度运动并且能达到无氧阈的 COPD 患者来说，无氧域以上的运动训练比低强度的运动训练获益更大[36, 37, 42, 48, 198-200]。建议 COPD 患者在传统下肢训练中增加上肢训练[1-5, 44, 201-205]。

在耐力训练中加入抗阻训练可以为外周肌肉疾病的治疗带来更好疗效[200, 206, 207]。然而，与健康相关的生活质量或症状学方面并未转换成更大的效益[3]。对那些有严重呼吸功能障碍的患者来说，间歇训练（交替进行短期的高强度运动训练和低强度运动训练或者休息）可以使不能耐受在高强度训练下持续进行 20~30 分钟的患者达到显著的效果[208-211]。

肺康复治疗和运动训练的最佳训练持续时间并无推荐，但时间越长获益越多[1-3, 35, 57, 66, 212-214]。研究显示 28 个或更多课程的康复方案比较少课程的疗效更佳[3, 66]。有人提出训练持续时间至少要在 8 周以上[3]。

肺康复的受益持续时间往往远超过训练持续时间，其效果在一年左右开始衰减[31]。门诊患者在结束肺康复方案之后继续接受每周 3 次的康复治疗并持续 15 个月以上，较简单建议患者在家做运动能更好地维持肺康复疗效[215]。

作业治疗

作业治疗评估可以了解患者功能受限程度，有助于帮助患者制定合理的短期和长期目标，并找出既能保存患者体力，又可进行一些有效益和价值的活动，尽可能维持其日常生活模式[35, 216]。家访可以发现患者因设施障碍等问题而不能进行的活动并帮助解决之，可以改善患者的作业能力。

心理社会康复

因 COPD 导致功能障碍的患者往往会出现情绪反应，如抑郁、恐惧、焦虑、敌意和抗拒等，这些反应都会损伤患者的潜在功能，解决这些问题可以显著提高患者的生活质量[217]。包括心理干预的肺康复方案，比起只有日常运动训练的方案，可以更好地改善焦虑和抑郁[218]。心理治疗往往需要心理学家或精神病专家的介入，并辅于合理的精神类药物，可以帮助患者更好地应对其疾病过程。有积极的社会支持的慢性呼吸疾病患者的抑郁和焦虑情绪明显少于没有社会支持者[219]。

性功能障碍常常是整体康复中的关键障碍，需要积极解决。整个康复团队传递的正能量以及患者与患者之间的相互交流可以对患者的心理康复做出积极贡献。

职业康复

尽管有些患者能够继续目前的职业，但有很多人需要辞去工作，或者改变工作类型。对患者能力的合理评估和分类对于成功康复非常重要。职业和功能康复的目标在仔细评估患者之后可能会有所不同。职业康复的目标包括以下各项：

- 使患者回归原来的工作岗位
- 使患者回归相同的职业领域但担任不同的岗位任务
- 改变职业环境，换成可以运用已有

的训练或现有技能的完全不同的工作

- 再培训和再就业
- 使患者进入为弱势群体提供的便利的培训方案
- 在日常自我护理中训练患者保存体力和提高行动能力[220]

当患者在一个不健康的环境中工作，或预料病情会进一步发展并因此而不能继续工作时，可以通过合理的训练让患者做相对轻松的案头工作。职业康复不被重视的原因是等慢性呼吸疾病患者需要进行肺康复，他们往往已有存在严重的损伤了。

肺部手术

经筛选的严重肺气肿患者（如主要是上叶肺气肿且运动能力低的患者），肺康复后做肺减容手术比单纯肺康复更能提高生存率、运动能力和生活质量[221]。而对于主要存在上叶肺气肿且运动能力较好的患者，肺部手术在提高生存率上没有优势，但可以使他们获得更好的运动能力和生活质量。全肺肺气肿且运动能力低下的患者在接受手术后，生活质量仅有轻微改善。全肺肺气肿且运动能力高的患者在手术后死亡率反而高于只接受肺康复的患者。如果患者术前 FEV_1 或弥散能力值小于 20% 预计值，那么患者在肺减容术后也会有很高的死亡率[222]。肺减容术的费用也比较高[223]。

肺移植可以作为一种改善生活质量，减少对氧气需求以及延长生命的治疗方式用于由疾病引起的严重肺功能障碍，如 COPD、囊性纤维化和肺纤维化等患者[2, 224]。同时，应该在呼吸疾病患者接受肺减容手术或肺移植前后常规进行肺康复[222, 225]。

肺康复面临的挑战

- 虽然没有证据证明肺康复有减慢

肺功能恶化的效果，但在本章前面还是报道了通过肺康复可以提高生存率。我们认为在患者疾病早期建立一个全面的呼吸治疗方案将有可能使疾病进程向有利的方向改变。

- 不幸的是，在大多数戒烟方案中，往往只有 20%~35% 的参与者戒烟成功。应该加强预防呼吸道疾病的力度，而不是等到发生了严重呼吸系统损伤才开始治疗。
- 目前肺疾病患者从肺康复中获得的心理、社会心理和行为等方面的益处的相关证据相对较弱。尚需要经过严格控制的，用心理和行为功能指标的研究来验证该说法。利用标准的可接受的工具来评估呼吸疾病患者的生活质量是有意义的。
- 肺康复团队中的每个成员都应了解导致肺康复失败的原因，这样可以使成功的可能性最大化。失败原因包括缺少合格和专业的医疗监督，纳入不合适的患者，缺少个体化治疗以至于非常严重的患者和几乎痊愈的患者接受相同的治疗，和相关医务人员沟通较少，缺少客观的文字记录，过度商业化，方案组织不善，在持续发展基础上缺少患者个体和项目之间的交流，设定的目标可行性差，提供的治疗缺乏灵活性等。
- 很多基层保健医生甚至是肺科医生不能将肺部疾病患者转诊到肺康复运作团队中，肺康复团队有必要努力使医务工作者了解肺康复的好处。
- 有些地区肺康复不能报销的问题亟需解决。必须要让第三方支付者意识到通过肺康复可以实现节约成本（如减少住院天数）。还需要有更多证明肺康复成本效益的研究。
- 应采取措施确保将呼吸道疾病患者的特殊问题和需要纳入相关院校的课程中，包括护理、呼吸治疗、物理治疗、作业治疗，和营养学课程。心理学家，精神科医生，牧师，社会工作者和其他参与问询患者及其家人的相关人员需要了解呼吸道病人的特殊需要，以充分满足他们的需要。

● 在临床症状和体征出现前，门诊常规使用肺量计可以帮助识别呼吸系统疾病。减少吸烟人数数量仍然是大幅度减少呼吸疾病致残的关键。

● 肺康复方案实施的最佳持续时间还没有定论。需要更多研究来确定怎样最好的长期维持肺康复带来的好处。

● 对于除 COPD 和哮喘以外的其他疾病导致的慢性呼吸系统损伤患者，进行肺康复的价值已经有所报道，但是需要更多数据帮助我们明确治疗这些个体的具体肺康复措施。

● 在严重外周肌肉功能障碍的患者中，需要有更多对外周肌肉进行神经肌肉电刺激产生疗效的研究[226, 227]。

● 需要更全面的肺康复方案联合使用合成类固醇（如果有的话）的作用的评估。

● 需要增加肺康复项目的数量，使所有需要肺康复的慢性肺部疾病患者都可以接受治疗。

● 需要更多研究来明确不包含运动训练的肺康复的价值。

● 需要研究来明确患者只在运动训练进行氧疗，而其余时间不接受氧疗是否可行。

● 需要更多数据来评估只在睡觉时为低氧血症患者实施氧疗的潜在价值。

● 需要进一步评估在严重 COPD 和高碳酸血症患者运动训练期间和夜间使用 NPPV 的作用。

● 需要更多研究来证实营养支持是否可以更有效地改善营养不良和低体重 COPD 患者的功能和预后。

● 促红细胞生成素疗法在帮助因慢性肾脏疾病而出现慢性贫血的 COPD 患者的潜能还需要评估。

结语

本章回顾了到目前为止关于人们总结的肺康复的益处，并且提出了未来的发展方向。令人欣慰的是，肺康复已经从 20 世纪 70 年代充满非议的状态发展成为目前慢性肺病患者标准治疗了。

（刘婷婷 译　徐培峰 校）

参考文献

1. Pauwels RA, Buist AS, Calverly PM et al. GOLD Scientific Committee: Global strategy for the diagnosis, management, and prevention of chronic obstructive pulmonary disease. NHLBI/WHO Global Initiative for Chronic Obstructive Lung Disease (GOLD) workshop summary, Am J Respir Crit Care Med 163:1256-1276, 2001. Available at http://www.goldcopd.com (last major revision, November 2006). Retrieved June 5, 2008.
2. American Thoracic Society/European Respiratory Society: Statement on pulmonary rehabilitation, Am J Respir Crit Care Med 173:1390-1413, 2006. Available at http://www.thoracic.org/sections/publications/statements/index.html. Retrieved June 5, 2008.
3. Troosters T, Casaburi R, Gosselink R et al: Pulmonary rehabilitation in chronic obstructive pulmonary disease [state of the art]. Am J Respir Crit Care Med 172:19-38, 2005.
4. American Thoracic Society/European Respiratory Society Task Force: Standards for the diagnosis and management of patients with COPD [Internet], version 1.2. New York, American Thoracic Society, 2004. Available at http://www.thoracic.org/go/copd (last updated September 8, 2005). Retrieved June 5, 2008.
5. ACCP-AACVPR Pulmonary Rehabilitation Guidelines Panel: Pulmonary rehabilitation: joint ACCP/AACVPR evidence-based guidelines, J Cardiopulm Rehabil 17:371-405, 1997.
6. Ries AL, Bauldoff GS, Carlin BW et al: Pulmonary rehabilitation: joint ACCP/AACVPR evidence-based clinical practice guidelines, Chest 131(5 suppl):4S-42S, 2007.
7. Fishman DB, Petty TL: Physical, symptomatic, and psychological improvement in patients receiving comprehensive care for chronic airway obstruction, J Chronic Dis 24:775-785, 1971.
8. Agle DP, Baum GL, Chester EH et al: Multidiscipline treatment of chronic pulmonary insufficiency. 1. Psychologic aspects of rehabilitation, Psychosom Med 35:41-49, 1973.

9. Dudley DL, Glaser EM, Jorgenson BN et al: Psychosocial concomitants to rehabilitation in chronic obstructive pulmonary disease, Chest 77:413-420, 544-551, 677-684, 1980.

10. Kass I, Dyksterhuis JE: The Nebraska COPD Rehabilitation Project: a program to identify the factors involved in the rehabilitation of patients with chronic obstructive pulmonary disease: a multidisciplinary study of 140 patients. Omaha, Neb. 1971, University of Nebraska. Final Report, Social and Rehabilitation Service, DHEW Project RD-2517-m.

11. Daughton DM, Fix AJ, Kass I et al: Physiological–intellectual components of rehabilitation success in patients with chronic obstructive pulmonary disease (COPD), J Chronic Dis 32:405-409, 1979.

12. Miller WF, Taylor HF, Pierce AK: Rehabilitation of the disabled patient with chronic bronchitis and pulmonary emphysema, Am J Public Health 53:18-24, 1963.

13. Haas A, Cardon H: Rehabilitation in chronic obstructive pulmonary disease: a five-year study of 252 male patients, Med Clin North Am 53:593-606, 1969.

14. Cherniack RM, Handford RG, Svanhill E: Home care of chronic respiratory disease, JAMA 208:821-824, 1969.

15. Petty TL, Nett LM, Finigan MM et al: A comprehensive care program for chronic airway obstruction: methods and preliminary evaluation of symptomatic and functional improvement, Ann Intern Med 70:1109-1120, 1969.

16. Kimbel P, Kaplan AS, Alkalay I et al: An in-hospital program for rehabilitation of patients with chronic obstructive pulmonary disease, Chest 60(suppl):6S-10S, 1971.

17. Moser RM: Rehabilitation of the COPD patient: lesson 40. in Weekly update: pulmonary medicine, Princeton, NJ, 1979, Biomedia.

18. Balchum OJ: Rehabilitation in chronic obstructive pulmonary disease, Arch Environ Health 16:614, 1968.

19. Pierce AK, Paez PN, Miller WF: Exercise therapy with the aid of a portable oxygen supply in patients with emphysema, Am Rev Respir Dis 91:653-659, 1965.

20. Miller WF: Rehabilitation of patients with chronic obstructive lung disease, Med Clin North Am 51:349-361, 1967.

21. Woolf CR, Suero JT: Alterations in lung mechanics and gas exchange following training in chronic obstructive lung disease, Dis Chest 55:37-44, 1969.

22. Bass H, Whitcomb JF, Forman R: Exercise training: therapy for patients with chronic obstructive pulmonary disease, Chest 57:116-121, 1970.

23. Rusk HA: Pulmonary problems. In Rehabilitation medicine, ed 3, St. Louis, 1971, CV Mosby.

24. McGavin CR, Gupta SP, Lloyd EL et al: Physical rehabilitation of chronic bronchitis: results of a controlled trial of exercises in the home, Thorax 32:307-311, 1977.

25. Chester EH, Belman MJ, Bahler RC et al: Mutlidisciplinary treatment of chronic pulmonary insufficiency. 3. The effect of physical training on cardiopulmonary performance in patients with chronic obstructive pulmonary disease, Chest 72:695-702, 1977.

26. Cockcroft AE, Saunders MT, Berry G: Randomized controlled trial of rehabilitation in chronic respiratory disability, Thorax 36:200, 1981.

27. Holle RH, Williams DV, Vandree JC et al: Increased muscle efficiency and sustained benefits in an outpatient community hospital-based pulmonary rehabilitation program, Chest 94:1161-1168, 1988.

28. Carter R, Nicotra B, Clark L et al: Exercise conditioning in the rehabilitation of patients with chronic obstructive pulmonary disease, Arch Phys Med Rehabil 69:118-122, 1988.

29. Mall RW, Medeiros M: Objective evaluation of results of a pulmonary rehabilitation program in a community hospital, Chest 94:1156-1160, 1988.

30. Strijbos JH, Koeter GH, Meinesz AF: Home care rehabilitation and perception of dyspnea in chronic obstructive pulmonary disease (COPD) patients, Chest 97:109s-110s, 1990.

31. Ries AL, Kaplan RM, Limberg TM et al: Effects of pulmonary rehabilitation on physiologic and psychosocial outcomes in patients with chronic obstructive pulmonary disease, Ann Intern Med 122:823-832, 1995.

32. Wijkstra PJ, Van der Mark TW, Kraan J et al: Effects of home rehabilitation on physical performance in patients with chronic obstructive pulmonary disease (COPD), Eur Respir J 9:104-110, 1996.

33. Strijbos JH, Postma DS, Van Altena R et al: A comparison between an outpatient hospital-based pulmonary rehabilitation program and a home-care pulmonary rehabilitation program in patients with COPD, Chest 109:366-372, 1996.

34. Goldstein RS, Gort EH, Stubbing D et al: Randomised controlled trial of respiratory rehabilitation, Lancet 344:1394-1397, 1994.

35. Bendstrup KE, Ingemann Jensen J, Holm S et al: Out-patient rehabilitation improves activities of daily living, quality of life and exercise tolerance in chronic obstructive pulmonary disease, Eur Respir J 10:2801-2806, 1997.

36. Casaburi R, Patessio A, Ioli F et al: Reductions in exercise lactic acidosis and ventilation as a result of exercise training in patients with obstructive lung disease, Am Rev Respir Dis 143:9-18, 1991.

37. Casaburi R, Wasserman K, Patessio A et al: A new perspective in pulmonary rehabilitation: an-aerobic threshold as a discriminant in training, Eur Respir J 2(suppl 7):618s-623s, 1989.

38. Maltais F, Leblanc P, Simard C et al: Skeletal muscle adaptation to endurance training in patients with chronic obstructive pulmonary disease, Am J Respir Crit Care Med 154:442-447, 1996.

39. Maltais F, Leblanc P, Jobin J et al: Intensity of training and physiologic adaptation in patients with chronic obstructive pulmonary disease, Am J Respir Crit Care Med 155:555-561, 1997.

40. Casaburi R, Porszasz J, Burns MR et al: Physiologic benefits of exercise training in rehabilitation of patients with severe chronic obstructive pulmonary disease, Am J Respir Crit Care Med 155:1541-1551, 1997.

41. Horowitz MB, Littenberg B, Mahler DA: Dyspnea ratings for prescribing exercise intensity in patients with COPD, Chest 109:1169-1175, 1996.

42. Punzal PA, Ries AL, Kaplan RM et al: Maximum intensity exercise training in patients with chronic obstructive pulmonary disease, Chest 100:618-623, 1991.

43. Celli BR: Pulmonary rehabilitation in patients with COPD, Am J Respir Crit Care Med 152:861-864, 1995.

44. Lake FR, Henderson K, Briffa T et al: Upper-limb and lower-limb exercise training in patients with chronic airflow obstruction, Chest 97:1077-1082, 1990.

45. Reardon J, Awad E, Normandin E et al: The effect of comprehensive outpatient pulmonary rehabilitation on dyspnea, Chest 105:1046-1052, 1994.

46. Grosbois J-M, Lamblin C, Lemaire B et al: Long-term benefits of exercise maintenance after outpatient rehabilitation program in patients with chronic obstructive pulmonary disease, J Cardiopulm Rehabil 19:216-225, 1999.

47. O'Donnell DE, McGuire M, Samis L et al: The impact of exercise reconditioning on breathlessness in severe chronic airflow limitation, Am J Respir Crit Care Med 152:2005-2013, 1995.

48. Casaburi R: Mechanisms of the reduced ventilatory requirement as a result of exercise training, Eur Respir Rev 5:42-46, 1995.

49. Atkins CJ, Kaplan RM, Timms RM et al: Behavioral exercise programs in the management of chronic obstructive pulmonary disease, J Consult Clin Psychol 52:591-603, 1984.

50. Guyatt GH, Berman LB, Townsend M: Long-term outcome after respiratory rehabilitation, Can Med Assoc J 137:1089-1095, 1987.

51. Wijkstra PJ, Van Altena R, Krann J et al: Quality of life in patients with chronic obstructive pulmonary disease improves after rehabilitation at home, Eur Respir J 7:269-273, 1994.

52. Wedzicha JA, Bestall JC, Garrod R et al: Randomized controlled trial of pulmonary rehabilitation in severe chronic obstructive pulmonary disease patients, stratified with the MRC Dyspnoea Scale, Eur Respir J 12:363-369, 1998.

53. Wijkstra PJ: Pulmonary rehabilitation at home [editorial], Thorax 51:117-118, 1996.

54. Vale F, Reardon JZ, ZuWallack RL: The long-term benefits of outpatient pulmonary rehabilitation on exercise endurance and quality of life, Chest 103:42-45, 1993.

55. Griffiths TL, Burr ML, Campbell IA et al: Results at 1 year of outpatient multidisciplinary pulmonary rehabilitation: a randomized clinical trial, Lancet 355:362-368, 2000.

56. Finnerty JP, Keeping I, Bullough I et al: The effectiveness of outpatient pulmonary rehabilitation in chronic lung disease: a randomized controlled trial, Chest 119:1705-1710, 2001.

57. Troosters T, Gosselink R, Decramer M: Short- and long-term effects of outpatient rehabilitation in patients with chronic obstructive pulmonary disease: a randomised trial, Am J Med 109:207-212, 2000.

58. Reardon J, Patel K, ZuWallack RL: Improvement in quality of life is unrelated to improvement in exercise endurance after outpatient pulmonary rehabilitation, J Cardiopulm Rehabil 13:51-54, 1993.

59. Strijbos JH, Sluiter HJ, Postma DS et al: Objective and subjective performance indicators in COPD, Eur Respir J 2:666-669, 1989.

60. Reardon J, Awad E, Normandin E et al: The effect of comprehensive outpatient pulmonary rehabilitation on dyspnea, Chest 105:1046-1052, 1994.

61. American Thoracic Society: Dyspnea: mechanisms, assessment, and management: a consensus statement, Am J Respir Crit Care Med 159:321-340, 1999.

62. Petty TL, MacIlroy ER, Swigert MA et al: Chronic airway obstruction, respiratory insufficiency, and gainful employment, Arch Environ Health 21:71-78, 1970.

63. Lustig FM, Haas A, Castillo R: Clinical and rehabilitation regime in patients with chronic obstructive pulmonary disease, Arch Phys Med Rehabil 53:315-322, 1972.

64. Kass I, Dyksterhuis JE, Rubin H et al: Correlation of psychophysiological variables with vocational rehabilitation outcome in patients with chronic obstructive pulmonary disease, Chest 67:433-440, 1975.

65. Fix AJ, Daughton D, Kass I et al: Personality traits affecting vocational rehabilitation success in patients with chronic obstructive pulmonary disease, Psychol Rep 43:939-944, 1978.

66. Lacasse Y, Goldstein R, Lasserson TJ et al: Pulmonary rehabilitation for chronic obstructive pulmonary disease, Cochrane Database Syst Rev 4:CD003793, 2006.

67. American Thoracic Society: Pulmonary rehabilitation, Am Rev Respir Dis 124:663-666, 1981.

68. Burton GG, Gee G, Hodgkin JE et al: Respiratory care warrants studies for cost-effectiveness, Hospitals 49:61-71, 1975.

69. Hudson LD, Tyler ML, Petty TL: Hospitalization needs during an outpatient rehabilitation program for severe chronic airway obstruction, Chest 70:606-610, 1976.

70. Lertzman MM, Cherniack RM: Rehabilitation of patients with chronic obstructive pulmonary disease, Am Rev Respir Dis 114:1145-1165, 1976.

71. Jensen PS: Risk, protective factors, and supportive interventions in chronic airway obstruction, Arch Gen Psychiatry 40:1203-1207, 1983.

72. Johnson HR, Tanzi F, Balcham OJ et al: Inpatient comprehensive pulmonary rehabilitation in severe COPD, Respir Ther May/June: 15-19, 1980.

73. Nichol J, Hodgkin JE, Connors G et al: Strategies for developing a cost-effective pulmonary rehabilitation program, Respir Care 28:1451-1455, 1983.

74. Sneider R, O'Malley JA, Kahn M: Trends in pulmonary rehabilitation at Eisenhower Medical Center: an 11-years' experience (1976-1987), J Cardiopulm Rehabil 8:453-461, 1988.

75. Lewis D, Bell SK: Pulmonary rehabilitation, psychosocial adjustment and use of healthcare services, Rehabil Nurs 20:102, 1995.

76. Sahn SA, Nett LM, Petty TL: Ten-year follow-up of a comprehensive rehabilitation program for severe COPD, Chest 77:311-314, 1980.

77. Wright RW, Larsen DF, Monie RG et al: Benefits of a community-hospital pulmonary rehabilitation program, Respir Care 28:1474-1479, 1983.

78. Griffiths TL, Phillips CJ, Davies S et al: Cost-effectiveness of an outpatient multidisciplinary pulmonary rehabilitation programme, Thorax 56:779-784, 2001.

79. Goldstein RS, Gort EH, Guyatt GH et al: Economic analysis of respiratory rehabilitation, Chest 112:370-379, 1997.

80. Ferris BG Jr, Anderson DO, Zickmantel R: Prediction values for screening tests of pulmonary function, Am Rev Respir Dis 91:252, 1965.

81. Kory RC, Callahan R, Boren HG et al: Veterans Administration—Army cooperative study of pulmonary function. 1. Clinical spirometry in normal men, Am J Med 30:243, 1961.

82. Burrows B, Earle RH: Course and prognosis of chronic obstructive lung disease, N Engl J Med 280:397, 1969.

83. Boushy SF, Thompson HK, North LB et al: Prognosis in chronic obstructive pulmonary disease, Am Rev Respir Dis 108:1373-1382, 1973.

84. Diener CF, Burrows B: Further observations on the course and prognosis of chronic obstructive lung disease, Am Rev Respir Dis 111:719, 1975.

85. Emergil C, Sobol BJ: Long-term course of chronic obstructive pulmonary disease: a new view of the mode of functional deterioration, Am J Med 51:504, 1971.

86. Postma DS, Burema J, Gimeno F et al: Prognosis in severe chronic obstructive pulmonary disease, Am Rev Respir Dis 119:357, 1979.

87. Rezetti AD Jr, McClement JH, Litt BD: The Veterans Administration Cooperative Study of Pulmonary Function. III. Mortality in relation to respiratory function in chronic obstructive pulmonary disease, Am J Med 41:115, 1966.

88. Davis AL, McClement JH: The course and prognosis of chronic obstructive pulmonary disease. In Current research in chronic respiratory disease: Proceedings of the 11th Aspen Emphysema Conference, Arlington, Va, 1968, Department of Health, Education, and Welfare, p 219.

89. Porszasz J, Emtner M, Whipp BJ et al: Endurance training decreases exercise-induced dynamic hyperinflation in patients with COPD, Eur Respir J 22:205s, 2003.

90. Medical Research Council Working Party: Long-term domiciliary oxygen therapy in chronic hypoxic cor pulmonale complicating chronic bronchitis and emphysema, Lancet 1:681-686, 1981.

91. Nocturnal Oxygen Therapy Trial Group: Continuous or nocturnal oxygen therapy in hypoxemic chronic obstructive pulmonary disease: a clinical trial, Ann Intern Med 93:391-398, 1980.

92. Petty TL: Pulmonary rehabilitation, Am Rev Respir Dis 122(suppl):159-161, 1980.

93. Bebout DE, Hodgkin JE, Zorn EG et al: Clinical and physiological outcomes of a university-hospital pulmonary rehabilitation program, Respir Care 28:1468-1473, 1983.

94. Hodgkin JE, Branscomb BV, Anholm JD et al: Benefits, limitations and the future of pulmonary rehabilitation. In Hodgkin JE, Zorn EG, Connors GL, editors: Pulmonary rehabilitation: guidelines to success, Boston, 1984, Butterworth.

95. Postma DS, Sluiter HJ: Prognosis of chronic obstructive pulmonary disease: the Dutch experience, Am Rev Respir Dis 140(suppl):S100, 1989.

96. Burns MR, Sherman B, Madison R et al: Pulmonary rehabilitation outcome, J Respir Care Pract 2:25-30, 1989.

97. Anthonisen NR, Wright EC, Hodgkin JE et al: Prognosis in chronic obstructive pulmonary disease, Am Rev Respir Dis 133:14-20, 1986.

98. Cote CG, Celli BR: Pulmonary rehabilitation and the BODE Index in COPD, Eur Respir J 26:630-636, 2005.

99. Martinez FJ, Foster G, Curtis JL et al: Predictors of mortality in patients with emphysema and severe airflow obstruction, Am J Respir Crit Care Med 173:1326-1334, 2006.

100. Celli BR: Predicting mortality in chronic obstructive pulmonary disease: chasing the "Holy Grail", Am J Respir Crit Care Med 173:1298-1299, 2006.

101. Foster S, Thomas HM: Pulmonary rehabilitation in lung disease other than chronic obstructive pulmonary disease, Am Rev Respir Dis 141:601-604, 1990.

102. Crouch R, MacIntyre NR: Pulmonary rehabilitation of the patient with nonobstructive lung disease, Respir Care Clin North Am 4:59-70, 1998.

103. Ando M, Mori A, Esaki H et al: The effect of pulmonary rehabilitation in patients with post-tuberculosis lung disorder, Chest 123:1988-1995, 2003.

104. Ferreira G, Feuerman M, Spiegler P: Results of an 8-week, outpatient pulmonary rehabilitation program on patients with and without chronic obstructive pulmonary disease, J Cardiopulm Rehabil 26:54-60, 2006.

105. Gilmartin ME: Patient and family education, Clin Chest Med 7:619-627, 1986.

106. Neish CM, Hopp JW: The role of education in pulmonary rehabilitation. In Hodgkin JE, editor: Pulmonary Rehabilitation Symposium, J Cardiopulm Rehabil 11:439-441, 1988.

107. Ashikaga T, Vacek PM, Lewis SO: Evaluation of a community-based education program for individuals with chronic obstructive pulmonary disease, J Rehabil Res Dev 46:23-27, 1980.

108. Hopp JW, Lee JW, Hills R: Development and validation of a pulmonary rehabilitation knowledge test, J Cardiopulm Rehabil 7:273-280, 1989.

109. Toshima MT, Kaplan RM, Ries AL: Experimental evaluation of rehabilitation in chronic obstructive pulmonary disease: short-term effects on exercise endurance and health status, Health Psychol 9:237-252, 1990.

110. Bourbeau J, Julien M, Maltais F et al: Reduction of hospital utilization in patients with chronic obstructive pulmonary disease: a disease-specific self-management intervention, Arch Intern Med 163:585-591, 2003.

111. Wilson DO, Rogers RM, Wright EC et al: Body weight in chronic obstructive pulmonary disease: the National Institutes of Health Intermittent

Positive Pressure Breathing Trial, Am Rev Respir Dis 139:1435-1438, 1989.

112. Schols AMWJ, Slangen J, Volovics L et al: Weight loss is a reversible factor in the prognosis of chronic obstructive pulmonary disease, Am J Respir Crit Care Med 157:1791-1797, 1998.

113. Gray-Donald K, Gibbons L, Shapiro SH et al: Nutritional status and mortality in chronic obstructive pulmonary disease, Am J Respir Crit Care Med 153:961-966, 1996.

114. Arora NS, Rochester DF: Respiratory muscle strength and maximal voluntary ventilation in undernourished patients, Am Rev Respir Dis 126:5-8, 1982.

115. Steiner MC, Barton RL, Singh SJ et al: Nutritional enhancement of exercise performance in chronic obstructive pulmonary disease: a randomised controlled trial, Thorax 58:745-751, 2003.

116. Schols AM, Soeters PB, Mostert R et al: Physiologic effects of nutritional support and anabolic steroids in patients with chronic obstructive pulmonary disease: a placebo-controlled randomized trial, Am J Respir Crit Care Med 152:1268-1274, 1995.

117. Creutzberg EC, Wouters EF, Mostert R et al: Efficacy of nutritional supplementation therapy in depleted patients with chronic obstructive pulmonary disease, Nutrition 19:120-127, 2003.

118. Ferreira IM, Brooks D, Lacasse Y et al: Nutritional supplementation in stable chronic obstructive pulmonary disease, Cochrane Database Syst Rev 3:CD000998, 2000.

119. Prescott E, Almdal T, Mikkelsen KL et al: Prognostic value of weight change in chronic obstructive pulmonary disease: results from the Copenhagen City Heart Study, Eur Respir J 20:539-544, 2002.

120. Whittaker LA, Brodeur LE, Rochester CL: functional outcome of inpatient pulmonary rehabilitation for patients with morbid obesity [abstract]. Am J Respir Crit Care Med 161:A495, 2000.

121. Guerneli J, Wainapel SF, Pack S et al: Morbidly obese patients with pulmonary disease: a retrospective study of four cases, Am J Phys Med Rehabil 78:60-65, 1999.

122. Wilson DO, Rogers RM, Sanders MH et al: Nutritional intervention in malnourished patients with emphysema. Am Rev Respir Dis 134:672-677, 1986.

123. Doekel RC, Zwillich CW, Scoggin CH et al: Clinical semistarvation: depression of hypoxic ventilatory response, N Engl J Med 295:358-361, 1976.

124. Askanazi J, Weissman C, La Sala PA et al: Effect of protein intake on ventilatory drive, Anesthesiology 60:106, 1984.

125. Rogers RM, Donahoe M, Costantino J: Physiologic effects of oral supplemental feeding in malnourished patients with chronic obstructive pulmonary disease, Am Rev Respir Dis 146:1511-1517, 1992.

126. Efthimiou J, Fleming J, Gomez C et al: The effect of supplementary oral nutrition in poorly nourished patients with chronic obstructive pulmonary disease, Am Rev Respir Dis 137:1075-1082, 1988.

127. Buist AS, Nagy JM, Sexton GJ: Effect of smoking cessation on pulmonary function: a 30-month follow-up to two smoking cessation clinics, Am Rev Respir Dis 120:953, 1979.

128. Camilli AE, Burrows B, Knudson RJ et al: Longitudinal changes in forced expiratory volume in one second in adults, Am Rev Respir Dis 135:794, 1987.

129. Anthonisen NR, Connett JE, Murray RP et al: Smoking and lung function of Lung Health Study participants after 11 years, Am J Respir Crit Care Med 166:675-679, 2002.

130. Kark JD, Lebiush M, Rannon L: Cigarette smoking as a risk factor for epidemic A(H1N1) influenza in young men, N Engl J Med 307:1042-1046, 1982.

131. Anthonisen NR, Skeans MA, Wise RA et al: The effects of a smoking cessation intervention on 14.5-year mortality, Ann Intern Med 142:233-239, 2005.

132. Young P, Dewse M, Fergusson W et al: Improvements in outcomes for chronic obstructive pulmonary disease (COPD) attributable to a hospital-based respiratory rehabilitation programme, Aust N Z J Med 29:59-65, 1999.

133. Butler JC, Shapiro ED, Carlone GM: Pneumococcal vaccines: history, current status, and future directions, Am J Med 107:69S, 1999.

134. Belman MJ, Botnick WC, Shin JW: Inhaled bronchodilators reduce dynamic hyperinflation during exercise in patients with chronic obstructive pulmonary disease, Am J Respir Crit Care Med 153:967-975, 1996.

135. O'Donnell DE, Lam M, Webb KA: Spirometric correlates of improvement in exercise performance after anticholinergic therapy in chronic obstructive pulmonary disease, Am J Respir Crit Care Med 160:542-549, 1999.

136. O'Donnell DE, Voduc N, Fitzpatrick M et al: Effect of salmeterol on the ventilatory response to exercise in COPD, Eur Respir J 24:86-94, 2004.

137. Casaburi R, Kukafka D, Cooper CB et al: Improvement in exercise tolerance with the combination of tiotropium and pulmonary rehabilitation in patients with COPD, Chest 127:809-817, 2005.

138. Casaburi R: Rationale for anabolic therapy to facilitation rehabilitation in chronic obstructive pulmonary disease, Baillieres Clin Endocrinol Metab 12:407-418, 1998.

139. Hartgens F, Kuipers H: Effects of androgenic–anabolic steroids in athletes, Sports Med 34:513-554, 2004.

140. Casaburi R, Storer T, Bhasin D: Testosterone effects on body composition and muscle performance. In Bhasin D, Gabelnick H, Spieler J et al, editors: Biology, pharmacology and clinical applications of androgens, New York, 1996, Wiley Liss, pp 283-288.

141. Calverley PMA, Anderson JA, Celli B et al: Salmeterol and fluticasone propionate and survival in chronic obstructive pulmonary disease, N Engl J Med 356:775-789, 2007.

142. Rabe KF: Treating COPD: the TORCH trial, P values, and the dodo, N Engl J Med 356: 851-854, 2007.

143. Barach AL: Ambulatory oxygen therapy: oxygen inhalation at home and out of doors, Dis Chest 35:229-241, 1959.
144. Bradley BL, Garner AE, Billiu D et al: Oxygen-assisted exercise in chronic obstructive lung disease: the effect on exercise capacity and arterial blood gas tensions, Am Rev Respir Dis 118:239-243, 1978.
145. Cotes JE, Gilson JC: Effect of oxygen on exercise ability in chronic respiratory insufficiency, Lancet 1:872, 1956.
146. Leggett RJE, Flenley DC: Portable oxygen and exercise tolerance in patients with chronic hypoxic cor pulmonale, BMJ 2:84, 1977.
147. Stein DA, Bradley BL, Miller WC: Mechanisms of oxygen effects on exercise in patients with chronic obstructive pulmonary disease, Chest 81:6-10, 1982.
148. O'Donnell DE, D'Arsigny C, Webb KA: Effects of hyperoxia on ventilatory limitation in advanced COPD, Am J Respir Crit Care Med 163:892-898, 2001.
149. Emtner M, Porszasz J, Burns M et al: Benefits of supplemental oxygen in exercise training in nonhypoxemic chronic obstructive pulmonary disease patients, Am J Respir Crit Care Med 168:1034-1042, 2003.
150. Somfay A, Porszasz J, Lee SM et al: Dose—response effect of oxygen on hyperinflation and exercise endurance in nonhypoxaemic COPD patients, Eur Respir J 18:77-84, 2001.
151. Fujimoto K, Matsuzawa Y, Yamaguchi S et al: Benefits of oxygen on exercise performance and pulmonary hemodynamics in patients with COPD with mild hypoxemia, Chest 122:457-463, 2002.
152. Brusasco V, Pellegrino R: Oxygen in the rehabilitation of patients with chronic obstructive pulmonary disease: an old tool revisited, Am J Respir Crit Care Med 168:1021-1022, 2003.
153. Garrod R, Paul EA, Wedzicha JA: Supplemental oxygen during pulmonary rehabilitation in patients with COPD with exercise hypoxaemia, Thorax 55:539-543, 2000.
154. Rooyackers JM, Dekhuijzen PN, van Herwaarden CL et al: Training with supplemental oxygen in patients with COPD and hypoxaemia at peak exercise, Eur Respir J 10:1278-1284, 1997.
155. Wadell K, Henriksson-Larsen K, Lundgren R: Physical training with and without oxygen in patients with chronic obstructive pulmonary disease and exercise-induced hypoxaemia, J Rehabil Med 33:200-205, 2001.
156. Intermittent Positive-Pressure Breathing Trial Group: Intermittent positive-pressure breathing therapy of chronic obstructive disease, Ann Intern Med 99:612-620, 1983.
157. Garrod R, Mikelsons C, Paul EA et al: Randomized controlled trial of domiciliary non-invasive positive pressure ventilation and physical training in severe chronic obstructive pulmonary disease, Am J Respir Crit Care Med 162:1335-1341, 2000.
158. Sexton DL: Relaxation techniques and biofeedback. In Hodgkin JE, Petty TL, editors: Chronic obstructive pulmonary disease: current concepts, Philadelphia, 1987, WB Saunders, pp 99-112.
159. Gift AG, Moore T, Soeken K: Relaxation to reduce dyspnea and anxiety in COPD patients, Nurs Res 41:242, 1992.
160. American Thoracic Society: Pulmonary rehabilitation—1999, Am J Respir Crit Care Med 159:1666-1682, 1999.
161. Renfroe KL: Effect of progressive relaxation on dyspnea and anxiety in patients with chronic obstructive pulmonary disease, Heart Lung 17:408-413, 1988.
162. Benson H: The relaxation response, New York, 1975, Morrow.
163. Benson H, Kotch JB, Crassweller KD: The relaxation response: a bridge between psychiatry and medicine, Med Clin North Am 61:929-938, 1977.
164. Mueller RE, Petty TL, Filley GF: Ventilation and arterial blood gas changes induced by pursed lip breathing, J Appl Physiol 28:784-789, 1970.
165. Motley HL: The effects of slow deep breathing on the blood gas exchange in emphysema, Am Rev Respir Dis 88:484-492, 1963.
166. Paul G, Eldridge F, Mitchell J et al: Some effects of slowing respiration rate in chronic emphysema and bronchitis, J Appl Physiol 21:877, 1966.
167. Sergysels R, Willeput R, Lenders D et al: Low frequency breathing at rest and during exercise in severe chronic obstructive bronchitis, Thorax 34:536-539, 1979.
168. Thoman RL, Stoker GL, Ross JC: The efficacy of pursed-lips breathing in patients with chronic obstructive pulmonary disease, Am Rev Respir Dis 93:100-106, 1966.
169. Tiep BL, Burns M, Kao D et al: Pursed lips breathing training using ear oximetry, Chest 90:218-221, 1986.
170. Bianchi R, Gigliotti F, Romagnoli I et al: Chest wall kinematics and breathlessness during pursed-lip breathing in patients with COPD, Chest 125:459-465, 2004.
171. Breslin EH: The pattern of respiratory muscle recruitment during pursed-lip breathing, Chest 101:75-78, 1992.
172. Jones AY, Dean E, Chow CC: Comparison of the oxygen cost of breathing exercises and spontaneous breathing in patients with stable chronic obstructive pulmonary disease, Phys Ther 83:424-431, 2003.
173. Sharp JT, Drutz WS, Moisan T et al: Postural relief of dysnpea in severe chronic obstructive pulmonary disease, Am Rev Respir Dis 122:201-211, 1980.
174. Miller WF: A physiologic evaluation of the effects of diaphragmatic breathing training in patients with chronic pulmonary emphysema, Am J Med 17:471-477, 1954.
175. Willeput R, Vachaudez JP, Lenders D et al: Thoracoabdominal motion during chest physiotherapy in patients affected by chronic obstructive lung disease, Respiration 44:204-214, 1983.
176. Vitacca M, Clini E, Bianchi L et al: Acute effects of deep diaphragmatic breathing in COPD patients with chronic respiratory insufficiency, Eur Respir J 11:408-415, 1998.
177. Gosselink RA, Wagenaar RC, Rijswijk H et al: Diaphragmatic breathing reduces efficiency of breathing in patients with chronic obstructive

pulmonary disease, Am J Respir Crit Care Med 151:1136-1142, 1995.

178. Leith DE, Bradley ME: Ventilatory muscle strength and endurance training, J Appl Physiol 41:508-510, 1976.

179. Peress L, McClean P, Woolf C et al: Respiratory muscle training in severe chronic obstructive pulmonary disease, Am Rev Respir Dis 119:157, 1979.

180. Celli BR: Respiratory muscle function, Clin Chest Med 7:567-584, 1986.

181. Pardy RL, Reid WD, Belman MJ: Respiratory muscle training, Clin Chest Med 9:287-296, 1988.

182. Belman MJ, Mittman D, Weir R: Ventilatory muscle training improves exercise capacity in chronic obstructive pulmonary disease patients, Am Rev Respir Dis 121:273-280, 1980.

183. Pardy RL, Rivington RN, Despas PJ et al: Inspiratory muscle training compared with physiotherapy in patients with chronic airflow limitation, Am Rev Respir Dis 123:421-425, 1981.

184. Larson JL, Kim MJ, Sharp JT et al: Inspiratory muscle training with a pressure threshold breathing device in patients with chronic obstructive pulmonary disease, Am Rev Respir Dis 138:689-696, 1988.

185. Lisboa C, Villafranca C, Leiva A et al: Inspiratory muscle training in chronic airflow limitation: effect on exercise performance, Eur Respir J 10:537-542, 1997.

186. Lotters F, Van Tol B, Kwakkel G et al: Effects of controlled inspiratory muscle training in patients with COPD: a meta-analysis, Eur Respir J 20:570-576, 2002.

187. Pryor JA, Webber BA, Hodson ME et al: Evaluation of the forced expiration technique as an adjunct to postural drainage in treatment of cystic fibrosis, BMJ 2:417-418, 1979.

188. Sutton PP, Parker RA, Webber BA et al: Assessment of the forced expiration technique, postural drainage and directed coughing in chest physiotherapy, Eur J Respir Dis 64:62-68, 1983.

189. Mahlmeister MJ, Fink JB, Hoffman GL et al: Positive-expiratory-pressure mask therapy: theoretical and practical considerations and a review of the literature, Respir Care 36:1218-1230, 1991.

190. AARC Clinical practice guideline: use of positive airway pressure adjuncts to bronchial hygiene therapy. American Association for Respiratory Care, Respir Care 38:516-521, 1993.

191. Jones AP, Rowe BH: Bronchopulmonary hygiene physical therapy for chronic obstructive pulmonary disease and bronchiectasis, Cochrane Database Syst Rev 2:CD000045, 2000.

192. Schols AM, Soeters PB, Dingemans AM et al: Prevalence and characteristics of nutritional depletion in patients with stable COPD eligible for pulmonary rehabilitation, Am Rev Respir Dis 147:1151-1156, 1993.

193. American Thoracic Society/European Respiratory Society: Skeletal muscle dysfunction in chronic obstructive pulmonary disease: a statement of the American Thoracic Society and European Respiratory Society, Am J Respir Crit Care Med 159:S1-S40, 1999.

194. Bernard S, Le Blanc P, Whittom F et al: Peripheral muscle weakness in patients with chronic obstructive pulmonary disease, Am J Respir Crit Care Med 158:629-634, 1998.

195. Gosselink R, Troosters T, Decramer M: Peripheral muscle weakness contributes to exercise limitation in COPD, Am J Respir Crit Care Med 153:976-980, 1996.

196. Ries AL, Archibald CJ: Endurance exercise training at maximal targets in patients with chronic obstructive pulmonary disease, J Cardiopulm Rehabil 7:594-601, 1987.

197. Wasserman K, Sue DY, Casaburi R et al: Selection criteria for exercise training in pulmonary rehabilitation, Eur Respir J 2(suppl 7): 604s-610s, 1989.

198. Puente-Maestu L, Sanz ML, Sanz P et al: Effects of two types of training on pulmonary and cardiac responses to moderate exercise in patients with COPD, Eur Respir J 15:1026-1032, 2000.

199. Sala E, Roca J, Marrades RM et al: Effects of endurance training on skeletal muscle bioenergetics in chronic obstructive pulmonary disease, Am J Respir Crit Care Med 159:1726-1734, 1999.

200. Bernard S, Whittom F, LeBlanc P et al: Aerobic and strength training in patients with chronic obstructive pulmonary disease, Am J Respir Crit Care Med 159:896-900, 1999.

201. Celli BR, Rassulo J, Make BJ: Dyssynchronous breathing during arm but not leg exercise in patients with chronic airflow obstruction, N Engl J Med 314:1485-1490, 1986.

202. Ries AL, Ellis B, Hawkins RW: Upper extremity exercise training in chronic obstructive pulmonary disease, Chest 93:688-692, 1988.

203. Ellis B, Ries AL: Upper extremity exercise training in pulmonary rehabilitation, J Cardiopulm Rehabil 11:227-231, 1991.

204. Martinez FJ, Vogel PD, Dupont DN et al: Supported arm exercise vs unsupported arm exercise in the rehabilitation of patients with severe chronic airflow obstruction, Chest 103:1397-1402, 1993.

205. Couser JI Jr, Martinez FJ, Celli BR: Pulmonary rehabilitation that includes arm exercise reduces metabolic and ventilatory requirements for simple arm elevation, Chest 103:37-41, 1993.

206. Spruit MA, Gosselink R, Troosters T et al: Resistance versus endurance training in patients with COPD and skeletal muscle weakness, Eur Respir J 19:1072-1078, 2002.

207. Ortega F, Toral J, Cejudo P et al: Comparison of effects of strength and endurance training in patients with chronic obstructive pulmonary disease, Am J Respir Crit Care Med 166:669-674, 2002.

208. Vogiatzis I, Nanas S, Roussos C: Interval training as an alternative modality to continuous exercise in patients with COPD, Eur Respir J 20:12-19, 2002.

209. Vogiatzis I, Nanas S, Kastanakis E et al: Dynamic hyperinflation and tolerance to interval exercise in patients with advanced COPD, Eur Respir J 24:385-390, 2004.

210. Sabapathy S, Kingsley RA, Schneider DA et al: Continuous and intermittent exercise responses in individuals with chronic obstructive pulmonary disease, Thorax 59:1026-1031, 2004.

211. Puhan MA, Biisching PT, Schiinemann HJ et al: Interval versus continuous high-intensity exercise in chronic obstructive pulmonary disease: a randomized trial, Ann Intern Med 145:816-825, 2006.

212. Green RH, Singh SJ, Williams J et al: A randomised controlled trial of four weeks versus seven weeks of pulmonary rehabilitation in chronic obsructive pulmonary disease, Thorax 56:143-145, 2001.

213. Guell R, Casan P, Belda J et al: Long-term effects of outpatient rehabilitation of COPD: a randomized trial, Chest 117:976-983, 2000.

214. Rossi G, Florini F, Romagnoli M et al: Length and clinical effectiveness of pulmonary rehabilitation in outpatients with chronic airway obstruction, Chest 127:105-109, 2005.

215. Berry MJ, Rejeski WJ, Adair NE et al: A randomized controlled trial comparing long-term and short-term exercise in patients with chronic obstructive pulmonary disease, J Cardiopulm Rehabil 23:60-68, 2003.

216. Lorenzi CM, Cilione C, Rizzardi R et al: Occupational therapy and pulmonary rehabilitation of disabled COPD patients, Respiration (Herrlisheim) 71:246-251, 2004.

217. Kim HF, Kunik ME, Molinari VA et al: Functional impairment in COPD patients: the impact of anxiety and depression, Psychosomatics 41:456-471, 2000.

218. de Godoy DV, de Godoy RF: A randomized controlled trial of the effect of psychotherapy on anxiety and depression in chronic obstructive pulmonary disease, Arch Phys Med Rehabil 84:1154-1157, 2003.

219. McCathie HC, Spence SH, Tate RL: Adjustment to chronic obstructive pulmonary disease: the importance of psychological factors, Eur Respir J 19:47-53, 2002.

220. Matzen RV: Vocational rehabilitation: the culmination of physical reconditioning, Chest 60(suppl):21S, 1971.

221. Weinmann GC, Hyatt R: Evaluation and research in lung volume reduction surgery, Am J Respir Crit Care Med 154:1913-1918, 1996.

222. National Emphysema Treatment Trial Research Group: A randomized trial comparing lung-volume-reduction surgery with medical therapy for severe emphysema, N Engl J Med 348:2059-2073, 2003.

223. National Emphysema Treatment Trial Research Group: Cost-effectiveness of lung-volume-reduction surgery for patients with severe emphysema, N Engl J Med 348:2092-2102, 2003.

224. Trulock EP, Egan TM, Kouchoukos NT et al: Single lung transplantation for severe chronic obstructive pulmonary disease, Chest 96:738-742, 1989.

225. Goldstein RS, Hall MJ: Pulmonary rehabilitation before and after lung transplantation. In Fishman AP, editor: Pulmonary rehabilitation, New York, 1996, Marcel Dekker, p 739.

226. Neder JA, Sword D, Ward SA et al: Home based neuromuscular electrical stimulation as a new rehabilitative strategy for severely disabled patients with chronic obstructive pulmonary disease (COPD), Thorax 57:333-337, 2002.

227. Zanotti E, Felicetti G, Maini M et al: Peripheral muscle strength in bed-bound patients with COPD receiving mechanical ventilation: effect of electrical stimulation, Chest 124:292-296, 2003.

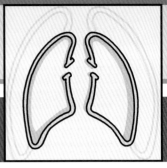

附录 1

常用肺康复治疗技术

慢性呼吸道疾病主要包括 COPD、支气管扩张、肺囊性纤维化等，这些疾病的病因虽不相同，但它们的病理生理改变及临床症状却有许多共同之处。随着疾病的进展，病理改变的加剧，患者往往会出现难以应对的生理性限制，而这些生理性限制又导致许多健康及社会心理问题，结果往往使生活质量明显下降。

肺康复是通过准确的诊断、治疗、情感支持和患者教育形成的多学科、个体化的康复方案，控制和减轻呼吸道疾病患者症状，最大限度地恢复身体功能状态并提高其自主性，提高生活质量[1-2]。美国国立卫生研究院（NIH）肺康复研究研讨会针对科学实证和未来的研究方向进行了回顾，并制定了一个更新的定义[3]。它强调在社区建立跨学科团队以进行多方位的康复活动计划，并由患者和家属共同参与，以使患者达到生活自理和功能恢复的个人目标，并可适用于在不同地点的连续性服务[4]。

慢性呼吸道疾病患者的主要呼吸问题包括慢性咳嗽咳痰（分泌物潴留）、周围气道塌陷或阻塞、肺扩张不全、呼吸困难、运动耐力下降、氧气依赖等，这些症状常常是患者活动受限的主要原因。针对慢性呼吸道疾病患者的肺康复干预，除了本书正文所描述的一系列内容外，本章重点补充介绍常用肺康复治疗技术，包括呼吸方式训练、气道廓清技术及呼吸肌力训练等内容。

呼吸方式训练

呼吸方式训练的目的是帮助慢性肺部疾病、肌无力和术后疼痛患者增加呼吸肌力、减少呼吸做功、改善咳嗽的有效性、预防肺不张的发生和改善通气功能。常用的呼吸方式训练有腹式呼吸训练和肺扩张训练。

腹式呼吸训练

腹式呼吸也称膈式呼吸。正常人平静吸气时膈肌收缩起着最重要的作用，膈肌收缩所产生肺容量占潮气量的 80% 左右。COPD 患者由于桶状胸的形成，吸气时膈肌形状由穹隆变低平，膈肌在吸气收缩时形成的位移及由此产生的下部胸腔的容量增加都明显减小，为了弥补潮气量的不足，辅助呼吸肌在此时会被动员起来增加胸廓的扩张，但辅助呼吸肌大部分作用于上胸部，实际增加胸廓容量的效果有限。对

COPD 患者进行腹式呼吸训练的目的是增加膈肌收缩力，重新恢复腹式呼吸形式，减少辅助呼吸肌的过度使用[5]。

腹式呼吸训练时患者以采取 45° 床上坐卧位为宜，两膝屈曲，腹部充分放松，一只手轻放上腹部剑突下区域，然后鼓励患者缓慢吸气至"手掌放置的位置"，即吸气时膈肌下移而腹壁鼓出，此时手掌可随吸气动作轻轻抬起。腹式呼吸呼气相是利用腹肌肌群推动排出气体，此时手掌可稍用力向下按压，帮助呼气，并指导患者用噘嘴呼气来减少小气道塌陷的发生，尽量延长呼气时间，吸呼时比小于 1 : 2 有利于预防气体陷闭。在患者坐位时可自如进行腹式呼吸后，可试着在站位或行走中进行，逐渐将腹式呼吸转变成患者常态呼吸，可以此作为体能锻炼的一部分而增加活动耐量。

肺扩张训练

肺扩张训练又称胸廓侧向扩张训练，通过吸气时轻压迫下胸廓正面或侧面，鼓励患者在吸气时抬起被压迫的部位，使下胸部肋间肌及膈肌在吸气时承受压力负荷，以达到强化肌力、促进胸廓运动、增加肺底部扩张和改善通气的效果。

肺扩张训练时患者取坐位或屈膝仰卧位，施治者双手按压在患者双侧季肋部，在吸气之初双手加压，鼓励患者对抗局部压力。然后随着吸气的进程逐步增加手部压力，以增加患者的抗阻意识。呼气时与腹式呼吸相同嘱患者噘嘴呼气，同时轻柔地向下向内挤压胸廓以引导呼气。要尽可能教会患者独立使用这种方法，患者可将双手置于下胸部，也可应用弹力带提供阻力。

气道廓清技术

气道廓清技术（airway clearance techn-

ique，ACT）已被证明能增加痰液清除量，提高运动耐量，减少肺功能下降[6]。气道廓清技术的方法包括咳嗽、主动循环呼吸技术、自然引流、胸部物理治疗和肺扩张治疗等，每种技术的作用原理和适应证各不相同，但都能帮助清洁呼吸道，改善呼吸功能。

咳嗽指导

咳嗽是最重要也是最常用的气道廓清方法。对于正常人来说，咳嗽是一种自然反射性呼吸道保护机制，通常无需患者刻意为之。但对于气道分泌物增多、气道保护功能下降或咳嗽无力的患者，则需要通过医疗人员的帮助和指导来完成有效咳嗽。

咳嗽过程虽然短暂，但动作却十分复杂，咳嗽动作可分解成刺激、吸气、屏气和咳出四个步骤（图 1）。进行咳嗽指导时首先要让患者采用坐或立、双肩放松、上身略向前倾的体位，禁止仰卧位。嘱患者进行缓慢深吸气，然后关闭声门并屏气 1 秒钟，接着在打开声门的同时强力收缩腹肌进行咳嗽，咳出气道分泌物。接着指导患者缓慢深吸气，噘嘴呼气可缓和咳嗽引起强烈的气道刺激。必要时重复上述动作。

除了协助从中央气道排出潴留的分泌物外，咳嗽还有助于获得痰液标本进行诊断分析[7]。如果患者意识不清、反应迟钝或无法配合则无法进行指导性咳嗽。严重 COPD 或严重限制性疾病（包括神经、肌肉或骨骼异常）的患者无法产生有效咳嗽时，也不适合指导性咳嗽。需要注意的是，重度 COPD 患者，由于其吸气容量与最大呼气流速过低，咳嗽指导时的屏气及咳嗽动作可能会明显增加胸内压对小气道的压迫，使气道等压点往上游移动，造成气道塌陷，呼气流量进一步受限而影响痰液的移动清除，限制咳嗽效果[8]。

　　咳嗽对分泌物的清除作用还受分泌物所在的气道大小有关，有研究显示有效咳嗽能直接咳出 7 级及以上气道的分泌物，对于更小气道的分泌物则首先需要设法使分泌物向更大气道移动。

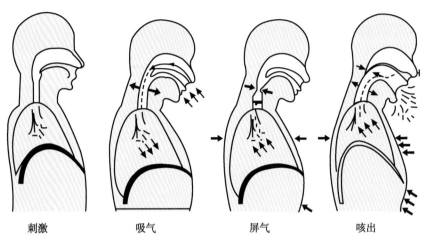

刺激　　　　　吸气　　　　　屏气　　　　　咳出

图 1　咳嗽过程四步骤

用力呼气技术

　　用力呼气技术（forced exhalation technique，FET）也称哈气咳嗽技术。通常与缓和呼吸控制法联合使用，可以帮助气道敏感性高的患者缓解因哈气咳嗽而引起的气道刺激症状。

　　与常规咳嗽不同之处是 FET 在做咳嗽动作时保持会厌开放。它的工作原理是在呼气相尽可能维持胸内压在较低水平以避免小气道的塌陷。FET 适用于常规咳嗽容易发生气道塌陷的患者，如 COPD、肺囊性纤维化或支气管扩张症[9, 10]。临床研究表明，与常规咳嗽相比，两者均能清除呼吸道分泌物，但 FET 耗能较小[7]，特别适用于年老体弱患者。

　　实施 FET 的方法是，首先指导患者学会呼吸控制（breath control，BC），即指导患者经鼻子放松自然吸气至潮气量，然后轻轻噘嘴进行放松自然的呼气到功能残气量水平，保持胸部至全身放松状态。BC 对患者呼吸急促或咳嗽后减轻呼吸道症状非常有效，同时可缓解患者紧张、恐慌、焦虑症状。

　　FET 根据患者气道内痰液所在的位置进行二种方式的气道廓清。第一种方式首先由鼻子缓慢深吸气，然后进行 2~3 个连续不出声的短暂、用力的哈气动作，使周围气道的分泌物汇集至中央气道，整个过程常需重复进行 2~3 次。第二种方式是将已经汇集至中央气道的痰液咳出，方法由鼻子深吸气后，快速收缩腹肌，用力哈气将痰咳出。

主动循环呼吸技术

　　主动循环呼吸技术（active circulation breathing technique，ACBT）是将 BC、胸廓扩张运动（TEE）、FET 排列成不同组合。这里 BC 和 FET 如前所述，TEE 是指导患者在 BC 基础上进行深吸气，然后有或无屏气均可，再放松平静地呼出气体，类似于前面提到的肺扩张训练，作用是帮助松动分泌物，改善侧枝通气，根据需要可连续进行 3~4 次。根据患者状况需要将 BC、FET 和 TEE 列成不同组合，如图 2 所示，能有效地清除支气管分泌物，并能改善肺功能而不加重低氧血症和气流阻塞[11-13]。

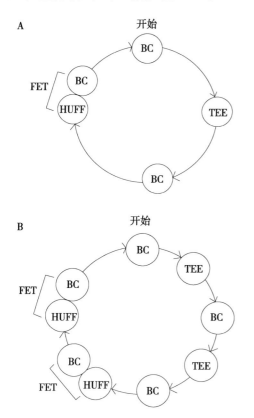

图 2　ACBT 的组合方式。BC，呼吸控制；TEE，胸廓扩张运动；FET，用力呼气技术；HUFF，哈气

ACBT 实施从呼吸控制开始，到呼吸控制结束，可根据每个患者的不同情况，以不同的 ACBT 组合来进行痰液清除，对于痰液量多且无气道高反应、气道阻塞和肺扩张不全的患者，可以用简单的循环组合（图 2A）进行。对于存在气道高反应、气道阻塞和肺扩张不全的患者，则需进行较为复杂的循环组合（图 2B）。ACBT 往往需要重复进行，有时需要边实施边休息，以提高气道廓清的疗效。

自主引流

自主引流（autogenic drainage，AD）是通过训练患者有意识地控制呼吸肌的活动，并调节呼吸节律和形态来促进呼吸道分泌物的排出。患者通过不同容积的肺容量组合及呼气流速来达到清除分泌物的目的[13, 14]，见图 3。研究显示，与其他气道廓清技术相比，AD 似乎更容易被受试者接受[9, 10, 13]。但由于这项技术较难掌握，临床实际并不普及。

自然引流分 3 个时相进行，患者需要熟练掌握以提高廓清效果。

第 I 时相用于松动气道分泌物，先进行一次深呼吸（经鼻缓慢深吸气后屏气，再以嘬嘴慢呼气），然后跟随几次低潮气量的呼吸（鼻吸嘴呼），用于"松动"周围气道痰液，此步骤需持续到患者在呼气时能听到气道内有痰音为止，往往需耗时 1~3 分钟。

第 II 时相使分泌物聚集，吸气与呼气相均需呼吸肌和腹肌做主动收缩，控制潮气量比第 I 时相稍大，即做低到中等量肺容积通气，以促进痰液由外周气道向中央气道移动聚集。此步骤需持续至听到痰音或患者感觉到大气道内有痰液流动为止，此期通常耗时 2~3 分钟。

第 III 时相使分泌物排出，潮气量比第 II 时相增大，做几次潮气量递增的深呼吸（中肺容量到高肺容量，在吸气量储备范围内达到最大吸气量），使痰液从中央气道移至声门。此步骤需持续到痰液移至声门，并可以通过用力呼气或高容积哈气排出，此时可反复做哈气或咳嗽动作直到再无痰液排出或无痰音，此期通常耗时 2~3 分钟。

完成上述流程后，可通过数次腹式呼吸缓解患者疲劳。根据患者痰液排出情况，可在稍事休息后重复进行自然引流以廓清气道。

胸部物理治疗

胸部物理治疗能帮助患者清除气道分泌物、改善肺内气体分布，改善呼吸功能。传统方法包括胸部叩击、振动和体位引流，通过叩击、振动在胸壁上施加的机械能传导到支气管树内，使气管壁与痰液的粘着松动，痰液因此易于排出，从而加强了咳嗽和体位引流的效果。新的技术采用扩肺治疗器械，有时在肺扩张基础上进行肺内高频振荡，可有效提高气道分泌物清除的效率。本部分内容重点介绍体位引流及一些扩肺和肺内振荡器的临床应用。

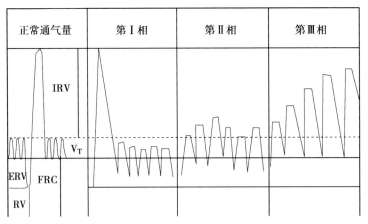

图 3 自主引流示意图

体位引流

体位引流是使患者采取一定的体位来促进在呼吸道某一部位内所积滞的痰液在重力作用下向大气道、肺门方向流动而易于排出的治疗方法，图 4 分别是左上肺和右下肺痰液积滞时采取的体位引流体位，实施治疗时原则上是将肺部痰液聚集部位置于高位以引流痰液。为了最大限度地发挥体位引流的作用，通常根据肺内痰液的部位采用不同的体位，如下肺部的痰液需要采取头低脚高健侧卧位，头低下位置应超过 25° 水平[15]。体位引流同时进行雾化、叩击、振动等手段可以促进痰液引流。

体位引流主要适用于 COPD、肺不张、肺部感染、支气管扩张及囊性肺纤维化有大量痰液且咳嗽无力的患者。当患者存在头颈部损伤、血流动力学不稳定、近期有咯血、严重心、脑血管问题（颅内压 >20mmHg）及严重骨质疏松等问题时不能进行体位引流。

体位引流每日 2~3 次，每次 0.5 小时，不超过 45 分钟，不宜在餐后、有胃潴留情况下进行，头低位时要避免剧烈咳嗽。治疗过程中需观察患者生命体征、呼吸形态及氧合指标的变化，如出现异常要及时中止治疗。体位引流痰量少于 30ml/d 时则可停止治疗[9, 15]。

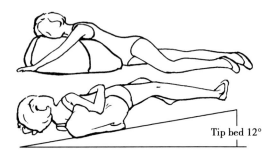

图 4 体位引流。（图摘自《呼吸治疗学精要》，第 4 版，人民军医出版社，2014）

肺扩张治疗

肺扩张治疗通过调动患者主动的吸气潜能或使用工具被动为患者提供吸气动力，以增加肺容量、改善肺内气体的均匀分布，从而帮助患者加强咳嗽、松动痰液，可预防或治疗肺不张的发生[5]。常用的肺扩张治疗器械包括诱导式肺量计（induction spirometer，IS）、正压呼气（positive expiratory pressure，PEP）、间歇正压呼吸（intermittent positive pressure breathing，IPPB）、连续气道正压（continuous positive airway pressure，CPAP）等。本文重点介绍 IS 与 PEP，这两类工具较为小巧，便于携带，且简单易学，有利于患者自我管理、自我评价。

诱导式肺量计

诱导式肺量计（IS）可以鼓励式指导患者进行持续的最大吸气努力，即进行慢、长、深的吸气，以增加跨肺压和吸气容积，开放萎陷的肺泡、预防或减少肺不张、促进分泌物排出及恢复肺容积。由于其简单有效，IS 多年来一直是肺扩张治疗的"中流砥柱"。IS 作为目标导向的治疗设备，经视觉回馈使患者观察每次吸气时指示浮标上升的高度，来达到鼓励患者自我检视、自我促进的目的。与不需要设备，自主进行的持续最大吸气相比，使用 IS 真正的好处是通过反复使用和适当的技巧从而达到更好的效果[16]。

根据不同的设计，浮标的浮动、与流量的关系、与容量的关系，主要分为两种类型：容量导向的 IS（volume-dependent devices）和流量导向的 IS（flow-dependent devices）。如图 5 所示。

容量导向 IS（图 5A）随着患者吸气容量的增加筒体内浮标上升，浮标上升的刻度与一定的容量相当，患者可以直观地知道所吸入的容量。在筒体外有一个可移动的刻度指标用来标示患者的目标吸入容量，患者深呼吸锻炼时应力图达到目标容量。市场上不同生产商的产品在工艺上会有所不同，最大容量也不尽相同，如用于小儿的最大容量是 2.5L 左右，而成人是 4L 左右。

流量导向 IS（图 5B）通过患者吸气气流使球体上升，上升的刻度与一定水平的流量相关。如吸入流量太低，浮标不能浮起。在图 5B 训练仪上，如果患者吸气流速小于 600ml/s（<36L/min），则第一颗球无法浮起，要第二颗球浮起则需要患者吸气流速大于 900 ml/s（≥54L/min）。此外，需要训练患者的持续吸气努力保持在设计流量范围，因为如果吸入流量过高，则浮标快速升起后无法维持较大的持续吸气运作，只有当患者的吸气流量与设计值相近，并进行慢、长、深的吸气，浮标才能维持吸气的浮动状态。

使用诱导式肺量计时嘱患者做进行慢、长、深的吸气，达到最大肺容积并维持 2~3 秒钟。之后嘴离开咬嘴，缓缓将气体完全呼出。患者清醒时可每小时进行 10~15 次深呼吸训练。

需要明确的是，IS 只是一种鼓励患者发挥其呼吸肌最大收缩潜能的方法，并没有增强呼吸肌肌力的作用。所以，对于 COPD 患者来说，使用 IS 的目的是增加通气量，防止或治疗肺不张，改善患者的咳嗽咳痰有效性，即增加气道廓清的效果。不能指望其在肺功能测定结果、血气结果、患者症状体征等方面恢复正常的效果。

对于气胸患者、不能完成有效深呼吸（如 VC<10ml/kg，或 IC<1/3 预计值）的患者不推荐使用诱导式肺量计[17]。此外，对于肺气肿患者，IS 时存在吸气时间延长，呼气时间缩短而引起气体陷闭的潜在风险，需要引起注意。

正压呼气治疗

正压呼气（PEP）治疗的"正压呼气"是指在呼气气流通路上设置可以调节阻力大小的阻力装置（PEP 仪压力范围通常为 5~25cmH$_2$O），主要用于改善陷闭的小气道引起的呼吸道症状。PEP 仪通过增

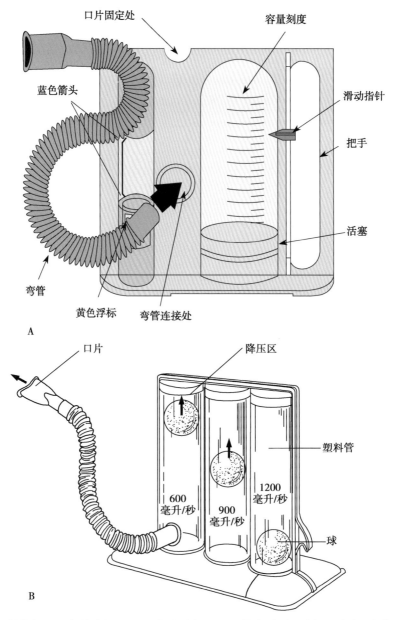

图 5　诱导式肺量计。A，容量导向型；B，流量导向型。（图摘自《呼吸诊断和治疗设备》，第 1 版，郑州大学出版社，2012）

加侧支通气使充气不匀或陷闭的肺泡重新充盈，避免呼气相气道塌陷，主要作用是改善呼吸力学和气体交换（减少 COPD 患者气体潴留），加强分泌物移动和排出，防止和改善肺不张[18]。建议 PEP 治疗压力为 10~20cmH2O。

　　早期的 PEP 仪通过在呼气端安装单向阻力阀来作阻力器，本章介绍的几款设计原理不同的常用的 PEP 治疗仪，它们包括了固定开口式阻力器、弹簧阀式阻力器、重力球阀式阻力器及磁阀式阻力器。

固定开口阻力仪

固定开口阻力仪的代表产品是 Thera

PEP 仪，见图 6。此 PEP 仪气流通路上有一不同口径的气流小孔盘，每个小孔代表一个 PEP 阻力值。使用时旋转小孔盘来选择不同的呼气阻力，呼气阻力值除了受所选择的孔洞的大小影响外还与患者的呼气流速有关。此治疗仪不能量化呼气阻力值，呼气流速恒定时，开口越大，产生的呼气阻力越小，开口越小则呼气阻力越大[19]。此仪器不仅可用于 PEP 治疗，也可用于呼吸肌肉训练。

弹簧压力阀阻力仪

弹簧阀阻力仪如图 7 所示，采用弹簧将圆盘或隔片固定于管路呼气孔下游，阻力器弹簧可调节范围在 5~25cmH₂O 之间，使用时预先设置患者呼气时须克服弹簧阻力值，患者必须先产生达到这一阈值或目标水平的吸气压力（负压值），才可打开吸气或呼气阀门产生呼吸气流。设定的阻力值不受患者呼气流速或体位影响，是一款可以量化阻力的 PEP 治疗仪，同时也可用于呼吸肌训练。

重力球阀阻力仪

重力球阀式阻力仪的代表产品是 Flutter®，如图 8 所示，将一特殊铣制的不锈钢球置于经过校准的开口下游，利用钢球的重力形成呼气阻力，产生呼气阻力。而钢球在呼气气流的作用下上下震荡，间隙阻断呼气气流产生气道内传导性震荡，促进痰液的松解和流动。呼气时钢球振荡，提供约 15Hz 的振动频率和 10~25cmH₂O 的压力。此装置的呼气阻力值和气道内震荡效果受患者呼气气流大小和操作体位影响，操作时患者需采取坐、或立位，保持 PEP 仪起立，以避免钢球倾斜影响治疗效果。该装置不足之处是无法量化呼气阻力值，也不适用于呼吸力量弱的患者[19]。

此外，如图 9 所示的重力球阀 PEP 振动治疗仪（GaleMed Corporation），在设计上

增加了振动指示器和漏气口的调钮，一方面可以更直观地指导患者使用，另一方面可以提供呼气流速训练。

磁阀阻力仪

磁阀阻力仪的代表产品是 Acapella，见图 10。是采用低呼气流速经过一组栓子与磁铁重量相抗衡，达到设定的呼气阻力值或产生气流振荡的产品。由于此装置所用的呼气流速较低（可选择设置流速 <15L/min 或 >15L/min），在气道内产生的 PEP 也较重力球阀式阻力器低，优点是操作时不受重力或患者体位的影响。

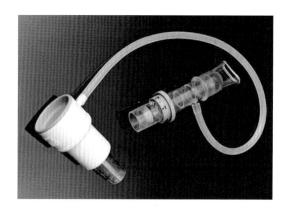

图 6　TheraPEP。（图摘自《呼吸诊断和治疗设备》，第 1 版，郑州大学出版社，2012）

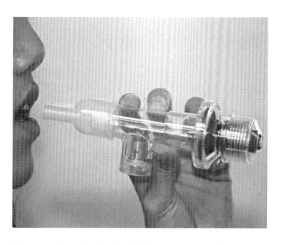

图 7　可调阻力的呼气训练仪。（崇仁医疗 GaleMed Corporation）

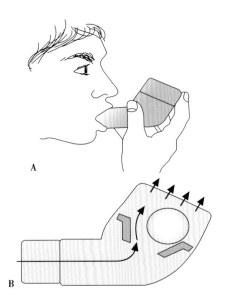

图 8　A，Flutter 阀放置于病人口中；B，呼气过程中，钢球的位置取决于压力和呼出气之间的平衡、球的重力和圆锥体的角度。当钢球上下弹跳滚动时，即产生了气道内的振荡。（图摘自《呼吸诊断和治疗设备》，第 1 版，郑州大学出版社，2012）

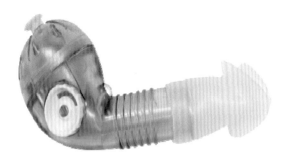

图 9　重力球 PEP 振动治疗仪。（崇仁医疗 GaleMed Corporation）

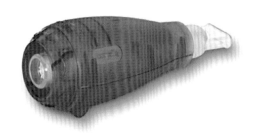

图 10　Acapella。（图摘自《呼吸诊断和治疗设备》，第 1 版，郑州大学出版社，2012）

重力球阀阻力器和磁阀阻力器也被称为气道内振动仪。PEP 结合气道内振动技术，有利于气道分泌物的松动和清除。PEP 仪使用时需尽量采取舒适的体位，重力球阀阻力器宜采用坐或立位。PEP 治疗也可与其他气道廓清技术联合使用（如 AD、ACBT），PEP 治疗时患者吸气至大于正常潮气量，但不用达到肺总量，接着进行主动呼气，维持吸∶呼时比在 1∶3 至 1∶4，10~20 次呼吸后接着进行 2~3 次哈气，并鼓励患者咳嗽排痰。上述治疗每天可根据需要进行 2~4 组，每次持续时间不超过 20 分钟为宜。PEP 也可结合支气管扩张剂进行雾化治疗，优化支气管扩张剂的输送，更有利于气道的开放和廓清[19]。

气道廓清方法非常繁多，除了上面介绍的方法以外，还有多款体外胸廓振动和助咳机等设备可供临床选择。到目前为止，没有哪种方法对分泌物的排出最为有效的结论。因此，在为患者选择气道廓清设备时，一定要根据设备的功能及适用范围，同时对患者进行全面评估，包括患者肺功能及肺部受损情况、肌肉力量、认知水平等决定[20]。图 11 是气道廓清的临床路径，可供大家参考[21]。

呼吸肌肌力训练
吸气肌力锻炼

慢性呼吸系统疾病患者常常表现为呼吸困难并伴随辅助呼吸肌做功，这些问题可加重咳嗽排痰障碍，两者常互为因果。慢性呼吸系统疾病患者常常会出现吸气肌肉无力（MIP<60cmH$_2$O）现象[22]。由于人类呼吸在一定程度上可受意识支配，因此可进行主观呼吸训练来提高呼吸效率。通过呼吸方式和呼吸肌肌力训练，可以改善患者咳嗽咳痰，减轻呼吸做功，并对提高通气效率有着极大的帮助。研究发现，呼吸方式和呼吸肌肌力训练能减轻呼吸困难

的症状，并明显改善吸气肌肉力量、运动 能力和生活质量等指标[23, 24]。

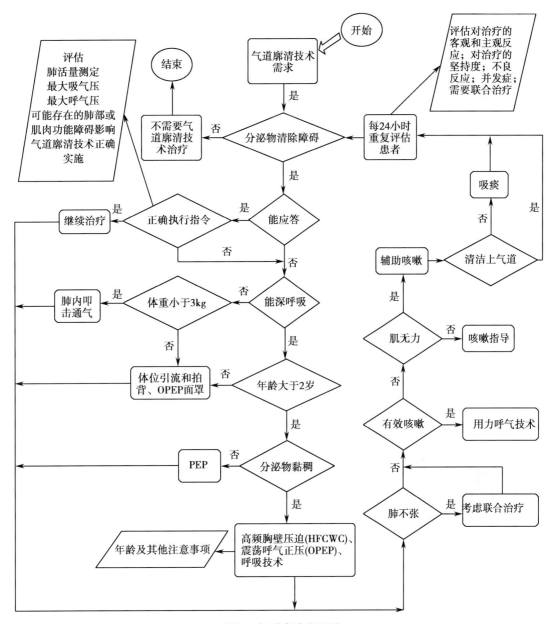

图 11 气道廓清流程图

由于正常呼吸时吸气是主动过程，呼气是被动过程，因此本文着重介绍吸气肌力锻炼（IMT）。吸气肌力下降在慢性呼吸系统疾病患者中十分明显，已有研究表明，呼吸肌肌力锻炼可以增加最大吸气压力[25, 26]。当前较为常用的呼吸肌肌力锻炼方法是通过阻力型吸气锻炼仪来进行的，包括气流阻力仪和阈值阻力仪。实现锻炼所需的压力必须超过最大吸气压的30%[27, 28]。

固定开口气流阻力仪如图 6 所示，气流通路上有一组不同口径的气流孔，这些气流孔限制着气流的吸入，吸气时患者需更用力地使用吸气肌才能产生足够的胸内压来克服阻力，以达到呼吸肌肌力训练的目的。使用时根据所需要的吸气阻力选择调节不同口径，吸气时需要克服的阻力大小与口径大小成反比，与吸气时的气流流量成正比。但这类装置的阻力负荷不能量化，所以训练的强度和进度把握较为困难。此外，训练时的呼吸形态（吸气时间、呼吸频率）、气流速度控制对训练结果也都十分重要。固定开口气流阻力仪既可用于呼吸肌力训练，也用于 PEP 治疗。

同样的，图 7 所示的阈值阻力仪不仅可用于 PEP 治疗，也可用于呼吸肌力的训练。

国内市场有售的 Dofin DT 系列呼吸肌训练仪（见图 12）是 GaleMed Corporation 的产品，既可用于 PEP 治疗，也是一款吸气肌训练和呼气肌训练仪，其呼气肌训练也可用于吞咽或语言障碍患者的喉上肌群肌力训练。

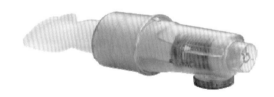

图 12 Dofin DT 系列呼 / 吸肌训练器。（崇仁医疗 GaleMed Corporation）

在进行呼吸肌肌力训练前，通常需要先测定患者的最大吸气负压（MIP），以了解吸气肌力大小。图 13 和图 14 是用于压力测定的测压仪组件。

MIP 测量方法[29]，将压力仪组件接上咬嘴，患者采坐姿进行测试，嘴唇紧密含住咬嘴，由技术人员首次示范正确的动作，指导患者先缓慢且完全的呼气，然后用力快速吸气且至少持续保持最大吸气动作一秒钟。技术人员则记录压力表上的 MIP 值。

允许患者每次测量间休息约一分钟，然后重复测量动作。要求每位患者进行五次 MIP，选择其中 $10cmH_2O$ 差之内的两个最高 MIP，最后取最高的 MIP 值作为 MIP 值。

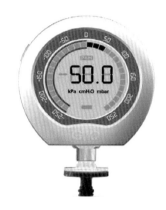

图 13 气体压力计。（崇仁医疗 GaleMed Corporation）

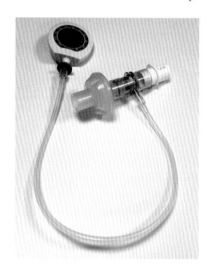

图 14 气体压力计连接组件。（崇仁医疗 GaleMed Corporation）

进行呼吸肌训练时，患者宜采取直立坐位，因为在 IMT 期间体位对克服训练负荷的能力有影响。有研究显示卧位和半卧位会影响呼吸肌功能；此外，呼吸肌训练时的深呼吸运动会引起过度通气导致患者出现眩晕，此为正常现象，须向患者说明，对于不能耐受的患者则需中止训练[30, 31]。

要使 IMT 训练效果达到最大化的一个

重要原则是在吸气肌训练时，应该使吸气肌肉在可能的最大范围内进行，并最大化动用吸气肌肉组织。实施训练时先在阻力训练仪上设定负荷值，通常设定负荷值为所测得 MIP 的 30% 开始，嘱患者口唇紧包口片，先经口缓慢呼气至残气位，再用力快速吸气，即采取"慢呼快吸"的方式进行训练[32]。不同肺部疾病患者的训练负荷处方需根据患者肌力及耐力制订。

如前所述，慢性肺部疾病患者的 IMT 负荷量通常从 MIP 的 30% 开始，根据患者耐受性和肌肉能力，每周可增加 5% 的 MIP 作为新一周训练所需的压力负荷，即第二周压力负荷可为 MIP 的 35%，第三周压力负荷为 MIP 的 40%，以此类推，直至增加至最大吸气压的 60%~65%。随后维持此压力负荷，改为每日一次进行锻炼即可。训练时间以每次 30 个左右呼吸周期、每日 2 次、每周 4~5 天较为理想，可以根据患者的实际情况进行调整[31, 32]。

如果是健康人士为了健美而需增大肌肉，则需要从中等强度的目标负荷强度（50%~60% 的 MIP）开始训练[32]。

（言芳　袁月华）

感谢台湾肺康复专家黄淑玲老师在本章编写中给予的支持和帮助。

参考文献

1. Petty TL. Pulmonary rehabilitation. Basics RD, 1975; 4:1.

2. Harris PL. A guide to prescribing pulmonary rehabilitation. Prim Care,1985;12:253.

3. ACCP/AACVPR. Pulmonary Rehabilitation Guidelines. CHEST, 1997; 112:1363–96.

4. Pulmonary rehabilitation–1999. Official statement of the American Thoracic Society. Am J Respir Crit Care Med,1999;159(5 Pt 1):1666–1682.

5. 钱元诚 . 呼吸治疗的基础与临床 . 北京 : 人民卫生出版社 .

6. Flume PA, Robinson KA, O'Sullivan BP, et al. Cystic fibrosis pulmonary guidelines: airway clearance therapies. Respir Care, 2009; 54:522–537.

7. American Association for Respiratory Care. AARC clinical practice guideline: directed cough. Respir Care 38(5):495–499, 1993.

8. Respiratory Care. Clinical practice guideline: directed cough. Respir Care, 1993; 38:495.

9. McCool F, Rosen M. Nonpharmacologic airway clearance therapies. ACCP evidence–based clinical practice guidelines. CHEST Suppl, 2006;129(1):250S–259S.

10. Fink JB. Forced expiratory technique, directed cough and autogenic drainage. Respir Care, 2007; 52:1210.

11. Pryor JA, Webber BA, Hodson ME, et al. Evaluation of the forced expiration technique as an adjunct to postural drainage in treatment of cystic fibrosis. BMJ,1979;2:417–418.

12. Webber BA, Pryor JA, Hodson ME. Effect of chest physiotherapy on oxygen saturation in patients with cystic fibrosis.Thorax,1990;45:77.

13. Lapin C. Airway physiology, autogenic drainage, and active cycle of breathing. Respir Care, 2002; 47:778.

14. Hillegas E. Essentials of cardiopulmonary physical therapy. 3 ed. St. Louis,2011; Saunders.

15. American Association for Respiratory Care. Clinical practice guideline: postural drainage therapy. Respir Care,1991; 36:1418–1426.

16. Hassanzadeh H, Jain A, Tan EW, et al. Postoperative incentive spirometry use. Orthopedics, 2012; 35(6):e927–e931.

17. American Association for Respiratory Care. Clinical practice guidelines: incentive spirometry. Respir Care, 2011; 56:1600.

18. American Association for Respiratory Care. Clinical practice guideline: use of PAP adjuncts to bronchial hygiene therapy. Respir Care, 1993; 38:516.

19. Myers T. Positive expiratory pressure and oscillatory positive expiratory pressure therapies. Respir Care, 2007; 52:1308.

20. Flume P, Mogayzel P, Robinson K, et al. Concise clinical review. Cystic fibrosis pulmonary guidelines. Airway clearance therapies. Am J Respir Crit Care Med, 2009; 53(4):522–537.

21. Volsko TA. Airway clearance therapy: finding the evidence. Respir Care, 2013; 58(10): 1669–78.

22. Ernesto Crisafulli,Stefania Costi, Leonardo M Fabbri.Respiratory muscles training in COPD patients. International Journal of COPD, 2007; 2(1):19–25.

23. Tandon MK. Adjunct treatment with yoga in chronic severe airways obstruction. Thorax, 1978; 33:514.

24. Geddes EL, O'Brien K, Reid WD, et al. Inspiratory muscle training in adults with chronic obstructive pulmonary disease: an update of a systematic review. Respir Med, 2008; 102:1715.

25. Leith DE, Bradley M. Ventilatory muscle strength and endurance training. J Appl Physiol, 1976; 41:508.

26. Reid WD, Warren CP. Ventilatory muscle strength and endurance training in elderly subjects and patients with chronic airflow limitation: a pilot study.

Physiol Canada, 1984; 36:305.

27. Larson JL, Kim MJ, Sharp JT, et al. Inspiratory muscle training with a pressure threshold breathing device in patients with chronic obstructive pulmonary disease. Am Rev Respir Dis, 1988; 138:689.

28. Lisboa C, Muñoz V, Beroiza T, et al. Inspiratory muscle training in chronic airflow limitation: comparison of two different training loads with a threshold device. Eur Respir J, 1994; 7:1266.

29. Michael C. Sachs, Paul L. Enright, Karen Hinckley Stukovsky. Performance of Maximal Inspiratory Pressure Tests and MIP Reference Equations for Four Ethnic Groups. Respir Care, 2009; 54(10): 1321–1328.

30. Griffiths LA, McConnell AK. The influence of inspiratory and expiratory muscle training upon rowing performance. Eur. J. Appl. Physiol, 2007; 99:457–466.

31. Griffiths LA, McConnell AK. The influence of rowing-related postures upon respiratory muscle pressure and flow generating capacity. Eur. J. Appl. Physiol, 2012.

32. Alison McConnell. Respiratory Muscle Training: Theory and Practice. Elsevier, 2013.

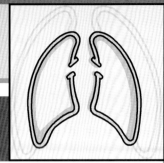

附录 2

危重症患者的早期肺康复干预

ICU 收治的患者病情危重，主要为各种感染引起的感染性休克、重症肺炎、I型、II型呼吸衰竭、多器官功能衰竭、需要循环支持的患者，部分患者在 ICU 逗留时间非常漫长。这些患者大多需要在卧床和制动状态下进行生命支持治疗，而较长时间的卧床制动可以导致肌肉的萎缩甚至病情恶化[1, 2]。文献报道，健康的成年人超过50 岁后，每 10 年其肌肉质量下降 1%~2%，肌肉力量下降 1.5%；若超过 60 岁，其下降速度为每年 3%，而卧床后的下降速度则更快[3]。研究健康成年人卧床 2 周后肌肉变化情况发现，股四头肌的肌肉质量下降5%~9%，肌肉力量的下降可达 20%~27%[4]。这种现象在老年人当中更为突出，其肌肉的萎缩程度是健康成年人的 3~6 倍[5, 6]。

更有针对 ICU 危重症患者的研究显示，骨骼肌的横截面面积在 ICU 第一周的减少可达 12.5%[7]。对于多脏器功能损害的机械通气患者，其肌肉萎缩速度要比单一的脏器功能损害快得多（8.7%vs 1.8%3 天，15.7%vs 3.0%7 天 ICU 滞留时间）[7]。对机械通气患者进行肌肉活检发现，肌肉组织出现炎症和坏死，脂肪组织和结缔组织替代了萎缩的肌肉，进一步导致肌肉力量下降[7, 8]。

上述现象被定义为 ICU 获得性无力（ICU-AW）[9]，ICU-AW 指的是 ICU 重症患者除危重疾病外无明确原因而继发的广泛的肌肉质量减少、肌无力，常常伴随认知功能障碍和精神症状，对 ICU 患者的全面康复十分不利，有些患者 ICU-AW 的影响可持续至出院后数月甚至数年。所以预防 ICU 患者肌肉萎缩，尤其是机械通气患者肌肉萎缩，减少 ICU-AW 对于救治气管插管的危重症患者具有重要意义。

ICU 患者卧床、制动是导致 ICU-AW 的重要的危险因素[9]。一项前瞻性的研究发现，随访 222 例存活的 ARDS 患者 3 个月、6 个月、12 个月和 24 个月，发现其肌肉力量减弱发生率为 3%~11%，除外其他因素后发现与卧床直接相关[10]。长期随访还发现，这些患者 6 分钟步行试验和生活质量评分比没有卧床风险人群明显变差。因此对于机械通气患者而言，肌肉萎缩可导致脱机困难、增加呼吸机相关性肺炎发生风险、延长住院时间、增加死亡的风险[10]。同时一项有意思的研究发现，重症 ARDS 患者在发病 48 小时内，如果出现人机对抗，反而一定程度上可以保护膈肌，预防其萎缩[11]，说明这类患者的肌肉活动有助于预防 ICU-

AW，无论是主动或是被动。

随着对 ICU-AW 和卧床导致的一系列机体变化的认识，人们对于危重症患者早期活动和康复训练越来越重视。机械通气患者早期活动也在逐步展开，而且已有很多文献证明了它的有效性、安全性和可行性[12-14]。目前国外很多文献认为，机械通气患者早期下床活动是安全可行的，不良事件的发生率小于 1%[15]。并且最主要的不良事件为：磕到膝盖，拔出胃管，血压升高或降低，脉氧饱和度下降，没有出现拔出气管插管等较严重的意外发生。更多的研究发现，在 ICU 经过培训的医护人员可以很安全的完成机械通气患者的早期活动，包括：主、被动肢体活动训练、床上翻身、床上坐起来和下床到训练器上参加训练，这些活动可以减少 ICU 患者功能的减退。对于机械通气延迟撤机患者，在进行上述活动的基础上可以进行呼吸训练和气道廓清技能训练。因此，整体来说，对于 ICU 的危重症患者，只要原发病得到控制或好转，生命体征平稳（用或不用血管活性药物），都可以在密切监测下实施早期康复训练，且是安全可行的。

ICU 重症患者由于病情需要往往接受镇静药物治疗，在进行康复训练时要协调好"动"与"静"的矛盾，提倡早期活动、能动就动。康复训练过程中，对于清醒合作的患者需要遵循教育在先、自愿和循序渐进原则，以取得患者的配合。而对于意识障碍的患者则需采取被动运动训练，包括神经肌肉电刺激等借助仪器的康复方式。

为了保证患者的治疗安全，康复训练前、中、后都要对患者进行全面评估，这些评估需包括生命体征、基础疾病恢复状况、营养、意识 / 心理状态、气道功能、困难撤机原因以及家庭社会支持功能等等。进行康复干预的患者必须满足以下条件，循环系统：无新近心肌梗死、无需大剂量正心肌药物，$MAP \geq 60$，$\leq 110mmHg$，HR $\leq 130 \geq 40BPM$。呼吸系统：$SaO_2 \geq 90\%$，$FiO_2 < 60\%$，$PEEP \leq 10cmH_2O$，训练前无明显呼吸窘迫表现。同时患者 $T < 38.5\,℃$ $> 36\,℃$，$ICP < 20mmHg$，无不稳定性骨折。主动训练需要配合，需在患者清醒状态下实施。在实康复训练过程中需严密监测患者，发现异常及时中止训练。

重症患者肺康复方案的实施根据患者疾病发展变化特点可以实施早期分阶段个体化康复方案，主要的肺康复内容包括医生根据病人病情行呼吸机通气策略的同时，护理人员和康复治疗师共同进行气道管理、体位治疗、呼吸功能训练并结合患者被动 / 主动的功能锻炼等[16]。

在有创机械通气阶段，如果患者血流动力学稳定、无意识或镇静状态时可每天三次被动上、下肢关节运动、每 2 小时体位变换和每日两次气道廓清技术[17, 18]。上肢关节包括肩、肘、腕、指关节，下肢关节包括髋、膝、踝关节，每个关节被动活动至少重复 5 次。被动活动的原则是按照从肢体的近端到远端，从上肢到下肢的顺序进行；主动活动原则是从肢体活动开始，逐渐增加到躯干的床上坐起、床沿坐姿和床旁坐立，进而进行行走训练。具体操作可参考本章后附内容。

呼吸功能训练和气道管理是机械通气重症患者康复干预的重要内容。呼吸训练包括腹式呼吸、深呼吸、抗阻呼吸、局部呼吸训练和激励式呼吸训练器等，可以根据患者的具体情况选择适合的方法[19]。腹式呼吸可以提高患者膈肌的控制能力和收缩能力；深呼吸可以提高患者的潮气量；抗阻呼吸可以提高患者上气道压力，避免气道的塌陷；局部呼吸训练可以促进患者局部的肺复张；激励式呼吸训练器可以给予患者直观的视觉反馈，提高患者的配合度。随着患者呼吸功能的改善，机械通气支持水平的下降，可在肢体功能锻炼基础上给予患者呼吸训练，帮助患者尽早脱离呼吸机。

机械通气重症患者往往存在气道分泌物增多且清除能力下降，气道廓清技术有助于改善呼吸功能，实施时根据患者病情、病变部位和耐受情况选择手动辅助咳嗽、体位引流或胸部叩拍、高频胸壁振动、机械吸呼气排痰技术以及主动呼吸循环技术等方法[20]。重症患者的辅助咳嗽训练方法是首先要使患者仰卧位，将患者的双腿屈曲，双手自然放在身体两侧，治疗师需要站在患者一侧，双手呈蝶形放在患者的肋弓稍下方，嘱患者深吸气，屏气 1~2 秒。在呼气时打开声门，腹部用力收缩，发 k 的音，同时治疗师需要快速的给予患者一个向内向上的力，辅助患者进行咳嗽，重复多次以后就能将痰液从远端聚集到主支气道，然后给予吸引将痰液排出。如果此阶段患者血流动力学稳定、有意识时可根据患者肌力情况，给予四肢关节主动辅助或主动运动和每日 3 次床上坐位训练，在进行床上坐位训练的时候，我们只需要将床头调高至患者能够耐受的角度，如果能够达到90°，则需要在患者的腰背部垫一个软枕，这样既能保持患者腰背挺直，也能防止患者下滑。

在实施肺康复训练的过程中需随时掌握患者状态，患者如果出现脉氧波动较明显（>5%），心率、血压波动过大等禁忌证时（波动大于 20%），或者患者病情加重时，以及患者拒绝继续活动、出现反应变迟钝、疲劳、面色苍白、大汗、RR 增加 >10 次 / 分、负重能力下降等状况时需及时中断训练，以保证患者安全。在进行下次肺康复之前需要重新对病人进行全面的评估。

危重症患者肺康复技术可以参考本书附录 1 "常用肺康复治疗技术"。

附：危重症患者早期肺康复实施

危重症患者早期肺康复患者选择[21-23]

对于机械通气的危重症患者来说，康复训练前提是：患者必须要有足够的氧储备，生命体征平稳，用或不用血管活性药物，原发病得到控制或好转。

适应证

神经系统 – 患者对言语刺激有反应（RASS>–3 分）；呼吸系统 – 氧浓度小于 60%，PEEP<10cmH$_2$O（有足够的氧储备即可，一定条件下，可适当放宽至 90% 氧浓度）；循环系统 – 至少两小时未增加血管升压药输注量，无活动性心肌缺血，无心率失常，无活动禁忌证（如不稳定骨折）。

禁忌证

心率小于 40 或大于 130 次 / 分；未控制的高血压；呼吸频率大于 40 次 / 分；体温小于 36℃或大于等于 38.5℃；未控制的恶性心律失常，危及生命的创伤。

相对禁忌证

血氧饱和度小于 90%；氧浓度大于 60%，PEEP 大于等于 10cmH$_2$O。

肺康复的评估

ICU 相关评估

急性生理和慢性健康状态评估表（APACHE II），躁动镇静评分量表（RASS），重症监护意识模糊评估法（CAM–ICU），心理评估（SAS/SDS）。

常规检查结果

生命体征监测（心率、血压、呼吸、氧饱和度、体温），生化检查（血、尿、便常规、肝肾功能等），影像学（胸片、CT、彩超等），血气分析，肺功能。

关节活动度及肌力评估

功能状态评估：Barthel 指数；功能独立性测定（FIM）；六分钟步行试验（6MWT）。

肺康复的内容

ABCDEF 束集化措施：

A——Assessing Pain（疼痛评估）：VAS 疼痛评估。

B——Both Spontaneous Awakening and Breathing Trials（自主觉醒试验和自主呼吸试验）：在患者有意识，能自主觉醒的状态下进行早期肺康复；进行呼吸训练，训练患者的呼吸功能，帮助患者尽早拔除气管插管，脱离呼吸机。

C——Choice of Drugs（镇静镇痛药物的选择）：危重病人往往需要机械通气和普遍接受镇静剂，确保舒适，减少痛苦和拯救生命，但在康复过程中，应该根据患者的康复情况，减少镇痛镇静药物的使用。

D——Delirium Monitoring/Management（谵妄的监测和管理）：在进行患者肢体及呼吸功能锻炼的同时，同时要注意患者的心理状况，保证患者的睡眠，给予患者心理安慰和鼓励，减少患者谵妄的发生。

E——Early Exercise/Mobility（早期的锻炼和活动）：早期给予患者床旁康复锻炼，例如被动活动等；如果患者有意识则需要根据患者的肌力以及肌张力等状况进行适合患者的肢体康复训练。

F——Family Empowerment（家庭管理和支持）：危重症患者在实施肺康复的过程中，需要家庭的理解和支持，帮助患者积极配合物理治疗师，主动地参与到康复过程中来，另外，在患者出院后家庭需要提供长期的康复支持和环境改造支持，帮助患者提高生活质量。

在实施肺康复的过程中，患者如果出现脉氧波动较明显（>5%），心率、血压波动过大等禁忌证时（波动大于 20%），或者患者病情加重时，一定要及时终止，但在进行下次肺康复之前需要重新对病人进行全面的评估。

对危重症患者实施早期肺康复，能缩短病程，减少住院时间，节约医疗费用，并能减少 ICU 后虚弱的发生，患者获益明显。实施康复训练需注意安全性，实施前全面的患者评估，康复过程中密切的监护，发现异常及时中止。对于每一位患者都应进行完善的患者综合管理，制定个体化康复方案，并根据患者耐受性和疗效及时调整。对于危重患者来说，在保证病情平稳的前提下，尽一切可能行早期康复训练尤为重要。危重症患

者的早期肺康复是一个系统工程，需要 ICU 内包括医生、呼吸治疗师、康复治疗师、护士、营养师以及心理治疗师等多学科团队成员的共同协作。

危重症患者被动 / 主动功能锻炼操作方法

上肢肩关节的被动活动

首先是肩关节的前屈，需要在肩关节外旋 30° 的角度下进行前屈活动，并且前屈的角度不能超过 120°，这是为了避免发生肩关节的半脱位以及肩峰撞击；第二是肩关节的外展，需要在肩关节外旋 90° 角度下进行，并且外展的角度不能超过 90°，这也是为了避免产生肩关节半脱位和肩峰撞击；第三是肩关节的内外旋，需要特别注意患者上肢的摆放，将患者上肢置于床面，肩关节外展 90°，肘关节屈曲 90°，通过摆动患者的前臂进行肩关节的内外旋，向上为外旋，角度为 90°，向下为内旋，角度为 70°。

然后是肘关节，肘关节只需要进行被动的屈伸训练，可以在伸展的时候，将患者的前臂旋前，这样更有利于患者生活自理能力的恢复。

接下来是腕关节，包括腕关节的屈曲、背伸、尺偏以及桡偏，前提是要固定患者的前臂来进行这些动作，需要注意的是，在进行腕关节的桡偏时，为了避免腕骨与桡骨发生碰撞，可以让患者在稍微背伸的情况下，进行桡偏的被动活动。

最后是手部的被动活动，治疗师需要特别注意自己手的摆放，治疗师的一只手拇指抵住患者的拇指，其余四指按住患者的大鱼际肌，另一只手的四指与患者的四指平行，然后进行掌指关节和指间关节的被动屈伸，这样的手势，有利于患者手的伸展。

下肢关节的被动活动

下肢关节包括髋关节、膝关节以及踝关节的活动。

髋关节：首先是髋关节的前屈，治疗师

需要一手托住患者的腘窝，另一手托住患者的踝关节后方，进行被动的屈曲，屈曲的角度不能超过 70°，避免造成对患者坐骨神经的牵拉；第二是髋关节的外展，治疗师用同样的姿势，但角度不超过 45°；第三是髋关节的内外旋，与肩关节的内外旋相似，保持患者髋关节、膝关节、踝关节 90°，通过摆动患者的小腿进行，内外旋的角度不超过 45°。

然后是膝关节，治疗师双手分别托住患者的膝关节和踝关节，进行膝关节的被动屈伸，需要注意，在膝关节伸展的过程中，治疗师要用手用力托住患者膝关节缓慢的下放，避免由于重力作用，造成膝关节的突然下落，损伤膝关节周围的韧带。

最后是踝关节，进行被动的背屈，注意施加的力度不要过大，以免造成跟腱的牵拉损伤。

随着患者肌力的逐渐恢复，如患者肌力达到 2 级时，可以在消除重力的情况下，进行水平面上的活动，可以给予肢体的主动辅助活动。以下肢为例首先是髋关节，髋关节外展，治疗师站在患者一旁，指导患者将腿向外侧伸展，要有耐心，多鼓励患者。然后是踝关节背曲，让患者自行用力向回勾脚尖。将患者变换体位从仰卧位变为侧卧位，变换体位时将患者的一只手搭在肩膀上，另一只手可以抓住栏杆进行辅助，将患者的一条腿搭在另一条腿上，此时需要一名护士来协助患者翻身，护士需要帮助患者进行骨盆的旋转，治疗师需要站在患者的背侧，稳定患者的脊柱，共同将患者变为侧卧位。变为侧卧位以后，患者下方的腿需要屈曲，以保持侧卧位的稳定，然后进行关节的主动活动。首先是髋关节，治疗师需要双手分别托住患者的膝和踝，让患者自行用力进行髋关节的屈伸活动。接下来是膝关节，同样的姿势进行膝关节的屈伸活动，完成以后就可以将患者还原成仰卧位。

如果患者四肢肌力达到 3 级，可以抗自身重力进行活动，就可以给予患者主动活动训练，与被动活动最大的不同在于，活动的主体由治疗师变成了患者，治疗师只需要在床旁，指导患者并且保证患者的安全，适时的给予患者言语上的鼓励，帮助患者恢复自信，提高患者的配合度。四肢肌力达到 4 级时可以进行徒手或借助弹力带进行四肢抗阻训练[24]，同时为了增强患者的生活自理能力，此时可给予患者转移训练，转移训练包括坐站转移和床椅转移。坐站转移训练时首先让患者自行移至床边坐起，治疗师调整患者至端坐位，双脚分开，左脚后退半步，身体前倾，重心前移，双腿支撑站起。站起后，治疗师帮助患者保持腰背挺直，站立 5~10 秒后坐下，坐下时需要身体前倾，重心后移，缓慢坐下。床椅转移训练时让患者在床边端坐，将椅子与床边呈 45° 夹角，使患者靠近椅子一侧的手扶助椅子远端的扶手，身体前倾，重心前移，以同侧下肢为轴转动，旋转至椅子上方坐下。根据患者疾病恢复和肌力情况再给予床边坐位和行走训练等，以促进患者肢体功能的康复[25]。

（闫鹏　解立新）

参考文献

1. Brower RG. Consequences of bed rest. Crit Care Med, 2009; 37(10 Suppl): S422-8.

2. Combes A, Costa MA, Trouillet JL, et al. Morbidity, mortality, and quality-of-life outcomes of patients requiring >or=14 days of mechanical ventilation. Crit Care Med, 2003; 31(5): 1373-81.

3. Palus S, von Haehling S, Springer J. Muscle wasting: an overview of recent developments in basic research. J Cachexia Sarcopenia Muscle, 2014; 5(3): 193-8.

4. Suetta C, Hvid LG, Justesen L, et al. Effects of aging on human skeletal muscle after immobilization and retraining. J Appl Physiol (1985), 2009; 107(4):

1172–80.

5. English KL, D Paddon–Jones. Protecting muscle mass and function in older adults during bed rest. Curr Opin Clin Nutr Metab Care, 2010; 13(1): 34–9.

6. Kortebein P, Ferrando A, Lombeida J, et al. Effect of 10 days of bed rest on skeletal muscle in healthy older adults. JAMA, 2007; 297(16): 1772–4.

7. Puthucheary ZA , Phadke R, Rawal J, et al. Acute skeletal muscle wasting in critical illness. JAMA, 2013; 310(15): 1591–600.

8. Derde S, Hermans G, Derese I, et al. Muscle atrophy and preferential loss of myosin in prolonged critically ill patients. Crit Care Med, 2012; 40(1): 79–89.

9. Walsh CJ, Batt J , Herridge MS, et al. Muscle wasting and early mobilization in acute respiratory distress syndrome. Clin Chest Med, 2014; 35:811–826

10. Fan E, et al. Physical complications in acute lung injury survivors: a two–year longitudinal prospective study. Crit Care Med, 2014; 42(4): 849–59.

11. Papazian L, Dowdy DW, Colantuoni E, et al. Neuromuscular blockers in early acute respiratory distress syndrome. N Engl J Med, 2010; 363(12): 1107–16.

12. Nydahl P, Ruhl AP, Bartoszek G, et al. Early mobilization of mechanically ventilated patients: a 1–day point–prevalence study in Germany. Crit Care Med, 2014; 42(5): 1178–86.

13. Sricharoenchai T, Parker AM, Zanni JM, et al. Safety of physical therapy interventions in critically ill patients: a single–center prospective evaluation of 1110 intensive care unit admissions. J Crit Care, 2014; 29(3): 395–400.

14. Berney SC, Harrold M, Webb SA, et al. Intensive care unit mobility practices in Australia and New Zealand: a point prevalence study. Crit Care Resusc, 2013; 15(4): 260–5.

15. Bailey P, Thomsen GE, Spuhler VJ, et al. Early activity is feasible and safe in respiratory failure patients. Crit Care Med, 2007; 35(1): 139–45.

16. Morris PE, Goad A, Thompson C, et al. Early intensive care unit mobility therapy in the treatment of acute respiratory failure. Crit Care Med, 2008; 36(8): 2238–43.

17. Chang A, Paratz J, Rollston J. Ventilatory effects of neurophysiological facilitation and passive movement in patients with neurological injury. Aust J Physiother, 2002; 48(4): 305–10.

18. Salter RB, The biologic concept of continuous passive motion of synovial joints. The first 18 years of basic research and its clinical application. Clin Orthop Relat Res, 1989; 242: 12–25.

19. Sivasothy P, Brown L , Smith IE, et al. Effect of manually assisted cough and mechanical insufflation on cough flow of normal subjects, patients with chronic obstructive pulmonary disease (COPD), and patients with respiratory muscle weakness. Thorax, 2001; 56(6): 438–44.

20. American College of Sports, American College of Sports Medicine position stand. Progression models in resistance training for healthy adults. Med Sci Sports Exerc, 2009; 41(3): 687–708.

21. McWilliams D, Weblin J, Atkins G, et al. Earlier and enhanced rehabilitation of mechanically ventilated patients in critical care: A feasibility randomised controlled trial. J Crit Care, 2018; 44: 407–412.

22. Snelson C, Jones C, Atkins G, et al. A comparison of earlier and enhanced rehabilitation of mechanically ventilated patients in critical care compared to standard care (REHAB): study protocol for a single–site randomised controlled feasibility trial. Pilot Feasibility Stud, 2017; 3: 19.

23. Perme C, Chandrashekar R. Early mobility and walking program for patients in intensive care units: creating a standard of care. Am J Crit Care, 2009; 18(3): 212–21.

24. Wenger NK. Early ambulation: the physiologic basis revisited. Adv Cardiol, 1982; 31: 138–41.

25. Roussos C. Function and fatigue of respiratory muscles. Chest, 1985; 88(2 Suppl): 124S–132S.